U0324665

卵巢肿瘤影像学

Ovarian Neoplasm Imaging

〔意〕 卢卡·萨巴

〔印〕 U.拉金德拉·阿查里亚

主编 〔意〕 斯蒂法诺·格瑞艾罗

〔美〕 贾思吉特·S.苏芮

主译 张国福

天津出版传媒集团

 天津科技翻译出版有限公司

著作权合同登记号：图字：02-2015-47

图书在版编目(CIP)数据

卵巢肿瘤影像学/(意)卢卡·萨巴(Luca Saba)等主编；张国福
等译. —天津：天津科技翻译出版有限公司，2017.3
书名原文：*Ovarian Neoplasm Imaging*
ISBN 978-7-5433-3660-5

Ⅰ. ①卵… Ⅱ. ①卢… ②张… Ⅲ. ①卵巢肿瘤-影像诊断
Ⅳ. ①R737.310.4

中国版本图书馆 CIP 数据核字(2016)第 313665 号

Translation from English language edition：
Ovarian Neoplasm lmaging
by Luca Saba, U. Rajendra Acharya, Stefano Guerriero and Jasjit S. Suri
Copyright © 2013 Springer New York
Springer New York is a part of Springer Science + Business Media
All Rights Reserved

中文简体字版权属天津科技翻译出版有限公司。

授权单位：Springer-Verlag GmbH
出　　　版：天津科技翻译出版有限公司
出 版 人：刘 庆
地　　　址：天津市南开区白堤路 244 号
邮政编码：300192
电　　　话：(022)87894896
传　　　真：(022)87895650
网　　　址：www.tsttpc.com
印　　　刷：山东临沂新华印刷物流集团有限公司
发　　　行：全国新华书店
版本记录：889×1194　16 开本　29.5 印张　700 千字
　　　　　2017 年 3 月第 1 版　　2017 年 3 月第 1 次印刷
　　　　　定价：240.00 元

译者名单

主　译　张国福 (复旦大学附属妇产科医院)

副主译　尚鸣异 (上海交通大学医学院附属同仁医院)

　　　　张　鹤 (复旦大学附属妇产科医院)

主　审　周康荣 (复旦大学附属中山医院)

译　者 (按姓氏汉语拼音排序)

　　　　谷守欣 (复旦大学附属妇产科医院)

　　　　韩志刚 (复旦大学附属妇产科医院)

　　　　金文韬 (复旦大学附属妇产科医院)

　　　　康林英 (复旦大学附属妇产科医院)

　　　　刘　佳 (复旦大学附属妇产科医院)

　　　　鹿　彤 (复旦大学附属上海市第五人民医院)

　　　　马凤华 (复旦大学附属妇产科医院)

　　　　钱慧君 (复旦大学附属妇产科医院)

　　　　尚鸣异 (上海交通大学医学院附属同仁医院)

　　　　施　洋 (复旦大学附属妇产科医院)

　　　　田晓梅 (复旦大学附属妇产科医院)

　　　　王士甲 (复旦大学附属妇产科医院)

　　　　王添平 (复旦大学附属妇产科医院)

　　　　谢洁林 (复旦大学附属妇产科医院)

　　　　尹　璇 (复旦大学附属妇产科医院)

　　　　张　娣 (复旦大学附属妇产科医院)

　　　　张　鹤 (复旦大学附属妇产科医院)

　　　　张国福 (复旦大学附属妇产科医院)

　　　　章梦薇 (复旦大学附属妇产科医院)

　　　　庄　严 (复旦大学附属妇产科医院)

中译本序言

　　在女性盆腔肿瘤中,卵巢肿瘤发病率高,分类复杂,良恶性和交界性上皮肿瘤的区分有一定难度。影像学技术,如 US、CT、MRI 以及 PET/CT、PET/MRI 发展很快,在卵巢肿瘤的检测、定性、分期、优化术前方案和术后随访等方面都发挥着关键作用。国内出版的影像专著可谓不少,但有关女性盆腔肿瘤的影像学专著却很少,而关注卵巢肿瘤的影像著作更是凤毛麟角。著名出版公司 Springer 最近出版的《卵巢肿瘤影像学》(*Ovarian Neoplasm Imaging*)是近年来该领域少有的一部系统性专著,颇为吸引眼球。复旦大学附属妇产科医院放射科主任张国福教授和他的同仁们以专业的眼光和水平将该书译成中文,对从事妇科专业的临床医生和广大影像科医生无疑将获益匪浅。

　　本书特点颇多,卵巢肿瘤的分类规范而详尽,包括不少罕见疾病,不乏参考价值;病理资料丰富,将肿瘤病理特征与影像表现紧密结合,不仅让读者知其然,更知其所以然,读来兴趣倍增;现代影像学发展甚速,所有新技术如 US、MRI 对组织结构的分析,3D、MRI DWI 技术及影像动态增强等均能在本书中得到反映。此外,图文并茂、译文通畅顺达等优点一目了然。

　　今将此书的读后感记述下来,并以此为序,愿与广大读者一起分享和交流。

复旦大学附属中山医院

周康荣

2016 年 5 月 31 日于上海

中译本前言

随着经济的飞速发展，人民生活质量日益提高，自我保健的意识越来越强，女性健康广泛地受到全社会的关注。卵巢位置深在，其发生的肿瘤类型也是所有人体器官中最多的。卵巢癌是所有妇科恶性肿瘤死亡率最高的肿瘤。如何更好地认识卵巢肿瘤疾病谱的发生、发展机制，进行早期诊断、治疗，无疑是摆在我们面前需要解决的最迫切任务。

一次偶然的机会，我有幸拜读了《卵巢肿瘤影像学》(Ovarian Neoplasm Imaging)一书，全书由世界顶尖的医院团队编写，涵盖了卵巢肿瘤从影像到病理、从基础到临床、从科研到前瞻性影像发展的方方面面。作为专科医院放射科的一员，读后受益匪浅，不禁产生了翻译此书的想法，以飨读者。相信这本专著无论对于综合医院、专科医院影像科医生以及相关临床医师都会有较大的帮助和参考价值。

在此，感谢复旦大学附属妇产科医院放射科所有成员的共同努力，是你们辛勤的付出，才使得本译著能够及时保质、保量地翻译出版。同时，也感谢恩师——复旦大学附属中山医院周康荣教授百忙中为本书作序。

非常荣幸此书最终能够和读者见面，因时间仓促和水平所限，书中难免出现疏漏及不足，热忱欢迎各位读者批评指正！

复旦大学附属妇产科医院

张国福

2016 年 6 月 6 日于上海

目　录

第 1 部分

总 论

第 1 章

卵巢上皮癌的流行病学

Anna Maria Paoletti, Bruno Piras, Monica Pilloni,Maria Francesca Marotto, Marisa Orrù, Valentina Corda, Gian Benedetto Melis

摘　要

卵巢上皮癌的发病率居女性常见恶性肿瘤的第五到第六位，在世界范围内所造成的年死亡率比其他妇科恶性肿瘤都要高。在大多数情况下，只要出现临床症状就已经是晚期，故预后不良。在美国，约有半数患卵巢癌的女性死于该病。

某些环境因素对卵巢癌的发病有影响。而且有些危险因素对于不同病理类型的肿瘤产生不同的作用，说明其致癌机制各不相同。

按照这种观点，遗传因素、生殖因素和某些生活习惯等都是导致卵巢上皮癌发病的重要因素。

关键词

流行病学·卵巢上皮癌·致癌机制·患病率·发病率

引言

卵巢上皮癌的发病率居女性常见恶性肿瘤的第五到第六位，在世界范围内所造成的年死亡率比其他妇科恶性肿瘤都要高[1]。在大多数情况下，只要出现临床症状就已经是晚期，故预后不良[2]。在美国，约有半数患卵巢癌的女性死于该病[3]。有一组肿瘤，包括子宫内膜样、黏液性和低级别浆液性癌，来源于卵巢实质，有可能由良性向恶性逐渐发展。另一组为浆液性癌，生长于卵巢表面并可以累及输卵管、肠系膜和大网膜。后者是卵巢上皮癌最致命的类型[4,5]。

由于目前尚缺乏筛查方法，预防该疾病的重要方式只能是对危险因素进行评估。

浆液性卵巢上皮癌

家族史

卵巢上皮癌家族史会增加患病风险。有直系亲属患卵巢上皮癌的女性罹患卵巢癌的终身风险约为5%，而普通人群中该风险只为1.6%，在有两位直系亲属患有卵巢癌的女性中则高达7%[6]。

BRCA1和BRCA2基因的突变

近年来，卵巢上皮癌遗传倾向的分子生物学基础被广泛研究。Prat 等[7]报道，具有卵巢癌家族史者可以分为三组：① 特定位点的卵巢癌；②乳腺癌和卵巢癌综合征;③遗传性非息肉病性大肠癌(HNPCC,林奇综合征Ⅱ型)。

前两组与 BRCA1 和 BRCA2 肿瘤抑制基因的基因序列突变有关。BRCA1 基因在 1994 年被发现并克隆[8]。BRCA2 基因在 1995 年被分离出来[9]。BRCA1 和 BRCA2 是分别位于染色体 17q21 和 13q12-13 上的重要抑癌基因。BRCA1 和 BRCA2 在防止肿瘤的发生和发展过程中起着关键作用。通过与调控蛋白的相互作用,它们可以进行 DNA 的修复[10]、基因表达的转录调控和细胞周期的调控[10]。在缺乏 BRCA1 和 BRCA2 功能的情况下,DNA 的修复无法进行,p53 功能的改变导致了不间断的增殖,DNA 损伤的积累使得恶变的概率不断增加[7]。

大多数罹患遗传性卵巢癌的女性均有 BRCA1 和 BRCA2 基因的突变。北美的两项研究表明,13%~15% 的侵袭性卵巢癌患者存在 BRCA1/BRCA2 突变[11,12]。Risch 等[13]报道,在患有侵袭性卵巢癌的女性中,有 7% 存在 BRCA1 突变,4% 存在 BRCA2 突变。在具有 BRCA1 突变的女性中,诊断出卵巢癌的平均年龄为 51.2 岁,而有 BRCA2 基因突变的女性诊断出卵巢癌的平均年龄则比较大(57.5 岁)。BRCA1 突变的女性中的 83% 能够在 50 岁之前得到诊断,而 BRCA2 突变者中的 60% 在 60 岁以后才能得到诊断[14]。BRCA 相关的肿瘤在低于 30 岁的年轻女性中罕见,在低于 40 岁的女性中也很少有诊断[15]。有些研究发现,患有卵巢癌的犹太女性携带 BRCA1/ BRCA2 基因突变的比例更高,为 29%~45%[16-19]。

携带 BRCA1 突变的女性罹患卵巢癌的风险为 40%,比 BRCA2 突变携带者的风险低[20]。

浆液性癌是 BRCA 突变卵巢癌的组织学特征,透明细胞癌或子宫内膜样腺癌少见。不幸的是,大多数 BRCA 相关性卵巢癌表现为中或低分化,手术分期为较晚期[17,21]。使用 CA-125 和超声串联筛查的观察性队列研究表明,CA-125 和超声对于检测Ⅰ期和Ⅱ期卵巢癌的敏感度都不高[22-26]。美国国立卫生研究院(NIH)的专家组自 1995 年起推荐 35 岁和(或)完成生育的高危女性进行预防性卵巢切除术[27]。此后,很多报道都对预防性卵巢切除术对于卵巢上皮癌的预防作用表示肯定[28-32]。Rebbeck 等[29]研究了 551 例存在疾病相关性的种系 BRCA1 或 BRCA2 突变的女性中卵巢癌的发病率。其中 259 例接受了预防性卵巢切除术(PO),另外 292 例为匹配对照者,只行筛查随访而未行卵巢切除术。对照组中的 19.9% 被诊断为卵巢癌,平均随访时间为 8.8 年。与此同时,行预防性卵巢切除术者中有

2.3% 在术中被诊断为卵巢癌Ⅰ期,2 例分别在预防性卵巢癌切除术后的 3.8 年和 8.6 年被确诊为乳头状浆液性腹膜癌。Kauff 等[31]的研究在 890 位存在 BRCA1 和 BRCA2 突变的女性中进行。预防性卵巢癌切除术降低了卵巢癌风险,在 BRCA1 携带者和 BRCA2 携带者(HR 为 0.0,PO 术后的 BRCA2 携带者中没有卵巢癌发病)中相对风险为 0.13(95%,CI 为 0.04~0.46,P<0.002)。Finch 等的研究[32]对来自 32 个中心的 1838 例携带 BRCA1/BRCA2 的女性进行检查。随访时间中位数为 3.5 年,预防性卵巢切除术与卵巢癌的显著减少具有相关性,其多元相对风险为 0.20(95%可信区间为 0.07~0.58,P<0.03)。在大多数病例中,预防性卵巢切除术包含了双侧输卵管切除术。对输卵管的详细研究表明,遗传性 BRCA 突变相关的早期浆液性腺癌几乎 100% 存在输卵管病变之中,这强烈预示着输卵管细胞在 BRCA 相关的高级别浆液性卵巢癌的病因中发挥着重要作用[33]。从输卵管上皮的多层增生到输卵管上皮内癌提示一种从癌前病变到恶性浸润性病变的进展模型[34]。一般认为,癌细胞种植于卵巢表面和(或)腹膜上从而引起卵巢癌或原发性腹膜癌。因此,可以假设输卵管癌、卵巢癌和腹膜癌具有共同起源。Crum 等[35]认为,输卵管远端可以作为盆腔浆液性腺癌的一个新模型。当然,不能排除浆液性卵巢上皮癌的上皮来源的旧观点[36]。

根据这些概念,环境因素和生殖因素可以干预癌变的过程和疾病的进展,包括有遗传倾向的女性和在卵巢上皮癌中占很大比例的散发性上皮癌[37]。

生殖因素与卵巢癌

生殖激素被认为参与了卵巢癌的病因组成。这主要是因为"不间断排卵假说"以及"促性腺激素假说"与卵巢癌的产生密切相关。

"不间断排卵假说"指出,卵巢上皮癌的风险随着排卵的数量增加而增加,因为破裂卵泡的创伤上皮要反复修复并且暴露于雌激素丰富的卵泡液中。此后,参与排卵后修复的生长因子(GF)和 GF 的受损机制被假设为恶性变的启动因素。根据这种假说已经被证实的是,上皮生长因子(EGF)会刺激几种能够分泌 EGF 的人类卵巢癌细胞株的生长,在其细胞表面常有 EGF 受体的表达[38-40]。

"促性腺激素假说"认为,高促性腺激素水平对卵巢表面上皮造成刺激。在动物试验中,给易于发生卵巢肿瘤的转基因小鼠进行促性腺激素释放素类似物治疗,可以抑制小鼠促性腺激素的分泌,从而抑制肿

癌的发生[41]。仅有一些研究证明了卵巢表面促性腺激素受体的存在[42,43]，而其他作者则没有确认[44]。这两种假说均能说明为什么流行病学显示随女性避孕因素增加而卵巢上皮癌的患病风险下降，如哺乳和口服避孕药。在妊娠期间，类固醇激素的负反馈和排卵抑制造成了促性腺激素分泌的减少，形成了自然的激素避孕。现证明，足月妊娠可以减少卵巢癌风险达 30%~40%[45-47]，且头胎之后的每次妊娠可进一步降低 14%~20%的风险[47,48]。初孕年龄与卵巢上皮癌风险的相关性数据尚有争议。一些作者认为，高龄产妇第一次足月妊娠会产生保护因素[45,47,49]，而另外的作者认为，这些因素之间没有关联[46,50,51]。哺乳期也是一段生理性的无排卵期，由于哺乳造成的高泌乳素血症引起的神经内分泌机制导致了 GnRH 和促性腺激素分泌减少。大多数的研究表明，哺乳与卵巢上皮癌风险降低有关[47,50,52]。有证据表明，哺乳在分娩后的最初几个月内起到了主要的保护作用[52]。

在此背景下，了解药物诱导的无排卵和药物诱导的促排卵之间关系的流行病学资料就十分重要。

如上所述，口服避孕药的使用与卵巢癌风险的降低有关。Hannaford 等[53]的研究清楚地表明：与从未口服避孕药的个体相比，口服避孕药的使用者其患卵巢上皮癌的风险显著减少（相关风险，0.54；95%可信区间，0.40~0.71）。皇家医学院的卵巢癌发病研究[53]开始于 1968 年，截至 2004 年时，该研究共调查了 744 717 位常年使用口服避孕药的女性和 339 349 位从未口服过避孕药的女性。罹患卵巢癌的人数为：口服避孕药史的女性中 96 人，从未口服避孕药的女性中 93 人，其观察率和标准化率分别为 12.57 和 13.23，在口服避孕药使用者和非使用者中分别为 26.54 和 24.66[53]。此外，还证明，口服避孕药时间越长，卵巢癌风险的下降越明显[54]。口服避孕药使用中断 30 年以上之后，其降低风险的作用依然持续存在[54]。这些研究的作者们得出结论，口服避孕药可以预防 200 000 例卵巢癌和其中 100 000 例的死亡[54]。

相对来说，多个卵泡发育或者过度排卵、氯米芬诱导[55]或者绝经期促性腺激素（hMG）[56]，已经被报道为卵巢癌的危险因素[55,56]。以上药物被用于不孕不育的女性，现在还不清楚是否不孕不育的"本身"就是一个卵巢癌的风险因素，还是药物诱导排卵对卵巢上皮细胞造成了强烈刺激。尽管有些作者支持后一种机制[55]，但大量研究表明，不孕女性的卵巢癌发病率较高与促排卵药物的使用不相关。对比数据报道显示，不孕症的"本身"就是卵巢癌的危险因素。有些作者在 10 年

随访后报道，生育和不育的女性卵巢癌的发病率相似[06]，而其他研究则表明，不孕的女性其卵巢癌的风险是上升的[55,64-66]。并非不孕不育本身而是不孕造成的未产妇才是卵巢癌真正的危险因素，对这种假说也进行了研究[67-69]。然而，所有的病例对照研究均表明，在未产妇和曾有不孕史的经产妇中卵巢上皮癌的风险增加没有意义[67-69]。Ness 等[67]和 Whittemore 等[68]都在他们的研究报道中提到，不孕的年数与卵巢上皮癌风险的增加直接相关。这些流行病学研究均支持下列假说：持续不断的排卵是卵巢上皮癌的重要危险因素。

卵巢癌风险的增加与不孕不育的原因之间的关系也被列入研究。无论对于不孕症还是卵巢上皮癌，子宫内膜异位症似乎都是常见的危险因素[64]。就不孕症与卵巢癌之间的关联来说，子宫内膜异位症导致的不孕似乎并非通过持续排卵的机制使卵巢癌风险增加。Melin 等[70]表明，卵巢上皮癌风险的增加与之不成正比。子宫内膜异位症可能是通过免疫系统的激活导致卵巢癌，血管和神经的生成引起了内异症细胞的增殖。依照这些机制来说，众所周知，患有子宫内膜异位症的女性与对照组相比内膜癌和卵巢透明细胞癌的发病率较高[71]。已知的其他不孕因素，如较瘦女性的多囊卵巢综合征，并不是卵巢上皮癌的危险因素[72]。体重指数较高的多囊卵巢综合征的女性患者，卵巢上皮癌风险的增加体现在其他方面[72]，比如过量脂肪组织的存在和胰岛素代谢的紊乱，正如体重指数与卵巢癌风险的相关性研究所言[73]。有假说认为，卵巢上皮癌可以来源于输卵管远端上皮细胞[35]；还有报道，输卵管结扎术可以预防卵巢癌[49,50,67,74-76]。此外，输卵管结扎术预防卵巢上皮癌的机制还包括卵巢血流量的减少，作为子宫动脉卵巢支结扎的结果与输卵管结扎能起到同样的作用。该机制同样可以用来解释子宫切除术对卵巢上皮癌的预防作用[74-76]。

总之，输卵管结扎和卵巢上皮细胞持续缺失一段时间，例如口服避孕药或者多次生育，是参与预防卵巢上皮癌的重要因素。在导致女性不孕的背景因素中，子宫内膜异位症被认为是导致子宫内膜样癌和卵巢透明细胞癌的主要危险因素。

肥胖、体重指数和卵巢癌

肥胖已经被证实是很多妇科恶性肿瘤的危险因素，有明确证据说明其可以导致乳腺癌和子宫内膜癌[77]。

研究表明，肥胖女性患乳腺癌风险有增加趋势，过量脂肪组织使得卵巢癌风险上升的机制是缘于脂

肪细胞所产生的分泌因子。这其中不仅有芳香酶，还有雄激素前体合成雌激素的作用、脂肪细胞分泌的瘦素、白细胞介素，如肿瘤坏死因子 α（TNFα）和白细胞介素-6 都直接促进了上皮细胞的有丝分裂，并通过对胰腺细胞的作用来刺激胰岛素和胰岛素样生长因子的分泌。这些因素的同时作用增强了上皮细胞的有丝分裂活动[78]。根据这个假设有报道称，在卵巢癌患者中，卵巢上皮细胞的瘦素受体表达较高的女性，比该受体低表达者的存活率降低[79]。北美和欧洲的 12 项前瞻性队列研究中的主要数据汇总分析了身高、体重指数和卵巢癌风险的关联[80]。共有 531 583 位女性参与了调查，其中 2036 位女性被诊断出卵巢上皮癌。在身高>1.70m 的受试者中，卵巢癌相关风险高于身高<1.60m 的受试者（相关风险，1.38；95%可信区间，1.16~1.65）。该相关风险为绝经前女性高于绝经后女性。至于卵巢癌风险与体重指数的关系，该研究[80]报道，体重指数>30 的女性较体重指数在 18.5~23 的女性，其卵巢癌的风险明显升高，但这仅限于绝经前女性（相关风险，1.72；95%可信区间，0.87~1.33）[80]。

在一项 226 798 位女性参加、持续 8.9 年的流行病学研究中，共有 611 例卵巢上皮癌被确诊。体重指数>30 的女性，其相关风险显著高于体重指数<25 的女性（相关风险，1.33；95%可信区间，1.05~1.68；$P=0.02$）[73]。与以上报道相反[80]，绝经后女性（相关风险，1.59；95%可信区间，1.20~2.10）的相关风险高于绝经前女性（相关风险，1.16；95%可信区间，0.65~2.06；$P=0.65$）。脂肪组织的分布方式与卵巢癌的发病风险无关。实际上，腰臀比较大的女性其卵巢癌的相关风险没有显著增加，向心性肥胖的特征在于其炎症因子的分泌模式[78]。

营养因素、体育锻炼和卵巢癌

脂肪组织与卵巢癌风险增高之间的关系所引申出的假说与其他妇科恶性肿瘤相似，高脂肪饮食和缺乏体力活动会增加卵巢癌风险，而富含水果的饮食则作用相反，正如 Kolahdooz 等[81]和 Bidoli 等[82]所言。一项共纳入了 455 例卵巢癌和 1385 例年龄匹配的对照者的病例对照研究表明，肉类摄入过高使得卵巢癌风险上升（相关风险，1.6；95%可信区间，1.2~2.12），与此同时，如果摄入全麦面包和通心粉则其风险下降[83]。美国的一项更大规模的研究调查了超过 29 000 位女性，发现饮食中富含碳水化合物、蛋类和奶制品的女性，其卵巢癌的风险高于那些饮食富含蔬菜者[84]。然而，该项研究未能确定卵巢癌风险的增加与高肉类摄入之

间的关系[84]。高糖饮食同样与卵巢癌风险上升相关[85]。基于这些研究，饮食结构的变化已经被假定为是移民至美国的日本女性卵巢癌发病率增高的相关因素[86]。Aschebrook-Kilfoy 等[87]发表了一篇关于饮食中的硝酸盐和亚硝酸盐十分有趣的研究。这些化合物可以作为前体产生内源性的 N-亚硝基化合物，而后者已经被证明可以在动物体内诱发肿瘤[88]。在发达国家，硝酸盐和亚硝酸盐存在于很多营养物质中，例如一些蔬菜。它们可能存在于被污染的饮用水中，或在肉类、火腿和培根中作为添加剂以防止细菌生长。Aschebrook-Kilfoy 等[87]的研究，由美国国立卫生研究院饮食与健康研究所推行，共有 151 316 位年龄在 50~61 岁的女性通过有效的调查问卷评估了硝酸盐和亚硝酸盐的摄入量。在研究的结果中，作者发现富含硝酸盐的饮食显著增加了卵巢上皮癌的发病风险[87]。

尽管目前已有大量关于饮食和卵巢癌风险相关性的研究出版，迄今为止还没有营养物质的确凿数据产生，但已有共识：卵巢癌风险的增加与脂肪、肉类和糖的过量摄入有关联。体育锻炼可能对卵巢癌有预防作用[89,90]，但是剧烈运动和卵巢癌风险的增加直接相关[90]。可以假设，适度运动能消耗热量、减少脂肪组织和炎性生长因子；而剧烈运动则引起相反的机制，即机体为了防止能量的持续流失而产生的过度应激因素而形成的防护机制。这些假说还需要进一步研究来证明，但可以肯定的是营养丰富的饮食可以减轻氧化损伤，例如茶[91]，与女性卵巢癌死亡率的下降相关[92]。Zhang 等[92]的研究随访了 254 例卵巢上皮癌患者至少 3 年。饮用绿茶的患者其生存期长于不饮用绿茶的患者[92]。饮用者与非饮用者的对照显示，存活率与每日的绿茶消耗量直接相关[92]。中国和亚洲其他国家中茶叶高消费的降低，与之相关联的是脂肪摄入的增加，可能是从亚洲移民到美国和其他西方国家的女性卵巢癌风险增高的原因，这与其他肿瘤类似。除了抗氧化作用之外，绿茶还通过其多酚类化合物起到抗癌作用，这一点体外研究和动物试验均已证实[93]。研究发现，茶成分（茶氨酸）能够增强一些化疗药物的抗肿瘤活性[94]，能够在临床化疗中有效诱导化疗药物[95]。其他具有卵巢癌预防作用的营养成分包括纤维、胡萝卜素、维生素 C、维生素 E 和维生素 A_1[96]。

生活方式也起到重要作用：多晒太阳可以通过阳光里的紫外线（UV）-B 辐射将皮肤内的 7-脱氢胆固醇转换为维生素 D_3，从而增加维生素 D 的产生。维生素 D 也存在于食物中，例如一些鱼类、牛肝、芝士和蛋黄[97,98]。

在 Lefkowitz 和 Garland 的研究中[99]，低日照地区

的女性卵巢癌死亡率较高。关于维生素 D 对于卵巢癌的预防作用，动物试验给出了更有说服力的数据，维生素 D 和其衍生物既能抑制生长又能诱导卵巢细胞凋亡[100,101]。在人的卵巢肿瘤细胞上发现了维生素 D 受体[100,102-104]。Cook 等[105] 已经出版了一系列关于这个论题的文献和综述。在回顾了有关维生素 D 和卵巢癌的所有文献后，作者报道了 20 篇论文的研究结果。这些文章包括在不同国家进行的 10 项生态学研究[99,106-114]、6 项病例对照研究[82,115-119] 和 4 项队列研究[84,120-122]。令人遗憾的是，在评估了所有的研究之后，Cook 等[105] 得出结论：目前尚无强有力的证据表明维生素 D 对于卵巢癌的发病率和死亡率起到保护作用[105]。Yin 等[123] 对 10 篇维生素 D 和卵巢癌发病率的纵向研究进行荟萃分析，纳入 4 篇[121,124-126]，共有 2488 例患者，其中卵巢癌 883 例。循环维生素 D 水平超过 20ng/mL 和卵巢癌发病率降低之间的相关风险值总结为 0.83（95%可信区间，0.63~1.08），表明循环维生素 D 水平和卵巢癌风险之间只有微弱而不显著（P=0.160）的负相关[123]。维生素 D 和卵巢癌预防之间没有确凿的流行病学研究结论，这可能是由于被研究人群中维生素 D 受体的差异所造成的。实际上，通过在卵巢癌协会联合会的 5 项研究中的检查显示：维生素 D 受体上的单核苷酸多态性位点为 rs2228 570，在年轻卵巢患者中比年老的卵巢癌患者更高[127]。

与卵巢癌风险相关的另外的生活方式研究还有饮酒和吸烟。乙醇能够引导作为致癌协同因素的氧化物产生，消耗叶酸和其他营养，被认为是卵巢癌的危险因素[128]。关于这个论题已有一些对比鲜明的研究结果发表。Bagnardi 等的 meta 分析[129] 纳入了 235 项研究，超过 117 000 个病例。分析结果表明，卵巢癌风险与少量乙醇摄入（25g/d）不具有相关性（相关风险，1.11；95% 可信区间，1.00~1.24），但是饮酒量较大的（100g/d）女性其相关风险上升至 1.53（95%可信区间，1.03~2.32）。与此相反，Webb 等[130] 对澳大利亚女性的研究表明，饮用葡萄酒而不是啤酒或雪利酒/烈性酒，与卵巢癌风险显著降低相关，每天饮用一杯葡萄酒比从不饮酒者其相关风险为 0.56（95%可信区间，0.33~0.93）。在研究结论中，作者认为，葡萄酒中的抗氧化因子起到了预防作用，尤其是红葡萄酒[130]。另一项研究没有证明卵巢癌和饮酒的相关性[131]。与之相似，最近的系统综述和荟萃分析没有证明卵巢癌风险的上升和下降与女性酗酒有关[132]。该分析纳入了 23 项病例

对照研究和 4 项队列研究。作者发现，综合相关风险为 1.00（95 %可信区间，0.95~1.05）[132]。卵巢癌与吸烟的相关性出现在 2009 年，国际癌症研究机构将罕见的卵巢癌（卵巢黏液性肿瘤）列入烟草相关疾病中[133]。为了了解吸烟是否是其他卵巢癌亚型的相关因素，卵巢癌流行病学研究协作组调查了 51 项流行病学研究，包括 2114 位卵巢癌女性和 94 942 位非卵巢癌女性[134]。该调查确认了吸烟女性的黏液性卵巢癌风险显著高于（P=0.0001）非吸烟女性（相关风险，1.79；95%可信区间，1.60~2.00），但是没有发现吸烟与浆液性卵巢癌之间有显著相关性 （相关风险，0.99；95%可信区间，0.93~1.06；P=0.8）。卵巢内膜样癌和透明细胞癌与吸烟并非直接相关，而是呈负相关（卵巢内膜样癌，相关风险为 0.81；95%可信区间，0.72~0.92；P=0.001。透明细胞癌，相关风险为 0.80；95%可信区间，0.65~0.97；P=0.03）[134]。吸烟与卵巢黏液性肿瘤的关联和其与内膜样或透明细胞癌的关联相反，这导致了卵巢癌的中和效应，作者对此的解释为"吸烟对卵巢癌风险没有实质上的影响，……不同亚型的卵巢癌其致癌机制不同"[134]。

综上所述，许多环境因素会干扰卵巢癌的风险，不同的干扰因素对不同病理类型的肿瘤具有不同的致癌机制。从这点来看，在卵巢上皮癌的发生机制中，遗传因素、生殖因素和一些生活方式因素起了重要作用。

参考文献

1. Jemal A, Siegel R, Xu J, Ward E. Cancer statistics 2010. CA Cancer J Clin. 2010;60:277–300.
2. Cannistra SA. Cancer of the ovary. N Engl J Med. 2004;351: 2519–29.
3. Quirk JT, Natarajan N, Mettlin CJ. Age-specific ovarian cancer incidence rate patterns in the United States. Gynecol Oncol. 2005;99:248–50.
4. Rabban JT, Bell DA. Current issues in the pathology of ovarian cancer. J Reprod Med. 2005;50:467–74.
5. Singer G, Stöhr R, Cope L, Dehari R, Hartmann A, Cao DF, Wang TL, Kurman RJ, Shih IM. Patterns of p53 mutations separate ovarian serous borderline tumors and low- and high-grade carcinomas and provide support for a new model of ovarian carcinogenesis: a mutational analysis with immunohistochemical correlation. Am J Surg Pathol. 2005;29:218–24.
6. Werness BA, Eltabbakh GH. Familial ovarian cancer and early ovarian cancer: biologic, pathologic, and clinical features. Int J Gynecol Pathol. 2001;20:48–63.
7. Prat J, Ribé A, Gallardo A. Hereditary ovarian cancer. Hum Pathol. 2005;36:861–70.
8. Miki Y, Swensen J, Shattuck-Eidens D, Futreal PA, Harshman K, Tavtigian S, Liu Q, Cochran C, Bennett LM, Ding W, et al. A strong

candidate for the breast and ovarian cancer susceptibility gene BRCA1. Science. 1994;266:66–71.

9. Wooster R, Bignell G, Lancaster J, Swift S, Seal S, Mangion J, Collins N, Gregory S, Gumbs C, Micklem G. Identification of the breast cancer susceptibility gene BRCA2. Nature. 1995;378:789–92.

10. Scully R, Livingston DM. In search of the tumour-suppressor functions of BRCA1 and BRCA2. Nature. 2000;408:429–32.

11. Zhang S, Royer R, Li S, McLaughlin JR, Rosen B, Risch HA, Fan I, Bradley L, Shaw PA, Narod SA. Frequencies of BRCA1 and BRCA2 mutations among 1,342 unselected patients with invasive ovarian cancer. Gynecol Oncol. 2011;121:353–7.

12. Pal T, Permuth-Wey J, Betts JA, Krischer JP, Fiorica J, Arango H, LaPolla J, Hoffman M, Martino MA, Wakeley K, Wilbanks G, Nicosia S, Cantor A, Sutphen R. BRCA1 and BRCA2 mutations account for a large proportion of ovarian carcinoma cases. Cancer. 2005;104:2807–16.

13. Risch HA, McLaughlin JR, Cole DE, Rosen B, Bradley L, Kwan E, Jack E, Vesprini DJ, Kuperstein G, Abrahamson JL, Fan I, Wong B, Narod SA. Prevalence and penetrance of germline BRCA1 and BRCA2 mutations in a population series of 649 women with ovarian cancer. Am J Hum Genet. 2001;68:700–10.

14. Narod SA, Boyd J. Current understanding of the epidemiology and clinical implications of BRCA1 and BRCA2 mutations for ovarian cancer. Curr Opin Obstet Gynecol. 2002;14:19–26.

15. Lakhani SR, Manek S, Penault-Llorca F, et al. Pathology of ovarian cancers in BRCA1 and BRCA 2 carriers. Clin Cancer Res. 2004;10:2473–81.

16. Modan B, Hartge P, Hirsh-Yechezkel G, Chetrit A, Lubin F, Beller U, Ben-Baruch G, Fishman A, Menczer J, Struewing JP, Tucker MA, Wacholder S, National Israel Ovarian Cancer Study Group. Parity, oral contraceptives, and the risk of ovarian cancer among carriers and noncarriers of a BRCA1 or BRCA2 mutation. N Engl J Med. 2001;345:235–40.

17. Moslehi R, Chu W, Karlan B, Fishman D, Risch H, Fields A, Smotkin D, Ben-David Y, Rosenblatt J, Russo D, Schwartz P, Tung N, Warner E, Rosen B, Friedman J, Brunet JS, Narod SA. BRCA1 and BRCA2 mutation analysis of 208 Ashkenazi Jewish women with ovarian cancer. Am J Hum Genet. 2000;66:1259–72.

18. Levy-Lahad E, Catane R, Eisenberg S, Kaufman B, Hornreich G, Lishinsky E, Shohat M, Weber BL, Beller U, Lahad A, Halle D. Founder BRCA1 and BRCA2 mutations in Ashkenazi Jews in Israel: frequency and differential penetrance in ovarian cancer and in breast-ovarian cancer families. Am J Hum Genet. 1997;60:1059–67.

19. Hirsh-Yechezkel G, Chetrit A, Lubin F, Friedman E, Peretz T, Gershoni R, Rizel S, Struewing JP, Modan B. Population attributes affecting the prevalence of BRCA mutation carriers in epithelial ovarian cancer cases in Israel. Gynecol Oncol. 2003;89:494–8.

20. Ford D, Easton DF, Stratton M, Narod S, Goldgar D, Devilee P, Bishop DT, Weber B, Lenoir G, Chang-Claude J, Sobol H, Teare MD, Struewing J, Arason A, Scherneck S, Peto J, Rebbeck TR, Tonin P, Neuhausen S, Barkardottir R, Eyfjord J, Lynch H, Ponder BA, Gayther SA, Zelada-Hedman M, et al. Genetic heterogeneity and penetrance analysis of the BRCA1 and BRCA2 genes in breast cancer families. The Breast Cancer Linkage Consortium. Am J Hum Genet. 1998;62:676–89.

21. Boyd J, Sonoda Y, Federici MG, Bogomolniy F, Rhei E, Maresco DL, Saigo PE, Almadrones LA, Barakat RR, Brown CL, Chi DS, Curtin JP, Poynor EA, Hoskins WJ. Clinicopathologic features of BRCA-linked and sporadic ovarian cancer. JAMA. 2000;283:2260–5.

22. Liede A, Karlan BY, Baldwin RL, Platt LD, Kuperstein G, Narod SA. Cancer incidence in a population of Jewish women at risk of ovarian cancer. J Clin Oncol. 2002;20:1570–7.

23. Jacobs IJ, Skates SJ, MacDonald N, Menon U, Rosenthal AN, Davies AP, Woolas R, Jeyarajah AR, Sibley K, Lowe DG, Oram DH. Screening for ovarian cancer: a pilot randomized control trial.

Lancet. 1999;363:1207–10.

24. Gaarenstroom KN, van der Hiel B, Tollenaar RA, et al. Efficacy of screening women at high risk of hereditary ovarian cancer: results of an 11-year cohort study. Int J Gynecol Cancer. 2006;16 Suppl 1:54–9.

25. Oei AL, Massuger LF, Bulten J, Ligtenberg MJ, Hoogerbrugge N, de Hullu JA. Surveillance of women at high risk for hereditary ovarian cancer is inefficient. Br J Cancer. 2006;94:814–9.

26. Olivier RI, Lubsen-Brandsma MA, Verhoef S, van Beurden M. CA125 and transvaginal ultrasound monitoring in high-risk women cannot prevent the diagnosis of advanced ovarian cancer. Gynecol Oncol. 2006;100:20–6.

27. NIH Consensus Development Panel on Ovarian Cancer. Ovarian cancer screening, treatment and follow-up. JAMA. 1995;273:491–7.

28. Piver MS. Prophylactic oophorectomy: reducing the U.S. death rate from epithelial ovarian cancer. A continuing debate. Oncologist. 1996;1:326–30.

29. Rebbeck TR, Lynch HT, Neuhausen SL, Narod SA, Van't Veer L, Garber JE, Evans G, Isaacs C, Daly MB, Matloff E, Olopade OI, Weber BL, Prevention and Observation of Surgical End Points Study Group. Prophylactic oophorectomy in carriers of *BRCA1* or *BRCA2* mutations. N Engl J Med. 2002;346:1616–22.

30. Kauff ND, Satagopan JM, Robson ME, Scheuer L, Hensley M, Hudis CA, Ellis NA, Boyd J, Borgen PI, Barakat RR, Norton L, Castiel M, Nafa K, Offit K. Risk-reducing salpingo-oophorectomy in women with a BRCA1 or BRCA2 mutation. N Engl J Med. 2002;346:1609–15.

31. Kauff ND, Domchek SM, Friebel TM, Robson ME, Lee J, Garber JE, Isaacs C, Evans DG, Lynch H, Eeles RA, Neuhausen SL, Daly MB, Matloff E, Blum JL, Sabbatini P, Barakat RR, Hudis C, Norton L, Offit K, Rebbeck TR. Risk-reducing salpingo-oophorectomy for the prevention of BRCA1- and BRCA2-associated breast and gynecologic cancer: a multicenter, prospective study. J Clin Oncol. 2008;26:1331–7.

32. Finch A, Beiner M, Lubinski J, Lynch HT, Moller P, Rosen B, Murphy J, Ghadirian P, Friedman E, Foulkes WD, Kim-Sing C, Wagner T, Tung N, Couch F, Stoppa-Lyonnet D, Ainsworth P, Daly M, Pasini B, Gershoni-Baruch R, Eng C, Olopade OI, McLennan J, Karlan B, Weitzel J, Sun P, Narod SA, Hereditary Ovarian Cancer Clinical Study Group. Salpingo-oophorectomy and the risk of ovarian, fallopian tube, and peritoneal cancers in women with a BRCA1 or BRCA2 Mutation. JAMA. 2006;296:185–92.

33. Finch A, Shaw P, Rosen B, Murphy J, Narod SA, Colgan TJ. Clinical and pathologic findings of prophylactic salpingo-oophorectomies in 159 BRCA1 and BRCA2 carriers. Gynecol Oncol. 2006;100:58–64.

34. Kindelberger DW, Lee Y, Miron A, Hirsch MS, Feltmate C, Medeiros F, Callahan MJ, Garner EO, Gordon RW, Birch C, Berkowitz RS, Muto MG, Crum CP. Intraepithelial carcinoma of the fimbria and pelvic serous carcinoma: evidence for a causal relationship. Am J Surg Pathol. 2007;31:161–9.

35. Crum CP, Drapkin R, Miron A, Ince TA, Muto M, Kindelberger DW, Lee Y. The distal fallopian tube: a new model for pelvic serous carcinogenesis. Curr Opin Obstet Gynecol. 2007;19:3–9.

36. Hamilton TC. Ovarian cancer, part I: biology. Curr Probl Cancer. 1992;16:1–57.

37. Narod SA, Madlensky L, Bradley L, Cole D, Tonin P, Rosen B, Risch HA. Hereditary and familial ovarian cancer in Southern Ontario. Cancer. 1994;74:2341–6.

38. Berchuck A, Rodriguez GC, Kamel A, Dodge RK, Soper JT, Clarke-Pearson DL, Bast RC. Epidermal growth factor receptor expression in normal ovarian epithelium and ovarian cancer. Am J Obstet Gynecol. 1991;164:669–74.

39. Rodriguez CG, Berchuck A, Whitaker RS, Schlossman D, Clarke-Pearson DL, Bast Jr RC. Epidermal growth factor receptor expression in normal ovarian epithelium and ovarian cancer. II. Relationship between receptor expression and response to epidermal growth factor. J Obstet Gynecol. 1991;164:745–50.

40. Ilekis JV, Connor JP, Prins GS, Ferrer K, Niederberger C, Scoccia

B. Expression of epidermal growth factor and androgen receptors in ovarian cancer. Gynecol Oncol. 1997;66:250–4.

41. Blaakaer J, Backsted M, Micic S, Albreetsen P, Rygaard J, Bock J. Gonadotropin-releasing hormone agonist suppression of ovarian tumorigenesis in mice of the W^x/W^v genotype. Biol Reprod. 1995;53:775–9.

42. Kammerman S, Demopoulos RI, Raphael C, Ross J. Gonadotropic hormone binding to human ovarian tumors. Hum Pathol. 1981;12:886–90.

43. Rajaniemi H, Kauppila A, Rönnberg L, Selander K, Pystynen P. LH (hCG) receptor in benign and malignant tumor of human ovary. Acta Obstetrica et Gynecologica Scandinavica Supplement. 1981;101:83–6.

44. Stouffer FL, Grodin MS, Davis JR, Surwit EA. Investigation of binding sites for follicle-stimulating hormone and chorionic gonadotropin in human ovarian cancers. J Clin Endocrinol Metab. 1984;59:441–6.

45. Negri E, Franceschi S, Tzonou A, Booth M, La Vecchia C, Parazzini F, Beral V, Boyle P, Trichopoulos D. Pooled analysis of 3 European case–control studies. I. Reproductive factors and risk of epithelial ovarian cancer. Int J Cancer. 1991;49:50–6.

46. Chen Y, Wu PC, Lang JH, Ge WJ, Hartge P, Brinton LA. Risk factors for epithelial ovarian cancer in Beijing, China. Int J Epidemiol. 1992;21:23–9.

47. Whittemore AS, Harris R, Itnyre J, the Collaborative Ovarian Cancer Group. Characteristics relating to ovarian cancer risk: collaborative analysis of 12 US case–control studies: II. Invasive epithelial ovarian cancers in white women. Am J Epidemiol. 1992;136:1184–203.

48. Adami HO, Hsieh CC, Lambe M, Trichopoulos D, Leon D, Persson I, Ekbom A, Janson PO. Parity, age at first childbirth, and risk of ovarian cancer. Lancet. 1994;344:1250–4.

49. Purdie D, Green A, Bain C, Siskind V, Ward B, Hacker N, Quinn M, Wright G, Russell P, Susil B, Survey of Women's Health Study Group. Reproductive and other factors and risk of epithelial ovarian cancer: an Australian case–control study. Int J Cancer. 1995;62:678–84.

50. Risch HA, Marrett LD, Howe GR. Parity, contraception, infertility, and the risk of epithelial ovarian cancer. Am J Epidemiol. 1994;140:585–97.

51. Hankinson SE, Colditz GA, Hunter DJ, Willett WC, Stampfer MJ, Rosner B, Hennekens CH, Speizer FE. A prospective study of reproductive factors and risk of epithelial ovarian cancer. Cancer. 1995;76:284–90.

52. Rosenblatt KA, Thomas DB, the WHO Collaborative Study of Neoplasia and Steroid Contraceptives. Lactation and the risk of epithelial ovarian cancer. Int J Epidemiol. 1993;22:192–7.

53. Hannaford PC, Selvaraj S, Elliott AM, Angus V, Iversen L, Lee AJ. Cancer risk among users of oral contraceptives: cohort data from the Royal College of General Practitioner's oral contraception study. BMJ. 2007;335:651.

54. Collaborative Group on Epidemiological Studies of Ovarian Cancer, Beral V, Doll R, Hermon C, Peto R, Reeves G. Ovarian cancer and oral contraceptives: collaborative reanalysis of data from 45 epidemiological studies including 23,257 women with ovarian cancer and 87,303 controls. Lancet. 2008;371:303–14.

55. Rossing MA, Daling JR, Weiss NS, Moore DE, Self SG. Ovarian tumors in a cohort of infertile women. N Engl J Med. 1994;331:771–6.

56. Shushan A, Paltiel O, Iscovich J, Elchalal U, Peretz T, Schenker JG. Human menopausal gonadotropin and the risk of epithelial ovarian cancer. Fertil Steril. 1996;65:13–8.

57. Bamford PN, Steele SJ. Uterine and ovarian carcinoma in a patient receiving gonadotrophin therapy. A case report. Br J Obstet Gynaecol. 1982;89:962–4.

58. Bristow RE, Karlan BY. Ovulation induction, infertility, and ovarian cancer risk. Fertil Steril. 1996;66:499–507.

59. Fishel S, Jackson P. Follicular stimulation for high tech pregnancies: are we playing it safe? Br Med J. 1989;299:309–11.

60. Brinton LA, Melton III LJ, Malkasian Jr GD, Bond A, Hoover R. Cancer risk after evaluation for infertility. Am J Epidemiol. 1989;129:712–22.

61. Modan B, Ron E, Lerner-Geva L, Blumstein T, Menczer J, Rabinovici J, Oelsner G, Freedman L, Mashiach S, Lunenfeld B. Cancer incidence in a color of infertile women. Am J Epidemiol. 1998;147:1038–42.

62. Patashnik G, Lerner-Geva L, Genkin LI, Chetrit A, Lunenfeld E, Porath A. Fertility drugs and the risk of breast and ovarian cancers: results of a long follow-up study. Fertil Steril. 1999;71:853–9.

63. Venn A, Watson L, Bruinsma F, Giles G, Healy D. Risk of cancer after use of fertility drugs with in-vitro fertilization. Lancet. 1999;354:1586–90.

64. Brinton LA, Lamb EJ, Moghissi KS, Scoccia B, Althuis MD, Mabie JE, Westhoff CL. Ovarian cancer risk associated with varying causes of infertilità. Fertil Steril. 2004;82:405–14.

65. Harlow BL, Weiss NS, Roth GS, Chu J, Dalling JR. Case–control study of borderline ovarian tumors: reproductive history and exposure to exogenous female hormones. Cancer Res. 1988;48:5849–52.

66. Tworoger SS, Fairfield KM, Colditz GA, Rosner BA, Hankinson SE. Association of oral contraceptive use, other contraceptive methods, and infertility with ovarian cancer risk. Am J Epidemiol. 2007;166:894–901.

67. Whittemore A, Harris R, Intyre J. Characteristics relating to ovarian cancer risk: collaborative analysis of 12 US case–control studies. II. Invasive epithelial ovarian cancers in white women. Collaborative Ovarian Cancer Group. Am J Epidemiol. 1992;136:1184–203.

68. Ness RB, Cramer DW, Goodman MT, Kjaer SK, Mallin K, Mosgaard BJ, Purdie DM, Risch HA, Vergona R, Wu AH. Infertility, fertility drugs, and ovarian cancer: a pooled analysis of case–control studies. Am J Epidemiol. 2002;155:217–24.

69. Rossing MA, Tang MT, Flagg EW, Weiss LK, Wicklund KG. A case–control study of ovarian cancer in relation to infertility and the use of ovulation induction drugs. Am J Epidemiol. 2004;160:1070–8.

70. Melin A, Sparen P, Bergquist A. The risk of cancer and the role of parity among women with endometriosis. Hum Reprod. 2007;22:3021–6.

71. Vercellini P, Parazzini F, Bolis G, Carinelli S, Dindelli M, Vendola N, Luchini L, Crosignani PG. Endometriosis and ovarian cancer. Am J Obstet Gynecol. 1993;169:181–2.

72. Schildkraut JM, Schwingl PJ, Bastos E, Evanoff A, Hughes C. Epithelial ovarian cancer risk among women with polycystic ovary syndrome. Obstet Gynecol. 1996;88:554–9.

73. Lahmann PH, Cust AE, Friedenreich CM, Schulz M, Lukanova A, Kaaks R, Lundin E, Tjønneland A, Halkjaer J, Severinsen MT, Overvad K, Fournier A, Chabbert-Buffet N, Clavel-Chapelon F, Dossus L, Pischon T, Boeing H, Trichopoulou A, Lagiou P, Naska A, Palli D, Grioni S, Mattiello A, Tumino R, Sacerdote C, Redondo ML, Jakszyn P, Sánchez MJ, Tormo MJ, Ardanaz E, Arriola L, Manjer J, Jirström K, Bueno-de-Mesquita HB, May AM, Peeters PH, Onland-Moret NC, Bingham S, Khaw KT, Allen NE, Spencer E, Rinaldi S, Slimani N, Chajes V, Michaud D, Norat T, Riboli E. Anthropometric measures and epithelial ovarian cancer risk in the European Prospective Investigation into Cancer and Nutrition. Int J Cancer. 2010;125:2404–15.

74. Hankinson SE, Hunter DJ, Colditz GA, Willett WC, Stampfer MJ, Rosner B, Hennekens CH, Speizer FE. Tubal ligation, hysterectomy and risk of ovarian cancer, a prospective study. JAMA. 1993;270:2813–8.

75. Irwin KL, Weiss NS, Lee LC, Peterson HB. Tubal sterilization, hysterectomy and the subsequent occurrence of epithelial ovarian cancer. Am J Epidemiol. 1991;134:362–9.

76. Rosenblatt KA, Thomas DB, the WHO collaborative Study of Neoplasia and Steroid Contraceptives. Reduced risk of ovarian cancer in women with a tubal ligation or hysterectomy. Cancer Epidemiol Biomarkers Prev. 1996;5:933–5.

77. Calle EE, Kaaks R. Overweight, obesity and cancer epidemiological evidence and proposed mechanisms. Nat Rev Cancer.

2004;4:579–91.

78. Macciò A, Madeddu C, Mantovani G. Adipose tissue as target organ in the treatment of hormone-dependent breast cancer: new therapeutic perspectives. Obes Rev. 2009;10(6):660–70.

79. Uddin S, Bu R, Ahmed M, Abubaker J, Al-Dayel F, Bavi P, Al-Kuraya KS. Overexpression of leptin receptor predicts an unfavorable outcome in Middle Eastern ovarian cancer. Mol Cancer. 2009;8:74. doi:10.1186/1476-4598-8-74. Published online 2009 September 18.

80. Schouten LJ, Rivera C, Hunter DJ, Spiegelman D, Adami HO, Arslan A, Beeson WL, van den Brandt PA, Buring JE, Folsom AR, Fraser GE, Freudenheim JL, Goldbohm RA, Hankinson SE, Lacey Jr JV, Leitzmann M, Lukanova A, Marshall JR, Miller AB, Patel AV, Rodriguez C, Rohan TE, Ross JA, Wolk A, Zhang SM, Smith-Warner SA. Height, body mass index, and ovarian cancer: a pooled analysis of 12 cohort studies. Cancer Epidemiol Biomarkers Prev. 2008;17:902–12.

81. Kolahdooz F, Ibiebele TI, van der Pols JC, Webb PM. Dietary patterns and ovarian cancer risk. Am J Clin Nutr. 2009;89:297–304.

82. Bidoli E, La Vecchia C, Talamini R, Negri E, Parpinel M, Conti E, Montella M, Carbone MA, Franceschi S. Micronutrients and ovarian cancer: a case–control study in Italy. Ann Oncol. 2001;12:1589–93.

83. La Vecchia C, Decarli A, Negri E, Parazzini F, Gentile A, Cecchetti G, Fasoli M, Franceschi S. Dietary factors and the risk of epithelial ovarian cancer. J Natl Cancer Inst. 1987;79:663–9.

84. Kushi LH, Mink PJ, Folsom AR, Anderson KE, Zheng W, Lazovich D, Sellers TA. Prospective study of diet and ovarian cancer. Am J Epidemiol. 1999;149:21–31.

85. Nagle CM, Kolahdooz F, Ibiebele TI, Olsen CM, Lahmann PH, Green AC, Webb PM, Australian Cancer Study (Ovarian Cancer) and the Australian Ovarian Cancer Study Group. Carbohydrate intake, glycemic load, glycemic index, and risk of ovarian cancer. Ann Oncol. 2011;22:1332–8.

86. Herrinton LJ, Stanford JL, Schwartz SM, Weiss NS. Ovarian cancer incidence among Asian migrants to the United States and their descendants. J Natl Cancer Inst. 1994;86:1336–9.

87. Aschebrook-Kilfoy B, Ward MH, Gierach GL, Schatzkin A, Hollenbeck AR, Sinha R, Cross AJ. Epithelial ovarian cancer and exposure to dietary nitrate and nitrite in the NIH-AARP diet and Health study. Eur J Cancer Prev. 2012;21:65–72.

88. Bogovski P, Bogovski S. Animal species in which N-nitroso compounds induce cancer. Int J Cancer. 1981;27:471–4.

89. Biesma RG, Schouten LJ, Dirx MJ, Goldbohm RA, van den Brandt PA. Physical activity and the risk of ovarian cancer: results from the Netherlands Cohort Study. Cancer Causes Control. 2006;17:109–15.

90. Bertone ER, Bertone ER, Willett WC, Rosner BA, Hunter DJ, Fuchs CS, Speizer FE, Colditz GA, Hankinson SE, Nurses' Health Study. Prospective study of recreational physical activity and ovarian cancer. J Natl Cancer Inst. 2001;93:942–8.

91. Phipps RP. The second International scientific symposium on tea and human health, September 14th 1998. Nutrition. 1999;15:968–71.

92. Zhang M, Lee AH, Binns CW, Xie X. Green tea consumption enhances survival of epithelial ovarian cancer. Int J Cancer. 2004;112:465–9.

93. Suganuma M, Okabe S, Sueoka N, Sueoka E, Matsuyama S, Imai K, Nakachi K, Fujiki H. Green tea and cancer chemoprevention. Mutat Res. 1999;428:339–44.

94. Sugiyama T, Sadzuka Y. Combination of theanine with doxorubicin inhibits hepatic metastasis of M5076 ovarian sarcoma. Clin Cancer Res. 1999;5:413–6.

95. Mukhtar H, Ahmad N. Tea polyphenols: prevention of cancer and optimizing health. Am J Nutr. 2000;71:1698S–702.

96. Zhang M, Lee AH, Binns CW. Reproductive and dietary risk factors for epithelial ovarian cancer in China. Gynecol Oncol. 2004;92:320–6.

97. Holick MF. Vitamin D, deficiency. N Engl J Med. 2007;357:266–81.

98. Institute of Medicine. Dietary supplement fact sheet: vitamin D. 2009. Available at: http://www.ods.od.nih.gov/factsheets/vitamind.asp. Accessed 1 Sept 2009.

99. Lefkowitz ES, Garland CF. Sunlight, vitamin D, and ovarian cancer mortality rates in US women. Int J Epidemiol. 1994;23:1133–6.

100. Saunders DE, Christensen C, Wappler NL, Schultz JF, Lawrence WD, Malviya VK, Malone JM, Deppe G. Inhibition of c-myc in breast and ovarian carcinoma cells by 1,25-dihydroxyvitamin D3, retinoic acid and dexamethasone. Anticancer Drugs. 1993;4:201–8.

101. Jiang F, Bao J, Li P, Nicosia SV, Bai W. Induction of ovarian cancer cell apoptosis by 1,25-dihydroxyvitamin D3 through the down-regulation of telomerase. J Biol Chem. 2004;279:53213–21.

102. Ahonen MH, Zhuang YH, Aine R, Ylikomi T, Tuohimaa P. Androgen receptor and vitamin D receptor in human ovarian cancer: growth stimulation and inhibition by ligands. Int J Cancer. 2000;86:40–6.

103. Villena-Heinsen C, Meyberg R, Axt-Fliedner R, Reitnauer K, Reichrath J, Friedrich M. Immunohistochemical analysis of 1,25-dihydroxyvitamin-D3-receptors, estrogen and progesterone receptors and Ki-67 in ovarian carcinoma. Anticancer Res. 2002;22:2261–7.

104. Saunders DE, Christensen C, Lawrence WD, Malviya VK, Malone JM, Williams JR, Deppe G. Receptors for 1,25-dihydroxyvitamin D3 in gynecologic neoplasms. Gynecol Oncol. 1992;44:131–6.

105. Cook LS, Neilson HK, Lorenzetti DL, Lee RC. A systematic literature review of vitamin D and ovarian cancer. Am J Obstet Gynecol. 2010;203:70.e1–8.

106. Pinto JA. The epidemiology of ovarian cancer in the United States: an ecological analysis (cohort analysis, geographic patterns). Berkeley: University of California, Berkeley; 1984.

107. Decarli A, La Vecchia C. Environmental factors and cancer mortality in Italy: correlational exercise. Oncology. 1986;43:116–26.

108. Mizoue T. Ecological study of solar radiation and cancer mortality in Japan. Health Phys. 2004;87:532–8.

109. Grant WB. The likely role of vitamin D from solar ultraviolet-B irradiance in increasing cancer survival. Anticancer Res. 2006;26(4A):2605–14.

110. Grant WB. An ecologic study of cancer mortality rates in Spain with respect to indices of solar UVB irradiance and smoking. Int J Cancer. 2007;120:1123–8.

111. Boscoe FP, Schymura MJ. Solar ultraviolet-B exposure and cancer incidence and mortality in the United States, 1993–2002. BMC Cancer. 2006;6:264.

112. Garland CF, Mohr SB, Gorham ED, Grant WB, Garland FC. Role of ultraviolet B irradiance and vitamin D in prevention of ovarian cancer. Am J Prev Med. 2006;31:512–4.

113. Waltz P, Chodick G. Assessment of ecological regression in the study of colon, breast, ovary, non-Hodgkin's lymphoma, or prostate cancer and residential UV. Eur J Cancer Prev. 2008;17:279–86.

114. Grant WB, Garland CF. The association of solar ultraviolet B (UVB) with reducing risk of cancer: multifactorial ecologic analysis of geographic variation in age-adjusted cancer mortality rates. Anticancer Res. 2006;26(4A):2687–99.

115. Freedman DM, Dosemeci M, McGlynn K. Sunlight and mortality from breast, ovarian, colon, prostate, and non-melanoma skin cancer: a composite death certificate based case–control study. Occup Environ Med. 2002;59:257–62.

116. Cramer DW, Kuper H, Harlow BL, Titus-Ernstoff L. Carotenoids, antioxidants and ovarian cancer risk in pre- and postmenopausal women. Int J Cancer. 2001;94:128–34.

117. Bertone ER, Hankinson SE, Newcomb PA, Rosner B, Willet WC, Stampfer MJ, Egan KM. A population-based case–control study of carotenoid and vitamin A intake and ovarian cancer (United States). Cancer Causes Control. 2001;12:83–90.

118. Salazar-Martinez E, Lazcano-Ponce EC, Gonzalez Lira-Lira G,

Escudero-De los Rios P, Hernandez-Avila M. Nutritional determinants of epithelial ovarian cancer risk: a case–control study in Mexico. Oncology. 2002;63:151–7.

119. Goodman MT, Wu AH, Tung KH, McDuffie K, Kolonel LN, Nomura AM, Terada K, Wilkens LR, Murphy S, Hankin JH. Association of dairy products, lactose, and calcium with the risk of ovarian cancer. Am J Epidemiol. 2002;156:148–57.

120. Koralek DO, Bertone-Johnson ER, Leitzmann MF, Sturgeon SR, Lacey Jr JV, Schairer C, Schatzkin A. Relationship between calcium, lactose, vitamin D, and dairy products and ovarian cancer. Nutr Cancer. 2006;56:22–30.

121. Tworoger SS, Lee IM, Buring JE, Rosner B, Hollis BW, Hankinson SE. Plasma 25-hydroxyvitamin D and 1,25-dihydroxyvitamin D and risk of incident ovarian cancer. Cancer Epidemiol Biomarkers Prev. 2007;16:783–8.

122. Genkinger JM, Hunter DJ, Spiegelman D, Anderson KE, Arslan A, Beeson WL, Buring JE, Fraser GE, Freudenheim JL, Goldbohm RA, Hankinson SE, Jacobs Jr DR, Koushik A, Lacey Jr JV, Larsson SC, Leitzmann M, McCullough ML, Miller AB, Rodriguez C, Rohan TE, Schouten LJ, Shore R, Smit E, Wolk A, Zhang SM, Smith-Warner SA. Dairy products and ovarian cancer: a pooled analysis of 12 cohort studies. Cancer Epidemiol Biomarkers Prev. 2006;15:364–72.

123. Yin L, Grandi N, Raum E, Haug U, Arndt V, Brenner H. Meta-analysis: circulating vitamin D and ovarian cancer risk. Gynecol Oncol. 2011;121:369–75.

124. Arslan AA, Clendenen TV, Koenig KL, Hultdin J, Enquist K, Agren A, Lukanova A, Sjodin H, Zeleniuch-Jacquotte A, Shore RE, Hallmans G, Toniolo P, Lundin E. Circulating vitamin D and risk of epithelial ovarian cancer. J Oncol. 2009;2009:672492.

125. Toriola AT, Surcel HM, Agborsangaya C, Grankvist K, Tuohimaa P, Toniolo P, Lukanova A, Pukkala E, Lehtinen M. Serum 25-hydroxyvitamin D and the risk of ovarian cancer. Eur J Cancer. 2010;46:364–9.

126. Zheng W, Danforth KN, Tworoger SS, Goodman MT, Arslan AA, Patel AV, McCullough ML, Weinstein SJ, Kolonel LN, Purdue MP, Shu XO, Snyder K, Steplowski E, Visvanathan K, Yu K, Zeleniuch-Jacquotte A, Gao YT, Hankinson SE, Harvey C, Hayes RB, Henderson BE, Horst RL, Helzlsouer KJ. Circulating 25-hydroxyvitamin D and risk of epithelial ovarian cancer: Cohort Consortium Vitamin D Pooling Project of Rarer Cancers. Am J Epidemiol. 2010;172:70–80.

127. Lurie G, Wilkens LR, Thompson PJ, Carney ME, Palmieri RT, Pharoah PD, Song H, Hogdall E, Kjaer SK, DiCioccio RA, McGuire V, Whittemore AS, Gayther SA, Gentry-Maharaj A, Menon U, Ramus SJ, Goodman MT, Ovarian Cancer Association Consortium. Vitamin D receptor rs2228570 polymorphism and invasive ovarian carcinoma risk: pooled analysis in five studies within the Ovarian Cancer Association Consortium. Int J Cancer. 2011;128:936–43.

128. Poschl G, Seitz HK. Alcohol and cancer. Alcohol Alcohol. 2004;39:155–65.

129. Bagnardi V, Blangiardo M, La Vecchia C, Corrao G. A meta-analysis of alcohol drinking and cancer risk. Br J Cancer. 2001;85:1700–5.

130. Webb PM, Purdie DM, Bain CJ, Green AC. Alcohol, wine, and risk of epithelial ovarian cancer. Cancer Epidemiol Biomarkers Prev. 2004;13:592–9.

131. Genkinger JM, Hunter DJ, Spiegelman D, Anderson KE, Buring JE, Freudenheim JL, Goldbohm RA, Harnack L, Hankinson SE, Larsson SC, Leitzmann M, McCullough ML, Marshall J, Miller AB, Rodriguez C, Rohan TE, Schatzkin A, Schouten LJ, Wolk A, Zhang SM, Smith-Warner SA. Alcohol intake and ovarian cancer risk: a pooled analysis of 10 cohort studies. Br J Cancer. 2006;94:757–62.

132. Rota M, Pasquali E, Scotti L, Pelucchi C, Tramacere I, Islami F, Negri E, Boffetta P, Bellocco R, Corrao G, La Vecchia C, Bagnardi V. Alcohol drinking and epithelial ovarian cancer risk. a systematic review and meta-analysis. Gynecol Oncol. 2012;125:758–63.

133. Secretan B, Straif K, Baan R, Grosse Y, El Ghissassi F, Bouvard V, Benbrahim-Tallaa L, Guha N, Freeman C, Galichet L, Cogliano V, WHO International Agency for Research on Cancer Monograph Working Group. A review of human carcinogens – part E: tobacco, areca nut, alcohol, coal smoke, and salted fish. Lancet Oncol. 2009;10:1033–4.

134. Collaborative Group on Epidemiological Studies of Ovarian Cancer. Ovarian cancer and smoking: individual participant meta-analysis including 28 114 women with ovarian cancer from 51 epidemiological studies. Lancet Oncol. 2012;13:936–45.

第 2 章

组织病理学

Giuseppina Parodo, Clara Gerosa, Silvia Soddu

摘　要

卵巢肿瘤的组织学特征非常广泛。世界卫生组织(WHO)按照组织发生将其细分为不同的组织学类型：苗勒管来源的上皮性肿瘤、性索间质肿瘤、生殖细胞肿瘤和转移瘤。每种都有大体观和镜下观以及免疫组化特征的报道。

关键词

组织学·病理学·卵巢肿瘤·上皮性肿瘤·性索间质肿瘤·生殖细胞肿瘤·转移瘤

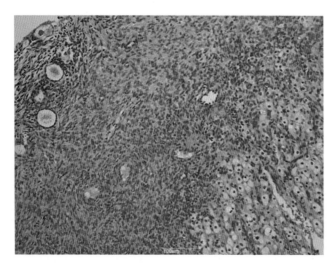

卵巢非肿瘤性病变

滤泡囊肿

按照定义，在青春期前和育龄期，直径在 3~10cm 的功能性滤泡囊肿和黄体囊肿是良性的。这些病变往往毫无症状，大多能自行消退；但继发破裂和扭转会导致急腹症和腹腔积血。

滤泡来源的囊肿一般单发，充满囊液。在显微镜下，可见滤泡囊肿由颗粒细胞排列而成，周围环绕着卵泡膜细胞层(图 2-1)；这两层都会黄素化。而黄体囊肿通常会有囊内出血，囊壁呈黄色，厚薄不一，衬以厚的波浪状颗粒细胞和卵泡膜细胞层和突出的黄体。

鉴别诊断

- 囊性颗粒细胞瘤。
- 表面上皮囊腺瘤。

妊娠黄体瘤

无论大体观还是镜下观都同卵巢肿瘤非常相似。这些肿瘤样病变，由继发于妊娠期激素刺激的黄体细胞组成，黑人女性常见。大体观，妊娠黄体瘤表现为一个或多个(30%双侧，50%多发)实质性肿块，表面多发结节，切面呈红棕色。镜下观，结节边界清楚，黄体细胞富含嗜酸性胞浆，胞核居于中央，核仁明显(图 2-2)。有丝分裂象可以达到 7/10 高倍视野。可能存在坏

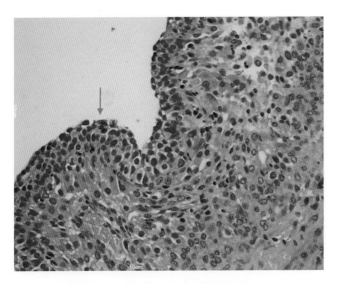

图 2-1　卵泡囊肿是由几层颗粒细胞包裹。

死和退行性改变。分娩之后,妊娠黄体瘤常会消退。

鉴别诊断

- 甾体细胞瘤。
- 睾丸间质细胞瘤。
- 卵泡膜细胞瘤。

子宫内膜异位症(内膜样囊肿)

子宫内膜异位症很常见并且常表现为囊性肿块(内膜样囊肿);常常双侧发病且育龄期好发。大体观常表现为较大的厚壁囊性肿块(一般<15cm),占据整个卵巢。卵巢表面常被致密的纤维粘连覆盖。囊内容物质稠,呈棕色("巧克力囊肿")。镜下表现的多样性取决于异位的内膜腺体和基质对月经周期激素水平波动的反应。被间质包围的子宫内膜腺体可以呈现增生、分泌或萎缩性反应(图 2-3)。纤维化和炎症也会干扰其大体特征和镜下表现。在过去的病例中,经常难以发现典型的腺体或间质结构,组织学诊断需要依靠间接征象,如肉芽组织、巨噬细胞和含铁血黄素巨噬细胞等(图 2-4)。经常可见上皮不典型增生灶(非典型内异症),但要注意与恶变相鉴别。免疫组化检查有助于鉴别子宫内膜间质和腺体结构。

鉴别诊断

- 良性的出血性滤泡囊肿。
- 慢性输卵管卵巢脓肿。
- 囊腺瘤。
- 单房颗粒细胞瘤。
- 继发性肿瘤(透明细胞癌或内膜样癌)。

卵巢肿瘤

根据 WHO 分类,卵巢肿瘤可分为原发性和继发性(转移性)。原发性卵巢肿瘤可以来源于苗勒管上皮、性索间质或生殖细胞。

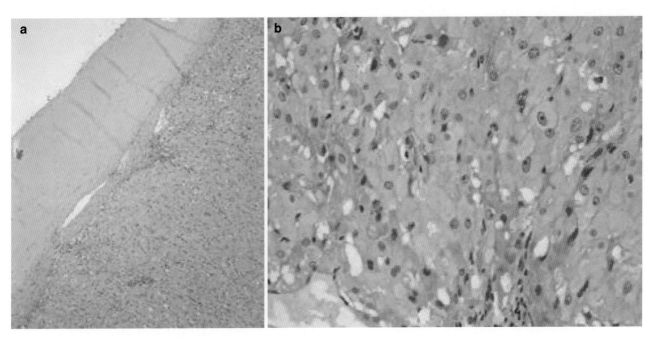

图 2-2　(a)怀孕期黄体黄素细胞构成,并富有嗜伊红基质。(b)可以看见中央、规则的和明显的细胞核。

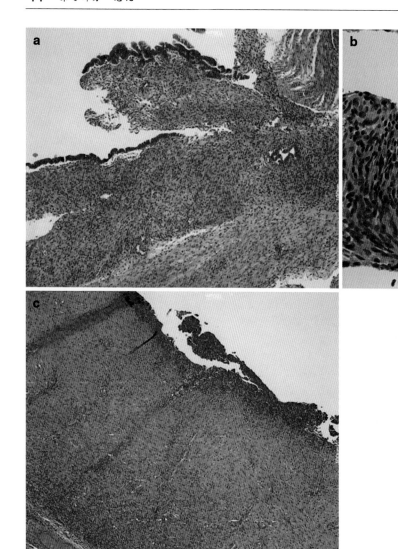

图 2-3　子宫内膜异位症。(a)子宫内膜样囊肿被覆子宫内膜型样上皮。(b)子宫内膜样腺体被子宫内膜型样基质围绕。(c)子宫内膜上皮萎缩性改变。

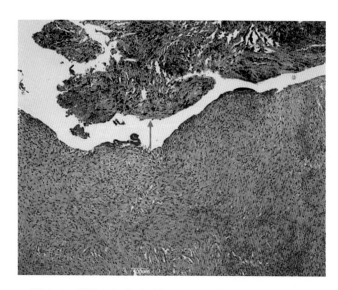

图 2-4　颗粒组织的吞噬作用和子宫内膜内的嗜铁细胞。

卵巢上皮性肿瘤

上皮性肿瘤是卵巢最常见的肿瘤,可以来源于表面上皮、输卵管上皮或原有的子宫内膜异位症。上皮性肿瘤按照细胞类型可以分为浆液性(46%)、黏液性(36%)、内膜样(8%)、透明细胞性(3%)、移行细胞性(2%)、未分化(2%)和混合性(3%)。按照组织学特征再分为良性、交界性和恶性。按照定义,交界性肿瘤不会有间质浸润,但有其他的恶性组织学特征(核异型性、细胞层次增加、有丝分裂)。其临床表现多呈良性,需要注意的是,交界性浆液性肿瘤常与卵巢以外疾病相关,其临床表现介于良性肿瘤和浸润性浆液性癌之间。

FIGO 分期是最重要的预后因素;手术分期是最准确的分期方式。肿瘤分期的基础是细胞排列方式和细胞异型性;有丝分裂计数也是预后因素之一,但其预后价值和可重复性仍有待确定。

浆液性上皮肿瘤

浆液性囊腺瘤、囊腺纤维瘤和腺纤维瘤

最常见的良性卵巢浆液性肿瘤(50%),育龄期好发,由不同数量比例的间质纤维和囊肿组成,WHO将其分为浆液性囊腺瘤、囊腺纤维瘤和腺纤维瘤等亚型。肿瘤大小为 1~10cm,有 20% 的病例为双侧发病。囊壁光滑的单房或多房囊肿,内衬单层输卵管型上皮。上皮细胞没有核异型性、有丝分裂和坏死。破裂、扭转和感染是最常见的并发症。

鉴别诊断

- 上皮性包涵囊肿。
- 卵巢表皮样囊肿。
- 子宫内膜异位囊肿。
- 卵巢甲状腺肿。
- 交界性浆液性肿瘤。
- 黏液性囊腺瘤。

交界性浆液性肿瘤(低度恶性的浆液性肿瘤)

交界性浆液性肿瘤好发年龄为 40~50 岁,育龄期常见。常表现为双侧(30%~40%)、大囊或囊实性,表面有乳头状结构。囊壁内层为分支复杂的大小乳头汇合(图 2-5)。其内层细胞呈细长柱状,可见分层、轻到中度异型性和少许有丝分裂(图 2-6),沙砾小体可见。不能凭间质浸润灶(<10mm²)的存在来确诊癌症。在检查中,还可能发现卵巢外的腹膜和淋巴结种植。基于种植组织与正常组织的交界面,WHO 将卵巢外的浆液性种植分为侵袭性或非侵袭性、上皮或结缔组织增

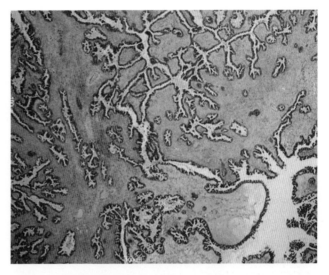

图 2-5 交界性浆液性肿瘤:囊肿内层被覆大小不一的融合的乳头状突起并伴有不同层次的分支。

生。交界性浆液性肿瘤的乳头状结构与双侧发病、卵巢表面受累和卵巢外种植的相关性更强,其中一些具有侵袭性。病程的进展缓慢。肿瘤分期是重要的预后因素;侵袭性的卵巢外种植者预后较差。交界性浆液性肿瘤细胞呈现 CK7、EMA、WT1、CA-125 抗体阳性,而 CK20 抗体阴性。交界性浆液性肿瘤与 BRAF 或 K-RAS 的点突变相关,尚无与生殖细胞或体细胞的 BRCA1/BRCA2 基因突变相关的报道。

鉴别诊断

- 交界性浆液性肿瘤伴局灶性增生。
- 浆液性腺癌。
- 高分化乳头状间皮瘤。

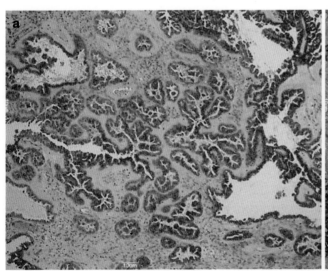
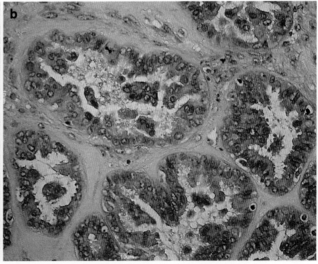

图 2-6 交界性浆液性肿瘤。(a)内皮细胞呈高柱状,并有分层。(b)可以见轻到中度的异型性和凋亡。

- 卵巢甲状腺肿。
- 交界性黏液性肿瘤、颈管型。

浆液性腺癌

浆液性腺癌占卵巢肿瘤的 35%，发病高峰在 60~70 岁。诊断时，可发现盆腔卵巢肿块、腹膜扩散和腹水。呈囊实性肿块的浆液性腺癌常表现有出血和坏死（图 2-7）。镜下可见乳头状突起、腺体内恶性细胞分层和沙砾小体。免疫组化表现与良性和交界性浆液性肿瘤相似。WHO 按照其结构特征和核异型性将其分为 Ⅰ~Ⅲ级（图 2-8）。分子生物学研究表明，高级别肿瘤中体细胞或生殖细胞有 BRCA1/BRCA2 基因异常。与之相反，低级别浆液性腺癌的分子谱与交界性浆液性肿瘤相似（BRAF 或 K-RAS 突变）。

鉴别诊断

- 交界性浆液性肿瘤。
- 子宫内膜样腺癌。
- 透明细胞癌。
- 移行细胞癌。
- 原发性腹膜浆液性腺癌。
- 乳头状腹膜间皮瘤。
- 转移性浆液性子宫内膜癌。
- 转移性乳腺癌。

黏液性上皮肿瘤

原发性卵巢黏液性肿瘤，包括囊腺瘤、交界性或低度恶性肿瘤和癌（上皮内癌和浸润性癌）。根据定义，囊腺瘤和交界性肿瘤没有侵袭性，并且按照其上

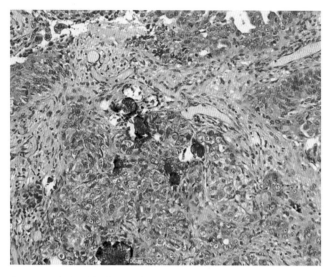

图 2-8　高级别浆液性腺癌。实性肿块生长伴有显著的细胞性异形以及沙砾小体。

皮增生的程度和复杂性分级。同一肿瘤中常可呈现上皮增生的形态谱系，包括良性、交界性和恶性表现；因此，正确诊断取决于正确的组织学取材。黏液性肿瘤的这种组织学特征也可出现于卵巢外的病灶内；源于胃肠道和胆道的卵巢转移癌能够模仿原发性黏液性卵巢癌。即使对于专家来说，在免疫组化技术的辅助下，鉴别原发性和转移性黏液性癌也很困难。黏液性上皮肿瘤可以和 Brenner 肿瘤共存（图 2-9）。有人认为，大多数肠型黏液性肿瘤起源于 Brenner 肿瘤或者移行细胞。

良性黏液性肿瘤（囊腺瘤、囊腺纤维瘤和腺纤维瘤）

良性黏液性肿瘤由肠型和宫颈内膜样黏液上皮构成，占卵巢黏液性肿瘤的大多数（80%）。可表现为单

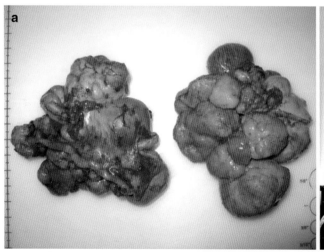
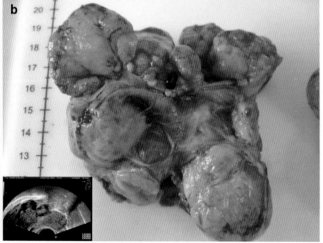

图 2-7　双侧浆液性腺癌。(a)实质性肿块取代双侧卵巢。(b)切面显示局灶性坏死区域；同经阴道扫描层面相一致。

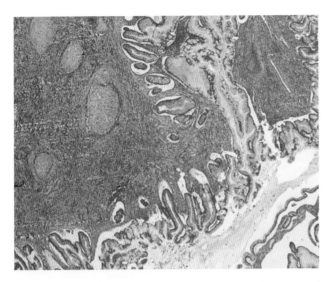

图 2-9　混合性瘤：交界性黏液性肿瘤，肠型和良性 Brenner 肿瘤。

房或多房，大小各异，直径数厘米到 30cm。通常为单侧发病，囊壁厚，色白，表面光滑。黏液性囊肿内容物呈胶状，由腺体组成，囊肿内衬淡染的柱状上皮；没有细胞异型性和分层（图 2-10）。

交界性黏液性肿瘤（低度恶性黏液性肿瘤）

交界性黏液性肿瘤分为两种：肠型和宫颈内膜样肿瘤。前者（图 2-11）大而多囊，单侧发病（>95%），肿瘤内衬复层肠型上皮，腺体内乳头状增生，轻到中度核异型，罕见有丝分裂，不存在间质浸润（图 2-12）。肠型交界性黏液性肿瘤免疫组化表现为 CEA 阳性、CA-125 阴性、CK7 和 CK20 阳性。多为 I 级且临床表现为良性。出现腹膜种植、上皮内癌灶或间质浸润的患者均预后良好（100%存活）。最近研究表明，预后不良的晚期肠型交界性黏液性肿瘤实际上由隐匿性卵

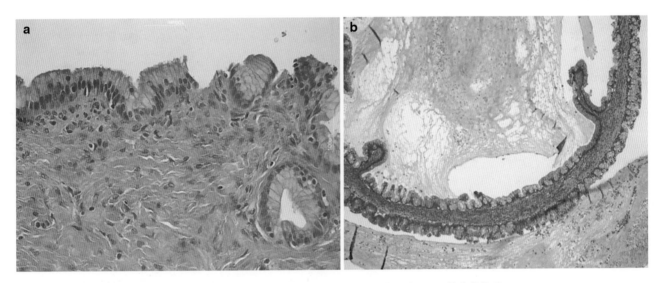

图 2-10　黏液性囊腺瘤。(a)囊肿被覆单层黏液上皮。(b)凝胶样物质。

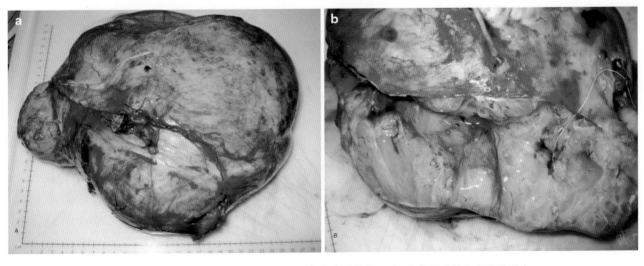

图 2-11　交界性黏液性肿瘤，肠型。(a)大的卵巢肿块。(b)多房样囊肿含有类黏蛋白。

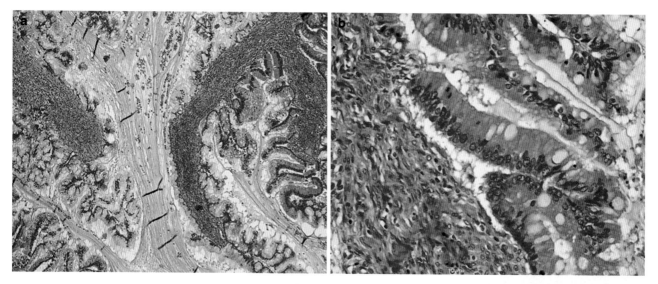

图 2-12 交界性黏液性肿瘤,肠型。(a)复杂乳头样突起。(b)间质型上皮带有高脚杯细胞,轻到中度异型性,局灶性凋亡。

巢外原发性肿瘤转移而来。

鉴别诊断

- 黏液性囊腺瘤伴局灶性增生。
- 黏液性囊腺瘤。
- 转移性腺癌(阑尾、结肠、胃、胆胰道、宫颈、肺)。

与肠型交界性黏液性肿瘤相反,宫颈内膜样肿瘤比较少见,通常较小,常双侧发病且与子宫内膜异位症相关。肿瘤细胞表现为 CK7 阳性、CK20 阴性。这类肿瘤常为交界性浆液性囊腺瘤的一个混合部分。

鉴别诊断

- 交界性浆液性肿瘤。

- 交界性黏液性肿瘤,肠型。

黏液性腺癌

黏液性腺癌在卵巢黏液性肿瘤中发病<15%且多为Ⅰ级。肿块呈囊实性,可有坏死出血灶(图2-13)。卵巢表面受累少见,但较大的肿瘤可能破裂。肠型腺癌的间质浸润可表现为多种方式:①融合或膨胀模式(复杂增生的腺体融合紧靠,伴有细胞异型性,间质较少)(图2-14);②浸润和破坏型模式(图2-15),常见于转移瘤。在同一肿瘤中,良性、交界性和浸润性黏液性腺癌可以并存(图2-16)。免疫组化表现与交界性肿瘤相似(CK7+、CK20+、CEA+)。分期是预后的关键因素。黏液性腺癌的分级方法尚未明确,细胞核特点是

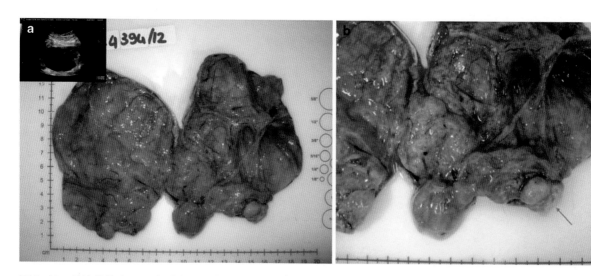

图 2-13 黏液性腺癌。(a)在肿瘤的切缘,可见部分囊性多房样改变,内见黏蛋白样物质填充(与经阴道扫描一致)。(b)部分实性区域内见坏死(箭头所指)。

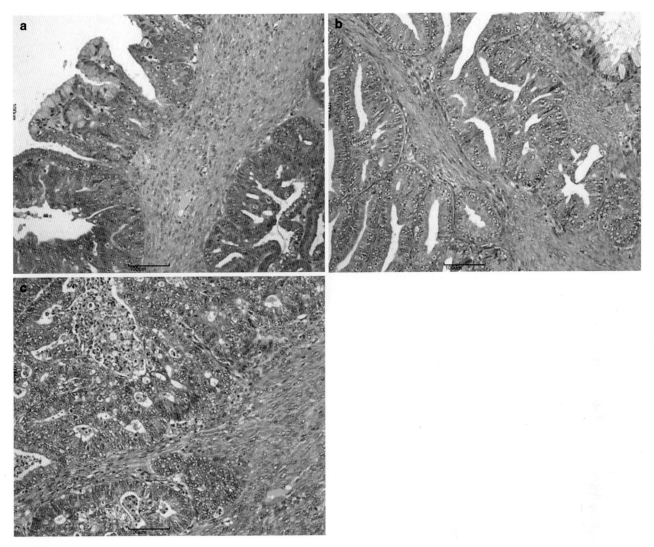

图 2-14 黏液性腺癌。(a)膨胀性浸润类型。(b)复杂、交错的肿瘤腺体。(c)筛孔状形态伴有显著的细胞异型性以及腺体腔内坏死。

最好的鉴别因素;含有腺体和乳头状结构的肿瘤分级较低。

鉴别诊断

- 转移性腺癌(阑尾、结肠、胃、胆胰道、宫颈、肺)。
- 交界性黏液性肿瘤。

腹膜假黏液瘤(PMP)相关的黏液性肿瘤

黏附于腹膜表面的非浸润性黏液状结节为 PMP 的主要特征,其典型的形态学表现为上皮细胞外黏蛋白和纤维化的低级别肿瘤。许多研究表明,所有的 PMP 均源于阑尾的低级别黏液性肿瘤,卵巢为继发性受累("转移性黏液瘤")。

子宫内膜表面上皮性肿瘤

大多数子宫内膜样卵巢肿瘤为恶性(75%),良性和交界性子宫内膜样卵巢肿瘤少见,多来自于子宫内膜异位症的恶性变(图 2-17)。在 15%~20% 的病例中,卵巢子宫内膜样癌同时伴有子宫内膜的低级别内膜样腺癌。交界性肿瘤和癌均可以单侧或双侧发病,囊内有实性结节,恶性者可有出血和坏死区。子宫内膜样卵巢肿瘤由子宫内膜样腺体和间质组成。交界性子宫内膜样卵巢肿瘤由间质致密的不典型子宫内膜样腺体组成,没有间质浸润。卵巢子宫内膜样癌常与 FIGO 分级为 Ⅰ 或 Ⅱ 级的子宫内膜的内膜癌相似(图 2-18),分级法也与子宫内膜癌相同;鳞状上皮化生常见。在免疫组化检查中,子宫内膜样卵巢肿瘤表现为 CK7、ER 和 PR 阳性,CK20、α 抑制素和钙结合蛋白阴性。零星发病的卵巢子宫内膜样癌最常见的基因突变是体细胞的 β 链接素和 PTEN 突变。

鉴别诊断

- 浆液性腺癌。

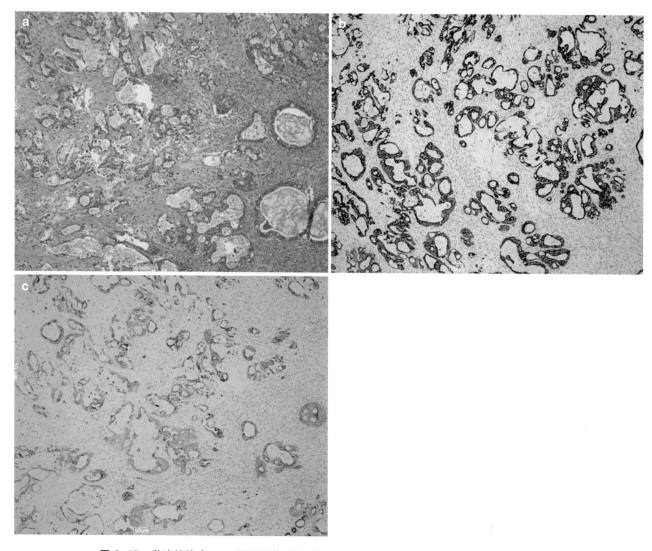

图 2-15　黏液性腺癌。(a)浸润型伴随间质侵犯。(b)肿瘤细胞显示 CK20。(c)CK7 强阳性。

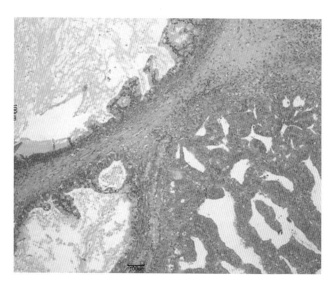

图 2-16　黏液性腺癌。癌周围的交界性区域。

- 性索间质细胞肿瘤。
- 类癌。
- 转移性结肠癌或子宫内膜癌。
- 息肉样子宫内膜异位灶。
- 颗粒细胞瘤扩散。
- 高级别的肿瘤。

透明细胞表面上皮性肿瘤

　　绝大多数透明细胞表面上皮性肿瘤为恶性(99%)。良性和交界性透明细胞腺纤维肿瘤非常少见,由密实的小囊组成(图 2-19),其切面呈蜂巢状。透明细胞癌一般表现为单房囊肿内含实性肿块,可见出血坏死灶(图 2-20)。透明细胞癌常与子宫内膜异位症相关(70%~80%),约 1/4 的病例出现异位囊肿,表现为单个的肉质结节。肿瘤内部结构常由管囊性灶、乳头和实性成分混合而成。透明细胞癌的镜下表现由胞浆

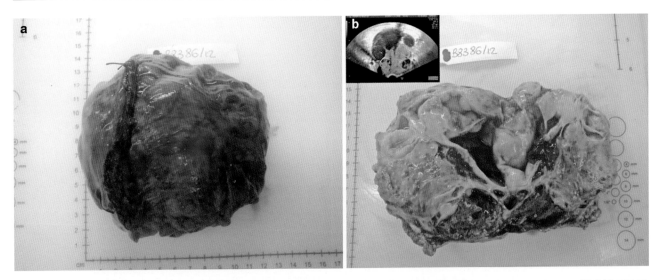

图 2-17 子宫内膜样癌。(a)双侧巨大卵巢肿块伴随包膜破裂。(b)切缘肿瘤显示囊性和实性区域、坏死和出血;经阴道层面显示巨大卵巢多房实性肿块。

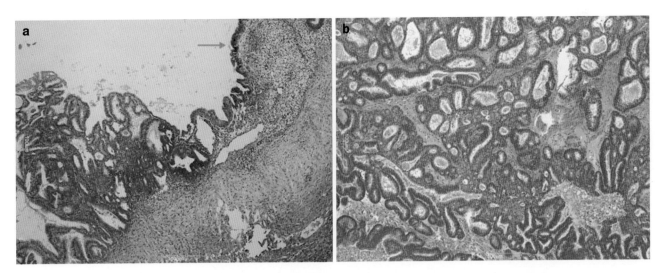

图 2-18 (a)子宫内膜样癌伴随子宫内膜异位症(箭头所指)。(b)FIGO I 级子宫内膜癌。

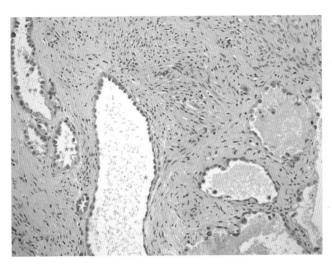

图 2-19 交界性透明细胞腺纤维肿瘤。囊性腺体被腺纤维基质分隔,并且被扁平(*)或者钉状透明细胞基质所区分(**)。

丰富的上皮细胞和乏胞浆的钉状细胞构成,其细胞核凸向囊腔内部(图 2-21)。所有的透明细胞癌都是高级别的。

鉴别诊断

- 卵黄囊瘤。
- 转移性肾癌。
- 子宫内膜样癌。
- 浆液性腺癌。
- 幼年型颗粒细胞瘤。

移行细胞表面上皮性肿瘤

移行细胞肿瘤由移行上皮细胞组成,占所有卵巢

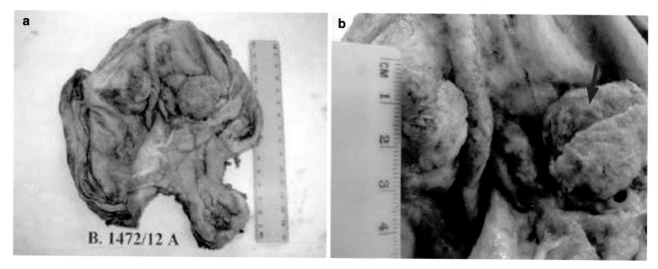

图 2-20 透明细胞癌伴随子宫内膜异位症。(a)子宫内膜样囊肿内的多肉样结节,有包膜并同子宫相连。(b)结节的切缘(箭头所指)显示微囊样外观。

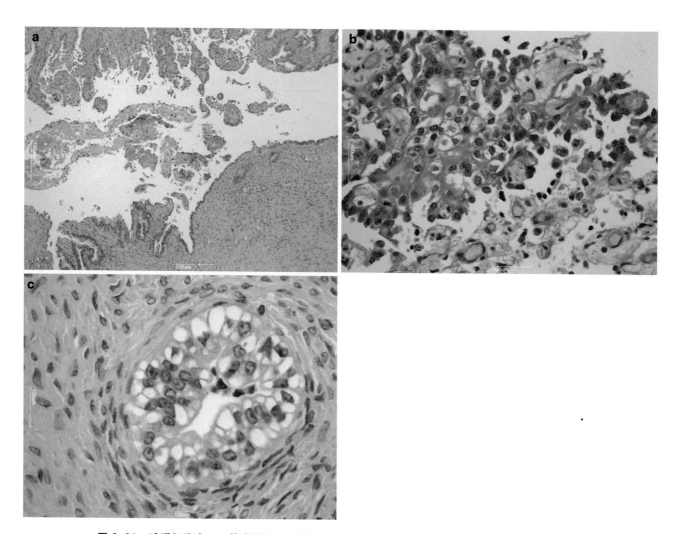

图 2-21 透明细胞癌:(a)管囊样和乳头样结构。(b)核多形性。(c)多形性细胞伴有丰富细胞质。

上皮肿瘤的 2%。99% 为良性（Brenner 肿瘤），交界性移行细胞肿瘤和恶性肿瘤非常少见（<1%）。在良性、交界性 Brenner 肿瘤相关或移行细胞癌（非 Brenner 型）的基础上可有恶性诊断。许多良性 Brenner 瘤是因为其他手术后偶于镜下发现；肿瘤直径各异，<2~20cm，实性肿块外面包绕由小囊和钙化组成的黄白色组织。在镜下，可见带有核沟（咖啡豆）的移行细胞巢，其被突出的纤维间质包绕（图 2-22）。交界性肿瘤为较大的囊实性肿块，囊壁可见内生或外生结节。恶性 Brenner 肿瘤具有相似的组织学特征，但也有坏死和出血区。良性和交界性肿瘤可以与黏液性囊性肿瘤相关。免疫组化方面，移行细胞癌表现为角蛋白、CK7、EMA 和 WT1；CK20 阴性，但泌尿道移行细胞癌表现为 CK7 和 CK20 阳性。

鉴别诊断

● 良性 Brenner 肿瘤伴有子宫内膜样腺纤维瘤。

● 交界性 Brenner 肿瘤伴有良性、恶性 Brenner 瘤和转移性乳头状尿路上皮癌。

● 恶性 Brenner 肿瘤伴有转移性乳头状尿路上皮癌、未分化癌、颗粒细胞瘤和浆液性癌。

未分化表面上皮性肿瘤

未分化表面上皮性肿瘤是一类高级别的肿瘤，细胞不具有特定的苗勒管细胞形态。一般双侧发病，发现时常为晚期。镜检为实性生长，肿瘤细胞呈多形性；核分裂象多见；可有坏死和出血。

混合表面上皮性肿瘤

混合表面上皮性肿瘤基本都是恶性肿瘤（90%）。

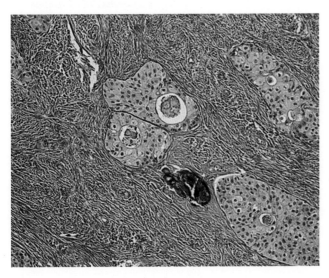

图 2-22 良性 Brenner 肿瘤。透明细胞被纤维基质所包围；可见小囊样改变和发育不良性钙化。

其组成中至少 10% 具有一种以上的苗勒管分化。只有 10% 为交界性肿瘤，良性肿瘤非常少见（1%）。

卵巢性索间质肿瘤

根据 WHO 分类标准（2003），该肿瘤可分为四类：①颗粒间质细胞肿瘤，由多种颗粒细胞、卵泡膜细胞和成纤维细胞组成；②睾丸间质细胞肿瘤，由睾丸型细胞组成；③性索间质细胞肿瘤，由混合型细胞组成；④甾体细胞肿瘤，这类肿瘤与雌、雄激素表现相关。

颗粒间质细胞肿瘤

根据各种细胞的不同组合（颗粒细胞、卵泡膜细胞和成纤维细胞），颗粒间质细胞肿瘤可为颗粒细胞瘤（成人型或幼年型）、卵泡膜细胞肿瘤、纤维瘤和其他罕见肿瘤。

● 成人型颗粒细胞瘤（AGCT）。最常见（95%），占卵巢原发肿瘤的 2%~3%。肿瘤细胞分泌的雌激素常导致月经量增多、子宫内膜增生、内膜癌致绝经后出血，青春期前的女性假性性早熟。大多数 AGCT 单侧发病，大小从几厘米到 30cm，呈实性或囊实性，切面呈黄白色，有囊性出血区。瘤细胞胞浆少，胞核圆形或椭圆形，有凹槽。瘤细胞分布在纤维卵泡膜细胞背景中，同一肿瘤中可出现不同的生长模式：弥散样、小梁样、小滤泡样（卡-埃小体）和岛样分布，异性细胞不多，有丝分裂象少（图 2-23）。肿瘤细胞免疫组化表现为抑制素、钙结合蛋白、波形蛋白、WT1 和 CD99 阳性、EMA 和 CK7 阴性，其他标记物有时阳性。肿瘤分期是最重要的预后因素，但肿瘤是否破裂、肿瘤大小和有丝分裂活性也有预后价值。

鉴别诊断

- 子宫内膜间质肉瘤（原发或转移）。
- 未分化癌。
- 子宫内膜样腺癌伴性索样分化。
- 类癌。
- 卵泡膜细胞瘤。
- 转移性乳腺癌。

● 幼年型颗粒细胞瘤（JGCT）。大多数 JGCT 于 30 岁之前发病，40% 为青春期前患者。肿瘤单侧发病（98%），分期为最重要的预后因素。从初次手术到复发一般不超过 3 年，分期较高的肿瘤往往是致命的。肿瘤呈囊实性，有分叶，切面呈灰白色或棕黄色，可有出血和坏死。镜下可见黏液或水肿的背景中颗粒细胞呈弥漫性或结节样增生，形成不规则的滤泡状结构，肿瘤

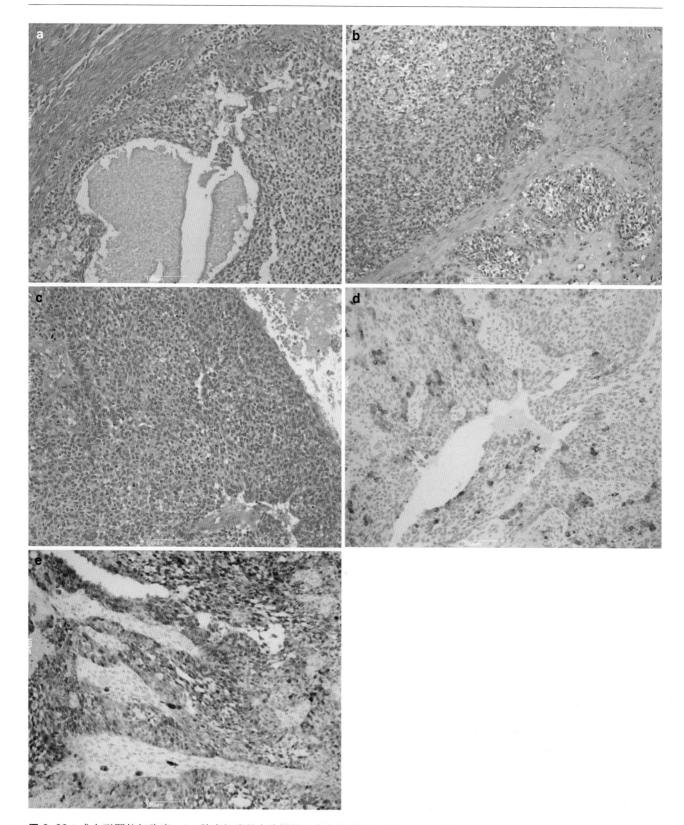

图 2-23   成人型颗粒细胞瘤。(a)肿瘤细胞具有弥漫性和大卵泡样生长形态。(b)实质性和小卵泡样生长形态(卡-埃小体,箭头所指)。(c)显示轻度异型性和低凋亡活动。(d)肿瘤细胞有抑制素。(e)钙网膜蛋白表达。

结节呈透明样。免疫组化表现与AGCT相似。

鉴别诊断

- AGCT。
- 卵泡膜细胞肿瘤。
- 卵黄囊瘤。
- 高钙血症型小细胞癌。
- 透明细胞癌。
- 原发或转移性黑色素瘤。

● 卵泡膜细胞肿瘤。好发于绝经后女性,常分泌雌激素。多数患者表现为异常阴道出血,约20%的患者发展为子宫内膜样腺癌。肿瘤单侧发病,呈实性肿块,有分叶,切面呈棕黄色,有时有囊变,可有出血和坏死。在镜下,肿瘤由结节样聚集的椭圆形和圆形细胞组成,胞浆丰富,含大量类脂空泡,间以梭形细胞和透明斑块,可见局部黄素化细胞。卵泡膜细胞肿瘤为良性肿瘤,恶性变少见。

● 纤维瘤。为良性肿瘤,是最常见的性索间质肿瘤(70%)。纤维瘤一般单侧发病,大小从显微级别至20cm不等。肿瘤呈边缘光整的实性肿块,切面呈黄白色。组织学上,纤维瘤由呈交叉束排列的梭形细胞或呈涡纹状的纤维构成。异型细胞和有丝分裂象均十分罕见。

纤维肉瘤、少量性索分化的间质肿瘤、硬化性间质瘤和印戒细胞间质瘤均为罕见的颗粒间质细胞肿瘤。

睾丸间质细胞肿瘤

睾丸间质细胞肿瘤由睾丸型细胞组成,其中包括:

● 支持-睾丸间质细胞肿瘤(高分化、中分化、低分化、伴异源性成分),在卵巢肿瘤中<1%,育龄女性发病。典型者切面呈黄色实性,伴异源性者则呈海绵状切面。

● 支持细胞肿瘤约占睾丸间质细胞肿瘤的4%,常为无功能型,多数为良性且与黑斑息肉综合征相关。肿瘤细胞在镜下呈管状排列,管内衬立方柱状细胞,胞浆嗜酸性或淡染。也可见弥漫性或结节样生长。间质由纤维组成,可呈透明。典型的肿瘤细胞呈抑制素、波形蛋白和角蛋白8-18阳性,CK7和EMA阴性;钙结合蛋白和WT1常为阳性。

鉴别诊断

● 子宫内膜样癌。
● 高分化支持-睾丸间质细胞肿瘤。

● 类癌。
● 管状库肯勃瘤。

混合或全细胞型性索间质肿瘤和甾体细胞瘤

混合或全细胞型性索间质肿瘤和甾体细胞瘤为非常罕见的卵巢性索间质细胞瘤。

卵巢生殖细胞肿瘤

这类肿瘤来源于原始生殖细胞,胚胎时,由卵黄囊迁移到原始性腺。占卵巢原发肿瘤的30%;95%为良性的囊性成熟性畸胎瘤,另有5%为恶性,在20岁前发病的生殖细胞肿瘤有1/3是恶性的。

根据WHO 2003年的分类标准,卵巢生殖细胞肿瘤可分为无性细胞瘤、卵黄囊瘤、胚胎癌、多胚瘤、绒癌、畸胎瘤和混合性生殖细胞肿瘤。

无性细胞瘤

无性细胞瘤常发病于20~30岁;10%~20%在孕期中发现;在恶性生殖细胞瘤中占50%,在卵巢恶性肿瘤中占1%。肿瘤与睾丸精原细胞瘤和性腺外生殖细胞瘤,表现为单发的较大实性肿块,有包膜,其内部均匀,有分叶,切面呈灰白色(图2-24),可见坏死和出血区。在镜下,可见无性细胞瘤由单一增殖的多边形细胞组成,细胞呈岛状或片状分布,胞浆丰富,有丝分裂活跃。可见大量淋巴细胞分布于数量不等的纤维间质中(图2-25),还可见侵袭性更强的生殖细胞灶。瘤细胞(图2-26)的细胞质和细胞膜免疫组化呈PLAP和c-kit(CD117)强阳性,EMA、CEA、LCA和AFP阴性。

鉴别诊断

● 实性的卵黄囊瘤。
● 实性的胚胎癌。
● 大细胞淋巴瘤。
● 弥漫性透明细胞瘤。

卵黄囊瘤

卵黄囊瘤占恶性生殖细胞肿瘤的10%~20%,多数为年少发病(1~20岁)。最常见的症状是盆腔包块迅速增大;常见卵巢外扩散。大体观(图2-27)可见单侧发病的较大肿块(常>15cm),包膜光滑,有时可见破。肿瘤呈实性或囊性("蜂巢样外观"),切面呈灰黄色,可见大片坏死和出血区。同一肿瘤中可见瘤细胞的不

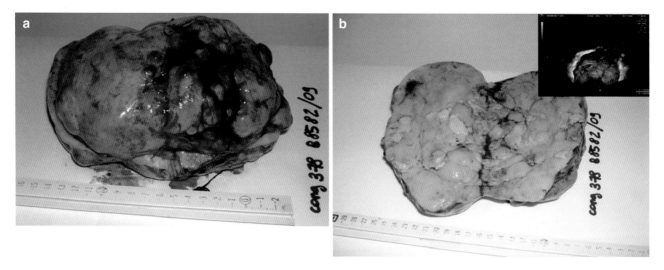

图 2-24　无性细胞瘤。(a)大的实质性的被膜包裹样肿块。(b)切面是分叶状,从白到灰,部分区域有出血及坏死(与经阴道层面扫描完全一致)。

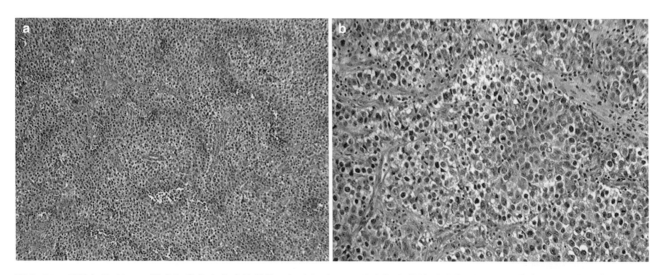

图 2-25　无性细胞瘤。(a)肿瘤细胞由大的成簇的单一细胞组成。(b)肿瘤细胞巢被纤维分隔所区分,其内含有丰富的淋巴细胞。

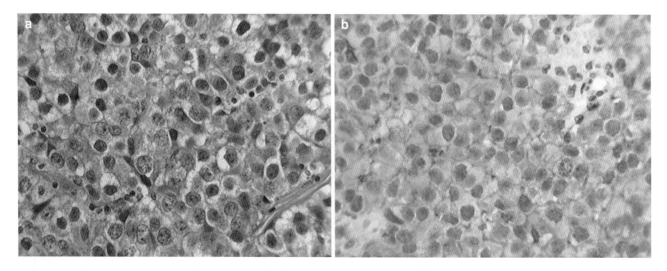

图 2-26　无性细胞瘤。(a)肿瘤细胞含有丰富的透明细胞质,大的中央核团和显著的细胞核。(b)显示细胞膜具有 CD117 染色。

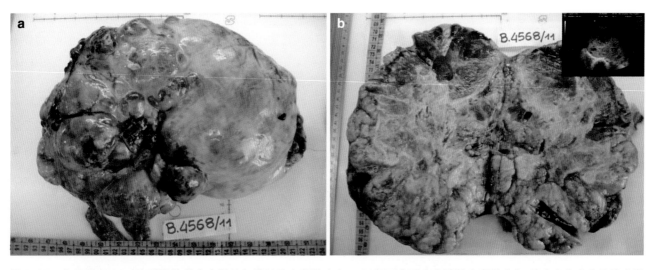

图 2-27　卵黄囊瘤。(a)大的肿块伴有光滑的包膜以及小囊样改变。(b)切面主要为实性伴有囊样改变,其内含有丰富的胶冻样物质(与经阴道扫描层面非常一致)。

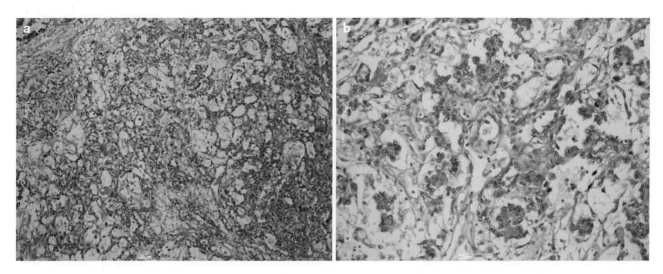

图 2-28　卵黄囊瘤,肿瘤显示不同的生长模式。(a)网状和小囊样形态。(b)腺体样形态。

同生长形态:网状(最常见)、微囊状、假乳头状、实性和多囊状(图 2-28)。肿瘤细胞胞浆透明,核大而深染,核仁突出,有丝分裂旺盛。其典型特征为长-埃小体(仅有 1/3 的肿瘤中发现) 和胞浆内外的玻璃样小体(PAS 阳性耐淀粉酶)。肿瘤细胞表现为 AFP (图 2-29)、细胞角蛋白和 CD34 阳性,EMA 和 CK7 阴性。有报道认为,不同组织学模式之间生存率并无差异,从临床发现到死亡一般为 2 年。

鉴别诊断

- 透明细胞癌。
- 子宫内膜样癌,分泌型。
- 无性细胞瘤。

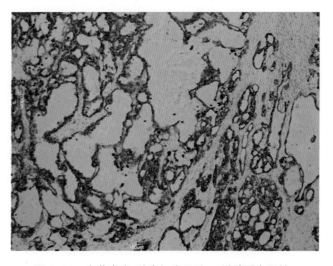

图 2-29　卵黄囊瘤:肿瘤细胞显示 α-甲胎蛋白阳性。

● 支持–睾丸间质细胞肿瘤,网状型。

胚胎癌

胚胎癌是非常罕见的肿瘤(占恶性生殖细胞瘤的 2%~3%)。肿瘤细胞繁殖呈原始体细胞和胚胎外细胞分化。1~20 岁为发病风险期。患者可出现腹部或盆腔肿瘤的内分泌症状,如同性性早熟、子宫阴道异常出血、月经不调、多毛和 β-hCG 升高引起的假孕症状。50% 的病例在发现时已有腹膜扩散。行瘤体减灭术后,胚胎癌对于联合化疗敏感。大体上,肿瘤呈实性、单侧肿块,坏死和出血灶多。组织学上,肿瘤细胞高度多形性,PLAP、细胞角蛋白和 CD30 强阳性;EMA、CEA 和波形蛋白阴性,可见合体滋养细胞(β-hCG 阳性)。

鉴别诊断

● 实性无性细胞瘤。
● 实性卵黄囊瘤。
● 低分化癌。

绒癌

绒癌是完全来源于生殖细胞的卵巢原发性肿瘤,极为罕见(在恶性生殖细胞肿瘤中<1%)。肿瘤为高度恶性,呈胚外滋养层分化;仅见于儿童和 20 岁以下年轻女性。绒癌表现为单侧较大的腹部或盆腔肿块,切面有出血和坏死。在镜下,可见由滋养层细胞和中间滋养细胞混合形成的合体滋养细胞。根据定义,不存

在绒毛。血管受累常见,广泛的出血和坏死可能掩盖肿瘤细胞的存在。免疫组化染色显示所有的肿瘤细胞均呈细胞角蛋白强阳性。只有合体滋养细胞 β-hCG 和抑制素呈阳性,而中间滋养细胞呈 HPL 阳性。如果不治疗,肿瘤会迅速致命,β-hCG 水平是检测复发的重要指标。

鉴别诊断

● 妊娠绒癌。
● 混合性生殖细胞肿瘤。

畸胎瘤

畸胎瘤分为囊性成熟性(皮样囊肿)、实性成熟性(胎儿型畸胎瘤)、未成熟性、单胚层畸胎瘤(卵巢甲状腺肿、类癌、神经外胚层瘤、皮脂腺瘤)。

成熟性畸胎瘤

囊性成熟性畸胎瘤(皮样囊肿)占生殖细胞肿瘤 >95%,占所有卵巢肿瘤的 20%~40%。该肿瘤包涵了来源于一个至多个胚层的混合成熟组织(外胚层、中胚层、内胚层)。畸胎瘤的发病年龄分布很广,常在 20 岁和 50 岁左右女性中发现。10% 以上的病例为双侧发病。成熟性畸胎瘤是良性肿瘤,可采用保守治疗,最常见的并发症是扭转和破裂,恶性变少见。平均直径<10cm,也可见很小或很大的肿瘤。肿瘤通常表面光滑,切面为单房或多房囊肿,含有丰富的毛发和皮脂物质 (图 2-30)。囊壁上常可见白色实性结节凸向囊

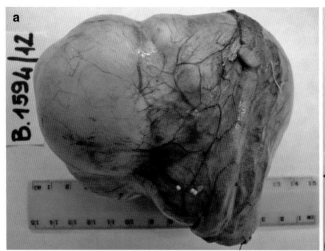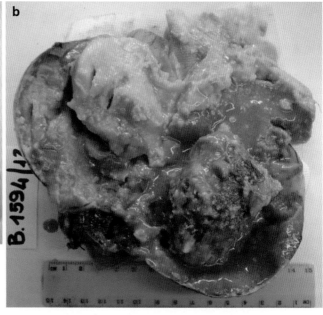

图 2-30 囊性成熟性畸胎瘤。(a)光滑的外表面。(b)切面呈多房囊性改变,伴有大量毛发及类脂肪样物质。

腔,囊内含骨片或牙齿,称为皮样乳头(Rokitansky 结节),类似于脑组织的灰棕色软组织或棕色甲状腺组织也很常见。完全实性的成熟性畸胎瘤罕见,在镜下,可与未成熟性畸胎瘤相鉴别。成熟性畸胎瘤通常由外胚层来源的组织组成,如皮肤、毛囊、皮脂腺和汗腺(图2-31);神经胶质组织、脉络丛、周围神经和牙齿结构也可见(图 2-32)。最常见的内胚层组织为胃肠道、呼吸道上皮、肾脏和甲状腺组织。最常见的中胚层组织为脂肪组织、平滑肌和横纹肌、骨骼和软骨。其他组织少见。通常可见囊壁和卵巢周围组织中明显的脂肪肉芽肿引起的上皮破坏,形成异物肉芽肿反应。囊性成熟性畸胎瘤恶性变罕见(2%),常发展为浸润性鳞状细胞癌。典型者见于绝经后女性,当皮样囊肿快速增大时,应怀疑

恶变。5%~10%的病例与恶性生殖细胞肿瘤有关,通常为卵黄囊瘤或未成熟性畸胎瘤,可见于同侧或对侧卵巢。

未成熟性畸胎瘤

未成熟性畸胎瘤在常见的恶性生殖细胞肿瘤中排第三位。常在 20 岁之前发病。没有特异性的临床表现,可出现明显的腹部肿块、疼痛和血清 AFP 升高。未成熟性畸胎瘤多通过种植转移,常见于盆腔、腹膜和大网膜,发现时,约 50%的病例已出现包膜破裂。大多数肿瘤为较大的实性肿块,肉质,切面呈棕红色或灰白色,常伴囊性坏死和出血(图 2-33)。在镜下,可见肿瘤组织来自三个胚层,成熟和未成熟的组织以不同比例混合 (图 2-34),未成熟组织的存在为其诊断依

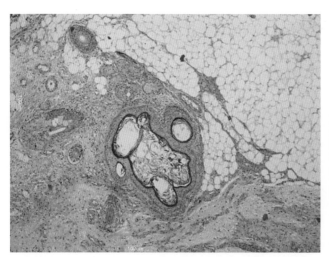

图 2-31 成熟性畸胎瘤。外胚层衍生物:皮肤、毛囊、皮脂腺和汗腺。

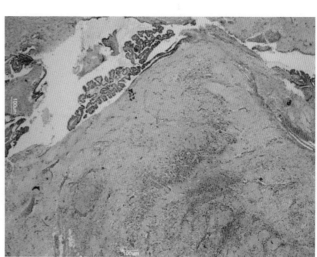

图 2-32 成熟性畸胎瘤:神经胶质组织和脉络丛。

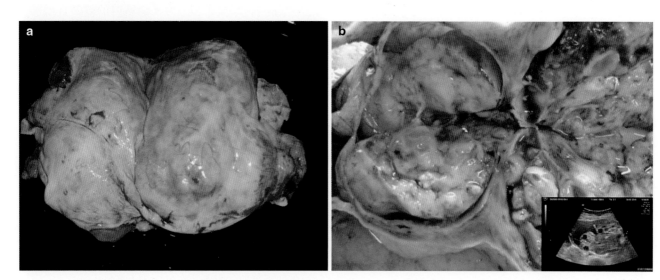

图 2-33 未成熟性畸胎瘤。(a)大的实性的肿瘤。(b)切面呈灰白色,含有小囊样结构,内含坏死和出血样物质(与经阴道超声显示层面完全一致)。

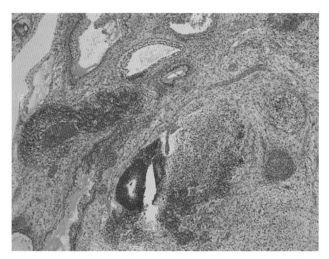

图 2-34　未成熟性畸胎瘤。成熟和未成熟神经样物质的混合物。

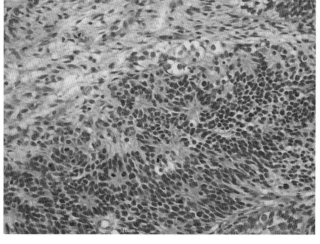

图 2-35　未成熟性畸胎瘤。神经上皮的未成熟性成分：神经上皮样玫瑰花样改变。

据。最常见的未成熟组织为神经上皮，带有神经丛和神经节(图 2-35)。未成熟的间充质和未成熟的内胚层组织不常见。未成熟性畸胎瘤的分级取决于未成熟的神经上皮细胞数量。所以，扩大取材范围十分重要(每厘米肿瘤取一段)，以便确定未成熟神经外胚层组织数量。免疫组化在未成熟性畸胎瘤的诊断中作用有限。神经标记(GFAP、S100、NSE)有助于鉴别未成熟神经组织与重叠的不成熟非神经组织。

鉴别诊断

- 实性成熟性畸胎瘤。
- 卵黄囊瘤。
- 恶性神经外胚层肿瘤。
- 恶性中胚叶混合瘤。

单胚层畸胎瘤

卵巢甲状腺肿

卵巢甲状腺肿主要是由甲状腺组织构成的单胚层畸胎瘤，占卵巢良性畸胎瘤的 1%~3%。好发病于 50 岁左右，通常没有症状，少数者可出现痛性肿块或者甲亢的症状和体征。卵巢甲状腺肿为局限性肿瘤，直径为 5~10cm，实性或局部囊性，切面呈红棕色。在镜下，可见肿瘤由正常甲状腺组织构成，还可见纤维化、钙化、含铁血黄素巨噬细胞聚集等退行性改变。卵巢甲状腺肿可以发展成任何类型甲状腺癌。

类癌

类癌是非常罕见的卵巢肿瘤(在卵巢畸胎瘤中<1%)，它被定义为神经内分泌细胞构成的单胚层畸胎瘤，类似于胃肠道的神经内分泌肿瘤。1/3 的患者有类癌家族史。类癌表现为大小不等的黄色实性肿块，或囊性

成熟性畸胎瘤内的壁结节。肿瘤由圆形或立方形神经内分泌细胞构成，细胞可具有不同生长方式：岛状、小梁状、基质样生长在纤维和透明基质中。有价值的免疫组化染色为嗜铬粒蛋白和突触蛋白，但肿瘤细胞中也可检测到其他多种肽类激素。

恶性混合性生殖细胞肿瘤

恶性混合性生殖细胞肿瘤非常罕见。性腺母细胞瘤几乎只发生于异常性腺中，由生殖细胞和性索细胞混合构成。卵巢多胚瘤极为稀少，由类胚体构成。

卵巢其他少见肿瘤

小细胞癌

小细胞癌(高血钙型)为来源不明的侵袭性肿瘤。年轻女性发病，没有典型临床症状，可有腹痛，常于单侧可触及腹部肿块，2/3 的患者有血钙升高。小细胞癌为平均直径约 15cm 的实性结节样肿瘤，切面可见小囊和出血坏死区。镜下肿瘤细胞小，胞浆少，核呈椭圆形或圆形，有丝分裂活跃，可见充满嗜酸性液体的滤泡样结构。免疫组化示低分子量细胞角蛋白(CK8/18)阳性，EMA、CD10、WT1 和钙结合蛋白表达不定，抑制素、嗜铬粒蛋白、CD99 和 TTF-1 通常阴性。

鉴别诊断

- 幼年型颗粒细胞瘤。
- 小细胞癌，肺型。
- 小圆蓝细胞瘤(淋巴瘤、横纹肌肉瘤)。
- 转移性黑色素瘤。

促纤维增生性小圆细胞肿瘤

促纤维增生性小圆细胞肿瘤为年轻女性的罕见恶性肿瘤，腹腔内生长，跟一般卵巢原发性肿瘤一样少见临床症状。组织来源不明。肿瘤细胞存在染色体交互异位(11;22)，从而导致 EWS 和 WT1 基因融合。肿瘤在发现时，常常有腹腔广泛播散。肿瘤细胞小，核圆，均匀深染，胞浆少。肿瘤细胞呈巢状和片状生长，与硬化的纤维间质分开，表达为细胞角蛋白、结合蛋白、NSE 和 WT1。

可能来源于中肾管的女性附件肿瘤

可能来源于中肾管的女性附件肿瘤常位于阔韧带或输卵管系膜，发病于卵巢者少见。肿瘤直径为 2~20cm。肿瘤细胞呈弥漫状、小梁样、管状或微囊样生长，免疫组化呈波形蛋白和细胞角蛋白表达，EMA 阴性。这类肿瘤多数良性，但也有呈恶性发病者。

腺瘤样瘤

腺瘤样瘤是边界清晰、无包膜的间皮来源良性瘤。一般为实性结节，直径小于 2cm。镜下表现与其他部位的腺瘤样瘤相似。

卵巢转移性肿瘤

卵巢转移性肿瘤占所有卵巢恶性肿瘤的 5%~10%，其原发部位不同，表现也不相同。卵巢受累可以源自邻近部位肿瘤的直接侵犯、生殖器外远处转移或腹膜肿瘤转移。卵巢转移性子宫内膜腺癌和子宫内膜及卵巢同时原发的子宫内膜腺癌鉴别很困难。卵巢转移性肿瘤一般发生于有卵巢外肿瘤史的女性，常为结肠或直肠，也有部分患者没有卵巢外肿瘤病史。双侧受累为卵巢转移性肿瘤的特征，肿瘤常<10cm，一般呈结节性、实性和(或)囊性，其表面可见种植。在镜下，可见脐周淋巴结和卵巢系膜淋巴结肿瘤转移。

非妇科来源的转移

结直肠腺癌转移

结直肠腺癌转移常与原发性卵巢腺癌相似。在有结直肠腺癌病史的女性中有 2%~13%发病，自原发肿瘤手术到发现卵巢转移的时间从数月到 5 年不等。有结直肠腺癌的女性出现新的盆腔肿块时，应考虑转移性腺癌，但良性肿瘤或卵巢原发恶性肿瘤也可能发生。典型的结直肠腺癌，无论是否含有杯状细胞，均能模仿卵巢原发腺癌的表现，但其核异型性更高且没有鳞状上皮化生。转移自复杂的较大腺体和囊肿的肿瘤常被称为"脏"坏死(图 2-36)。当杯状细胞数量较大且分泌较多黏蛋白时，转移性结直肠腺癌酷似卵巢原发性黏液性肿瘤。胰腺或胆道来源的转移性腺癌与黏液性腺癌相似，鉴别诊断非常重要，有时需要对比转移瘤和原发肿瘤的显微特征。免疫组化有助于鉴别诊断: 转移性结直肠腺癌 CK20 和 CDX2 呈弥漫性的强阳性，CK7 阴性 (图 2-37)。卵巢原发性黏液性腺癌 CK7 呈弥漫性的强阳性，CK20 可以表达，但其染色较淡呈点状。

鉴别诊断

●子宫内膜和卵巢黏液性肿瘤。

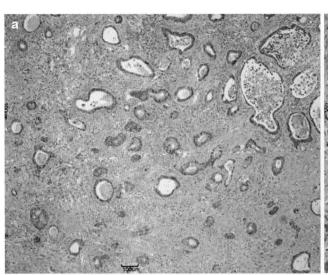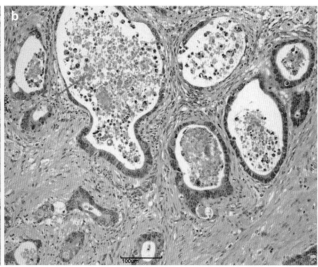

图 2-36 转移性结直肠腺癌。(a)肿瘤腺体被覆非典型性柱状细胞。(b)伴有大量的坏死区(箭头所指)。

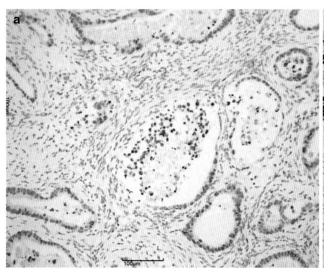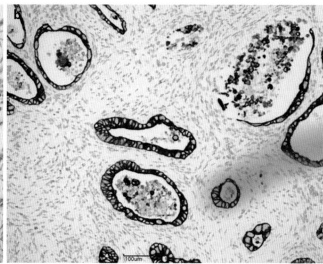

图 2-37   转移性结直肠腺癌。(a)肿瘤缺少 CK7 染色。(b)但其广泛表达 CK20。

- 结肠癌和卵巢肿瘤并存(林奇综合征)。

乳腺癌转移

卵巢是乳腺癌转移的第二常见部位(12%)。大多数病例有明确的原发性乳腺癌病史,但有时卵巢转移为首发的临床表现。约 2/3 的患者为双侧转移,卵巢呈实性结节状或弥漫性肿大。在镜下,可见的生长模式有:乳头状导管癌(图 2-38),筛状或弥漫性生长;小叶癌(图 2-39),伴有小梁,单行生长,弥漫性生长。典型的肿瘤细胞呈 CK7 阳性、CK20 阴性,可见雌激素和孕激素受体的改变。

鉴别诊断

- 卵巢浆液性癌和子宫内膜样癌。
- 类癌。
- 成人型颗粒细胞瘤。
- 淋巴瘤。

胃癌转移

多数患者有附件肿块的相关症状,只有 25% 的病例过去有胃癌病史。肿瘤为双侧发病(80%)的实性肿块,直径可达 18cm,切面呈黄白色,分叶状。组织学上,转移性胃癌常为印戒细胞癌,胞浆丰富,单独或簇状生长(Krukenberg 瘤),细胞外由丰富的黏蛋白。转移性胃腺癌罕见。肿瘤细胞一般表达 CK7、CK20 和 CDX2。

鉴别诊断

- 细胞纤维瘤。
- 纤维卵泡膜瘤。

- 硬化性间质瘤。
- 原发性黏液性腺癌。

阑尾癌转移

阑尾癌转移表现为盆腔肿块,几乎全为双侧发病,平均直径为 10cm,常大于阑尾原发肿瘤。组织学上,可表现出 Krukenberg 瘤特征、肠型特征或者混合性特征。肿瘤细胞普遍表达 CK20;CK7 如有表达,一般较弱,呈局灶性或弥漫性。

阑尾低级别的黏液性腺癌伴发腹膜假黏液性瘤转移到卵巢的情况少见。种植几乎总是发生于双侧卵巢表面,由大量的细胞外黏蛋白、局灶纤维化和肉芽组织组成。黏液上皮细胞少,细胞外黏蛋白中包含结构不全的腺体。与阑尾原发性黏液性肿瘤相似,卵巢转移灶显示 CK20 弥漫性阳性,CK7 常为阴性。

鉴别诊断

- 交界性黏液性肿瘤,肠型。
- 黏液性囊腺瘤。
- 黏液性腺癌。

胰腺癌转移

胰腺癌转移常为双侧,伴或不伴卵巢表面受累。一般来说,在诊断附件肿块或扩散性癌肿时,原发性胰腺癌常被忽略,许多患者的临床表现为原发性卵巢癌。 肿瘤腺体大小形态各异,核异型性很少,可表现为黏蛋白性、子宫内膜样或分泌性特征,纤维间质杂乱其中。胰腺癌转移灶的免疫组化表现与原发性卵巢肿瘤相似(CK7 弥漫性阳性,CK20 局灶性阳性)。

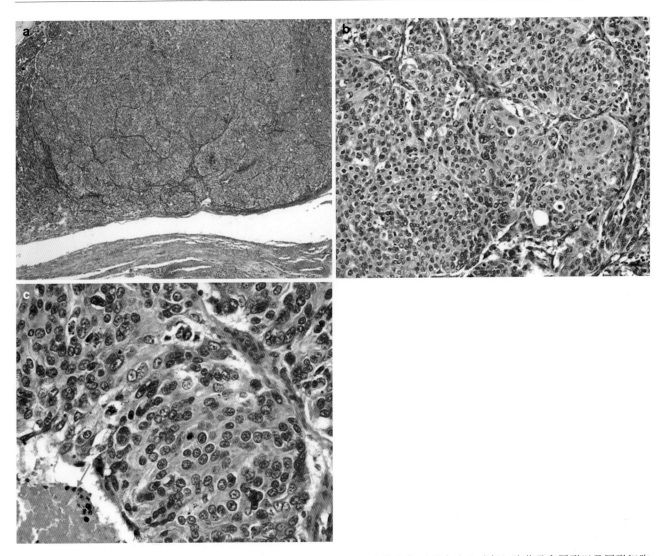

图 2-38 转移性乳腺癌,导管型。(a)肿瘤具有实性结节。(b)单一细胞瘤巢形成,合并灰白和嗜伊红胞浆及卵圆形以及圆形细胞核。(c)可见局灶性中央坏死(箭头所指)。

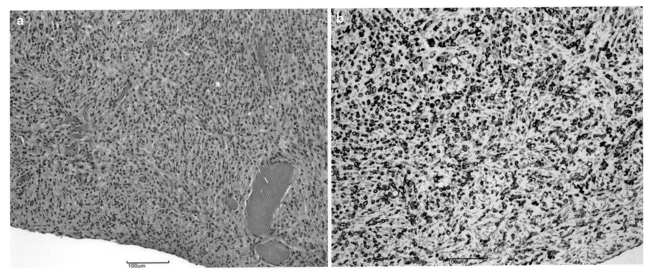

图 2-39 转移性乳腺癌,分叶型。(a)肿瘤细胞以小梁样生长或者单一形态生长。(b)CK7 染色可以显示卵巢肿块内单一肿瘤细胞。

鉴别诊断

- 卵巢原发性交界性黏液性肿瘤或黏液性癌。
- 转移性胆囊或胆管癌。

胆囊、胆管和壶腹癌转移

这类癌在所有临床发现的卵巢转移瘤中占 1%，一般表现为双侧发病(75%)的较大肿块(>10cm)，表面结节样，切面呈囊性或实性。在镜下，可见转移灶，细胞形态多样，可呈腺样、筛状、绒毛腺和黏液性杯状细胞分化(图 2-40)。与转移性胰腺癌相似，这类肿瘤也表现出卵巢原发性黏液性肿瘤的特性。免疫组化特性也很相似(CK7 弥漫性阳性，CK20 表达不定)。双侧发病、表面受累和结节的存在高度支持转移瘤的诊断。

肺癌转移

小细胞癌是卵巢转移最常见的组织学类型。常表现为单侧肿块，表面光滑分叶状，切面呈黄白色，可见局灶性出血和坏死。肿瘤细胞可呈片状、小梁样或巢状排列；免疫组化表现为低分子量细胞角蛋白、TTF-1、嗜铬粒蛋白 A 和突触蛋白阳性。

鉴别诊断

- 原发性卵巢肺小细胞癌。

淋巴瘤

很多类型的淋巴瘤都能累及卵巢;继发性非霍奇金淋巴瘤 50% 双侧发病，而原发疾病通常单侧发病，可以鉴别。

鉴别诊断

- 粒细胞性肉瘤。
- 未分化癌。
- 小细胞癌。
- 无性细胞瘤。
- 成人型颗粒细胞瘤。

免疫组化标记的结果对正确诊断非常重要。

黑色素瘤转移

卵巢黑色素瘤转移占所有非妇科原发的转移瘤约 1%，常在皮肤黑色素瘤的随访期间被发现。有 1/3 的病例为双侧发病，肿瘤呈囊实性，有时切面可见黑色素沉着。肿瘤细胞常为较大的上皮细胞，少数为小细胞或梭形细胞，S-100、HMB-45 和 Melan A 阳性。

膀胱癌转移

转移性膀胱癌罕见，单侧发病，最常见的组织学类型为移行细胞癌。

鉴别诊断

- 卵巢原发性移行细胞癌。
- 恶性 Brenner 肿瘤。

肾癌转移

这类肿瘤非常罕见 (在所有转移中<1%)，可能为

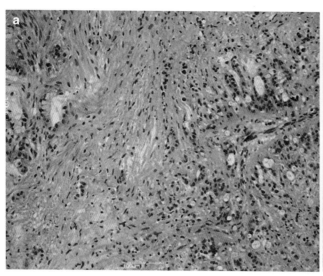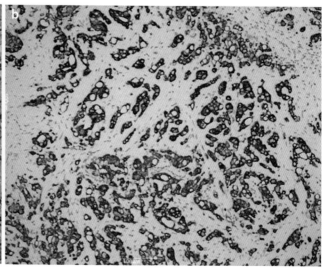

图 2-40　胆囊转移性腺癌。(a)肿瘤细胞表现为腺体样形态,并环以明显的间质增生反应。(b)肿瘤细胞具有广泛的 CK7 表达。

双侧发病,呈实性并含有囊性成分。透明细胞癌为肾癌卵巢转移的最常见的组织学类型,但其他组织学类型,如嫌色细胞癌(图 2-41)也有发现。免疫组化结果有助于正确诊断。

鉴别诊断

- 卵巢透明细胞癌。
- 甾体细胞肿瘤。
- 无性细胞瘤。
- 卵黄囊瘤。

恶性间皮瘤继发受累

卵巢恶性间皮瘤继发受累占卵巢转移瘤<1%,卵巢表面和实质均可受累,腹腔种植播散。常见的组织学特征为管状乳头状生长或实性生长。最常见的鉴别诊断为卵巢浆液性癌。支持恶性间皮瘤诊断的免疫组化有:表达钙结合蛋白、CK5/6 和高分子量钙结合蛋白,同时 B72.3、MOC-31、ER 和 Ber-EP4 阴性。

卵巢外良性肿瘤转移

卵巢外良性肿瘤转移在所有非妇科原发肿瘤的转移中约占 5%,其组织学与复发性卵巢良性肿瘤相似。

小圆蓝细胞肿瘤转移

小圆蓝细胞肿瘤转移在所有转移中<1%。一般童年发病,表现为单侧或双侧的腹部或盆腔肿瘤。肿瘤可为实性或囊性,组织学表现各异。小圆蓝细胞肿瘤包括横纹肌肉瘤、神经母细胞瘤、尤文肉瘤和促结缔组织增生性小圆蓝细胞肿瘤。免疫组化标记的结果对正确诊断非常重要。

妇科来源的转移

宫颈和子宫内膜来源的转移

宫颈和子宫内膜来源的转移瘤约占所有临床发现的卵巢转移瘤的 10%。最常见(78%)的转移来自宫颈的腺癌或鳞状细胞癌。肿瘤常表现为单侧发病的肿块,直径可达 30cm,与 HPV 相关。子宫内膜癌也可能转移至卵巢,一般为双侧。

鉴别诊断

- 原发性卵巢黏液性腺癌或子宫内膜样癌。
- 同时存在的组织学相似的卵巢和子宫内膜肿瘤。

子宫内膜间质瘤转移

子宫内膜间质瘤转移非常罕见,常为双侧发病、分叶状或结节样肿块,切面呈实性伴出血和坏死区。子宫内膜间质肉瘤比平滑肌肉瘤更多见,肿瘤细胞与子宫原发灶内的相似。

鉴别诊断

- 卵巢原发子宫内膜间质肉瘤。
- 细胞性纤维瘤。
- 成人型颗粒细胞瘤。
- 卵巢原发平滑肌肉瘤。
- 胃肠道间质瘤(GIST)继发受累。

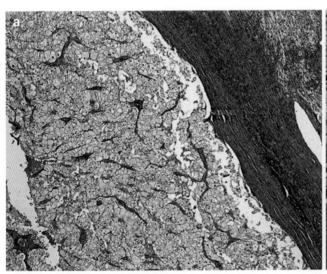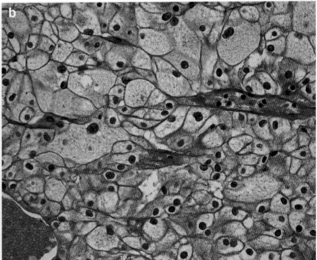

图 2-41　转移性肾癌,嫌色细胞类型。(a)大的多边形细胞沿着血管通道周围呈实质性生长。(b)肿瘤细胞具有明显的细胞膜、典型的粒状细胞质和不规则的细胞核;一些细胞为典型的双核样改变并具有明显的晕环。

参考文献

1. Abu-Rustm N, Barakat RR, Curtin JP. Ovarian and uterine disease in women with colorectal cancer. Obstet Gynecol. 1997;89:85–7.

2. Albee Jr RB, Sinervo K, Fisher DT. Laparoscopic excision of lesions suggestive of endometriosis or otherwise atypical in appearance: relationship between visual findings and final histologic diagnosis. J Minim Invasive Gynecol. 2008;15:32–7.

3. Birnkrant A, Sampson J, Sugarbaker PH. Ovarian metastasis from colorectal cancer. Dis Colon Rectum. 1986;29:767–71.

4. Blamey SL, McDermott FT, Pihl E, et al. Resected ovarian recurrence from colorectal adenocarcinoma:a study of 13cases. Dis Colon Rectum. 1981;24:272–5.

5. Clement PB. The pathology of endometriosis: a survey of the many faces of a common disease emphasizing diagnostic pitfalls and unusual and newly appreciated aspects. Adv Anat Pathol. 2007;14:241–60.

6. Dabbs DJ, editor. Diagnostic immunohistochemistry. 2nd ed. London: Churchill Livingstone; 2006. p. 637–98.

7. Fletcher C, editor. Diagnostic histopathology of tumors. 2nd ed. London: Churchill Livingstone; 2000. p. 567–642.

8. Kurman RJ, Ellenson LH, Ronnett BM, editors. Blaunstein's pathology of the female genital tract. 6th ed. New York: Springer; 2011. p. 579–997.

9. Nucci MR, Oliva E, editors. Gynecologic pathology. London, Elsevier: Churchill Livingstone; 2009. p. 367–613.

10. Ronnett BM, Kurman RJ, Zahn CM, et al. Pseudomyxoma peritonei in women: a clinicopathologic analysis of 30 cases with emphasis on site of origin, prognosis, and relationship to ovarian mucinous tumors of low malignant potential. Hum Pathol. 1995a;26: 509–24.

11. Ronnett BM, Yan H, Kurman RJ, et al. Patients with pseudomyxoma peritonei associated with disseminated peritoneal adenomucinosis have a significantly more favorable prognosis than patients with peritoneal mucinous carcinomatosis. Cancer. 2001;92:85–91.

12. Ronnett BM, Zahn CM, Kurman RJ. Disseminated peritoneal adeno- mucinosis and peritoneal mucinous carcinomatosis. A clinicopatho logic analysis of 109 cases with emphasis on distinguishing path- ologic features, site of origin, prognosis, and relationship to "pseu- do myxoma peritonei". Am J Surg Pathol. 1995b;19: 1390–408.

13. Scully RE, Young RH, Clement PB. Atlas of tumor pathology. Tumors of the ovary, maldeveloped gonads, fallopian tube, and broad ligamen 3rd ed. Washington, DC: AFIP; 1998.

14. Soslow RA, Tornos C, editors. Diagnostic pathology of ovarian tumors. New York: Springer; 2011.

15. Tavassoli F, Devilee P. Pathology and genetics of tumours of the breast and female genital organs. In: Kleihues P, Sobin LH, editors. World Health Organization classification of tumours, vol. 5. Lyon: IARC Press; 2003.

16. Ulbright TM, Roth LM, Stehman FB. Secondary ovarian neoplasia. A clinicopathologic study of 35 cases. Cancer. 1984;53:1164–74.

17. Young RH, Scully RE. Metastatic tumors in the ovary: a problem- oriented approach and review of the recent literature.Semin Diagn Pa- thol. 1991;8:250–76.

第 **2** 部分

卵巢非肿瘤性病变

第 **3** 章

滤泡囊肿和妊娠黄体瘤

Bianka K. Freiwald-Chilla, Nik Hauser, Rahel A. Kubik-Huch

摘　要

正常卵巢生理性改变和滤泡来源功能性囊肿应该注意不要与卵巢囊性肿瘤相混淆。女性影像学的主要挑战在于女性生殖器官处于不断改变之中。本章主要介绍卵巢的正常影像学表现、其解剖变异和生理性改变,着重于横断面影像。

关键词

囊性·滤泡·黄体瘤·影像·超声·CT·磁共振成像

焦点

女性不同的生理情况导致了卵巢的形态学改变。卵巢外观不仅与年龄相关,也与生育年龄、月经周期和怀孕与否相关。女性激素水平的不断改变和其所致包括卵巢在内的女性生殖器官外观的改变,给附件及其周围结构的成像带来了挑战。应当注意卵巢的正常生理性改变,如与月经周期相关的滤泡来源功能性囊肿不要与卵巢囊性肿瘤相混淆。为了正常诊断卵巢的病理性改变,放射医生和临床医生首先应当熟悉与卵巢囊肿相关的正常生理改变。

附件解剖

卵巢正常解剖

女性生殖器官包括子宫和附件。附件主要由卵巢、输卵管、周围血管和韧带及腹膜皱褶所构成。

双侧卵巢在外侧盆壁的卵巢窝内,位于子宫体的后外侧、输尿管的前方或中间、圆韧带的后方及髂外血管的中间或中后方。未生育过的女性,其卵巢常呈"直立式",卵巢的长轴垂直于水平面。每侧卵巢由3条韧带固定(图 3-1)[1]。经产女性的卵巢位置多变,因为怀孕时,卵巢会移位,而且产后并不能回复到原来位置。肠蠕动或膀胱的充盈等因素,也可导致卵巢位置的改变,邻近器官的肿块性病变(如子宫浆膜下肌瘤)也可致卵巢位置的改变。

年龄和体内激素水平可协同影响卵巢的大小和外观,新生儿卵巢长径一般为 3mm,生育年龄女性则为 3~5cm。一般而言,卵巢开始缩小始于 30 岁,绝经后女性则缩小为 2cm[2-4]。怀孕和激素替代疗法[5]都可导致卵巢大小的改变。在后面的章节中我们将讨论,在影像诊断时,应该考虑到这些因素引起的卵巢的改变。

先天性畸形

卵巢先天性畸形罕见,其中先天性卵巢发育不良极罕见。主要表现为单侧或双侧卵巢缺如,并常伴有同侧的输卵管缺如和肾脏缺如。副卵巢较卵巢发育不良更常见,影像学或组织学证实,在正常卵巢周围或其他位置发现小的卵巢组织[2]。

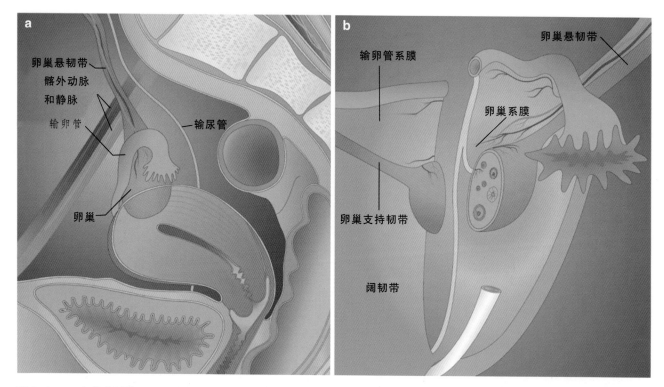

图 3-1　(a)矢状位图像显示了盆壁后外侧的正常卵巢窝。输尿管位于其后方,髂外动脉和髂外静脉位于其前方。卵巢由悬韧带固定于盆壁的后外侧。(b)卵巢及其相邻韧带的冠状位图像。悬韧带始于卵巢的后外侧和阔韧带止于盆腔侧壁(由 W. Herzig 绘制)。

副中肾管和中肾管的发育或融合异常可导致卵巢不能正常定位于真骨盆[5]。苗勒管畸形中的子宫发育不良和其他融合畸形常伴随卵巢下降受阻,MRI 上可见卵巢位于髂动脉分叉水平上方。

卵巢影像学的有效成像手段

在临床上,有很多影像学方法可以对附件及其卵巢组织进行检查和评价。

即使在绝经后女性,检查发现的大多数附件囊肿也是良性的[3],但是依然需要有效的影像学检查进行囊肿的良恶性鉴别诊断。我们将讨论检查附件囊性病变的最常用影像学手段。

超声成像

经腹部超声(TAS)和经阴道超声(TVS)可联合或独立使用于卵巢成像,其中经阴道超声可提供更精确的定位和分辨力。多普勒超声成像则可有效地将卵巢异常(如囊肿)和其他组织进行鉴别诊断[3,6]。

近年来,TVS 被广泛用于阴道、宫颈、子宫和卵巢的检查。它是卵巢影像学检查的首选,特别是用于囊性病变、囊实性和实性病变的鉴别诊断。虽然与 TAS 相比它的视野大小(FOV)有限,但是由于探头更邻近受检组织,成像频率更高 (5~12MHz),因此,TVS 较 TAS 分辨率更高。TAS 的探头放置于体表,与检查目标组织较远,探头频率也较低(2~7MHz)[6]。

磁共振成像(MRI)

育龄女性的许多正常生理改变,如黄体囊肿可导致卵巢组织的形态学改变。大多数绝经前女性的卵巢在 MRI 上清晰可辨。MRI 弥散加权成像上卵巢的直观成像相对更易,卵巢的功能性囊肿由于 T2 效应被清晰勾画出来(图 3-2 和图 3-3)。

正常卵巢内含有许多在 T2WI 图像上呈高信号的生理性小囊肿,包含处于不同时期的滤泡。这些囊肿的大小和数目随月经周期而变化,嵌入卵巢皮质中,在 T2WI 图像上信号低于中央髓质(图 3-4)[7]。排卵前期优势卵泡可增大至直径为 15~17mm,排卵后滤泡残留物(如黄体)可缩小至 2~5mm[7,8]。图 3-5 显示了滤泡残留物的 T2WI 图像。在绝经后女性,卵巢可在 T2WI 上呈均质的低信号卵圆形结构。

MRI 可提供卵巢组织的直观图像,且可多平面成像,具有高的对比度分辨率和空间分辨率。MRI 可提供卵巢的横断面和冠状面的直观图像,对发现卵巢组织或宫旁组织及其病变大有帮助[4,6]。

现已发现,MRI 对于附件肿块性质的鉴别诊断尤

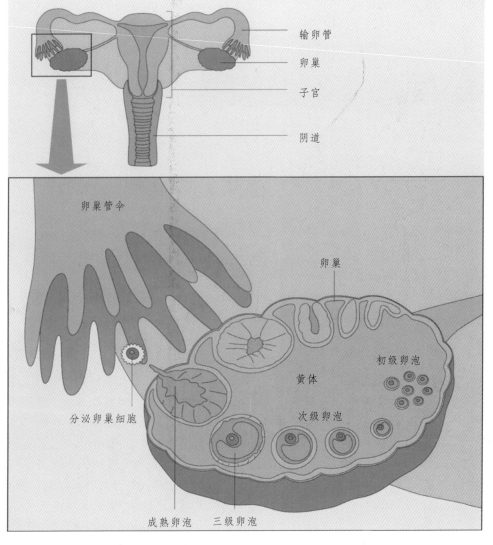

输卵管

卵巢

子宫

阴道

卵巢管伞

卵巢

初级卵泡

黄体

次级卵泡

分泌卵巢细胞

成熟卵泡　三级卵泡

图 3-2　卵巢周期。黄色组织:黄体(由 W.Herzig 绘制)。(见彩图)

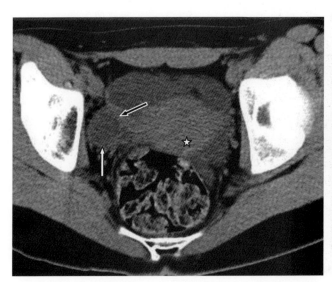

图 3-3　轴位 CT 增强图像上显示了正常的子宫内膜(白色星号的位置),右侧卵巢可见典型的液体密度的滤泡囊肿(白色箭头所指),周围可见正常卵巢实质(黑色箭头所指)。

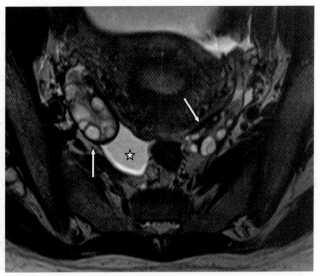

图 3-4　轴位 T2WI TIRM 图像上显示了外观正常的左侧和右侧卵巢(白色箭头所指)和盆腔少量生理性游离液体(白色星号的位置)。

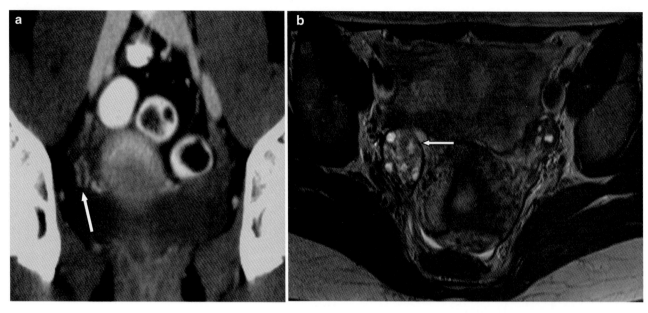

图 3-5　(a)黄体囊肿。冠状位 CT 增强图像上显示了右侧黄体囊肿的囊壁强化(箭头所指)。(b)T2WI TSE 图像上显示了右卵巢内可见小的滤泡和典型的黄体囊肿。黄体囊肿可见不规则的厚的囊壁,囊内可见少量液体(箭头所指)。盆腔可见生理性液体。

其有用,它可用于性质未明肿块的定性诊断和卵巢肿块的良、恶性鉴别诊断[3,9]。MRI 是评价女性生殖道先天性畸形的首选检查方法[10]。

虽然 MRI 被证实有很多优势,但并不是所有患者都适合 MRI 检查。一些医疗电子设备,如人工耳蜗和心脏起搏器是 MRI 检查的禁忌证。当患者有 MRI 检查的禁忌证时,可行 CT 检查。CT 也被临床医生广泛使用于恶性肿瘤的分期。

CT

CT 能够帮助放射医生理解卵巢的形态学特征及其和子宫、髂动脉、髂静脉及邻近韧带之间的关系。大多数育龄期女性的卵巢在 CT 上可辨识,而绝经后女性卵巢萎缩,在 CT 上难以辨识。囊肿周围的卵巢实质组织因为软组织衰减效应而在 CT 上呈低密度,当卵巢组织含有很多囊性滤泡时,很难与卵巢实质相鉴别(图 3-3)[11]。

CT 数据采集速度快,空间分辨率高,具有优异的后处理能力,可以全身成像。CT 和 MRI 都可以用于盆腔器官的评价,但是 MRI 的软组织分辨率优于 CT,且 MRI 在将卵巢先天发育异常与卵巢正常组织进行鉴别诊断方面更具优势[5,12]。CT 的不足还在于 CT 的电离辐射剂量大,对育龄和怀孕女性有较大影响[13]。

滤泡来源卵巢囊肿

卵巢有不同的滤泡来源的囊性病变,包括正常卵泡、卵泡囊肿、黄体囊肿和功能性出血性囊肿等。上述影像学手段可用于成像和诊断。可将囊肿与非肿瘤性附件肿物,如输卵管积水、卵巢旁囊肿及肿瘤性卵巢病变相鉴别诊断[6]。

随后的章节将讨论卵巢的生理特征和影像学特征以及卵巢囊性病变的鉴别诊断。此外,我们将讨论妊娠黄体瘤,它并不是卵巢囊肿,而是具有囊性特征的肿瘤样病变。

卵泡囊肿

育龄女性可有直径达 3cm 的生理性单纯囊肿。最常见的为卵泡囊肿,它是由卵泡未正常排出形成,直径可达 3~8cm。卵泡囊肿最常见于绝经前女性,但绝经后女性也可发现卵泡囊肿[6,7,14]。

Liang 等(2012)在美国放射学学会的《2009 年修正版诊断标准》中提出,卵巢生理性囊肿见于无症状的绝经前女性,并应与直径<6cm 子宫内膜样囊肿、皮样囊肿、输卵管积水等进行鉴别诊断。超声随访被认为是最佳影像学手段,甚至优于手术探查。

近年来,超声影像学学会发布了一份关于绝经前女性、围绝经期女性和绝经后女性的卵巢囊性病变的指南。直径超过 10cm 的附件囊肿被认为良性可能性大,它们中约 84% 为卵巢良性浆液性囊腺瘤[15]。

MRI征象

卵泡囊肿为在 MRI 上呈 T2WI 高信号、T1WI 低信号的单纯性囊肿。当囊肿内伴发出血或含有其他可影响弛豫时间的物质时,T1WI 信号可提高[6,7]。

CT征象

卵泡囊肿在 CT 上为薄壁囊性组织,注射造影剂有助于 CT 和 MRI 上囊肿的诊断[6]。正常育龄女性的直肠子宫腺凹内可见游离液体,因此注意,不要与病理性腹水相混淆(图 3-6)。

鉴别诊断

临床医生应该将卵巢浆液性囊腺瘤作为鉴别重点,特别是随访发现病变不消失时(图 3-7)[6]。另外一个可能的鉴别诊断为子宫内膜样瘤。在 MRI 上,子宫内膜样瘤可在 T1WI 高信号的卵巢病变中呈现"T2 阴影"效应,可将其作为鉴别要点。该现象可影响整个囊肿,并且阴影的程度差异很大,可由轻微到信号完全消失[16]。

其他结构,如输卵管积水(图 3-8)、卵巢旁囊肿(图 3-9)、腹膜包含囊肿(图 3-10)、淋巴管囊肿、肠管、盆腔静脉曲张、憩室、髂动脉瘤也可被误诊为卵泡囊肿。

黄体囊肿

黄体囊肿不应该被误诊为病变。通常情况下,当女性未妊娠时,黄体会分解消退。然而,一些情况下,

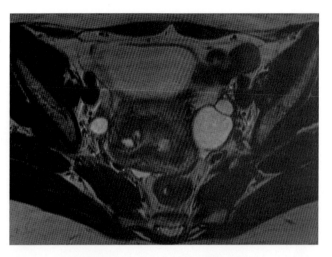

图 3-7　50 岁的患者,左卵巢内可见多房囊性病变。病变不随时间消失,致患者行腹腔镜手术。组织病理学结果为小的囊腺瘤。

排卵后黄体未成功消退可导致黄体晚期囊肿,此囊肿可存在数星期并持续到妊娠的第二阶段。囊肿直径为2.5~6cm,常为单发,多发罕见[6,7]。多数情况下,黄体囊肿没有症状,囊肿不会在卵巢组织表面移动,但是可伴发子宫直肠陷凹积液。

MRI征象

在 MRI 上,黄体囊肿表现为圆形或卵圆形肿块,囊壁厚度较滤泡囊肿更厚。囊壁在 T1WI 图像上为稍高信号,在 T2WI 上为稍低信号,注射造影剂后呈早期

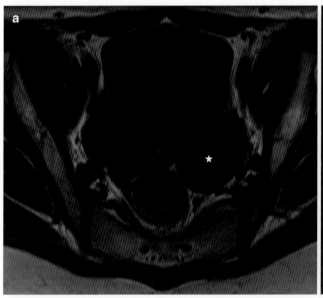
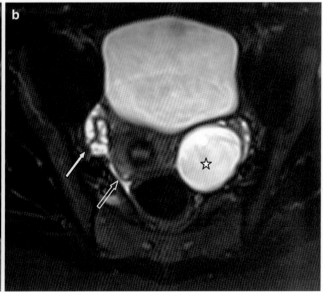

图 3-6　32 岁的患者,左卵巢内可见滤泡囊肿,经阴道超声随访 2 个月经周期后发现囊肿消失。(a)T1WI TSE 序列左侧卵巢内可见低信号囊性病变(白色星号的位置)。(b)T2WI STIR 序列显示该左卵巢的囊性病变呈高信号(白色星号的位置)。右卵巢显示清晰,其内可见多个小的滤泡(白色箭头所指)。道格拉斯陷窝内可见少量生理性游离液体(空心箭头所指)。

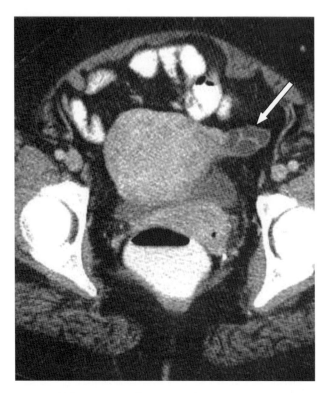

图 3-8 轴位 CT 增强图像上显示左侧输卵管积水呈多囊性结构(箭头所指),易误诊为含有多个小囊的卵巢。

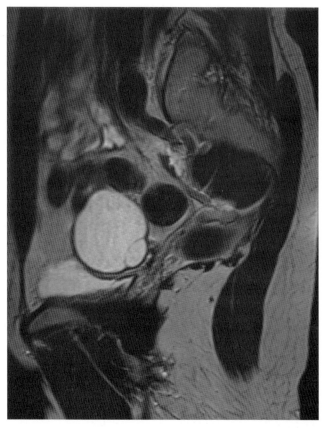

图 3-9 矢状位 T2WI TSE MR 图像。40 岁的患者,经阴道超声随访发现左卵巢窝存在一持续的囊性改变病灶。患者随后行磁共振检查以便更好地评价病变性质及来源。在左卵巢窝的病灶于磁共振 T1WI 和 T2WI 上均呈典型的液体信号,病灶为圆形,边界清晰。病灶不随时间推移而消失致患者行腹腔镜手术。组织病理学诊断结果为卵巢旁囊肿。

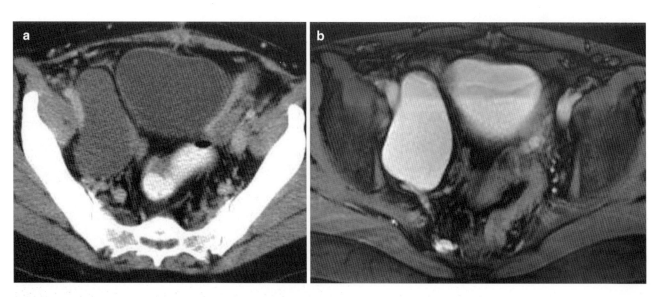

图 3-10 (a)30 岁的患者,在右卵巢窝区域可见边界清晰、液体密度病灶。在 CT 增强图像上呈低密度,是囊性病变的典型表现。(b)相同病变的 T2WI TRUFI MR 图像。图像显示均质高信号液体样信号,病灶内未见分隔或壁结节。

明显强化。囊肿内容物信号根据出血成分不同复杂多变(如在 T1WI 和 T2WI 上均可呈低至高信号)见图 3-11[6,7,17]。

　　在极少数情况下,黄体囊肿可导致腹腔积血引发的腹痛[7,17]。出血性腹水表现为 T1WI 高信号的盆腔游离性液体。在这种情况下,快速妊娠试验对诊断至关重要,因为黄体囊肿伴发腹腔积血临床表现与宫外孕相似[7]。

CT征象

　　在 CT 上,黄体囊肿的囊壁较卵泡囊肿更厚,且厚薄和构成都不均匀,这是因为囊肿常伴发破裂和血栓。注射 CT 造影剂后,囊壁轻度强化,囊肿周围可见游离液体[6,7]。

鉴别诊断

　　黄体囊肿的囊内容物复杂,因此,可与子宫内膜样瘤甚至实性肿瘤,如上皮性肿瘤、性索间质肿瘤和生殖细胞肿瘤相混淆。

功能性出血性囊肿

　　当卵泡囊肿或黄体囊肿伴发出血时,可形成圆形或卵圆形出血性囊肿。该囊肿一般位于卵巢内或卵巢皮质内,直径可达 10cm。但是通常情况下,功能性出血性囊肿的直径一般小于 5cm,育龄女性和绝经后女性均应进行短期随访。当随访 3 个月发现囊肿不消失或囊肿直径超过 5cm 时,应进行 MRI 检查[6,14]。

MRI征象

　　大多数出血性囊肿在磁共振 T1WI 上呈高信号,于脂肪抑制 T1WI 序列信号未见减低[17];在 T2WI 像上部分呈高信号或呈不均匀信号。静脉注射磁共振造影剂后,强化程度可强于囊壁,但是由于内部结节(如血块)的存在,可抵消该强化[6]。

CT征象

　　卵巢出血性囊肿在 CT 上可见囊壁强化的不匀质肿块,中央的囊性区域可见明显衰减,提示其为出血。

鉴别诊断

　　卵巢出血性囊肿应与子宫内膜样瘤鉴别,这是因为子宫内膜样瘤信号更均匀,在 T1WI 上或脂肪抑制 T2WI 上呈高信号。如前所述,除了临床症状和病史外,子宫内膜样瘤可呈现特征性"T2 阴影"效应,可将其与其他含出血灶的卵巢病变相鉴别(如卵巢出血性囊肿、出血性黄体囊肿)。Glastonbury[16]发现,MRI 诊断这些囊肿的敏感度为 90%~92%,特异度为 91%~98%,诊断的准确率为 91%~96%。

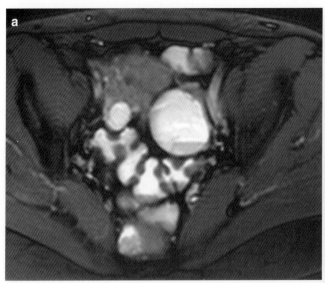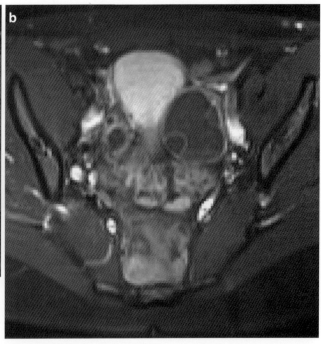

图 3-11　(a)41 岁的患者,出血性黄体囊肿。轴位 T2WI TRUFI MR 图像显示左卵巢内可见高信号复杂性囊肿。囊内可见分隔,囊内后方可见沉积物。(b)轴位 T1WI TSE 脂肪抑制 MRI 增强图像显示囊肿呈低信号,囊内分隔可见强化。

有 30%~50% 的子宫内膜样瘤累及双侧卵巢,且常伴随周期性痛经、腹痛、性交困难、阴道不规则流血和不孕。脂肪抑制 T1WI 序列有助于两者的鉴别诊断[6]。

异位妊娠有时候影像学表现与出血性囊肿相似。β-hCG 水平升高是卵巢异位妊娠的强有力证据,β-hCG 阴性则最可能见于出血性囊肿[7]。其他鉴别诊断有卵巢扭转或退化性平滑肌瘤或皮样囊肿。

黄素囊肿

黄素囊肿(或高反应性黄素化)是育龄女性的功能性卵巢囊肿的一个亚型,病变是对 β-hCG 和其他促性腺激素过反应的结果。黄素囊肿罕见于正常妊娠且通常是无症状性的,偶可引起恶心、呕吐、腹胀和由于出血、破裂或囊肿扭转所引起的腹痛[6,7,18]。黄素囊肿常双侧且多发。

MRI征象

黄素囊肿的信号复杂多变,这是由于囊肿内出血含量的不同[6,7]。注射磁共振造影剂后,可突显双侧增大含囊性成分的卵巢[6,7]。

CT征象

在 CT 上,黄素囊肿表现为双侧卵巢增大,内含不同大小的囊性病变呈多房囊性肿块。囊肿密度由于囊内出血成分的不同复杂多变。囊壁薄,与黄体囊肿不同,囊壁规则且未见壁结节[6,19]。

鉴别诊断

黄素囊肿需与卵巢囊性肿瘤(如卵巢囊性黏液性肿瘤、颗粒细胞瘤)相鉴别。为了得出正确的诊断,需将患者的影像学表现与临床病史相结合。

妊娠黄体瘤

妊娠黄体瘤罕见, 是在妊娠时生发的肿瘤样肿块,产后可自行消失,通常为良性。黄体瘤源自黄素化卵巢基质细胞的激素水平依赖的增殖。常见于 30~40 岁的多产女性,可单发也可双侧发生。非洲裔美国人发病率可见升高[20]。黄体瘤大小变化大,既可以为微小病变,也可为直径大于 20cm,同侧卵巢可见多发病变。产后 2~3 周卵巢大小和血清睾酮水平可恢复至正常。在之后的妊娠中,黄体瘤复发的情况罕见[20,21]。

MRI征象

妊娠黄体瘤在 MRI 上与其他囊性肿瘤性或肿瘤样病变表现相似。妊娠黄体瘤通常呈双侧多房性囊性结构,其内信号不均匀,内可见厚的分隔。病变血供丰富[22]。妊娠黄体瘤在 T1WI 上呈中至高信号,注射对比剂后,于 T2WI 上可见明显强化。妊娠黄体瘤通常未见恶变,因此,在 MRI 上通常未见恶性征象[22,23]。

CT征象

CT 由于具有电离辐射,因此,通常不使用于妊娠女性。超声或 MRI 常用于诊断妊娠时的附件肿块。

鉴别诊断

妊娠黄体瘤需与卵巢良、恶性肿瘤相鉴别,尤其应注意与卵巢良性肿瘤相鉴别。妊娠黄体瘤可造成罕见的妊娠时母体男性化,可与其他肿瘤相鉴别[24]。

作者简介

Freiwald-Chilla 博士，1992—2000 年，在苏黎世攻读医学学位。2000—2001 年，在 Triemli 城市医院担任外科助理医师。2002—2006 年，她是苏黎世大学医学院放射诊断科任助理医师。同时，在 Balgrist 临床医学骨科以及苏黎世大学医学神经放射科轮转。2004—2006 年，在苏黎世 Wald 城市医学院医学放射学和核医学继续接受培训。2006 年后，在瑞士 Baden Canton 医院放射科工作，任职助理医师。2007 年获得专科医师认证，晋升为高级医师。

Hauser 博士，瑞士 Basel 大学化学专业。之后，在 Bern 和 Basel 生物中心继续研究生物化学。获得 PhD 学位后，在德国科隆大学继续博士后研究，兼任瑞士苏黎世大学风湿免疫科科学研究小组的首席科学家。同时，在 Basel 大学学习医学。Hauser 博士的临床训练包括：Basel 大学外科，以及 2007 年德国 Ulm 大学妇产科专科训练。2007 年以后，他作为高级医师在瑞士 Baden Canton 医院妇产科工作，同时也是科室副主任。

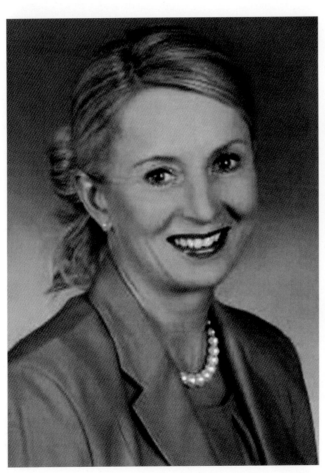

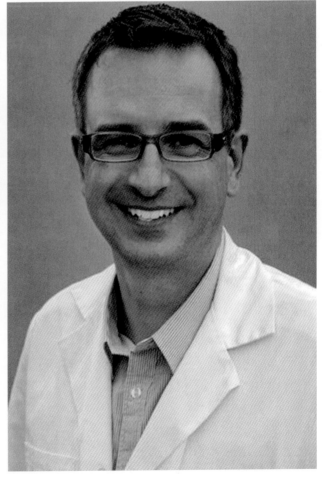

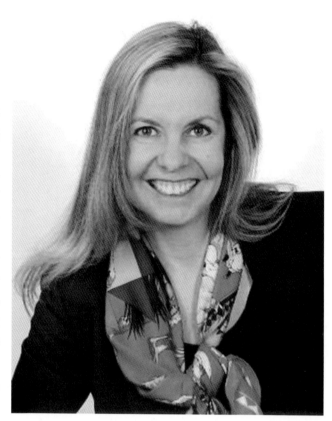

Rahel Kubik-Huch,1991 年,苏黎世大学获得医学博士学位。2005 年,获放射科教授职位。2006,在完成大学间硕士交流项目的同时,获得(公共卫生管理,MPH)硕士学位。之后,在纽约 Rockefeller 大学交流一年。在瑞士,苏黎世大学医学院完成放射科住院医师培训。之后,成为主治医师。2002 年后,在瑞士 Katansspital Baden AG 医院任职放射科主任。2005 年,成为医疗器械部主任。2010 年是医院执行管理委员会成员。她是瑞士放射学协会执行主委,欧洲放射学杂志副主编,MRZ 杂志组织委员会成员之一(ESM-RMB)。"乳腺和盆腔影像"课程的组织者。她也接受过一些科学奖励包括瑞士放射协会的年度奖。也是很多杂志和出版物的作者和共同作者。她的专长在于 MRI,尤其是盆腔、女性乳腺和盆腔,以及微创条件下的乳腺成像。

参考文献

1. Thurmond A, Jones M, Cohen D. Adnexa. In: Gynecologic, obstetric and breast radiology. 1st ed. London: Blackwell Science; 1997.
2. Cohen D. Ovary and adnexa. In: Abdominal-pelvic MRI. 2nd ed. Hoboken: Wiley; 2006.
3. Chilla B, Hohl M, Kubik R. Raumforderungen der Adnexe – Bildgebung und Differential diagnosen. Radiologie up2date. 2008;4:335–55.
4. Kubik R. Female pelvis. Eur Radiol. 1999;9:1715–21.
5. Steinkeler J, Woodfield C, Lazarus E, Hillstrom M. Female infertility: a systematic approach to radiologic imaging and diagnosis. Radiographics. 2009;29:1353–70.
6. Hricak H. Pelvis. In: Diagnostik imaging: gynecology. 1st ed. Salt Lake City: Amirsys; 2007.
7. Tamai K, Koyoma T, Saga T. MRI features of physiologic and benign conditions of the ovary. Eur Radiol. 2006;16:2700–11.
8. Fleischer AC, Daniell JF, Rodier J, Lindsay AM, James Jr AE. Sonographic monitoring of ovarian follicular development. J Clin Ultrasound. 1981;9(6):275–80.
9. Spencer JA, Forstner R, Cunha TM, Kinkel K. ESUR guidelines for MR imaging of the sonographically indeterminate adnexal mass: an algorithmic approach. Eur Radiol. 2010;20(1):25–35. http://www.ncbi.nlm.nih.gov/pubmed/20069737.
10. Lidle A, Davies A. Pelvic congestion syndrome: chronic pelvic pain caused by ovarian and internal iliac varices. Phlebology. 2007;22:100–4.
11. Saksouk FA, Johnson SC. Recognition of the ovaries and ovarian origin of the pelvic masses with CT. Radiographics. 2004;24:133–46.
12. Jared A, Seth C, Mayuree K, Cary S. Incidence of ovarian maldescent in women with mullerian duct anomalies: evaluation by MRI. AJR Am J Roentgenol. 2012;198(4):381–5.
13. Taupiz M, Rogalia P. MR and CT techniques. In: MRI and CT of the female pelvis. 1st ed. Berlin/Heidelberg: Springer; 2009.
14. Brown D, Dudiak K, Laing F. Adnexal masses: US characterization and reporting. Radiology. 2010;254:342–54.
15. Laing FC, Allison SJ. US of the ovary and adnexa. To worry or not to worry? Radiographics. 2012;32:1621–39.
16. Glastonbury CM. The shading sign. Radiology. 2002;224(1):199–201.
17. Togashi K. MR imaging of the ovaries: normal appearance and benign disease. Radiol Clin North Am. 2003;41(4):799–811. http://dx.doi.org/10.1148/radiol.2241010361.
18. Ghossain MA, Buy JN, Ruiz A. Hyperreactio luteinalis in a normal pregnancy: sonographic and MRI findings. J Magn Reson Imaging. 1998;8:1203–6.
19. Jung SE, Byun JY, Lee JM, Rha SE, Kim H, Choi BG, Hahn ST. MR imaging of maternal diseases in pregnancy. AJR Am J Roentgenol. 2001;177:1293–300.
20. Choi JR, Levine D, Finberg H. Luteoma of pregnancy: sonographic findings in two cases. J Ultrasound Med. 2000;19:877–81.
21. Van Slooten AJ, Rechner SF, Dodds WG. Recurrent maternal virilization during pregnancy caused by benign androgen producing ovarian lesions. Am J Obstet Gynecol. 1992;167:5.
22. Masarie K, Katz VK, Baldeerston K. Pregnancy luteomas: clinical presentations and management strategies. Obstet Gynecol Surv. 2010;65(9):575–82.
23. Hung-Wen K, Ching-Jiunn W, Kuo-Teng C. MR imaging of pregnancy luteoma: a case report and correlation with clinical features. Korean J Radiol. 2005;6:44–6.
24. Whitecar P, Turner S, Higby K. Adnexal masses in pregnancy: a review of 130 cases undergoing surgical management. Am J Obstet Gynecol. 1999;181:19–24.

第 4 章

卵巢子宫内膜样瘤：临床和超声表现

Stefano Guerriero, Silvia Ajossa, Cristina Peddes, Maura Perniciano, Bruna Soggiu,
Jasjit S. Suri, Luca Saba, Gian Benedetto Melis

摘 要

卵巢子宫内膜样瘤是由来源于异位的子宫内膜组织生长而形成的假性囊肿。卵巢子宫内膜样瘤的典型超声影像特征是内部弥散性低回声（"磨砂玻璃"），缺乏典型的肿瘤样信号特征，与卵巢实质分界清晰。一些研究报道了超声诊断的很高的特异度，敏感度为 77%~87%。

关键词

子宫内膜异位症·子宫内膜样瘤·卵巢肿瘤·影像学·超声·流程图·卵巢肿块

卵巢子宫内膜样瘤常被定义为由来源于异位的子宫内膜组织生长而形成的假性囊肿，使子宫内膜组织嵌入卵巢皮质不断生长[1]。卵巢子宫内膜样瘤常见于绝经前女性。因此，Alcázar 等[2]报道了因附件肿块行手术治疗的病例，绝经前女性子宫内膜样瘤的发病率为 35%（546/1540），绝经后女性发病率仅为 2%（12/606）。Van Holsbeke 等[3]将绝经前患者和绝经后患者进行比较研究，在绝经后组中 1377 例附件肿块中仅发现 30 例子宫内膜样瘤（2%），而绝经前组中 2134 例附件肿块中发现 683 例子宫内膜样瘤（32%）[3]。其他研究报道有关绝经前女性卵巢肿块，包括卵巢功能性囊肿，子宫内膜样瘤的发病率为 29%~31%，当剔除功能性囊肿时，发病率为 45%~58%[4,5]。IOTA 研究的数据显示，子宫内膜样瘤患者的发病年龄较其他卵巢良性肿瘤（中位年龄 34 岁比 45 岁），或卵巢恶性肿瘤（中位年龄 56 岁）更小[3]。当子宫内膜样瘤为单侧发病时，左侧囊肿较右侧更常见[6,7]。

卵巢子宫内膜样瘤常伴发盆腔疼痛[8]。事实上，

32% 盆腔疼痛的女性被发现有子宫内膜样瘤，发病年龄为 20~45 岁[9]。最近的研究发现，有盆腔疼痛症状的卵巢子宫内膜样瘤女性常有伴发的腹膜病变和（或）深部子宫内膜异位灶[10,11]。子宫内膜样瘤也常导致不孕。导致不孕的可能机制为子宫内膜样瘤常伴发盆腔深部组织粘连[33]，另一机制为由卵巢皮质种植物所致卵巢滤泡数目减少和活力降低[12]。但是相反的是，子宫内膜样瘤的存在，不会影响试管婴儿（IVF）治疗时控制性超促排卵周期中受累卵巢卵母细胞的生成和排出[13]。文献报道中有新的证据质疑手术去除不孕患者的子宫内膜样瘤组织的必要性，因为手术可致卵巢储备功能下降。另有不同的研究显示，手术去除子宫内膜样瘤组织后卵巢对促性腺激素的反应性下降，在 IVF 周期中卵母细胞的质量并没有因手术而提高[14]。

关于卵巢子宫内膜样瘤的起源有两种相冲突的理论。第一种理论被称作"殖民理论"，由 McLeod[15]于 1946 年提出，并于最近由 Nezhat 等的腹腔镜研究证实[16]。该研究认为，子宫内膜样瘤是由侵袭卵巢皮质表

面的子宫内膜异位灶形成的功能性囊肿发展而来。Vercellini 等的研究表明[17]，黄体出血是子宫内膜样瘤形成中的关键事件也证实了该理论[17]。研究作者运用连续超声扫描展示了由出血性黄体到子宫内膜样囊肿的转化过程。第二种理论被称作"内陷理论"，由 Hughesdon[18]提出并经 Brosens 和 Puttemans[19]的腹腔镜研究证实，与上述理论相反，其报道显示，在大多数病例中，子宫内膜样瘤是卵巢皮质的内陷构成，活性植入物就位于内陷的位置[19]。该理论认为，子宫内膜样瘤是假性囊肿的依据所在。囊内子宫内膜样灶周围的炎性反应和囊壁的渗出及血管的充血，并非异位子宫内膜的脱落产生了囊内巧克力色的液体[20]，而导致了相应的超声影像学表现。

超声影像学表现和彩色多普勒的应用

经腹部超声检查发现，子宫内膜样瘤的超声影像学表现为宽频谱[21]，因为经腹部超声的低频探头很难准确判断含血液成分的存在与否。事实上，关于子宫内膜样瘤的最大规模研究的文献报道[21]认为，大多数囊肿主要呈无回声。

相反的是，Kupfer 及其同事[22]在一项回顾性研究中报道，82%的病例存在均匀性"地毯样"低回声。子宫内膜样瘤可有诸多不同的超声学表现，其典型超声学特征为病变内部呈弥漫性低回声（"磨砂玻璃样"），囊壁呈低回声，缺乏肿瘤样病变的典型特征且与卵巢实质分界清晰[23-26]（图 4-1 至图 4-3）。IOTA[3]研究也证实73%的子宫内膜样瘤的囊液呈"磨砂玻璃样"回声，而仅有 6%的其他良性肿瘤有此表现。IOTA[3]研究也表明，囊内容物呈无回声很罕见，仅见于 3%的绝经前女性子宫内膜样瘤。

卵巢子宫内膜样瘤可为单房或多房（表现为由分隔分开的多个囊肿）（图 4-4），且常为多发或双侧发生。Van Holsbeke[3]等发现，只有 51%的子宫内膜样瘤为囊液呈"磨砂玻璃样"回声的单房性囊肿。该特征更少见于其他卵巢良性或恶性肿瘤或绝经后子宫内膜样瘤。事实上，绝经后子宫内膜样瘤更少表现为单房性囊肿（40%~66%），且仅有 40%的病例呈"磨砂玻璃样"回声（绝经前为 74%）[3]。

Patel[23]等的研究认为，缺乏肿瘤样病变特征的低回声肿物的囊壁可见高回声灶（图 4-5），并认为是子宫内膜样瘤的有力证据，虽然缺乏囊壁高回声灶的病理学依据。Patel[23]等提出，这些高回声灶可能包含胆固醇，可能由细胞膜的崩解产生。事实上，它们与增生性胆囊病患者的胆囊壁高回声灶的表现相似，由息肉中的胆固醇存在所致。

Ash 和 Levine[27]报道，在约 10%的病例中，子宫内膜样瘤被描述成出血性囊肿。少数子宫内膜样瘤有较不典型的超声表现，如液-液平面。这些作者[27]认为，在子宫内膜样瘤病例中，上层液体应该是低回声，下层液体为高回声代表血液成分。相反，皮样囊肿的上层

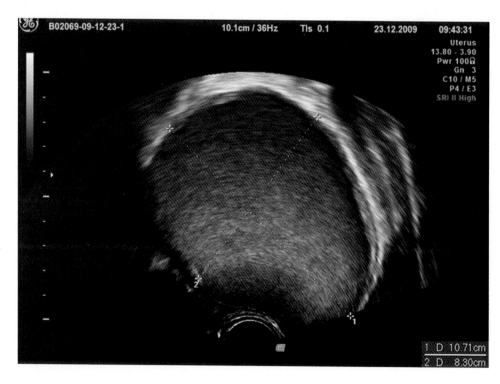

图 4-1　子宫内膜样瘤的典型特征：内部弥散性低回声（"磨砂玻璃样"），囊壁低回声病灶缺乏肿瘤新生物的特征。

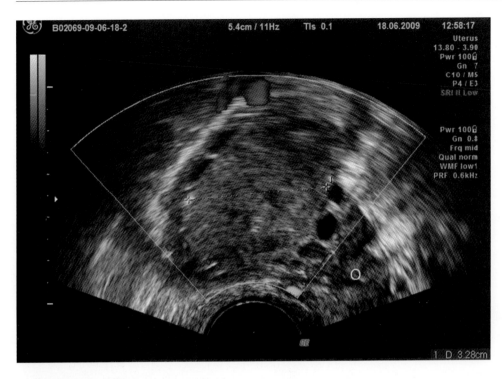

图 4-2　内部呈弥散性低回声的囊肿("磨砂玻璃样"),与卵巢实质分界清晰(O)。(见彩图)

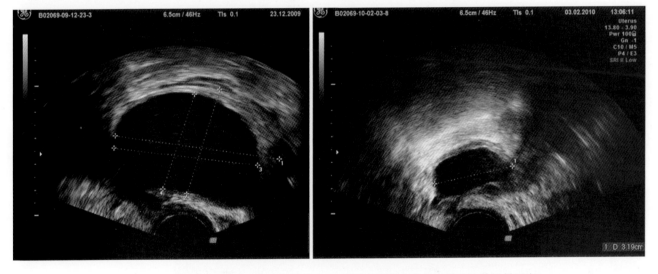

图 4-3　子宫内膜样瘤的两种不常见内容物:低回声强度和内部均质性弥散性低回声。

液体应该是产生回波的脂肪。

　　不典型的子宫内膜样瘤包括具有回缩性血栓,从而外观上呈实性,但缺乏血流的肿物(图 4-6 和 图 4-7)。Brown[28]等的研究认为,在 4%~20% 的子宫内膜样瘤肿物之中,可包含少量实性区域,可在外观上与恶性肿瘤的壁结节表现相似[23,26]。IOTA[3]研究也证实,绝经前女性的子宫内膜样瘤病例中,有 26% 可见不规则囊壁,其中 10% 的病例又可见乳头状突起。

　　Van Holsbeke 研究报道了较其他文献报道更高比例的"不典型"子宫内膜样瘤[2,22-27]。特别的是,Guer-riero[29]

等发现,有 83% 的绝经前女性子宫内膜样瘤病例表现为典型的囊液呈"磨砂玻璃样"回声的单房囊肿[29],而在 IOTA[3]研究中,该比例仅为 53%。导致该差异的原因尚未明。

　　为了评估这些"不典型"子宫内膜样瘤病例,Guer-riero[29]等提议使用彩色多普勒。通常子宫内膜样瘤在彩色多普勒上显示为缺乏或稀疏的周围血管形成(图 4-8)。在 IOTA[3]研究中,肿块的彩色评分为 Ⅰ 或 Ⅱ (缺乏或极少)的比例为 78%。使用彩色多普勒作为辅助检查手段也可诊断"不典型"子宫内膜样瘤,由于囊内

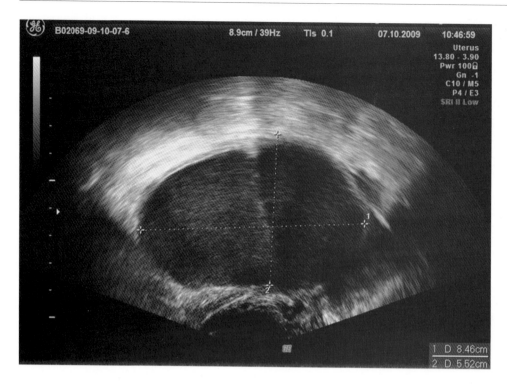

图 4-4　双房子宫内膜样瘤。

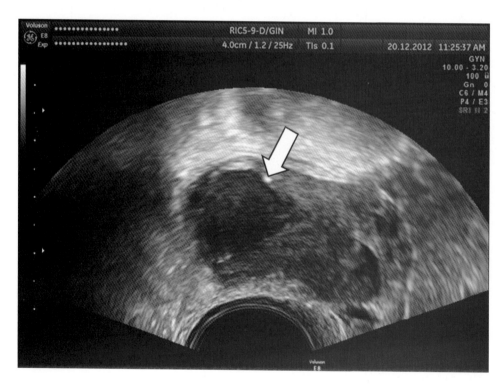

图 4-5　低回声肿块中可见强回声壁(箭头所指)。

凝块的存在,彩色多普勒上常未发现明显血流。相反的是,基于血管的定位和动脉血流强度的简单的彩色多普勒流程图(图 4-9)可帮助剔除"磨砂玻璃样"征象,而"富血管化"则常与黄体囊肿或黏液性囊腺瘤有关[29]。

Alcázar 报道了有盆腔疼痛症状的卵巢子宫内膜样瘤患者的血管化水平高于无症状的患者。这可作为

子宫内膜异位活性的指标[30]。Aleem[31]等应用脉冲多普勒分析子宫内膜样瘤所得的平均阻力指数(RI)和脉冲指数(PI)分别是 0 和 0.95。所有子宫内膜样瘤的 RI 均大于 0.5,范围是 0.5~0.74,PI 值范围为 0.59~1.59。

B 超影像学发现的可重复性高[32]。Guerriero[32]等的研究评价了卵巢子宫内膜样瘤 B 超影像学特征"磨砂玻璃样"的可重复性和准确性。他们使用 98 位

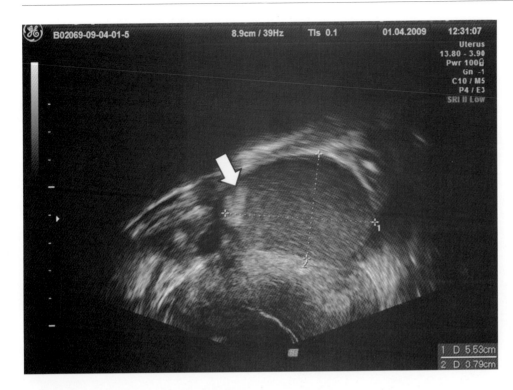

图 4-6　因收缩性血栓所致囊壁不规则的不典型子宫内膜样瘤(箭头所指)。

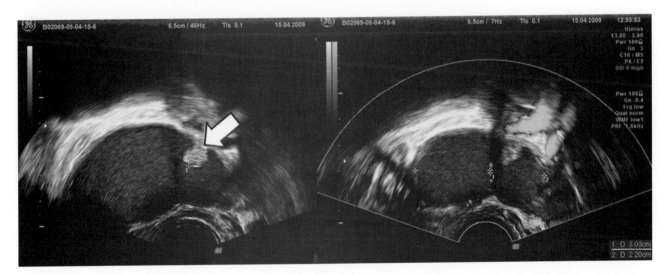

图 4-7　另一不典型子宫内膜样瘤,其内可见小的实性区域与恶性肿瘤的壁结节相似,但是没有血流(箭头所指)。(见彩图)

因附件肿块行外科手术的患者的数字存储 B 超图像,并由 5 位具有不同经验程度的检查者对此做出评价。所有检查者的观察者间一致性好或非常好。专家的观察者间一致性好(kappa=0.66～0.78)。专家和经验丰富检查者的观察者间一致性好或非常好(kappa=0.70～0.83)[32]。

　　经阴道 B 超的诊断价值被很好地进行评价。表 4-1 呈现了文献报道的利用 B 超进行诊断的最重要的研究[2,3,24,26,29,33-36]。一些研究报道了非常高的特异度,敏感度值为 77%～87%(表 4-1)。只有 IOTA 研究[3]报

道了敏感度值为 68%,具体原因尚不明确。Alcázar[2]等分别对绝经前和绝经后女性进行了独立的分析,发现超声的诊断作用存在差异。事实上,经阴道超声诊断子宫内膜样瘤时,患者为绝经前女性的诊断敏感度较绝经后女性更高(89%比 67%)。可能的解释为,对于子宫内膜样瘤患者,其超声征象在绝经前期至绝经后可发生改变,由于在绝经期女性囊肿内出血可停止,囊肿黏膜也可萎缩。Van Holsbeke[3]等也观察到了在绝经后女性无回声内容物可见增加。另一种可能的解释为,在绝经前和绝经后女性子宫内膜样瘤发病率不

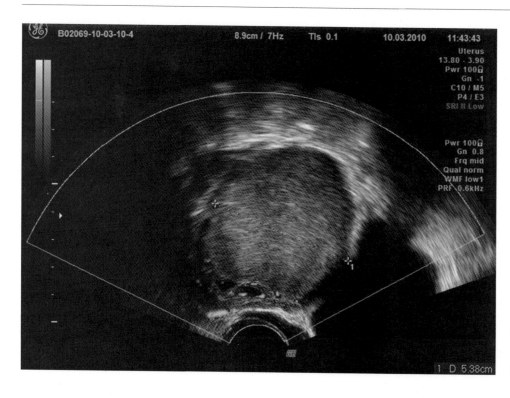

图 4-8　彩色多普勒上可见子宫内膜样瘤周围血供缺乏的典型征象。(见彩图)

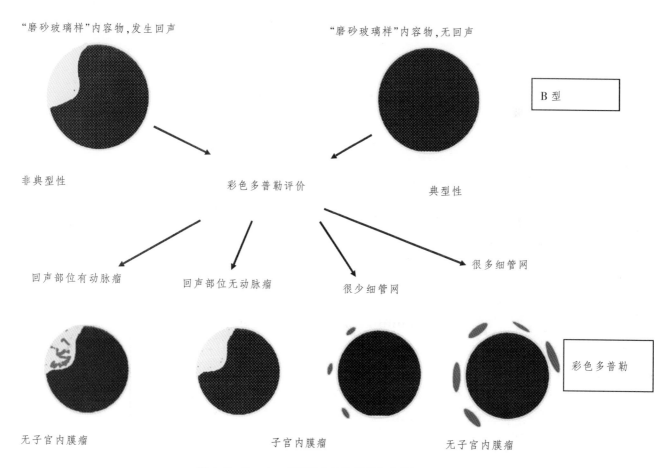

图 4-9　Guerriero 等[29]提出的使用彩色多普勒的流程图。

表4-1 超声诊断子宫内膜样瘤的诊断准确性

参考文献	敏感性(%)	特异性(%)
Mais 等 [24]	84	90
Kurjak 和 Kupesic[33]	84	97
Volpi 等[34]	82	98
Guerriero 等[35]	84	95
Alcázar 等[26]	89	91
Guerriero 等[29]	81	96
Sokalska 等[36]	77	98
Van Holsbeke 等[3]	68	98
Alcázar 等[2]	89	96

同,因此,检查者诊断时,可产生偏倚[2]。

主要的鉴别诊断为出血性囊肿(图4-10)、畸胎瘤和恶性肿瘤。患者的临床症状和妇科病史有助于鉴别诊断,事实上,出血性囊肿常在4~6周内有急性症状的病史。Alcázar[2]等肯定了在绝经前患者中,主要的假阳性结果源自出血性囊肿(29/42,69%)。在这项超过2000例附件肿物的大型研究中,在绝经前和绝经后人群之中均未出现将恶性肿瘤误诊为子宫内膜样瘤的病例。反之,Van Holsbeke[3]等观察到绝经后患者中大量具有"磨砂玻璃样"回声的附件肿物为恶性肿瘤(34/77,44.2%)。这些作者[3]做出结论,绝经后患者附件肿物的囊内容物呈"磨砂玻璃样"回声时,很可能为恶性肿瘤,临床医生应对此情况保持警惕。我们认同他们

的观点,原因如前所述,绝经后女性中的子宫内膜样瘤发病率很低[2,3]。

对于40%(25/61)的假阴性病例,常误诊为恶性病变是由于囊壁不规则和乳头状突起的发生率高的缘故[2]。

还曾提出一些其他的超声影像学特征以减少假阳性率和假阴性率。虽然得到一些初步研究的肯定[37],但是一项超过400例附件肿物的IOTA研究[38]认为,子宫内膜样瘤所存在的声波流[定义为在灰阶和(或)彩色多普勒超声检查中囊内液体的粒子运动,超声探头应保持静止2秒钟以确保粒子运动并不是由探头或患者的移动所致]的缺失,并不能可靠地将其与其他附件肿物相鉴别。

为了进一步降低假阳性和假阴性率,一些研究者提出使用彩色多普勒。Guerrier[29]等使用前述流程图(图4-9),获得了97%的特异度和高达90%的敏感度。

有关子宫内膜样瘤三维超声特征的文献报道很有限。有少量关于三维超声在子宫内膜异位症中的应用价值的报道[39-42]。Raine-Fenning[39]等的研究认为,一些超声影像特征,如囊内容物的质地和均质性、囊壁密集回声的壁结节,虽然可在传统的二维超声上显示,但在三维模式下显示得更清晰(图4-11和图4-12)。三维多普勒超声资料也可使用不同形式的补偿技术。通过灰阶图像信息的减法运算可获得独立的血管树的图像信息,还可获得关于血管走行和分支的最直接印象。在三维超声图像上,子宫内膜样瘤囊壁灌

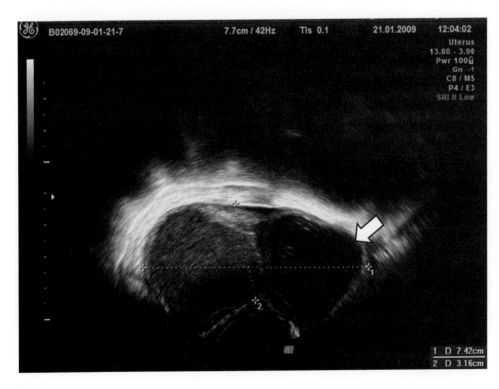

图4-10 出血性囊肿(箭头所指)常与子宫内膜样瘤相联系。

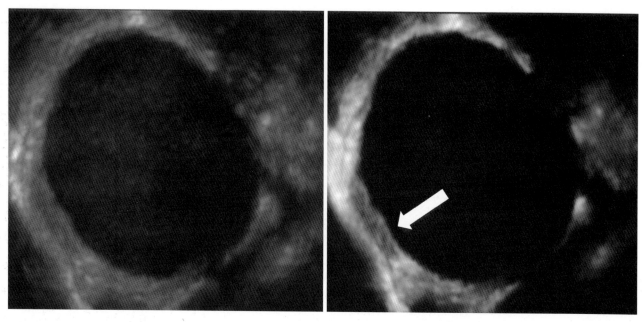

图4-11　使用三维超声和相干斑抑制技术,增厚的纤维囊壁显示清晰(箭头所指)。

注佳,血管呈短程且直径变小,以统一形式包绕囊肿;Raine-Fenning 等建议称该图像特征为"鸟巢样"外观[39](图4-13)。该技术也可应用于三维容积的"虚拟导航"[43]。

近来,Alcázar[44]等发现三维超声的平均灰阶值(MGV)[代表在一定感兴趣区内灰阶体素(体积的最小单元)的平均强度]可以将子宫内膜样瘤与其他绝经前女性的卵巢单房性囊肿相鉴别[40]。从概念上看,这与 CT 应用的 Hounsfield 单元值(HU)用于分析组织的性质和构成非常相似。与其他所有性质的囊肿相比,卵巢子宫内膜样瘤的囊内容物的 MGV 显著增高(图4-14)。接收-操作特征曲线显示,当使用 MGV 截断值≥15.560时,诊断卵巢子宫内膜样瘤的敏感度为85%,特异度为76.5%(曲线下区域,0.831;95%CI,0.718~0.944)。这些数据与 B 超诊断子宫内膜样瘤相似(敏感度为90%,特异度为82%)。将 B 超与 MGV 结合诊断卵巢子宫内膜样瘤的敏感度为80%,特异度可达90%[44]。

肿瘤标记物的使用

诊断卵巢子宫内膜样瘤时,可使用肿瘤标记物CA-125。CA-125 为 220KD 细胞表面糖蛋白,可在超过80%的卵巢上皮性肿瘤中升高[45],但是也可在一些良性病变中被发现升高,如浅表性或深部子宫内膜异位灶[45]、卵巢囊肿[46]、盆腔炎性病变[45]、卵巢扭转[47]和子宫平滑肌瘤[45],或者一些生理情况,如月经期和早孕期,也可发现 CA-125 的升高[48]。

关于单独使用 CA-125 诊断卵巢子宫内膜样瘤的文献报道存在争议性的结论[46,49]。一些作者[46]研究发现,100%的子宫内膜样瘤的 CA-125 值超过 20IU/ mL,而 100%的非子宫内膜样瘤的 CA-125 值则低于 20IU/mL。反之,其他作者[49]报道,当使用不同的截断值时,CA-125 诊断子宫内膜样瘤的敏感度仅为36%,特异度为87%。进一步的研究发现,子宫内膜样和非子宫内膜样囊肿的 CA-125 值确实存在显著差异[4,35];单独使用 CA-125 或联合使用 CA-199 诊断子宫内膜样瘤的一致性差[35]。

近来,Alcázar[50]等在一项大样本量病例研究中发现,与其他类型肿瘤相比,子宫内膜样瘤的中位 CA-125 水平(71.9 IU/mL;范围:5~2620IU/mL)显著增高(P<0.001)。在 74%的病例中,CA-125 值可达 35IU/mL 或更高。诊断子宫内膜样瘤时,超声联合 CA-125 诊断的阳性似乎(55.0;95%可信区间,27.5~109.9)显著高于单独使用超声诊断(19.2;95% 可信区间,13.6~27.1)。因而,从临床角度来看,CA-125 水平升高(虽然不是常规建议)联合典型的超声表现,可明显提高诊断子宫内膜样瘤病变的可能性。

进一步使用前述的流程图(图4-9),Guerriero[29]等发现,当彩色多普勒影像诊断为阳性,且血清 CA-125 水平升高超过 25IU/mL,子宫内膜样瘤的可能性非常高(95.6%)。

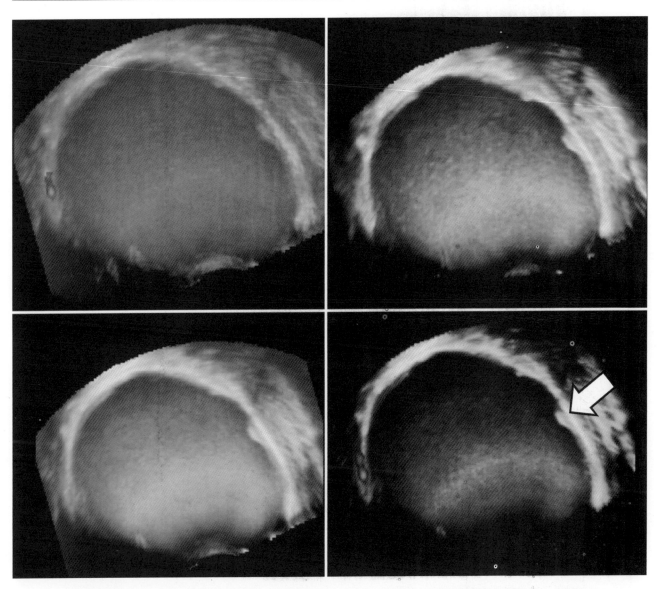

图 4-12   使用三维超声和相干斑抑制技术的另一病例,囊壁的结节显示得更清晰(箭头所指)。(见彩图)

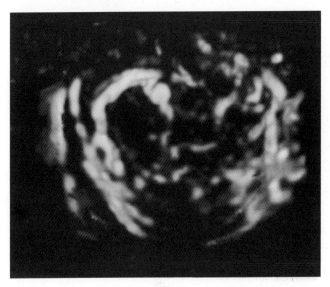

图 4-13   在三维超声上,血管灌注良好的囊壁呈"鸟巢样"外观。(见彩图)

超声诊断和子宫内膜样瘤的恶变

虽然子宫内膜样瘤的恶变罕见(<1%),但是了解其非常重要。一些研究发现,子宫内膜样瘤病变女性整体癌症发生率升高,许多回顾性和流行病学研究表明,子宫内膜样瘤患者的卵巢肿瘤发病率升高,特别是组织病理学为子宫内膜样和透明细胞卵巢恶性肿瘤[51,52]。所幸的是,子宫内膜样瘤恶变为罕见的并发症,考虑到一般人群子宫内膜样瘤的发病率为 1%~10%,再联合考虑一般人群卵巢恶性肿瘤的发病率为每 100 000 人每年 10 例,我们可以认为,绝大多数卵巢子宫内膜样瘤不会恶变为卵巢恶性肿瘤[51,52]。

Testa[53]等在其 2011 年的研究中首次证明,经阴道

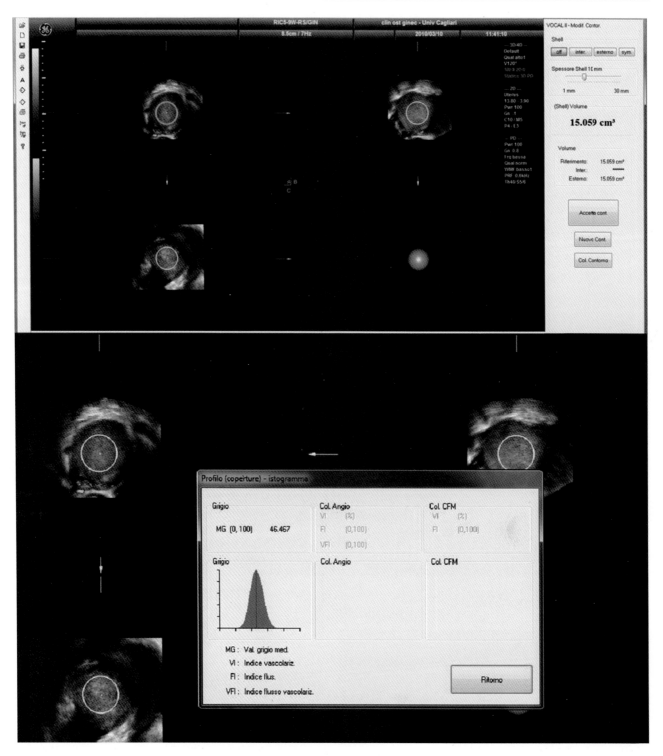

图4-14 子宫内膜样瘤的三维超声平均灰阶值(MGV)。(见彩图)

超声在鉴别诊断源自子宫内膜样囊肿的良、恶性卵巢肿块的诊断优越性。恶性病变的女性（中位年龄52岁,范围28~79岁）较良性子宫内膜样囊肿的女性（中位年龄34岁,范围18~76岁）年龄更大(P <0.0001)。在恶性病变的病例中,患者为绝经后女性的比例明显增高。所有恶性肿瘤(15/15)为实性肿块,而仅有良性肿瘤的病例仅为16%(50/309)。

Testa[53]等建议,血供丰富的实性成分的存在以及与子宫内膜样瘤的超声表现流动性的差异（"磨砂玻璃样"外观的发生率更低,因为肿瘤性分泌物可稀释黏稠的出血性液体）,可用于鉴别卵巢的良、恶性肿物。此外,"卵巢新月征"（超声表现为附件肿块的同侧可见环状正常卵巢组织与之相连)常见于子宫内膜样瘤,且可用于卵巢良、恶性肿瘤的鉴别诊断[54]。

在临床上,很有必要知道有些变形的子宫内膜样瘤在怀孕期间可呈现假性恶性的表现。因此,卵巢子宫内膜样瘤与怀孕相关的变形,如导致囊内富血管赘生物的快速生长,可为不常见的临床表现即蜕膜化。这些病例应仔细考虑有无其他恶性征象,例如囊内分隔或游离液体的缺失[55,56]。

超声在子宫内膜样瘤治疗中的应用

在以前,子宫内膜样瘤的手术切除是强制性的,最近的一些研究质疑了这种做法[57]。Raffi[58]等的一个样本量为237位患者的荟萃分析表明,切除卵巢子宫内膜样瘤可对卵巢功能产生负面影响,可观察到术后循环抗苗勒管激素(AMH)下降,其为衡量卵巢储备的一个标志物。超声可用于监控卵巢手术后情况,因为手术切除卵巢子宫内膜样瘤,可导致卵巢体积的下降,并引发卵巢储备功能的下降,超声很容易评价这种情况[59]。超声作为首选技术被广泛应用于手术后患者复发的随访[60]。

超声也可用于子宫内膜样瘤的治疗。虽然以前的研究认为,单独使用吸引术或联合使用药物治疗对于子宫内膜样瘤的处理是不充分的[20,61]。但最近的研究表明,对于接受95%乙醇硬化治疗的子宫内膜样瘤病例而言,重复性吸引术是有效的治疗手段[62,63]。

超声可用于附件肿块的预期处理。在最近的一项研究中[64],应用超声随访了一些类型卵巢囊肿。特别的是,作者随访了72例超声征象提示卵巢子宫内膜样瘤的囊肿病例(72/192,37%)。在这些病例中,30%自发性消失,29%经过多年的随访都保持不变。基于这些研究,子宫内膜样瘤的随访是可行的。

超声也可应用于盆腔粘连和(或)深部子宫内膜异位灶等伴发疾病的评价[65-69]。因此,当卵巢子宫内膜样瘤病灶与子宫相连时,需要考虑盆腔粘连的存在[70](图4-15)。另一与伴发盆腔粘连和(或)深部内异灶相关的

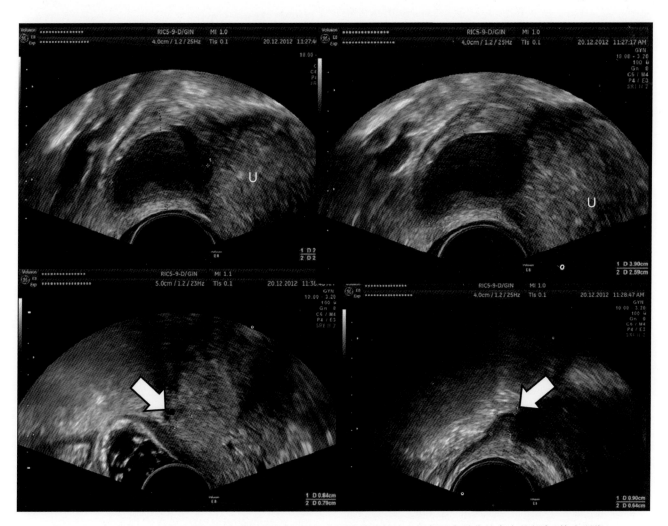

图4-15　与子宫(U)相粘连的子宫内膜样瘤病例,可视为严重盆腔粘连和深部子宫异位灶存在的征象(箭头所指)。

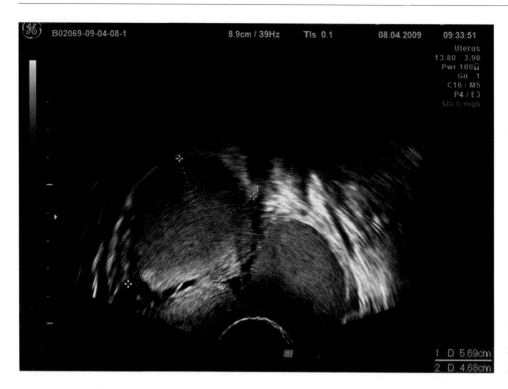

图 4-16　"卵巢亲吻征"指的是包含子宫内膜样瘤在内的双侧卵巢的铆合。

超声征象为"卵巢亲吻征",特征为双卵巢的铆合[71]（图4-16）。

卵巢子宫内膜样瘤的存在和其他相关超声标记（解剖部位和与腹部-阴道触诊的关系,深部或浸润性结节）可预测子宫内膜异位的程度和分期,以及伴随的道格拉斯陷窝的闭塞[72-75]。有新的证据表明,与左侧卵巢子宫内膜样瘤病例相比,右侧子宫内膜样瘤的道格拉斯陷窝闭塞的发生率更高,子宫内膜异位症的程度也相对更严重[7]。

总之,经阴道超声是诊断子宫内膜样瘤病例的有效手段,应仔细应用于该类型附件肿块的治疗及随访,特别是绝经前女性。

参考文献

1. Hachisuga T, Kawarabayashi T. Histopathological analysis of laparoscopically treated ovarian endometriotic cysts with special reference to loss of follicles. Hum Reprod. 2002;17(2):432–5.

2. Alcázar JL, Guerriero S, Laparte C, Ajossa S, Ruiz-Zambrana A, Melis GB. Diagnostic performance of transvaginal gray-scale ultrasound for specific diagnosis of benign ovarian cysts in relation to menopausal status. Maturitas. 2011;68(2):182–8.

3. Van Holsbeke C, Van Calster B, Guerriero S, Savelli L, Paladini D, Lissoni AA, Czekierdowski A, Fischerova D, Zhang J, Mestdagh G, Testa AC, Bourne T, Valentin L, Timmerman D. Endometriomas: their ultrasound characteristics. Ultrasound Obstet Gynecol. 2010;35(6):730–40.

4. Guerriero S, Mais V, Ajossa S, Paoletti AM, Angiolucci M, Melis GB. Transvaginal ultrasonography combined with CA-125 plasma levels in the diagnosis of endometrioma. Fertil Steril. 1996; 65(2):293–8.

5. Mais V, Guerriero S, Ajossa S, Angiolucci M, Paoletti AM, Melis GB. Transvaginal ultrasonography in the diagnosis of cystic teratoma. Obstet Gynecol. 1995;85(1):48–52.

6. Al-Fozan H, Tulandi T. Left lateral predisposition of endometriosis and endometrioma. Obstet Gynecol. 2003;101(1):164–6.

7. Ulukus M, Yeniel AÖ, Ergenoglu AM, Mermer T. Right endometrioma is related with more extensive obliteration of the Douglas pouch. Arch Gynecol Obstet. 2012;285(5):1483–6.

8. Vercellini P. Endometriosis: what a pain it is. Semin Reprod Endocrinol. 1997;15:251–6.

9. Koninckx PR, Meuleman C, Demeyere S, Lesaffre E, Cornillie FJ. Suggestive evidence that pelvic endometriosis is a progressive disease, whereas deeply infiltrating endometriosis is associated with pelvic pain. Fertil Steril. 1991;55(4):759–65.

10. Khan KN, Kitajima M, Fujishita A, Hiraki K, Matsumoto A, Nakashima M, Masuzaki H. Pelvic pain in women with ovarian endometrioma is mostly associated with coexisting peritoneal lesions. Hum Reprod. 2013;28(1):109–18.

11. Chapron C, Santulli P, de Ziegler D, Noel JC, Anaf V, Streuli I, Foulot H, Souza C, Borghese B. Ovarian endometrioma: severe pelvic pain is associated with deeply infiltrating endometriosis. Hum Reprod. 2012;27(3):702–11.

12. Maneschi F, Marasá L, Incandela S, Mazzarese M, Zupi E. Ovarian cortex surrounding benign neoplasms: a histologic study. Am J Obstet Gynecol. 1993;169(2 Pt 1):388–93.

13. Almog B, Shehata F, Sheizaf B, Tan SL, Tulandi T. Effects of ovarian endometrioma on the number of oocytes retrieved for in vitro fertilization. Fertil Steril. 2011;95(2):525–7.

14. Ruiz-Flores FJ, Garcia-Velasco JA. Is there a benefit for surgery in endometrioma-associated infertility? Curr Opin Obstet Gynecol. 2012;24(3):136–40.

15. Macleod D. Endometriosis; a surgical problem. Br J Surg. 1946;34(134):109–16.

16. Nezhat F, Nezhat C, Allen CJ, et al. Clinical and histologic classification of endometriomas. Implications for a mechanism of pathogenesis. J Reprod Med. 1992;37:771–6.

17. Vercellini P, Somigliana E, Vigano P, Abbiati A, Barbara G, Fedele L. 'Blood On The Tracks' from corpora lutea to endometriomas. BJOG. 2009;116(3):366–71.

18. Hughesdon PE. The structure of endometrial cysts of the ovary. J Obstet Gynaecol Br Emp. 1957;64(4):481–7.

19. Brosens I, Puttemans P. Endometriosis and the ovary. In: Kurjak A, editor. Ultrasound and the ovary. New York: Parthenon Pub. Group; 1994. p. 157–63.

20. Donnez J, Nisolle M, Gillerot S, Anaf V, Clerckx-Braun F, Casanas-Roux F. Ovarian endometrial cysts: the role of gonadotropin-releasing hormone agonist and/or drainage. Fertil Steril. 1994;62(1):63–6.

21. Athey PA, Diment DD. The spectrum of sonographic findings in endometriomas. J Ultrasound Med. 1989;8(9):487–91.

22. Kupfer MC, Schwimer SR, Lebovic J. Transvaginal sonographic appearance of endometriomata: spectrum of findings. J Ultrasound Med. 1992;11(4):129–33.

23. Patel MD, Feldstein VA, Chen DC, Lipson SD, Filly RA. Endometriomas: diagnostic performance of US. Radiology. 1999;210(3):739–45.

24. Mais V, Guerriero S, Ajossa S, Angiolucci M, Paoletti AM, Melis GB. The efficiency of transvaginal ultrasonography in the diagnosis of endometrioma. Fertil Steril. 1993;60(5):776–80.

25. Guerriero S, Mais V, Ajossa S, Paoletti AM, Angiolucci M, Labate F, Melis GB. The role of endovaginal ultrasound in differentiating endometriomas from other ovarian cyst. Clin Exp Obstet Gynecol. 1995;22(1):20–2.

26. Alcázar JL, Laparte C, Jurado M, López-García G. The role of transvaginal ultrasonography combined with color velocity imaging and pulsed Doppler in the diagnosis of endometrioma. Fertil Steril. 1997;67(3):487–91.

27. Asch E, Levine D. Variations in appearance of endometriomas. J Ultrasound Med. 2007;26:993–1002.

28. Brown DL, Dudiak KM, Laing FC. Adnexal masses: US characterization and reporting. Radiology. 2010;254(2):342–54.

29. Guerriero S, Ajossa S, Mais V, Risalvato A, Lai MP, Melis GB. The diagnosis of endometriomas using colour Doppler energy imaging. Hum Reprod. 1998;13:1691–5.

30. Alcázar JL. Transvaginal colour Doppler in patients with ovarian endometriomas and pelvic pain. Hum Reprod. 2001;16(12):2672–5.

31. Aleem F, Pennisi J, Zeitoun K, Predanic M. The role of color Doppler in diagnosis of endometriomas. Ultrasound Obstet Gynecol. 1995;5(1):51–4.

32. Guerriero S, Alcazar JL, Pascual MA, Ajossa S, Gerada M, Bargellini R, Virgilio B, Melis GB. Diagnosis of the most frequent benign ovarian cysts: is ultrasonography accurate and reproducible? J Womens Health (Larchmt). 2009;18(4):519–27.

33. Kurjak A, Kupesic S. Scoring system for prediction of ovarian endometriosis based on transvaginal color and pulsed Doppler sonography. Fertil Steril. 1994;62(1):81–8.

34. Volpi E, De Grandis T, Zuccaro G, La Vista A, Sismondi P. Role of transvaginal sonography in the detection of endometriomata. J Clin Ultrasound. 1995;23(3):163–7.

35. Guerriero S, Ajossa S, Paoletti AM, Mais V, Angiolucci M, Melis GB. Tumor markers and transvaginal ultrasonography in the diagnosis of endometrioma. Obstet Gynecol. 1996;88(3):403–7.

36. Sokalska A, Timmerman D, Testa AC, Van Holsbeke C, Lissoni AA, Leone FP, Jurkovic D, Valentin L. Diagnostic accuracy of transvaginal ultrasound examination for assigning a specific diagnosis to adnexal masses. Ultrasound Obstet Gynecol. 2009;34(4):462–70.

37. Edwards A, Clarke L, Piessens S, Graham E, Shekleton P. Acoustic streaming: a new technique for assessing adnexal cysts. Ultrasound Obstet Gynecol. 2003;22(1):74–8.

38. Van Holsbeke C, Zhang J, Van Belle V, Paladini D, Guerriero S, Czekierdowski A, Muggah H, Ombelet W, Jurkovic D, Testa AC, Valentin L, Van Huffel S, Bourne T, Timmerman D. Acoustic streaming cannot discriminate reliably between endometriomas and other types of adnexal lesion: a multicenter study of 633 adnexal masses. Ultrasound Obstet Gynecol. 2010;35(3):349–53.

39. Raine-Fenning N, Jayaprakasan K, Deb S. Three-dimensional ultrasonographic characteristics of endometriomata. Ultrasound Obstet Gynecol. 2008;31(6):718–24.

40. Guerriero S, Alcazar JL, Ajossa S, Pilloni M, Melis GB. Three-dimensional sonographic characteristics of deep endometriosis. J Ultrasound Med. 2009;28:1061–6.

41. Pascual MA, Guerriero S, Hereter L, Barri-Soldevila P, Ajossa S, Graupera B, Rodriguez I. Diagnosis of endometriosis of the recto-vaginal septum using introital three-dimensional ultrasonography. Fertil Steril. 2010;94(7):2761–5.

42. Guerriero S, Pilloni M, Alcazar JL, Sedda F, Ajossa S, Mais V, Melis V, Melis GB, Saba L. Tissue characterization in deep infiltrating endometriosis by using Mean Gray Value (MGV) analysis. Ultrasound Obstet Gynecol. 2013;41(4):459–64.

43. Alcázar JL, Iturra A, Sedda F, Aubá M, Ajossa S, Guerriero S, Jurado M. Three-dimensional volume off-line analysis as compared to real-time ultrasound for assessing adnexal masses. Eur J Obstet Gynecol Reprod Biol. 2012;161(1):92–5.

44. Alcázar JL, León M, Galván R, Guerriero S. Assessment of cyst content using mean gray value for discriminating endometrioma from other unilocular cysts in premenopausal women. Ultrasound Obstet Gynecol. 2010;35(2):228–32.

45. Jacobs I, Bast Jr RC. The CA 125 tumour-associated antigen: a review of the literature. Hum Reprod. 1989;4(1):1–12.

46. Pittaway DE, Fayez JA, Douglas JW. Serum CA-125 in the evaluation of benign adnexal cysts. Am J Obstet Gynecol. 1987; 157(6):1426–8.

47. Guerriero S, Ajossa S, Caffiero A, Mais V. Relationship between abnormally high levels of plasma CA 125 and resolution of acute pelvic pain in two women with endometrioma. Gynecol Obstet Invest. 1995;40(1):61–3.

48. Paoletti AM, Serra GG, Mais V, Ajossa S, Guerriero S, Orrù M, Melis GB. Involvement of ovarian factors magnified by pharmacological induction of multiple follicular development (MFD) in the increase in Ca125 occurring during the luteal phase and the first 12 weeks of induced pregnancies. J Assist Reprod Genet. 1995;12(4):263–8.

49. Koninckx PR, Riittinen L, Seppala M, Cornillie FJ. CA-125 and placental protein 14 concentrations in plasma and peritoneal fluid of women with deeply infiltrating pelvic endometriosis. Fertil Steril. 1992;57(3):523–30.

50. Alcázar JL, Guerriero S, Mínguez JÁ, Ajossa S, Paoletti AM, Ruiz-Zambrana A, Jurado M. Adding cancer antigen 125 screening to gray scale sonography for predicting specific diagnosis of benign adnexal masses in premenopausal women: is it worthwhile? J Ultrasound Med. 2011;30(10):1381–6.

51. Kobayashi H, Sumimoto K, Moniwa N, Imai M, Takakura K, Kuromaki T, Morioka E, Arisawa K, Terao T. Risk of developing ovarian cancer among women with ovarian endometrioma: a cohort study in Shizuoka, Japan. Int J Gynecol Cancer. 2007;17(1):37–43. PubMed PMID: 17291229.

52. Kobayashi H, Sumimoto K, Kitanaka T, Yamada Y, Sado T, Sakata M, Yoshida S, Kawaguchi R, Kanayama S, Shigetomi H, Haruta S, Tsuji Y, Ueda S, Terao T. Ovarian endometrioma – risks factors of ovarian cancer development. Eur J Obstet Gynecol Reprod Biol. 2008;138(2):187–93. Epub 2007 Dec 26.

53. Testa AC, Timmerman D, Van Holsbeke C, Zannoni GF, Fransis S, Moerman P, Vellone V, Mascilini F, Licameli A, Ludovisi M, Di Legge A, Scambia G, Ferrandina G. Ovarian cancer arising in endometrioid cysts: ultrasound findings. Ultrasound Obstet Gynecol. 2011;38(1):99–106.

54. Van Holsbeke C, Van Belle V, Leone FP, Guerriero S, Paladini D, Melis GB, Greggi S, Fischerova D, De Jonge E, Neven P, Bourne T, Valentin L, Van Huffel S, Timmerman D. Prospective external validation of the 'ovarian crescent sign' as a single ultrasound parameter to distinguish between benign and malignant adnexal pathology. Ultrasound Obstet Gynecol. 2010;36(1):81–7.

55. Barbieri M, Somigliana E, Oneda S, Ossola MW, Acaia B, Fedele L. Decidualized ovarian endometriosis in pregnancy: a challenging diagnostic entity. Hum Reprod. 2009;24(8):1818–24. Epub 2009

Apr 10.

56. Guerriero S, Ajossa S, Piras S, Parodo G, Melis GB. Serial ultrasonographic evaluation of a decidualized endometrioma in pregnancy. Ultrasound Obstet Gynecol. 2005;26:304–6.

57. Somigliana E, Berlanda N, Benaglia L, Viganò P, Vercellini P, Fedele L. Surgical excision of endometriomas and ovarian reserve: a systematic review on serum antimüllerian hormone level modifications. Fertil Steril. 2012;98(6):1531–8.

58. Raffi F, Metwally M, Amer S. The impact of excision of ovarian endometrioma on ovarian reserve: a systematic review and meta-analysis. J Clin Endocrinol Metab. 2012;97(9):3146–54.

59. Exacoustos C, Zupi E, Amadio A, Szabolcs B, De Vivo B, Marconi D, Elisabetta Romanini M, Arduini D. Laparoscopic removal of endometriomas: sonographic evaluation of residual functioning ovarian tissue. Am J Obstet Gynecol. 2004;191(1):68–72.

60. Exacoustos C, Zupi E, Amadio A, Amoroso C, Szabolcs B, Romanini ME, Arduini D. Recurrence of endometriomas after laparoscopic removal: sonographic and clinical follow-up and indication for second surgery. J Minim Invasive Gynecol. 2006;13(4): 281–8.

61. Zanetta G, Lissoni A, Dalla Valle C, Trio D, Pittelli M, Rangoni G. Ultrasound-guided aspiration of endometriomas: possible applications and limitations. Fertil Steril. 1995;64(4):709–13.

62. Zhu W, Tan Z, Fu Z, Li X, Chen X, Zhou Y. Repeat transvaginal ultrasound-guided aspiration of ovarian endometrioma in infertile women with endometriosis. Am J Obstet Gynecol. 2011;204(1):61. e1–6.

63. Hsieh CL, Shiau CS, Lo LM, Hsieh TT, Chang MY. Effectiveness of ultrasound-guided aspiration and sclerotherapy with 95% ethanol for treatment of recurrent ovarian endometriomas. Fertil Steril. 2009;91(6):2709–13. Epub 2008 Jun 20.

64. Alcázar JL, Olartecoechea B, Guerriero S, Jurado M. Expectant management of adnexal masses in selected premenopausal women: a prospective observational study. Ultrasound Obstet Gynecol. 2013;41(5):582–8.

65. Guerriero S, Ajossa S, Lai MP, Mais V, Paoletti AM, Melis GB. Transvaginal ultrasonography in the diagnosis of pelvic adhesions. Hum Reprod. 1997;12(12):2649–53.

66. Guerriero S, Ajossa S, Gerada M, D'Aquila M, Piras B, Melis GB. "Tenderness guided" transvaginal ultrasonography: a new method for the detection of deep endometriosis in patients with chronic pel-

vic pain. Fertil Steril. 2007;88:1293–7.

67. Guerriero S, Ajossa S, Gerada M, Virgilio B, Angioni S, Melis GB. Diagnostic value of transvaginal 'tenderness-guided' ultrasonography for the prediction of location of deep endometriosis. Hum Reprod. 2008;23(11):2452–7. Epub 2008 Jul 29. PubMed PMID: 18664469.

68. Saba L, Guerriero S, Sulcis R, Pilloni M, Ajossa S, Melis G, Mallarini G. MRI and "tenderness guided" transvaginal ultrasonography in the diagnosis of recto-sigmoid endometriosis. J Magn Reson Imaging. 2012;35(2):352–60. doi:10.1002/jmri.22832. Epub 2011 Oct 27. PubMed PMID: 22034232.

69. Guerriero S, Piras B, Peddes C, Paladino E. Transvaginal sonography in diagnosis of vesicoperitoneal fistula due to deep infiltrating endometriosis as a cause of uroperitoneum. Ultrasound Obstet Gynecol. 2012;40(6):727–9. doi:10.1002/uog.11198. PubMed PMID: 22648704.

70. Guerriero S, Ajossa S, Garau N, Alcazar JL, Mais V, Melis GB. Diagnosis of pelvic adhesions in patients with endometrioma: the role of transvaginal ultrasonography. Fertil Steril. 2010;94(2):742–6. Epub 2009 Apr 14. PubMed PMID: 19368917.

71. Ghezzi F, Raio L, Cromi A, Duwe DG, Beretta P, Buttarelli M, Mueller MD. "Kissing ovaries": a sonographic sign of moderate to severe endometriosis. Fertil Steril. 2005;83(1):143–7.

72. Exacoustos C, Zupi E, Carusotti C, Rinaldo D, Marconi D, Lanzi G, Arduini D. Staging of pelvic endometriosis: role of sonographic appearance in determining extension of disease and modulating surgical approach. J Am Assoc Gynecol Laparosc. 2003;10(3): 378–82.

73. Holland TK, Yazbek J, Cutner A, Saridogan E, Hoo WL, Jurkovic D. Value of transvaginal ultrasound in assessing severity of pelvic endometriosis. Ultrasound Obstet Gynecol. 2010;36(2):241–8.

74. Bazot M, Darai E. Value of transvaginal sonography in assessing severe pelvic endometriosis. Ultrasound Obstet Gynecol. 2010;36(2):134–5.

75. Reid S, Lu C, Casikar I, Reid G, Abbott J, Cario G, Chou D, Kowalski D, Cooper M, Condous G. Can we predict pouch of Douglas obliteration in women with suspected endometriosis using a new real-time dynamic transvaginal ultrasound technique: the "sliding sign". Ultrasound Obstet Gynecol. 2013;41(6): 685–91.

第 5 章

卵巢子宫内膜样瘤：CT 和 MRI 表现

Luca Saba, Rosa Sulcis, Sara Spiga, Mario Piga,Jasjit S. Suri, Silvia Ajossa, Stefano Guerriero

摘 要

子宫内膜异位症是良性的、雌性激素依赖的妇科疾病,累及 10%~15%生育年龄的女性。卵巢子宫内膜异位症称之为子宫内膜样瘤,是卵巢表面的纤维性种植物,特征为周期性出血的潴留性囊肿。CT 特别是 MRI 被作为卵巢子宫内膜样瘤诊断的第二线选择,因为超声能对大多数的病例提供优异的诊断结果。MRI 的使用可发现盆腔疼痛或不孕女性的子宫内膜异位症,或在附件肿物的鉴别诊断中对子宫内膜样瘤的诊断。在本章中,我们将论述卵巢子宫内膜样瘤的 CT 和 MRI 表现,并着重介绍特殊征象和新近技术进展。

关键词

子宫内膜异位·子宫内膜样瘤·超声·CT·MRI

引言

子宫内膜异位症是良性的、雌性激素依赖性妇科疾病,累及 10%~15%生育年龄的女性。它的经典定义为,在子宫腔外存在功能性子宫内膜上皮或基质。异位的子宫内膜可因激素水平的刺激产生不同程度的周期性出血,导致典型的症状和影像学特征[1,2]。子宫内膜异位症可累及身体的任一部位,但是卵巢是最常见的受累器官。卵巢子宫内膜异位症称之为子宫内膜样瘤,是卵巢表面的纤维性种植物,特征为周期性出血的潴留性囊肿[3,4]。

有时,子宫内膜异位和子宫内膜样瘤被用于同一情况,但是值得重视的是,子宫内膜样瘤只是疾病过程的一部分,疾病过程同样包括子宫内膜异位种植物和粘连,两者是疾病分期的重要特征,而且正常的影像学结果并不能排除疾病的存在[5]。

放射科医生常作为疾病诊断的第二线选择步骤(因为超声能对大多数的病例提供优异的诊断结果),在以下两种情况放射科医生能发挥独特优势:发现盆腔疼痛或不孕女性的子宫内膜异位症,或在附件肿物的鉴别诊断中的子宫内膜样瘤的诊断[3-6]。

子宫内膜样瘤

子宫内膜样瘤,也被称之为"巧克力囊肿",因为它们特征性的内容物是子宫内膜异位症的非常重要的存在方式。事实上,卵巢是子宫内膜异位症的最常见受累部位,且至少 20%~40%的受累女性可在一侧或双侧卵巢上发现种植物[3]。子宫内膜样瘤很可能是反刍细胞腹膜内播散的结果,伴随的是在卵巢表面的聚集、种植和增殖,可导致卵巢的增大和特殊性卵巢囊肿的形成。它们甚至可完全取代正常卵巢组织[6]。超过90%的子宫内膜样瘤囊肿由卵巢皮质的内陷形成;内陷处是以卵巢皮质的收缩、纤维化的存在和子宫内膜异位腺体和血栓的存在为特征[34]。子宫内膜样瘤具有不同厚度的纤维壁,内衬是由表面上皮和富血管化的基质构成的子宫内膜样黏膜。由反复性出血所致囊壁巨噬细胞的沉积是子宫内膜样瘤的病理特征[3,5-7]。

子宫内膜样瘤也可见特征性的内容物,以稠密的焦油样液体("巧克力囊肿"因此得名)为特征,由连续的月经周期所积蓄的高浓度血液分解产物所构成。大的子宫内膜样囊肿可包含血栓或薄的分隔,偶可见血细胞比容效应[10]。子宫内膜样瘤也可有壁结节(取决于血栓)或新近出血所致的液平面[4]。

子宫内膜样瘤常为多发、双侧(超过50%的病例,但左侧卵巢因其解剖位置为相对更好发部位),常呈多房性。子宫内膜样瘤常可引起卵巢间的病理性粘连,导致双侧卵巢的铆合(该特征性表现称为"卵巢亲吻征"),也可导致卵巢与对侧盆腔结构,如腹膜、输卵管和肠管的铆合[3,8,9]。

发病机制

卵巢子宫内膜样瘤的发病机制尚不明确。最受认可的病理学机制为经血的逆流和子宫内膜异位灶脱落沉积于卵巢。沉积处卵巢皮质随之内陷并形成了特征性的子宫内膜样瘤。囊肿内的含血内容物和其内高浓度的铁离子被推断为随月经周期的卵巢内慢性出血所致[3,4,7-11]。

症状

子宫内膜样瘤可无症状(约33%的受累患者)或具有与子宫内膜异位症相关的特征性症状。值得重视的是,在症状的严重程度和可见的子宫内膜异位程度之间没有必然的联系。但是,疼痛症状似乎与组织浸润深部和腹膜炎症程度有关。疼痛程度似乎与盆腔内或腹腔内粘连的存在密切相关[2,6,12-17]。这些症状包括但不限于盆腔疼痛、逐渐加剧的盆腔疼痛和(或)继发性痛经(通常为伴随月经出血的周期性疼痛)、性交困难和急腹症。

当子宫内膜样瘤破裂时,可有急腹症的症状,临床症状可见白细胞计数升高,低热,与急性盆腔炎或阑尾炎的症状相似[10]。

子宫内膜样瘤的并发症

约50%的子宫内膜样瘤病例可有并发症。最常见的并发症包括[2,6,18,19]:

- 粘连(卵巢之间或卵巢与邻近结构之间)。
- 生育力下降:30%~50%的女性 (可能由累及卵巢或输卵管的粘连所致,免疫系统或内分泌系统的异常和腹膜液体因素)。
- 流产或早产风险增加。
- 急腹症:即使是小的子宫内膜样瘤也有破裂的风险,导致急性化学性腹膜炎,一般由囊肿内的大量液体内容物流出所致(在怀孕时,破裂更常发生,这是因为囊肿的增大)。
- 卵巢扭转:不常见,可能由粘连所致,大的子宫内膜样瘤较其他卵巢肿块较少导致卵巢的扭转。MRI征象为增大的乏血供卵巢伴随周围滤泡[13],或可诊断为卵巢扭转。
- 罹患某些类型肿瘤特别是卵巢肿瘤的风险增加。子宫内膜异位症的恶变罕见(<1%病例)。其中约75%的该肿瘤源自卵巢的子宫内膜异位症。其他不常见的部位为直肠阴道隔、直肠和乙状结肠。卵巢子宫内膜样癌是最常见的病理类型,其次为透明细胞癌[17,19,20]。

有时,子宫内膜样瘤并发症的存在使得病理学的辨识更为简单。

子宫内膜样瘤的成像:一般概念

影像学逐渐成为子宫内膜样瘤诊断的重要工具。鉴于年轻女性的无症状性子宫内膜样瘤的诊断增加,早期诊断可减少外科手术的创伤并尽可能保留患者的生育力[34]。有多种影像学诊断方式可诊断子宫内膜样瘤,包括超声、CT和MRI(图5-1)。在前面的章节中论述了超声的诊断价值,值得强调的是超声被用作首选检查方式, 这是因为其有良好的敏感度和特异度。然而,对于一些患者来说,超声诊断是不充分的并需要进一步的检查手段。近年来,CT和MRI技术发展较快,MRI的诊断价值非常高。但是,CT和MRI的使用必须经过仔细评价,因为其费用相对昂贵且有潜在的风险(特别是CT)。

计算机辅助断层摄影术(CT)

如前所述,CT并非子宫内膜样瘤检查和诊断的首

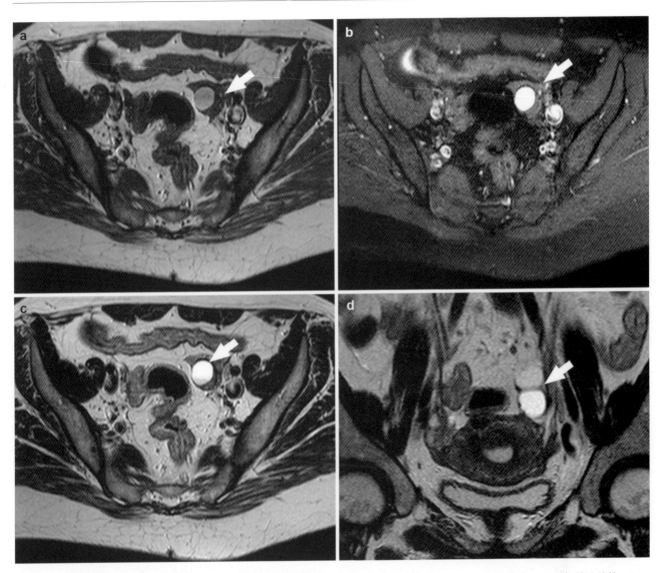

图 5-1　患者,31 岁。(a)轴位 T1WI 序列。(b)轴位 T2WI 序列。(c)轴位 T1WI 脂肪抑制序列。(d)冠状位 T2WI 序列显示的 1.3cm 大小子宫内膜样瘤(白色箭头所指)。在 T1WI 序列、T1WI 脂肪抑制序列和 T2WI 序列上,可见高信号。

选检查手段,因为首选检查是超声。同时,值得强调的是,子宫内膜样瘤的 CT 征象常常是非特异性的、非诊断性的。

现在已不建议用 CT 来检查发现子宫内膜样瘤,这是因为其有辐射风险和含碘造影剂过敏风险。所以,CT 检查发现的子宫内膜样瘤,常为行盆腔 CT 检查时偶然发现的。

子宫内膜样瘤在 CT 平扫上为实性 (有时为囊性或囊实混合性)高密度肿物(HU 值通常>100)。注射 CT 造影剂后,肿块未见明显强化,或可见轻度囊壁强化(图 5-2)。

在 CT 图像上,子宫内膜样瘤可呈实性、囊性或囊实性,这使得鉴别诊断存在一定困难。Buy 等[23]报道认为,CT 平扫上卵巢囊肿中见高密度病灶,可提示子宫内膜样囊肿。但是,该征象没有特异性,因为,其他卵巢出血性病变,如出血性囊肿,也可具有该征象[6,23,43]。

子宫内膜样瘤的 CT 表现也可与盆腔炎性病变、卵巢良性或恶性肿瘤相混淆。因此,子宫内膜样瘤的诊断不能基于 CT 检查[3,4,21-23,43]。

总之,一般而言,CT 或许可有效检查发现子宫内膜样瘤的并发症,如肠梗阻或输尿管梗阻,后者可导致肾积水;或由肿瘤的破裂所致急腹症[22,23]。但考虑到 CT 诊断子宫内膜样瘤的特异度低, 对比度分辨率差和辐射风险,因而,MRI 取代 CT 成为有效的诊断手段[22-25]。

磁共振成像(MRI)

根据最近的报道,MRI 是诊断子宫内膜异位症的

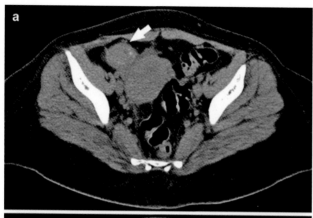

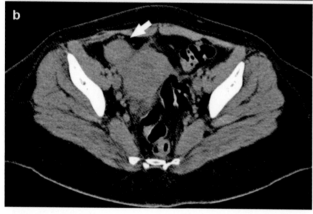

图 5-2 患者,29 岁。轴位 CT 图像 (a,b) 显示的左附件区圆形肿块,组织病理学证实其为子宫内膜样瘤。

优异的非侵入性检查手段。Nishimura 等在 1987 年首次报道了 MRI 用于子宫内膜异位症诊断及分期的有效性[26-28]。MRI 具有高的空间分辨率及对比度分辨率,具有大的视野,因此,MRI 可提供优异的术前成像和组织定性,且可多层面评价盆腔器官,没有电离辐射或含碘对比剂过敏风险[6,26-28]。

此外,MRI 在评价盆腔广泛粘连 (可限制腹腔镜检查)时具有优势,且能提供优于超声检查的盆腔全景图像[27,29]。此外,MRI 在卵巢良、恶性肿块的鉴别诊断时,较经阴道超声具有更高的准确率,特别是在使用 MRI 对比造影剂的情况下[7,30-33]。

MRI方案

MRI 检查通常不需考虑月经周期,事实上,一些研究表明,子宫内膜异位灶的信号不随月经周期而变化,并且没有证据表明,在月经期实行 MRI 检查能获得更高的诊断准确率[3,35]。常规建议患者在 MRI 检查前禁食 4 或 6 小时。一些研究也建议,MRI 检查前进行肠道准备(在 MRI 检查前一天口服轻泻剂,在检查前一天和当天采取低渣饮食)[3,4]。推荐在检查前中度充盈膀胱以修正子宫前倾的角度;事实上,膀胱空虚或过度充盈可遮掩邻近的盆腔陷凹[3,27,36]。在 MRI 检查开始之前,常静脉注射解痉药(20mg N-丁基-东莨菪碱溴化物或丁溴东莨菪碱)以抑制肠蠕动造成的伪影[3,36]。MRI 检查推荐使用相控阵表面线圈,因其有高的信噪比,提高了空间分辨率,对解剖结构的显示佳,对盆腔软组织的定性能力也佳。

传统的评价盆腔子宫内膜异位症的序列包括三个相面:轴位、矢状位和冠状位 T2WI 和 T1WI 序列,先行常规扫描,后行脂肪抑制扫描(表 5-1,图 5-3)。

事实上,脂肪抑制 T1WI 序列是检查发现含血病灶的最敏感序列,而高分辨率 T2WI 序列则用于纤维性病灶的评价[3,36]。此外,脂肪抑制序列在检查发现小的病灶时非常有帮助,因其缩窄了动态信号范围提高了组织信号间的差异,可很好地区分子宫内膜样瘤(以含血内容物为特征)和其他附件肿物,如皮样囊肿(以含脂肪内容物为特征),另外,对小的种植物的显示也更佳[3,36-39,46](图 5-4)。

在有些特殊病例可使用 MRI 对比造影剂(DT-PA),特别是在可以有恶变的情况下(高信号的子宫内膜样瘤上可见壁结节)或可疑输尿管浸润[3,39-42]。

子宫内膜样瘤:MRI征象

虽然超声被用作子宫内膜样瘤检查的首选检查手段,MRI 也可在检查诊断时发挥重要作用,特别是一些检查结果不明确的情况下[3,20,32,33]。子宫内膜样瘤的 MRI 影像表现复杂多变,与血液降解产物、铁离子的浓度和液体中蛋白质的含量有关[7]。

大多数子宫内膜样瘤外观上呈巧克力样囊肿,这是因为高浓度血液产物的存在。在 MRI 图像上,子宫内膜样瘤(>1cm)于 T1WI 上呈相对均匀的明显高信号("电灯泡样",接近或超过脂肪的信号强度,是由内容物中含高浓度的血液降解产物即顺磁性血红蛋白

表 5-1 子宫内膜异位症的 MRI 评价方案

序列	平面
T2-W	Sag-Ax-Cor
T1-W	Ax
T1-W 脂肪抑制	Ax
T1-W 增强	Ax
T1-W 脂肪抑制增强	Ax

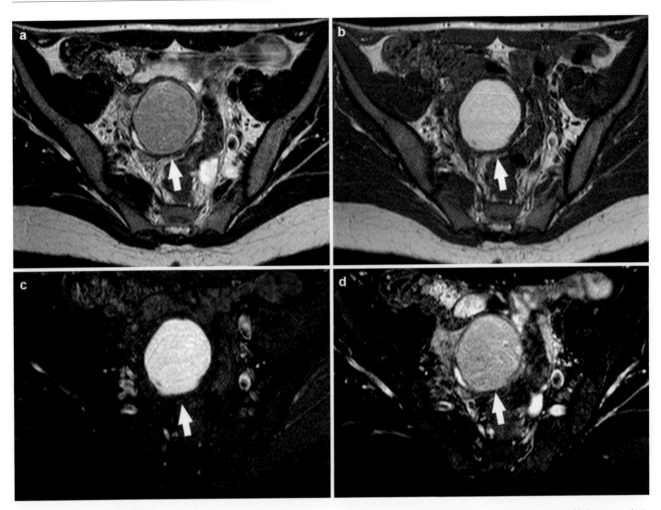

图 5-3　患者，23 岁。(a)轴位 T2WI 序列。(b)轴位 T1WI 序列。(c)轴位 T1WI 脂肪抑制序列。(d)注射对比剂后轴位 T1WI 脂肪抑制序列可见 3.5cm 大小子宫内膜样瘤(白色箭头所指)。在 T1WI 序列、T1WI 脂肪抑制序列和 T2WI 序列上可见高信号。

所致)，于 T2WI 图像上呈中至低信号强度[7,10,39,44,45]。子宫内膜样瘤 T1 和 T2 时间的缩短是由其内高浓度和黏度的蛋白所致(图 5-5)。

另外一个非常重要的子宫内膜样瘤的影像学特征是"阴影征"，其特征是病灶在 T2WI 图像上信号的丢失。该征象可用于区分子宫内膜样瘤和功能性出血性囊肿(图 5-6)。这种阴影征象的准确机制非常复杂。子宫内膜样囊肿黏稠度高，具有来源于重复性出血的高浓度蛋白质和铁离子。所有这些成分可有缩短 T2 时间的效应，或许在信号强度的丢失(阴影效应)中发挥作用。此外，细胞内和细胞外的高铁血红蛋白显著缩短了液体的 T1 时间，导致了 T1WI 上高信号和 T2WI 上低信号[45-49]。

然而，一些子宫内膜样瘤在肉眼可见的分割区段充满了水样液体，并且可不具有典型的 MRI 征象[7]。Togashi 等在他们的研究中报道，当囊肿在 T1WI 上呈高信号，且在 T2WI 图像上可见阴影效应时，可做出子宫内膜样瘤的最终诊断[44,49]。

另一重要的影像学特征也代表了子宫内膜样囊肿的多样性，因为囊肿可由周期性内部出血导致反复破裂(图 5-7)。因此，不管其在 T2WI 上信号强度如何，只要多发 T1WI 上有高信号囊肿的存在，就可作为诊断标准，并可在子宫内膜样瘤和其他出血性病变之间进行有效的鉴别诊断，其诊断的准确率高(Togashi 等在 1991 年的研究中报道，总的敏感度、特异度和准确率分别为 90%、98% 和 96%)[7,10,46,47,49]。

考虑到子宫内膜样瘤常为双侧(>50%病例)，多房且常伴随粘连，另一重要的诊断征象为"卵巢亲吻征"(图 5-8)(其特征为卵巢内的粘连所致双侧卵巢的铆合)。MRI 增强图像上周边低信号环可见明显强化，其代表了子宫内膜样瘤的厚的纤维囊壁[10]。

大的子宫内膜样囊肿内，可见血栓或薄的分隔。偶可见血细胞比容效应(图 5-9)[10]，特别是在不具有典型 MRI 征象的子宫内膜样瘤病例，对囊壁含铁血黄

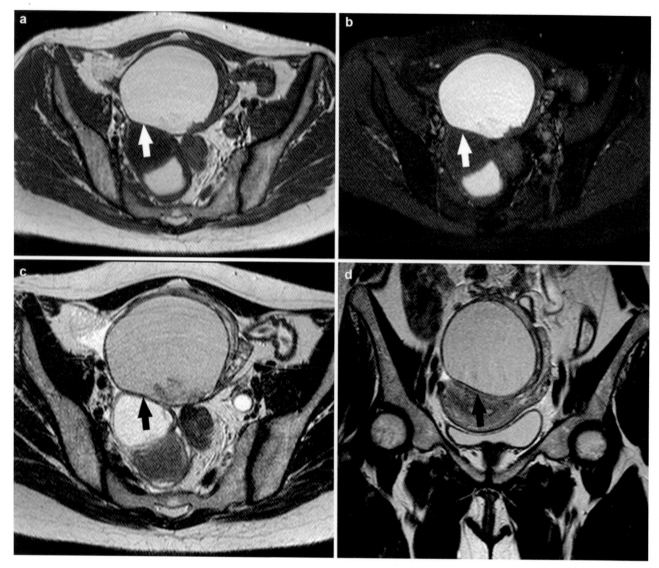

图 5-4   患者,25 岁。(a)轴位 T1WI 序列。(b)轴位 T1WI 脂肪抑制序列。(c)轴位 T2WI 脂肪抑制序列。(d)可见 4.1cm 大小的子宫内膜样瘤(黑色箭头所指)。在 T1WI 序列、T1WI 脂肪抑制序列和 T2WI 序列上可见高信号。

素沉积物的显示有帮助。Takeuchi 等于 2008 年在其研究中报道了 MRI 磁敏感序列诊断子宫内膜样瘤的有效性。MRI 磁敏感序列是完全速率代偿的梯度回波序列,其达到最佳的对磁敏感效应的敏感度,对血液产物如含铁血黄素和脱氧血红蛋白有优异的敏感度,既可获得强度,也可获得相位信息。磁敏感效应是由含铁血黄素或脱氧血红蛋白导致的局部梯度场的不均匀性产生,在图像上表现为信号真空,提高了磁共振诊断的准确率[7]。因此,我们可以考虑将以下标准作为诊断子宫内膜样瘤的影像学标准:

● 在脂肪抑制 T1WI 图像上有单个或多个囊肿呈高信号。

● T2WI 图像上的阴影效应。

● 存在病理性粘连。

● 囊肿厚的呈周边低信号环的纤维囊壁,在增强图像上可见明显强化。

应用以上标准,MRI 诊断子宫内膜样瘤的准确率为 91%~96%,敏感度为 90%~92%,特异度为 91%~98%[7,10,46,47,49,61,63]。

Outwate[38]等于 1993 年将子宫内膜样瘤和出血性囊肿的磁共振影像学特征进行比较,结论是,子宫内膜样瘤通常于 T1WI 上较出血性囊肿信号更高,T2WI 上信号则低于出血性囊肿。双侧多房肿物作为诊断标准的特异度甚至高于仅将 T1WI 上高信号作为诊断标准。

有时,短时间反转恢复序列(STIR)被用于排除脂肪成分的存在(提示畸胎瘤的存在),但是,STIR 序列图像上附件肿物呈低信号并不足以作为囊性成熟性畸胎瘤的特有征象,也并不能排除子宫内膜样瘤[7]。如

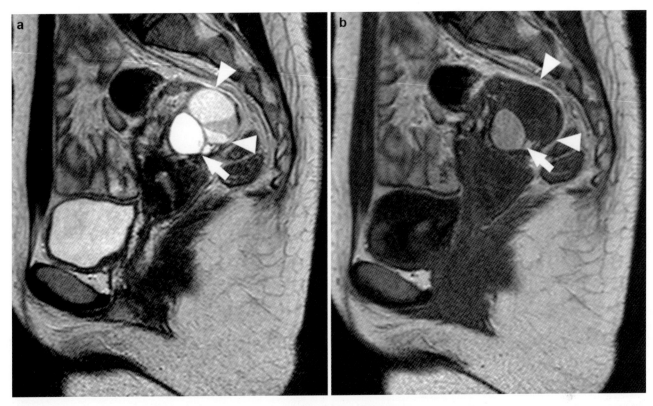

图 5-5　患者,21 岁。(a)矢状位 T2WI 序列。(b)矢状位 T1WI 序列。左附件可见三种可见的成分:于 T1WI 和 T2WI 序列均呈高信号的子宫内膜样瘤(白色箭头所指)和两个于 T2WI 呈高信号、T1WI 呈极低信号的囊肿(白色箭头所指)。

Krinsky 等所述,STIR 序列图像上 T1 高信号强度的丢失,并不是脂肪的特异征象,这是因为卵巢出血性囊肿和子宫内膜样瘤能够拥有与脂肪相似的 T1 弛豫时间。因此,在 STIR 图像上,可以与囊性畸胎瘤表现相似。因此,能够化学性选择 T1WI 脂肪抑制的成像系统,可以弥补该缺陷。它能够检查发现罕见的卵巢息肉样子宫内膜异位灶[76],后者在显微镜检查时,可见具有扩张的子宫内膜腺体的实性成分,腺体内有含纤维组织的不同量的子宫内膜间质。关于该情况的文献报道很少,在这些文献报道中,它们为囊性成分包含息肉状区域的肿块,息肉状区域于 T2WI 上呈高信号,增强后呈均匀强化[69,77,78]。

弥散加权成像(DWI)

弥散加权成像(DWI)的技术进展显示提高了体部磁共振成像的临床应用价值。事实上,DWI 能够提供基于分子弥散的优异的组织对比度[50-55]。表观弥散系数(ADC)值的定量分析被认为在良、恶性病变的鉴别诊断中有效,并且有指南推荐在盆腔磁共振序列中使用具有 ADC 值定量分析的 DWI 成像 (图 5-11 和图 5-12)。

子宫内膜样瘤通常由于"T2 中断效应"[72]局部呈低 ADC 值。在低 b 值弥散图像上(为脂肪抑制 T2WI 图像的一种),子宫内膜样瘤呈低信号强度代表 T2 阴影效应。因此,子宫内膜样瘤在更高 b 值弥散图像上较其他更高 T2 信号强度的附件肿块损失更少的信号强度。ADC 值的计算基于低 b 值和高 b 值的信号强度损失的斜率,因此,子宫内膜样瘤常呈低 ADC 值。Busard 等关于子宫内膜样瘤和实性子宫内膜种植物的研究显示了 T2 信号强度和 ADC 值之间的显著联系[73]。

以前的研究表明,附件肿物呈弥散受限和低 ADC 值时,诊断为恶性病变并没有高的阳性预测值(PPV)或特异度。这是因为子宫内膜样瘤、实性子宫内膜种植物和良性囊性成熟性畸胎瘤均可表现为弥散受限。

3T MRI

近年来,3T 磁共振被用于临床[74,75],与 1.5T 磁共振相比,3T 磁共振能提高信噪比,改善本底抑制,因此有利于子宫内膜样瘤不同构成的分类。3T 磁共振空间分辨率和对比度分辨率高,能够获得子宫内膜异位种植物的准确信息,并且清晰获得病灶与肠管、膀胱表

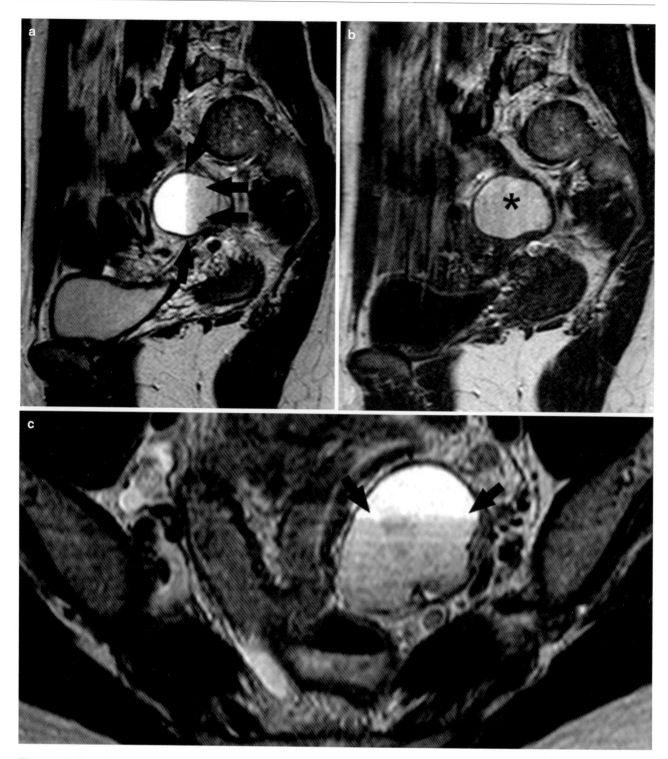

图 5-6 患者,36 岁。(a)矢状位 T2WI 序列。(b)矢状位 T1WI 序列。(c)轴位 T2WI 序列。患者左附件可见 3.5cm 的子宫内膜样瘤,于 T2WI 序列(a,c)可见"阴影征"(黑色箭头所指),于 T1WI(b)未见该征象。

面和直肠子宫韧带之间关系的清晰图像。Hottat 等在《影像学杂志》发表的论著报道,3T 磁共振诊断子宫内膜样瘤的敏感度和特异度分别为 96% 和 80%,且具有非常高的观察者间一致性。但是,3T MRI 用于子宫内膜样瘤的检查和定性诊断的作用尚需进一步的研究证明。

鉴别诊断

MRI 发现子宫内膜样瘤可与其他附件肿物相重叠,特别是其他在 T1WI 图像上呈高信号的病变,如皮

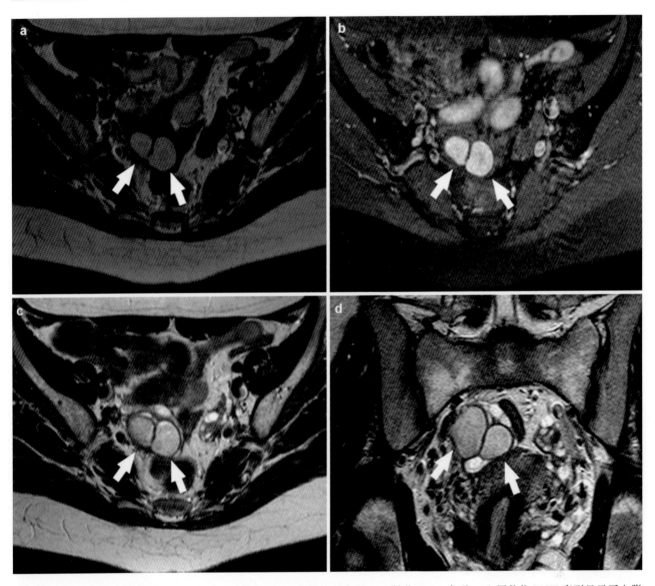

图 5-7　患者,19 岁。(a)轴位 T1WI 序列。(b)轴位 T1WI 脂肪抑制序列。(c)轴位 T2WI 序列。(d)冠状位 T2WI 序列显示了左附件可见两个子宫内膜样瘤,随月经周期反复破裂,其内可见出血(白色箭头所指)。

样囊肿、出血性囊肿、黏蛋白性囊肿和肿瘤。因此,鉴别诊断是非常必需的[6,44,49]:

● 皮样囊肿可通过脂肪抑制 T1WI 序列与子宫内膜样瘤相鉴别,在该序列上,子宫内膜样瘤信号未见降低。皮样囊肿等含脂肪的附件肿物可在脂肪抑制序列呈信号减低[10,44,49](图 5-10)。

● 黏蛋白性病变在 T1WI 图像上的信号低于脂肪或血液[6]。

● 出血性囊肿(最常见是黄体囊肿)最难与子宫内膜样瘤相鉴别,因其在 MRI 上与后者有相似的征象。在 T1WI 脂肪抑制序列上,出血性囊肿仍呈高信号。两者的鉴别点在于出血性囊肿常为单发,单房,囊壁薄。在 T2WI 上,出血性囊肿不表现出阴影效应,因其不像子宫内膜样瘤一样会反复出血。因为没有反复

出血和内容物的浓缩,所以囊肿的黏度低,不表现出阴影效应。在 T1WI 上,不表现为高信号的子宫内膜样瘤很难与其他附件肿物相鉴别[4,7,10]。值得注意的是,出血性囊肿可随时间推移而消失,此时,利用经阴道超声进行随访更为有用[4,45,64]。

● 多发黄体是另一项重要的鉴别诊断,特别是对于接受辅助生殖治疗的女性。该情况见于促排卵治疗后,患者的临床病史有助于鉴别诊断[4]。

● 卵巢癌:虽然恶变是子宫内膜异位症的罕见并发症(<1%病例),其随访和评价还是非常重要。许多研究发现,子宫内膜异位症女性总的罹患癌症风险升高,并且许多回顾性和流行病学研究报道了子宫内膜异位症女性罹患卵巢癌,特别是子宫内膜样癌和透明细胞样癌的发病率升高,显示了子宫内膜异位症与恶

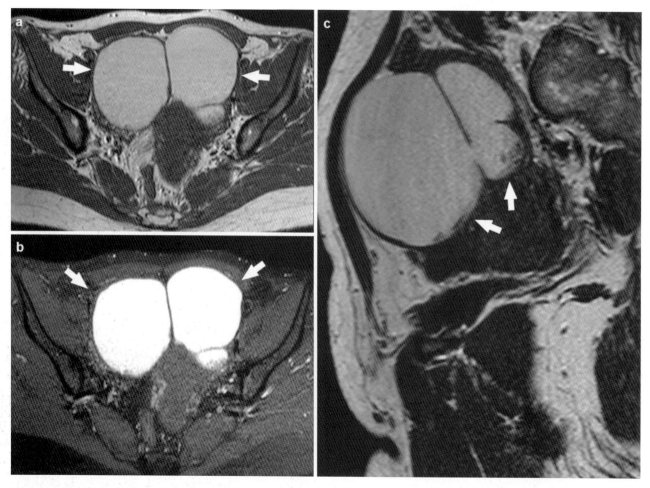

图 5-8　患者，25 岁。(a)轴位 T1WI 序列。(b)轴位 T1WI 脂肪抑制序列。(c)矢状位 T2WI 序列显示了左右附件均可见子宫内膜样瘤，并可见"卵巢亲吻征"(白色箭头所指)。

变为卵巢癌相关[8,9]。Sampson 等于 1925 年首先报道了子宫内膜异位症女性诊断为恶性肿瘤的病例[7-9]。卵巢子宫内膜样瘤的恶变是不常见的并发症，考虑到整个人群子宫内膜样瘤总的发病率为 1%~10%，并且结合卵巢癌在一般人群总的发病率(每 100 000 人每年 10 例)，我们认为绝大多数卵巢子宫内膜样瘤不会恶变为卵巢癌[8,9,56,57,59,60,62]。源自子宫内膜样瘤的卵巢癌的组织学类型与其他卵巢癌不同，其中以透明细胞型(14.8%)和子宫内膜样癌(66.7%)高发[7-9,42]。这些肿瘤临床上代表了独特的上皮性卵巢癌亚型。与子宫内膜异位症相关的卵巢癌患者通常较其他上皮性卵巢癌亚型的患者年轻 10~20 岁，但是幸运的是，受累患者通常是更早分期且更低级别，其总的生存率明显更高。考虑到这些特征，疾病的早期发现有助于改善疾病的预后和保存生育力[7-9]。然而，生存率的提高尚不明确是否因为子宫内膜异位症女性年龄更轻和(或)更早期诊断，因为子宫内膜异位症的典型症状有助于早期诊断，而其他卵巢癌直到晚期常是无症状的[67,68]。

Sampson 于 1925 年首先提出了沿用至今的源自子宫内膜异位症的恶性肿瘤的诊断标准：

● 有邻近肿瘤的子宫内膜异位症存在的明确证据。

● 肿瘤必须源自子宫内膜异位症并非由其他来源侵犯所致。

● 在典型的腺体周围有子宫内膜样基质存在。

Scott 于 1953 年提出了附加的组织学诊断标准：子宫内膜异位灶和肿瘤并存，且存在介于两者之间的过渡性病变(40%的病例，过渡性病变的特征为异常的子宫内膜病变具有中度/重度的异型性，并且排除腺癌)[7-9,65,67]。

恶变的发病机制和病因

源自卵巢或卵巢外的子宫内膜异位灶的恶性肿瘤与其他更常见的卵巢上皮性癌有截然不同的病理学类型，且预后更好。子宫内膜样瘤的恶变的发病机

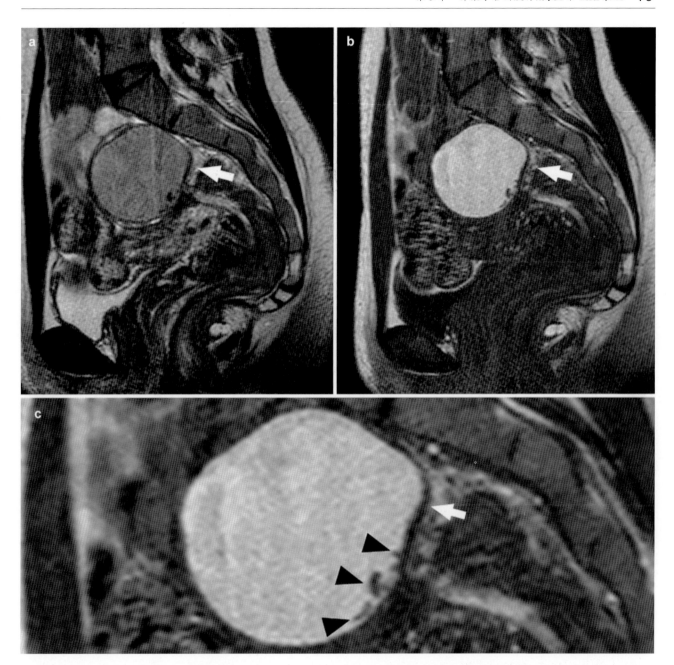

图 5-9　患者,28 岁。(a)矢状位 T2WI 序列。(b)矢状位 T1WI 序列。(c)矢状位 T2WI 序列,缩放 200%。患者可见 2.7cm 子宫内膜样瘤病灶(白色箭头所指),可见由囊壁含铁血黄素沉积所致线形低信号斑点灶(黑色箭头所指)。

制尚不明确;一些研究者认为,卵巢癌的危险因素为未生育、头胎怀孕时间晚、雌激素替代疗法和家族史。这些危险因素表明,雌性激素可能发挥重要作用。因此,必须对生育年龄女性子宫内膜异位症进行治疗和严密监控[8,9,56,57,59,60,62]。然而,除了发病年龄更长之外,卵巢子宫内膜样瘤恶变为卵巢癌的危险因素尚不明确。已被证实的是,子宫内膜样瘤恶变为卵巢癌的病例类型局限于子宫内膜样癌和透明细胞癌。此外,口服避孕药、子宫切除术和输卵管结扎术都被认为是主要的保护因素[7-9,40,58,59]。

Ness 等于 2003 年报道了同样的引起子宫内膜异位症恶变的病理生理学机制(包括免疫改变、雌激素过度分泌和类固醇激素的交互作用)[66]。囊性子宫内膜异位灶的上皮层可发生化生、增生或不典型改变,但是子宫内膜异位症这些改变的准确患病率和恶性变的风险尚不明确[67]。

Prefumo 等、Fukunaga 等和 Ogawa 等在他们的研究中报道,子宫内膜样瘤严重异型性的发生率明显增高,并且建议源自子宫内膜异位症的恶性肿瘤可经过多步骤的发展过程,为典型的子宫内膜异位灶转化为中

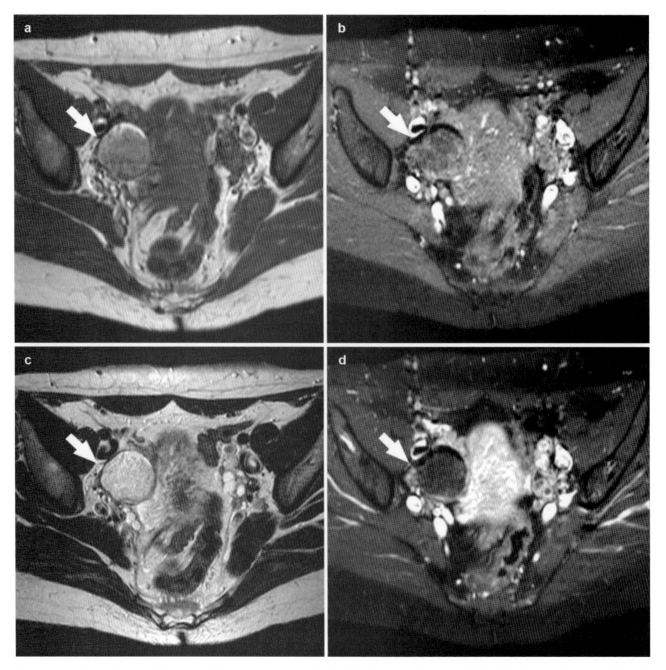

图 5-10　患者,33 岁。(a)轴位 T1WI 序列。(b)轴位 T1WI 脂肪抑制序列。(c)轴位 T2WI 脂肪抑制序列显示,注射对比剂后轴位 T1WI 脂肪抑制序列。(d)显示了 2.4cm 大小皮样囊肿(白色箭头所指),于 T1WI 和 T2WI 序列可见中高信号,T1WI 脂肪抑制序列信号可见抑制减低。

或重度异型性（有或无病理性增生），再发展为癌[68,69]。Kobayashi 等于 2007 年报道，子宫内膜异位灶和其周围组织会浓聚生长因子和细胞因子,会导致其他细胞生长调节的有毒效应[8,9]。

最近的研究显示了恶性变过程的可能的生理学机制：与磷酸酶和张力蛋白失活相应的 10 号染色体肿瘤抑制基因（ PTEN ）的删除是发展为卵巢子宫内膜样肿瘤的早期事件,K-ras 和 PTEN 在子宫内膜异位症和卵巢子宫内膜样肿瘤中的作用已经在小鼠模型

得到证实[8,9,66-70]。Kobayashi 等于 2008 年研究报道了在日本受卵巢子宫内膜样瘤累及的女性罹患卵巢癌的流行病学资料和临床资料。

他们的报道显示,绝经后的女性子宫内膜样瘤病灶达到或超 9cm 时,卵巢癌的患病率最高。他们进行了多变量回归模型研究,显示当子宫内膜样瘤病灶直径达到或超过 9cm 时, 卵巢癌的发病风险(HR,5.51;95% CI,2.09~9.22;P=0.031)和绝经后女性的发病风险(HR,3.21;95% CI,1.79~4.69;P=0.039)都有显著提高。

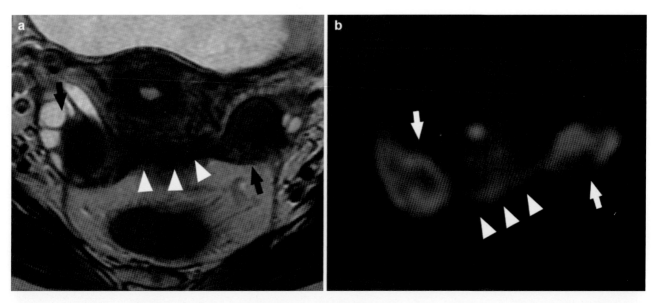

图 5-11　患者,29 岁。(a)轴位 T2WI 序列。(b)轴位弥散加权序列(DWI,b 值=1000)。双侧子宫内膜样瘤(白色箭头和黑色箭头所指)在 DWI 序列上显示清晰,子宫颈后区域纤维化的存在也显示清晰(由 Carlo Nicola de Cecco 博士提供,并许可使用,Rome la Sapienza–Polo Pontino 大学网站)。

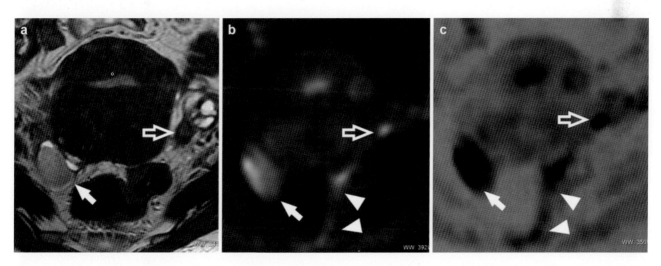

图 5-12　患者,24 岁。(a)轴位 T2WI 序列。(b)轴位弥散加权序列(DWI,b 值=1000)。(c)反转视窗显示的轴位 DWI 序列(b 值=1000)。右附件子宫内膜样瘤于 DWI 序列显示清晰(白色箭头所指)。在子宫旁区域也可见结节样子宫内膜异位灶(白色空心箭头所指),亦可见纤维化信号的存在(白色箭头所指)(由 Carlo Nicola de Cecco 博士提供,并许可使用,Rome la Sapienza–Polo Pontino 大学网站)。

根据他们的研究,卵巢子宫内膜样瘤的大小和年龄较长是进展为卵巢癌的重要的预测因素(特别是透明细胞癌和子宫内膜样癌亚型)。子宫内膜样瘤达到或超过 9cm 和绝经后是进展为卵巢癌的危险因素。

他们的研究也显示,在以上人群,推荐进行早期侵入性治疗(包括手术)以防止发生卵巢癌的高风险。

子宫内膜样瘤恶性变的磁共振征象

据报道,子宫内膜样瘤恶性变的概率为 0.7%~0.8%。已证实的子宫内膜样瘤恶性变的磁共振征象是囊性肿块中可见强化的实性成分(图 5-13)。一些诊断标准已被提出以诊断子宫内膜样瘤的恶性变:

- T1WI 脂肪抑制序列可见壁结节的强化[40]。
- 据 Tanaka 等 2000 年和 2010 年的研究报道表明,在 T2WI 序列上缺乏阴影效应被认为是恶性变的重要因素(该征象可能由肿瘤成分分泌的非出血性液体稀释出血性内容物所致,或子宫内膜样囊肿内间隙扩张所致)[40]。
- 壁结节直径超过 3cm。

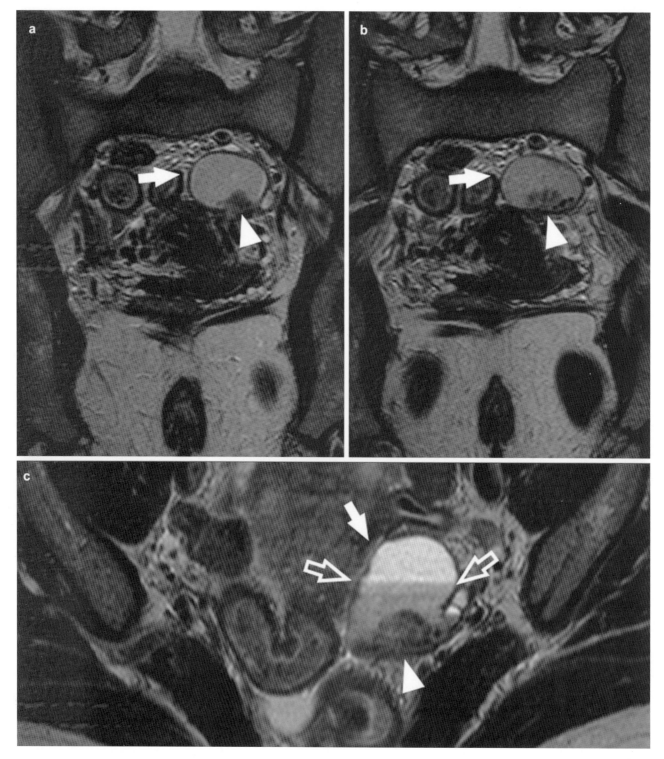

图 5-13   患者,20 岁。(a,b)冠状位 T2WI 序列。(c)轴位 T2WI 序列。左附件(白色箭头所指)可见子宫内膜样瘤肿块(白色箭头所指)和恶性变(经组织学证实)。轴位图像可见"阴影效应"(白色空心箭头所指)。

● 囊肿大小增大。

提示转移灶的辅助征象,如大量腹水和腹膜种植物在子宫内膜样瘤恶性变中罕见[7,10,40]

子宫内膜样瘤恶性变的典型形态学特征为大的单侧囊性肿物,其内可见血性液体和壁结节。壁结节

在 T1WI 增强序列上常可见强化,在 T1WI 平扫序列上呈低信号,在 T2WI 序列上信号复杂多变(T2WI 序列上的信号强度和壁结节的形态与肿瘤的组织学亚型无关),囊性成分通常于 T1WI 和 T2WI 序列均呈高信号。T2WI 序列肿块内罕见阴影征象[7,10,40]。

放射医生必须考虑到 T1WI 上高信号的血性液体可掩盖小的壁结节的强化。因此,利用梯度回波序列获得动态增强减影图像以评价这些小的壁结节的强化程度对诊断大有裨益。在弥散加权图像和相应的 ADC 图上,常将子宫肌层的信号强度或小的肠管壁的信号强度(当子宫切除缺失时)作为病灶信号强度定量分析的参考标准。肿块于 DWI 图像上呈相对高信号,于 ADC 图上呈低或等信号被认为是弥散受限。

但是一些研究认为,弥散受限不是卵巢囊性肿块恶变的特异性诊断标准。事实上,一些良性病变,如妊娠的蜕膜反应或息肉状子宫内膜异位灶亦可见弥散受限。

约半数子宫内膜样瘤于 DWI 图像上可见信号强度的异常升高。但是,与弥散受限见于交界性或恶性肿瘤的实性成分不同的是,这种弥散的异常更常见于良性子宫内膜样瘤的内部囊性成分[7-10,13,40]。

Lizuka 等的研究显示,铁离子的浓聚有助于子宫内膜样瘤与浆液性囊腺癌的鉴别诊断,后者通常没有铁离子的浓聚[7-10,13]。

与子宫内膜样瘤恶变相关的恶性征象为增强图像上于囊性病变内可见实性成分,有时,该征象可与卵巢的息肉状子宫内膜异位症相混淆。在这种情况下,DWI 成像(特别是 ADC 图)对鉴别诊断大有裨益,因为卵巢的息肉状子宫内膜异位灶通常不像卵巢恶性肿瘤那样有低的 ADC 值。由扩张的子宫内膜腺体所致子宫内膜组织的丰富细胞外成分可导致 ADC 图像上的高 ADC 值,而子宫内膜样瘤恶变的实性成分所致细胞成分增多导致水分子运动受限,使得 ADC 值相对低[76]。

磁共振成像的缺陷和鉴别诊断

子宫内膜样瘤内强化的壁结节的存在,是诊断子宫内膜样瘤恶性变的敏感性(97%)但非特异性诊断标准。事实上,良性病变内也可见强化的壁结节,因此需要进行鉴别诊断:

- 炎症。
- 与外源性激素治疗(如他莫昔芬)相关的息肉状子宫内膜异位症。
- 相邻的卵巢实质(以可包含滤泡的囊外新月形病变为特征)。
- 囊内血栓(它们于 DWI 图像上可呈现异常信号强度,但是在注射对比剂后,通常不强化)。
- 妊娠蜕膜反应 (壁结节于 T2WI 图像上呈与正常子宫内膜相似的高信号,该征象联合患者的临床病史可将其与等信号的恶性病变的壁结节相鉴别。另外,妊娠蜕膜反应的壁结节于产后可消退,因此,应进行产后影像学随访)。

结论

由于其高的敏感度和特异度,MRI 可在子宫内膜样瘤的发现和诊断中发挥重要作用。MRI 检查的主要局限性在于其检查费用相对昂贵。CT 不应用于子宫内膜样瘤的发现和诊断,这是因其敏感度和特异度低,且 CT 具有辐射风险,还有由含碘对比剂所造成的过敏风险。

参考文献

1. Serdar E, Bulun MD. Mechanism of disease. Endometriosis. N Engl J Med. 2009;360:268–79.
2. Giudice LC, Kao LC. Endometriosis. Lancet. 2004;364:1789–99.
3. Saba L, Guerriero S, Sulcis R, Pilloni M, Ajossa S, Melis G, Mallarini G. MRI and "tenderness guided" transvaginal ultrasonography in the diagnosis of recto-sigmoid endometriosis. J Magn Reson Imaging. 2012;35(2):352–60. doi:10.1002/jmri.22832. Epub 2011 Oct 27. PubMed PMID: 22034232
4. Chamié LP, Blasbalg R, Pereira RM, Warmbrand G, Serafini PC. Findings of pelvic endometriosis at transvaginal US, MR imaging, and laparoscopy. Radiographics. 2011;31(4):E77–100.
5. Clement MD. Diseases of the peritoneum (including endometriosis). 5th ed. New York: Springer; 2002. p. 729–89.
6. Woodward PJ, Sohaey MD, Mezzetti TP, LDCR, USNR, MC. From the archives of the AFIP. Endometriosis : radiologic-pathologic correlation. Radiographics. 2001;21:193–216.
7. Takeuchi M, Matsuzaki K, Nishitani H. Susceptibility-weighted MRI of endometrioma: preliminary results. AJR Am J Roentgenol. 2008;191(5):1366–70. PubMed PMID:18941070.
8. Kobayashi H, Sumimoto K, Moniwa N, Imai M, Takakura K, Kuromaki T, Morioka E, Arisawa K, Terao T. Risk of developing ovarian cancer among women with ovarian endometrioma: a cohort study in Shizuoka, Japan. Int J Gynecol Cancer. 2007;17(1):37–43. PubMed PMID: 17291229.
9. Kobayashi H, Sumimoto K, Kitanaka T, Yamada Y, Sado T, Sakata M, Yoshida S, Kawaguchi R, Kanayama S, Shigetomi H, Haruta S, Tsuji Y, Ueda S, Terao T. Ovarian endometrioma – risks factors of ovarian cancer development. Eur J Obstet Gynecol Reprod Biol. 2008;138(2):187–93. Epub 2007 Dec 26. PubMed PMID: 18162283.
10. McDermott S, Oei TN, Iyer VR, Lee SI. MR imaging of malignancies arising in endometriomas and extraovarian endometriosis. Radiographics. 2012;32(3):845–63. PubMed PMID: 22582363.
11. Dohke M, Watanabe Y, Okumura A, Amoh Y, Hayashi T, Yoshizako T, Yasui M, Nakashita S, Nakanishi J, Dodo Y. Comprehensive MR imaging of acute gynecologic diseases. Radiographics. 2000;20(6):1551–66. Review. PubMed PMID:11112810.
12. Olive DL, Schwartz LB. Endometriosis. N Engl J Med. 1993; 328(24):1759–69.
13. Gougoutas CA, Siegelman ES, Hunt J, Outwater EK. Pelvic endometriosis: various manifestations and MR imaging findings. AJR Am J Roentgenol. 2000;175(2):353–8.
14. Agarwal N, Subramanian A. Endometriosis – morphology, clinical presentations and molecular pathology. J Lab Physicians. 2010; 2:1–9.

15. Schifrin BS, Erez S, Moore JG. Teen-age endometriosis. Am J Obstet Gynecol. 1973;116:973–80.

16. Gedgaudas-McClees RK. Gastrointestinal complications of gynecologic diseases. In: Textbook of gastrointestinal radiology. Philadelphia: Saunders; 1994. p. 2559–67.

17. Clement PB. Diseases of the peritoneum. In: Kurman RJ, editor. Blaustein's pathology of the female genital tract. 4th ed. New York: Springer; 1994. p. 660–80. 30.

18. Zondervan KT, Yudkin PL, Vessey MP, et al. Chronic pelvic pain in the community-symptoms, investigation, and diagnoses. Am J Obstet Gynecol. 2001;184(6):1149–55.

19. Crum CP. The female genital tract. In: Cotran RS, Kumar V, Collins T, editors. Robbins pathologic basis of disease. 6th ed. Philadelphia: Saunders; 1999. p. 1057–9. 13.

20. Guerriero S, Ajossa S, Paoletti AM, Mais V, Angiolucci M, Melis GB. Tumor markers and transvaginal ultrasonography in the diagnosis of endometrioma. Obstet Gynecol. 1996; 88:403–7.

21. Guerriero S, Spiga S, Ajossa S, Peddes C, Perniciano M, Soggiu B, De Cecco CN, Laghi A, Melis GB, Saba L. Role of imaging in the management of endometriosis. Minerva Ginecol. 2013;65(2): 143–66.

22. Duleba AJ. Diagnosis of endometriosis. Obstet Gynecol Clin North Am. 1997;24:331–46.

23. Buy JN, Ghossain MA, Mark AS, et al. Focal hyperdense areas in endometriomas: a characteristic finding on CT. AJR Am J Roentgenol. 1992;159(4):769–71. PubMed PMID: 1326887.

24. Biscaldi E, Ferrero S, Remorgida V, Rollandi GA. Bowel endometriosis: CT-enteroclysis. Abdom Imaging. 2007;32:441–50.

25. Jung SI, Kim YJ, Jeon HJ, Jeong KA. Deep infiltrating endometriosis: CT imaging evaluation. J Comput Assist Tomogr. 2010;34(3): 338–42.

26. Hottat N, Larrousse C, Anaf V, et al. Endometriosis: contribution of 3.0 T pelvic MR imaging in preoperative assessment – initial results. Radiology. 2009;253:126–34.

27. Del Frate C, Girometti R, Pittino M, et al. Deep retroperitoneal pelvic endometriosis: MR imaging appearance with laparoscopic correlation. Radiographics. 2006;26:1705–18.

28. Zanardi R, Del Frate C, Zuiani C, Del Frate G, Bazzocchi M. Staging of pelvic endometriosis based on MRI findings versus laparoscopic classification according to the American Fertility Society. Abdom Imaging. 2003;28(5):733–42.

29. Carbognin G, Guarise A, Minelli L, et al. Pelvic endometriosis: US and MRI features. Abdom Imaging. 2004;29(609–618):52.

30. Kurtz AB, Tsimikas JV, Tempany CM, et al. Diagnosis and staging of ovarian cancer: comparative values of Doppler and conventional US, CT, and MR imaging correlated with surgery and histopathologic analysis-report of Radiology Diagnostic Oncology Group. Radiology. 1999;212(1):19–27.

31. Umek WH, Morgan DM, Asthon-Miller JA, John OL. Quantitative analysis of uterosacral ligament origin and insertion by magnetic resonance imaging. Obstet Gynecol. 2004;103:447–57.

32. Saba L, Guerriero S, Sulcis R, Pilloni M, Ajossa S, Melis G, Mallarini G. Learning curve in the detection of ovarian and deep endometriosis by using magnetic resonance: comparison with surgical results. Eur J Radiol. 2011;79(2):237–44. Pubmed PMID:20171820.

33. Saba L, Guerriero S, Sulcis R, Ajossa S, Melis G, Mallarini G. Agreement and reproducibility in identification of endometriosis using magnetic resonance imaging. Acta Radiol. 2010;51(5):573–80. PubMed PMID:20380608.

34. Brosens I, Puttemans P, Campo R, Gordts S, Kinkel K. Diagnosis of endometriosis: pelvic endoscopy and imaging techniques. Best Pract Res Clin Obstet Gynaecol. 2004;18(2):285–303. Review. PubMed PMID: 15157643.

35. Kinkel K, Brosens J, Brosens I. Preoperative investigations. In: Sutton C, Jones KD, Adamson GD, editors. Modern management of endometriosis. Philadelphia: Informa Healthcare; 2005. p. 448–51.

36. Coutinho Jr A, Bittencourt LK, et al. MR imaging in deep pelvic endometriosis: a pictorial essay. Radiographics. 2011;31:549–67.

37. Sugimura K, Okizuka H, Imaoka I, et al. Pelvic endometriosis: detection and diagnosis with chemical shift MR imaging. Radiology. 1993;188:435–8.

38. Outwater E, Schiebler ML, Owen RS, Schnall MD. Characterization of hemorrhagic adnexal lesions with MR imaging: blinded reader study. Radiology. 1993;186(2):489–94.

39. Grasso RF, Di Giacomo V, Sedati P, et al. Diagnosis of deep infiltrating endometriosis: accuracy of magnetic resonance imaging and transvaginal 3D ultrasonography. Abdom Imaging. 2010; 35:716–25.

40. Tanaka YO, Yoshizako T, Nishida M, Yamaguchi M, Sugimura K, Itai Y. Ovarian carcinoma in patients with endometriosis: MR imaging findings. AJR Am J Roentgenol. 2000;175(5):1423–30. PubMed PMID: 11044056.

41. Wu TT, Coakley FV, Qayyum A, Yeh BM, Joe BN, Chen LM. Magnetic resonance imaging of ovarian cancer arising in endometriomas. J Comput Assist Tomogr. 2004;28:836–8.

42. Tanaka YO, et al. MRI of endometriotic cysts in association with ovarian carcinoma. AJR Am J Roentgenol. 2010;194:355–61.

43. Swart JE, Fishman EK. Gynecologic pathology on multidetector CT: a pictorial review. Emerg Radiol. 2008;15(6):383–9. Epub 2008 May 21. Review. PubMed PMID: 18493806.

44. Togashi K, Nishimura K, Kimura I, et al. Endometrial cysts: diagnosis with MR imaging. Radiology. 1991;180:73–8.

45. Siegelman ES, Outwater EK. Tissue characterization in the female pelvis by means of MR imaging. Radiology. 1999;212:5–18.

46. Outwater EK, Dunton CJ. Imaging of the ovary and adnexa: clinical issues and applications of MR imaging. Radiology. 1995;194: 1–18.

47. Arrive L, Hricak H, Martin MC. Pelvic endometriosis: MR imaging. Radiology. 1989;171:687–92.

48. Dooms GC, Hricak H, Tscholakoff D. Adnexal structures: MR imaging. Radiology. 1986;158:639–46.

49. Togashi K. Endometriosis. In: MRI of the female pelvis. Tokyo: Igaku-Shoin; 1993. p. 203–26.

50. Jung SE, Lee JM, Rha SE, Byun JY, Jung JI, Hahn ST. CT and MR imaging of ovarian tumors with emphasis on differential diagnosis. Radiographics. 2002;22(6):1305–25. Review. PubMed PMID: 12432104.

51. Chang WC, Meux MD, Yeh BM, Qayyum A, Joe BN, Chen LM, Coakley FV. CT and MRI of adnexal masses in patients with primary nonovarian malignancy. AJR Am J Roentgenol. 2006;186(4): 1039–45. PubMed PMID: 16554576.

52. Lalwani N, Prasad SR, Vikram R, Shanbhogue AK, Huettner PC, Fasih N. Histologic, molecular, and cytogenetic features of ovarian cancers: implications for diagnosis and treatment. Radiographics. 2011;31(3):625–46. Review. PubMed PMID: 21571648.

53. Mohaghegh P, Rockall AG. Imaging strategy for early ovarian cancer: characterization of adnexal masses with conventional and advanced imaging techniques. Radiographics. 2012;32(6):1751–73. doi:10.1148/rg.326125520. PubMed PMID: 23065168.

54. Takeuchi M, Matsuzaki K, Uehara H, Nishitani H. Malignant transformation of pelvic endometriosis: MR imaging findings and pathologic correlation. Radiographics. 2006;26(2):407–17. Review. PubMed PMID: 16549606.

55. Siegelman ES, Oliver ER. MR imaging of endometriosis: ten imaging pearls. Radiographics. 2012;32(6):1675–91. doi:10.1148/rg.326125518. PubMed PMID:23065164.

56. Spencer JA, Ghattamaneni S. MR imaging of the sonographically indeterminate adnexal mass. Radiology. 2010;256(3):677–94. Review. PubMed PMID: 20720065.

57. Iyer VR, Lee SI. MRI, CT, and PET/CT for ovarian cancer detection and adnexal lesion characterization. AJR Am J Roentgenol. 2010;194(2):311–21. Review. PubMed PMID: 20093590.

58. Nougaret S, Addley HC, Colombo PE, Fujii S, Al Sharif SS, Tirumani SH, Jardon K, Sala E, Reinhold C. Ovarian carcinomatosis: how the radiologist can help plan the surgical approach. Radiographics. 2012;32(6):1775–800. doi:10.1148/rg.326125511.

PubMed PMID: 23065169.

59. Lee SI. Radiological reasoning: imaging characterization of bilateral adnexal masses. AJR Am J Roentgenol. 2006;187(3 Suppl):S460–6. PubMed PMID: 16928898.

60. Brinton LA, Sakoda LC, Sherman ME, Frederiksen K, Kjaer SK, Graubard BI, Olsen JH, Mellemkjaer L. Relationship of benign gynecologic diseases to subsequent risk of ovarian and uterine tumors. Cancer Epidemiol Biomarkers Prev. 2005;14(12):2929–35. PubMed PMID: 16365012.

61. Khashper A, Addley HC, Abourokbah N, Nougaret S, Sala E, Reinhold C. T2-hypointense adnexal lesions: an imaging algorithm. Radiographics. 2012;32(4):1047–64. PubMed PMID: 22786993.

62. Bennett GL, Slywotzky CM, Cantera M, Hecht EM. Unusual manifestations and complications of endometriosis – spectrum of imaging findings: self-assessment module. AJR Am J Roentgenol. 2010;194 (6 Suppl):S84–8. PubMed PMID: 20489123.

63. Kier R, Smith RC, McCarthy SM. Value of lipid- and water-suppression MR images in distinguishing between blood and lipid within ovarian masses. AJR Am J Roentgenol. 1992;158(2):321–5. PubMed PMID: 1729791.

64. Guerriero S, Mais V, Ajossa S, et al. The role of endovaginal ultrasound in differentiating endometriomas from other ovarian cysts. Clin Exp Obstet Gynecol. 1995;22(1):20–2.

65. SCOTT RB. Malignant changes in endometriosis. Obstet Gynecol. 1953;2(3):283–9. PubMed PMID: 13087921.

66. Ness RB. Endometriosis and ovarian cancer: thoughts on shared pathophysiology. Am J Obstet Gynecol. 2003;189(1):280–94. Review. PubMed PMID: 12861175.

67. Somigliana E, Vigano' P, Parazzini F, Stoppelli S, Giambattista E, Vercellini P. Association between endometriosis and cancer: a comprehensive review and a critical analysis of clinical and epidemiological evidence. Gynecol Oncol. 2006;101(2):331–41. Epub 2006 Feb 13. Review. PubMed PMID: 16473398.

68. Prefumo F, Todeschini F, Fulcheri E, Venturini PL. Epithelial abnormalities in cystic ovarian endometriosis. Gynecol Oncol. 2002;84(2):280–4. PubMed PMID: 11812087.

69. Fukunaga M, Nomura K, Ishikawa E, Ushigome S. Ovarian atypical endometriosis: its close association with malignant epithelial tumours. Histopathology. 1997;30(3):249–55. PubMed PMID: 9088954.

70. Ogawa S, Kaku T, Amada S, Kobayashi H, Hirakawa T, Ariyoshi K, Kamura T, Nakano H. Ovarian endometriosis associated with ovarian carcinoma: a clinicopathological and immunohistochemical study. Gynecol Oncol. 2000;77(2):298–304. PubMed PMID: 10785482.

71. Siegelman ES, Oliver ER. MR imaging of endometriosis: ten imaging pearls. Radiographics. 2012;32(6):1675–91.

72. Namimoto T, Awai K, Nakaura T, Yanaga Y, Hirai T, Yamashita Y. Role of diffusion-weighted imaging in the diagnosis of gynecological diseases. Eur Radiol. 2009;19(3):745–60.

73. Busard MP, Mijatovic V, van Kuijk C, Pieters-van den Bos IC, Hompes PG, van Waesberghe JH. Magnetic resonance imaging in the evaluation of (deep infiltrating) endometriosis: the value of diffusion-weighted imaging. J Magn Reson Imaging. 2010;32(4): 1003–9.

74. Zhang H, Zhang GF, He ZY, Li ZY, Zhu M, Zhang GX. Evaluation of primary adnexal masses by 3T MRI: categorization with conventional MR imaging and diffusion-weighted imaging. J Ovarian Res. 2012;5(1):33.

75. Manganaro L, Fierro F, Tomei A, Irimia D, Lodise P, Sergi ME, Vinci V, Sollazzo P, Porpora MG, Delfini R, Vittori G, Marini M. Feasibility of 3.0T pelvic MR imaging in the evaluation of endometriosis. Eur J Radiol. 2012;81(6):1381–7.

76. Kozawa E, Inoue K, Iwasa N, Fujiwara K, Yasuda M, Tanaka J, Kimura F. MR imaging of polypoid endometriosis of the ovary. Magn Reson Med Sci. 2012;11(3):201–4.

77. Takeuchi M, Matsuzaki K, Furumoto H, Nishitani H. Case report: a case of polypoid endometriosis: MR pathological correlation. Br J Radiol. 2008;81:e118–9.

78. Ozaki K, Gabata T, Tanaka M, et al. Polypoid endometriosis: an uncommon and distinctive variant of endometriosis. Eur J Radiol Extra. 2008;65:97–100.

第 **3** 部分

良性肿瘤

第 6 章

上皮间质瘤：浆液性和黏液性（临床背景和超声）

Maria Angela Pascual

摘　要

卵巢良性浆液性和黏液性肿瘤多为囊性，来源于表面的上皮和间质，常无激素活性或临床表现，经常是其他原因进行妇科或腹部常规扫描中偶然发现。它们可以发生在任何年龄，如果有临床表现，通常是由于肿块太大引起的。它们可以是巨大的，不太会造成扭曲、出血或破裂的囊肿。常常由于疼痛被发现。经阴道超声彩色多普勒可诊断这类囊肿。通过病理学的宏观描述和来自血管囊肿研究的相关形态超声学表现可以诊断。三维超声由于其更鲜明的形态和血管结构的解剖视图，可以诊断这些类型的囊肿。

关键词

上皮间质瘤·浆液性间质瘤·黏液性间质瘤·影像学·超声

引言

成熟卵巢长为 2~4.5cm，宽为 0.5~1.5cm，重为 5~10g，通过卵巢系膜连接到骨盆间隙。大体上，卵巢由两个主要领域组成：皮质和髓质。

皮质，位于周边，约为卵巢体积的 1/4。在基质中有各个阶段发育的卵巢滤泡。皮质区域本质上是卵巢的功能区域，有两种功能：孕激素和雌激素的激素分泌和排卵。

卵巢的表面几乎都是单层柱状上皮覆盖，是腺体唯一的上皮成分。

髓质是中央区域，富含血液和淋巴血管，沉浸在低密度基质中，以确保卵巢表面血管形成，此区域没有任何滤泡。

卵巢门区域是血管汇集区，卵巢门水平、盆腔腹膜代替卵巢内皮不相容的柱状上皮。

因此，卵巢包含几种类型的细胞：

- 上皮组织：卵巢内皮。
- 结缔组织：卵巢间质。
- 生殖细胞：滤泡内卵母细胞。
- 滤泡细胞：卵泡膜细胞和颗粒细胞。

卵巢肿瘤广泛性的组织学特征反映了正常腺体中细胞类型的多样性（图 6-1）。

肿瘤性卵巢囊肿并不经常引起卵巢增大，这些病变通常引起月经不规律（由于雌激素和孕激素之间的不平衡）和腹痛。

相对于良性肿瘤，恶性肿瘤在一般情况下是无症状的，直到它们足够大才引起机械性症状。

非肿瘤性囊肿按照激素水平进行细分，分为功能

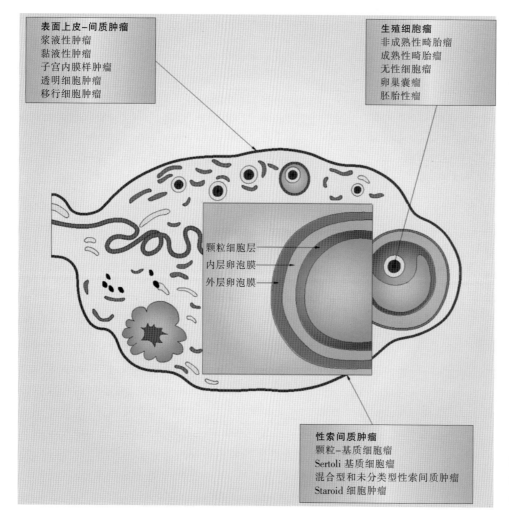

表面上皮-间质肿瘤
浆液性肿瘤
黏液性肿瘤
子宫内膜样肿瘤
透明细胞肿瘤
移行细胞肿瘤

生殖细胞瘤
非成熟性畸胎瘤
成熟性畸胎瘤
无性细胞瘤
卵巢囊瘤
胚胎性瘤

颗粒细胞层
内层卵泡膜
外层卵泡膜

性索间质肿瘤
颗粒-基质细胞瘤
Sertoli 基质细胞瘤
混合型和未分类型性索间质肿瘤
Staroid 细胞肿瘤

图 6-1 卵巢示意图，显示构成的巢有多种细胞类型。(见彩图)

性和非功能性。功能性肿瘤,有相应异常发育的卵泡,而非功能性肿瘤,也被称为器质性囊肿,有卵巢实质的增生。

卵巢良性肿瘤的流行病学、分类

卵巢肿瘤的 80% 为良性卵巢病变,10%~15% 是原发性恶性肿瘤,约 5% 为转移性肿瘤。

浆液性和黏液性良性卵巢囊肿可以发生在任何年龄。

Alcazar[3]等在 1980 例患者中发现卵巢浆液性囊肿多为绝经女性,而黏液性囊肿在绝经前和绝经后的人群中患病率不存在显著差异。Pascual[52]等观察到 13 177 例绝经后的患者,发现 1.7% 的卵巢良性病变。这些病变中,51% 为单纯的和(或)浆液性囊肿,1.8% 为黏液性囊肿。

在 25 年中,Grapsa[28]等观察 86 例年龄为 11~19 岁的青少年患者肿瘤,26.7% 为上皮性肿瘤。21 例为良性(浆液性囊肿 14 例,黏液性囊肿 7 例);2 例是交界性。

他们得出的结论是上皮来源最常见的囊肿是良性浆液性。

性腺形成发展涉及三个基本组成部分:体腔上皮、生殖细胞和间充质。第一个是非常重要的,因为它存在于多数卵巢来源的肿瘤中。事实上,70%~75% 的卵巢肿瘤是上皮起源。据估计,大约 30% 是浆液性,其中 60% 是良性;20%~25% 是黏液性,其中 80% 是良性[10,62]。

体腔上皮肿瘤保留它们的苗勒管分化潜能,属于普通上皮性肿瘤组。如果体腔结构保留的潜能为输卵管,则形成浆液性肿瘤。如果保留子宫的发育能力,则形成子宫内膜样或黏液性肿瘤。

需要有条不紊地整理卵巢肿瘤,主要以组织来源建立自己的分类。

目前世界卫生组织(WHO)分类[63]为以下几个上皮来源的良性肿瘤(表 6-1)。

临床表现

良性卵巢肿瘤多为上皮与表面间质的囊性衍生

表 6-1　良性浆液性和黏液性卵巢肿瘤的 WTO 组织学分类

	ICD-O codes
良性浆液性肿瘤	
囊腺瘤	8441/0
乳头状囊腺瘤	8460/0
表面乳头状瘤	8461/0
腺纤维瘤和囊腺纤维瘤	9014/0
良性黏液性肿瘤	
囊腺瘤	8470/0
腺纤维瘤和囊腺纤维瘤	9015/0
黏液性良性瘤伴有黏膜结节	
腹膜假性黏液瘤	8480/3

物。它们主要为浆液、黏液或混合性,通常无症状。

当这些肿瘤存在,但无症状时,诊断通常是通过其他疾病的扫描探查发现[56],或从常规妇科体格检查和超声检查发现的。

临床表现与囊肿大小有关,由于邻近结构的压力,一般的盆腔疾病的症状往往是不明显的。它们可能呈现不同程度的腹痛,而囊肿的生长缓慢可能伴随腹部沉重感。

较大的肿瘤可能出现腹围增加。额外的压力会影响到邻近的结构,如小肠、输尿管,造成肠道和肾梗阻。当肿瘤的压力影响到血管结构时,可因下腔静脉受压而出现并发症,如静脉曲张、痔、下肢水肿等。

非特异性症状,如恶心和呕吐、发烧或迷走神经的症状也可能发生。

良性卵巢囊肿,如浆液性和黏液性囊肿,可能发生的并发症,有卵巢扭转、囊内或腹腔内出血,或囊肿破裂。

卵巢扭转是上述并发症中最常见的,当囊肿体积显著增加时出现。Varra[74]等研究的 92 例患者中检查出扭转的卵巢病变,得出结论:89%的扭转与良性卵巢肿瘤相关。急性疼痛为主要症状,尽管当扭转校正时,它可能自发消退。Houry 和 Abbott[38]研究一组 87 例患者有 89%的卵巢扭转,发现相同的相关性,并得出结论:诊断卵巢扭转常会漏诊,从而难以抢救卵巢。

卵巢扭转的特征性疼痛是多样性的,难以客观发现。通过腹腔镜及时诊断和治疗是保守手段[12]。结构变化取决于病程变化。只有当回流受到影响,才可观察到明显充血、水肿、血液外渗。进一步发展,会出现出血性坏死,需要紧急手术治疗。

囊内出血是由于部分囊肿壁破损而没有病变。根据受损血管的大小可看到腹腔内出血。大量的腹部出血伴有强烈腹痛,患者会出现休克迹象。这种症状可能会自发消失。出血性卵巢囊肿也可在无症状患者中发现。

囊内破裂是不常见并发症。症状主要取决于肿块类型和其内容物。在浆液性囊肿中,可能无症状。液体内容物流到腹腔,但是与其他卵巢囊肿相比,浆液性囊肿的液体通常无刺激性。浆液性囊肿的破裂更严重,一旦细胞流到腹腔,可植入到腹膜,引起腹膜假黏液瘤[45],治疗更复杂。Baratti[7]等和 Terence[64]等通过根治性手术治疗与腹腔化疗得到满意的结果。

良性卵巢囊肿可在怀孕过程中发现,因为超声检查是常规产前检查的一部分。所有指南的制订包括在第一孕期的检查中需评估卵巢和附件,而在第二和第三孕期检查中需考虑临床上适当和技术上可行的标准。

一个伴有卵巢或附件病变的示范病变可提供形态学评估基准,指导随后的诊断和治疗策略。此外,如果患者在怀孕后期出现急性临床情况,这种信息可能被证明是有价值的。

常见的超声特征主要分为:附件病变,如单纯性囊肿、出血性囊肿、黏液性囊肿(图 6-2);子宫内膜异位囊肿、囊性成熟性畸胎瘤;妊娠期特殊性卵巢改变,如卵巢过度刺激和大黄素化卵泡囊肿[47]。这些患者可归类为保守治疗方案,而另一些患者则需进一步诊断和治疗决策[26]。

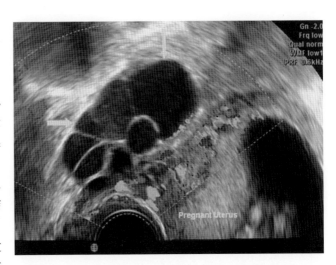

图 6-2　经阴道超声显示怀孕的子宫以及右侧附件区组织学上良性的黏液囊肿(黄色箭头所指)。该患者为 35 岁,对侧因为交界性黏液性卵巢肿瘤而行卵巢切除,以及同侧囊肿切除,在怀孕第 13 周进行了腹腔镜手术。之后,则因为前置胎盘进行剖宫产,生产了一名健康女婴。(见彩图)

美国评估的目的是,确定这些患者是适合保守治疗的,而另一些患者是需要立即干预的,如手术。要求平衡考虑手术干预的风险与非干预的潜在风险。这些可能包括扭转、破裂、出血和罕见的恶性肿瘤扩散。对于非典型特征或持续性大病变应由一个多学科小组来优化诊断和治疗策略。妊娠期急性症状会采取应急干预。

组织学特征

许多盆腔肿块有一个类似的宏观的外观图像,专家可以经阴道超声发现。了解卵巢肿瘤的形态学和特点是有很大帮助的。Sutto[62]等回顾了卵巢的解剖学、胚胎学、生理学和不同的诊断方法,结论是,了解镜下影像对卵巢肿块的鉴别诊断是必要的。Lil Valentin[68]确定了超声模式与镜下表现的相似性对诊断非常有用。然而,这也导致假阳性率,如含有乳头状突起的良性纤维瘤。

与 Grases[29]观点一致,浆液性肿瘤特点是含有类似输卵管黏膜或卵巢表面上皮的上皮细胞,有形成乳头的倾向,较少包绕腺体间隙,周围由纤维基质包绕。

大体上分为四种,这作为其分类的基础。囊腺瘤,单腔,壁比较薄。当有许多乳头突出于表面时,称为乳头状囊腺瘤。当乳头增殖主要存在于外表面时,称为乳头状瘤或表面乳头状瘤病。如果上皮病变是富含纤维基质实性肿瘤的一部分(细胞、水肿或透明化),称其为浆液性纤维瘤。如果包含固体和囊性病变,叫作囊性纤维瘤。

在黏液性肿瘤中,内层上皮是圆柱形的。细胞分泌黏液,与宫颈黏膜上皮或胃幽门黏膜类似,它们归类为宫颈黏液性囊腺瘤。当上皮与肠上皮相似时,归类为肠黏液性囊腺瘤。

从宏观上看,大多数肿瘤是多房性,偶尔可以达到巨大的体积。外表光滑,紧贴各种大小和结构的切割多层细胞,有光滑的、明亮的、波浪的内层(图 6-3)。充满了相当厚的黏液性物质。偶尔,仅有一个乳头,很少有明显的腔(图 6-4)。

浆液性肿瘤,很少有实性肿瘤,可发现有大量纤维基质和稀疏的黏液上皮成分。这是黏液性纤维瘤病例,当囊肿内衬黏液上皮与固体成分不典型交替时,叫作黏液性囊腺纤维瘤(图 6-5)。黏液性囊腺纤维瘤可与成熟的畸胎瘤或其他类型卵巢囊肿,包括恶性肿瘤共存。

偶尔,卵巢黏液性肿瘤壁可发现各种类型的壁结

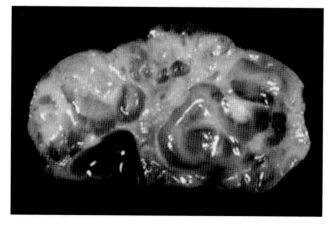

图 6-3 黏液性囊腺瘤的大体表现,多房分隔囊性结构内充满黏液。(见彩图)

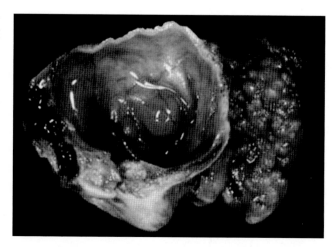

图 6-4 黏液性囊腺瘤的大体表现,可见局部囊壁增厚并伴有发白色样物质。(见彩图)

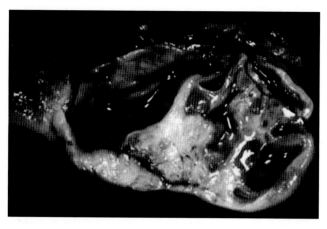

图 6-5 良性囊腺纤维瘤大体表现,其内可见实性物质以及黏液填充的囊性空间。(见彩图)

节,包括间变癌、癌肉瘤、肉瘤样瘤、混合瘤和平滑肌瘤[5]。

诊断

怀疑卵巢肿瘤获得初始诊断依赖于可靠的病史和临床查体,尤其是妇科检查。体格检查可提供卵巢大小、活动性、硬度、表面粗糙度,以及是否为单侧或双侧的信息。

表现为单侧的、硬的、活动性、表面规则的,意味着肿瘤为良性。然而,确定可疑卵巢的病理非常必要,超声是首选技术,而其他检查方法较复杂,往往是不必要的。Guerriero[31]等前瞻性研究 161 例绝经前患者,其中 83 例有持久性附件包块,通过对比绝经前女性经阴道超声与计算机体层摄影术的结果得出结论,经阴道超声检查在诊断大部分囊性卵巢病变时,有成本效益优势。

影像技术

妇科脏器的超声检查必须经阴道,无论何时,只要有可能,就要采用彩色或能量多普勒。处女患者和通过阴道超声发现巨大附件肿瘤的患者需完成超声检查时,可行充盈膀胱的腹部超声检查。

影响卵巢的肿瘤大多数是良性的,即使在今天,尽管超声被认为是最有效的方法来评估组织学类型,但是在缺乏临床症状的情况下,仍然建议不需要干预,而不进行微创操作或保守处理。因此,一个重要目的是,认识到良性囊肿不同的亚型,以完善治疗和临床决策。

在过去的 10 年,技术显著进步,提高了知识和培训,使有经验的超声检查者能正确分类大多数生长性肿瘤。在某些情况下,还可通过主观评价黑白超声与彩色多普勒表现,提供明确诊断[68]。

基于模式识别的良性卵巢囊肿的主观超声特点是准确的[67],并有可重复性[34]。

三维超声(3D-US)是一种产生三维图像的先进技术,提供一个更现实的三个维度的解剖结构重建。三维超声可提供囊内壁、边界和血管形成的更详细分析,同时可提高评估附件肿块的超声诊断准确性。放射学家超声共识会议[44]得出结论,未来研究的许多领域将进一步开发我们的能力去适当的诊断及随访附件囊肿。其中的一个建议是改进三维超声和多普勒表现的临床意义。

对于无症状而超声发现卵巢和其他附件囊肿的女性,超声放射学会的建议是[44]:

● 单纯附件囊肿大于 7cm 的育龄女性和绝经后女性,由于超声难以完全评估囊肿,需进一步行磁共振(MRI)影像学检查或手术评价。

● 多普勒检测到无血流的多发薄分隔或实性结节,不能明确诊断。这些结果提示肿瘤多数为良性。囊肿壁不规则或小面积的局部增厚,与小的实性成分难以鉴别,因此不能确定恶性。有这些任何不确定特点的囊肿比前面描述的典型的良性囊肿值得注意。生育期女性,需要进行超声短间隔随访(6~12 周),偶尔需进一步行磁共振成像检查。缺乏强化磁共振表现特别有助于明确多普勒不能明确的实性表现区域。

6~12 周的超声短间隔随访有足够的时间来明确生理性囊肿。然而,它应该是在月经周期的不同阶段,理想情况下为第 3~10 天,这样不难解释发展的新囊肿。

囊肿越大可能需要的时间越多。如果病变持续存在并继续有不确定的超声和 MRI 表现,应考虑手术治疗。虽然不能用大小来区分良性和恶性囊肿,但囊肿大小为 10cm 以上,病变有 13%的概率是恶性[25]。

良性浆液性肿瘤

囊腺瘤

囊腺瘤通常直径为 1~10cm (图 6-6),偶尔可达 30cm 以上(Tavassoli[63]等)。

浆液性囊腺瘤的超声表现被描述为单房或多房囊肿,含液体,薄壁,无内部实性成分或乳头影像(图 6-7)。它们表现为后方声影增强和声冲流。Edwards[20]等将这种现象描述为囊肿内粒子的可视化运动,远离彩色多普勒超声换能器,超声探头静止一段时间,这

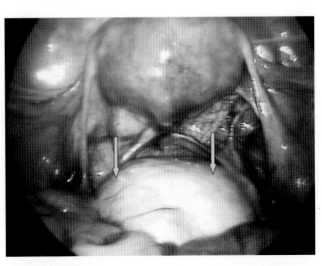

图 6-6　腹腔镜下的浆液性囊腺瘤(箭头所指)。(见彩图)

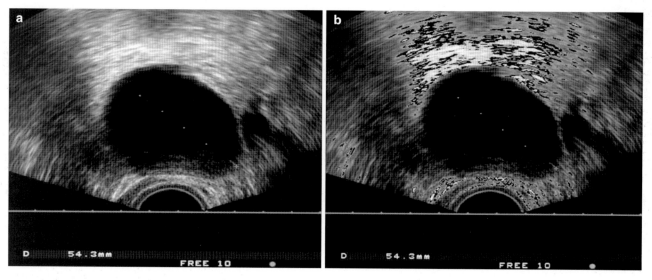

图 6-7　(a)经阴道超声显示单房囊肿,直径约为 54mm,内含有液性成分及薄壁,囊内没有实性及乳头状结构。(b)可以见到在声影后的强化图像上,显著的后方声影增强显示为高亮信号。

个表现可在 80% 的囊腺瘤观察到。后来,Van Holsbeke[72]等观察 1938 例附件包块, 包括国际卵巢肿瘤分析(IOTA).Ⅱ 期研究,这种现象在 44% 的浆液性囊肿中可见。

根据 IOTA 的观点 [65],囊腺瘤的血管特征显示 1 分(病灶无血流表现),有时 2 分(在囊壁内或间隔检测到最小的血流)(图 6-8)。

囊腺瘤的鉴别诊断必须包括卵巢旁和功能性囊肿。卵巢旁囊肿同侧卵巢清晰可见。不能确定肿块是在卵巢内或卵巢外,可能是由于同侧卵巢不可见,更可能是由于囊肿较大。绝经前患者,超声监测功能性囊肿将决定其的诊断[50]。当囊肿仍然存在,很可能是

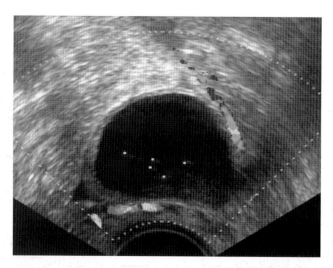

图 6-8　单房囊肿的经阴道超声表现,血管评分为 1 分。注意:血管结构在囊性结构外,声束集束现象在囊肿内部显示(黄色星号的位置)。(见彩图)

浆液性囊肿。

Guerriero[34]等证实浆液性囊肿不难诊断,专家和有经验的超声医生具有很好的一致性(K 0.72~0.80)。

Alcázar[2]等在一项针对 300 例患者的前瞻性研究中得出结论,选择无症状的绝经前女性,多数超声良性,同时卵巢囊肿长期随访无变化。这些病例的数据支持保守处理。

Valentin[70]等在最近的一篇文章中提出,在经阴道扫描发现单房囊肿而手术切除附件的病变中,恶性肿瘤率为 1%。绝经后,乳腺癌或卵巢癌病史的患者,在扫描中有出血性囊肿成分增加的恶性风险。为了避免误判附件病变为单房囊肿,扫描时,必须仔细检查单房性囊肿有无固体成分存在。

浆液性囊肿的 CT 表现为边界清和薄壁的囊性肿块。MRI 显示简单的液体信号,T1 加权序列为低信号,T2 加权序列为高信号(图 6-9 和图 6-10)。

乳头状囊腺瘤

各种类型的浆液性囊肿有其外部或内部的壁,或两者都有。当外壁有乳头状突起,即乳头状表面,超声很难发现(图 6-11)。

良性乳头状囊腺瘤超声表现为有薄间隔和乳头的薄壁单房囊肿(图 6-12)。这些突出物可以是囊肿内壁或间隔的小的血管化的突起。

在卵巢肿瘤的形态学分类中,乳头状突起是重要的超声表现。它们被定义为任何囊内壁至囊腔的任何实性突起,高度≥3mm。乳头状突起的表面可以平滑或不规则[65];彩色能量多普勒对于评估它们的血管非常重要(图 6-13)。

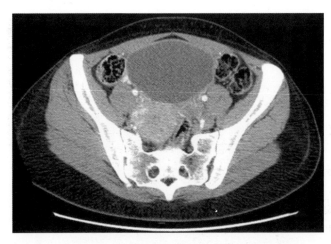

图 6-9　对比增强 CT 扫描显示薄壁单房囊肿和水样密度成分。

另一方面，囊肿内壁可与乳头状突起的一些回声结构相混淆。这是导致血凝块假阳性的主要原因；尽管这些假阳性检测是没有彩色血流的，但仍然不足以排除乳头状突起，因为良性突起可以没有彩色血流(图 6-14)。

乳头状突起的评分项目可以特征化。其是由经验丰富的检查者对超声图像的主观评价[67]。但其结果没有提高"模式识别"，因为评分系统是一个比较简单的方法，可以用于经验不足的新手。这个想法是看它的用途是否能通过医学特性来提高非妇产科超声专家对卵巢肿瘤的鉴定[4]。

Hassen[36]等使用阴道超声评价良性上皮性卵巢间质瘤的乳头状突起的形态特征，并可用彩色多普勒与交界性和恶性对比。这项研究表明，使用传统的超声波，形态、大小、形态表现与大体结果一致。有或没有血流颜色可以用来描述乳头状突起。这一演示模型显示，良性上皮性肿瘤相对于交界性或恶性肿瘤有较少的乳头。此外，这项研究表明，一定数量的大体结果与多普勒表现，可高度提示良、恶性的乳头状突起的诊断。同样的卵巢交界性肿瘤，即使有重叠存在，大尺

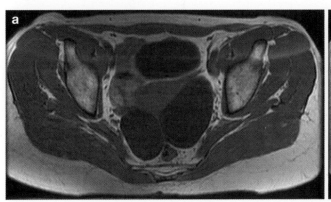
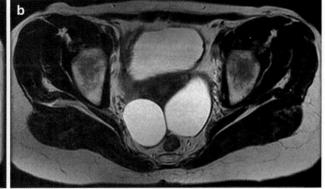

图 6-10　(a)横断位图像显示双侧单房囊肿，T1 加权序列上为均质低信号。(b)T2 上为高信号。

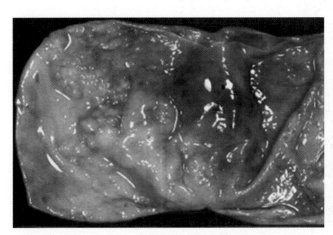

图 6-11　浆液性乳头状囊腺瘤的大体表现，显示囊性形成内部的黄色乳头状突起并伴有光滑内壁。

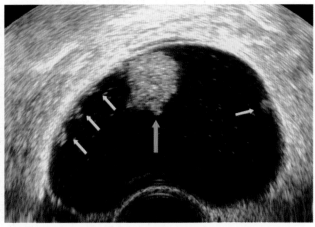

图 6-12　单房样囊肿伴有乳头状突起成分，可见其不规则内壁(蓝色箭头所指)和大小不一乳头结构(黄色箭头所指)。

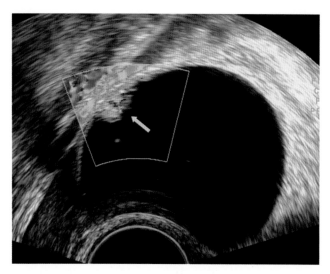

图 6-13　单房囊肿伴有乳头状突起（黄色箭头所指）以及不规则表面，多普勒超声提示乳头内的微血流（2 分）。

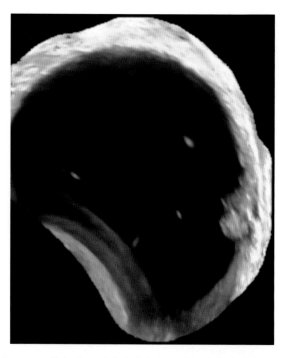

图 6-15　三维超声显示乳头状突起细节，在单房囊肿内部内无血流信号。

Sladkevicius[60]等得出结论，使用三维能量多普勒可以主观评价血管树形态（图 6-17），通过三维能量多普勒超声检查，临床医生可以区分良性与恶性卵巢肿瘤。它增加了普通人群肿瘤的灰阶超声影像。

虽然所有的乳头状囊肿患者都可能会进行手术切除，但是，术前一定要评估良性、交界性或恶性肿瘤，特别是年轻女性。这不仅为了保护生育，也有助于外科医生决定手术的类型。

腺纤维瘤和囊纤维瘤

卵巢腺纤维瘤和囊纤维瘤是较少见的良性肿瘤。这种肿瘤的特点是其恶性声像图表现。Guerriero[32]等研究 572 例组织学良性肿瘤，14 例囊纤维瘤中有 10 例超声和彩色多普勒诊断为恶性。在这些病例中，上皮病变是含丰富的纤维的实质肿瘤的一部分。如果有基质（细胞水肿，或强烈的玻璃样变），可识别为浆液性腺纤维。如果有混合实性和囊性病变，称为囊纤维瘤。图像显示 1 例腺纤维瘤（图 6-18 和图 6-19）。

囊腺癌纤维瘤发生率较低，流行率 5% 左右。Alcázar[1]等研究了 23 例囊纤维瘤，观察到大部分病灶为囊性肿块，30.4% 有内部分隔（图 6-20），56.5% 有实性结节或乳头状突起（图 6-21）；16 个肿块（69.6%）显示无回声模式（图 6-22），而 7 个肿块（30.4%）显示有回声的内容物。

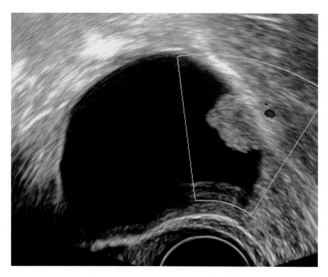

图 6-14　单房囊肿伴随内壁上的乳头。多普勒提示乳头内的血流（1 分）。随访图像显示其消失，卵巢为正常大小。乳头状图像提示血栓形成。

寸、锐角、表面不规则、播散模式提示为恶性肿瘤，而缺乏彩色血流的 ≥10mm 的乳头状突起暗示良性。

Valentin[70]等评价单房囊肿，如有大量和巨大的乳头状突起，恶性风险较高。他们的结论是：单房囊肿乳头分类困难，原因之一是良性乳头状囊肿少见，需要更多的研究，只有更多的单房囊肿乳头状突起的超声表现和临床资料，才可以区分交界性和侵袭性恶性肿瘤。这种三维超声能显示不同类型肿瘤的乳头状突起的形态结构，其与邻近结构的解剖关系，以及它们的血管生成的细节（图 6-15 和图 6-16）。

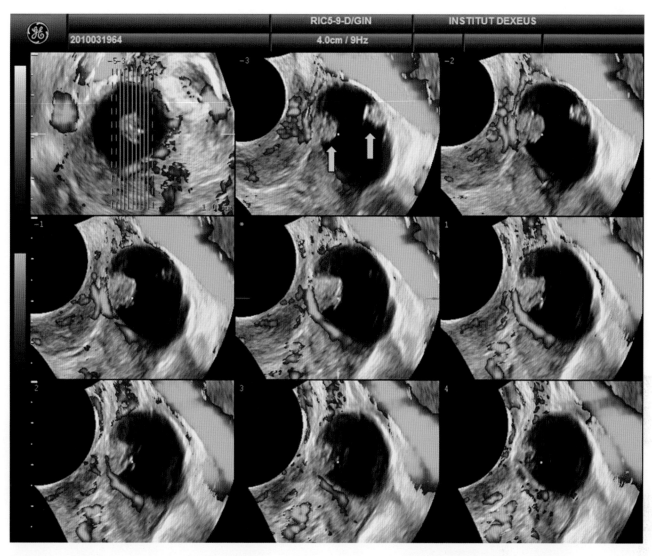

图 6-16 三维超声显示断层超声图像结构(TUI 模式),单房囊肿内有两个乳头状突起(黄色箭头所指)。多层图像显示在 9 个条层里。左上为囊肿的轴位图像,作为参考图像。参考线与从左至右显示的图像一致。同样显示乳头状突起和囊壁的关系。

通常是周围有散在血管,然而,间隔和实质结节中也可有血流(图 6-23)。Alcázar[1]等发现 47.8% 的病例中有血流。

Korbin[40]等分析 14 例卵巢旁囊肿,发现 8 例浆液性囊纤维瘤。超声表现为囊性为主,14 例中的 9 例(64%)可发现一个或多个小(<1cm)的实心结节。

鉴别诊断为乳头状囊腺瘤(图 6-24)、卵巢交界性肿瘤(图 6-25 和图 6-26),以及早期乳头状浆液性癌。Valentin[69]等将腺纤维瘤和囊纤维瘤分类为不典型增生(良性/恶性),超声模式包括乳头状突起、多房性囊肿大于 10 腔以及低回声囊液的肿块。这些超声表现是交界性肿瘤的特点[22,51]。

Outwater[48]等使用 MRI 诊断 13 例囊纤维瘤,发现 12 例多囊性肿块有强度范围从 2~20mm 的极低信号间隔,1 例为实性纤维组织为主。病理与样本图像显示,低信号强度物质是由囊纤维瘤的上皮下纤维组成的。卵巢纤维瘤和囊纤维瘤的纤维成分 MRI 显示为代表纤维组织的 T2WI 极低信号强度的实性成分。

良性黏液性肿瘤

囊腺瘤

黏液性囊腺瘤的超声通常表现为大的(图 6-27)或单侧的非单房的或多房性囊肿(图 6-28 和图 6-29),均质低回声的内容物(图 6-30)。然而,一些囊肿不同的腔可包含不同种类的黏蛋白:像子宫颈型(苗勒管)或肠型[29]。这两种类型的黏液分泌细胞比例可能在同一肿瘤的不同囊腔中也不同。在同一肿瘤中,黏蛋白类型的差异可以解释超声检测到肿瘤内容物回声的变化。Caspi[10]等检测到不同的囊肿内容物,黏液性肿瘤具有更明显的回声(图 6-31)。

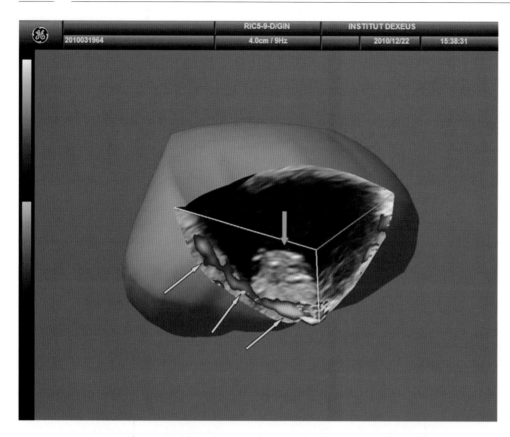

图 6-17　三维超声(壁龛模式),显示所指囊内乳头状突起(蓝色箭头所指),没有血流信号。细节分析显示血流主要在囊壁,并没有分支在乳头内(黄色箭头所指)。

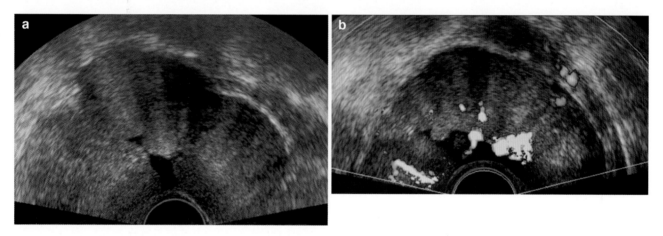

图 6-18　(a)经阴道超声显示大的(90mm)实性异质性肿块,提示恶性。(b)多普勒超声显示中度血流。组织学显示这与良性腺纤维瘤相一致。

Perlman[54]等描述了一种罕见的黏液性囊肿,观察到多个盆腔囊性肿块包含多种不同回声的内容物。经阴道超声仔细评估囊肿,发现其中一种内容物回声表现类似于洋葱皮模式。

同心回声层是其他黏液性肿瘤的普遍回声表现,Degan[16]等在 1 例阑尾黏液性囊肿中首次描述此征象,称为"洋葱皮征象"(图 6-32)。

根据 IOTA 共识[65],良性黏液性囊肿的血管特征(图 6-33),往往显示 2 分(在囊壁或间隔只检测到最小血流)和 3 分(中度血流)。评分为 4(多量血管)是罕见的。

黏液性良性肿瘤与交界性黏液性肿瘤和囊腺癌难以鉴别。当这些肿瘤特征化时,彩色血流价值有限。CT 和 MRI 技术也难以鉴别(图 6-34 和图 6-35)。

黏液性囊肿的鉴别诊断为富含液体内容物的子宫内膜异位和腹膜囊肿[33]。

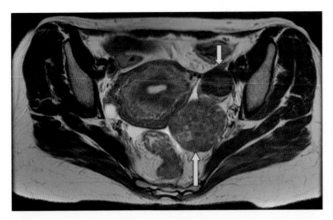

图 6-19　横断位 T2 加权图像显示实性分叶状肿块(黄色箭头所指),其内低信号同纤维成分一致。

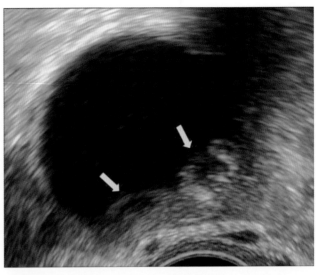

图 6-22　单房结构其内含无回声囊性液体,以及少许间隔成分(黄色箭头所指)。

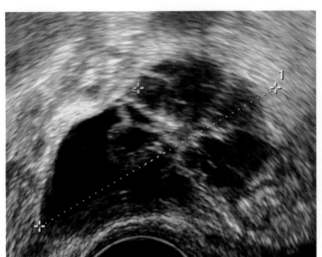

图 6-20　经阴道超声显示分隔,结节性成分不显著。

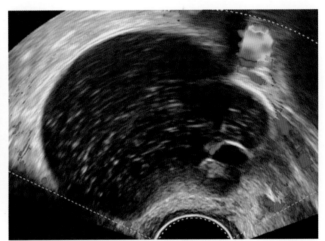

图 6-23　单房囊性结构伴随低回声的内容物,以及间隔内少许血流(2 分)。

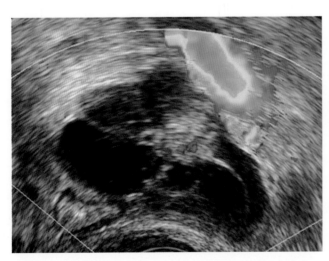

图 6-21　复杂性囊性肿块显示明显实质性肿块内显著的血流成分,同时伴有分隔。

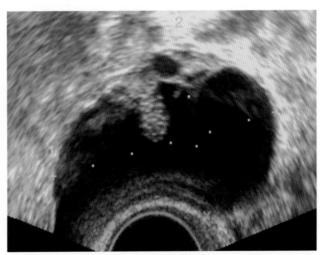

图 6-24　含有乳头状突起的复杂性囊肿。组织学证实为良性乳头状囊腺瘤。

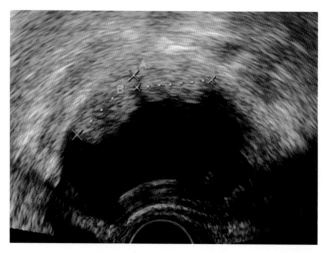

图 6-25   单房样囊肿伴有囊内乳头状突起，分别为 27mm 和 25mm 直径以及不规则的表面。组织学证实为交界性浆液性肿瘤。

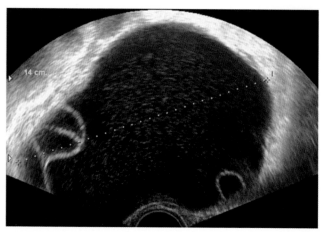

图 6-27   经阴道超声提示大的囊肿(140mm),具有光滑内表面和薄的分隔,以及均质的低回声的成分。

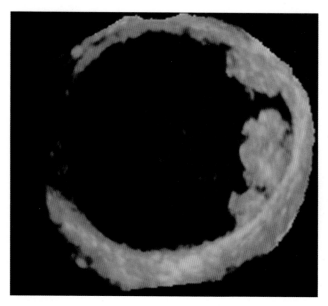

图 6-26   三维超声(三维模式)显示三维突起和不规则表面。组织学为交界性浆液性肿瘤。

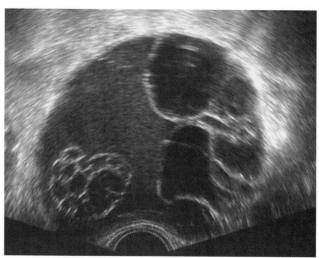

图 6-28   经阴道超声提示多房,具有多房分隔的部分回声囊肿。

不同的影像学检查显示,肿瘤通常是大和多房的,伴内壁实性结节。

黏液性囊性肿瘤伴腹膜假黏液性瘤

黏液性囊性肿瘤伴壁结节

卵巢黏液性囊性肿瘤,无论是良性还是恶性,都可能伴肉瘤样壁结节。Prat 和 Scully [57]首次报道,带有"肉瘤样结节"的黏液性卵巢肿瘤。

这些结节像牙龈瘤或巨细胞骨肿瘤,是反应性而非肿瘤性的。

黏液性卵巢囊肿内实性壁结节极为罕见。真正的肉瘤结节通常比肉瘤样壁结节大。

良性壁结节可能出现肉瘤样或有平滑肌瘤的特征。这些良性结节结局较好。

术前了解肿瘤的黏液性质非常重要,因为许多肿瘤是腹腔镜切除,可能发生泄漏。防止泄露,不只是因为恶性肿瘤潜在的播散细胞,还因为,在一些特殊的肿瘤中,溢出的黏蛋白很容易引起腹膜假黏液性瘤的并发症,虽然罕见。阑尾或卵巢黏液性肿瘤穿孔,导致黏液植入物腹腔内播散,黏度范围从单纯液体性黏液到半固体结构,腹腔和内脏腹膜表面形成腹膜假黏液性瘤[58]。尽管上皮细胞内的黏蛋白的植入可以生产大量黏蛋白,但它们很少侵入,因此不会转移到血液和淋巴系统。

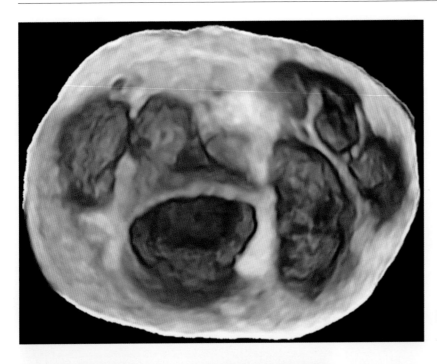

图 6-29　三维超声提示具有厚薄不同的多房囊肿。

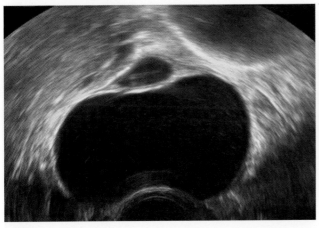

图 6-30　经阴道超声提示大的单房囊肿，具有光滑内壁和均质低回声的成分。

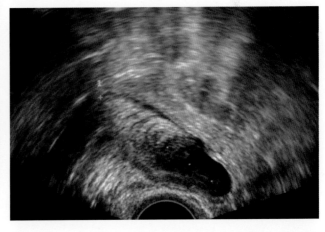

图 6-32　矢状位超声图像显示囊内成分呈"洋葱皮征象"改变。

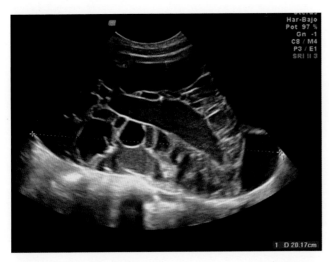

图 6-31　良性黏液性囊腺瘤的超声图像提示不同分隔结构内不同回声强度的内容物。

　　这种黏液物质持续存在于腹腔内并积累，最终由于小肠受压导致严重的腹胀和厌食。这也是导致未经治疗患者发病率和死亡率的主要原因。

肿瘤标志物

　　肿瘤标志物是筛查和随访卵巢恶性肿瘤患者的重要工具，也被认为对早期诊断有价值。虽然 CA-125 是最有用的肿瘤标志物，但单独使用时，不能有效区分良、恶性肿瘤。此外，CA-125 是非特异性的，其他类型的非卵巢肿瘤也可能会增高，如子宫内膜和胃肠道起源肿瘤和乳腺癌。在良性病程中也可升高，如子宫内膜异位症、盆腔炎性疾病、肝硬化和妊娠。

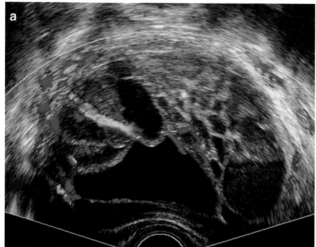

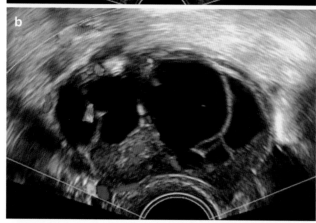

图 6-33 (a)经阴道超声提示 55 岁的患者的良性黏液性囊腺瘤。肿块大体为 27cm 直径,重达 3860g。形态学上为具有分房结构的复杂囊肿,以及增厚的富含血管结构的分隔(4 分)。(b)35 岁的患者的交界性黏液性肿瘤。超声图显示多房样囊性结构,一些腔内含有回声样的物质。在囊壁及分隔内含有中等强度血流(3 分)。

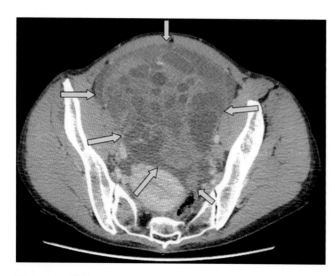

图 6-34 增强 CT 显示多房囊样结构(黄色箭头所指),以及不同分房内不同密度的成分。

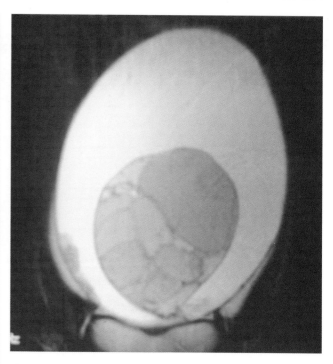

图 6-35 冠状脂肪抑制 T2 加权相上显示囊性多房结构,其内含信号各不相同。等信号提示黏液性成分。

Wakahara[76]等得出结论,附件包块手术之前的超声检查在诊断上比肿瘤标志物 (CA-125、CEA、CA19-9 和 CA72-4)更有效。

Dikensoy[18]等研究了 93 例更年期患者,指出有 77 例患者的 CA-125 值低于 35IU/mL,他们的组织学结果是良性的。另一方面,其余 16 例患者的组织学有交界性肿瘤,CA-125 值在 35~50IU/mL,超声结果显示大于 13cm 的多房性囊肿。

Spinelli[61]等研究了 120 例青少年的附件包块,发现肿瘤标志物在恶性肿瘤(5 例)为 100%阳性率,良性卵巢囊肿为 20.4%的阳性率。因为他们的结果与其他发表刊物是不一致的[59],故得出结论,肿瘤标志物的作用仍然是有争议的。这就是为什么在考虑根治性治疗前,为了优化未来的生育能力,我们建议谨慎处理。

超声引导抽吸

抽吸肿瘤获得细胞学研究的材料,是提高卵巢良性囊肿诊断准确性的有效方法,尤其是浆液性囊肿。

抽吸可通过腹腔镜[11,46]或超声控制下进行。

PEZ[55]等得出结论,超声控制下的卵巢抽吸是一种简单的技术,避免了很多腹腔镜手术,其提供的早期诊断,可以更快速地完成任何干预措施。

Montanari 等于 1987 年[46]观察到经皮囊肿抽吸有

53%的复发率。Dargent 和 Desmettre[14]选择患者得出结论,无论是阴道、皮或通过尿道,复发率与腹腔镜穿刺的复发率相同。

Granberg[27]等得出结论,单纯囊肿超声引导下的抽吸,与其他作者通过腹腔镜获得的结果相比[42],排掉囊液的囊肿70%无复发。

De Crespigny[15]等发表了新的研究,88 例患者中的39 例抽吸,45%无复发。

Fores 和 col[24]1990 年获得 25.3%复发率,Troiano 和 Taylor[66]研究 43 例患者,其中包括孕妇,取得了良好的效果。

最近,Koutlaki 等[41]研究 121 例生育年龄和更年期患者,得出结论认为,一个良性囊肿可增加任何预期治疗的成功率。先前的 Duke[19]等得出结论,这种技术可很好地替代患者外科手术的高风险。

然而,该技术是有争议的,遭到一些学者反对,如果肿瘤是恶性,卵巢抽吸(腹腔镜或超声)有传播细胞的风险[21,30]。

我们的经验认为[49],我们在任何超声控制抽吸与细胞学中都没有观察到有恶性细胞的囊肿。我们的研究结果显示,一般良性囊性病变为 53.6%的无复发率。如果我们排除子宫内膜异位囊肿,无复发率为 57.3%;换句话说,几乎每 3 例浆液性囊肿中的 2 例进行了超声引导下抽吸。

这种技术的主要优点是减少了手术干预。因此,也减少了这些病理手术治疗所产生的经济和社会成本。然而,如果囊肿复发,囊肿抽吸的价值是值得怀疑的,考虑到要不止一次抽吸,60%的患者经手术治疗[27]。我们的经验认为,只有 15.7%的患者最终需手术治疗。手术干预最常见的原因为囊肿无法抽干;这种情况发生于诊断性抽吸(7.6%)和先前超声引导下抽吸囊肿复发。

并发症

扭转

卵巢扭转是由卵巢或附件与血管蒂在其轴线上的旋转引起的,导致动脉、静脉或淋巴管阻塞(图 6-36)。

卵巢扭转的声像图表现根据扭转的持续时间和程度,可能完整或不完整,存在或不存在卵巢肿块[23]。

超声有效的表现包括囊肿的形态、复杂肿块、伴或不办有无盆腔积液、厚壁和囊肿出血。所有这些都为附件扭转的间接征象。它们可能意味着扭转的原因

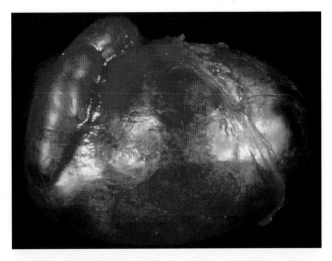

图 6-36　梗死性卵巢的大体外观。表面可见增粗的血管结构。

或其对卵巢的影响,而不是扭转本身。扭转的临床症状和典型超声表现,均没有特异性。

Van Voorhis 等[73]和 Desai 等[17]描述经阴道超声与彩色多普勒超声表现为卵巢增大,缺乏或显著减少的卵巢血流,是早期诊断卵巢扭转的特异性表现(图 6-37)。

Lee 等[43]观察到正常动脉的血流,认为原因可能为无动脉阻塞的静脉血栓形成和卵巢的双血液供应(图 6-38)。

这些不同的结果表明,在部分或早期扭转,动脉和静脉血流可以维持卵巢组织活力。

Vijayaraghavan[75] 将血管包绕中心轴描述为回旋征。Valsky[71]等研究 80 例疑似卵巢扭转患者,22 例可见回旋征表现。他们得出结论,声像图出现回旋征,对术前超声评估疑似扭转的患者,可提高腹腔镜证实的阳性诊断率。

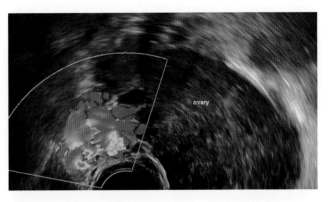

图 6-37　显示无血管结构的增大卵巢。显示卵巢蒂扭曲,高度提示卵巢扭转,该患者立即行腹腔镜手术也证实卵巢扭转。

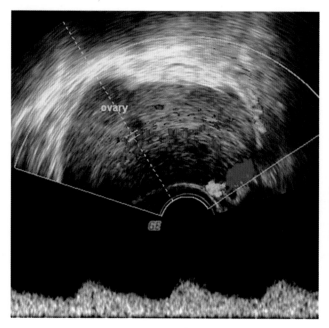

图 6-38 经阴道超声显示增大卵巢、水肿的基质和扭转的卵巢。可见正常卵巢内的血流。

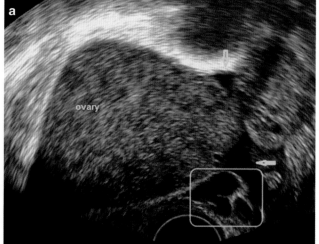

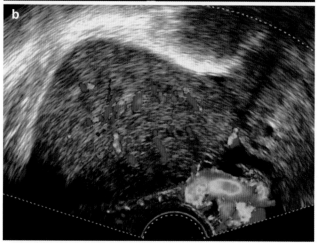

图 6-39 （a）显示卵巢周围游离液体（蓝色箭头所指）。这是卵巢扭转的灰阶图像，扭曲的卵巢韧带显示螺旋或者漩涡征。（b）彩色多普勒图像显示扭曲的血管。

为了发现回旋征，需在怀疑扭转的附件蒂处聚焦探头。

灰白和彩色多普勒超声均需要评估扭转蒂（图 6-39）。彩色多普勒可证实血管征包含血管。

怀孕期间，中晚期妊娠骨盆外的卵巢和输卵管相对快速的运动，同分娩后这些结构的快速恢复至正常解剖位置特点，将增加卵巢和卵巢肿块扭转的风险[13]。大多数病例发生在妊娠前半期，其次是产褥期，在怀孕后半期较少见。

出血

大多数出血性卵巢囊肿是非肿瘤性的，很少是肿瘤性的，并且多数为是良性的（图 6-40）。出血性卵巢囊肿一般是由于黄体或其他类型的功能性卵巢囊肿的出血扩展[6]。

Jain [39]详细描述了出血性囊肿的超声表现。囊肿平均直径为 3~3.5cm（范围 2.5~8.5cm）。囊壁薄（2mm），囊壁清晰，规则。后方声影增强，意味着肿块具有基本的囊性特征。出血性囊肿往往逐渐演变成不同阶段的急性出血、血栓形成和血块凝固。因此，直到它们完全消失，超声表现是变化的。正常情况下，新鲜血液是无回声的。在亚急性期，血栓形成，形成回声（图 6-41）。当细胞开始溶血时，出血性囊肿的回声减弱。在出血后最初的 24 小时内，血液是有回声的。然而，在 2~4 天之后，回声减弱。理解这一病理生理过程，就很容易

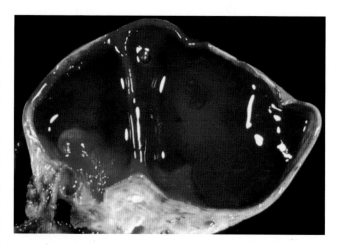

图 6-40 双房囊肿内含有出血液体的大体图像。

理解超声表现，可以方便诊断出血性囊肿。

Patel[53]等研究 30 例出血性囊肿，发现纤维蛋白线

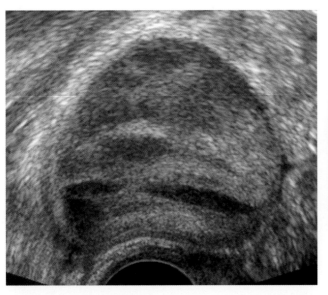

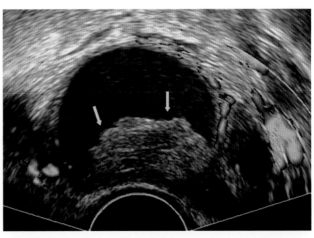

图 6-43　经阴道显示出血性囊肿另一常见征象，即回缩性血块(黄色箭头)。血块可以为均质性也可以为有纤维条索的存在，而呈网格状表现。有些囊性肿块也可以为无回声表现。有时，回缩的血栓可以有点类似乳头状突起。彩色多普勒超声则不能显示血块内的血流。

图 6-41　出血囊肿偶尔表现为实性肿块，因为其内部物质回声紧密，导致转导减弱。这容易在亚急性期见到，此时血块开始形成，但血栓溶解还没有开始。

(图 6-42)和凝固性血块(图 6-43)是重要的表现，其可允许一定程度上的确定性诊断为出血性卵巢囊肿。这是因为，约 90% 的出血性卵巢囊肿至少有这两种特征中的一个。

　　女性出血性囊肿引起的骨盆或下腹疼痛的急性发作，与其他妇科疾病的表现非常相似，如卵巢扭转、异位妊娠和盆腔炎性疾病；与胃肠道疾病，如阑尾炎、肠系膜腺炎、克罗恩病和其他胃肠道疾病的表现也非常相似。临床相关性是至关重要的，因为出血性囊肿不会出现发热和白细胞增多。总之，根据适当的病史和特殊的声像图表现，经阴道超声可明确大多数出血性囊肿的诊断。

　　为了确保诊断，超声协会[44]建议，对绝经后早期出现出血的复杂囊肿的女性，需超声短期随访。如果病变不改变，则排除出血性囊肿，并继续超声或磁共振成像随访。由于出血囊肿正常情况下不大可能出现在绝经后晚期女性，任何有这样的外观的囊肿不仅考虑肿瘤，还考虑手术评估。

破裂

　　当单纯性卵巢囊肿破裂时，可发现盆腔无回声的液体。然而，当出血性囊肿破裂时，盆腔中可看到有回声的液体。它甚至可能会导致大量积血。破裂出血性囊肿与其他原因引起的腹腔积血声像图特点类似[37]。

　　回声的血可以包绕子宫及附件。此外，当一名育龄女性有急性盆腔疼痛和腹腔积血时，破裂的出血性囊肿的超声表现与破裂的宫外孕表现很类似。这会变得特别有挑战性，因为导致阳性妊娠试验结果的很早期的宫内妊娠不能显示。主张 β-人绒毛膜促性腺激素(β-hCG)阳性结果表明异位妊娠，而主张 β-hCG 阴性结果表明出血性囊肿破裂，这种情况下，哪种观点都有局限[37]。事实上，曾有异位妊娠同时伴发黄体囊肿破裂的报道[35]。

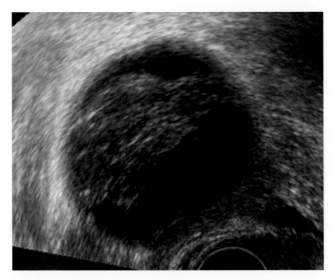

图 6-42　右侧附件区囊性肿块伴有后方声影增强。在肿块内部，可见细心分隔(纤维带)，呈网格样表现。这一征象常见于出血性囊肿。

抽吸并发症

一些作者所观察到的卵巢抽吸后并发症包括出血(由于意外穿刺到此区域的重要血管)、血尿或感染[8,9]。然而,在我们的经验中,无论是在抽吸中或完成后,我们并没有观察到有关并发症。

致谢

由 Càtedra d'Investigació en Obstetríciai Ginecologia de la Universitat Autònoma de Barcelona 赞助。

组织学图片:Francisco Tresserra, MD, PhD,病理科。

CT 和 MRI 图像:Belén úbeda,MD, 以及 Jean-Laurent Browne,MD,妇产科影像部门,妇科、产科和生殖科。

西班牙巴塞罗那学院大学。

作者简介

Mª Àngela Pascual 1981 年毕业于 Universitat Autònoma de Barcelona 内科和外科,1993 年获得博士学位, 目前工作于巴塞罗那 Instituto Universitario Dexeus 的妇科、产科和生殖中心。1989 年,她成为西班牙生育协会成员(SEF)。1990 年成为美国医学超声协会(AIUM)成员,2000 年成为资深成员。此外,她 1991 年成为西班牙妇产科超声协会(ISUOG)成员。她主要研究方向是妇科领域的超声诊断。

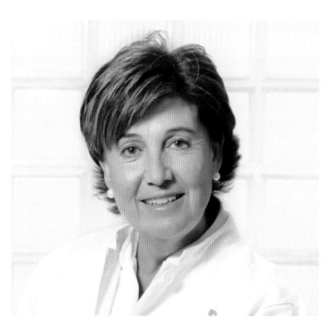

参考文献

1. Alcázar JL, Errasti T, Minguez JA, et al. Sonographic features of ovarian cystadenofibromas. J Ultrasound Med. 2001;20:915–9.
2. Alcázar JL, Castillo G, Jurado M, et al. Is expectant management of sonographically benign adnexal cysts an option in selected asymptomatic premenopausal women? Hum Reprod. 2005;11:3231–4.
3. Alcazar JL, Guerriero S, Laparte C, et al. Diagnostic performance of transvaginal gray-scale ultrasound for specific diagnosis of benign ovarian cysts in relation to menopausal status. Maturitas. 2011;68:182–8.
4. Ameye L, Valentin L, Testa AC, et al. A scoring system to differentiate malignant from benign masses in specific ultrasound-based subgroups of adnexal tumors. Ultrasound Obstet Gynecol. 2009;33:92–101.
5. Bagué S, Rodriguez M, Prat J. Sarcoma-like mural nodules in mucinous cystic tumors of the ovary revisited: a clinicopathologic analysis of 10 additional cases. Am J Surg Pathol. 2002;26:1467–76.
6. Baltarowich OH, Kurtz AB, Pasto ME, et al. The spectrum of sonographic findings in hemorrhagic ovarian cysts. AJR Am J Roentgenol. 1987;148:901–5.
7. Baratti D, Kusamura S, Nonaka D, et al. Pseudomyxoma peritonei: biological features are the dominant prognostic determinants after complete cytoreduction and hyperthermic intraperitoneal chemotherapy. Ann Surg. 2009;249:243–9.
8. Bessis R, Fonty B. Punction échoguidée des kystes de l'ovaire. Contracept Fertil Sex. 1987;15:535–42.
9. Broussin B. Les kystes ovariens -Confrontation écho-anatomique. Contracept Fertil Sex. 1991;19:223–30.
10. Caspi B, Hagay Z, Appelman Z. Variable echogenicity as a sonographic sign in the preoperative diagnosis of ovarian mucinous tumors. J Ultrasound Med. 2006;25:1583–5.
11. Chaparro J, Vera H, Cognat et al. Traitment coelioscopique des kystes de l'ovarie. Gynecologic. 1986;37:310–8.
12. Chapron C, Capella-Allouc S, Dubuisson JB. Treatment of adnexal torsion using operative laparoscopy. Hum Reprod. 1996;11:998–1003.
13. Chiang G, Levine D. Imaging of adnexal masses in pregnancy. J Ultrasound Med. 2004;23:805–19.
14. Dargent D, Desmettre O. Kystes de l'ovaire: punction échoguidée, coelioscopie ou laparotomie? Rev Fr Gynecol Obstet. 1988;83:335–41.
15. De Crespigny LC, Robinson HP, Davoren RA, et al. The "simple" ovarian cyst; aspirate or operate? Br J Obstet Gynaecol. 1989;96:1035–9.
16. Degani S, Shapiro I, Leibovitz Z, et al. Sonographic appearance of appendiceal mucocele. Ultrasound Obstet Gynecol. 2002;19:99–101.
17. Desai SK, Allahbadia GN, Dalal AK. Ovarian torsion: diagnosis by color Doppler ultrasonography. Obstet Gynecol. 1994;84:699–701.
18. Dikensoy E, Balat O, Ugur MG, et al. Serum CA-125 is a good predictor of benign disease in patients with postmenopausal ovarian cysts. Eur J Gynaecol Oncol. 2007;28:45–7.
19. Duke D, Colville J, Keeling A, et al. Transvaginal aspiration of ovarian cysts: long-term follow-up. Cardiovasc Intervent Radiol. 2006;29:401–5.
20. Edwards A, Clark L, Piessens S, et al. Acoustic streaming: a new technique for assessing adnexal cysts. Ultrasound Obstet Gynecol. 2003;22:74–8.
21. Einhorn N, Nilsson B, Sjóvall R. Factors influencing survival in carcinoma of the ovary. Cancer. 1985;55:2019–25.
22. Exacoustos C, Romanini ME, Rinaldo D, et al. Preoperative sonographic features of borderline ovarian tumors. Ultrasound Obstet Gynecol. 2005;25:50–9.
23. Fleischer AC, Stein SM, Cullinan JA, et al. Color Doppler sonography of adnexal torsion. J Ultrasound Med. 1995;14:523–8.
24. Forest AM, Bremond A, Leveque J, et al. Kyste de l'ovaire. J Gynecol Obstet Biol Reprod. 1990;19:829–36.
25. Ghezzi F, Cromi A, Bergamini V, et al. Should adnexal mass size

influence surgical approach? A series of 186 laparoscopically managed large adnexal masses. BJOG. 2008;115:1020–7.

26. Glanc P, Salem S, Farine D. Adnexal masses in the pregnant patient: a diagnostic and management challenge. Ultrasound Q. 2008;24: 225–40.

27. Granberg S, Crona N, Enk L, et al. Ultrasound-guided puncture of cystic tumors in the lower pelvis of young women. J Clin Ultrasound. 1989;17:107–11.

28. Grapsa D, Kairi-Vassilatou E, Kleanthis C, et al. Epithelial ovarian tumors in adolescents: a retrospective pathologic study and a critical review of the literature. J Pediatr Adolesc Gynecol. 2011;6:386–8.

29. Grases PJ, editor. Ovario: transtornos benignos. Patología Ginecológica: Bases para el diagnóstico morfológico. Barcelona: Masson; 2003. p. 119–53.

30. Greer B, Rutledge F, Gallager S. Staging of restaging laparotomy in early-stage epithelial cancer of the ovary. Clin Obstet Gynecol. 1980;23:223–9.

31. Guerriero S, Mallarini G, Ajossa S, et al. Transvaginal ultrasound and computed tomography combined with clinical parameters and CA-125 determinations in the differential diagnosis of persistent ovarian cysts in premenopausal women. Ultrasound Obstet Gynecol. 1997;9:339–43.

32. Guerriero S, Alcazar JL, Coccia ME, et al. Complex pelvic mass as a target of evaluation of vessel distribution by color Doppler sonography for the diagnosis of adnexal malignancies: results of a multicenter European study. J Ultrasound Med. 2002;21:1105–11.

33. Guerriero S, Ajossa S, Mais V, et al. Role of transvaginal sonography in the diagnosis of peritoneal inclusion cysts. J Ultrasound Med. 2004;23:1193–200.

34. Guerriero S, Alcazar JL, Pascual MA, et al. Diagnosis of the most frequent benign ovarian cysts: is ultrasonography accurate and reproducible? J Womens Health. 2009;18:519–27.

35. Hallatt JG, Steele CH, Snyder M. Ruptured corpus luteum with hemoperitoneum: a study of 173 surgical cases. Am J Obstet Gynecol. 1984;149:5–9.

36. Hassen K, Ghossain MA, Rousset P, et al. Characterization of papillary projections in benign versus borderline and malignant ovarian masses on conventional and color Doppler ultrasound. AJR Am J Roentgenol. 2011;196:1444–9.

37. Hertzberg BS, Kliewer MA, Paulson EK, et al. Ovarian cyst rupture causing hemoperitoneum: imaging features and the potential for misdiagnosis. Abdom Imaging. 1999;24:304–8.

38. Houry D, Abbott JT. Ovarian torsion: a fifteen-year review. Ann Emerg Med. 2001;38:156–9.

39. Jain KA. Sonographic spectrum of hemorrhagic ovarian cysts. J Ultrasound Med. 2002;21:879–86.

40. Korbin FD, Douglas LB, William RW. Paraovarian cystoadenomas and cystoadenofibromas: sonographic characteristics in 14 cases. Radiology. 1998;208:459–62.

41. Koutlaki N, Niñas I, Dimitraki M, et al. Transvaginal aspiration of ovarian cysts: our experience over 121 cases. Minim Invasive Ther Allied Technol. 2011;20:155–9.

42. Larsen J, Pedersen O, Gregersen E. Ovarian cyst fenestration via the laparoscope. Acta Obstet Gynecol Scand. 1986;65:539–45.

43. Lee EJ, Kwon HC, Joo HJ, et al. Diagnosis of ovarian torsión with color Doppler sonography: depiction of twisted vascular pedicle. J Ultrasound Med. 1998;17:83–9.

44. Levine D, Brown DL, Andreotti RF, et al. Management of asymptomatic ovarian and other adnexal cysts imaged at US: Society of Radiologists in Ultrasound Consensus Conference Statement. Radiology. 2010;256:943–54.

45. Mariani L, Atlante M, Dionis B, et al. Pseudomyxoma peritonei: a case report. J Exp Clin Cancer Res. 2000;19:537–9.

46. Montanari L, Saviottic C, Zara C. Aspiration of ovarian cysts: laparoscopy or echography? Acta-Europ Fertil. 1987;18:45–9.

47. Mavromatidis G, Sotiriadis A, Dinas K, et al. Large luteinized follicular cyst of pregnancy. Ultrasound Obstet Gynecol. 2010;36:517–20.

48. Outwater EK, Siegelman ES, Talerman A, et al. Ovarian fibromas and cystadenofibromas: MRI features of the fibrous component. J Magn Reson Imaging. 1997;7:465–71.

49. Pascual MA. Valor de la Ecotomografía en la Propedéutica de los Quistes de Ovario. Doctoral thesis, Universidad Autonoma de Barcelona; 1993.

50. Pascual MA, Hereter L, Tresserra F, et al. Transvaginal sonographic appearance of functional ovarian cysts. Hum Reprod. 1997;12: 1246–9.

51. Pascual MA, Tresserra F, Grases PJ, et al. Borderline cystic tumors of the ovary: gray-scale and color Doppler sonographic findings. J Clin Ultrasound. 2002;30:76–82.

52. Pascual MA, Hereter L, Graupera B, et al. Prevalence of benign ovarian lesions in asymptomatic postmenopausal women. Ultrasound Obstet Gynecol. 2012;40S1:39. doi:10.1002/uog.11345.

53. Patel MD, Feldstein VA, Filly RA. The likelihood ratio of sonographic findings for the diagnosis of hemorrhagic ovarian cysts. J Ultrasound Med. 2005;24:607–14.

54. Perlman S, Hazan Y, Hagay Z, et al. "Onion skin" sign in an ovarian mucinous cyst. J Clin Ultrasound. 2012. doi:10.1002/jcu.21872.

55. Pez J, Henry-Suchet J, Mintz M, et al. Ponctions des kystes ovariens sous échoguidage. Contracep Fertil Sex. 1987;15:393–8.

56. Pickhardt PJ, Hanson ME. Incidental adnexal masses detected at low-dose unenhanced CT in asymptomatic women age 50 and older. Radiology. 2010;257:144–50.

57. Prat J, Scully RE. Ovarian mucinous tumors with sarcoma-like mural nodules. A report of seven cases. Cancer. 1979;44:1332–44.

58. Ronnett BM, Zahn CM, Kurman RJ, et al. Disseminated peritoneal adenomucinosis and peritonealmucinous carcinomatosis. A clinicopathologic analysis of 109 cases with emphasis on distinguishing pathologic features, site of origin, prognosis, and relationship to "pseudomyxoma peritonei". Am J Surg Pathol. 1995;19: 1390–408.

59. Ruttenstock EM, Saxena AK, Schwinger W, et al. Pediatric ovarian tumors - dilemmas in diagnosis and management. Eur J Pediatr Surg. 2010;20:116–20.

60. Sladkevicius P, Jokubkiene L, Valentin L. Contribution of morphological assessment of the vessel tree by three-dimensional ultrasound to a correct diagnosis of malignancy in ovarian masses. Ultrasound Obstet Gynecol. 2007;30:874–82.

61. Spinelli C, Pucci V, Buti I, et al. The role of tumor markers in the surgical approach of ovarian masses in pediatric age: a 10-year study and a literature review. Ann Surg Oncol. 2012;9:1766–73.

62. Sutton CL, McKinney CD, Jones JE, et al. Ovarian masses revisited: radiologic and pathologic correlation. Radiographics. 1992;12:853–77.

63. Tavassoli FA, Devilee P, editors. World Health Organization classification of tumours. Pathology and genetics of tumours of the breast and female genital organs. Lyon: IARC Press; 2003.

64. Terence C, Al-Mohaimeed K, Liauw W, et al. Pseudomyxoma peritonei: a need to establish evidence-based standard of care – is this the right trial? Ann Surg Oncol. 2009;16:2675–7.

65. Timmerman D, Valentin L, Bourne TH, et al. Terms, definitions and measurements to describe the sonographic features of adnexal tumors: a consensus opinion from the International Ovarian Tumor Analysis (IOTA) group. Ultrasound Obstet Gynecol. 2000;16:500–5.

66. Troiano RN, Taylor KJ. Sonographically guided therapeutic aspiration of benign-appearing ovarian cysts and endometriomas. AJR Am J Roentgenol. 1998;171:1601–5.

67. Valentin L. Pattern recognition of pelvic masses by gray-scale ultrasound imaging: the contribution of Doppler ultrasound. Ultrasound Obstet Gynecol. 1999;14:338–47.

68. Valentin L. Use of morphology to characterize and manage common adnexal masses. Best Pract Res Clin Obstet Gynaecol. 2004;18:71–89.

69. Valentin L, Ameye L, Jurkovic D, et al. Which extrauterine pelvic masses are difficult to correctly classify as benign or malignant on the basis of ultrasound findings and is there a way of making a correct diagnosis? Ultrasound Obstet Gynecol. 2006;27:438–44.

70. Valentin L, Ameye L, Savelli L, et al. Unilocular adnexal cysts with

papillary projections but no other solid components: is there a diagnostic method that can reliably classify them as benign or malignant before surgery? Ultrasound Obstet Gynecol. 2012. doi:10.1002/uog.12294.

71. Valsky DV, Esh-Broder E, Cohen SM, et al. Added value of the gray-scale whirlpool sign in the diagnosis of adnexal torsion. Ultrasound Obstet Gynecol. 2010;36:630–4.

72. Van Holsbeke C, Zhang J, Van Belle V, et al. Acoustic streaming cannot discriminate reliably between endometriomas and other types of adnexal lesion: a multicenter study of 633 adnexal masses. Ultrasound Obstet Gynecol. 2010;35:349–53.

73. Van Voorhis BJ, Schwaiger J, Syrop CH, et al. Early diagnosis of ovarian torsion by color Doppler ultrasonography. Fertil Steril. 1992;58:215–7.

74. Varras M, Tsikini A, Polyzos D, et al. Uterine adnexal torsión: pathologic and gray-scale ultrasonographic findings. Clin Exp Obstet Gynecol. 2004;XXXI:34–8.

75. Vijayaraghavan SB. Sonographic whirlpool sign in ovarian torsion. J Ultrasound Med. 2004;23:1643–9.

76. Wakahara F, Kikkawa F, Nawa A, et al. Diagnostic efficacy of tumor markers, sonography, and intraoperative frozen section for ovarian tumors. Gynecol Obstet Invest. 2001;52:147–52.

第 7 章

卵巢良性表面间质瘤：CT 和 MRI

Takashi Koyama

摘 要

浆液性囊腺瘤是薄壁囊肿、囊腺纤维瘤具有实性成分部分，T2WI 呈低信号。黏液性囊腺瘤为多房囊性的"彩色玻璃"的外观。良性肿瘤是一种典型的 T2WI 低信号实性肿瘤，CT 上可见钙化灶，但通常与不同程度的囊肿的形成有关。

关键词

上皮间质瘤·浆液性间质瘤·黏液性间质瘤·影像学·CT·MRI

一般而言，卵巢表面上皮性间质瘤根据上皮不同细分为五大类：浆液性、黏液性、子宫内膜样、透明细胞性和移行细胞型。绝大多数良性肿瘤为浆液性或黏液性囊腺瘤。良性移行细胞肿瘤主要为 Brenner 肿瘤。虽然良性透明细胞肿瘤和子宫内膜肿瘤可形成腺纤维瘤，但极为罕见，在文献中只有很少的报道[1-4]。

良性浆液性肿瘤

良性浆液性肿瘤包括囊腺瘤、腺纤维瘤和囊腺纤维瘤。这些肿瘤很常见，占良性卵巢上皮性肿瘤的 2/3[5]。虽然浆液性囊腺瘤可发生于任何年龄，但在 40~60 岁为发生率峰值，12%~23% 的病例中为双侧[5]。在组织学上，上皮性囊肿通常是单层扁平柱状上皮，通常混合分泌细胞和纤毛细胞，如同正常的输卵管一样。上皮细胞有一种倾向，显示细微乳头结构，可从内表面形成小的乳头状突起。良性浆液性肿瘤的间质有多量细

胞和纤维，并且形成实性成分，肿瘤命名为腺纤维瘤或囊性，如果是囊性的，命名为囊腺纤维瘤。

浆液性囊腺瘤常表现为单房，薄壁囊肿，充满单纯液体（图 7-1）。虽然可能形成多房，但是房的数量通常是有限的（图 7-2）。在磁共振图像上，囊肿典型表现为水的信号模式，在 T1 加权图像上表现为低信号，在 T2 加权图像上表现为高信号（图 7-1）。偶尔，囊肿可形成小的乳头状突起，它们通常表现为反映纤维核的低信号强度。当这些乳头赘生物变得突出，应考虑交界性浆液性恶性肿瘤。

囊腺纤维瘤通常表现为包含实性成分的复杂囊性肿块。在磁共振图像上，实性成分通常表现出 T2 加权图像明显的低强度，反映了含大量胶原的纤维基质（图 7-3）[6,7]。实性成分可含有小或微小囊室[8]。尽管浆液性囊腺瘤由于其囊性肿块中的实性成分与恶性肿瘤相似，其 MRI 表现为独特的低信号强度提示良性。囊肿形成低信号实性肿块的鉴别诊断，包括 Brenner

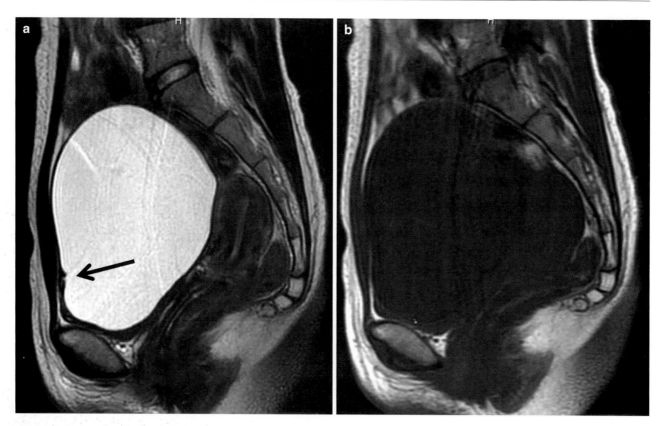

图 7-1　26 岁女性,浆液性囊腺瘤。(a)在矢状位 T2 加权 MRI 图像上,显示一个大的单房性囊肿,囊肿前壁有一个小的乳头(箭头所指)。(b)在矢状位 T1 加权 MRI 图像上,显示囊肿内容物呈水样低信号。

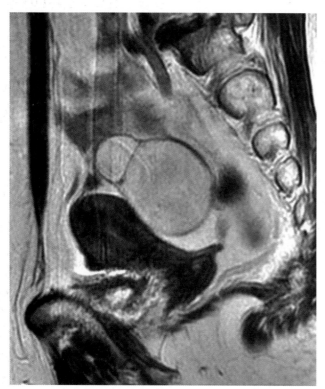

图 7-2　59 岁女性,浆液性囊腺瘤。在矢状位 T2 加权图像上,显示子宫后方双腔囊性肿块。

肿瘤和纤维卵泡膜细胞瘤,这两者都是良性肿瘤。

良性黏液性肿瘤

　　黏液性囊腺瘤占卵巢良性上皮性肿瘤的 13%,平均患者年龄约为 50 岁[5]。与浆液性囊腺瘤相反,仅有 2%~3% 的情况为双侧。黏液性囊腺瘤一般为多房性囊性肿瘤,外形较大,大于浆液性囊腺瘤。囊肿通常包含黏稠的黏液性物质,但偶尔含有水样液体。黏液性囊腺瘤的房通常小而多。黏液性囊腺瘤的上皮特征是单层高柱状细胞,有清晰的细胞质。在组织学上,黏液性肿瘤进一步分为肠型和宫颈(苗勒管)型,前者占超过 80% 的黏液性囊腺瘤。超过 10% 的黏液性囊腺瘤含有 Brenner 肿瘤的局灶性成分。

　　在影像学研究中,黏液性囊性肿瘤显示特征性的多房性外观,表现为 T1 和 T2 加权图像囊腔内不同信号("彩色玻璃外观")(图 7-4)[7]。房室包含水样液体,通常表现为 T1 加权像低信号和 T2 加权像高信号,而黏稠的黏蛋白液体通常 T1 加权信号增高。囊间隔表现为 T2 加权图像低信号,T1 加权增强后强化。良性黏液性囊腺瘤和交界性肿瘤的鉴别是很难的,需要依赖

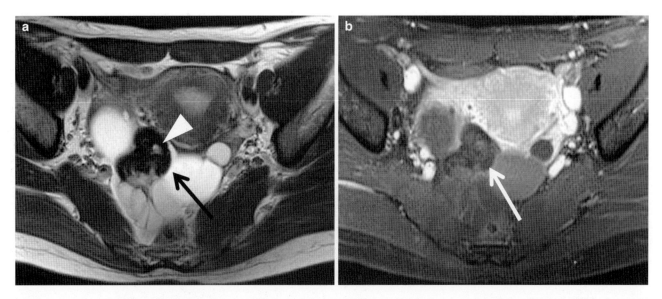

图 7-3　48 岁女性,卵巢浆液性囊腺纤维瘤。(a)轴位 T2 加权 MR 图像显示右侧附件区复杂囊性肿块,肿块中心部分包含不规则明显低信号实性成分(黑色箭头所指),其中也包含微小囊腔(三角箭头所指)。(b)增强后 T1 加权图像显示实性成分(白色箭头所指)的轻度增强。

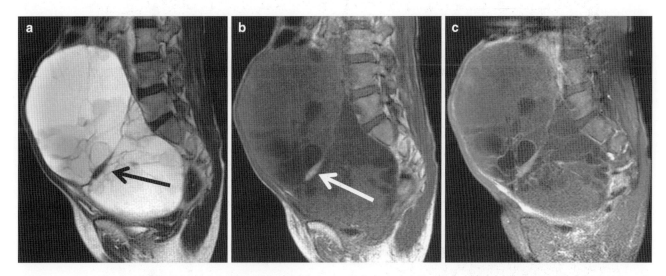

图 7-4　60 岁女性,黏液性囊腺瘤。(a)矢状面 T2 加权图像显示一个大的多房囊性肿块。局部呈显著低信号(黑色箭头所指),类似于增厚的房间隔。(b)T1 加权图像显示多囊腔的各种信号强度。T2 加权图像中的低信号区域显示为高信号(白色箭头所指),提示浓厚的黏稠液体。(c)增强后脂肪抑制 T1 加权图像显示房间隔强化。

术后病理结果。总的来说,一个厚壁和分隔的存在可能表明交界性病变,而实性成分的存在提示癌[9]。当囊腔的液体黏稠,该腔的 T2 加权图像信号可以非常低,类似于增厚的间隔与实性成分。在这种情况下,该区域增强后的未强化,有助于鉴别黏液性囊腔和实性成分。当黏液性囊腺瘤伴发 Brenner 肿瘤局灶性成分,表现为 T2 加权图像明显低信号,增强后强化(图 7-5)。CT 中钙化的存在也提示 Brenner 肿瘤。当在双侧卵巢观察到黏液性囊腺瘤时,需考虑转移性卵巢肿瘤,特别是结肠和附件来源[10]。产生黏液的转移性肿瘤的形态学表现,与原发性黏液性囊性肿瘤类似,无论是肉

眼上还是镜下,它们通常累及双侧卵巢,而卵巢原发性黏液性肿瘤很少累及双侧。

Brenner肿瘤(良性移行性)

Brenner 肿瘤是少见的上皮肿瘤,约占卵巢肿瘤的 2%,一般发生在绝经后的女性[11]。在组织学上,Brenner 肿瘤的特点是不同数量的圆形巢移行细胞。其细胞特征与 Walthard 巢类似,其上皮包含偶尔发现在正常卵巢的内部。Brenner 肿瘤,这些移行性巢被嵌入在纤维基质之中,由富含胶原基质和偶尔玻璃样变的梭形细

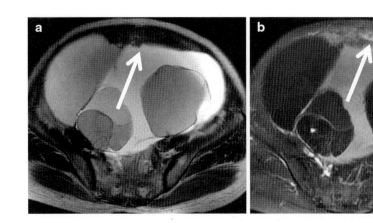
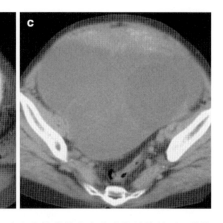

图 7-5 67 岁女性，黏液性囊腺瘤伴 Brenner 肿瘤局灶性成分。(a)轴位 T2 加权图像显示多房性囊性为主的囊性肿块外观。肿块伴发腹侧低信号实性成分(箭头所指)，这是 Brenner 肿瘤的局灶性领域。(b)增强后的 T1 加权图像显示各种信号组成的"彩色玻璃外观"的多方囊性肿块，Brenner 肿瘤实性成分不均匀强化(箭头所指)。(c)CT 平扫显示实性成分的细小钙化。

胞组成。上皮巢通常成为囊性。当囊性改变明显时，囊性上皮内层可能显示移行细胞化生形成黏液柱状上皮。Brenner 肿瘤与约 30%的黏液性囊腺瘤组成物相关[11]。这些肿瘤显示 Brenner 肿瘤与黏液性成分密切混合，命名为化生性 Brenner 肿瘤。

Brenner 肿瘤的大体外观是典型的界限清楚的体积较小的肿瘤。然而，肿瘤可有不同程度的囊变。在较少见的情况下，Brenner 肿瘤的囊性成分可能变得广泛和较大，它们可能显示多房外观。在磁共振图像上，Brenner 肿瘤实性成分通常表现出 T2 加权图像明显

的低信号，反映了含胶原的纤维基质(图 7-6)[12]。肿瘤囊性变区域表现为 T2 加权图像高信号(图 7-7)。当囊性变变得广泛，肿瘤囊性成分可表现为 T1 和 T2 加权图像中含有各种不同信号囊腔的多房"彩色玻璃"样外观，如之前描述的黏液性囊腺瘤一样(图 7-8)。T1 加权图像增强后，实性成分通常均匀性增强[13]。典型的实性成分包含 CT 上可见的大量非结晶钙化，这是 Brenner 肿瘤的特点之一[13]。虽然钙化也可见于浆液性腺癌，结合 CT 显示钙化和 T2 加权图像低信号，提示 Brenner 肿瘤。

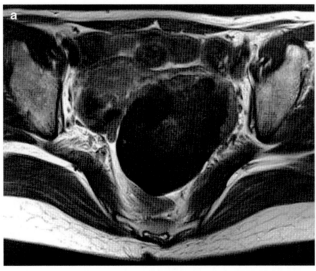
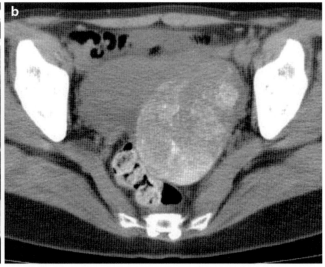

图 7-6 61 岁女性，Brenner 肿瘤。(a)轴位 T2 加权 MR 图像显示左侧附件显著低信号的实性肿块。(b)CT 平扫显示肿瘤广泛钙化。

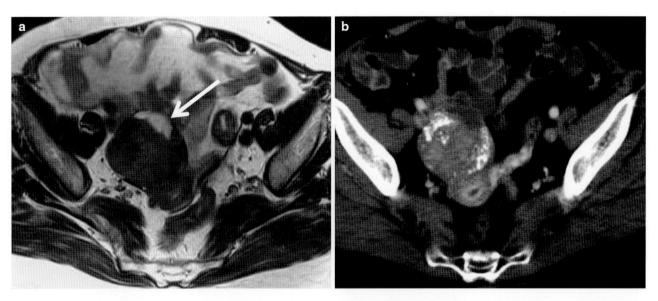

图 7-7　70 岁女性,Brenner 肿瘤囊性变。(a)轴位 T2 加权 MR 图像显示右侧附件区较大的显著低信号实性肿块。病变包含腹侧显著高信号囊性成分(箭头所指)。(b)CT 增强后的轴位显示肿块实性成分的多发不规则钙化。

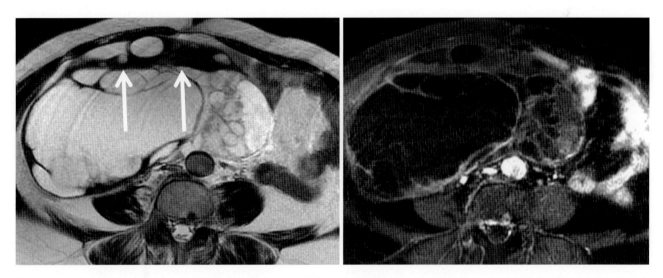

图 7-8　70 岁女性,Brenner 肿瘤伴黏液性囊性肿瘤。(a)轴位 T2 加权图像显示多房囊性肿块,伴显著低信号的不规则实性成分(箭头所指),这代表了 Brenner 肿瘤成分。(b)增强 T1 加权图像显示实性成分和多房囊间隔成分均匀强化,提示黏液性囊性肿瘤为交界性恶性肿瘤。

参考文献

1. Zhao C, Wu LS, Barner R. Pathogenesis of ovarian clear cell adeno-fibroma, atypical proliferative (borderline) tumor, and carcinoma: clinicopathologic features of tumors with endometriosis or adenofibromatous components support two related pathways of tumor development. J Cancer Educ. 2011;2:94–106.
2. Chen R, Zhou H, Zhang Y. Ovarian benign clear cell adenofibroma in a patient with premature ovarian failure after 8-year hormone replacement therapy. Gynecol Endocrinol. 2013;29(3):216–8.
3. Pasaoglu O, et al. Benign clear cell adenofibroma of the ovary. A case report with literature review. Gynecol Obstet Invest. 2007;64(1):36–9.
4. Jain D, Siraj F, Aggarwal N. Endometrioid adenofibroma arising in an endometriotic cyst. J Obstet Gynaecol. 2011;31(4):352–4.
5. Seidman J, et al. Surface epithelial tumors of the ovary. In: Kurman R, Ellenson LH, Ronnett B, editors. Blaustein's pathology of the female genital tract. New York: Springer; 2011. p. 679–784.

6. Cho SM, et al. CT and MRI findings of cystadenofibromas of the ovary. Eur Radiol. 2004;14(5):798–804.
7. Pretorius ES, et al. Magnetic resonance imaging of the ovary. Top Magn Reson Imaging. 2001;12(2):131–46.
8. Takeuchi M, et al. Ovarian cystadenofibromas: characteristic magnetic resonance findings with pathologic correlation. J Comput Assist Tomogr. 2003;27(6):871–3.
9. Tamai K, et al. MR features of physiologic and benign conditions of the ovary. Eur Radiol. 2006;16(12):2700–11.
10. Koyama T, et al. Secondary ovarian tumors: spectrum of CT and MR features with pathologic correlation. Abdom Imaging. 2007;32(6):784–95.
11. Balasa RW, et al. The Brenner tumor: a clinicopathologic review. Obstet Gynecol. 1977;50(1):120–8.
12. Outwater EK, et al. Ovarian Brenner tumors: MR imaging characteristics. Magn Reson Imaging. 1998;16(10):1147–53.
13. Moon WJ, et al. Brenner tumor of the ovary: CT and MR findings. J Comput Assist Tomogr. 2000;24(1):72–6.

第 8 章

卵巢良性性索间质瘤：临床及超声特征

Juan José Hidalgo-Mora, Juan Luis Alcázar

摘 要

卵巢性索间质瘤是一组异质性的良性或恶性的妇科肿瘤，占所有卵巢肿瘤的 5%~10%，占原发性卵巢癌的 2%。全世界发病率没有明显差异，任何年龄段皆可发病，但 40~50 岁发病更常见。性索间质组包括间质肿瘤（称为间叶瘤）和中肾管来源肿瘤。一些这类肿瘤，如纤维瘤、卵泡膜细胞瘤，有纤维状外观，一些似乎来自颗粒细胞或睾丸性索间质细胞或支持细胞。

这些肿瘤的超声表现已经描述为几种影像学征象，表现为边界清晰的实性或多房性囊性附件包块，伴中央多发性圆形或分叶状囊肿。在本章中将描述卵巢性索间质瘤的超声特征。

关键词

卵巢性索间质肿瘤·卵巢纤维瘤组·类固醇细胞肿瘤·硬化性间质瘤·卵巢支持—间质细胞瘤·影像学·超声

引言

卵巢性索间质瘤是一组异质性的良性或恶性的妇科肿瘤，占卵巢肿瘤的 5%~10% 的，占所有原发性卵巢癌的 2%[1,2]。全世界发病率没有明显差异，任何年龄段皆可发病，但 40~50 岁年龄段发病更常见[3,4]。性索间质组包括间质肿瘤（称为间叶瘤）和中肾管来源肿瘤。一些这类肿瘤，如纤维瘤、卵泡膜细胞瘤，有纤维状外观，以及一些似乎来自颗粒细胞或睾丸性索间质细胞和支持细胞[5,6]。它们通常由许多种细胞组合而成，包括女性型细胞（颗粒细胞、卵泡膜细胞和黄素化衍生物）、男性型细胞（支持、睾丸间质细胞）、性腺间质来源的成纤维细胞以及细胞形态无特征性的细胞。

这些细胞都可以表现出不同程度的分化[6,7]。

这些肿瘤源于性腺基质，尤其是那些分化中的细胞群体。在正常情况下，它们通常会引起卵母细胞周围的细胞增生，包括那些产生卵巢激素的细胞[1]。因为性类固醇激素的产生，包括雌激素和雄激素，一些肿瘤常常和内分泌表现相关。

这些激素活性产生的临床症状结合肿瘤特异的声像图特点，使得大多数此类肿瘤患者早期的诊断成为可能[8]。卵巢性索间质瘤分为几个组织学亚型。世界卫生组织卵巢肿瘤的分类，已列为不同亚型[5]：

1. 颗粒间质细胞瘤、颗粒细胞肿瘤、卵泡膜纤维瘤。

2. 睾丸—间质细胞瘤、睾丸母细胞瘤，高分化、中分化男性化卵巢细胞瘤，低分化男性化卵巢细胞瘤（肉瘤)。

　　3.环状小管性索肿瘤。

　　4.卵巢两性母(胚)细胞瘤。

　　5.未经分类的。

　　6. 类固醇(脂质)细胞肿瘤间质黄体瘤、睾丸间质细胞肿瘤、未分类)。

　　卵泡膜细胞瘤和颗粒细胞肿瘤是产雌激素类肿瘤。另一方面,支持–间质细胞肿瘤和类固醇细胞肿瘤显著特点为产睾酮。然而,卵泡膜细胞瘤和颗粒细胞肿瘤偶尔产雄激素,导致男性化[9]。

　　最常见的病理类型是颗粒细胞肿瘤,其占所有性索间质肿瘤的 70%,它们通常是恶性的(占所有卵巢肿瘤的 2%~5%),虽然绝大多数是低度恶性,但是预后较好[8,10]。

　　纤维瘤、卵泡膜细胞瘤占所有间质瘤的 50% 和卵巢肿瘤的 4%~6%。它们通常是良性的,小于 5% 的为恶性[3]。

　　男性化卵巢细胞瘤占所有卵巢肿瘤的比例<0.5%,其中<5%表现为恶性[8]。性索肿瘤伴环状小管是良性的肿瘤,特征性表现介于睾丸支持细胞瘤和颗粒细胞瘤之间,表现为恶性行为的病例罕见[11]。卵巢两性母(胚)细胞瘤是极为罕见的性索间质细胞肿瘤,100%为恶性[12]。

　　类固醇细胞肿瘤占卵巢肿瘤的 0.1%~0.2%。成人25%是恶性,然而,还没有年轻女孩患恶性类固醇细胞肿瘤的报道。这些肿瘤中,间质黄体瘤占 20%,睾丸间质细胞瘤占 15%~20%,大多为良性。其他类固醇细胞肿瘤代表其余的 60%[2,13]。

　　在本章中,我们将描述良性卵巢性索间质瘤的组织学、临床和超声特征。

颗粒–纤维瘤

　　纤维瘤、卵巢卵泡膜纤维瘤、卵巢卵泡膜细胞瘤是一种单一的实性良性肿瘤的变异。它们占卵巢肿瘤的 4%~6%,绝经前和绝经后的女性都可发病[3,14]。

　　单纯的纤维瘤由产生胶原的梭形细胞束组成,无卵泡膜细胞和雌激素样作用,无上皮成分[5,15]。当瘤体内主要的细胞为圆形或椭圆形,类似卵泡膜细胞,则被归为卵巢卵泡膜细胞瘤,它可能有激素活性,因此可出现雌激素的临床表现。卵泡膜纤维瘤这个术语用于当病理无法精确的区分这两种形式的瘤体时[14,16]。

　　本组肿瘤大多是良性的,报道的病例中代表恶性

的恶性卵泡膜细胞瘤和纤维肉瘤发生率小于 1%[17]。

纤维瘤

　　卵巢纤维瘤是卵巢最常见的实性肿瘤,约占这组肿瘤的 2/3,占卵巢肿瘤的 4%[15,18]。这些肿瘤在中年时发病多见,30 岁以前发病罕见 (90%的患者至少 30岁)。诊断时,患者的平均年龄是 48 岁[5,18]。

　　纤维瘤通常是单侧(<5%双侧发病),通常体积较大,有时最大径超过 10~15cm,只有 1/3 者<3cm。大的实性纤维瘤有光滑的或稍不规则的浆膜表面。小纤维瘤可位于卵巢内或表现为卵巢外表面息肉样结节或卵巢内无包膜的结节。纤维瘤的切面是白色,轻度螺旋状,可有囊性变区表现。如果囊变区较大,其表现就像充满了富含蛋白质的浆液性囊肿,其壁粗糙[6,18]。

　　在组织学上,纤维瘤由细胞束、透明胶原交叉带和纤维组织构成。这些成纤维肿瘤细胞核呈梭形,无异型性表现。营养不良性钙化,灶性坏死、出血常见。正常邻近卵巢组织及对侧卵巢可有基质增多的征象。如果纤维瘤有富含脂质的叶黄素样细胞过度增生表现,则称其为黄素化卵泡膜细胞瘤或纤维瘤[17,18]。当肿瘤由细胞核紧密排列且没有或很少核异型性的细胞构成并且有丝分裂 1~3/10 大视野时,它们被归类为细胞性纤维瘤。当成纤维细胞肿瘤显示中度核异型性和有丝分裂超过 3/10 大视野时,它们往往有一个恶性病程并被视为纤维肉瘤[16]。

　　这些肿瘤的临床征象不具特征性。它们很少与激素的分泌有关,女性患者通常无症状。因此,患者往往是在触诊或妇科常规超声检查时意外发现[15]。然而,这些肿瘤可能与许多临床综合征相关。首先是 Meigs 综合征(卵巢纤维瘤、胸水、腹水),在 1%~10%的卵巢纤维瘤患者中可发现。其次是 Gorlin-Goltz 综合征或基底细胞痣综合征(双侧卵巢纤维瘤、皮肤多发性基底细胞癌、牙源性角化囊肿和钙化硬脑膜褶皱),一种常染色体显性遗传性疾病,多在 30 岁之前发病。最后,卵巢纤维瘤也可能与家族性息肉病,如加德纳、李察综合征、黑斑息肉综合征有关,也是常染色体显性遗传疾病[17]。

　　超声上表现为一系列典型的特征。多数情况下,肿瘤的外观不具特异性,纤维瘤最常见的表现为圆形、椭圆形,或分叶状的实性团块,均匀低回声肿块,内部回声均匀或不均匀,后方有声影,有时其声影令人吃惊[14,15](图 8-1 和图 8-2)。超声上的条状阴影是良性纤维瘤的典型表现,这些条状阴影可以通过细胞束和透明状胶原蛋白以及纤维组织的交叉来解释,这也

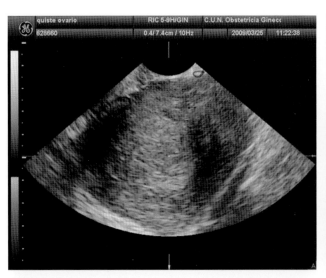

图 8-1 经阴道超声显示卵巢纤维瘤。一个圆形的边界清晰的纯实性附件肿块。

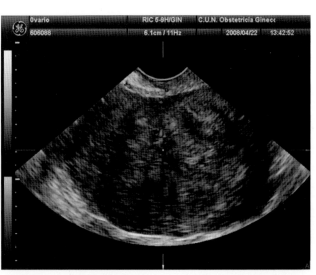

图 8-3 卵巢纤维瘤经阴道超声表现。能量多普勒检测到稀少的血流信号。（见彩图）

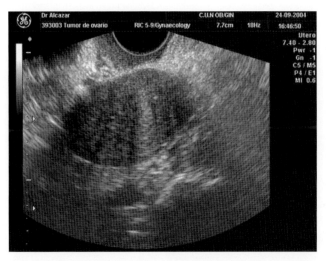

图 8-2 卵巢纤维瘤经阴道超声表现。像上图一样，一个圆形的边界清晰的纯实性附件肿块。然而，这个声影更加明显。

可能是典型的纤维瘤病理切面上呈"螺旋状"大体表现的原因[18]。然而，超声表现是多变的，可见超声透过度增加的高回声肿块[14,15]。这些肿瘤通常不含囊性区，虽然在某些情况下，在肿瘤的周边或内部可见这样的结构[16,18]。纤维瘤超声形态学多变性可以用细胞结构、胶原含量、间质水肿的程度不同来解释，因为它们决定着病灶的特征。出血、水肿和坏死，可以解释囊腔中液体的不同回声。彩色多普勒表现多样，但大多数纤维瘤表现为轻中度血管化[18]（图 8-3）。出血是常见的，但卵巢纤维瘤钙化罕见[16]。40%的患者可有腹水表现，此时肿瘤大于 10cm[6]。

做出卵巢纤维瘤准确的影像诊断是重要的，因为

其通常表现为非特异性的肿块，类似子宫肌瘤或恶性肿瘤。有一些特征有助于区分卵巢纤维瘤和子宫肌瘤或卵巢恶性肿瘤。首先，当超声扫描显示子宫旁但与子宫没有相连的盆腔实性包块，诊断浆膜下子宫肌瘤应谨慎，卵巢纤维瘤的可能性应考虑，除非在同侧可以清晰地看到正常卵巢。其次，建议用彩色多普勒评价血管来鉴别诊断子宫肌瘤与卵巢纤维瘤。超声下内含高速血流信号、血管化良好的盆腔实性包块提示浆膜下子宫肌瘤，而超声下低速血流信号的乏血管肿瘤常提示卵巢纤维瘤的诊断。第三，原发性卵巢癌不太可能是一个完全实性团块。继发性卵巢恶性肿瘤通常是双发的，而不是单侧发病。最后，辅助的计算机断层扫描和磁共振成像有助于提高诊断的准确性。大多数卵巢纤维瘤表现为实性团块，计算机断层扫描上对比剂延迟浓聚，磁共振成像显示显著的 T1 和 T2 低信号[15,16]。

卵巢卵泡膜纤维瘤

卵巢卵泡膜纤维瘤这个术语通常指那些特征介于纤维瘤和卵泡膜细胞瘤之间的肿瘤。

卵巢卵泡膜纤维瘤是由纤维和卵泡膜细胞混合组成的。大体上其和卵巢纤维瘤几乎无法肉眼区别，经常表现为类似子宫肌瘤的白色螺纹外观。肿瘤可以是球形或分叶状，被覆完整的卵巢黏膜。水肿、囊样变性是比较常见的，特别是在较大的泡膜，钙化、出血极少见[18,19]。组织学上，与卵巢纤维瘤相比，卵巢卵泡膜纤维瘤显示更加明显的细胞结构和更多的胶原蛋白，高达 50%有明显的水肿[18]。这些肿瘤包括由梭形、椭圆

形或圆形细胞形成的大量胶原(这些细胞组成纤维瘤),还有少量富含脂质的典型簇状的卵泡膜细胞[19,20]。黄素化卵泡膜细胞的出现常意味着黄素化卵泡膜细胞瘤的诊断[18]。

卵巢卵泡膜纤维瘤的临床表现具有相对非特异性,患者最常表现为盆腔包块、盆腔疼痛、子宫不规则出血[20]。妇科检查常发现实性的、可移动的表面规则的肿瘤,瘤体体积多变。 卵巢卵泡膜纤维瘤显示与激素活性肿瘤相关的内分泌表现很罕见。在这种情况下,已报道了一些雌激素,甚至一些罕见的雄激素表现[17]。这些肿瘤的激素活性取决于其类似于纤维瘤(乏脂的,激素惰性的)或泡膜(含脂的,有激素活性)的程度[21]。

卵巢泡膜纤维瘤的超声表现通常非特异,超声表现丰富,包括回声和混合回声包块(图 8-4)。低回声肿块也有报道[17]。体积巨大的瘤体内可见水肿和囊性变。卵巢卵泡膜纤维瘤的鉴别诊断,包括蒂和阔韧带内子宫肌瘤以及其他实性卵巢肿块,如布伦纳瘤、颗粒细胞瘤和无性细胞瘤。如果发现大量的囊性变,卵巢卵泡膜纤维瘤容易误诊为恶性卵巢肿瘤[19,20]。

卵巢卵泡膜细胞瘤

卵巢卵泡膜细胞瘤是一种罕见的间质细胞起源的实性纤维瘤性良性肿瘤,占卵巢肿瘤的 0.5%~1%[22]。

大多数卵巢卵泡膜细胞瘤是单侧发病(双发<3%),瘤体为 5~10cm,50~60 岁(平均年龄 59 岁)绝经前和绝经后女性发病。30 岁前发病小于 10%[6,23]。大体上,外观通常是实性的或橡胶状固体组织,由于脂质的积累程度不同而呈白色或淡黄色。局灶性或弥漫性的水肿可见,但包囊形成罕见[6]。组织学上,它们是由类似于包围卵泡的卵泡膜细胞的基质细胞构成的实体瘤。显微镜分析显示圆形或卵圆形细胞组成的包块,由于内含大量脂质,细胞核呈圆形,胞浆苍白,穿插于细胞间的透明带多见[6,24]。

这些肿瘤通常表现为雌激素活性,因此,患者可能表现继发的临床表现,包括绝经后子宫出血、子宫内膜增生、子宫内膜癌。据估计,60%的患者有子宫出血,以及超过 20%患者有子宫内膜癌。 因为其发病年龄晚,发生性早熟非常罕见。卵巢卵泡膜细胞瘤引起男性化罕见(11 %的患者可见)。绝大多数卵巢卵泡膜细胞瘤是良性的,手术切除是可以治疗的[5,22]。

超声检查卵巢卵泡膜细胞瘤可表现为回声包块伴远端声衰减边界清晰的低回声包块,或透声的无回声病灶(图 8-5)。高雌激素的次要特征,如子宫内膜增厚,在超声图像上也可见[22]。

颗粒细胞肿瘤

虽然颗粒细胞肿瘤被认为是一种有恶性潜能的肿

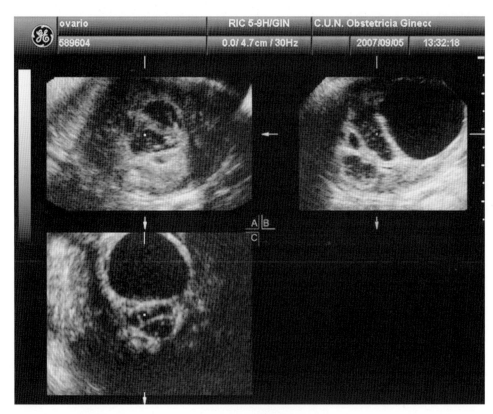

图 8-4 卵巢卵泡膜纤维瘤的三维超声图,显示多房的附件包块,以及分叶内不同的回声。

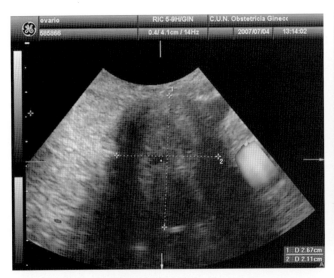

图 8-5 卵巢卵泡膜细胞瘤的阴道超声表现。病变呈固实性伴显著的声影。能量多普勒未检测到血管。（见彩图）

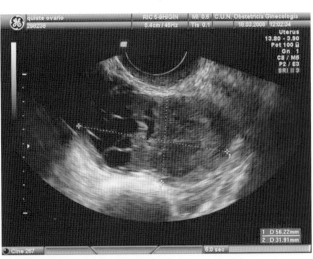

图 8-6 颗粒细胞肿瘤经阴道超声图。病变表现为囊实性肿块。可见多腔伴小分叶的囊性成分。

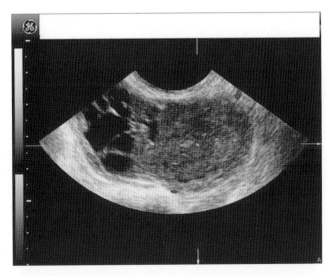

图 8-7 对比前图,同一个病灶,能量多普勒显示轻度的血管化。（见彩图）

瘤,并非严格的良性肿瘤,但是我们仍应深思其描述。

颗粒细胞肿瘤是罕见的性索卵巢肿瘤,由围绕在卵泡周围的生殖细胞组成。主要有两种形式的颗粒细胞瘤:成人型,主要是中年和老年女性发病。幼年型,多为儿童和年轻女性发病[10]。

大多数成人颗粒细胞肿瘤是部分囊性,伴多个内含液体和血液的位点和实性区。其代表约95%的颗粒细胞瘤。这些肿瘤大部分是单发,绝经后女性最常见。成人颗粒细胞肿瘤是最常见的与因女性性激素产生过量导致临床症状(雌激素的表现)相关的卵巢肿瘤类型。这些表现包括子宫内膜增生和子宫内膜癌,5%~25%的患者可见。成人颗粒细胞肿瘤被视为低级肿瘤或低度恶性潜能。90%的患者诊断时为 I 级, 据报道10 年生存率达 86%~96%, 相应报道更高级患者的存活率是 26%~49%。治疗手段主要是手术。手术期间瘤体破裂会有相反的疗效,预后差。

手术切除 30 年后或更长可发生复发。幼年型颗粒细胞肿瘤是和成人亚型非常类似,它们只占所有颗粒细胞肿瘤的 5%。大多数是单发,大约一半是青春期前发病。由于其产雌激素,这些肿瘤多导致性早熟。大多数幼年型颗粒细胞肿瘤诊断时病灶局限于卵巢,多数情况下可通过手术切除治疗。复发罕见,复发通常发生在术后 3 年内。

超声扫描这些包块表现为多房实性(52%)或纯实性(39%)包块(图 8-6)。轻度的血管化(图 8-7)。典型的多房性实性囊肿包含大量的小分房。囊肿的内容经常是混合回声或低回声。17%的患者可有乳头状突起

的表现[25]。

睾丸间质细胞瘤

卵巢支持细胞瘤和间质细胞肿瘤有时被称为睾丸间质细胞瘤、睾丸母细胞瘤,或睾丸支持细胞-间质细胞瘤。它们占卵巢肿瘤的不到 1%, 年轻患者最常见。约75%的患者为 30 岁以下女性 (平均年龄 25岁);少于 5%是在青春期前的女孩发病和略超过 10%在 45 岁以后发病。几乎所有的患者都处于 I 期,都可能有雄激素、雌激素或孕激素的临床表现,但许多患者没有任何内分泌临床征象。预后通常都较好,除了那些低分化或异源性成分者[6,8,26]。

这些肿瘤是由不同比例和不同程度的分化的支持细胞、间质细胞和成纤维细胞组成[26]。

睾丸支持细胞瘤

睾丸支持细胞瘤诊断的平均年龄是 30 岁。它们是实性,分叶状,黄色或棕色肿瘤,很少转移。这些肿瘤可能体积较大(平均直径 9cm),通常是单侧发病[5,26]。

睾丸支持细胞瘤是由细胞增生形成,类似于卵巢网和睾丸网,典型表现为排列在中空或实心的小管中,纤维间质内不包含间质细胞或仅有很少的间质细胞[5,26]。卵巢支持细胞瘤显微镜下主要表现为管状,但是其他特征特别是脐带状和扩散也很常见[1]。

这些肿瘤通常不表现出激素活性,但它们可能会产生雌激素,可引起青春期性早熟、出血性障碍、增生性子宫内膜,或在一些罕见病中和雄激素的作用以及男性化相关[5,26]。某些肿瘤也可能分泌肾素,导致难治性高血压和低血钾[27]。

大多数睾丸支持细胞瘤超声上表现为体积大的实性肿瘤,发病时,局限于卵巢,无腹水或钙化(图 8-8)。当这些肿瘤很小时,超声诊断较难[26,28]。

支持-间质细胞瘤

支持-间质细胞瘤占所有卵巢肿瘤的比例不到 0.5%,是最常见的男性化肿瘤。然而,只有 30% 的支持-间质细胞瘤具有激素活性[14]。

支持-间质细胞瘤的细胞组成多变,如上皮细胞和睾丸间质细胞。通常瘤体为 5~15cm,多数单发(双发者<5%)。诊断时平均年龄在 20 岁左右。这些肿瘤的

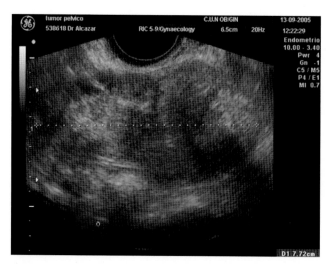

图 8-8 经阴道超声睾丸支持细胞瘤表现为一个实性的大肿瘤。

大体形态差异巨大,典型表现为坚韧的分叶状实性肿块,瘤体表面光滑。然而,虽然它们常表现为实性的瘤体结构,但它们也可能是部分囊性,或完全囊性,其内部息肉状或囊状结构可有可无[5,22]。

组织学上,肿瘤由睾丸支持细胞、间质细胞和成纤维细胞混合组成[5,22]。其或为高、中或低分化,网状或混合状,虽然不同亚型间差别较大。分化良好的肿瘤呈管状,通常无异质性或网状结构。中分化肿瘤最常见表现为一个显著的结节状生长伴大的蓝色结节和间质水肿[1]。低分化肿瘤可能难以同纯肉瘤鉴别诊断,特征差异较大,诊断区由深蓝色睾丸支持细胞簇和一些与间质细胞或其前体一致的细胞组成[1]。网状型支持-间质细胞瘤呈管状伴细长、狭缝状分支管,其局灶性或广泛性扩张,可能包含突入管内的大乳头状突起和囊肿[1,5,26]。混合瘤和支持-间质细胞瘤亚型差异不显著,但主要是囊性的,显微镜下有以下基本的异质性成分:内胚层异源成分,如特征性的胃肠型上皮细胞和间充质细胞、未成熟的骨骼肌肉或软骨[1]。

大约一半的支持-间质细胞瘤无激素活性,内分泌表现及症状可能是疼痛或腹部肿胀。大约 1/3 的支持-间质细胞瘤显示睾酮、雄烯二酮和其他雄性激素水平升高,并且与男性化相关,表现症状为月经过少、闭经、乳房萎缩、多毛症、痤疮、低沉的声音、阴蒂肥大或男性型秃发。支持-间质细胞瘤雌激素水平升高少见,表现为月经紊乱、子宫不规则出血或绝经后出血。瘤体破裂或向外扩散使肿瘤复杂化,但腹水罕见。一个男性化的支持-间质细胞瘤,通常在术后一个月内月经恢复,过度的毛发可能会消失,但低沉的声音和阴蒂往往不能恢复[26]。

不像单纯睾丸支持细胞瘤,支持-间质细胞瘤超声表现更多变,异型性更明显,因为它们包括囊性和实性成分。它们可能会表现为单侧实性或多房性肿块伴由单纯的密密麻麻的小囊区域构成的实性区,类似于黏液性囊肿。这些肿瘤通常不包含乳头状突起,彩色多普勒超声评分显示中度或丰富的血管(图 8-9),低血管阻力指数。双发是极为罕见的(仅占 1.5%)[22,26,29]。表现为男性化的支持-间质细胞瘤患者的瘤体较小,超声即使经阴道超声也不易发现[9]。

性索瘤伴环状小管

性索瘤伴环状小管是一种形式特殊的卵巢性索肿瘤,形态学特征表现为颗粒细胞瘤和睾丸支持细胞瘤。虽然关于这些肿瘤细胞是颗粒细胞还是支持细

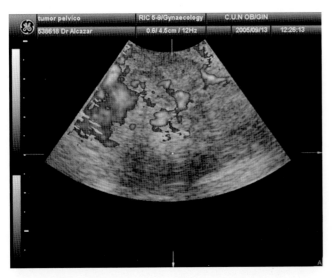

图 8-9　经阴道超声显示支持-间质细胞瘤。肿瘤是实性的丰富血管包块。（见彩图）

尚未达成共识，但大多认为其来源于原始性细胞，有分化成颗粒或支持细胞的潜能[30,31]。

在组织学上，肿瘤表现为含有嗜酸性透明体的两种不同形式的圆形上皮巢。一个表现为含中央透明体的连续封闭状小管，另一种表现为绕多个透明体旋转的连续管状巢[30]。

这种肿瘤表现为女性化作用，包括诱导同性性早熟、月经不调、绝经后出血，累及年轻女孩、育龄期女性和绝经后女性[11]。诊断为这种肿瘤的患者，约 1/3 者患有黑斑息肉综合征，这是一种常染色体显性遗传性疾病，其特征性表现为皮肤黑色素沉积、胃肠道错构瘤性息肉，以及胃肠道癌的风险升高[21,30]。与黑斑息肉综合征相关的含环状小管性索瘤报道以来的患者年龄为 4~76 岁，大多在 30~40 岁时发现。当发病时，伴黑斑息肉综合征，通常是卵巢双侧发病、多灶性、体积小（<3cm）、良性，也可能引起腹部和盆腔疼痛或压痛[11]。

超声表现为多发、分叶状高回声包块或微小瘤，一些微小瘤可汇合聚集，单侧或双侧卵巢增大[30]。

类固醇（脂质）细胞肿瘤

卵巢类固醇细胞瘤占所有卵巢肿瘤的 0.1%~0.2%，患病年龄范围宽，但通常是 50~60 岁[3]。它们被分类为间质黄体瘤、睾丸间质细胞瘤、其他类固醇细胞瘤[13]。因为这些肿瘤的细胞通常含有丰富的细胞内脂质，它们最初也被称为脂质或类脂细胞瘤。然而，这些术语会令人误解为该组肿瘤很少或没有脂质含量。

类固醇细胞瘤这个术语提示它们中的少数含有极少量或不稳定的脂肪成分以及其临床表现，统一了一组分泌类固醇激素的肿瘤[3]。

这些肿瘤起源于肾上腺细胞、卵巢基质黄体细胞或间质细胞。它们通常都很小（<3cm）；呈黄色（提示其脂肪含量高），通常单发实性包块，界限清楚，偶尔呈分叶状，很少表现为一个囊状混合物[2]。

类固醇细胞肿瘤组织学上表现为弥漫性细胞生长。偶可见细胞巢。基质一般稀疏，形成含有丰富血管的结缔组织。肿瘤细胞通常有两种类型，主要的细胞类型为中等大小，呈多边形，包含嗜酸性粒细胞以及少量的颗粒状胞浆。细胞边界清晰，含一个中心核与单个核仁。第二类细胞体积更大，并具有丰富的空泡化胞浆。有丝分裂的程度不固定。坏死和出血灶也可见[2]。

在大多数情况下，这些肿瘤导致男性化，产生雄激素，典型表现为多毛症。尽管如此，雌激素产生也有报道[3]。

间质黄体瘤

20% 的类固醇细胞瘤为间质黄体瘤[13]。这些肿瘤通常是局限于卵巢间质的单发小肿瘤，经常与卵泡膜细胞增殖症紧密相关[2]。它们是由类似肾上腺细胞的细胞组成[5]。

80% 出现在绝经后女性，平均年龄为 55~60 岁，60% 的患者有雌激素的临床表现，最常见的是子宫出血。雄激素作用在 12% 的患者中也有体现[5,13,22]。

在超声时，间质黄体瘤表现为实性的边界清楚包块。双发罕见，瘤体一般不超过 3cm[13]。

睾丸间质细胞瘤

睾丸间质细胞瘤只占类固醇细胞肿瘤的 15%~20%[13]。大多数睾丸间质细胞瘤发生在绝经前和绝经后女性（平均年龄 58 岁），75% 的患者有多毛症和男性化的表现[26]。大体上，肿瘤组织呈现出棕色至黄色。通常为体积小（平均直径为 2.4cm）的实性单发包块[26]。

这些肿瘤是由叶黄素细胞、间质细胞和肾上腺皮质细胞构成。显微镜下显示由含嗜酸细胞浆的类固醇细胞构成的局灶性包块。诊断卵巢间质细胞瘤时，必须在细胞质中发现 Reinke 晶体[22,26]。

雄激素症状的发作通常是缓慢的，并且确诊前症状可能已经持续多年。雌激素的表现，如子宫内膜增生，甚至内膜息肉或癌罕见[26]。

在超声检查中，这些肿瘤表现为体积小的边界清晰的实性包块，局限于一个几乎正常大小的卵巢内，瘤体内含中度或丰富的血管[26](图 8-10)。

非特异性类固醇细胞瘤

非特异性类固醇细胞瘤占卵巢类固醇细胞肿瘤的 60%，通常是良性的，单发。任何年龄均可发病，甚至在青春期前，但通常发病年龄较其他类型的卵巢类固醇肿瘤小(平均 43 岁)。它们通常是实性，黄色，边界清楚，偶尔分叶状。这些肿瘤比其他类固醇细胞大，诊断时平均大小约 8.5cm[2,13]。

这些肿瘤是由两个外观相似，仅在细胞质的外观、嗜酸性粒细胞、空泡方面有差异的多边形细胞构成。它们和睾丸间质细胞瘤的区别在于在其细胞质中缺乏 Reinke 晶体[2,32]。

非特异性类固醇细胞瘤和雄激素水平变化最相关。55%~75% 的患者有多毛症和男性化这些最常见的症状。此外，这些肿瘤产激素比产睾酮更常见。雌激素产生过多可能导致月经过多及绝经后出血。在 6%~10% 的患者中，它们可分泌导致皮质醇增多症(库欣综合征)的肾上腺皮质类固醇激素[5,32]。此外，患者可呈现疼痛、腹胀和腹胀。然而，腹水和 CA-125 升高并不多见[2,33]。10%~15% 的患者无症状，而在常规妇科检查、子宫切除术或其他外科手术时，偶然发现肿瘤[13]。

在灰度超声上，非特异性卵巢类固醇细胞瘤通过仔细评估卵巢的纹理声像特征而呈实性卵巢肿瘤。即使这些肿瘤的体积小，也可观察到和周边卵巢回声不

同的回声区。卵巢内病灶区可通过不同的回声来划定。如果发现这些回声有差异的区域，进一步采用彩色多普勒血流成像或彩色多普勒能量成像技术来确认肿瘤的存在。多普勒可以检测到瘤内丰富的低流动阻力血管[32,34]。

未分类性索间质肿瘤

有时我们会遇到一些明显属于性索间质类肿瘤，但具体属于哪个类别却不清楚，则称其为未分类性索间质肿瘤。性索间质肿瘤归为这类的比例不同研究报道间有差异，但是大约是 10%[1,6]。

孕妇患者发生的未分类性索间质肿瘤与其人数不成比例。卵巢未分类性索间质肿瘤的一般临床特点不具特异性，个人的预后效果也需要通过每个个体的临床表现来评估[1]。然而，孕妇患者肿瘤通常为低分化，使得其恶性程度较该组中其他类型的肿瘤高[6]。

其他性索间质肿瘤：卵巢硬化性间质瘤

卵巢硬化性间质瘤是一种罕见的良性肿瘤，以致其在性索间质肿瘤中被单独划分为一类。其在临床征象、影像学表现、组织学表现方面和其他卵巢间质肿瘤都有差异[35]。卵巢硬化性间质瘤占卵巢间质肿瘤的 6%，一般发病年龄更小。而其他类型的间质瘤在 50~60 岁时发病最常见，约 80% 的卵巢硬化性间质瘤是在 20~30 岁时发病(平均年龄 27.5 岁)[36-38]。

这些肿瘤呈纤维化，单发，边界清楚，直径为 1.5~20cm，切面呈灰白色至黄色[3]。在镜下，卵巢硬化性间质瘤有一些鲜明的特点：假小叶生长模式，其中细胞区被水肿和胶原低增生区分隔开；细胞区内胶原状硬化(卵巢硬化性间质瘤因此得名)；类似血管外皮细胞瘤式丰富的血管；异质性的细胞群，纺锤状和多角形细胞两种不同的细胞群[36,38]。

最常见的临床症状是月经不规律。极少数报道有激素活性，腹水罕见。如果卵巢硬化性间质瘤有激素活性，通常是雄激素，且最常发生在怀孕期间[35,37,38]。

这些肿瘤在超声上表现为边界清晰的实性和多房性囊性附件包块，多位于卵巢中央，多发，圆形或裂隙样囊肿。彩色多普勒超声显示卵巢的外周部分(皮质)丰富的血管，以及囊内轻度的中央血管[35,36,39]。

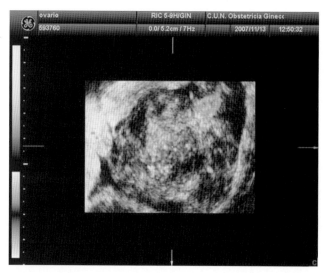

图 8-10　睾丸间质细胞瘤经阴道超声表现。超声征象与上图类似。(见彩图)

参考文献

1. Young RH. Sex cord-stromal tumors of the ovary and testis: their similarities and differences with consideration of selected problems. Mod Pathol. 2005;18:S81–98.
2. Varras M, Vasilakaki T, Skafida E, Akrivis C. Clinical, ultrasonographic, computed tomography and histopathological manifestations of ovarian steroid cell tumour, not otherwise specified: our experience of a rare case with female virilisation and review of the literature. Gynecol Endocrinol. 2011;27:412–8.
3. Outwater EK, Wagner BJ, Mannion C, McLarney JK, Kim B. Sex cord-stromal and steroid cell tumors of the ovary. Radiographics. 1998;18:1523–46.
4. Thrall MM, Paley P, Pizer E, Garcia R, Goff BA. Patterns of spread and recurrence of sex cord-stromal tumors of the ovary. Gynecol Oncol. 2011;122:242–5.
5. Chen VW, Ruiz B, Killeen JL, Coté TR, Wu XC, Correa CN. Pathology and classification of ovarian tumors. Cancer. 2003;97(10 Suppl):2631–42.
6. Scully RE. Sex cord-stromal tumors. In: Hartmann WH, editor. Tumors of the ovary and maldeveloped gonads. Washington, D.C.: Armed Forces Institute of Pathology; 1979. p. 152–210.
7. Colombo N, Parma G, Zanagnolo V, Insinga A. Management of ovarian stromal cell tumors. J Clin Oncol. 2007;25:2944–51.
8. Zanagnolo V, Pasinetti B, Sartori E. Clinical review of 63 cases of sex cord stromal tumors. Eur J Gynaecol Oncol. 2004;25:431–8.
9. Tanaka YO, Saida TS, Minami R, Yagi T, Tsunoda H, Yoshikawa H, et al. MR findings of ovarian tumors with hormonal activity, with emphasis on tumors other than sex cord-stromal tumors. Eur J Radiol. 2007;62:317–27.
10. Geetha P, Nair K. Granulosa cell tumors of the ovary. Aust N Z J Obstet Gynaecol. 2010;50:216–20.
11. Lele SM, Sawh RN, Zaharopoulos P, Adesokan A, Smith M, Linhart JM, et al. Malignant ovarian sex cord tumor with annular tubules in a patient with Peutz-Jeghers syndrome: a case report. Mod Pathol. 2000;13:466–70.
12. Limaïem F, Lahmar A, Ben Fadhel C, Bouraoui S, M'zabi-Regaya S. Gynandroblastoma. Report of an unusual ovarian tumour and literature review. Pathologica. 2008;100:13–7.
13. Mok JE, Sohn WS. Surgical management of steroid cell tumors of the ovary. CME J Obstet Oncol. 2003;8:173–8.
14. Jung SE, Lee JM, Rha SE, Byun JY, Jung JI, Hahn ST. CT and MT imaging of ovarian tumors with emphasis on differential diagnosis. Radiographics. 2002;22:1305–25.
15. Jeong YY, Outwater EK, Kang HK. Imaging evaluation of ovarian masses. Radiographics. 2000;20:1445–70.
16. Leung SW, Yuen PM. Ovarian fibroma: a review on the clinical characteristics, diagnostic difficulties, and management options of 23 cases. Gynecol Obstet Invest. 2006;62:1–6.
17. Chechia A, Attia L, Temime RB, Makhlouf T, Koubaa A. Incidence, clinical analysis, and management of ovarian fibromas and fibrothecomas. Am J Obstet Gynecol. 2008;199:473.e1–4.
18. Paladini D, Testa A, Van Holsbeke C, Mancari R, Timmerman D, Valentin L. Imaging in gynecological disease (5): clinical and ultrasound characteristics in fibroma and fibrothecoma of the ovary. Ultrasound Obstet Gynecol. 2009;34:188–95.
19. Troiano RN, Lazzarini KM, Scoutt LM, Lange RC, Flynn SD, McCarthy S. Fibroma and fibrothecoma of the ovary: MR imaging findings. Radiology. 1997;204:795–8.
20. Son CE, Choi JS, Lee JH, Jeon SW, Hong JH, Bae JW. Laparoscopic surgical management and clinical characteristics of ovarian fibromas. JSLS. 2011;15:16–20.
21. Roth LM, Czernobilsky B. Perspectives on pure ovarian stromal neoplasms and tumor-like proliferations of the ovarian stroma. Am J Surg Pathol. 2011;35:e15–33.
22. Shanbhogue AK, Shanbhogue DK, Prasad SR, Surabhi VR, Fasih N, Menias CO. Clinical syndromes associated with ovarian neoplasms: a comprehensive review. Radiographics. 2010;30:903–19.
23. Lee MH, Moon YJ, Ha CW, Hoh JK. Ovarian thecoma with virilizing manifestations. Yonsei Med J. 2009;50:169–73.
24. Cronjé HS, Niemand I, Bam RH, Woodruff JD. Review of the granulosa-theca cell tumors from the Emil Novak ovarian tumor registry. Am J Obstet Gynecol. 1999;180:323–7.
25. Van Holsbeke C, Domali E, Holland TK, Achten R, Testa AC, Valentin L, Jurkovic D, Moerman P, Timmerman D. Imaging of gynecological disease (3): clinical and ultrasound characteristics of granulosa cell tumors of the ovary. Ultrasound Obstet Gynecol. 2008;31(4):450–6.
26. Demidov VN, Lipatenkova J, Vikhareva O, Van Holsbeke C, Timmerman D, Valentin L. Imaging on gynecological disease (2): clinical and ultrasound characteristics of Sertoli cell tumors, Sertoli-Leydig cell tumors and Leydig cell tumors. Ultrasound Obstet Gynecol. 2008;31:85–91.
27. Oliva E, Alvarez T, Young RH. Sertoli cell tumors of the ovary: a clinicopathologic and immunohistochemical study of 54 cases. Am J Surg Pathol. 2005;29:143–56.
28. Outwater EK, Marchetto B, Wagner BJ. Virilizing tumors of the ovary: imaging features. Ultrasound Obstet Gynecol. 2000;15:365–71.
29. Franzin CM, Kraft ML, Faundes D, Zeferino LC, Alvarenga M, Marussi EF. Detection of ovarian Sertoli-Leydig cell tumors exclusively by color Doppler sonography. J Ultrasound Med. 2006;25:1327–30.
30. Swanger RS, Brudnicki A. Ultrasound of ovarian sex-cord tumor with annular tubules. Pediatr Radiol. 2007;37:1270–1.
31. Ahn GH, Chi JG, Lee SK. Ovarian sex cord tumor with annular tubules. Cancer. 1986;57:1066–73.
32. Reedy MB, Richards WE, Ueland F, Uy K, Lee EY, Bryant C, et al. Ovarian steroid cell tumor, not otherwise specified: a case report and literature review. Gynecol Oncol. 1999;75:293–7.
33. Kim YT, Kim SW, Yoon BS, Kim SH, Kim JW, Cho NH. An ovarian steroid cell tumor causing virilization and massive ascites. Yonsei Med J. 2007;48:142–6.
34. Monteagudo A, Heller D, Husami N, Levine RU, McCaffrey R, Timor-Trisch IE. Ovarian steroid cell tumors: sonographic characteristics. Ultrasound Obstet Gynecol. 1997;10:282–4.
35. Lee MS, Cho HC, Lee Y-H, Hong SR. Ovarian sclerosing stromal tumors: gray scale and color Doppler sonographic findings. J Ultrasound Med. 2001;20:413–7.
36. Deval B, Rafii A, Darai E, Hugol D, Buy JN. Sclerosing stromal tumor of the ovary: color Doppler findings. Ultrasound Obstet Gynecol. 2003;22:531–4.
37. Kim JY, Jung KJ, Chung DS, Kim OD, Lee JH, Youn SK. Sclerosing stromal tumor of the ovary: MR-pathologic correlation in three cases. Korean J Radiol. 2003;4:194–9.
38. Peng HH, Chang TC, Hsueh S. Sclerosing stromal tumor of ovary. Chan Gung Med J. 2003;26:444–8.
39. Joja I, Okuno K, Tsunoda M, Takeda Y, Sugita K, Mizutani Y, et al. Sclerosing stromal tumor of the ovary: US, MR, and dynamic MR findings. J Comput Assist Tomogr. 2001;25:201–6.

第 9 章

卵巢性索间质肿瘤：CT 和 MRI

Takashi Koyama

摘 要

性索间质肿瘤通常伴随类固醇激素的分泌和继发的与激素相关的临床表现，包括子宫内膜增生和偶发的子宫内膜癌。大多数性索间质肿瘤为实性肿瘤，于 T2WI 呈低至中等信号，但颗粒细胞瘤内包含出血性囊肿，于 T1WI 呈高信号。

关键词

卵巢性索间质肿瘤·颗粒细胞纤维瘤群·支持细胞–间质细胞瘤·类固醇细胞瘤·硬化性间质瘤·成像·CT·MRI

性索间质细胞肿瘤占全部卵巢肿瘤的 8%，为一组来源于两种类型细胞即性索细胞和间质细胞的肿瘤。来源于性索细胞包括正常卵巢的颗粒细胞和睾丸的支持细胞。另一方面，间质细胞包括成纤维细胞、泡膜细胞和睾丸间质细胞。性索间质细胞肿瘤被大略地分为颗粒细胞–间质细胞瘤和支持细胞–间质细胞瘤。颗粒细胞–间质细胞瘤进一步分为颗粒细胞瘤、纤维瘤和卵泡膜细胞瘤。支持细胞–间质细胞瘤又称睾丸母细胞瘤，以 Sertoli-Leydig 细胞瘤为代表。其他性索间质肿瘤包括类固醇细胞瘤、两性胚细胞瘤和环管状性索间质瘤，但这些肿瘤非常罕见。

在临床上，许多该种类肿瘤以类固醇激素的分泌和继发的与激素相关的临床表现为特征。颗粒细胞瘤能分泌雌激素，故有女性化作用。患者的典型临床表现为出现由子宫内膜增生所致不规则阴道流血，其由持续暴露于肿瘤所分泌的雌激素所致。子宫内膜癌可见于 3%~25% 的病例，且肿瘤绝大多数为分化好的亚型[1-4]。另一方面，由雄性激素所致的临床表现，如多毛症或女性男性化是支持细胞–间质细胞瘤的典型临床表现，但是它们也可见于颗粒细胞瘤和硬化性间质瘤患者。相反的是，支持细胞–间质细胞肿瘤极少有雌激素所致的临床表现。

绝大多数性索间质细胞肿瘤局限于单侧卵巢。因此，预后一般较佳。然而，颗粒细胞瘤和支持细胞–间质细胞瘤有恶性行为的潜能，因此，这些肿瘤被归类于低度恶性肿瘤。

颗粒细胞瘤

颗粒细胞瘤（GCT）是临床最常见的分泌雌激素的卵巢肿瘤。在病理上，GCT 分为成人型和幼年型两种。95% 的颗粒细胞瘤为成人型，更常见于绝经后女性，高峰为 50~55 岁。患者常出现继发于子宫内膜增生的不规则阴道流血。反之，幼年型 GCT 主要发生在青少年，可引发性早熟症，约占女性性早熟的 10%[5]。幼年型 GCT 可见于 Maffucci 综合征和 Ollier 综合征的患者，并且应该被作为这些综合征的年轻患者卵巢肿块的首要诊断[5-8]。GCT 罕见分泌雄激素，此类肿瘤常为囊性,既可为单房,也可为多房[5,9,10]。患者偶可见由 GCT 的囊性成分破裂所致的急腹症和腹腔积血[11]。

在组织学上,GCT 揭示了颗粒细胞的不同类型,包括微滤泡腺瘤、巨滤泡腺瘤、孤立样、小梁腺瘤、肉瘤样和波纹–丝绸纹样类型。这些类型通常混合,且常伴随泡膜细胞和成纤维细胞。见于微滤泡腺瘤类型的小囊腔被称为 Call-Exner 小体。成人型 GCT 的细胞以特殊的细胞核纵沟为特征,也被称做"咖啡豆"样外观。反之,幼年型 GCT 细胞更大,胞浆丰富,缺乏成人型 GCT 的特征性核纵沟。

成人型 GCT 通常较大,单侧居多,为具有不同含量的囊性成分的实性肿块(图 9–1 和图 9–2)或为具有厚的、不规则分隔和实性成分的多房肿块(图 9–3)[11,12]。在 MRI 上,肿瘤由于 T2WI 上呈中等信号的实性成分和高信号的囊性成分构成(图 9–1)。成人型 GCT 的磁共振特征性征象是 T1WI 上可见高信号的囊性成分代表了囊内出血(图 9–1)[12]。在 T1WI 增强图像上,GCT 的实性成分呈明显强化与子宫肌层信号相似。GCT 罕见为全部实性(图 9–4),此时,肿瘤通常较小。成人型 GCT 的患者通常子宫增大,子宫内膜增厚,反映了由肿瘤所致的雌激素效应(图 9–2)。当有卵巢肿瘤的绝经后女性的子宫肌层可见清晰的结合带,可初步考虑肿瘤可生成类固醇激素(图 9–3)。同时,应对子宫内膜进行仔细评估以发现相关的子宫内膜癌(图 9–5)。尽管有不同的临床表现和组织学特征,幼年型 GCT 和成人型 GCT 的大体形态和影像学特征没有显著差异(图 9–6)[8,13]。

卵泡膜细胞瘤/纤维瘤

卵泡膜细胞瘤和纤维瘤几乎全部为良性肿瘤,可见于绝经前和绝经后女性,是最常见的性索间质肿瘤。肿瘤涵盖较广,包含从纯粹的成纤维肿瘤至由富含脂质的泡膜细胞构成的卵泡膜细胞瘤,后者可分泌雌激素。因此,只要肿瘤在病理学特征上掺杂纤维瘤和卵泡膜细胞瘤,就常被称为卵泡膜纤维瘤。

卵泡膜细胞瘤和卵泡膜纤维瘤分泌雌激素较 GCT 更不常见,发病年龄更大,临床上常出现不规则阴道流血和相联系的子宫内膜增生过长以及内膜癌[14]。与卵泡膜细胞瘤和卵泡膜纤维瘤形成对照的是,卵巢纤维瘤通常不分泌雌激素。卵巢纤维瘤和卵泡膜纤维瘤罕见并发腹水和胸腔积液,该情况被称为梅格斯综合征(图 9–7)。虽然该情况可被误诊为恶性肿瘤,但是随着肿瘤的切除,腹水和胸腔积液可以戏剧性地消失[15,16]。不同量的单独发生的腹水常与卵巢纤维瘤相关[17,18]。卵巢纤维瘤也可是遗传性基底细胞痣综合征的一部分,该综合征也被称之为 Gorlin 综合征,是以基底细胞癌、角化囊肿、广泛性硬脑膜钙化为特征。该综合征的卵巢纤维瘤通常为双侧,多发结节,伴随钙化,且常见于年轻女性[19-21]。

这些肿瘤的大体形态通常为实性肿块。卵泡膜细胞瘤通常特征性呈表面淡黄色反映了其脂质成分,而纤维瘤通常表面带白色反映了其胶原基质。这些肿瘤的直径通常小 10cm,平均为 6cm[22]。但是,它们也可太大以致被误诊为恶性肿瘤。肿瘤偶然可伴发囊性改变(图 9–8),罕见广泛性钙化。

根据纤维成分的比例不同,肿瘤的 MRI 影像特征变化多端。有少许或完全无纤维成分的卵泡膜细胞瘤于 T2WI 图像上呈中至高信号(图 9–9)。当纤维成分含量增多时,肿瘤于 T2WI 图像上可见信号明显降低[18,23]。肿瘤较大的纤维瘤或卵泡膜纤维瘤呈异质性,于 T2WI 图像上可见特色性低信号被膜、退行性变区域和外围的被膜下囊性区域 (图 9–10)[24]。增强后的 T1WI 图像上, 肿瘤强化弱于子宫基层,当肿瘤较大时,通常呈不均匀强化(图 9–9)。

硬化性间质瘤

硬化性间质瘤(SST)是罕见的良性卵巢性索间质肿瘤,由 Chalvardjian 和 Scully 于 1973 年首先报道[25]。SST 主要发生于年轻女性,发病高峰为 20~30 岁,平均发病年龄为 27 岁[26]。

患者通常有月经紊乱。同其他性索间质肿瘤一样,SST 也可分泌类固醇激素,既可为雌激素,也可为雄激素[27-29]。在组织学上,SST 由富血管的泡膜细胞构成的细胞区域为特征,泡膜细胞被"硬化性"细胞减少的区域所分隔,后者由稠密的胶原基质构成。硬化性区域通常伴随水肿性改变。

在 MRI 图像上,SST 于 T2WI 像上由不均匀的实性成分构成呈低至高信号(图 9–11)。其中低信号区域被认为代表了显微镜下细胞区域,而高信号区域代表了水肿区域。在增强 T1WI 图像上,于 T2WI 呈低信号的区域可见明显强化,反映了细胞区域的血供丰富。行动态增强检查时,该区域可见早期明显强化[30-32]。

支持细胞–间质细胞瘤

支持细胞–间质细胞瘤(SLCT)是最常见的致男性

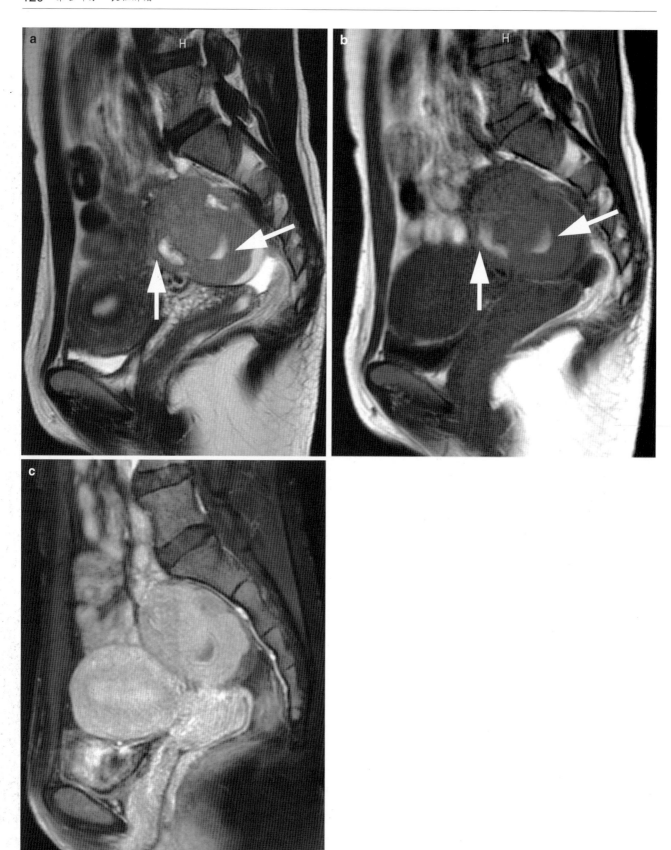

图 9-1 卵巢颗粒细胞瘤,37 岁女性。(a)T2WI 矢状位图像显示了一个中等信号实性肿块,其内可见高信号的不规则囊性成分(箭头所指)。(b)T1WI 图像上显示了高信号的囊性灶(箭头所指)。(c)脂肪抑制 T1WI 增强图像上,实性成分可见均匀强化。

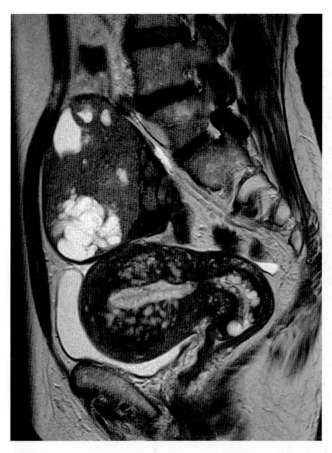

图 9-2 卵巢颗粒细胞瘤,68 岁女性。T2WI 图像上显示了一个
主要呈中等信号的实性肿瘤,其内可见多发高信号的囊性灶。
子宫不规则增大,子宫内膜可见增厚。增厚的子宫肌层内可见
多发的与子宫内膜信号相似的高信号灶,反映了子宫腺肌症的
异位子宫内膜,在该年龄的患者非常少见。

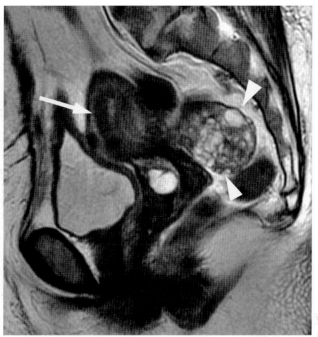

图 9-3 卵巢颗粒细胞瘤,70 岁女性。T2WI 图像上显示了一个
多房囊性肿瘤(箭头所指),由小的高信号囊腔和不规则分隔构
成。对于该年龄段来说,子宫偏大,并且子宫结合带清晰显示
(箭头所指)。

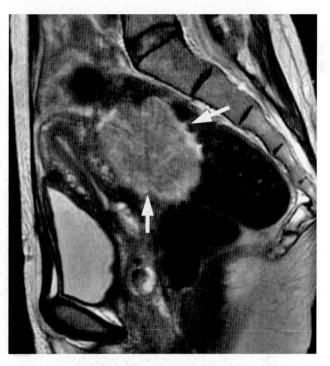

图 9-4 卵巢颗粒细胞瘤,52 岁女性。T2WI 图像上显示了一个
呈均匀中等信号的完全实性肿块(箭头所指)。

化肿瘤,虽然其仅占全部卵巢肿瘤的 0.5%。SLCT 属于
支持细胞-间质细胞肿瘤,其包含了一系列由不同含
量的支持细胞、间质细胞和成纤维细胞构成的肿瘤。
该组的其他肿瘤包括单纯的支持细胞肿瘤和间质细
胞肿瘤,但是它们非常罕见。

SLCT 主要累及年轻女性,其中约 75% 的女性发
病年龄在 30 岁以下[33]。SLCT 是最常见的分泌雄激素
的肿瘤,女性男性化是临床疑诊该肿瘤的有力证据。
然而,出现女性男性化临床症状的 SLCT 患者通常肿
瘤较小,在超声或 CT 上可能不被发现[34]。同时,约 2/3
的 SLCT 肿瘤没有内分泌功能,它们的临床症状没有
特异性[33]。约 92% 的 SLCT 分期为 I 期,且大部分肿瘤
呈良性[33,35]。

SLCT 的大体形态通常为实性分叶状肿块,但是
肿瘤可伴囊性变(图 9-12)。大多数 SLCT 的直径限于
5~15cm,虽然低分化肿瘤倾向于体积更大[36]。在显微
镜下,SLCT 以不同分化程度的支持细胞和间质细胞

的双相性增殖为特征[26,37]。SLCT 在病理学上分为四
类:高分化、中分化、低分化和网状的[38]。低分化 SLCT

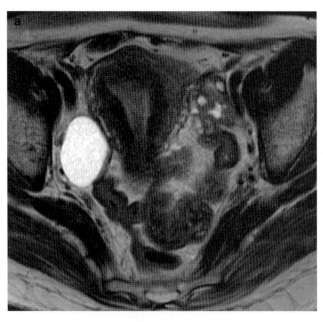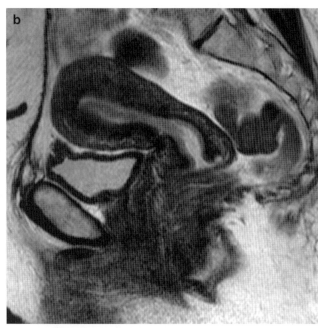

图 9-5　卵巢颗粒细胞瘤和子宫内膜癌，45 岁女性。(a)轴位 T2WI 显示子宫内膜呈弥漫性信号减低，可见一个小的中等信号实性肿块，肿块内可见高信号囊性灶。右侧卵巢可见一个功能性囊肿。(b)矢状位 T2WI 图像上显示子宫内膜腔内可见一个低信号高分化子宫内膜癌病灶。

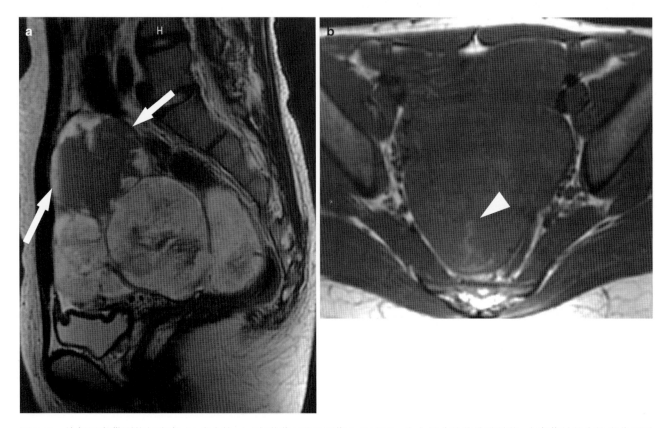

图 9-6　幼年型卵巢颗粒细胞瘤，34 岁女性。(a)矢状位 T2WI 图像上显示了一个大的分叶状盆腔肿块，由高信号的实性成分和尾部的囊性成分构成，其内可见液平面(箭头所指)。(b)轴位 T1WI 显示了一个主要呈低信号的大的分叶状肿块，其内可见高信号区(箭头所指)，代表了肿瘤内出血(由 Dr. Kazuhiro Yamamoto 提供，Osaka 医科大学放射科网站)。

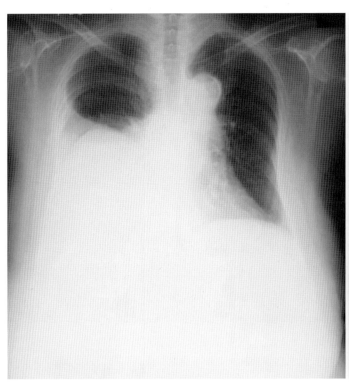

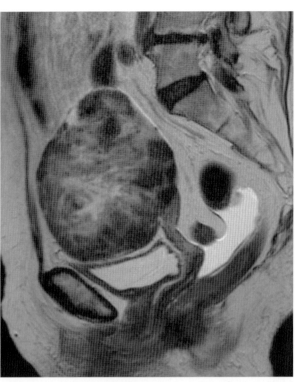

图 9-7 并发梅格斯综合征的卵巢纤维瘤,85 岁女性。(a)X 线片显示右侧胸腔内可见大量胸腔积液。(b)矢状位 T2WI 图像上显示了一个边界清晰实性肿块,由周边低信号区和中央高信号区构成。可见少量腹水。

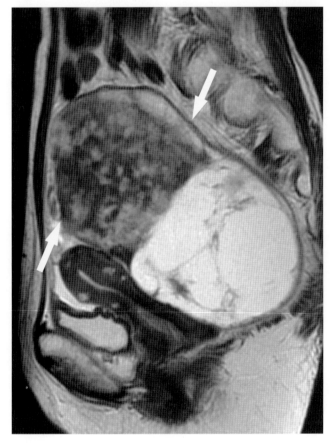

图 9-8 呈明显囊性变的卵泡膜纤维瘤,61 岁女性。矢状位 T2WI 图像上显示了一个大的卵巢肿瘤(箭头所指),由前部的呈均匀低信号的实性成分和后部呈多房性的囊性成分构成。

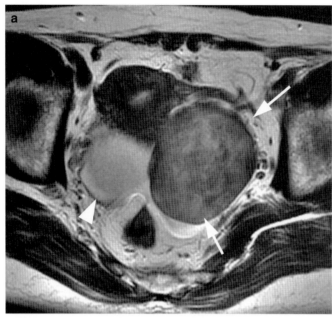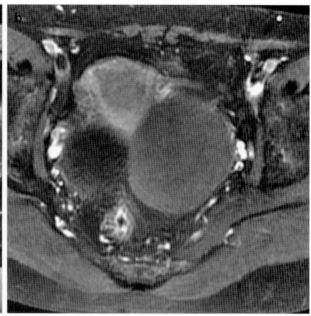

图 9-9 卵泡膜细胞瘤, 59 岁女性。(a)轴位 T2WI 图像上显示左侧卵巢可见一个边界清晰呈中等信号的实性肿瘤(箭头所指)。子宫在该年龄段体积偏大,结合带(子宫内膜下低信号带)清晰显示。右侧卵巢可见一个浆液性囊腺瘤(箭头所指)。(b)脂肪抑制 T1WI 增强图像上显示左侧卵巢肿瘤强化程度弱于子宫肌层。

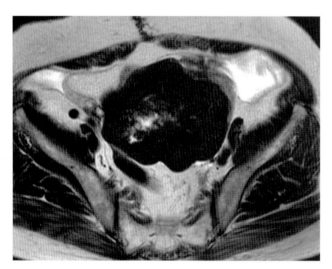

图 9-10 卵巢纤维瘤, 77 岁女性。轴位 T2WI 图像上显示一个呈明显低信号的分叶状肿块,其中央可见代表了水肿变性的高信号区。

较高分化者更常出现出血和坏死区域[39]。网状的类型偶可与囊性变相联系[40]。

SLCT 的影像学特征为主要呈实性肿块,偶可伴不同比例的囊性成分(图 9-12)。在 MRI 图像上,肿瘤的实性成分倾向于 T2WI 像上呈低信号[8]。实性成分的低信号被认为是代表了肿瘤内丰富的基质。也可有肿瘤为完全囊性的多房肿块的罕见病例(图 9-13)[41]。

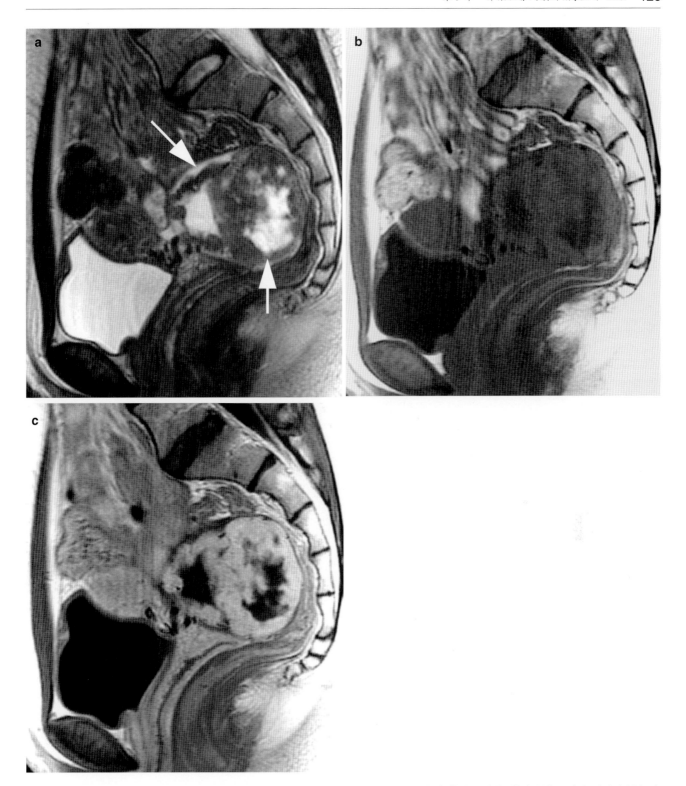

图 9-11　硬化性间质瘤,20 岁女性。(a)矢状位 T2WI 图像上显示了一个呈不均匀低信号的肿块(箭头所指),中央可见边界欠清的高信号区。(b)T2WI 图像显示病灶内可见高低混杂信号。(c)T1WI 增强图像上显示 T2WI 低信号区可见明显强化。

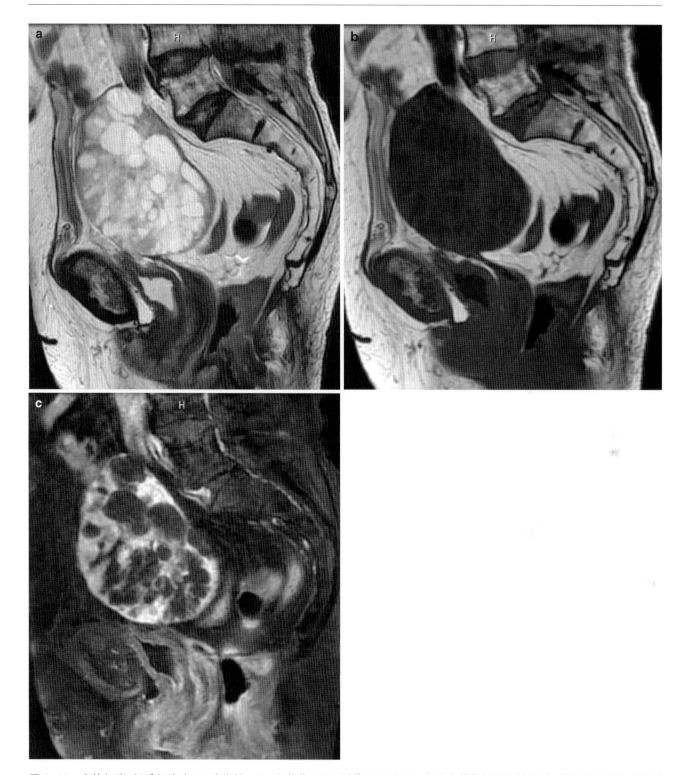

图 9-12 支持细胞–间质细胞瘤,86 岁女性。(a)矢状位 T2WI 图像上显示了一个呈中等信号的实性肿块,其内可见多发高信号囊性灶。(b)T1WI 图像显示囊性成分呈低信号。(c)脂肪抑制 T1WI 增强图像上实性成分可见明显强化。

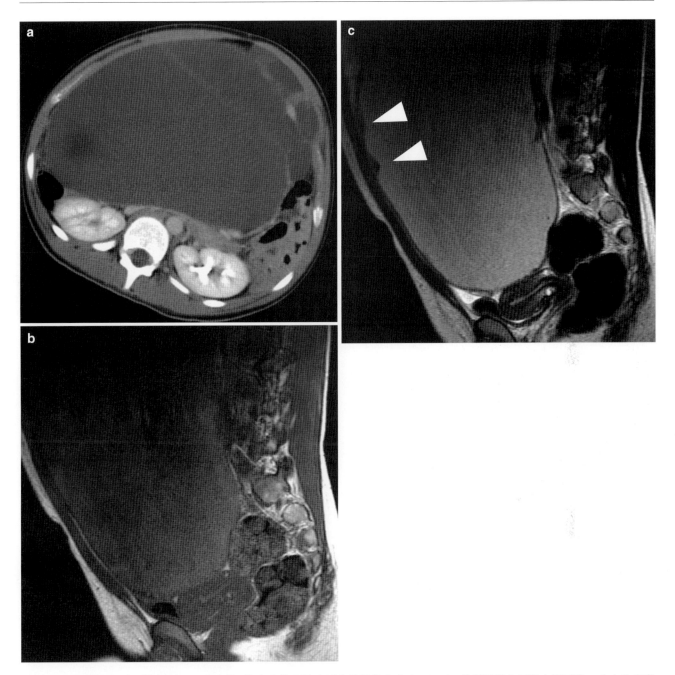

图 9-13　支持细胞–间质细胞瘤,14 岁女性,临床症状有迅速恶化的腹胀和贫血。(a)CT 增强图像上于肾水平可见一个大的多房囊性肿瘤,可见不规则厚的分隔。(b)矢状位 T1WI 图像上显示一个呈高信号的囊性肿块。(c)T2WI 图像上显示囊肿呈高信号,前壁可见不规则低信号壁结节(箭头所指)。

参考文献

1. Malmstrom H, et al. Granulosa cell tumors of the ovary: prognostic factors and outcome. Gynecol Oncol. 1994;52(1):50–5.
2. Brown J, et al. Patterns of metastasis in sex cord-stromal tumors of the ovary: can routine staging lymphadenectomy be omitted? Gynecol Oncol. 2009;113(1):86–90.
3. Thrall MM, et al. Patterns of spread and recurrence of sex cord-stromal tumors of the ovary. Gynecol Oncol. 2011;122(2):242–5.
4. Stenwig JT, Hazekamp JT, Beecham JB. Granulosa cell tumors of the ovary. A clinicopathological study of 118 cases with long-term follow-up. Gynecol Oncol. 1979;7(2):136–52.
5. Fox H, Agrawal K, Langley FA. A clinicopathologic study of 92 cases of granulosa cell tumor of the ovary with special reference to the factors influencing prognosis. Cancer. 1975;35(1):231–41.
6. Tanaka Y, et al. Ovarian juvenile granulosa cell tumor associated with Maffucci's syndrome. Am J Clin Pathol. 1992;97(4):523–7.
7. Leyva-Carmona M, Vazquez-Lopez MA, Lendinez-Molinos F. Ovarian juvenile granulosa cell tumors in infants. J Pediatr Hematol Oncol. 2009;31(4):304–6.
8. Outwater EK, et al. Sex cord-stromal and steroid cell tumors of the ovary. Radiographics. 1998;18(6):1523–46.
9. Evans 3rd AT, et al. Clinicopathologic review of 118 granulosa and 82 theca cell tumors. Obstet Gynecol. 1980;55(2):231–8.
10. Fujimoto T, et al. Histopathological prognostic factors of adult granulosa cell tumors of the ovary. Acta Obstet Gynecol Scand. 2001;80(11):1069–74.
11. Young RH, Dickersin GR, Scully RE. Juvenile granulosa cell tumor of the ovary. A clinicopathological analysis of 125 cases. Am J Surg Pathol. 1984;8(8):575–96.
12. Morikawa K, et al. Granulosa cell tumor of the ovary: MR findings. J Comput Assist Tomogr. 1997;21(6):1001–4.
13. Kitamura Y, et al. MR imaging of juvenile granulosa cell tumour of the ovary: a case report. Pediatr Radiol. 2000;30(5):360.
14. Bjorkholm E, Silfversward C. Theca-cell tumors. Clinical features and prognosis. Acta Radiol Oncol. 1980;19(4):241–4.
15. Bierman SM, Reuter KL, Hunter RE. Meigs syndrome and ovarian fibroma: CT findings. J Comput Assist Tomogr. 1990;14(5):833–4.
16. Nemeth AJ, Patel SK. Meigs syndrome revisited. J Thorac Imaging. 2003;18(2):100–3.
17. Samanth KK, Black 3rd WC. Benign ovarian stromal tumors associated with free peritoneal fluid. Am J Obstet Gynecol. 1970;107(4):538–45.
18. Outwater EK, et al. Ovarian fibromas and cystadenofibromas: MRI features of the fibrous component. J Magn Reson Imaging. 1997;7(3):465–71.
19. Gorlin RJ. Nevoid basal-cell carcinoma syndrome. Medicine (Baltimore). 1987;66(2):98–113.
20. Clendenning WE, Block JB, Radde IG. Basal cell nevus syndrome. Arch Dermatol. 1964;90:38–53.
21. Seracchioli R, et al. Conservative treatment of recurrent ovarian fibromas in a young patient affected by Gorlin syndrome. Hum Reprod. 2001;16(6):1261–3.
22. Young RH, Scully RE. Sex-cord stromal tumor, steroid cell, and other ovarian tumors with endocrine, paraendocrine, and paraneoplastic manifestations. In: Kurman RJ, editor. Blaustein's pathology of the female genital tract. New York: Springer; 1994. p. 783–847.
23. Troiano RN, et al. Fibroma and fibrothecoma of the ovary: MR imaging findings. Radiology. 1997;204(3):795–8.
24. Shinagare AB, et al. MRI features of ovarian fibroma and fibrothecoma with histopathologic correlation. AJR Am J Roentgenol. 2012;198(3):W296–303.
25. Chalvardjian A, Scully RE. Sclerosing stromal tumors of the ovary. Cancer. 1973;31(3):664–70.
26. Young RH, Scully RE. Ovarian sex cord-stromal tumors. Problems in differential diagnosis. Pathol Annu. 1988;23 Pt 1:237–96.
27. Martinelli G, et al. Sclerosing stromal tumor of the ovary. A hormonal, histochemical and ultrastructural study. Virchows Arch A Pathol Anat Histopathol. 1983;402(2):155–61.
28. Duska LR, Flynn C, Goodman A. Masculinizing sclerosing stromal cell tumor in pregnancy: report of a case and review of the literature. Eur J Gynaecol Oncol. 1998;19(5):441–3.
29. Huang SC, et al. Ascites and elevated androgen level in a pregnant patient with an ovarian sclerosing stromal tumor. J Formos Med Assoc. 2003;102(2):124–6.
30. Ihara N, et al. Sclerosing stromal tumor of the ovary: MRI. J Comput Assist Tomogr. 1999;23(4):555–7.
31. Joja I, et al. Sclerosing stromal tumor of the ovary: US, MR, and dynamic MR findings. J Comput Assist Tomogr. 2001;25(2):201–6.
32. Matsubayashi R, et al. Sclerosing stromal tumor of the ovary: radiologic findings. Eur Radiol. 1999;9(7):1335–8.
33. Young RH, Scully RE. Ovarian Sertoli-Leydig cell tumors. A clinicopathological analysis of 207 cases. Am J Surg Pathol. 1985;9(8):543–69.
34. Yanushpolsky EH, Brown DL, Smith BL. Localization of small ovarian Sertoli-Leydig cell tumors by transvaginal sonography with color Doppler. Ultrasound Obstet Gynecol. 1995;5(2):133–5.
35. Roth LM, et al. Sertoli-Leydig cell tumors: a clinicopathologic study of 34 cases. Cancer. 1981;48(1):187–97.
36. Young RH, Scully RE. Sex cord-stromal, steroid cell, and other ovarian tumors with endocrine, paraendocrine, and paraneoplastic manifestations. In: Kurman RJ, editor. Blaustein's pathology of the female genital tract. 5th ed. Berlin/Heiderberg/New York: Springer; 2002. p. 905–66.
37. Gee DC, Russell P. The pathological assessment of ovarian neoplasms. IV: The sex cord-stromal tumours. Pathology. 1981;13(2):235–55.
38. Chen VW, et al. Pathology and classification of ovarian tumors. Cancer. 2003;97(10 Suppl):2631–42.
39. Prat J, Young RH, Scully RE. Ovarian Sertoli-Leydig cell tumors with heterologous elements. II. Cartilage and skeletal muscle: a clinicopathologic analysis of twelve cases. Cancer. 1982;50(11):2465–75.
40. Scully RE, Young RH, Clement PB. Tumors of the ovary, maldeveloped gonads, fallopian tube, and broad ligament. In: Rosai J, editor. Atlas of tumor pathology, fact 23, ser 3. AFIP (Armed Forces Institute of Pathology); Washington, D.C.:1996.
41. Fox H. Pathologic prognostic factors in early stage adult-type granulosa cell tumors of the ovary. Int J Gynecol Cancer. 2003;13(1):1–4.

第 10 章

卵巢畸胎瘤：临床背景和超声表现

Tom Holland, Davor Jurkovic

摘 要

卵巢畸胎瘤属于生殖细胞肿瘤。畸胎瘤包含全部三种生发层：内胚层、中胚层和外胚层。它们绝大多数为良性，但也可为恶性。良性畸胎瘤是最常见的持续存在的卵巢肿瘤，通常包含可生成毛发和含油脂的囊肿的表皮组织，因此它们通常被称为皮样囊肿。

经阴道超声在评价附件肿块中的作用已得到广泛证实，可提供关于卵巢形态学的精确评价。皮样囊肿有独特的超声灰阶图形态学特征，可用于其准确诊断。

本章主要论及皮样囊肿中更常见的类型：成熟性囊性畸胎瘤、未成熟性畸胎瘤和卵巢甲状腺囊肿的病理学和超声特征。罕见的畸胎瘤如原发性类癌瘤和甲状腺肿类癌在本章中将不被论及。

关键词

卵巢畸胎瘤·成熟性囊性畸胎瘤·未成熟性畸胎瘤·成像·超声

引言

卵巢畸胎瘤属于生殖细胞肿瘤。畸胎瘤包含全部三种生发层：内胚层、中胚层和外胚层。它们绝大多数为良性，但也可为恶性。良性畸胎瘤是最常见的持续存在的卵巢肿瘤，通常包含可生成毛发和含油脂的囊肿的表皮组织，因此它们通常被称为皮样囊肿。

本章主要论及皮样囊肿中更常见的类型：成熟性囊性畸胎瘤、未成熟性畸胎瘤和卵巢甲状腺囊肿的病理学和超声特征。罕见的畸胎瘤如原发性类癌瘤和甲状腺肿类癌在本章中将不被论及。

成熟性囊性畸胎瘤

流行病学

卵巢成熟性囊性畸胎瘤是最常见的持续存在的卵巢良性肿瘤，约占所有被切除的卵巢肿瘤的 44%[17]，还占孕 11~14 周行孕期检查的怀孕女性行附件肿瘤切除术的 36%[39]。两者占所有被切除的卵巢生殖细胞肿瘤的 95%[11]。一般人群的成熟性囊性畸胎瘤的发病率尚不明确，因为许多小的成熟性囊性畸胎瘤倾向于无症状，而不被诊断或切除。

发病机制

成熟性囊性畸胎瘤是来源于生殖细胞[36]的单性生殖性肿瘤[20]，并且理论上可表现为几乎所有成人所存在的成熟组织，有时拥有类器官样特征[11]。囊肿通常内衬表皮层，其附件可伴随存在，内含一种或更多种其他的成人型组织。术语"皮样囊肿"被更广泛地使用于成熟性囊性畸胎瘤，但是应该严格地使其限于称呼仅由皮肤（表皮）及其相关组织构成的囊肿。畸胎瘤罕见有实性的大体观，该类型不在本章的讨论范围之内。

临床表现

卵巢畸胎瘤可发生于任何年龄，从新生儿到非常年老的老年患者，但最常见于育龄女性[9,21]。一般临床表现为疼痛，有或无扭转，或来自于大的囊肿的压力效应（图 10-1 和图 10-2）。囊肿破裂罕见，可导致剧烈疼痛和腹膜炎，并可导致广泛性腹膜肉芽肿病，后者可与癌症扩散或结核病相混淆[28]。许多小的成熟性囊性畸胎瘤（MCT）没有明显临床症状，高质量的超声检查的普及特别是用于孕期检查导致了更多的无症状的畸胎瘤被发现[39]。许多畸胎瘤是因其他手术指征，如剖宫产术或输卵管结扎术等行开腹手术或腹腔镜手术时，偶然发现。

预后和临床处理

由于肿瘤为良性，因此它们的预后非常好。

传统的临床治疗指南基于防止肿瘤扭转和恶性变的考虑推荐行手术切除。但是，许多由经阴道超声检查偶然发现的小的成熟性囊性畸胎瘤可保守治疗，如果肿瘤生长缓慢不致引起临床症状[6,7,12]。增加行手术切除可能性的临床因素包括多产、年轻、囊肿体积大、双侧囊肿和有卵巢囊肿的既往史[12]。大的有临床症状的囊肿可能需进行开腹手术或腹腔镜手术。如果囊肿主要呈囊性，通常行腹腔镜手术，但是手术时须谨慎防止囊肿内容物溢出至腹腔导致反应性腹膜炎[16]。应用于内窥镜下的取回包的术式能把发生内容物溢出风险减小到最低。由于小的无症状性囊肿的检出率增高，它们的保守治疗成功率也在增高[6,7]（图 10-3）。

宏观检查

有 10%~15% 的成熟性囊性畸胎瘤为双侧[1]。不到 1% 的病例出现同侧卵巢的多发畸胎瘤[10]。肿瘤为圆形或卵圆形，直径可为 1~30cm，但最常为 5~10cm[25]。它们通常为内含稠厚似油脂的物质和无光泽的毛发的

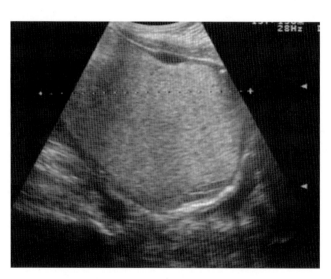

图 10-1 主要含高回声内容物的大的囊肿。

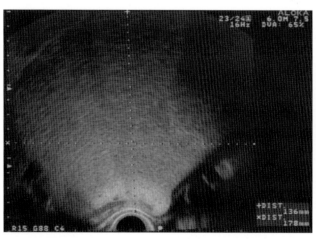

图 10-2 主要含高回声内容物的大的囊肿。

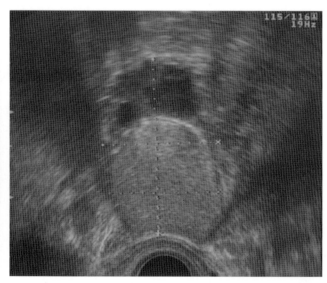

图 10-3 可见正常卵巢组织的中等大小囊肿。

单房囊肿[25]。内容物有时可集聚形成油脂和毛发团(图
10-4 和图 10-5）。油脂状内容物在超过 35℃时呈液
态，在室温时呈半固态或固态[11,32]。但是一些囊肿主要
由黏液样或透明清澈的液体构成。绝大多数囊肿为单
房，只有 5%~10%为多房。在 87%的病例中[11]，可见在
囊腔内有一结节状突起，称之为皮样囊肿结节（或
Rokitansky 结节、皮样囊肿乳头)[32]。囊肿的内层通常
光滑，而毛发通常生长自结节。约 1/3 的病例囊肿内
可见牙齿。其他可辨识的组织包括软骨、骨头、脑组
织和脂肪组织。较陈旧的病灶内可存在显著的营养
不良性钙化[25]。血管瘤不常见，可产生富血供组织[11]。
亦可见其他组织如肠;骨骼组织特别是颌骨,眼睛也
可见[25](图 10-6 和图 10-7)。

显微镜检查

典型的囊肿其内表面内衬脱落至腔内的表皮[11]。

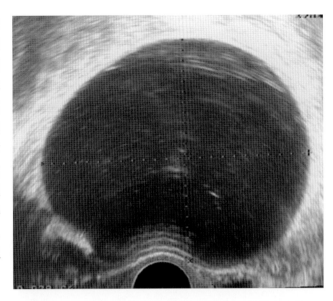

图 10-6 无回声液体内有少量毛发状斑点,但没有油脂。

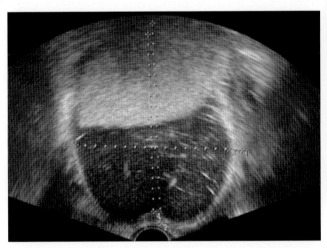

图 10-4 油脂,半低水平回声液体内有"毛发"状斑点。

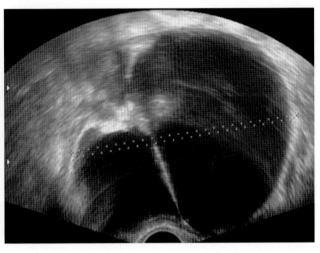

图 10-7 无回声液体内见单发分隔和高回声结节。

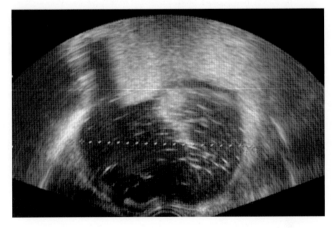

图 10-5 半油脂,半低水平回声液体内有"毛发"状斑点。

皮肤附属结构,如毛囊和油脂及汗腺等常存在于皮肤
乳头之上[25],在其区域及其周边亦可见大量的成熟组
织[11]。其他外胚层衍生物如大脑、小脑、脉络丛和视网
膜也可被发现[24]。最常见的中胚层衍生物为平滑肌或
横纹肌组织、脂肪组织、骨头、牙齿和软骨。其他少见
的源自中胚层的组织为甲状腺、外周神经、呼吸道和
胃肠道、牙齿和唾液腺[25]。

成熟性囊性畸胎瘤的超声影像特征

经阴道超声在评价附件肿块中的作用已得到广
泛证实,其可提供关于卵巢形态学的精确评价。皮样
囊肿有独特的超声灰阶图形态学特征,可用于其准确
诊断("图像识别法")[14,33-35](图 10-8 和图 10-9)。

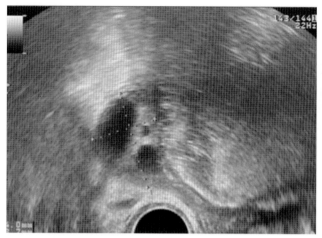

图 10-8　有滤泡的正常卵巢组织(卵巢新月征)。

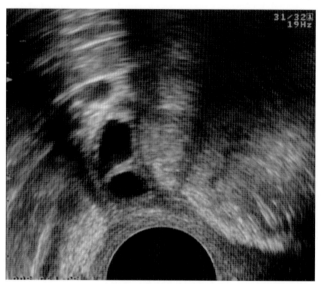

图 10-9　有滤泡的正常卵巢组织(卵巢新月征)。

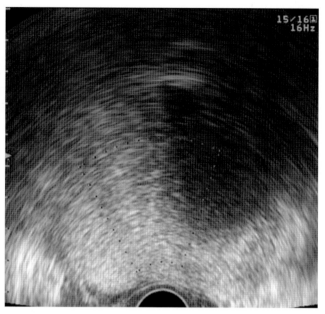

图 10-10　声影。

畸胎瘤的诊断。

未成熟性畸胎瘤

　　与成熟性畸胎瘤一样,未成熟性畸胎瘤也包含三种胚层,但是与成熟性畸胎瘤不同的是,它们包含了不成熟性的或胚胎组织[31]。未成熟性畸胎瘤起源于有丝分裂后的生殖细胞,在绝大多数病例中,其既含有未成熟性组织(胚胎组织),也含有成熟性组织[13]。纯粹的未成熟性畸胎瘤非常罕见,占全部卵巢畸胎瘤的比例<1%[15,22,31,32,37]。未成熟性畸胎瘤约占恶性生殖细胞肿瘤的 20%和卵巢恶性肿瘤的 1%[3],且占小于 17 岁的女孩的卵巢恶性肿瘤的比例可达 25%[4]。

临床表现

　　卵巢畸胎瘤的患者年龄可以在 1~58 岁,中位年龄为 18~19.5 岁,平均年龄为 20.6 岁[4,19,22,23]。大多数患者的临床症状为腹部肿块(80%)、腹痛(50%),约 25%的患者表现为不规则阴道流血(特别是初潮前患者)[22]。其罕见于孕妇或为无症状的女性,一般是行检查时,偶然发现。约 60%的患者临床实验室检查可见 α-甲胎蛋白水平升高,非妊娠所致 β-hCG 水平升高或可提示混合性恶性生殖细胞肿瘤[15]。

预后和临床处理

　　肿瘤的预后取决于肿瘤的分期。低级别 1 期肿瘤可通过单独的手术切除术被治愈,当肿瘤复发时使用

　　以前关于成熟性囊性畸胎瘤的超声形态学的研究倾向于分析整个肿瘤的外观。Laing[18]等于 1981 年分析了 51 例成熟性囊性畸胎瘤,并报道发现 33%的病例呈"典型"征象:"如在主要呈囊性的肿块内见有声影的回声灶",23.5%主要为实性,20%几乎全部为囊性,23.5%超声检查不可见(图 10-10)。Bronshtein 在体外试验中用手套装有毛发和油,并显示该试验能很好地模拟皮样囊肿的"白色团"。他们的研究也显示用毛发和水也能模拟一些皮样囊肿的 "圆点和破折号"征象的回声类型。Cohen[8]和 Caspi[5]分别于 1993 年和 1996 年试图基于声影的存在和产生囊腔内回声原料的数量来对成熟性囊性畸胎瘤进行形态学的分类。笔者认为该分类方法过于繁复,但是,一旦毛发或油脂的个体特征被辨识,就可单独用于大多数成熟性囊性

化疗,生存率约为 95%[23]。高级别和更高分期的肿瘤可行化疗,它们的生存率被报道小于 82%。现今改良的化疗或可提高生存率。推荐对低级别分期为 1~2 期的肿瘤行传统的保留生育能力的手术治疗,高级别 1~2 期肿瘤和 3 期肿瘤则推荐使用化疗[25]。

宏观特征

肿瘤通常为单侧除非呈广泛播散性病变[23],但是在 5%~10% 的患者之中,对侧亦可见成熟性囊性畸胎瘤[23,38]。局部播散通常是局部腹膜播散,而且播散至大网膜,或通过淋巴管播散至腹膜后、腹主动脉旁、肠系膜和纵隔淋巴结[23,38]。未成熟性畸胎瘤肿瘤较大,平均直径可达 16~20cm,直径范围为 5~42cm[23,38],平均重量为 1300g(范围 22~7150g)。

肿瘤主要呈实性,虽然肿瘤内常可见多发直径小于 1cm 的小囊肿;但是肿瘤内偶可见更大的囊肿[25]。一些肿瘤内含似油脂类物质或毛发,但是大多数肿瘤为退化型,其内为清澈的黏液状物质或含血液的液体[25]。实性区域常可伴发出血或坏死,这些特征很重要,这是因为它们倾向于含有低分化组织[4,23,25](图 10-11)。

微观特征

肿瘤通常含有全部三种胚层。以外胚层和中胚层成分占优势,肿瘤呈未成熟性的证据亦常见于该区域。未成熟性肿瘤内各样组织以无序的方式混杂在一起,良性皮样囊肿内组织的排列相对更有序。肿瘤内亦可见神经组织,使其可与颅内恶性肿瘤相混淆。也可见鳞状上皮,为恶性病变的证据。软骨和骨头可见

于肿瘤内。中胚层组织为疏松纤维结缔组织,显微镜下与未分化的黏液状胚胎间质相似。没有条纹的平滑肌组织很常见(图 10-12 和图 10-13)。

在大多数肿瘤中,内胚层组织相对没有代表性。可见沿非特异性柱状上皮排列的小管,支气管上皮或胃肠道上皮罕见。约 70% 的未成熟性畸胎瘤有坏死或出血的证据,几乎所有的肿瘤都含有成熟组织[23]。肿瘤的分级很重要,联合分期可对疾病的预后和治疗产生重要影响。目前应用的有两种分级系统。Robboy 和 Scully[26]提议使用基于未成熟和成熟组织的相对数量、分化程度和未成熟组织的有丝分裂活性的 4 级(0~3)分级系统。另一分级系统由 O'Connor 和 Norris[23]提出,

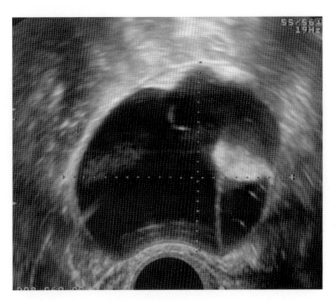

图 10-12 白色球状。

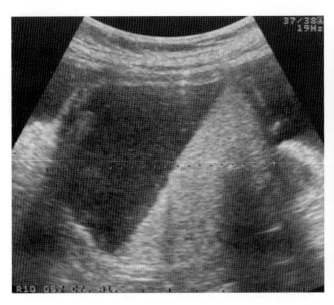

图 10-11 液平面。

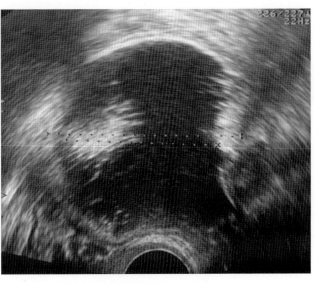

图 10-13 白色球状。

他们建议使用低级别和高级别分级系统，分别对应 1 级和 2~3 级，以减少观察者内变异。低级别肿瘤在任何显微切片上每低倍显微镜视野上观察到的未成熟神经上皮都小于 1。而高级别肿瘤内未成熟神经上皮很常见，每低倍显微镜视野上观察到的未成熟神经上皮超过 1。

超声影像特征

未成熟性畸胎瘤的术前超声影像特征尚没有相关文献报道。我们在此介绍符合前述未成熟性畸胎瘤宏观病理改变的两例病例的一些图片。前述对肿瘤的病理学描述为"肿瘤主要呈实性，虽然肿瘤内常可见多发直径小于 1cm 的小囊肿；但是肿瘤内偶可见更大的囊肿"[25]。所有未成熟性畸胎瘤的超声特征均为主要呈实性或多房实性。"一些肿瘤内含似油脂类物质或毛发，但是大多数肿瘤为退化型，其内为清澈的黏液状物质或含血液的液体。"未成熟性畸胎瘤的囊性区域在超声图像上亦呈信号各异的回声。此外，令人联想到毛发的高回声斑点可见贯穿整个实性区域（图 10-14 至图 10-17）。当存在以上形态学特征时，也许可进行正确的术前诊断。

卵巢甲状腺瘤

背景

在组织病理学检查中，高达 20% 的成熟性囊性畸胎瘤中可见甲状腺组织，然而，在宏观检查时，该比例仅为 3%[29]。当卵巢畸胎瘤全部由或主要由甲状腺组织构成时，它们被称作卵巢甲状腺瘤[32]。按此定义，卵巢甲状腺瘤约占全部卵巢畸胎瘤的 3%，占全部卵巢生殖细胞肿瘤的 2%~4%[2,32]。甲状腺成分被认为生长过度超过其他组织[29]。卵巢甲状腺瘤的恶性变不常见，仅占全部甲状腺瘤的 5%[2]。在许多恶性甲状腺瘤的病理中，恶性组织仅呈小灶性分布。有 5%~6% 的恶性卵巢

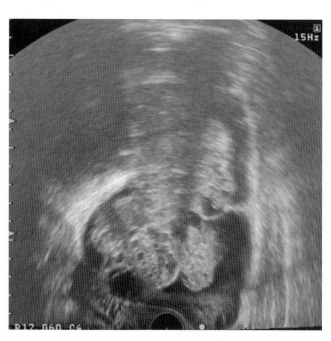

图 10-15　大的不规则复杂性肿瘤。

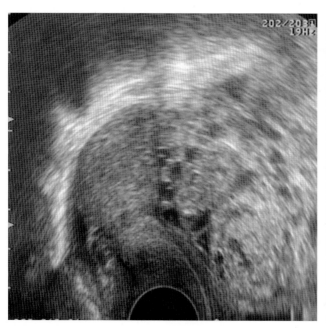

图 10-14　幼小子宫和肿瘤。

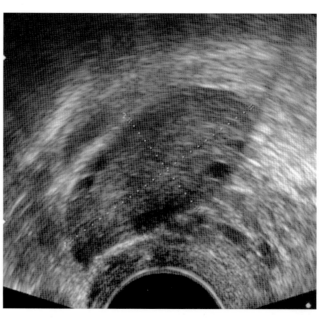

图 10-16　显示了两年前同一卵巢。

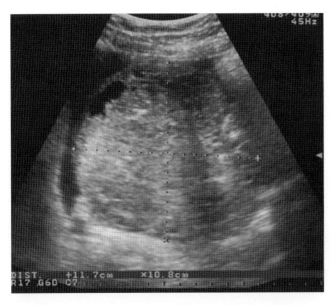

图 10-17　有混杂回声和小的囊性区的大的不规则肿瘤。

甲状腺瘤患者可见转移瘤[40]。绝大多数卵巢甲状腺瘤的患者为生育年龄，但任何年龄包括儿童均可发生卵巢甲状腺瘤[32]。

显微镜下表现

卵巢甲状腺瘤内的甲状腺组织与甲状腺相似，由不同大小的含胶质的滤泡衬以单层滤泡细胞构成[25]。偶尔，有活性增加或降低的证据[29,32]。有时，亦可见其他异常的甲状腺组织学特征。恶性卵巢甲状腺瘤的诊断标准与颈部甲状腺组织一致，但即使是良性的卵巢甲状腺瘤也有复发的相关报道[27]。

宏观特征

卵巢甲状腺瘤通常为单侧，大小各异，但通常直径小于 10cm，且可伴发同侧或对侧卵巢的成熟性囊性畸胎瘤[25,27]。卵巢甲状腺瘤的外壁通常光滑。大多数肿瘤呈实性或囊实性。肿瘤的囊性区域含胶质样或黏液样物质。肿瘤偶可呈多房囊性结构。在大多数囊性卵巢甲状腺瘤的病例中，囊腔内可见小的实性突起。可增加恶性诊断可能性的宏观特征，包括甲状腺成分的尺寸、粘连的存在和程度、存在腹水和腹水中可见血液[27]。

临床症状

大多数卵巢甲状腺瘤发生于生育年龄，发病高峰

为 40 岁[25]。大多数患者无症状，但一些患者可主诉腹胀、腹痛、泌尿系梗阻或肠梗阻、不孕或潮热，后者可解释为类固醇激素分泌所致[30]。患者偶可见腹水或合并腹水及胸腔积液(假性梅格斯综合征)。

预后

卵巢甲状腺瘤恶变罕见，良性卵巢甲状腺瘤患者可经由手术切除肿瘤治愈。如果存在组织学的或临床的恶性特征，患者的 10 年生存率为 89%，25 年生存率为 84%[27]。腹水和(或)胸腔积液通常于术后消失。

超声影像学特征

关于卵巢甲状腺瘤的病例数最大的研究报道(31 例)，显示良性卵巢甲状腺瘤的大小和超声影像特征变化各异[30]。大多数肿瘤的最大径≥9.5cm。大多数良性卵巢甲状腺瘤内可见实性成分，囊性成分均可见，超过一半的肿瘤呈多房(超过 5 个囊腔)。囊液通常呈无回声或低回声。约半数肿块内可见不规则囊内壁，40%可见囊内乳头状突起。卵巢甲状腺瘤于彩色多普勒检查结果变化各异，大多数肿瘤(40%)为中等程度富血管化。

纯粹的卵巢甲状腺肿外观变化各异，但是大多数囊性肿瘤内含有一个或多个边界清晰的圆形轮廓光滑的实性区域，作者将其命名为"甲状腺肿珍珠"。它们与皮样囊肿所见"圆形白色球状"类似，但不是完全一致。

不纯粹的卵巢甲状腺肿的大小和超声特征变化各异，但是没有一例肿瘤可伴发腹水或道格拉斯陷窝积液，并且在所有病例中，在彩色多普勒检查中均无或最低程度的血管形成。44%的病例可见阴影[30]。

结论

成熟性囊性畸胎瘤的超声影像特征变化各异，经验少的医生对其诊断有一定困难，但是一些超声影像特征容易辨识且对确诊有帮助。未成熟性畸胎瘤倾向于为更大肿瘤，外观主要呈实性。未成熟性畸胎瘤的外观较成熟性囊性畸胎瘤有显著差异。卵巢甲状腺肿的外观变化各异，术前诊断困难。

作者简介

　　Tom Holland 先生是妇产科高级训练师,目前就职于英国伦敦。他正在完成一项关于超声和血清标志物诊断子宫内膜异位症的课题。他的研究包括超声、卵巢肿瘤和子宫内膜异位症。

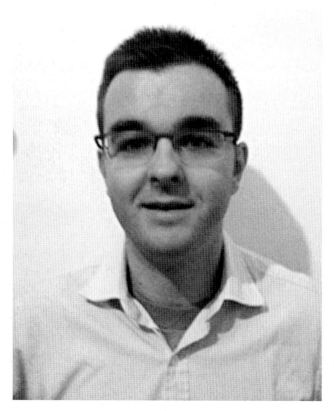

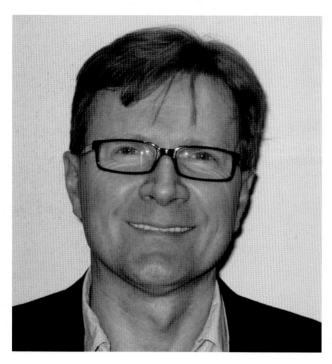

　　Davor Jurkovis 是伦敦大学医院妇产科门诊室主任,妇产科专家,是国际上著名的妇产科诊断和妊娠超声检查专家。编辑出版近 5 部专著,并协助发起和进行了妇产科超声协会、急症妇科和妊娠早期的 RCOG 培训。他还是妇产科培训慈善基金会成员。

参考文献

1. Ayhan A, Aksu T, Develioglu O, et al. Complications and bilaterality of mature ovarian teratomas (clinicopathological evaluation of 286 cases). Aust N Z J Obstet Gynaecol. 1991;31:83–5.
2. Ayhan A, Yanik F, Tuncer R, et al. Struma ovarii. Int J Gynaecol Obstet. 1993;42:143–6.
3. Berg J, Baylor S. The epidemiological pathology of ovarian cancer. Hum Pathol. 1973;4:537–47.
4. Breen JL, Neubecker RD. Ovarian malignancy in children, with special reference to the germ-cell tumors. Ann N Y Acad Sci. 1967;142:658–74.
5. Caspi B, Appelman Z, Rabinerson D, et al. Pathognomonic echo patterns of benign cystic teratomas of the ovary: classification, incidence and accuracy rate of sonographic diagnosis. Ultrasound Obstet Gynecol. 1996;7:275–9.
6. Caspi B, Appelman Z, Rabinerson D, et al. The growth pattern of ovarian dermoid cysts: a prospective study in premenopausal and postmenopausal women. Fertil Steril. 1997;68:501–5.
7. Caspi B, Levi R, Appelman Z, et al. Conservative management of ovarian cystic teratoma during pregnancy and labor. Am J Obstet Gynecol. 2000;182:503–5.
8. Cohen L, Sabbagha R. Echo patterns of benign cystic teratomas by transvaginal ultrasound. Ultrasound Obstet Gynecol. 1993;3:120–3.
9. Comerci JT, Licciardi F, Bergh PA, et al. Mature cystic teratoma: a clinicopathologic evaluation of 517 cases and review of the literature. Obstet Gynecol. 1994;84:22–8.
10. Damewood M, Rosenshein NB, Woodruff JD. Multiple benign cystic teratomas of the ovary. Report of two cases and review of the literature. Diagn Gynecol Obstet. 1982;4:243–5.
11. Fox H, Wells M. Germ cell tumours of the ovary. In: Obstetrical and gynaecological pathology. New York: Churchill Livingstone; 2002.
12. Hoo W, Yazbek J, Holland T, et al. Expectant management of ultrasonically diagnosed ovarian dermoid cysts: is it possible to predict the outcome? Ultrasound Obstet Gynecol. 2010;36:235–40.
13. Inoue M. Histogenetic analysis of ovarian germ cell tumours by DNA fingerprinting. Cancer Res. 1992;52:6823–6.
14. Jermy K, Luise C, Bourne T. The characterization of common ovarian cysts in premenopausal women. Ultrasound Obstet Gynecol. 2001;17:140–4.
15. Kawai M, Kano T, Furuhashi Y, et al. Immature teratoma of the ovary. Gynecol Oncol. 1991;40:133–7.
16. Kondo W, Bourdel N, Cotte B, et al. Does prevention of intraperitoneal spillage when removing a dermoid cyst prevent granulomatous peritonitis? BJOG. 2010;117:1027–30.
17. Koonings PP, Campbell K, Mishell DR, et al. Relative frequency of primary ovarian neoplasms: a 10-year review. Obstet Gynecol. 1989;74:921–6.
18. Laing FC, Van Dalsem VF, Marks WM, et al. Dermoid cysts of the ovary: their ultrasonographic appearances. Obstet Gynecol. 1981;57:99–104.
19. Li H, Hong W, Zhang R, et al. Retrospective analysis of 67 consecutive cases of pure ovarian immature teratoma. Chin Med J (Engl). 2002;115:1496–500.
20. Linder D, McCaw BK, Hecht F. Parthenogenic origin of benign ovarian teratomas. N Engl J Med. 1975;292:63–6.
21. Malkasian GD, Dockerty MB, Symmonds RE. Benign cystic tera-

tomas. Obstet Gynecol. 1967;29:719–25.

22. Norris HJ, Zirkin HJ, Benson WL. Immature (malignant) teratoma of the ovary: a clinical and pathologic study of 58 cases. Cancer. 1976;37:2359–72.

23. O'Connor DM, Norris HJ. The influence of grade on the outcome of stage I ovarian immature (malignant) teratomas and the reproducibility of grading. Int J Gynecol Pathol. 1994;13:283–9.

24. Prat J. Pathology of the ovary. Philadelphia: W B Saunders Co.; 2004.

25. Robboy SJ, Anderson MC, Russell P. Pathology of the female reproductive tract. In: Robboy SJ, Anderson MC, Russell P, editors. 2nd edition. 2008 published by Churchill Livingstone. ISBN: 0443074771

26. Robboy SJ, Scully RE. Ovarian teratoma with glial implants on the peritoneum. An analysis of 12 cases. Hum Pathol. 1970;1:643–53.

27. Robboy SJ, Shaco-Levy R, Peng RY, et al. Malignant struma ovarii: an analysis of 88 cases, including 27 with extraovarian spread. Int J Gynecol Pathol. 2009;28:405–22.

28. Roman H, Accoceberry M, Bolandard F, et al. Laparoscopic management of a ruptured benign dermoid cyst during advanced pregnancy. J Minim Invasive Gynecol. 2005;12:377–8.

29. Roth LM, Talerman A. The enigma of struma ovarii. Pathology. 2007;39:139–46.

30. Savelli L, Testa AC, Timmerman D, et al. Imaging of gynecological disease (4): clinical and ultrasound characteristics of struma ovarii. Ultrasound Obstet Gynecol. 2008;32:210–9.

31. Talerman A. Chapter 18: Pathology of the ovaries in diagnosis and management of ovarian disorders. Albert Altchek, editor. Academic Press; 2003.

32. Talerman A. Chapter 20: Germ cell tumours of the ovary. In: Blaustein's pathology of the female genital tract. New York: Springer; 2002.

33. Valentin L. Prospective cross-validation of Doppler ultrasound examination and gray-scale ultrasound imaging for discrimination of benign and malignant pelvic masses. Ultrasound Obstet Gynecol. 1999;14:273–83.

34. Valentin L. Pattern recognition of pelvic masses by gray-scale ultrasound imaging: the contribution of Doppler ultrasound. Ultrasound Obstet Gynecol. 1999;14:338–47.

35. Valentin L. Use of morphology to characterize and manage common adnexal masses. Best Pract Res Clin Obstet Gynaecol. 2004;18:71–89.

36. Vortmeyer AO, Devouassoux-Shisheboran M, Li G, et al. Microdissection-based analysis of mature ovarian teratoma. Am J Pathol. 1999;154:987–91.

37. Wisniewski M, Deppisch LM. Solid teratomas of the ovary. Cancer. 1973;32:440–6.

38. Yanai-Inbar I, Scully RE. Relation of ovarian dermoid cysts and immature teratomas: an analysis of 350 cases of immature teratoma and 10 cases of dermoid cyst with microscopic foci of immature tissue. Int J Gynecol Pathol. 1987;6:203–12.

39. Yazbek J, Salim R, Woelfer B, et al. The value of ultrasound visualization of the ovaries during the routine 11–14 weeks nuchal translucency scan. Eur J Obstet Gynecol Reprod Biol. 2006;132:154–8.

40. Zakhem A, Aftimos G, Kreidy R, et al. Malignant struma ovarii: report of two cases and selected review of the literature. J Surg Oncol. 1990;43:61–5.

第 11 章

良性生殖细胞肿瘤的 CT 和 MRI 表现

Ingrid Millet , H. Perrochia、E. Pages-Bouic , F. Curros- Doyon , G. Rathat , P. Taourel

摘 要

多达 1/4 的卵巢肿块来自生殖细胞。在东方和非洲人群中,生殖细胞肿瘤发病率比上皮性肿瘤更高。因皮肤是其主要组成成分,成熟性囊性畸胎瘤(MCT)也称皮样囊肿,其不仅是最常见的生殖细胞肿瘤,也是 45 岁以下女性最常见的良性卵巢肿瘤。本章将介绍常见畸胎瘤,如 MCT、未成熟性畸胎瘤和卵巢甲状腺肿的 CT 和 MRI 表现。

关键词

卵巢畸胎瘤·成熟性囊性畸胎瘤(MCT)·未成熟性畸胎瘤·CT·MRI

MCT

流行病学

多达 1/4 的卵巢肿块来自生殖细胞[1]。在东方和非洲人群中,生殖细胞发病率比上皮性肿瘤更高[2]。因皮肤是其主要组成成分,成熟性囊性畸胎瘤(MCT)也称皮样囊肿,其不仅是最常见的生殖细胞肿瘤,也是 45 岁以下女性最常见的良性卵巢肿瘤。早在 300 年以前,MCT 首次被描述为小婴儿 , 当时最大的问题之一是他们是否应该接受洗礼[3]。MCT 是卵巢生殖细胞肿瘤的一个亚型,来自原始生殖细胞。完全成熟性囊性畸胎瘤几乎全部为良性,继发恶性少见,但却是众所周知的现象[4]。

MCT 约占成人所有卵巢肿瘤的 20%,占儿童卵巢肿瘤的 50%,据报道发病率为 1.2~14.2/1000/年[5,6],发病高峰为 20~40 岁[7]。与上皮性卵巢肿瘤相比,MCT 发病年龄更小,中位年龄为 30 岁[8]。

MCT 通常无临床症状,经常在常规盆腔体检时发现。腹痛、腹胀是最常见的临床表现,与肿块本身较大或并发症相关。孕期合并畸胎瘤虽不常见,但已有文献报道[9]。腹腔镜手术切除是 MCT 的常见治疗方式[10]。然而,文献报道 MCT 生长缓慢,每年平均增大 1.8mm,一些研究人员建议小于 6cm 的 MCT 不必手术[11]。

组织学

MCT 属于生殖细胞肿瘤,由分化良好的三胚层生殖细胞组成:外胚层(皮肤衍生物和神经组织)、中胚层(脂肪、骨、软骨、肌肉)和内胚层(胃肠道及支气管上皮、甲状腺组织)[12]。多数卵巢 MCT 包含数量不等的皮脂腺、毛发和脱落碎片,也可能发现各种各样的罕见组织,如肾、肾上腺和前列腺组织[13]。

最近英国的大样本人群研究发现,年龄发病率提示肿瘤在胚胎或胎儿期引发,后来肿瘤进展的速度变化与生殖细胞的特异性位点有关。作者认为,未来的基因研究应该考虑所有位点的生殖细胞肿瘤,以便更深入了解发病原因[14]。

大体病理学上,MCT 典型表现为单房囊性肿瘤,由皮脂腺物充填,在体温度条件下呈液体,而在室温条件下呈半固体(图 11-1)[15]。也可表现为多房多分隔囊性肿块,少数呈实性(约 6%)[7]。囊壁为鳞状上皮,壁内含毛囊、皮肤腺体、肌肉和其他组织。92%的 MCT 可见一隆起突向囊腔,称为 Rokitansky 结节,大多数毛发源自这种突起,瘤内出现牙齿或骨骼时,也常常位于这种隆起内。93%以上的 MCT 见囊腔内脂肪,反映了皮脂腺物或脂肪组织,这是 MCT 的特异性影像表现[16,17]。几乎所有 MCT 均可见外胚层组织(皮肤衍生物和神经组织)。90%以上的病例可见中胚层组织(脂肪、骨、软骨、肌肉),1/3 的病例见牙齿及多数病例还可见内胚层组织(如胃肠道和支气管上皮、甲状腺组织)[18]。

典型影像表现

超声(US)诊断 MCT 有时容易和肠管、穿孔阑尾炎的阑尾或卵巢癌混淆[19,20],断层影像(CT 和 MR)则较容易诊断,因为这两种成像方式对脂肪和钙化的显示比较敏感,而脂肪和钙化是 MCT 的典型影像学特征[21]。多数病例在常规盆腔检查时偶然发现无症状的附件肿块。如出现腹痛症状,常为并发症:MCT 扭转或破裂所致。双侧 MCT 发病率为 8%~15%(图 11-2),平均直径为 7cm[7]。表面光整,单房囊性,包含大量以液体皮脂形式存在的脂肪,CT 呈低密度,MRI 呈高信号。已有实性成熟性畸胎瘤等特殊情况的影像报道[22,23]。液体填充在瘤体的附属部分,形成覆盖于液性皮脂的脂肪/液体分界,脂肪/液体分界处还可分层或见漂浮物,或两种情形均可见。钙化常见,但瘤内出现钙化并不提示卵巢畸胎瘤。因此,有必要要把重点放在检测肿瘤内脂肪,以明确诊断。还可见结节状或棕榈树状附壁突起,也称罗基坦斯基结节(Rokitansky protuberance)或皮样隆起。通常只有一个圆形突起,含有脂肪、钙化和少量、多样化的其他组织。尽管这些突起部分实性,但从不透壁生长(图 11-3)。近年来,学者发现囊内浮球是 MCT 的特异性征象[24,25],由皮脂腺碎片、皮肤鳞屑和毛发组成。这些球形结构直径大约 1~3cm,也有可能会超过 100cm[27],这些畸胎瘤的脂肪位于囊壁或罗基坦斯基结节内。

瘤内牙齿、罗基坦斯基结节或大量脂肪成分的识别是诊断良性囊性畸胎瘤的关键(表 11-1)。

CT 表现

只有少数关于良性畸胎瘤 CT 表现的研究报道[28-30],样本量最大的研究是 Buy[17]等于 1989 年发表的 41 例经手术证实的 MCT。单房或多房囊内脂肪是良性畸胎瘤的特异性征象,84%~93%的病例可见此征象[17,29]。脂肪容易发现,尤其脂肪含量比例大时,在 CT 上呈低密度,通常 CT 值约 20Hu;脂肪含量少时,尤其脂肪位于囊壁或罗基坦斯基结节内,需要仔细观察以免漏掉脂肪病灶。约 12%的病例可见脂液分界,56%~84%的病

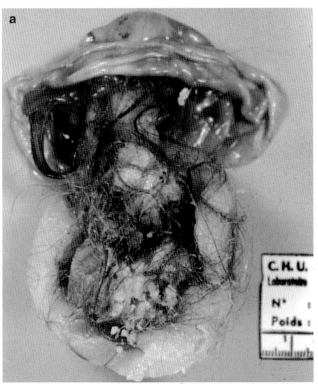

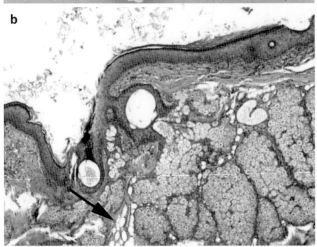

图 11-1 成熟性囊性畸胎瘤典型组织学特征。(a)大体见肿瘤呈单房囊性,内含皮脂物质和毛发;(b)在显微镜下,成熟性囊性畸胎瘤由成熟的表皮内衬和包含旺盛毛囊皮脂腺(箭头)的结缔组织组成。(见彩图)

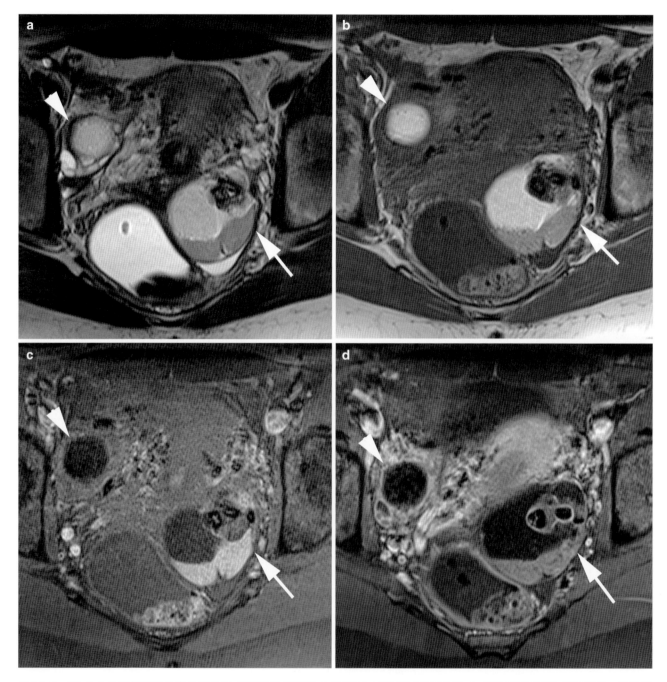

图 11-2 29 岁女性双侧成熟性囊性畸胎瘤 MRI 轴位 T2WI(a),T1WI(b)及脂肪抑制序列(c),增强 T1WI 脂肪抑制序列。患者行双侧囊肿切除术,病理证实左侧成熟性囊性畸胎瘤,右侧单胚层畸胎瘤。左侧病变为畸胎瘤典型特征:内含脂肪和毛发的囊性肿块,含钙化的 Rokitansky 结节注入造影剂后有强化。

例可见牙齿或钙化,毛发也比较常见,约占 65%。如果毛发皮脂混合,病灶密度较单纯脂肪升高,CT 值可达 8Hu[29]。其他研究者报道,脂液分界面漂浮单个或多个球形结构,即"低密度浮球征",是 MCT 的典型征象[31]。罗基坦斯基结节定义为实性或部分实性的球形结构,一端连接囊壁一端突向囊腔或扁平囊壁内局部增厚的致密结构(通常为钙化)和(或)脂肪[29]。不同的研究报道,罗基坦斯基结节显示率不同,Guinet 报道

约为 21/23(91%),Buy 报道约为 35/43(81%)。

迄今为止,CT 上最好的提示征象包括含脂肪的卵巢囊肿和(或)罗基坦斯基结节的识别[29]。

MRI表现

在 MRI 图像中,皮样囊肿的皮脂腺成分 T1WI 呈明显高信号,类似腹膜后脂肪信号,T2WI 信号存在一定变动,多数类似脂肪呈高信号(图 11-5)。因此,需要

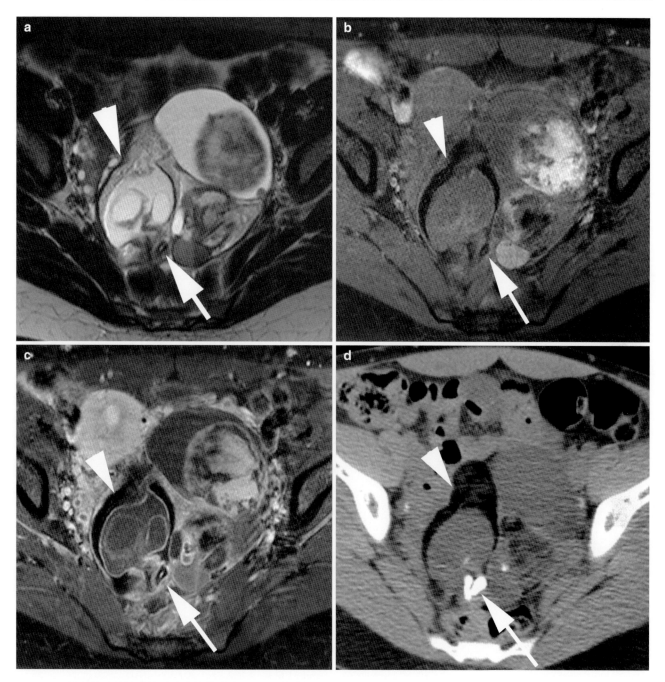

图 11-3　复杂的成熟性囊性畸胎瘤影像学表现。(a)轴位 T2WI。(b)轴位脂肪抑制 T1WI。(c)增强 T1WI 脂肪抑制序列。(d)CT 平扫(与 MRI 图像为同一水平)。复杂多房囊性肿块,内含脂肪(短箭头所指)和牙齿(长箭头所指)。增强后囊壁及分隔强化。组织学证实为无恶变的成熟性囊性畸胎瘤。

脂肪抑制序列鉴别 T1WI 高信号是出血、脂肪,还是高蛋白成分。通常采用波谱脂肪饱和、化学位移(同反相位)或 STIR(短 T1 反转回复)序列检测 MCT 中的脂肪,前两种方法最为常用,尤其化学位移成像最为敏感,可检测微量脂肪[32-34]。肿瘤内脂肪 T1WI 呈明显高信号,T1WI 抑制上高信号降低。为观察少量脂肪,应该在不同序列的同一个层面对比图像。此外,在脂肪和非脂肪成分交界面可存在化学位移伪影,也

应该注意区分。脂肪可出现在囊腔内部,或者如圆球漂浮于脂液分界面,或仅出现在罗基坦斯基结节内。偶可见囊腔内非依附性脂质球,这也是 MCT 的显著特征[35]。

钙化和牙齿在 T1WI 和 T2WI 均呈低信号。球形病灶内的一些移动球(也称浮球)在 T1WI 高信号背景下呈相对稍低信号,T2WI 周围组织呈明显高信号,浮球呈相对稍低信号,病理与毛发或软组织成分

表 11-1   成熟性畸胎瘤的断层影像表现

典型表现	影像表现
<45 岁	单房
<10cm	囊内脂肪
	牙齿/钙化
	脂肪/液体
	没有壁结节强化
	漂浮球
非典型表现	多房
	囊腔内无脂
	壁结节或者囊壁内少量脂肪
复杂肿块	混合性精原细胞瘤或者退发性肿瘤
可疑并发症	扭转:增大的输卵管肿块,附体移位,子宫受压,盆腔脂肪浸润,非对称性壁增厚
	破裂:壁不连续,腹水同膜浸润,脂肪种植,紧密粘连
	恶性(以下)感染:伴有局限性和系统性感染,盆腔脂肪浸润,增厚的增强壁
怀疑恶性(>45 岁,>10cm)	显著强化壁结节,窦性部分中度或者显著强化,窦性成分黏膜下生长(超出间隔和肿块壁),临近器官变化,远处播散

相对应（图 11-6）[25]。浮球的比重比周围液体低,因此,可漂浮于囊液中,并且可移动[26]。由此提出假设每个小球是由皮脂腺物质围绕病灶(碎片,脱屑性材料或细毛发干的一个微小的焦点)聚集而形成,由于物质的物理和热性质的差异，这些小球可在离散的块内形成[21]。

最近,Nakayama[36]等研究显示,成熟性囊性畸胎瘤在扩散加权图像上呈显著高信号,而 ADC 值比内膜样囊肿和其他良性肿瘤更低,这种现象可能是肿瘤内角蛋白所致(图 11-7)。

不典型征象

无脂肪囊块

少数 MCT（78 例 MCT 的 MRI 回顾性研究中约为 15%）只有极少量脂肪或无脂肪,因此应仔细观察囊壁或罗基坦斯基结节有无少量脂肪（图 11-8 和图 11-9）[37]。在此种情况下,脂肪抑制序列或梯度回波同反相位序列有助于少量脂肪的显示[21]。

纯脂肪肿瘤

这种纯脂肪肿瘤也少见,与其他不常见含脂肪盆腔肿瘤相仿(见章节"其他含脂肪盆腔肿瘤")。

实性肿瘤

实性肿瘤也比较少见,与其他卵巢肿瘤尤其是恶性肿瘤很难鉴别。

碰撞瘤

碰撞瘤是不同肿瘤成分保持各自组织学特征而又通过狭窄基质或各自基层分开的混合性肿瘤。有关碰撞瘤的形成有几种假说。第一种假说是两种原发性肿瘤由于"机缘偶然相遇(chance accidental meeting)"而共存于同种组织。第二种假说是第一种肿瘤微环境改变而引发第二种肿瘤发生或转移性肿瘤细胞的种植。第三种假脱是每种原发性肿瘤源自共同干细胞。畸胎瘤可碰撞颗粒细胞瘤[38]、浆液性囊腺癌[7,39,40],良恶性黏液性肿瘤更多见[41-43]。黏液性肿瘤可与 11.3% 的皮样囊肿共存,而皮样囊肿则与 7.8% 的黏液性肿瘤共存[44]。由畸胎瘤和黏液性肿瘤组成的碰撞瘤典型影像表现为多房囊性肿块伴囊腔内脂肪填充(图 11-10),需要与混合性生殖细胞肿瘤、混合性上皮肿瘤或囊性畸胎瘤恶变鉴别。术前提示碰撞瘤是可能的[41],这样会促使病理医生深入检查标本,对可疑区域进行切片以防术中冰冻漏诊。

混合性生殖细胞肿瘤

混合性生殖细胞肿瘤是由来自共同干细胞的不同组织学成分共同组成的肿瘤。就混合性生殖细胞肿瘤而言,混合细胞类型包括胚胎性癌、无性细胞瘤、畸胎瘤和卵黄囊瘤(内胚窦瘤)。影像学表现多变,主要和组织学类型有关。肿瘤实性为主包含脂肪和钙化时,提示成熟性囊性畸胎瘤;而成熟性囊性畸胎瘤包含强化的实性成分时，要考虑到混合性生殖细胞肿瘤。血清 α-甲胎蛋白(AFP)(卵黄囊瘤)升高、人绒毛膜促性腺激素(HCG)(无性细胞瘤)水平、发病年龄轻可以帮助诊断混合性生殖细胞[45]。

成长畸胎瘤综合征

成长畸胎瘤综合征(GTS)定义为恶性生殖细胞肿瘤,尤其未成熟性畸胎瘤,化疗期间或随访时,畸胎瘤增大的现象[46],比较少见。肿瘤经过组织成熟,呈现更加典型的成熟性囊性畸胎瘤特征,这种现象也称"重

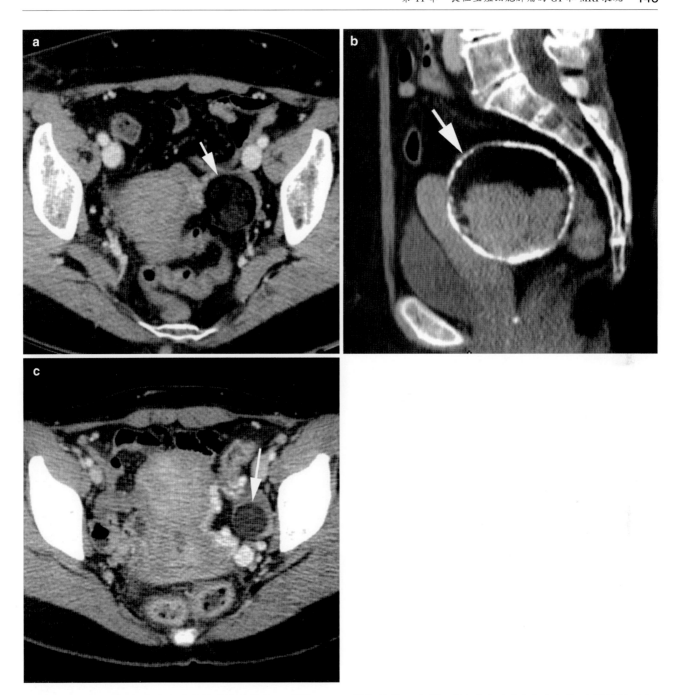

图 11-4　三个不同女性的左侧成熟性囊性畸胎瘤 CT 图像。(a~c)轴位增强 CT 扫描。肿瘤内脂肪成分占大部分,容易识别。图 b 囊壁见薄层钙化,这种征象较少见,钙化通常以牙齿形式出现。

新转换"[47]。GTS 两种机制可能是化疗药物选择性恶性细胞消除或化疗后恶性细胞分化为成熟性畸胎瘤。结果,GTS 往往误解为肿瘤化疗耐药或复发[48]。这些重新转换的肿瘤可在相当长的时间内保持稳定。根据定义,GTS 必须表现为先前升高的肿瘤标志物,如 AFP 或 HCG 回归正常、肿瘤增大或出现新的肿瘤以及病理学检查只发现成熟性畸胎瘤成分。影像学表现为肿瘤密度增大并边界清晰,初始钙化区呈脂肪和

囊性变[49]。

并发症

　　MCT 并发症包括蒂扭转(16%)、恶变(2%)、破裂(1%~2%)和感染(1%)[50]。

蒂扭转

　　蒂扭转是 MCT 最常见的并发症,发病率为 3.2%~

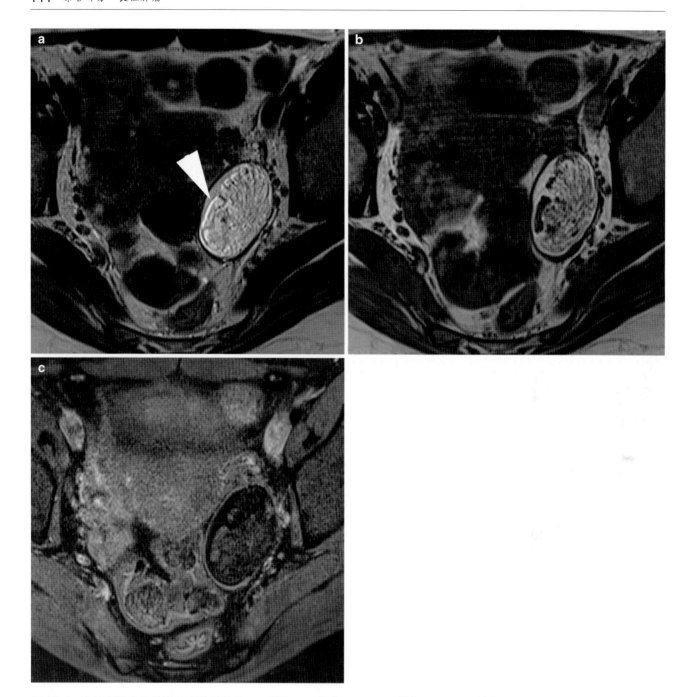

图 11-5　左侧卵巢成熟性囊性畸胎瘤典型 MRI 图像。(a)轴位 T2WI。(b)轴位 T1WI。(c)轴位 T1WI 脂肪抑制。T2WI 脂肪非脂肪交界面可见化学位移伪影(短箭头所指)。

16%[8]。另一种观点是，约 30%的卵巢蒂扭转原因是 MCT，它和浆液性腺癌共同组成卵巢蒂扭转的病因[50]。典型临床特征包括左或右下腹局部刺痛、压痛、腹膜牵引所致的恶性、呕吐等，以及盆腔肿块。胃肠道并发症如恶心、呕吐约见于 2/3 的患者，而出现发热则倾向于肿瘤扭转后坏死的判断。

　　影像学诊断畸胎瘤合并蒂扭转的征象如下[52]：①子宫和卵巢肿块之间可见增大的实性管道样肿块，这是卵巢蒂扭转的特异性征象。它表现为非定形或管道样肿块结构，介于扭转畸胎瘤与子宫之间的靶征，或被由子宫而外的喙状突起部分覆盖[53]。②无壁结节的囊性肿块囊壁增厚，囊壁往往偏心性增厚，>1cm[54]。③附件向对侧或前方中线移位，邻接盆腔前筋膜或道格拉斯窝。④子宫偏移和卵巢扭曲侧的盆腔间隙渗透。

　　蒂扭转的 MCT 直径平均为 11cm，大于非扭转的 MCT(平均直径 6cm)，直径增大也可能是扭转所致。蒂扭转并不减少脂肪成分。

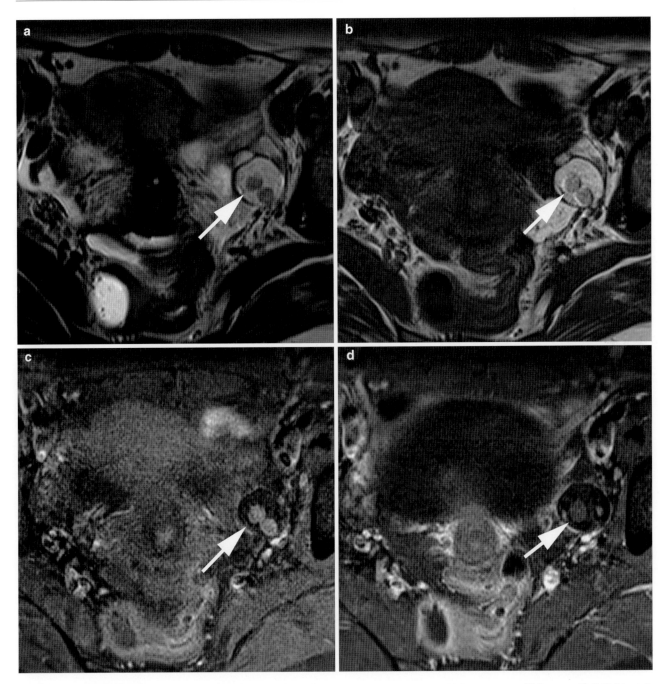

图 11-6　左侧成熟性囊性畸胎瘤 MRI 图像中浮球征(箭头所指)。(a)轴位 T2WI。(b)轴位 T1WI。(c)轴位 T1WI 脂肪抑制。(d)增强轴位 T1WI 脂肪抑制。

恶变

有 0.17%~2% 的 MCT 发生恶变[55],可见于三胚层的任何一个胚层(外胚层、中胚层和内胚层)。MCT 上皮成分大多转换为鳞状细胞癌(超过 80%),尽管其他如腺癌[57]、低级别类癌[58]、神经内胚层肿瘤、恶性黑色素瘤[59]、少突胶质细胞瘤[60]、甲状腺乳头状癌[61]和高侵袭性肉瘤[62,63]也有相应报道。大多数病例是显微镜下偶然发现鳞状细胞癌成分,而大体标本多数呈良性改

变。恶变在临床上不易识别,多数见于 50 岁以上女性,鳞状细胞癌抗原(SCC)和 Ca125 升高,肿瘤直径通常大于 10cm[4]。

影像学倾向于恶性特征如下[30,55]:

- 直径>10cm。
- 实性组织强化,尤其罗基坦斯基结节的强化[56]。
- 囊壁与实性强化组织之间呈钝角。
- 出血和坏死。
- 肿瘤向外生长累及相邻结构。

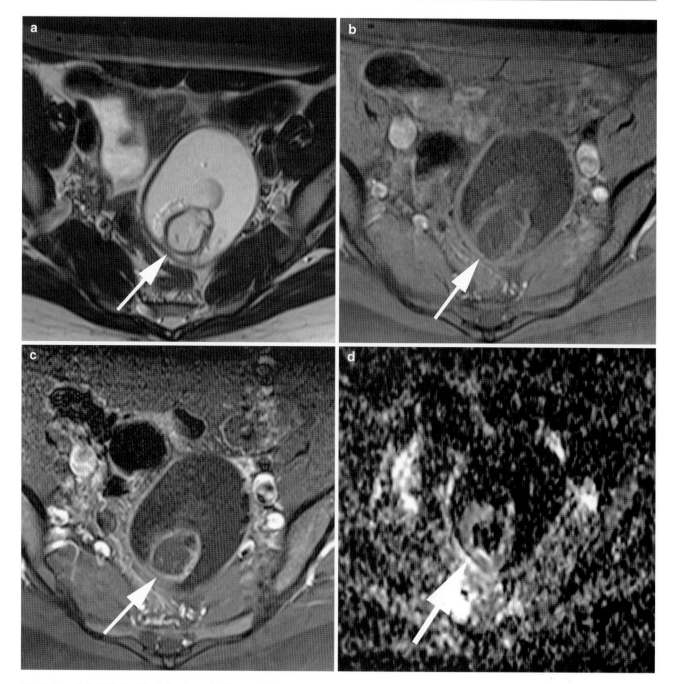

图 11-7　成熟性囊性畸胎瘤典型 MRI 图像。(a) 轴位 T2WI。(b) 轴位 T1WI 脂肪抑制。(c) 增强轴位 T1WI 脂肪抑制。(d) ADC 图。单房囊性肿块，内含脂肪和脂肪性罗基坦斯基结节突起 (箭头所指)。脂肪成分 ADC 值低及罗基坦斯基结节囊壁线性薄层强化。

● 播散转移灶。

与身体其他部位鳞癌一样，直接侵袭邻近组织是卵巢鳞癌最常见的征象；而普通上皮性卵巢癌最重要的播散路径是淋巴扩散和腹膜转移。因此，卵巢肿块的浸润性生长模式有助于成熟性囊性畸胎瘤恶变为鳞癌的诊断。

Mori 等报道，以患者年龄超过 40 岁及血清 SCC 抗原>2.5ng/mL 诊断的 MCT 恶变，敏感性和特异性分别为 77% 和 96%[64]。

恶性畸胎瘤如果病变较局限且能完全切除，那么，预后较好[65]。因此，根据临床和影像表现、肿瘤标志物水平，选择合适的手术方式 (开腹或腹腔镜)。手术切除包括子宫+双侧卵巢输卵管切除，晚期患者须行淋巴结清扫，术后辅以烷基化药物化疗提高生存率，一般不需放疗[4]。

破裂

MCT 通常囊壁较厚，自行破裂发病率低 (1.2%~

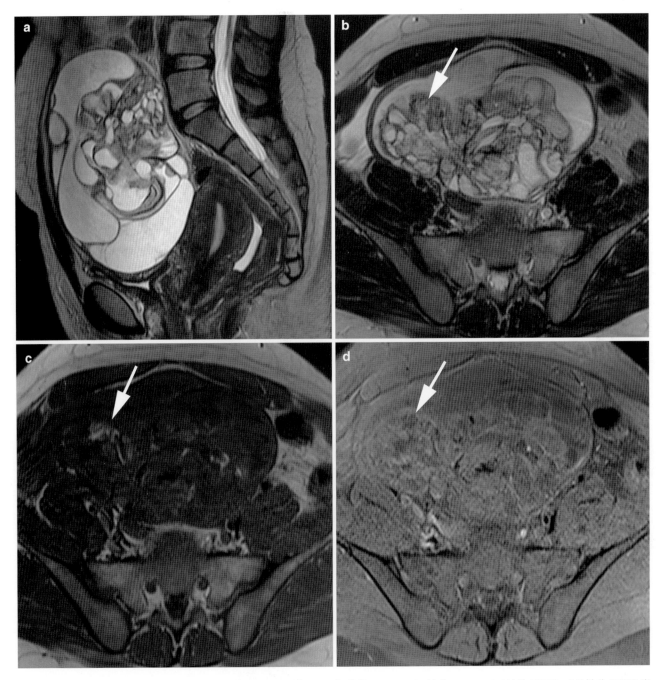

图 11-8　19 岁女性成熟性囊性畸胎瘤的不典型 MRI 图像。(a)矢状位 T2WI。(b)轴位 T2WI。(c)轴位 T1WI。(d)轴位 T1WI 脂肪抑制。(待续)

3.8%)。液性皮脂腺流到腹膜腔而引起一系列急性或慢性临床症状[66],其中慢性症状最常见。

　　● 急性腹膜炎。肿瘤内容物的突然破裂而引起的急性腹膜炎,可为自发性,也常见于蒂扭转、外伤、感染或劳动[67]。影像表现为肿瘤扁平或囊壁连续性中断,伴腹水和弥漫性或局灶性网膜渗透。

　　● 慢性腹膜炎。皮样囊肿的慢性渗漏引起的慢性腹膜炎,表现为多发性腹膜白色种植灶,致密粘连和

多少不等量腹水,类似癌性或结核性腹膜炎。有时,可见腹膜腔脂肪肿胀,其具有诊断价值[68]。

　　除了破入腹膜腔,也有穿孔到其他腹内器官的报道,包括膀胱、小肠、直肠、乙状结肠、阴道,甚至腹壁。另外一种情形称寄生性卵巢畸胎瘤,指卵巢畸胎瘤自发离断(全部或一半)再种植到另一上腹部部位[69]。最常见的部位是大网膜(图 11-13),其他部位如腹股沟斜疝的疝囊[70],或广泛腹内寄生灶[71]。自行离断可以是

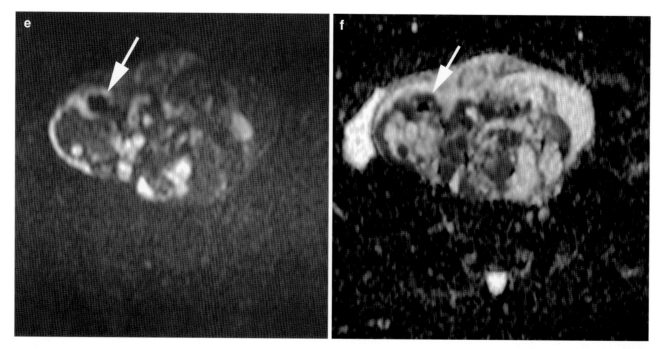

图 11-8(续)　(e)DWI 图像(b,1000)。(f)ADC 图。肿块呈多房囊性,与多房罗基坦斯基结节相对应。部分分房可见脂肪成分(箭头所指),ADC 图呈低信号。

原发的(所谓寄生)或继发于蒂扭转后手术破裂。另一种理论认为,网膜原发性畸胎瘤源自异位生殖细胞,也可发展为先天性网膜临时卵巢。影像表现为异位含脂肪的卵巢成熟囊性畸胎瘤。

感染

感染是一种比较少见的并发症,目前文献报道不超过 10 例。所有的病例均是伴随病变或全身感染有关。皮样囊肿感染也少见,任何伴随的腹内病理都应该怀疑,并且由妇科医生及时切除皮样囊肿,以防囊内容物溢出,须行细胞培养及经验性光谱抗生素抗感染[72]。皮样囊肿影像表现为囊壁增厚和瘤周脂肪渗透。

鉴别诊断

盆腔其他含脂肪肿瘤[73]

非畸胎类脂肪增多肿瘤

①卵巢脂肪平滑肌瘤:据我们所知,目前文献报道卵巢脂肪平滑肌瘤只有 4 例,表现为子宫外含脂肪肿块,内含相当数量的非脂肪瘤实性组织。具有这种表现的肿块更可能是带蒂子宫脂肪瘤,卵巢脂肪平滑肌瘤或已经历恶性转化的良性畸胎瘤。肿瘤内可见成熟脂肪组织与平滑肌细胞紧密结合。②卵巢脂肪瘤:非常罕见,多数描述为畸胎瘤起源。据我们所知,文献报道中只有 1 例[76]。在显微镜下,可见良性组织增殖,

伴局灶纤维血管分隔,未见其他组织。影像上仅呈现纯脂肪性肿块。

带蒂子宫脂肪肿瘤

非常少见的良性肿瘤,发病率为 0.03%~0.2%[77],多见于绝经后女性。组织学包括纯脂肪瘤和脂肪平滑肌瘤。MRI 表现与有囊包着的子宫平滑肌瘤相仿[78],瘤内包含不等量的脂肪成分。脂肪抑制序列有助于识别少量脂肪。盆腔含脂肪肿块如果能够明确子宫来源,则是诊断带蒂脂肪子宫肿瘤的可靠征象。肿块与子宫之接触角度、血管蒂的出现、肿块内容物均有助于鉴别肿块是子宫来源还是卵巢来源,因为脂肪平滑肌瘤既没有罗基坦斯基结节,也没有液-液平。

盆腔良性脂肪瘤[79]

盆腔良性脂肪瘤是少见的腹膜后肿块,由成熟脂肪细胞和极少量纤维组织组成。通常边界清晰,均质带包膜肿块,仅局部肿块而无周围组织侵犯。CT 和 MRI 表现为均匀脂肪密度肿块,含少量低密度分隔及脂肪坏死。

脂肪肉瘤

肿瘤可以在相当长的时间内无症状,多见于老年患者(50~70 岁)。实性组织的出现或伴临近组织侵犯高度提示脂肪肉瘤。脂肪肉瘤影像学表现多变,与肿瘤分级有关。分化良好的脂肪肉瘤呈边界清晰、脂肪为主的肿块伴极少量实性组织,而分化差的肿瘤则局部浸润,实性组织为主,仅见少量脂肪[79]。

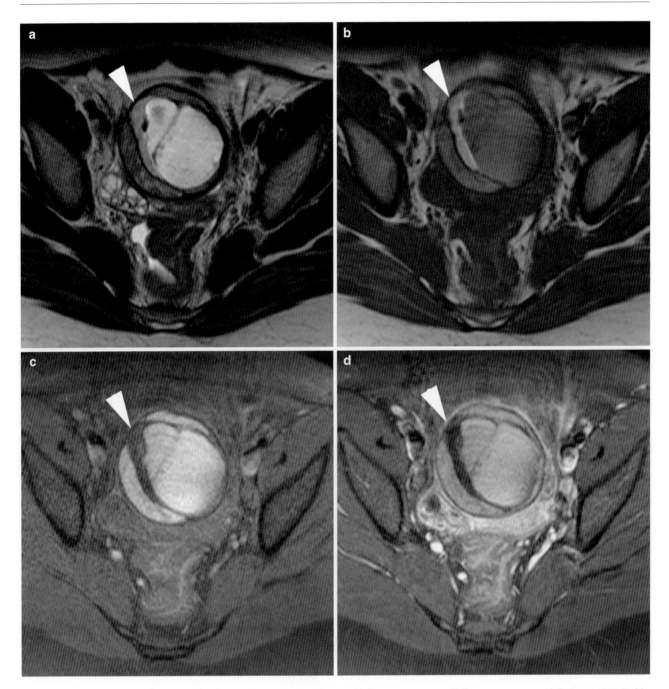

图 11-9　12 岁女孩左侧不典型成熟性囊性畸胎瘤的 MRI 图像。(a)轴位 TSET2WI。(b)轴位 GE T1WI。(c)轴位 T1WI 脂肪抑制。(d)增强轴位 T1WI 脂肪抑制。不典型脂肪成分在多房囊性病灶内呈新月形(粗箭头所指)。组织学证实单纯成熟囊性畸胎瘤无恶变及合并其他成分。

其他卵巢恶性肿瘤

畸胎瘤变性可与其他上皮性恶性肿瘤表现相似(见"变性"章节。)

子宫内膜异位或出血性囊肿:两者均不含脂肪,出血与脂肪在 MRI 脂肪抑制图像容易区分,每个囊的信号需仔细区分。

未成熟性畸胎瘤:未成熟性畸胎瘤与成熟性畸胎瘤临床生物学行为不同,更加少见(<畸胎瘤的 1%),发病年龄更小,通常见于 20 岁以内年轻女性,组织学上可见未成熟的或胚胎性组织[18]。直径通常>14cm,不规则实性组织伴囊性成分、粗大钙化和小灶性脂肪成分,常可见出血。肿瘤破裂穿孔也常见到。根据未成熟组织的含量对肿瘤进行分级。

患者关怀

根据 MRI 或 CT 上特征性脂肪成分,成熟性囊性畸胎瘤诊断不难。由于 MCT 是良性肿瘤,临床诊断后

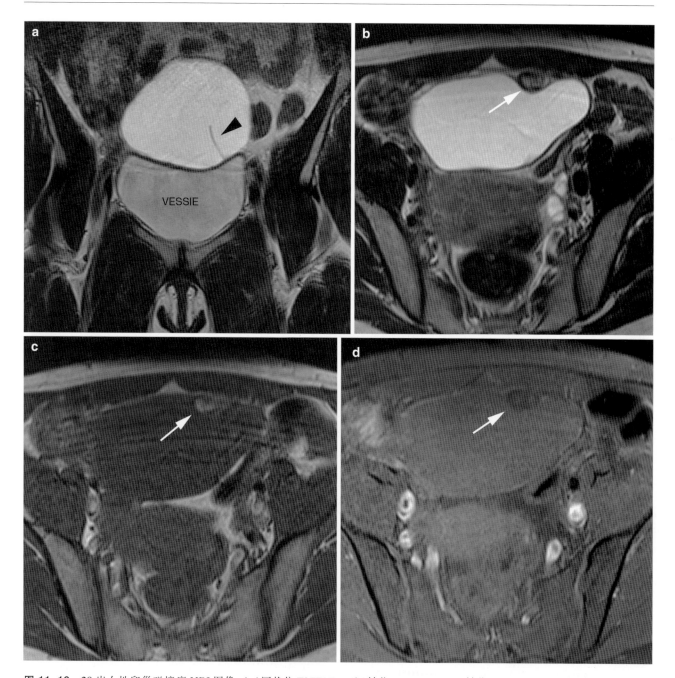

图 11-10　28 岁女性卵巢碰撞瘤 MRI 图像。(a)冠状位 TSET2WI。(b)轴位 TSE T2WI。(c)轴位 GE T1WI。(d)增强轴位 GE T1WI 脂肪抑制。肿块囊性为主伴薄层分隔(短箭头所指),边缘独特小房内可见脂肪成分(长箭头所指)。组织学证实由成熟性畸胎瘤和黏液性囊腺瘤组成的碰撞瘤。

手术往往会延期进行,尤其对年轻的育龄期女性,或者保守治疗以保持生育能力。对 102 例卵巢肿瘤(排除恶性)患者要求手术治疗的随机前瞻性研究显示,腹腔镜在降低死亡率、减少住院时间和回复方面均优于传统的开腹手术,前者并未增加囊肿内容物溢出的风险[80]。年轻患者及双侧或多发性皮样囊肿患者应密切随访,因两者复发风险高[10,81]。

如果畸胎瘤有异常影像表现,如体积较大,不规则边缘,局部异常强化或肿瘤向外生长,术前应提示肿瘤恶变或混合性肿瘤可能性。肿瘤标志物可辅助诊断。CA-125、CA19-9、SCC 和 CEA 常升高,但也有良性瘤中血清标志物异常升高的报道[82,83]。因此,术中冰冻组织学诊断非常重要,尤其是在年轻女性行根治性手术治疗之前。

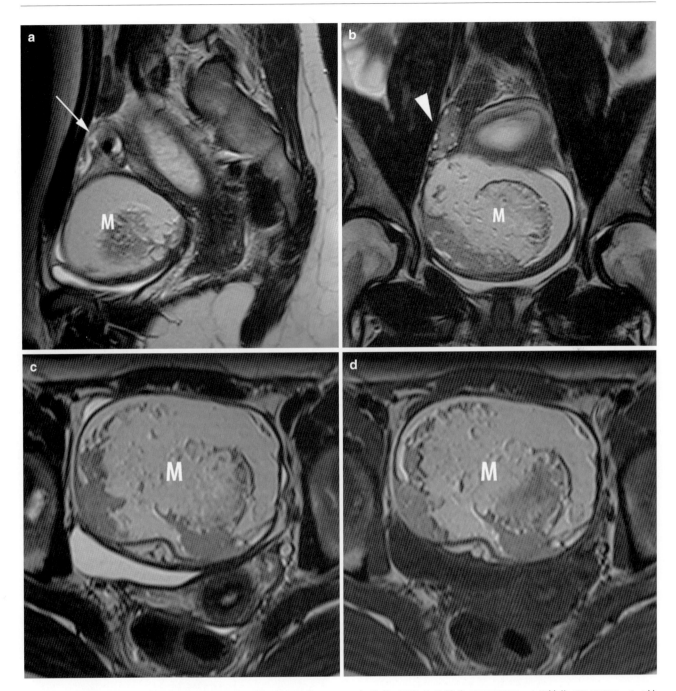

图 11-11 妊娠女性左侧卵巢囊性畸胎瘤蒂扭转 MRI 图像。(a~c)矢状位、冠状位及轴位 TSE T2WI。(d)轴位 GE T1WI。(e)轴位 GE T1WI 脂肪抑制。右侧正常卵巢(短箭头所指)、扭转血管蒂顶部(短箭头所指)。(待续)

单胚层畸胎瘤

单胚层畸胎瘤由唯独或占优势的一种胚层组成。主要包括甲状腺肿瘤组、类癌组和神经肿瘤组。

卵巢甲状腺肿

卵巢甲状腺肿(也叫甲状腺甲状腺肿)是一种少

见的、由唯独或占优势的甲状腺组织构成的单胚叶卵巢肿瘤，囊性部分囊腔内充满高蛋白嗜酸性胶状液体,实性部分由甲状腺组织和含丰富血管和纤维组织的基质组成。单纯卵巢甲状腺肿的甲状腺组织占 2.7%~3%[84]。如果成熟甲状腺组织功能亢进，会出现相应临床症状,但比较少见(据报道不到 5%[85])。通常见于围绝经期女性[86]。

经手术病理证实的 13 个卵巢甲状腺肿 CT 表现

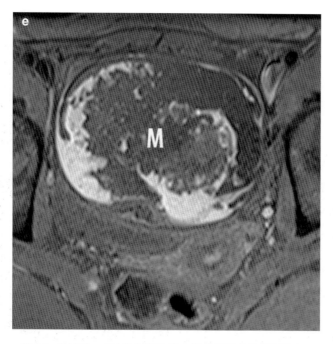

图 11-11(续) （M)囊性畸胎瘤。患者行完全卵巢切除术。

囊腔含胶状黏稠物质,如甲状腺素、甲状腺素、甲状腺球蛋白和肿瘤内甲状腺激素[89]。相反,T1WI 及 T2WI 均高信号病理证实为出血和黏液胶样物质所致。Kim[86]等对 10 例卵巢甲状腺肿做回顾性分析,MRI 表现为单侧复杂性肿块伴多囊和实性成分,多分叶状及增厚分隔。卵巢甲状腺肿内的囊大小不等,形态不一,数量 3~40 不等,信号根据滤泡内黏液性蛋白含量、浓度的不同而不同。与邻近肌肉相比,实性组织或分隔 T1WI 呈等信号,T2WI 呈等或稍高信号, 明显或中度强化, 病灶内未见脂肪成分。

一小样本研究中, 可见腹水和胸腔积液、CA125 升高(即"假性梅格斯综合征"),与卵巢恶性肿瘤基本相似[90,91]。在临床上,卵巢甲状腺肿与黏液性或浆液性卵巢囊腺瘤不同,后者囊液呈低密度,没有实性组织突起。多数卵巢甲状腺肿为良性,可行患侧卵巢切除,必要时,切除同侧输卵管。恶性病例少见。

类癌瘤

类癌瘤是发生于少数囊性畸胎瘤的神经内分泌肿瘤,发病率约为所有卵巢恶性肿瘤的 0.1%[92],是一种低度潜在恶性肿瘤。常见原发性类癌瘤包括岛状癌、梁型类癌、黏液性类癌和甲状腺类癌,每种类型均以肿瘤产生 5-羟色胺的纤维基质分隔肿瘤细胞巢为特征。通常为单侧,多数伴发成熟囊性畸胎瘤,常见于绝经后或围绝经期女性[93]。临床症状包括类癌综合征

为边缘光滑、多房囊块,平扫囊腔高密度(>90HU),无强化或中等囊壁强化[87]。CT 平扫囊腔高密度由滤泡内甲状腺球蛋白和甲状腺激素引起 X 线片显著衰减所致[87]。Shen[88]等发现,CT 平扫高低度囊腔在 T1WI 呈高信号,在 T2WI 呈低信号,囊腔极低 T2WI 低信号对肿瘤具有重要提示作用(图 11-14)。T2WI 低信号反映了

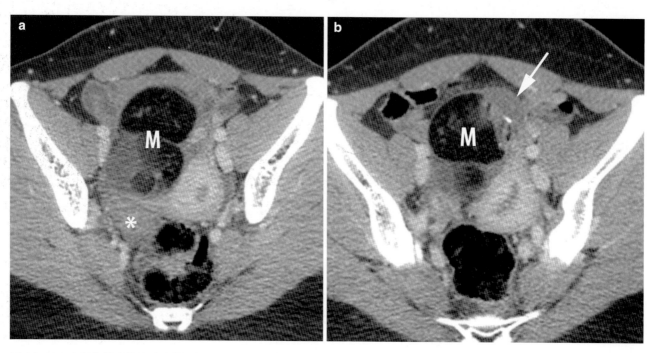

图 11-12 左侧卵巢囊性畸胎瘤蒂扭转 CT 图像。(a,b)轴位增强 CT 静脉期。右侧正常卵巢(星号的位置),含脂肪成分的左侧卵巢囊性畸胎瘤(M),子宫向左移位,在子宫和畸胎瘤之间可见增粗的输卵管(箭头所指)。

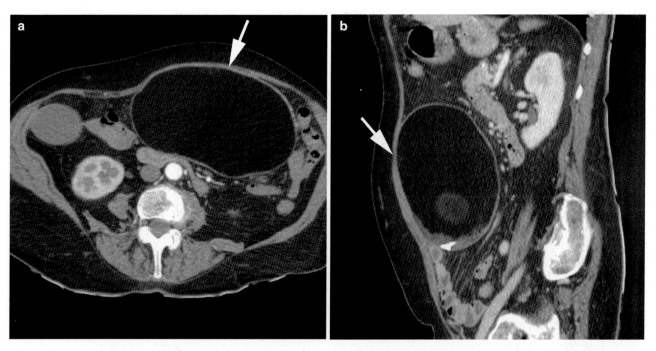

图 11-13 76 岁女性大网膜皮样囊肿 CT 图像。(a,b)轴位及矢状位增强 CT 静脉期图像。

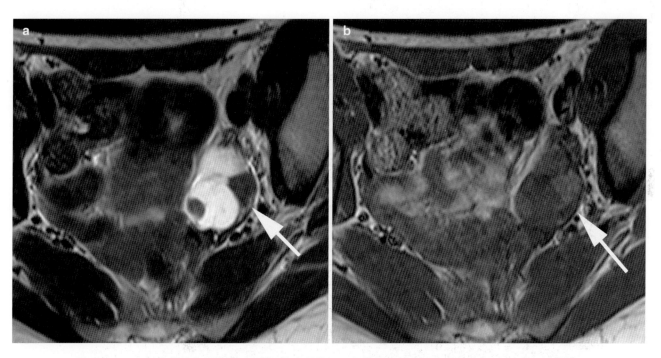

图 11-14 左侧卵巢甲状腺肿 MRI 图像(箭头所指)。(a)轴位 TSE T2WI。(b)轴位 GE T1WI。(待续)

(面部潮红和腹泻)或慢性便秘,多数患者无症状。

影像学通常表现为实性肿块,类似卵巢纤维瘤,或者多房囊性肿块伴局部实性成分,类似 Brenner 肿瘤与黏液性囊腺瘤或黏液性囊腺纤维瘤共存。据报道,T2WI 呈低信号而 DWI 呈高信号,且 ADC 值低[93],

这反映了肿瘤细胞密度高,由此可与良性纤维类肿瘤,如纤维瘤,Brenner 肿瘤鉴别,后者 DWI 呈低信号。而且,类癌在增强图像上血管密度高,提示功能性肿瘤,这种现象在良性纤维瘤少见[18]。在少数情况下,患者出现雌激素活性相关的临床症状[94]。尽管肿瘤具有

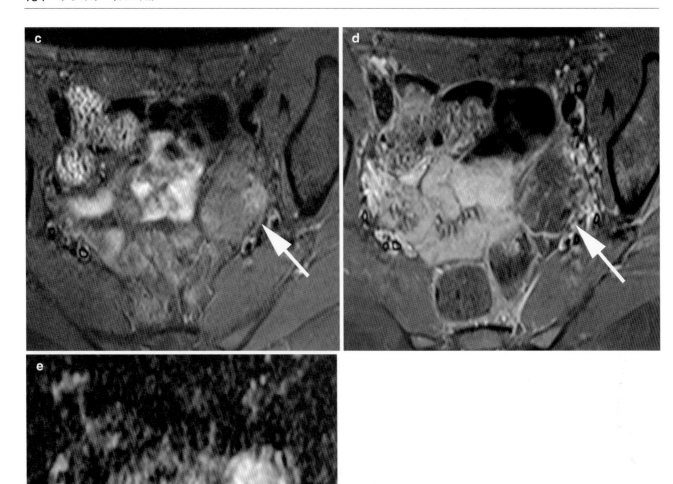

图 11-14(续)　(c)轴位 GE T1WI 脂肪抑制。(d)增强后轴位 GE T1WI 脂肪抑制。(e)轴位 ADC 图。多房分叶状肿块,不同分房信号不一,T2WI 局部见极低信号,T1WI 呈中等高信号,此征象具有提示作用。囊壁及分隔增强后中度强化。

潜在恶性,多数肿瘤表现相对良性生物学行为,转移少见,常采取手术切除。

神经肿瘤

　　神经外胚层分化的单胚层畸胎瘤全部由类似神经系统各种类型分化的肿瘤组成,分化良好者为室管膜样肿瘤,分化差者为原始神经外胚层肿瘤[95]。后者侵袭性高,预后差,常见于 10~20 岁的年轻女性。影像学表现为囊性(单囊或多囊[96])或实性肿块,很难与卵巢其他恶性肿瘤鉴别。

参考文献

1. Disaia P, Creasman W. Germ cell stromal and other ovarian tumours. Clinical gynaecological oncology. St Louis: Mosby; 1997. p. 351–71.
2. Sah SP, Uprety D, Rani S. Germ cell tumors of the ovary: a clinico-pathologic study of 121 cases from Nepal. J Obstet Gynaecol Res. 2004;30(4):303–8.
3. Peterson WF. Malignant degeneration of benign cystic teratomas of the overy; a collective review of the literature. Obstet Gynecol Surv. 1957;12(6):793–830.
4. Hackethal A, Brueggmann D, Bohlmann MK, Franke FE, Tinneberg HR, Münstedt K. Squamous-cell carcinoma in mature cystic teratoma of the ovary: systematic review and analysis of published data. Lancet Oncol. 2008;9(12):1173–80.

5. Westhoff C, Pike M, Vessey M. Benign ovarian teratomas: a population-based case–control study. Br J Cancer. 1988;58(1):93–8.
6. Koonings PP, Campbell K, Mishell Jr DR, Grimes DA. Relative frequency of primary ovarian neoplasms: a 10-year review. Obstet Gynecol. 1989;74(6):921–6.
7. Ozgur T, Atik E, Silfeler DB, Toprak S. Mature cystic teratomas in our series with review of the literature and retrospective analysis. Arch Gynecol Obstet. 2011;285(4):1099–101.
8. Comerci Jr JT, Licciardi F, Bergh PA, Gregori C, Breen JL. Mature cystic teratoma: a clinicopathologic evaluation of 517 cases and review of the literature. Obstet Gynecol. 1994;84(1):22–8.
9. Altinbas SK, Yalvac S, Kandemir O, Altinbas NK, Karcaaltincaba D, Dede H, et al. An unusual growth of ovarian cystic teratoma with multiple floating balls during pregnancy: a case report. J Clin Ultrasound. 2010;38(6):325–7.
10. Song Y, Zhu L, Lang J. Recurrent mature ovarian teratomas: retrospective analysis of 20 cases. Zhonghua Yi Xue Za Zhi. 2007;87(17):1184–6.
11. Caspi B, Appelman Z, Rabinerson D, Zalel Y, Tulandi T, Shoham Z. The growth pattern of ovarian dermoid cysts: a prospective study in premenopausal and postmenopausal women. Fertil Steril. 1997;68(3):501–5.
12. Bouic-Pagès E, Perrochia H, Mérigeaud S, Giacalone PY, Taourel P. MR imaging of primary ovarian tumors with pathologic correlation. J Radiol. 2009;90(7–8 Pt 1):787–802.
13. Las Heras F, Pritzker KP, Colgan TJ. Chordoma arising in a mature cystic teratoma of the ovary: a case report. Pathol Res Pract. 2007;203(6):467–71.
14. Arora RS, Alston RD, Eden TOB, Geraci M, Birch JM. Comparative incidence patterns and trends of gonadal and extragonadal germ cell tumors in England, 1979 to 2003. Cancer. 2012;118(17):4290–7.
15. Caruso PA, Marsh MR, Minkowitz S, Karten G. An intense clinico-pathologic study of 305 teratomas of the ovary. Cancer. 1971;27(2):343–8.
16. Togashi K, Nishimura K, Itoh K, Fujisawa I, Sago T, Minami S, et al. Ovarian cystic teratomas: MR imaging. Radiology. 1987;162(3):669–73.
17. Buy JN, Ghossain MA, Moss AA, Bazot M, Doucet M, Hugol D, et al. Cystic teratoma of the ovary: CT detection. Radiology. 1989;171(3):697–701.
18. Outwater EK, Siegelman ES, Hunt JL. Ovarian teratomas: tumor types and imaging characteristics. Radiographics. 2001;21(2):475–90.
19. Hertzberg BS, Kliewer MA. Sonography of benign cystic teratoma of the ovary: pitfalls in diagnosis. AJR Am J Roentgenol. 1996;167(5):1127–33.
20. Patel MD, Feldstein VA, Lipson SD, Chen DC, Filly RA. Cystic teratomas of the ovary: diagnostic value of sonography. AJR Am J Roentgenol. 1998;171(4):1061–5.
21. Saba L, Guerriero S, Sulcis R, Virgilio B, Melis GB, Mallarini G. Mature and immature ovarian teratomas: CT, US and MR imaging characteristics. Eur J Radiol. 2009;72(3):454–63.
22. Kawakami S, Togashi K, Egawa H, Kimura I, Fukuoka M, Mori T, et al. Solid mature teratoma of the ovary: appearances at MR imaging. Comput Med Imaging Graph. 1994;18(3):203–7.
23. Nanda S, Kalra B, Arora B, Singh S. Massive mature solid teratoma of the ovary with gliomatosis peritonei. Aust N Z J Obstet Gynaecol. 1998;38(3):329–31.
24. Gürel H, Gürel SA. Ovarian cystic teratoma with a pathognomonic appearance of multiple floating balls: a case report and investigation of common characteristics of the cases in the literature. Fertil Steril [Internet]. 2008;90(5) [Cited 2012 Aug 22]. Available from: http://www.sciencedirect.com/science/article/pii/S0015028208000150
25. Kawamoto S, Sato K, Matsumoto H, Togo Y, Ueda Y, Tanaka J, et al. Multiple mobile spherules in mature cystic teratoma of the ovary. Am J Roentgenol. 2001;176(6):1455–7.
26. Otigbah C, Thompson MO, Lowe DG, Setchell M. Mobile globules in benign cystic teratoma of the ovary. BJOG. 2000;107(1):135–8.
27. Tongsong T, Wanapirak C, Khunamornpong S, Sukpan K. Numerous intracystic floating balls as a sonographic feature of benign cystic teratoma: report of 5 cases. J Ultrasound Med. 2006;25(12):1587–91.
28. Friedman AC, Pyatt RS, Hartman DS, Downey Jr EF, Olson WB. CT of benign cystic teratomas. AJR Am J Roentgenol. 1982;138(4):659–65.
29. Guinet C, Ghossain MA, Buy JN, Malbec L, Hugol D, Truc JB, et al. Mature cystic teratomas of the ovary: CT and MR findings. Eur J Radiol. 1995;20(2):137–43.
30. Park SB, Cho K-S, Kim JK. CT findings of mature cystic teratoma with malignant transformation: comparison with mature cystic teratoma. Clin Imaging. 2011;35(4):294–300.
31. Rathod K, Kale H, Narlawar R, Hardikar J, Kulkarni V, Joseph J. Unusual "floating balls" appearance of an ovarian cystic teratoma: sonographic and CT findings. J Clin Ultrasound. 2001;29(1):41–3.
32. Yamashita Y, Torashima M, Hatanaka Y, Harada M, Sakamoto Y, Takahashi M, et al. Value of phase-shift gradient-echo MR imaging in the differentiation of pelvic lesions with high signal intensity at T1-weighted imaging. Radiology. 1994;191(3):759–64.
33. Stevens SK, Hricak H, Campos Z. Teratomas versus cystic hemorrhagic adnexal lesions: differentiation with proton-selective fat-saturation MR imaging. Radiology. 1993;186(2):481–8.
34. Krinsky G, Rofsky NM, Weinreb JC. Nonspecificity of short inversion time inversion recovery (STIR) as a technique of fat suppression: pitfalls in image interpretation. AJR Am J Roentgenol. 1996;166(3):523–6.
35. Muramatsu Y, Moriyama N, Takayasu K, Nawano S, Yamada T. CT and MR imaging of cystic ovarian teratoma with intracystic fat balls. J Comput Assist Tomogr. 1991;15(3):528–9.
36. Nakayama T, Yoshimitsu K, Irie H, Aibe H, Tajima T, Nishie A, et al. Diffusion-weighted echo-planar MR imaging and ADC mapping in the differential diagnosis of ovarian cystic masses: usefulness of detecting keratinoid substances in mature cystic teratomas. J Magn Reson Imaging. 2005;22(2):271–8.
37. Yamashita Y, Hatanaka Y, Torashima M, Takahashi M, Miyazaki K, Okamura H. Mature cystic teratomas of the ovary without fat in the cystic cavity: MR features in 12 cases. Am J Roentgenol. 1994;163(3):613–6.
38. Dgani R, Rozenman D, Lifschitz-Mercer B. Granulosa cell tumor arising in an ovary with mature cystic teratoma. Int J Gynaecol Obstet. 1993;41(3):287–9.
39. Bige O, Demir A, Koyuncuoglu M, Secil M, Ulukus C, Saygili U. Collision tumor: serous cystadenocarcinoma and dermoid cyst in the same ovary. Arch Gynecol Obstet. 2008;279(5):767–70.
40. Kajo K, Macháleková K. Collision of invasive serous adenocarcinoma and mature cystic teratoma in the ovary. Letter to the editor. APMIS. 2007;115(6):769–71.
41. Kim SH, Kim YJ, Park BK, Cho JY, Kim BH, Byun JY. Collision tumors of the ovary associated with teratoma: clues to the correct preoperative diagnosis. J Comput Assist Tomogr. 1999;23(6):929–33.
42. Tang P, Soukkary S, Kahn E. Mature cystic teratoma of the ovary associated with complete colonic wall and mucinous cystadenoma. Ann Clin Lab Sci. 2003;33(4):465–70.
43. Hunter V, Barnhill D, Jadwin D, Crooks L. Ovarian mucinous cyst-adenocarcinoma of low malignant potential associated with a mature cystic teratoma. Gynecol Oncol. 1988;29(2):250–4.
44. Okada S, Ohaki Y, Ogura J, Ishihara M, Kawamura T, Kumazaki T. Computed tomography and magnetic resonance imaging findings in cases of dermoid cyst coexisting with surface epithelial tumors in the same ovary. J Comput Assist Tomogr. 2004;28(2):169–73.
45. Jung SE, Lee JM, Rha SE, Byun JY, Jung JI, Hahn ST. CT and MR imaging of ovarian tumors with emphasis on differential diagnosis. Radiographics. 2002;22(6):1305–25.
46. Logothetis CJ, Samuels ML, Trindade A, Johnson DE. The growing teratoma syndrome. Cancer. 1982;50(8):1629–35.
47. Moskovic E, Jobling T, Fisher C, Wiltshaw E, Parsons C. Retroconversion of immature teratoma of the ovary: CT appearances. Clin Radiol. 1991;43(6):402–8.
48. Kampan N, Irianta T, Djuana A, Pei Shan L, Hashim Omar M,

Hatta Mohd Dali AZ. Growing teratoma syndrome: a rare case report and review of the literature. Case Rep Obstet Gynecol. 2012;2012:134032.

49. Sengar AR, Kulkarni JN. Growing teratoma syndrome in a post laparoscopic excision of ovarian immature teratoma. J Gynecol Oncol. 2010;21(2):129.

50. Lipson SA, Hricak H. MR imaging of the female pelvis. Radiol Clin North Am. 1996;34(6):1157–82.

51. Bouguizane S, Bibi H, Farhat Y, Dhifallah S, Darraji F, Hidar S, et al. Adnexal torsion: a report of 135 cases. J Gynecol Obstet Biol Reprod (Paris). 2003;32(6):535–40.

52. Taourel P, Curros DF, Millet I. CT of the acute abdomen. Gynecological emergencies. Springer-Verlag Berlin Heidelberg; 2011. p. 377–92.

53. Rha SE, Byun JY, Jung SE, Jung JI, Choi BG, Kim BS, et al. CT and MR imaging features of adnexal torsion. Radiographics. 2002;22(2):283–94.

54. Kim YH, Cho KS, Ha HK, Byun JY, Auh YH, Rhim HC, et al. CT features of torsion of benign cystic teratoma of the ovary. J Comput Assist Tomogr. 1999;23(6):923–8.

55. Park SB, Kim JK, Kim K-R, Cho K-S. Preoperative diagnosis of mature cystic teratoma with malignant transformation: analysis of imaging findings and clinical and laboratory data. Arch Gynecol Obstet. 2007;275(1):25–31.

56. Kido A, Togashi K, Konishi I, Kataoka ML, Koyama T, Ueda H, et al. Dermoid cysts of the ovary with malignant transformation: MR appearance. AJR Am J Roentgenol. 1999;172(2):445–9.

57. Yahata T, Kawasaki T, Serikawa T, Suzuki M, Tanaka K. Adenocarcinoma arising from respiratory ciliated epithelium in benign cystic teratoma of the ovary: a case report with analyzes of the CT, MRI, and pathological findings. J Obstet Gynaecol Res. 2008;34(3):408–12.

58. Guney N, Sayilgan T, Derin D, Ozcan D. Primary carcinoid tumor arising in a mature cystic teratoma of the ovary: a case report. Eur J Gynaecol Oncol. 2009;30(2):223–5.

59. O'Gorman T, Olaitan A. Primary malignant melanoma arising in an ovarian cystic teratoma. Eur J Gynaecol Oncol. 2009;30(1):88–9.

60. Opris I, Ducrotoy V, Bossut J, Lamy A, Sabourin J-C. Oligodendroglioma arising in an ovarian mature cystic teratoma. Int J Gynecol Pathol. 2009;28(4):367–71.

61. Tanaka H, Sakakura Y, Kobayashi T, Yoshida K, Asakura T, Taniguchi H. A case of thyroid-type papillary carcinoma derived from ovarian mature cystic teratoma, resected by laparoscopic surgery. Asian J Endosc Surg. 2011;4(2):86–9.

62. Yasunaga M, Saito T, Eto T, Okadome M, Ariyoshi K, Nishiyama K, et al. Dedifferentiated chondrosarcoma arising in a mature cystic teratoma of the ovary: a case report and review of the literature. Int J Gynecol Pathol. 2011;30(4):391–4.

63. Kefeli M, Kandemir B, Akpolat I, Yildirim A, Kokcu A. Rhabdomyosarcoma arising in a mature cystic teratoma with contralateral serous carcinoma: case report and review of the literature. Int J Gynecol Pathol. 2009;28(4):372–5.

64. Mori Y, Nishii H, Takabe K, Shinozaki H, Matsumoto N, Suzuki K, et al. Preoperative diagnosis of malignant transformation arising from mature cystic teratoma of the ovary. Gynecol Oncol. 2003;90(2):338–41.

65. Ulker V, Numanoglu C, Akbayir O, Akyol A, Tuncel A, Akca A, et al. Malignant transformation arising from mature cystic teratoma of the ovary: a report of six cases. J Obstet Gynaecol Res [Internet]. 2012 [Cited 2012 Aug 25]. Available from: http://onlinelibrary.wiley.com/doi/10.1111/j.1447-0756.2011.01797.x/full

66. Rha SE, Byun JY, Jung SE, Kim HL, Oh SN, Kim H, et al. Atypical CT and MRI manifestations of mature ovarian cystic teratomas. Am J Roentgenol. 2004;183(3):743–50.

67. Park SB, Kim JK, Kim K-R, Cho K-S. Imaging findings of complications and unusual manifestations of ovarian teratomas. Radiographics. 2008;28(4):969–83.

68. Fibus TF. Intraperitoneal rupture of a benign cystic ovarian teratoma: findings at CT and MR imaging. AJR Am J Roentgenol. 2000;174(1):261–2.

69. Ushakov FB, Meirow D, Prus D, Libson E, BenShushan A, Rojansky N. Parasitic ovarian dermoid tumor of the omentum-A review of the literature and report of two new cases. Eur J Obstet Gynecol Reprod Biol. 1998;81(1):77–82.

70. Shetty NS, Vallabhaneni S, Patil A, Babu MM, Baig A. Unreported location and presentation for a parasitic ovarian dermoid cyst in an indirect inguinal hernia. Hernia [Internet]. 2011 Sep 9 [Cited 2012 Aug 25]. Available from: http://www.ncbi.nlm.nih.gov/pubmed/21904862

71. Sinha R, Sundaram M, Lakhotia S. Multiple intraabdominal parasitic cystic teratomas. J Minim Invasive Gynecol. 2009;16(6):789–91.

72. Spencer RJ, Kurek KC, Laufer MR. Ovarian dermoid cyst super-infected with methicillin-sensitive Staphylococcus aureus leading to the misdiagnosis of appendicitis in an adolescent. J Pediatr Adolesc Gynecol. 2011;24(2):e25–8.

73. Dodd GD, Budzik Jr RF, et al. Lipomatous tumors of the pelvis in women: spectrum of imaging findings. Am J Roentgenol. 1990;155(2):317–22.

74. Ghosh B, McKeown B, Gumma A. Lipoleiomyoma. BMJ Case Rep [Internet]. 2011 [Cited 2012 Aug 15]. Available from: http://www.ncbi.nlm.nih.gov/pubmed/22679054

75. Dodd GD, Lancaster KT, Moulton JS, et al. Ovarian lipoleiomyoma: a fat-containing mass in the female pelvis. Am J Roentgenol. 1989;153(5):1007–8.

76. Zwiesler D, Lewis SR, Choo YC, Martens MG. A case report of an ovarian lipoma. South Med J. 2008;101(2):205–7.

77. Brandfass RT, Everts-Suarez EA. Lipomatous tumors of the uterus; a review of the world's literature with report of a case of true lipoma. Am J Obstet Gynecol. 1955;70(2):359–67.

78. Kitajima K, Kaji Y, Imanaka K, Sugihara R, Sugimura K. MRI findings of uterine lipoleiomyoma correlated with pathologic findings. Am J Roentgenol. 2007;189(2):W100–4.

79. Shanbhogue AK, Fasih N, Macdonald DB, Sheikh AM, Menias CO, Prasad SR. Uncommon primary pelvic retroperitoneal masses in adults: a pattern-based imaging approach. Radiographics. 2012;32(3):795–817.

80. Yuen PM, Yu KM, Yip SK, Lau WC, Rogers MS, Chang A. A randomized prospective study of laparoscopy and laparotomy in the management of benign ovarian masses. Am J Obstet Gynecol. 1997;177(1):109–14.

81. Anteby EY, Ron M, Revel A, Shimonovitz S, Ariel I, Hurwitz A. Germ cell tumors of the ovary arising after dermoid cyst resection: a long-term follow-up study. Obstet Gynecol. 1994;83(4):605–8.

82. Emin U, Tayfun G, Cantekin I, Ozlem UB, Umit B, Leyla M. Tumor markers in mature cystic teratomas of the ovary. Arch Gynecol Obstet. 2008;279(2):145–7.

83. Dede M, Gungor S, Yenen MC, Alanbay I, Duru NK, Haşimi A. CA19-9 may have clinical significance in mature cystic teratomas of the ovary. Int J Gynecol Cancer. 2006;16(1):189–93.

84. Talerman A. Germ cell tumors of the ovary. In: Kurman RJ, editor. Blaustein's pathology of the female genital tract. 3rd ed. New York: Springer; 1987. p. 687–721.

85. Grandet PJ, Remi MH. Struma ovarii with hyperthyroidism. Clin Nucl Med. 2000;25(10):763–5.

86. Kim JC, Kim SS, Park JY. MR findings of struma ovarii. Clin Imaging. 2000;24(1):28–33.

87. Jung SI, Kim YJ, Lee MW, Jeon HJ, Choi J-S, Moon MH. Struma ovarii: CT findings. Abdom Imaging. 2008;33(6):740–3.

88. Shen J, Xia X, Lin Y, Zhu W, Yuan J. Diagnosis of Struma ovarii with medical imaging. Abdom Imaging. 2011;36(5):627–31.

89. Joja I, Asakawa T, Mitsumori A, Nakagawa T, Hiraki Y, Kudo T, et al. Struma ovarii: appearance on MR images. Abdom Imaging. 1998;23(6):652–6.

90. Loizzi V, Cormio G, Resta L, Fattizzi N, Vicino M, Selvaggi L. Pseudo-Meigs syndrome and elevated CA125 associated with struma ovarii. Gynecol Oncol. 2005;97(1):282–4.

91. Rim SY, Kim SM, Choi HS. Struma ovarii showing clinical characteristics of ovarian malignancy. Int J Gynecol Cancer.

2005;15(6):1156–9.

92. Athavale RD, Davies-Humphreys JD, Cruickshank DJ. Primary carcinoid tumours of the ovary. J Obstet Gynaecol. 2004;24(1): 99–101.

93. Takeuchi M, Matsuzaki K, Uehara H. Primary carcinoid tumor of the ovary: MR imaging characteristics with pathologic correlation. Magn Reson Med Sci. 2011;10(3):205–9.

94. Tanaka YO, Ide Y, Nishida M, Nishide K, Tsunoda H, Kajitani M, et al. Ovarian tumor with functioning stroma. Comput Med Imaging Graph. 2002;26(3):193–7.

95. Kleinman GM, Young RH, Scully RE. Primary neuroectodermal tumors of the ovary. A report of 25 cases. Am J Surg Pathol. 1993;17(8):764–78.

96. Sah SP, Verma K, Rani S. Neurogenic cyst of ovary: an unusual massive monodermal teratoma. J Obstet Gynaecol Res. 2001;27(1): 21–5.

第 4 部分

交界性和恶性肿瘤

第 **12** 章

交界性肿瘤(浆液性、黏液性、内膜样)临床与超声

Caterina Exacoustos

摘 要

　　卵巢交界性肿瘤是一种生长缓慢、潜在低度恶性的上皮性肿瘤。人们对交界性肿瘤的研究关注度在过去数十年间逐渐增加。FIGO(国际妇产科协会)已接受病理学定义,交界性肿瘤无恶性肿瘤的间质浸润,不考虑任何共存的卵巢以外病变。

　　经阴道超声是卵巢肿瘤患者首选筛查方法。卵巢交界性肿瘤比卵巢良性和恶性肿瘤诊断更加困难。尽管不同的研究对交界性肿瘤的形态学特征进行描述,然而超声鉴别卵巢交界性肿瘤与卵巢良性及恶性肿瘤尚无一定规律,准确性也有待提高。

关键词

交界性肿瘤·成像·超声

引言

　　卵巢交界性肿瘤(BOT)或低度恶性潜能(LMP)是一种生长缓慢、潜在低度恶性的上皮性肿瘤。BOTs 研究关注度在过去数十年间逐渐增加, 首次于 1929 年由 Taylor 提出[72]。病理学定义于 1971 年被 FIGO(国际妇产科协会)接受。交界性肿瘤与恶性肿瘤不同之处在于,无恶性肿瘤的间质浸润,也不考虑任何共存的卵巢以外病变。

　　BOT 占卵巢上皮性肿瘤的 10%~15%,96%为浆液性或黏液性。其他少见类型包括内膜样、透明细胞和移行细胞(Brenner)瘤。BOT 可以与卵巢外病变共存,分期方式与卵巢癌相同。然而,BOT 的卵巢外病变定义为种植而非转移, 这些种植灶分为浸润性和非浸润性。

　　BOT 通常无症状或偶然发现, 常见于年轻女性。诊断时, 常常是疾病早期, 约 80%的 BOT 属 Stage I期,而卵巢癌则往往是肿瘤晚期。BOT 发病年龄比上皮性卵巢癌提前 10~15 年[1,44]。早期病变预后良好,而 Stage III 期伴腹膜种植者预后差[8,9,26,64]。淋巴结播散少见, 但不影响生存率, 在 Stage I 期的患者非常少见(1%)[8,67,71]。

　　因临床预后好及发病年龄轻,一般提倡保留患者生育功能。倡导内窥镜手术对 BOT 进行准确分期。术前 BOT 的卵巢肿块若能术前识别则有助于选择合适的治疗方案。虽然卵巢病变的诊断检查中有多种成像技术,但较少关注 BOT 的诊断。MRI 和 CT 鉴别卵巢良恶性肿瘤分别达 93%[3,35,70]和 89%[80]。Bazot[4]等用 MRI 诊断良性、交界性和恶性肿瘤的敏感性和特异性

分别为 91.4% 和 89.7% ,45.5% 和 96.1% ,91.7% 和 88.7%。该研究显示,MRI 诊断卵巢交界性肿瘤的敏感性仅为 45.4%。PET/CT 检测卵巢恶性肿瘤的敏感性可达 62%~100%,特异性为 85%~100%[10,50,57,89]。卵巢交界性肿瘤在 PET 上呈冷代谢,因此被误判为"良性"肿瘤[39,57]。卵巢肿瘤 MRI 呈现复杂特征考虑恶性时,PET 似是"良性",被认为是卵巢交界性肿瘤的特征[57]。PET/CT 在鉴别卵巢恶性或交界性与良性肿瘤时,似乎比 MRI 和 CT 更占优势[50]。然而,PET/CT 价格昂贵,故而应用有限。

经阴道超声(TVS)是附件病变最为常用的术前检查。尽管已做出改善超声诊断的巨大努力,附件肿块的鉴别诊断仍然是个挑战。超声诊断基于模式识别、评分系统及数学模式。多普勒技术(彩色、功能、脉冲)已经用于鉴别良恶性病变。最近,三维(3D)超声克服传统二维超声的某些限制也被用于附件肿块的评价。

众所周知,超声可有效区分卵巢良、恶性肿瘤,在大多数卵巢肿瘤的声像特征的研究中,将 BOT 与恶性浸润性肿瘤一起考虑[78,84]。只有少数研究[12,21,76,90]关注 BOT 的声像特征。对区分交界性与良性、恶性肿瘤的声像图特征的评估能够适当地更保守地对待 BOT。无论肿瘤血清学标志物,还是术中冰冻都不能准确地诊断交界性肿瘤,因此术前评估非常重要[34,40,47]。

考虑到妇科肿瘤协会[20]建议,年轻女性保留生育功能的手术逐步增多,血清肿瘤标志物对绝经前女性鉴别卵巢良、恶性肿瘤的准确性低[84],以及 MRI 和 PEC/CT 应用的限制,超声是最重要的诊断工具,这是因其能辅助临床医生制定适当治疗方案、告知患者和提供手术咨询。尤其是年轻患者的小肿块,对手术行囊肿切除术还是卵巢切除术都带来临床挑战。如果怀疑恶性,需要证明卵巢完全切除的必要性,以免囊肿切除时有囊液外溢的风险,这与预后恶化相关[54,87]。相反,最近文献数据[15,44]显示,年轻患者 BOT 的卵巢切除术可能认为是过度治疗。

组织病理学

区分 BOT 与相应良性肿瘤的组织学特征包括:上皮增殖、不同程度核异型和缺少间质浸润[63]。除了微浸润,肿瘤不存在间质浸润。当异常增生病灶超过肿瘤的 10% 时, 浆液性或黏液性囊腺瘤可被定义为交界性。否则,称之为浆液性或黏液性囊腺瘤伴局灶性异型。10% 分界点需要仔细大体检查及充分定向采样[63]。

已提出的卵巢癌发展模式之中,上皮性肿瘤组织学类型被分为两种:Ⅰ型和Ⅱ型,与病理学肿瘤发生两种路径相对应[14,65,66,68,69]。Ⅰ型包括低级别浆液性腺癌、黏液性腺癌、内膜样癌、恶性 Brenner 肿瘤、透明细胞癌,逐步从已知癌前病变发展而来,即交界性肿瘤。就浆液性和黏液性肿瘤来说,良性癌前病变包括囊腺瘤/腺纤维瘤;而子宫内膜异位症或子宫腺肌瘤则是内膜样癌和透明细胞肿瘤的癌前病变。Ⅰ型生长缓慢,体积通常较大,诊断时局限于卵巢。

相反,Ⅱ型是高级别肿瘤,通常已经播散到卵巢外,包括高级别浆液性腺癌(中分化或低分化)、恶性混合性中胚层肿瘤(癌肉瘤)和未分化癌。Ⅱ型肿瘤很少与已知癌前病变相关,有人认为其是由卵巢包涵囊肿发展而来。

这种模式解释了交界性肿瘤与恶性肿瘤的关系,提示大多数高级别或低级别浆液性癌源自非典型增殖性交界性浆液性肿瘤。因而,BOT 的早期诊断和治疗、患者保守手术治疗后随访及产后卵巢完全切除非常重要。

超声表现

经阴道超声是卵巢肿块患者最基本的影像筛查技术[74,84,85]。BOT 较良性和恶性肿瘤更难正确诊断[90]。Valentin 等认为,卵巢外盆腔肿块根据超声表现很难正确分类,而 BOT 又是最难诊断的,正确性只有 47%,而 29% 没有正确分类,24% 无法分类;而良性或恶性肿瘤 90% 可以正确分类,仅 3% 不能正确分类,8% 无法分类[82]。

BOT 形态学多变也是诊断准确性低的原因之一,部分特征是良性与恶性肿瘤重叠[21,22,83]。有学者提议采用模式识别或许可能对 BOT 术前做出正确诊断,但其准确性不超过 69%[21,92]。尽管不同研究描述交界性肿瘤的形态学特征[21,25,83,92],然而没有确切的超声规律可准确鉴别卵巢交界性肿瘤与良性及恶性肿瘤[22,75,92]。为更好理解 BOT 超声影像特征,组织学鉴别或许有一定帮助。表 12-1 总结了不同类型的 BOT 的组织学特征、预后因子及相对应的超声特征。

交界性浆液性肿瘤(SBOT)

过去几年已经明确了 SBOT 两种亚型:典型模式和微乳头型[7,61,62]。典型模式占 SBOT 的绝大多数,约 74%[27]。微乳头型的 SBOT 具有以下特征:双侧发病率高为 59%~82%,卵巢表面侵犯为 50%~65%,诊断晚期为 43%~84%,基质微浸润和浸润种植为 16%~91%[7,13,17,61,62]。因而,微乳头型复发率高,术后生存率低[1]。

表 12-1 不同类型的 BOT 的组织学特征、预后因子及相对应的超声特征

组织类型	癌前病变	进展	组织学特征、亚型	超声	预后
浆液性	浆液性囊腺瘤或腺纤维瘤	浸润性低级别浆液性癌 遵循二元致癌路径 浸润性或非浸润性种植 浸润性种植者预后差	典型亚型为90% 微乳头亚型为10%,此型与浸润性种植密切相关	单房囊性 乳头状突起 乳头内部血管 乳头>10 mm 乳头表面不规则	70%属Stage I 期生存率为100% 30%属晚期, 无浸润者生存率为95.3%, 浸润者生存率为66%
黏液性	肠型:黏液性囊腺瘤	上皮内癌→浸润性黏液癌	肠型为90% 单侧 多房囊性 合并腹膜假黏液瘤	多房囊性 分房>10 致密黏液 蜂窝结节	82%属Stage I 5 年生存率为99%~100% 18%属晚期 死亡率达50%
	宫颈管型:子宫内膜异位囊肿?	上皮内癌→浸润性黏液癌	宫颈管型为10% 双侧为20%~30% 外生乳头、分房 类似浆液性肿瘤	单房囊肿或分房少 浓稠囊液 乳头状突起 乳头内部血管	多数为 I 期 5 年生存率达 99%~100% 随着分期增加,死亡率达50%
子宫内膜样	子宫内膜异位症 子宫内膜样囊腺纤维瘤	上皮内癌→低级别子宫内膜样腺癌		单房囊肿 浓稠囊液 乳头状突起 乳头内部血管	良性过程 生存率高
透明细胞	子宫内膜异位症 透明细胞囊腺纤维瘤 Brenner 肿瘤	上皮内癌→浸润型透明细胞癌		多房实性病变 乳头状突起 乳头和实性组织内部血管	良性过程 生存率高
Brenner	良性 Brenner 肿瘤	恶性 Brenner 肿瘤?		实性或多房实性 中等到丰富血管	良性过程 生存率高

SBOT 典型影像学特征是囊肿伴内生乳头(图 12-1)而无明显实性成分或增厚分隔,这种超声征象占49%~63%[12,21,25,92]。乳头状突起似乎在浆液性肿瘤之中较为典型;然而,单房囊肿而无任何实性成分也可见到。研究报道[12,18,21,25,29,52,53,92],22.5%的 SBOT 显示声像图特征为单房光滑透声囊肿而无内生乳头。Gotlieb[29]和 Emoto[18]等报道,13%~17%的 BOT 呈单房囊肿,而 Osmers[52]研究显示,单房光滑囊肿恶性肿瘤发生率为 0.8%,其中 0.5%为 BOT。这些结果与 Yazbek[92]等报道相符,超声诊断卵巢交界性肿瘤的敏感性低,约 11%的 BOT 呈"单纯囊肿",很难与良性囊肿鉴别。其他研究者也有类似报道[21,25]。

单纯卵巢囊肿恶变或交界性肿瘤的风险似乎随着肿瘤体积和患者年龄的降低而降低。经阴道超声(TVS)无法评价囊肿壁的小乳头,这种乳头将在组织学特征进一步描述[21,25]。TVS 评价大囊肿准确性较低,因为远端囊肿壁太远或无法在屏幕上很好显示。另一方面,因为超声技术所限,如探头频率低、腹壁较厚等,经腹超声也不能识别大囊肿的小乳头。因此,对大囊肿的处理比小囊肿(<5cm)要更为谨慎。

囊肿伴内生乳头是 SBOT 的典型声像图特征[12,21,25,92]。以超声出现乳头并可见内部血管(图 12-2 和图 12-3)诊断 SBOT 特异性高而敏感性低。彩色多普勒评价 BOT 具有类似于恶性肿瘤的定量特征和更类似于良性肿瘤的定性特征。早期报道显示,PI[93]或 RI[32]可能代表区分良恶性肿瘤的独立参数。近年来,大样本分析证据显示,PI 或 RI 均不能有效鉴别良恶性肿瘤。

最近,Hassen 对乳头的声像图特征进行分析,以此鉴别卵巢良性、交界性和恶性肿瘤。良性、交界性和恶性肿瘤的乳头平均直径分别为 9.6mm、15.7mm 和 35.3mm(P=0.0007)。良性肿瘤乳头与囊壁约 68%呈锐角,而 40%的交界性肿瘤和 89%的恶性肿瘤呈钝角(P=0.0001)。良性肿瘤乳头表面规则(77%),而交界性(50%)和 88%的恶性肿瘤乳头表面不规则

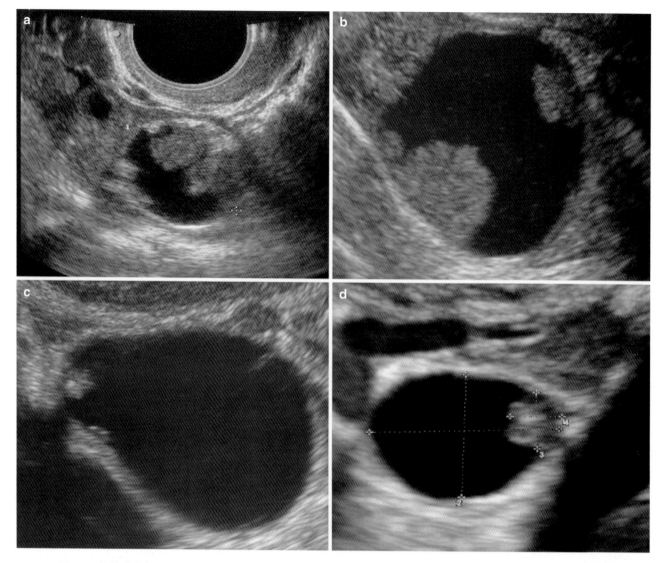

图 12-1　单房囊肿伴乳头状突起的超声图像。(a,b)浆液性 BOT。(c)良性囊腺纤维瘤。(d)良性浆液性囊肿。

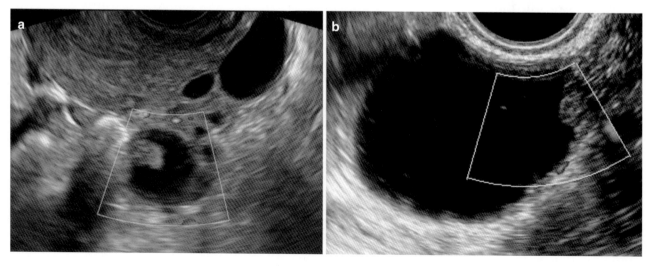

图 12-2　单房囊肿伴含乳头状突起的超声图像。(a,b)良性浆液性囊腺瘤。(见彩图)(待续)

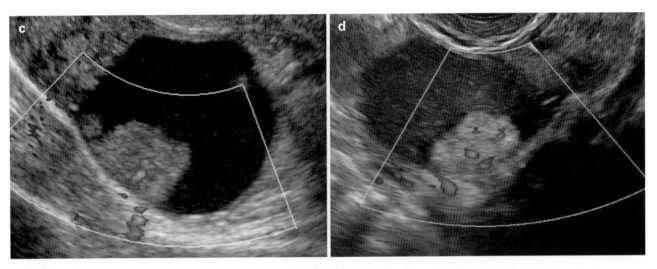

图 12-2(续)　(c,d)浆液性 BOT(乳头体积大)。(见彩图)

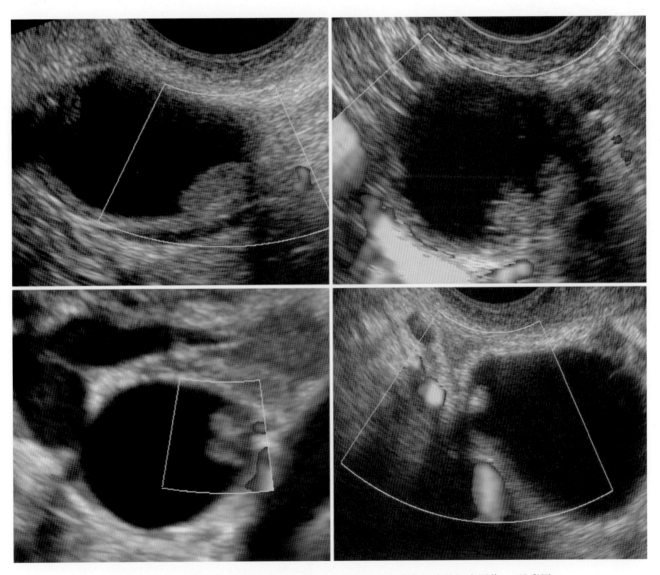

图 12-3　良性浆液性囊腺瘤:单房囊肿、乳头状突起的没有彩色血流的超声图像。(见彩图)

（*P*=0.0000）。钙化仅见于良性肿瘤，发生率为18%。乳头状突起≥10mm见于所有恶性肿瘤和86%的交界性肿瘤（图12-2），而所有的良性肿瘤乳头状突起<10mm（图12-3）[31]。Fagotti[22]等报道，单房实性肿瘤（实性成分>14mm）结合乳头内血流诊断BOT敏感性为100%，优于客观性评价，而特异性分别为61%、59%和75%，低于主观评价（92%）。

良性肿瘤乳头状突起内含有疏松基质纤维核心，而恶性肿瘤复杂的乳头状突起内含有纤维血管核心[43]。血管生成的出现与否及大小和数量在恶性肿瘤更为常见[31]。一些研究表明，良性乳头状突起（<10mm）多无彩色血流（图12-3），相反，恶性和BOT乳头状突起可见彩色血流[21,22,76]，乳头多>10mm[22,31]。直径小于10mm的乳头状突起若无彩色血流多提示良性。尽管存在部分重叠（尤其与浆液性的BOT），一定数量的形态学和多普勒特征可以高度提示良、恶性乳头状突起（图12-4）。

黏液性BOT（MBOT）

MBOT显示某些上皮内癌及微浸润的特征，两者很难定性诊断；然而，肿瘤依然显示某些良性特征[38]。交界性黏液性肿瘤是交界性肿瘤的最常见组织学类型之一，预后比黏液性腺癌好。Sherman[64]等对大量MBOT分析显示，Ⅰ期和Ⅱ期的交界性黏液性肿瘤和黏液性腺癌生存预后好，而伴卵巢外浸润的交界性肿瘤生存预后差。多数腹膜假黏液性瘤合并阑尾黏液性肿瘤，而非卵巢肿瘤播散[24,42,56,58]。而且，与黏液性腺癌相比，MBOT对抗癌药物不敏感，新化疗不能改善预后。因而，为提高预后，交界性黏液性肿瘤的完整切除非常重要，尤其晚期患者[42]。

交界性黏液性肿瘤分两种亚型：胃肠型（多数MBOT属此型）和宫颈管型（也称"苗勒管或浆黏液性型"）。多数胃肠型MBOT属Ⅰ期，呈良性发病；而宫颈管型MBOT更少见，常双侧，既包括黏液性又包括浆

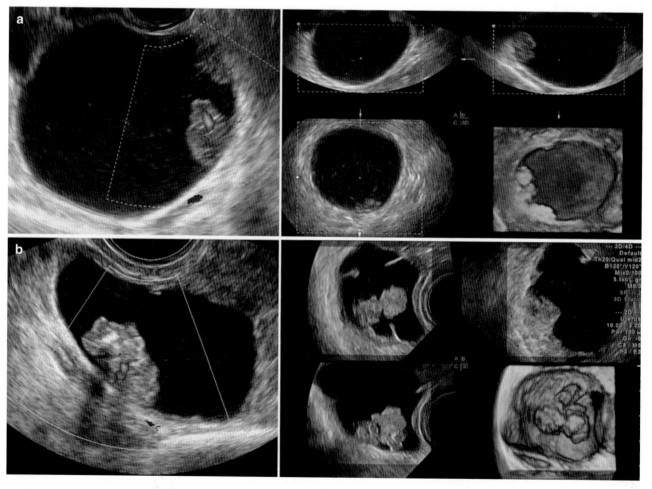

图12-4 两个不同类型的乳头状突起的超声成像。(a)浆液性BOT。(b)Ⅰ级浆液性囊腺癌。两者的能量多普勒声像特征类似，但浆液性癌乳头在3D超声上表面不规则。（见彩图）

液性成分(微乳头特征)。据报道,约 40%的宫颈管型 MBOT 合并子宫内膜异位症[60]。两种亚型的声像学特征如下:

胃肠型 MBOT

肠型 MBOT 典型表现为单侧、大而多房囊性肿瘤伴光滑囊壁。而胃肠型 MBOT 体积更大,多房囊性,房间隔呈强回声,无明显实性组织或乳头状突起(图 12-5)。多房囊性结节(蜂窝结节)定义为来自囊性区域囊内壁的实性结节(图 12-6)[92]。出现蜂窝结节和黏稠液体回声是胃肠型 MBOT 的典型特征。尽管超过 50%的胃肠型 MBOT 有蜂窝结节,然而,这种结节亦可见于良性黏液性囊腺瘤。另外,所有胃肠型 MBOT 囊内液体黏稠,此征象诊断黏液性 BOT 具有高度敏感性。多数卵巢子宫内膜异位症、少数浆液-宫颈管型 BOT 和一些上皮性恶性肿瘤囊液也比较黏稠。

最后,胃肠型 MBOT 典型特征之一为多房囊肿伴众多子房(图 12-7)。采用国际卵巢肿瘤分析(IOTA)分类,这些肿瘤的确呈多房囊肿,子房数≥10,或出现蜂窝结节,这是多房囊肿的一个亚型。这种区分是必要的,因良性和恶性肿瘤均可呈多房囊性。约 2/3 的良性囊腺瘤呈多房囊性,如果不进行细节分析,容易被误诊为胃肠型 MBOT[92]。

宫颈管型 MBOT

宫颈管型 MBOT 的声像学特征与 SBOT 相似:单房囊肿伴血管化的实性乳头,较少的房间隔。与胃肠型 MBOT 相比,宫颈管型 MBOT 最大径小,分房少,较多的乳头状突起,内常含血管(图 12-8)。表 12-2 显示 MBOT 的重要定义、组织及超声特征。

其他类型 BOT:子宫内膜样型、透明细胞型和 Brenner 型

透明细胞交界性肿瘤低度恶性,以致密纤维基质内出现透明细胞或鞋钉细胞为特征,而无间质浸润。交界性 Brenner 肿瘤是卵巢移行上皮肿瘤的一种,上皮细胞不典型或恶性增生但无间质浸润[1,44]。这些肿瘤无典型影像学特征,可以与其他交界性肿瘤相仿,也

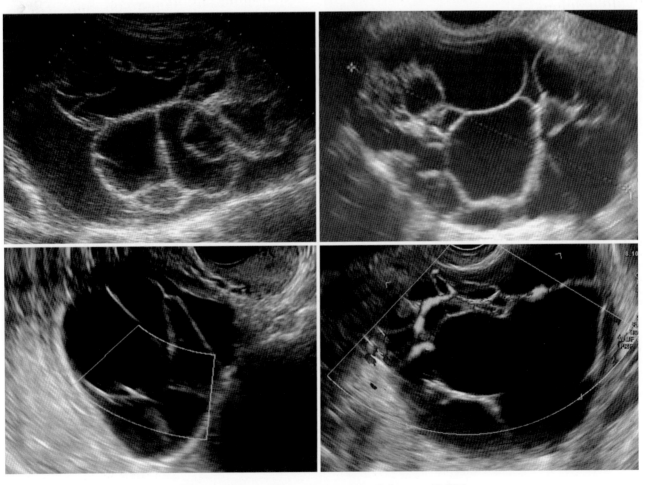

图 12-5　胃肠型 MBOT:多房囊性病变,分房>10。(见彩图)

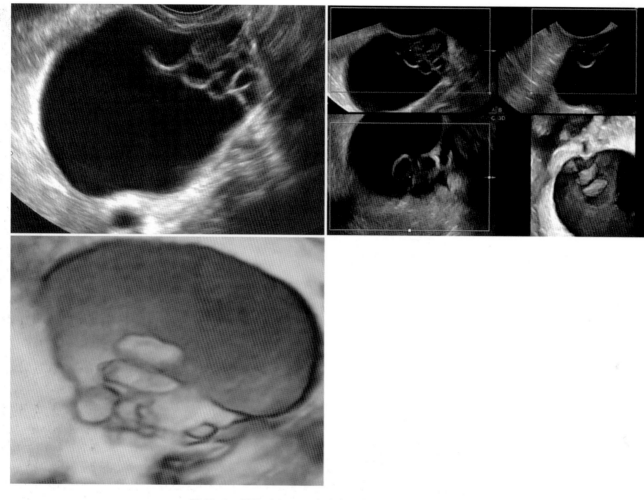

图12-6   胃肠型MBOT:囊腔内见蜂窝结节。(见彩图)

可与早期或低级别卵巢癌相仿(图12-9)。

子宫内膜异位症和子宫内膜样囊腺纤维瘤是子宫内膜样交界性肿瘤的前体,而子宫内膜样交界性肿瘤可进展为低级别浸润性癌。尽管透明细胞交界性肿瘤与子宫内膜异位症和囊腺纤维瘤相关,然而子宫内膜异位症和囊腺纤维瘤发展为透明细胞癌的分子路径尚未明确[44]。

Testa[76]等发现,内膜异位囊肿发展来的子宫内膜样交界性肿瘤呈单房实性病变(最大径平均46mm)伴乳头状突起(平均29mm),多普勒检查时,富含血管,与SBOT或宫颈管型MBOT的典型特征相仿[76]。

在超声检查中,来自子宫内膜异位囊肿的交界性肿瘤和癌均有实性成分并富有血管(图12-10)。Testa结果提示,良性内膜异位囊肿、来自内膜异位囊肿的交界性和恶性,对有经验的超声医生而言并不难诊断。然而,区分交界性肿瘤与怀孕期间的去蜕膜化内膜异位囊肿相当困难。超声医生应考虑到去蜕膜化现象,这也是孕期超声检查常见误诊的原因之一。

声像学鉴别

SBOT与MBOT

SBOT体积较MBOT小,约30%呈多房囊性,约78%的病例出现实性成分或乳头状突起。50%MBOT呈多房囊性,仅40%可见实性成分或乳头状突起[29]。一项研究显示,肠型MBOT与SBOT和宫颈管型MBOT的声像学特征不同[25]。

SBOT和宫颈管型MBOT声像学特征相仿,以高比例的单房实性病变及乳头状突起为特征,而多房性病变少见。与肠型MBOT相比,SBOT和宫颈管型MBOT最大径较小,分房少,乳头状突起及乳头内血管更为常见,这与宫颈管型MBOT的病理学文献报道相符。与其他SBOT相比,肠型MBOT直径更大,多呈多房囊性,房间隔呈高回声,实性组织或乳头无明显分界。多房性结节(蜂窝结节),即囊性区内从囊壁突向

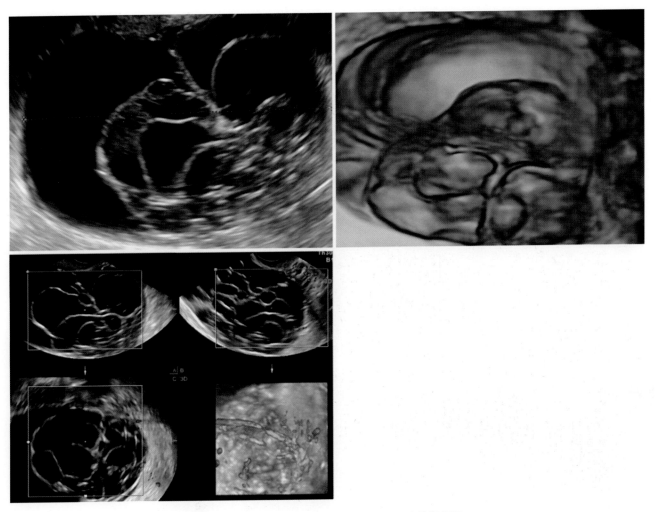

图 12-7　胃肠型 MBOT:2D、3D 再现和能量多普勒视图。

囊腔的实性为主结节,是胃肠型 BOT 的高度特异性征象,但其敏感性低,仅见于半数肿瘤[92]。血流检测在不同病理类型肿瘤之间无显著性差异[18]。

　　Gotlieb 等比较 SBOT 与 MBOT 血清 CA-125 水平,发现前者的 CA-125 升高水平较后者明显[29]。而 MBOT 的肿瘤标记物 CA19-9 和 CA72-4 比 CA-125 更为敏感[29,47],尽管这些肿瘤标记物较少用于鉴别恶性肿瘤。一些研究报道,CA19-9 升高在交界性黏液性肿瘤比 CA-125 更加常见[19,42]。Kikkawa 等最近报道,就鉴别良性肿瘤与交界性肿瘤和癌而言,CA72-4 是临床上 4 种常用肿瘤标记物中最有价值的标记物,而 CA-125 对黏液性肿瘤不敏感。这些结果提示,当经阴道超声发现多房囊肿时,检测 CA19-9 和 CA72-4 有助于鉴别[42]。

BOT与良性或恶性肿瘤的鉴别

　　众所周知,超声鉴别良性与恶性卵巢肿瘤具有较高准确性,是最重要的术前检查方法之一。鉴别良性或恶性卵巢肿瘤的准确性,依赖于所采用的方法(评分,Logistic 回归或模式识别)。多数评价超声诊断卵巢病变的准确性时,将交界性和恶性肿瘤均视为浸润性肿瘤。只有少数研究评价超声鉴别 BOT 与良性和恶性肿瘤的准确性[12,21,25,92]。一些作者认为,BOT 术前超声表现与良性囊肿相似。经验丰富的超声医生鉴别浸润性与非浸润性(良性和交界性)比鉴别恶性(交界性与浸润性)与良性病变时准确性更高,这主要是因为 BOT 容易误诊为良性病变[92]。TVS 似乎鉴别浸润性(恶性)与非浸润性(良性和交界性)的准确性更高。肿瘤直径较大联合实性成分富含血管明确侵袭性肿瘤的敏感性比主观评价高,而特异性低(60%~100%;75%~92%)。Yazbek 和同事研究显示,缺少正常卵巢组织(即"卵巢新月征")容易识别浸润型癌,可更好区分恶性与良性或交界性肿瘤[33,91]。然而,这些参数在一多中心前瞻性研究测试中,并没有达到相同的预测性能(敏感性 94%~100%,特异性为 40%~76%)[86]。

　　Van Claster[85]对妇产科皇家学院(RCOG)的恶性肿瘤风险指数(RMI)方针与国际卵巢肿瘤分析(IO-

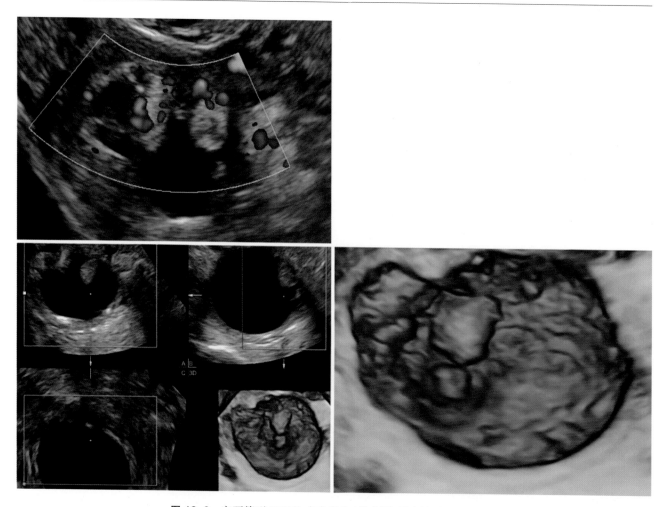

图12-8 宫颈管型MBOT:多房囊块(单分隔)及实性乳头状突起。

表12-2 交界性黏液性肿瘤亚型的组织病理学及超声特征

黏液性BOT	胃肠型	宫颈管型
发生频率	常见	少见
单双侧性	单侧多见	双侧多见
病理学特征		
大体病理	多房囊性,囊壁光滑	外生乳头
显微镜下	增殖活跃,黏液上皮,绒毛状腺体或腺体内生长模式,可见核异型	浆液性和宫颈管型上皮混合
超声特征	多房性,分房>10;蜂窝结节	囊性伴乳头状突起;实性成分血管化

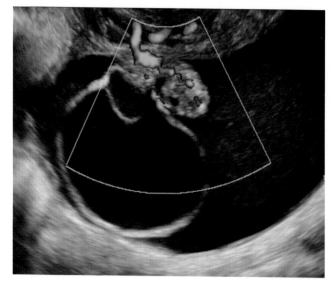

图12-9 透明细胞交界性肿瘤:能量多普勒超声图像。

TA)诊断卵巢肿瘤的逻辑回归模型LR2进行比较,与ROCG不同,IORA将交界性肿瘤归为高风险肿瘤。这意味着采用IOTA标准会有更多的交界性肿瘤患者在妇科肿瘤中心接受治疗[77]。尽管对这些患者更多采取保留生育功能的保守手术,但手术方式的选择由妇科

肿瘤专科医生来做决定会更好[85]。关于BOT超声研究,问题在于其既不能鉴别良性与交界性肿瘤,又不能鉴别交界性和恶性肿瘤。BOT似乎没有典型声像学特征。

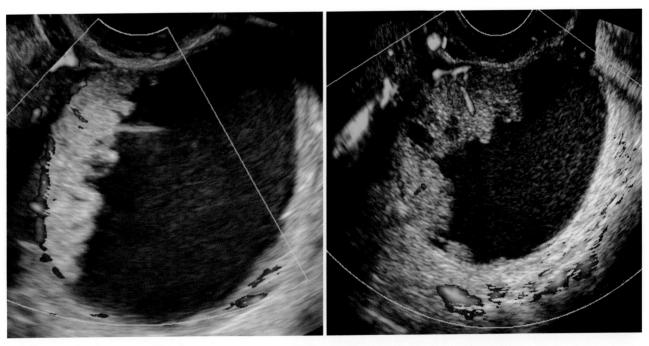

图 12-10　两例子宫内膜异位囊肿的交界性肿瘤和癌的能量多普勒超声图像。

实际上,良性浆液性肿瘤亦可见乳头;如果乳头内可见血管结构,很难区分交界性与恶性肿瘤。再者,BOT 与分化良好的恶性侵袭性肿瘤相差不大[59,62]。高级别或未分化肿瘤内可见更多不规则实性组织,而低级别恶性肿瘤保留初始组织学类型的结构特征 [59,62]。因此,BOT 和恶性侵袭性肿瘤的鉴别不在于肿瘤分期,而与肿瘤分级有关。换言之,很难区分分化良好的浆液性癌与浆液性 BOT,两者均呈囊肿伴血管化乳头结构。而三级浆液性癌声像学特征更为复杂,伴大量实性组织。另一方面,良性浆液性囊腺瘤或囊腺纤维瘤也可见乳头,这些病例中,乳头内血管结构可能提示 BOT 或恶性,尽管无血管结构乳头并不总见于良性肿瘤,反之亦然[21]。为更好鉴别 BOT 与恶性及良性肿瘤,需要对血管定量,分析乳头表面,采用静脉注射造影剂及 3D 超声。

造影剂

　　根据实性组织造影剂微血管灌注,定量、定性分析血管内造影剂的动态灌注模式(时间-强度曲线、流入及流出时间),以此提高良性、交界性和恶性的鉴别能力[46,51,73-75]。据报道,注入造影剂后的恶性肿瘤信号增强较良性囊肿更快、更强及持续时间更长。超声造影剂在含乳头状突起的单房和多房囊性卵巢肿块的分布用来研究造影剂通道的定性评价能否提高超声鉴别含乳头的良恶性卵巢肿瘤的能力 (图 12-11)。Testa[74]发现,采用超声造影剂乳头状突起的血循环的定性评价不能提高良性与交界性或恶性卵巢肿瘤的

鉴别能力。而且,造影剂上升时间以交界性肿瘤最高,而良性和恶性卵巢肿瘤较低[46]。近期一项国际多中心研究显示,恶性肿瘤的超声定量对比参数(峰强化、信号强度、对比剂信号强度曲线下面积)均显著高于良性和交界性肿瘤,而良性和交界性肿瘤的参数相仿[75]。良恶性肿瘤之间超声参数存在差异,而交界性和良性肿瘤之间存在诸多重叠。然而,这些参数不能常规应用于临床,因为临床需要客观、非侵袭性和简单的参数。

3D(三维)经阴道超声(TVS)

　　3D 经阴道超声可对囊腔内结构详细评价及去除类似实性组织(如凝血块、碎屑、脂肪及黏液栓)的内部回声。怀疑囊肿为交界性时,3D TVS 可提高囊肿内壁表面和赘生物的可视化,加上 3D 多普勒有助于鉴别(图 12-12)。3D TVS 可视化囊性肿块的内部结构,比 2D TVS 更能显示囊内乳头细节。在明确 BOT 时,排除囊肿内赘生物似乎特别有帮助,BOT 的乳头表面更不规则(图 12-4、图 12-5、图 12-13 和图 12-14)。3D 形态学加 3D 血管模式分析和血管指数计算(VI 血管指数、血流指数、FI,VFI),可用于分析乳头状突起和蜂窝结节(图 12-15 和图 12-16)。

　　VI(血流分布指数)在 3D 血流指数中诊断性能最佳,优于肿瘤彩色血流的主观评价。尽管选择感兴趣区(如选择乳头位置)具有客观性,3D 能量多普勒超声更加客观。3D 能量多普勒方法能客观地明确以前使用 2D 彩色/能量多普勒扫描的主观性评价结果,换句

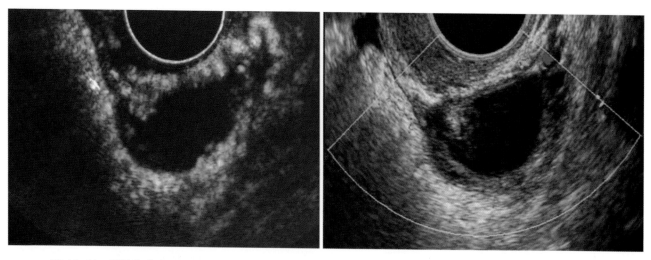

图 12-11　囊肿伴乳头:2D 和彩色多普勒图像及注入造影剂后增强图像。乳头微血管内可见强回声的造影剂。

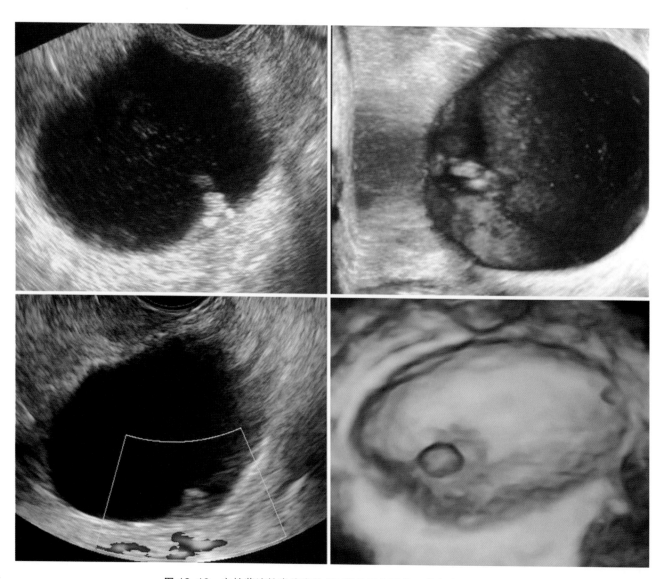

图 12-12　良性浆液性囊腺瘤的 3D 再现超声图像。乳头表面光滑。

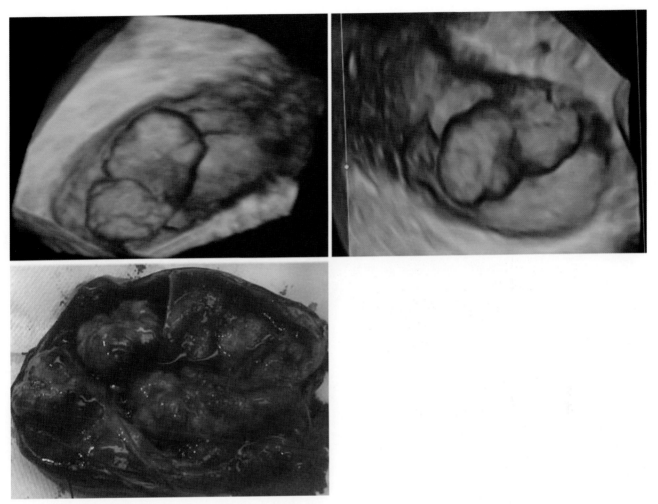

图 12-13　浆液性 BOT 的 3D 再现超声图像。乳头表面不规则，标本大体表现与超声所见相似。

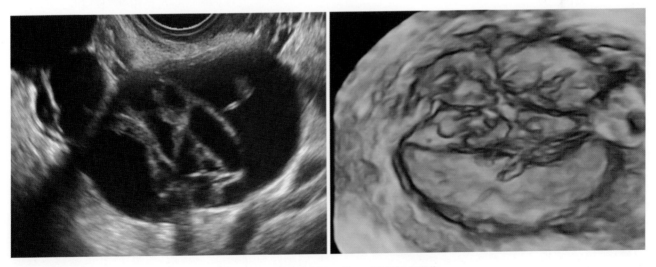

图 12-14　胃肠型 MBOT 的 3D 再现超声图像。

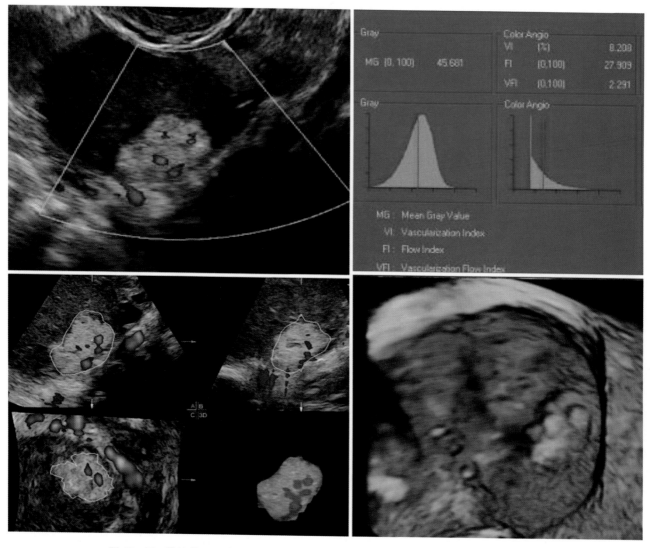

图 12-15 浆液性 BOT 的 3D 超声评价。表面再现和手动划定乳头体积计算血流指数。

话说,附件恶性肿瘤比良性肿瘤血管更丰富[37]。截至目前,3D TVS 和 PD 成像诊断 BOT 的效能尚未明确。

术后随访

据文献报道,采取保守性手术治疗的女性术后复发率为 10%~30%[16,28,49],复发者多数为交界性肿瘤[23,94]。采取盆腔清扫的女性复发率为 1.6%,低于采取保留生育功能的女性(复发率为 3.3%)[88]。手术切除是主要治疗措施,手术分期对明确卵巢外侵犯非常重要,这关系到患者预后。采取囊肿切除术患者的复发率是采取卵巢切除术患者的 3 倍[5,30,71]。

极少数情况下,肿瘤复发为恶性肿瘤,这种患者预后差[11],术语"恶性转化"用于指这种现象,尽管确切的发病机制尚存争议。由于复发和恶变的可能,医生往往建议,初始采取保留生育功能的女性一旦完成生育后,进行再次手术切除残留的卵巢组织。尽管先前

研究报道,这些患者预后良好和长期恶变风险低,但这些结论总是受样本小及随访时间短等的限制。

无浸润种植的交界性浆液性肿瘤已被视为缓慢生长肿瘤,5 年生存率达 95%。然而,这类肿瘤的复发率变异较大,为 8%~32%[11,41,45,55]。复发率变异较大的原因可能与不同研究的随访时间长短有关。2006 年,Silva 发现 5 年复发率为 10%,而 10 年复发率达 29%,15 年达 39%,15 年以上达 44%。依据这一结果,患者的随访时间最少应为 10 年[67]。

最常见的复发肿瘤类型为低级别浆液性癌,作为低级别肿瘤,肿瘤进展缓慢,经过 15 年的随访多数患者死于该疾病[67]。评价无浸润种植的浆液性交界性肿瘤患者的复发率至少随访 10 年;评价生存率至少随访 20 年。

研究这些肿瘤的生物学行为长期随访至关重要。约 30% 的交界性浆液性肿瘤伴腹膜种植者以最常见

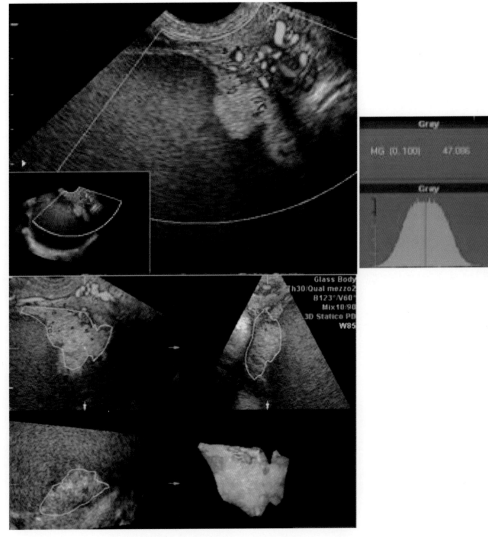
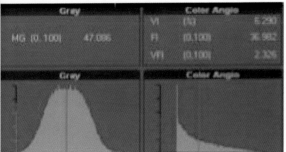

图 12-16　浆液性 BOT 的 3D 超声评价。表面再现和手动划定乳头体积计算血流指数。

的低级别浆液性癌形式复发[6,48,79]。其他复发形式,如浸润性病变需要早期诊断。仅有少数学者进行复发诊断模式的研究,就交界性肿瘤晚期阶段而言,少数超声学者致力于这类课题的研究。2011 年,Uzan 揭示,超声是 BOT 患者术后随访中最常用的随访工具[81]。血清 CA-125 检测常用于恶性复发的随访。

在理解肿瘤生物学行为、与原发肿瘤类型相关的超声表现及复发检测的准确性方面,长时期的超声随访研究至关重要。

结论

BOT 的主要关注点在于不一定采取过度的治疗方式,因而,非常准确的术前诊断是关键。理想的超声检查可以准确鉴别良性、交界性和恶性卵巢肿瘤。目前,在临床实践中,多数超声医生将附件肿瘤分为良性或恶性,只有少数专家可以对交界性肿瘤进行术前诊断。鉴别良性、交界性和恶性卵巢肿瘤的诊断性能取决于超声操作者的诊断信心。依据逻辑回归系统或评分分类系统,交界性肿瘤是诊断不确定性的主要肿瘤类型。良性、交界性和恶性肿瘤的典型形态学特征有助于增加超声医生的诊断信心。然而,相当数量的附件肿瘤表现为复杂或不典型的形态学特征,这对诊断确定性产生不利影响。影像学不能与分化良好的早期浸润性癌(I、II 期)鉴别。

卵巢病变提示 BOT 的准确声像学特征为出现乳头或多发分隔。然而,两者均不是高度敏感性的超声特征。怀疑 BOT 而超声不能排除恶性肿瘤可能的患者的保守性手术,应结合术中冰冻切片,同时,更加小心不要使囊肿壁破裂。

根据乳头的数目、大小、形态和多普勒特征,有助于良性和恶性乳头的鉴别,尽管与交界性肿瘤有部分重叠。乳头内缺乏彩色血流提示良性。SBOT(交界性浆液性肿瘤)和宫颈管型 MBOT(交界性黏液性肿瘤)的超声特征相仿,典型表现为最大径相对较小、分房少、乳头状赘生物数目多、乳头内血管出现率高。胃肠型MBOT 典型特征为体积相对较大、分房多、强回声组织连接子房,无明显实性组织或乳头。这些特征有助于临床医生决定手术方式。

参考文献

1. Ahmed ASM, Lawton FG. Borderline ovarian tumours: current concepts and management. Rev Gynaecol Pract. 2005;5:139–51.
2. Andersen ES, Knudsen A, Rix P, et al. Risk of malignancy index in the preoperative evaluation of patients with adnexal masses. Gynecol Oncol. 2003;90:109–12.
3. Bazot M, Darai E, Nassar-Slaba J, et al. Value of magnetic resonance imaging for the diagnosis of ovarian tumors: a review. J Comput Assist Tomogr. 2008;32:712–23.
4. Bazot M, Nassar-Slaba J, Thomassin-Naggara I, et al. MR imaging compared with intraoperative frozen-section examination for the diagnosis of adnexal tumors; correlation with final histology. Eur Radiol. 2006;16:2687–99.
5. Boran N, Cil AP, Tulunay G, et al. Fertility and recurrence results of conservative surgery for borderline ovarian tumors. Gynecol Oncol. 2005;97:845–51.
6. Borgfeldt C, Iosif C, Masback A. Fertility-sparing surgery and outcome in fertile women with ovarian borderline tumors and epithelial invasive ovarian cancer. Eur J Obstet Gynecol Reprod Biol. 2007;134:110–4.
7. Burks RT, Sherman ME, Kurman RJ. Micropapillary serous carcinoma of the ovary. A distinctive low-grade carcinoma related to serous borderline tumors. Am J Surg Pathol. 1996;20:1319–30.
8. Cadron I, Amant F, Van Grop T, et al. The management of borderline tumours of the ovary. Curr Opin Oncol. 2006;18:488–93.
9. Cadron I, Leunen K, Van Gorp T, et al. Management of borderline ovarian neoplasms. J Clin Oncol. 2007;25:2928–37.
10. Castellucci P, Perrone AM, Picchio M, et al. Diagnostic accuracy of 18F-FDG PET/CT in characterizing ovarian lesions and staging ovarian cancer: correlation with transvaginal ultrasonography, computed tomography, and histology. Nucl Med Commun. 2007;28:589–95.
11. Crispens MA, Bodurka D, Deavers M, et al. Response and survival in patients with progressive or recurrent serous ovarian tumors of low malignant potential. ACOG. 2002;99:3–10.
12. Darai E, Teboul J, Walker F, et al. Epithelial ovarian carcinoma of low malignant potential. Eur J Obstet Gynecol Reprod Biol. 1996;66:141–5.
13. Deavers MT, Gershenson DM, Tortolero-Luna G, et al. Micropapillary and cribriform patterns in ovarian serous tumors of low malignant potential: a study of 99 advanced stage cases. Am J Surg Pathol. 2002;26:1129–41.
14. Dehari R, Robert J, Kurman RJ, et al. The development of high-grade serous carcinoma from atypical proliferative (borderline) serous tumors and low-grade micropapillary serous carcinoma a morphologic and molecular genetic analysis. Am J Surg Pathol. 2007;31:1007–12.
15. Desfeux P, Bats AS, Bensaid C, et al. Impact of the surgical route on staging and outcome of early borderline ovarian tumors. Gynecol Obstet Fertil. 2007;35:193–8.
16. Donnez J, Munschke A, Berliere M, et al. Safety of conservative management and fertility outcome in women with borderline tumors of the ovary. Fertil Steril. 2003;79:1216–21.
17. Eichhorn JH, Bell DA, Young RH, et al. Ovarian serous borderline tumors with micropapillary and cribriform patterns: a study of 40 cases and comparison with 44 cases without these patterns. Am J Surg Pathol. 1999;23:397–409.
18. Emoto M, Udo T, Obama H, et al. The blood flow characteristics in borderline ovarian tumors based on both color Doppler ultrasound and histopathologic analyses. Gynecol Oncol. 1998;70:351–7.
19. Engelen MJ, de Bruijn HW, Hollema H, et al. Serum CA 125, carcinoembryonic antigen, and CA 19–9 as tumor markers in borderline ovarian tumors. Gynecol Oncol. 2000;78:16–20.
20. Eskander RN, Randall LM, Berman ML, et al. Fertility preserving options in patients with gynecologic malignancies. Am J Obstet Gynecol. 2011;205:103–10.
21. Exacoustos C, Romanini ME, Rinaldo D, et al. Preoperative sonographic features of borderline ovarian tumors. Ultrasound Obstet Gynecol. 2005;25:50–9.
22. Fagotti A, Ludovisi M, De Blasis I, et al. The sonographic prediction of invasive carcinoma in unilocular-solid ovarian cysts in premenopausal patients: a pilot study. Hum Reprod. 2012;27:2676–83.
23. Fauvet R, Poncelet C, Boccara J, et al. Fertility after conservative treatment for borderline ovarian tumors: a French multicenter study. Fertil Steril. 2005;83:284–90.
24. Ferreira CR, Carvalho JP, Soares FA, et al. Mucinous ovarian tumors associated with pseudomyxoma peritonei of adenomucinosis type: immunohistochemical evidence that they are secondary tumors. Int J Gynecol Cancer. 2008;18:59–65.
25. Fruscella E, Testa AC, Ferrandina G, et al. Ultrasound features of different histopathologic subtypes of borderline ovarian tumors. Ultrasound Obstet Gynecol. 2005;26:644–50.
26. Gershenson DM. Clinical management potential tumors of low malignancy. Best Pract Res Clin Obstet Gynaecol. 2002;16:513–27.
27. Gilks CB, Alkushi A, Yue JJ, et al. Advanced-stage serous borderline tumors of the ovary: a clinicopathologic study of 49 cases. Int J Gynecol Pathol. 2003;22:29–36.
28. Gotlieb WH, Flikker S, Davidson B, et al. Borderline tumors of the ovary: fertility treatment, conservative management, and pregnancy outcome. Cancer. 1998;82:141–6.
29. Gotlieb WH, Soriano D, Achiron R, et al. CA 125 measurement and ultrasonography in borderline tumors of the ovary. Am J Obstet Gynecol. 2000;183:541–6.
30. Ha JE, Jueng IC, Lee YS, et al. Clinical analysis of borderline ovarian tumors. Eur J Gynaecol Oncol. 2011;22:69–72.
31. Hassen K, Ghossain MA, Rousset P, Sciot C, et al. Characterization of papillary projections in benign versus borderline and malignant ovarian masses on conventional and color Doppler ultrasound. AJR Am J Roentgenol. 2011;196:1444–9.
32. Hata K, Hata T, Manabe A, et al. Ovarian tumors of low malignant potential: transvaginal Doppler ultrasound features. Gynecol Oncol. 1992;45:259–64.
33. Hillaby K, Aslam N, Salim R, et al. The value of detection of normal ovarian tissue (the 'ovarian crescent sign') in the differential diagnosis of adnexal masses. Ultrasound Obstet Gynecol. 2004;23:63–7.
34. Houck K, Nikrui N, Duska L, et al. Borderline tumors of the ovary: correlation of frozen and permanent histopathologic diagnosis. Obstet Gynecol. 2000;95(6):839–43.
35. Hricak H, Chen M, Coakley FV, et al. Complex adnexal masses: detection and characterization with MR imaging – multivariate analysis. Radiology. 2000;214:39–46.
36. International Federation of Gynecology and Obstetrics. Classification and staging of malignant tumors in the female pelvis. Acta Obstet Gynecol Scand. 1971;50:1–7.
37. Jokubkiene L, Sladkevicius P, Valentin L. Does three-dimensional power Doppler ultrasound help in discrimination between benign and malignant ovarian masses? Ultrasound Obstet Gynecol. 2007;29:215–25.
38. Jones MB. Borderline ovarian tumors: current concepts for prognostic factors and clinical management. Clin Obstet Gynecol. 2006;49:517–25.

39. Jung DC, Choi HJ, Ju W, et al. Discordant MRI/FDG-PET imaging for the diagnosis of borderline ovarian tumors. Int J Gynecol Cancer. 2008;18:637–41.

40. Kayikcioglu F, Pata O, Cengiz S, et al. Accuracy of frozen section diagnosis in borderline ovarian malignancy. Gynecol Obstet Invest. 2000;49:187–9.

41. Kennedy AW, Hart WR. Ovarian papillary serous tumors of low malignant potential (serous borderline tumors): a long term follow-up study, including patients with microinvasion, lymph node metastasis, and transformation to invasive serous carcinoma. Cancer. 1996;78:278–86.

42. Kikkawa F, Nawa A, Kajiyama H, et al. Clinical characteristics and prognosis of mucinous tumors of the ovary. Gynecol Oncol. 2006;103:171–5.

43. Krigman H, Bentley R, Robboy SJ. Pathology of epithelial ovarian tumors. Clin Obstet Gynecol. 1994;37:475–91.

44. Lalwani N, Shanbhogue AK, Vikram R, et al. Current update on borderline ovarian neoplasms. AJR Am J Roentgenol. 2010;194:330–6.

45. Leake JF, Currie JL, Rosenshein NB, et al. Long-term follow-up of serous ovarian tumors of low malignant potential. Gynecol Oncol. 1992;47:150–8.

46. Marret H, Sauget S, Giraudeau B, et al. Contrast-enhanced sonography helps in discrimination of benign from malignant adnexal masses. J Ultrasound Med. 2004;23:1629–39.

47. Milojkovic M, Hrgovic Z, Hrgovic I, et al. Significance of CA 125 serum level in discrimination between benign and malignant masses in the pelvis. Arch Gynecol Obstet. 2004; 269:176–80.

48. Morice P. Borderline tumours of the ovary and fertility. Eur J Cancer. 2006;42:149–58.

49. Morice P, Camatte S, El Hassan J, et al. Clinical outcomes and fertility after conservative treatment of ovarian borderline tumors. Fertil Steril. 2001;75:92–6.

50. Nam EJ, Yun MJ, Oh YT, et al. Diagnosis and staging of primary ovarian cancer: correlation between PET/CT, Doppler US, and CT or MRI. Gynecol Oncol. 2010;116:389–94.

51. Orden MR, Jurvelin JS, Kirkinen PP. Kinetics of a US contrast agent in benign and malignant adnexal tumors. Radiology. 2003;226:405–10.

52. Osmers RGW, Osmers M, von Maydell B, et al. Preoperative evaluation of ovarian tumors in premenopause by transvaginosonography. Am J Obstet Gynecol. 1996;175:428–34.

53. Osmers RGW, Osmers M, von Maydell B, et al. Evaluation of ovarian tumors in postmenopausal women by transvaginal sonography. Eur J Obstet Gynecol Reprod Biol. 1998;77:81–8.

54. Paulsen T, Kærn J, Tropé C. Improved 5-year disease-free survival for FIGO stage I epithelial ovarian cancer patients without tumor rupture during surgery. Gynecol Oncol. 2011;122:83–8.

55. Prat J, De Nictolis M. Serous borderline tumors of the ovary. A long-term follow-up study of 137 cases, including 18 with a micropapillary pattern and 20 with microinvasion. Am J Surg Pathol. 2002;26:1111–28.

56. Prayson RA, Hart WR, Petras RE. Pseudomyxoma peritonei. A clinicopathologic study of 19 cases with emphasis on site of origin and nature of associated ovarian tumors. Am J Surg Pathol. 1994;18:591–603.

57. Risum S, Hogdall C, Loft A, et al. The diagnostic value of PET/CT for primary ovarian cancer—a prospective study. Gynecol Oncol. 2007;105:145–9.

58. Ronnett BM, Kurman RJ, Zahn CM, et al. Pseudomyxoma peritonei in women: a clinicopathologic analysis of 30 cases with emphasis on site of origin, prognosis, and relationship to ovarian mucinous tumors of low malignant potential. Hum Pathol. 1995;26: 509–24.

59. Russel P. Surface epithelial-stromal tumors of the ovary. In: Ed Kurman RJ, editor. Blaunstein's pathology of the female genital tract. 4th ed. New York/Berlin/Heidelberg: Springer; 1994. p. 705–82.

60. Rutgers JL, Scully RE. Ovarian mixed-epithelial papillary cystadenomas of borderline malignancy of mullerian type. A clinicopathologic analysis. Cancer. 1988;61:546–54.

61. Seidman JD, Kurman RJ. Subclassification of serous borderline tumors of the ovary into benign and malignant types. A clinicopathologic study of 65 advanced stage cases. Am J Surg Pathol. 1996;20:1331–45.

62. Seidman JD, Kurman RJ. Ovarian serous borderline tumors: a critical review of the literature with emphasis on prognostic indicators. Hum Pathol. 2000;31:539–57.

63. Seidman JD, Soslow RA, Vang R, et al. Borderline ovarian tumors: diverse contemporary viewpoints on terminology and diagnostic criteria with illustrative images. Hum Pathol. 2004;35:918–33.

64. Sherman ME, Mink PJ, Curtis R, et al. Survival among women with borderline ovarian tumors and ovarian carcinoma. A population-based analysis. Cancer. 2004;100:1045–52.

65. Shih I-M, Kurman RJ. Ovarian tumorigenesis-a proposed model based on morphological and molecular genetic analysis. Am J Pathol. 2004;164:1511–8.

66. Shih I-M, Kurman RJ. Molecular pathogenesis of ovarian borderline tumors: new insights and old challenges. Clin Cancer Res. 2005;11:7273–9.

67. Silva EG, Gershenson DM, Malpica A, et al. The recurrence and the overall survival rates of ovarian serous borderline neoplasms with noninvasive implants is time dependent. Am J Surg Pathol. 2006;30:1367–71.

68. Singer G, Kurman RJ, Chang H-W, et al. Diverse tumorigenic pathways in ovarian serous carcinoma. Am J Pathol. 2002;160: 1223–8.

69. Smith Sehdev AE, Sehdev PS, Kurman RJ. Noninvasive and invasive micropapillary (low-grade) serous carcinoma of the ovary: a clinicopathologic analysis of 135 cases. Am J Surg Pathol. 2003;27:725–36.

70. Sohaib SA, Sahdev A, Van Trappen P, Jacobs IJ, Reznek RH. Characterization of adnexal mass lesions on MR imaging. AJR Am J Roentgenol. 2003;180:1297–304.

71. Suh-Burgmann E. Long-term outcomes following conservative surgery for borderline tumor of the ovary: a large population-based study. Gynecol Oncol. 2006;103:841–7.

72. Taylor Jr HC. Malignant and semimalignant tumors of the ovary. Surg Gynecol Obstet. 1929;48:702–12.

73. Testa AC, Ferrandina G, Fruscella E, et al. The use of contrasted transvaginal sonography in the diagnosis of gynecologic diseases: a pre liminary study. J Ultrasound Med. 2005;24:1267–78.

74. Testa AC, Timmerman D, Exacoustos C, et al. The role of CnTI-SonoVue in the diagnosis of ovarian masses with papillary projections: a preliminary study. Ultrasound Obstet Gynecol. 2007;29:512–6.

75. Testa AC, Timmerman D, Van Belle V, et al. Intravenous contrast ultrasound examination using contrast-tuned imaging (CnTI) and the contrast medium SonoVue for discrimination between benign and malignant adnexal masses with solid components. Ultrasound Obstet Gynecol. 2009;34:699–710.

76. Testa AC, Timmerman D, Van Holsbeke C, et al. Ovarian cancer arising in endometrioid cysts: ultrasound findings. Ultrasound Obstet Gynecol. 2011;38:99–106.

77. Timmerman D, Testa A, Bourne T, et al. Logistic regression model to distinguish between the benign and malignant adnexal mass before surgery: a multicenter study by the International Ovarian Tumor Analysis Group. J Clin Oncol. 2005;23:8794–801.

78. Timmerman D, Van Calster B, Testa AC, et al. Ovarian cancer prediction in adnexal masses using ultrasound based logistic regression models: a temporal and external validation study by the IOTA group. Ultrasound Obstet Gynecol. 2010;36:226–34.

79. Tinelli R, Tinelli A, Tinelli FG, et al. Conservative surgery for borderline ovarian tumors: a review. Gynecol Oncol. 2006;100: 185–91.

80. Tsili AC, Tsampoulas C, Charisiadi A, et al. Adnexal masses: accuracy of detection and differentiation with multidetector computed tomography. Gynecol Oncol. 2008;110:22–31.

81. Uzan C, Kane A, Rey A, et al. How to follow up advanced-stage

borderline tumours? Mode of diagnosis of recurrence in a large series stage II–III serous borderline tumours of the ovary. Ann Oncol. 2011;22:631–5.

82. Valentin L, Ameye L, Jurkovic D, et al. Which extrauterine pelvic masses are difficult to correctly classify as benign or malignant on the basis of ultrasound findings and is there a way of making a correct diagnosis? Ultrasound Obstet Gynecol. 2006;27:438–44.

83. Valentin L, Ameye L, Testa A, et al. Ultrasound characteristics of different types of adnexal malignancies. Gynecol Oncol. 2006;102: 41–8.

84. Valentin L, Jurkovic D, Van Calster B, et al. Adding a single CA 125 measurement to ultrasound imaging performed by an experienced examiner does not improve preoperative discrimination between benign and malignant adnexal masses. Ultrasound Obstet Gynecol. 2009;34:345–54.

85. Van Calster B, Timmerman D, Valentin L, et al. Triaging women with ovarian masses for surgery: observational diagnostic study to compare RCOG guidelines with an International Ovarian Tumour Analysis (IOTA) group protocol. BJOG. 2012;119:662–71.

86. Van Holsbeke C, Van Belle V, Leone FP, et al. Prospective external validation of the 'ovarian crescent sign' as a single ultrasound parameter to distinguish between benign and malignant adnexal pathology. Ultrasound Obstet Gynecol. 2010;36:81–7.

87. Vergote I, De Brabanter J, Fyles A, et al. Prognostic importance of degree of differentiation and cyst rupture in stage I invasive epithelial ovarian carcinoma. Lancet. 2001;357:176–82.

88. Wong HF, Low JJ, Chua Y, et al. Ovarian tumors of borderline malignancy: a review of 247 patients from 1991 to 2004. Int J Gynecol Cancer. 2007;17:342–9.

89. Yamamoto Y, Oguri H, Yamada R, et al. Preoperative evaluation of pelvic masses with combined (18)F-fluorodeoxyglucose positron emission tomography and computed tomography. Int J Gynaecol Obstet. 2008;102:124–7.

90. Yazbek J, Ameye L, Timmerman D, et al. Use of ultrasound pattern recognition by expert operators to identify borderline ovarian tumors: a study of diagnostic performance and interobserver agreement. Ultrasound Obstet Gynecol. 2010;35:84–8.

91. Yazbek J, Aslam N, Tailor A, et al. A comparative study of the risk of malignancy index and the ovarian crescent sign for the diagnosis of invasive ovarian cancer. Ultrasound Obstet Gynecol. 2006;28:320–4.

92. Yazbek J, Raju KS, Ben-Nagi J, et al. Accuracy of ultrasound subjective 'pattern recognition' for the diagnosis of borderline ovarian tumors. Ultrasound Obstet Gynecol. 2007;29:489–95.

93. Zanetta G, Lissoni A, Cha S, et al. Pre-operative morphological and colour Doppler features of borderline ovarian tumours. Br J Obstet Gynaecol. 1995;102:990–6.

94. Zanetta G, Rota S, Chiari S, et al. Behavior of borderline tumors with particular interest to persistence, recurrence, and progression to invasive carcinoma: a prospective study. J Clin Oncol. 2001; 19:2658–64.

第 13 章

交界性和浆液性卵巢肿瘤的 CT 及 MRI 表现

Bianka K. Freiwald-Chilla, Nik Hauser, Rahel A. Kubik-Huch

摘 要

卵巢肿瘤的起源可为上皮来源、间皮来源、生殖细胞来源或性索间质细胞来源。上皮源性卵巢肿瘤包括浆液性、黏液性、内膜样、移形细胞、混合性肿瘤和透明细胞癌,可为良性、交界性和恶性。总的来说,卵巢良性肿瘤主要为囊性,恶性肿瘤内含有较多的实性成分和较厚的分隔。本章着重讨论卵巢交界性和浆液性卵巢肿瘤的 CT 和 MRI 影像学特征。这些特征通常包括乳头状结节、沙粒样钙化、"海葵样"或"海绵样"外观以及其他的局部表现。了解这些表现有助于卵巢肿瘤的定性诊断或鉴别诊断。

关键词

交界性肿瘤·浆液性肿瘤·成像·CT·磁共振

交界性卵巢肿瘤的CT和MRI表现

交界性卵巢肿瘤的概述

1929 年,Taylor 介绍交界性卵巢肿瘤这一概念时用了半恶性肿瘤这个描述[1],但是,这个概念在当时并没有立即被接受。1971 年,国际妇产科联合会(FIGO)的组织学分型将一种具有低度恶性潜能、增生的上皮细胞和异形细胞核,但并没有浸润性、侵袭性生长的肿瘤描述为囊腺瘤[2]。1973 年,国际卫生组织在卵巢肿瘤的分类中增加了低度恶性卵巢癌的概念,用来描述一类具有部分恶性特征的卵巢肿瘤[3]。2003 年,它们用交界性肿瘤和不典型增生性肿瘤来描述细胞核异形性和分裂性介于良性和恶性肿瘤之间的同源性卵巢

非侵袭性肿瘤[4]。卵巢交界性肿瘤也称为交界恶性肿瘤或囊腺瘤、低度恶性潜能的肿瘤、非典型增生性肿瘤,包含上皮源性的浆液性、黏液性、内膜样、透明细胞癌、移形细胞和混合性肿瘤。而浆液性交界性和肠型黏液性交界性卵巢肿瘤是最常见的。在一个病例回顾中,Link 等人明确了 50% 的卵巢交界性肿瘤为浆液性,46% 的卵巢交界性肿瘤为黏液性,4% 的卵巢交界性肿瘤为混合性、内膜样、透明细胞癌和移形细胞肿瘤[5]。

卵巢交界性肿瘤是一种具有独特组织学表现和临床特征的肿瘤, 有 15%~20% 的卵巢上皮源性肿瘤患者为交界性肿瘤[6],患者平均年龄(40~50 岁)较卵巢恶性肿瘤者小约 10 岁[7,8]。在临床上,卵巢交界性肿瘤常常是偏良性且预后很好[4,9]。腹痛、腹围不断增大以及腹部肿块是该病最常见的首要表现, 但 Webb 等人

报道了 16% 的患者无明显症状[10]。

交界性浆液性卵巢肿瘤

交界性浆液性卵巢肿瘤概述

浆液性肿瘤是卵巢交界性肿瘤最常见的亚型。25%~50% 累及双侧卵巢[9]，最常见于 40~50 岁的女性，患者平均年龄为 46 岁[11,12]。尽管这类肿瘤生长缓慢，但是其中 1/3 伴有腹膜种植，还有 20%~30% 伴有区域淋巴结肿大，两者通常同时发生[13,14]。肿瘤沙粒样钙化表现为同心圆状结构，可见于原发灶和转移灶中，也可见于甲状腺癌或卵巢癌的肿大淋巴结中[15]以及卵巢上皮源性肿瘤中，尤其是卵巢交界性浆液性肿瘤[16]。

交界性浆液性卵巢肿瘤的影像学表现

典型的卵巢浆液性上皮源性肿瘤为囊性，单房或多房囊性伴有一定的实性成分可能为恶性表现[8]。CT 或超声检查（US）通常不足以明确卵巢肿瘤的类型——浆液性或黏液性[8]。浆液性囊腺瘤的 CT 和 MRI 特征性表现为单一囊性肿块、囊壁薄、含有细小分隔且无实性成分（图 13-1a~c）。交界性浆液性卵巢肿瘤较前者含有更多实性成分，这些实性成分可通过腹膜播散，但不是真正的恶性肿瘤。卵巢上皮源性肿瘤的实性成分呈现为乳头状突出小结节的形态。在 T2WI 图像中，较大的结节含有一个纤维成分的核心结构，表现为低信号，增殖的上皮结构表现为很高的信号（图 13-2a），小的结节表现为中等信号。乳头状结节无论大小，在增强检查中均表现为高信号（图 13-2b）。增强检查后，经常可以发现多个乳头状结节，更加支持交界性或恶性肿瘤的诊断，尤其是交界性浆液性恶性肿瘤[17,18]。

浆液性卵巢肿瘤囊内成分的信号通常为 T1WI 低或中等信号，T2WI 高信号。CT 图像中肿瘤内的沙砾样钙化可使肿瘤或种植灶呈现为极高密度[17]。MRI 图像中，卵巢交界性浆液性肿瘤表现为单一囊性肿块伴囊壁内乳头状结节（图 13-3a,b），囊内细小分隔可见羊齿状突起，囊壁和分隔均可有此表现（图 13-4a,b），或明显的多房性病灶伴半片状赘生物（图 13-5a~c）[16]。这类肿瘤大约 1/3 为双侧性。在 CT 或 MRI 增强检查中，肿瘤乳头状实性成分通常表现为中等强化。当肿瘤囊内液体表现为 T1WI 高信号时，3D 剪影增强 T1WI 图像对于诊断尤其有帮助（图 13-5c）[19]。

卵巢交界性浆液性肿瘤的鉴别诊断

卵巢交界性浆液性肿瘤常表现为附件区肿块。需

与浆液性或黏液性囊腺瘤进行鉴别。这两种肿瘤中均没有实性成分，3D 剪影 T1WI 增强检查有助于发现细胞碎片或血栓。由于卵巢交界性浆液性肿瘤临床表现为良性，将它们与早期卵巢癌进行鉴别诊断就显得十分重要。

交界性浆液性卵巢肿瘤和卵巢癌 I 期都通常为多房性肿块伴显著的实性成分，包括边缘光滑的结节、斑片样增厚和乳头状突起结节。卵巢恶性肿瘤的分隔厚度和结节大小尤甚，而乳头状结节在交界性浆液性肿瘤中更常见。

卵巢交界性浆液性肿瘤的影像表现有别于其他类型的交界性肿瘤，如黏液性肿瘤、内膜样肿瘤、透明细胞肿瘤、移形细胞肿瘤和混合性肿瘤，除了交界性浆液性外生性乳头状肿瘤，详见下文。当 MRI 图像中表现为卵巢单房肿块或囊内见细小分隔，囊内容物为水样信号并含有多发乳头状结节，更倾向于卵巢交界性浆液性肿瘤的诊断。

> **要点**
>
> 当我们在年轻患者卵巢内发现囊性肿块伴乳头状结节时，应当考虑卵巢交界性浆液性肿瘤的诊断。

卵巢交界性浆液性外生性乳头状肿瘤

卵巢交界性浆液性外生性乳头状肿瘤的概述

卵巢浆液性良性肿瘤包括囊腺瘤、腺纤维瘤、囊腺纤维瘤和外生乳头状瘤。浆液性外生性乳头状肿瘤为良性肿瘤，生长于卵巢表面。这些肿瘤只有很少或没有浆液性交界性肿瘤表现[20]，通常表现为一整块没有坏死或出血的实质成分，或者表现为带有囊性部分的实性肿块[20,21]。在腺癌这个病理类型中，卵巢交界性浆液性外生性乳头状肿瘤可能是卵巢低级别浆液性外生性乳头状癌的癌前病变，因为两者可以共同存在[8]。

卵巢交界性浆液性外生性乳头状肿瘤的影像表现

该肿瘤在 CT 图像上表现为卵巢表面的实性成分不等的肿块（图 13-6a）。CT 表现与卵巢癌伴腹膜播散的表现类似。由于 CT 的软组织分辨率有限，无法清楚显示肿块内的正常卵巢，MRI 则能清楚的显示该肿瘤

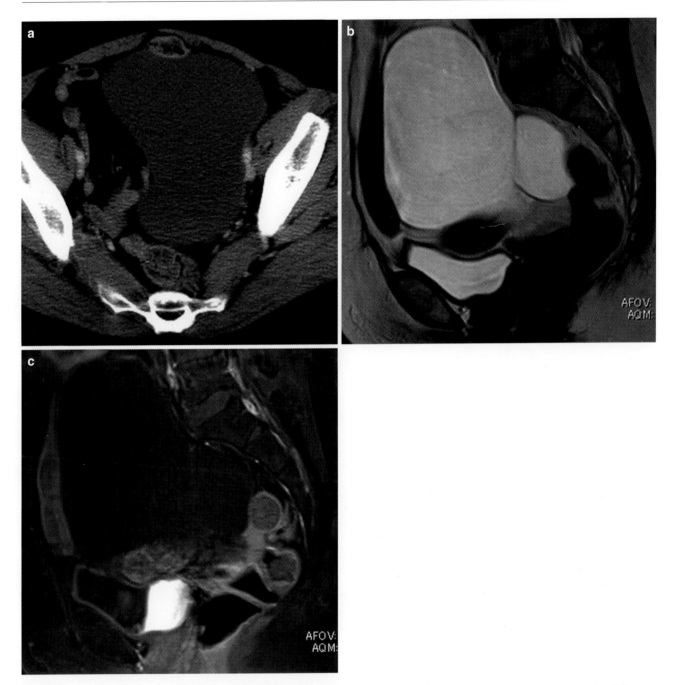

图 13-1　(a)一名 49 岁卵巢交界性浆液性肿瘤患者。CT 增强图像显示盆腔内单房囊性肿块,无实性成分。(b)T2WI 矢状位 MRI 图像显示盆腔内较大囊性肿块伴一分隔形成。(c)T1WI 脂肪抑制矢状位增强图像显示盆腔内较大囊性肿块伴分隔形成,无实性成分。

特征性的表现。MRI 的 T2WI 图像显示肿块的乳头状结构为高信号,肿瘤在正常卵巢表面生长的树枝状结构为等信号,肿块类似"海葵样"的外观提示交界性浆液性外生性乳头状肿瘤的诊断(图 13-6b)[20,21]。在组织学上,这种乳头状结构与上皮细胞多层性相关,树枝状结构则是一种较厚的纤维成分[20]。注入造影剂后,乳头状结构在 T2WI 图像中表现为很高的信号,树枝状结构则轻度强化。

卵巢交界性浆液性外生性乳头状肿瘤的鉴别诊断

在 MRI 和 CT 诊断中,通常认为含有丰富实质性成分的卵巢肿瘤为恶性。然而,卵巢交界性浆液性外生性乳头状肿瘤含有丰富的实性成分,与恶性肿瘤十分相似,它们有时还表现为多个含有囊性成分的实性肿块、类似腹膜播散性肿块,和卵巢癌相似(图 13-7a~c)。

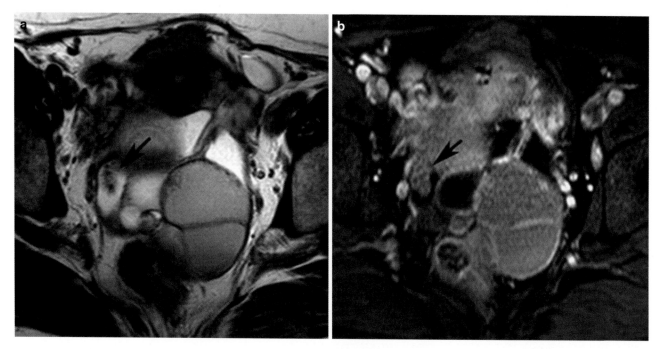

图 13-2　(a)一名 52 岁卵巢交界性浆液性肿瘤患者。MRT2WI 横断位图像显示盆腔内一个含有多发分隔的复杂囊性肿块。较大的乳头状结构为 T2WI 高信号伴中央低信号核心(黑箭头所指)。(b)T1WI 横断位脂肪抑制增强图像中显示一个较大的多分隔复杂囊性肿块。较大的乳头状结构表现为高信号结节伴中央稍低信号影(黑箭头所指)。

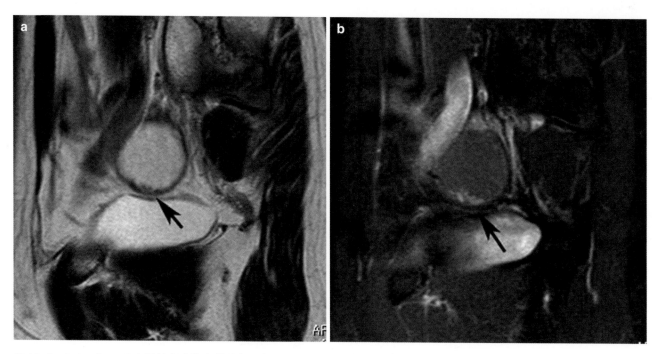

图 13-3　(a)一名 52 岁交界性浆液性卵巢肿瘤患者。T2WI 矢状位图像显示膀胱前方单房囊性卵巢肿块。囊内乳头状突起表现为沿囊壁分布的多发低信号影(黑箭头所指)。(b)T1WI 矢状位脂肪抑制增强图像显示膀胱前方单房囊性卵巢肿块。囊内乳头状突起表现为沿囊壁分布的多发高信号影(黑箭头所指)。

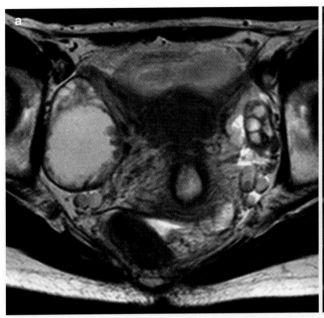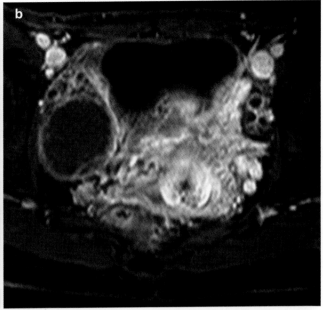

图 13-4　(a)一名 44 岁交界性浆液性卵巢肿瘤患者。T2WI 横断位图像显示单发囊性肿块,囊内数条分隔伴囊壁内乳头形成,表现为右侧附件区肿块囊壁及分隔上多发小结节状稍低信号影。(b)T1WI 脂肪抑制增强横断位图像显示右侧附件区单发肿块,肿块内数条分隔形成,囊内乳头状结构增强后表现为囊壁及分隔多发稍高信号小结节影。

正确的诊断取决于在不同成像体位对图像进行评估、高信号乳头结构和卵巢表面低信号树枝状结构的检出,这些表现在 T2WI 图像中呈"海葵样"表现(图 13-7b,c)。

> **要点**
>
> 　　卵巢交界性浆液性外生性乳头状肿瘤表现为卵巢表面具有 T2WI 高信号乳头结构和低信号树枝状结构的肿块。

交界性黏液性卵巢肿瘤

交界性黏液性卵巢肿瘤的概述

　　交界性黏液性卵巢肿瘤占黏液性卵巢肿瘤的 10%,占上皮源性交界性卵巢肿瘤的 30%~50%[19]。其被划分为肠型或宫颈型[19],两者之间的病理和影像表现大相径庭。

肠型交界性黏液性卵巢肿瘤

　　肠型交界性黏液性卵巢肿瘤占黏液性卵巢肿瘤的 90% 左右。患者平均年龄为 45~50 岁[22]。肿瘤的平均大小为直径 20cm 左右,通常累及单侧卵巢,只有 5% 的病例累及双侧卵巢。极少数肿瘤与同侧卵巢内膜样囊肿相关[22],据报道,约 17% 的病例与腹膜假黏液瘤同时存在[19]。

肠型交界性黏液性卵巢肿瘤的影像表现

　　在 CT 和 MRI 图像中,肠型交界性黏液性卵巢肿瘤的大小可能是浆液性卵巢肿瘤的两倍,且可以为单发或多发囊性肿块(图 13-8a~c)[16],尽管单发囊性肿块通常是交界性浆液性肿瘤。

　　交界性黏液性卵巢肿瘤通常表现为多房囊性肿块伴多条分隔,囊内液体在 T1WI 或 T2WI 图像中信号不等 (图 13-9a~c)[8]。这种大囊和子囊在 T1WI 或 T2WI 图像中信号不等的表现被描述为 "彩色玻璃征象"。这种信号不等的表现主要是由于囊液中的黏性成分,如黏蛋白、血液成分或细胞碎片,这些表现支持黏液性囊性肿瘤的诊断[23-25]。

　　在 CT 图像上,浆液性卵巢肿瘤的诊断需要检测出肿块内的沙粒样钙化。具有部分交界性的黏液囊性卵巢肿瘤也可含有钙化,但是不同于沙粒样钙化,它们表现为囊壁内弧形钙化(图 13-10a,b)[26]。

肠型交界性黏液性卵巢肿瘤的鉴别诊断

　　据文献报道,肠型交界性黏液性卵巢肿瘤的 MRI 表现与黏液性囊腺瘤和黏液性囊癌类似。黏液性囊腺瘤含有一些实性成分,黏液癌含有大量实性成分,增强后显著强化[8]。在 MRI 图像中,肿瘤内的实性成分通常支持卵巢原发恶性上皮源性肿瘤的诊断。另外,卵巢黏液性囊腺癌或交界性黏液性肿瘤比卵巢黏液性囊腺瘤含有更多的细小囊腔。一些卵巢交界性黏液性肿瘤表现为含有大量实性成分的多房囊性肿块,由许多含黏液性囊

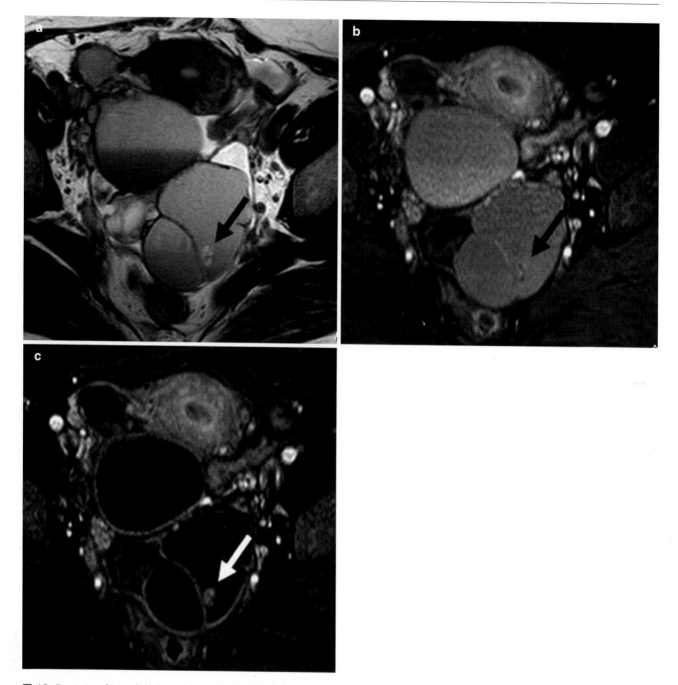

图 13-5 （a）一名 65 岁的交界性浆液性卵巢肿瘤患者。T2WI 横断位图像显示一个较大复杂囊性肿块伴多条分隔形成。肿块内不规则斑片状软组织影像表现为 T2WI 高信号（黑箭头所指）。（b）T1WI 脂肪抑制增强横断位图像显示一个较大复杂性多房囊性肿块。囊内不规则斑片状结构显示欠清（黑箭头所指）。（c）T1WI 脂肪抑制 3D 剪影图像显示一个较大复杂性多房囊性肿块。肿块内不规则斑片状软组织结构限制强化（白箭头所指）。

液的小囊组成（图 13-11a~d）[27]。肠型交界性黏液性肿瘤与黏液性囊腺癌的 MRI 表现有很多相同的部分。

　　卵巢交界性黏液性肿瘤与胃肠道来源的卵巢转移性肿瘤的鉴别诊断比较困难。有时，卵巢转移性肿瘤在 T1WI 和 T2WI 图像上表现为"彩色玻璃征象"，且实性成分体积很小。当双侧卵巢都显示多房囊性肿块，且怀疑黏液性肿瘤时，需进一步做胃肠道检查或

查胃肠道相关肿瘤指标[28]。

　　卵巢交界性黏液性肿瘤的影像表现与卵巢其他交界性肿瘤不易区别，如浆液性肿瘤、内膜样肿瘤、透明细胞肿瘤和移形细胞肿瘤，交界性浆液性外生性乳头状卵巢肿瘤除外。然而，最近有研究报道 MRI 波谱有助于区分黏液性和非黏液性肿瘤。Takeuchi 等人发现，卵巢黏液性肿瘤在 MRS 2ppm 处出现 N-乙酰峰[29]。

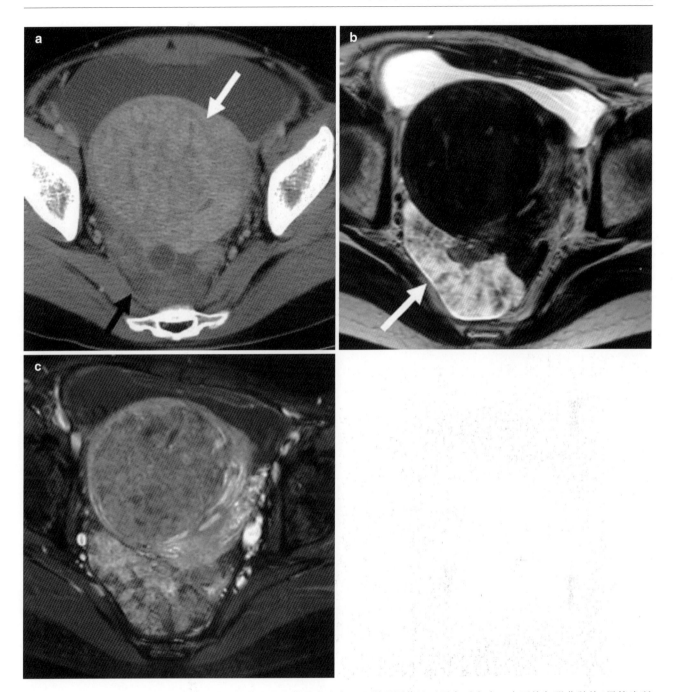

图 13-6 (a)一名 41 岁交界性浆液性外生性乳头状卵巢肿瘤患者。CT 增强图像显示子宫后方有一个不均匀强化肿块(黑箭头所指)。白箭头所指为子宫肌瘤。(b)T2WI 横断位图像显示一个分叶状实质性肿块,表面伴有高信号乳头状结构,肿块内见低信号树枝状结构(白箭头所指)。(c)T1WI 脂肪抑制增强横断位图像显示一个分叶状实质性肿块;增强后乳头状结构显著强化。

这个代谢物峰有助于黏液性和非黏液性肿瘤的鉴别诊断,以此为诊断交界性肿瘤提供更可靠的依据。

> **要点**
>
> 在 MRI 图像中,卵巢交界性黏液性肿瘤通常表现为含有数条分隔的多房囊性肿块,囊也信号不一,囊内可有大量实性成分,由含大量黏液成分的小囊累积而成。

苗勒管型交界性黏液性卵巢肿瘤

苗勒管型交界性黏液性卵巢肿瘤的概述

Rutgers 和 Scully 在 1988 年提出了苗勒管型交界性黏液性肿瘤[30]。它较肠型肿瘤发病年龄小。肿瘤平均直径为 9cm,约 70% 为单房或只含有少量囊腔。大部分肿瘤囊内多发乳头结构。约 30% 的肿瘤累及双侧卵巢。20%~30% 的该类型肿瘤与卵巢或盆腔内膜异位症

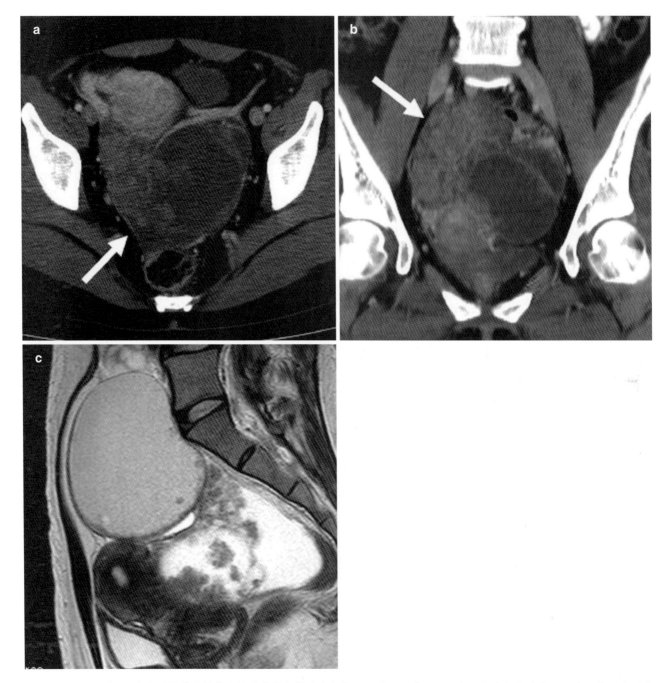

图 13-7 (a)一名 37 岁交界性浆液性外生性乳头状卵巢肿瘤患者。CT 增强图像显示子宫后方囊实性肿块。CT 表现与子宫后方腹膜播散肿瘤表现类似。(b)CT 增强冠状位图像显示肿块囊性部分右前方见实性部分。(c)T2WI 矢状位图像显示肿块表面高信号乳头状结构和肿块内低信号树枝状结构。

同时存在,如同卵巢恶性肿瘤的一些类型也来源于内膜样囊肿的恶变[30];一些其他类型的交界性肿瘤与子宫内膜异位症共存。苗勒管型卵巢交界性黏液性肿瘤不会与腹腔假黏液瘤共存。这种肿瘤与交界性黏液性卵巢肿瘤有些许相似,也被称为"交界性浆液黏液性卵巢肿瘤"。这些肿瘤有可能发生腹腔或盆腔种植,有一定的侵袭性。

苗勒管型交界性黏液性卵巢肿瘤的影像学表现

苗勒管型交界性黏液性卵巢肿瘤可能呈双侧性,且与内膜异位症相关。典型表现是单房或具有少数小囊的囊性肿块,伴壁结节形成(图 13-12a~d)。囊液内成分在 T1WI 和 T2WI 表现为高信号,壁结节由于间质水肿呈显著地 T2WI 高信号(图 13-12b,c)[30]。囊液内的黏液物质使其在 T1WI 和 T2WI 中均表现为高

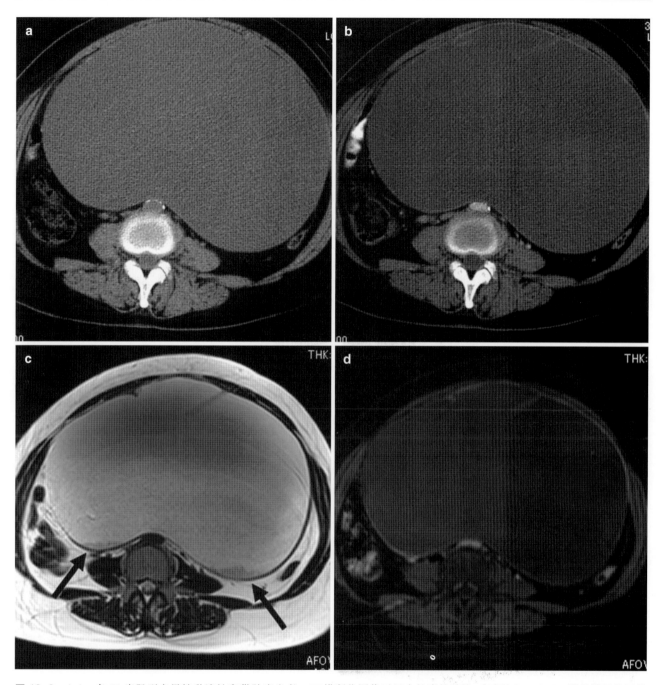

图 13-8　(a)一名 59 岁肠型交界性黏液性卵巢肿瘤患者。CT 横断位图像示巨大的囊性肿块,密度均匀。(b)CT 增强横断位图像示巨大囊性肿块,囊壁和分隔厚。(c)T2WI 横断位图像示巨大囊性肿块,分隔较厚,肿块近背侧见水珠样等信号影(黑箭)。(d)T1WI 脂肪抑制增强图像示一个巨大囊性肿块,分隔较厚。图(c)中所见水珠样影增强后未见显示。

信号。

苗勒管型交界性黏液性卵巢肿瘤的鉴别诊断

　　苗勒管型卵巢交界性黏液性肿瘤的 MRI 表现与部分同子宫内膜异位囊肿相关的卵巢恶性肿瘤相似,如透明细胞癌或子宫内膜样癌。这些来源于子宫内膜样囊肿的恶性肿瘤通常表现为充满高信号囊液和结节状实性成分的囊性肿块[28]。然而,苗勒管型卵巢交界性黏液性肿瘤与子宫内膜样囊肿相关性卵巢恶性肿瘤的鉴别诊断十分重要,因为前者的预后明显好于后者。尽管定性诊断可能有一定难度,但是囊壁结节在 T2WI 图像中显著高信号, 伴周围更高信号环能够进一步支持该病的诊断(图 13-13a~c)[31]。

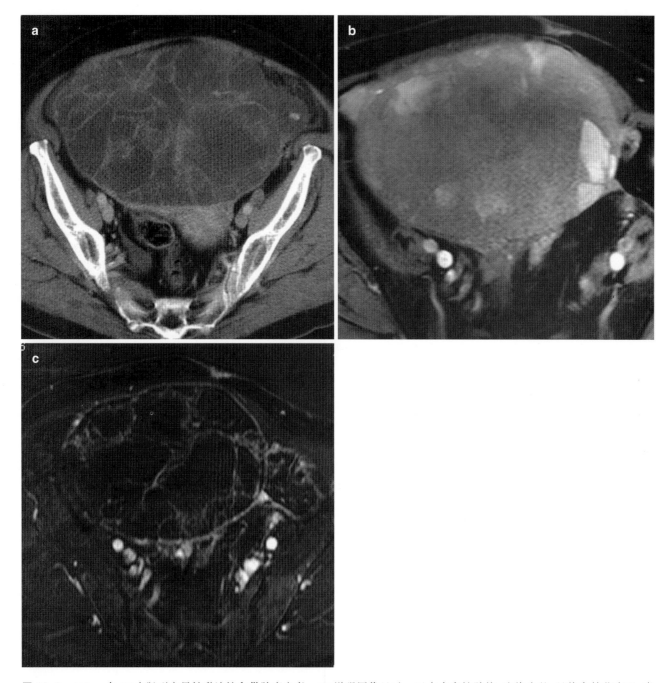

图 13-9   (a) 一名 76 岁肠型交界性黏液性卵巢肿瘤患者。CT 增强图像显示一巨大多房性肿块,边缘光整,呈蜂窝结节表现,囊内密度不均。部分分隔较厚。(b)T1WI 脂肪抑制增强图像显示一个巨大多房性肿块,呈不均匀高信号表现。(c)T1WI 脂肪抑制增强 3D 剪影横断位图像显示一个巨大多房性肿块,伴少量小结节样实性成分。

要点

宫颈管型交界性黏液性卵巢肿瘤表现为含有数个囊腔的肿块,肿块内有 T2WI 高信号的实质成分;实性成分周围伴有更高信号环可能进一步支持该病的诊断。

其他类型交界性卵巢肿瘤

其他类型交界性卵巢肿瘤的概述

3%~4% 的卵巢交界性肿瘤为一些不常见的亚型[32],包括内膜样、透明细胞性、移形细胞性和混合性肿瘤。这些肿瘤的发病年龄为 45~65 岁[32]。非浆液性和非黏液

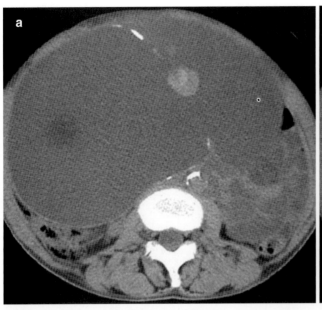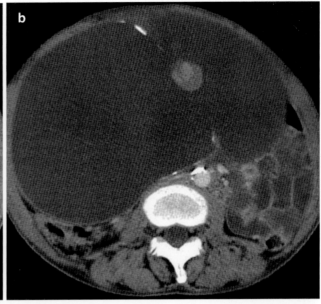

图 13-10　(a) 一名 76 岁的肠型交界性黏液性卵巢肿瘤患者。CT 平扫横断位图像显示肿块分隔和囊壁中弧线样钙化。沿肿块分隔可见黏液样成分。(b)CT 增强图像显示肿块分隔和囊壁中弧线样钙化。黏液样成分未见强化。

性交界性卵巢肿瘤没有特征性的影像学表现，它们可能与交界性浆液性或黏液性卵巢肿瘤及早期卵巢癌的表现类似(图 13-14a~d)。这些卵巢肿瘤在切除后也表现为一个良性的病程,复发或转移非常罕见。

其他类型交界性卵巢肿瘤的鉴别诊断

非浆液性和非黏液性交界性卵巢肿瘤与浆液性或黏液性交界性卵巢肿瘤以及早期卵巢癌的表现类似,非浆液性和非黏液性卵巢肿瘤与其他类型交界性肿瘤难以区分。然而 Thomassin-Naggara 等人最近的研究显示,MRI 动态增强扫描时,卵巢上皮源性肿瘤的早期强化模式有助于将良性、交界性和侵袭性卵巢肿瘤加以区分;且当计算肿瘤灌注最大斜率时,这种强化模式与肿瘤血管生成状态相关[33]。动态增强扫描的最大斜率参数有助于鉴别良性、交界性和恶性卵巢上皮源性肿瘤[33]。

浆液性肿瘤的CT和NR表现

浆液性肿瘤的概述

WHO 的组织学分型根据其最可能的组织来源,将卵巢肿瘤分为上皮-间质、性索间质和生殖细胞肿瘤[1]。卵巢表面上皮-间质肿瘤包括浆液性、黏液性、内膜样、透明细胞性和伯勒纳瘤;其中以浆液性肿瘤最为常见[7]。

浆液性肿瘤是卵巢表现上皮-间质肿瘤,根据它们的潜在恶性可能和临床表现被进一步分为良性浆液性肿瘤、交界性浆液性肿瘤和浆液性癌。浆液性肿瘤包括浆液性囊腺瘤、浆液性囊腺纤维瘤、交界性恶性囊腺瘤或囊腺癌。浆液性肿瘤占卵巢肿瘤的 30%、良性肿瘤的 60%~65%、交界性恶性肿瘤的 10%、恶性肿瘤的 25%~30%[22]。浆液性囊腺癌占全部卵巢癌的约 40%,且是最常见的卵巢恶性肿瘤。

良性浆液性卵巢肿瘤

良性浆液性卵巢肿瘤最常发生于 20~50 岁的正值生育年龄的女性。患者通常无症状,但肿瘤有时会导致盆腔疼痛或不适[34]。这部分肿瘤直径通常为 1~3cm,且不超过 15cm,体检偶然发现[22,34]。10%~20% 累及双侧卵巢[22]。根据 WHO 的组织学分型,良性浆液性肿瘤包括浆液性囊腺瘤、腺纤维瘤、囊腺纤维瘤和外生性乳突状瘤[1]。

浆液性囊腺瘤

浆液性囊腺瘤的概述

良性浆液性肿瘤通常被视为卵巢上皮-间质来源良性浆液性囊腺瘤。最常见的卵巢良性肿瘤为成熟性畸胎瘤,其次是浆液性囊腺瘤[22]。浆液性囊腺瘤含有表现为含有液体的薄壁囊性结构,囊壁为单层上皮细胞[22]。12%~20% 累及双侧卵巢。在组织学上,15% 的肿瘤间

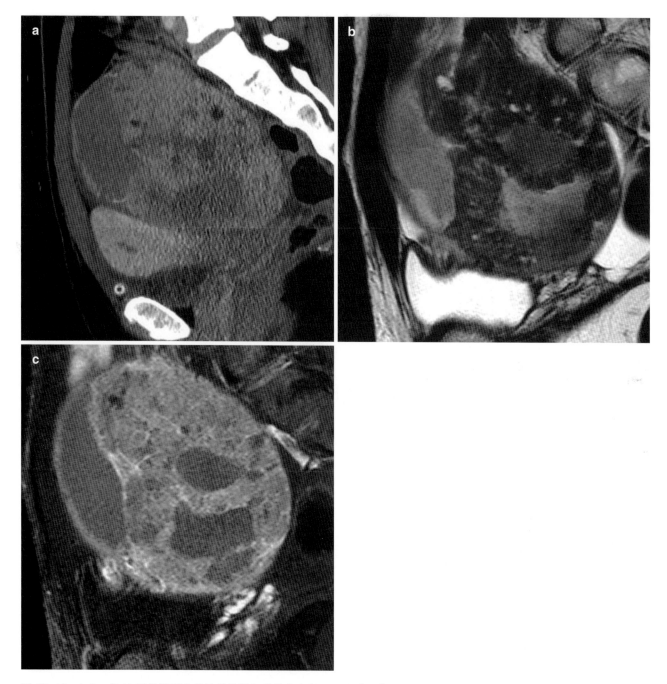

图 13-11 (a)一名 39 岁的肠型交界性黏液性卵巢肿瘤患者。CT 重建图像显示一个巨大实性为主含肿块,含部分囊性成分。(b)T2WI 矢状位图像显示一个巨大囊实性肿块。肿块实性成分呈低信号,内见小片高信号影。(c)T1WI 脂肪抑制矢状位图像显示肿块实性部分呈不均匀性强化。

质中可见沙粒体结构[33]。更具侵袭性的肿瘤则分别为交界性浆液性囊腺瘤和浆液性囊腺癌。

浆液性囊腺瘤的影像学表现

浆液性囊腺瘤的 CT 表现为一个或多个边界清晰的薄壁囊腔,或含有薄分隔,囊内含有低信号均质液体,通常无壁结节形成[34](图 13-15a)。增强后肿块内无实性成分(图 13-15b)。肿块多为单房(图 13-15a,

b),多房较少见(图 13-16a)。多房肿块通常分隔较薄(图 13-16b,c),偶可见较小的壁结节形成(图 13-17a,b),这些是卵巢上皮源性肿瘤的特征性表现。相对于卵巢癌,很少的卵巢囊腺瘤可能含有乳头状结节(约 9%)[35],这些结节状突起都比较小。增强检查(有条件的话,可行 MRI 增强剪影)更有利于将囊壁结节与囊内血块或细胞碎片加以区分。肿块体积可以很大(图 13-18a~c),如同其他浆液性肿瘤一样,沙砾样钙

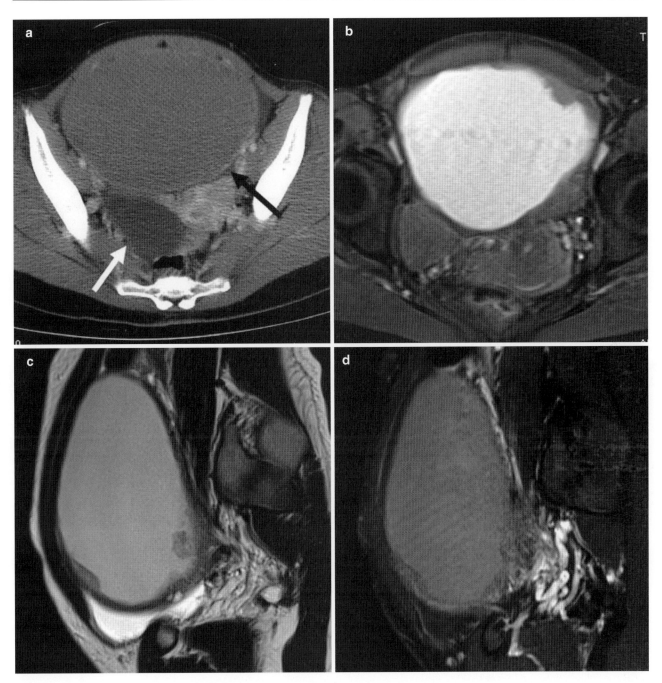

图 13-12　(a)一名 34 岁的宫颈型交界性黏液性卵巢肿瘤患者。CT 增强横断位图像示子宫前方一个巨大囊性肿块(黑箭头所指)。囊块内实性成分显示不清。右侧附件区可见生理性囊性灶(白箭头所指)。(b)T1WI 脂肪抑制横断位图像示子宫前方巨大囊性肿块。肿块左前部可见实性成分。高信号囊液成分提示出血。(c)T2WI 矢状位图像示子宫前方巨大囊性肿块。沿囊壁分布高信号实性成分,较厚的囊壁为低信号。这些表现可能提示源于子宫内膜异位症。(d)T1WI 脂肪抑制增强图像示子宫前方一个巨大囊性肿块。肿块左前部可见实性成分,且呈高信号。

化可能是一种特征性表现。

浆液性囊腺瘤的鉴别诊断

　　在 CT 图像中,浆液性囊腺瘤可表现为一个单房或多房肿块,囊壁及分隔较薄,密度均匀一致。卵巢单房囊性肿块可根据它的位置进行鉴别,如卵巢功能性

囊肿、卵巢冠囊肿和卵巢冠囊腺瘤。通常卵巢冠囊肿和卵巢冠囊腺瘤临近正常卵巢,没有鸟嘴样外观。但当肿瘤较大压迫卵巢时,卵巢浆液性囊腺瘤和上述两种肿瘤的鉴别就比较困难。卵巢囊肿通常直径不超过 5cm。卵巢多房囊性肿瘤的鉴别诊断包括卵巢黏液性囊腺瘤。由于囊液密度相近,在 CT 图像中区分浆液性

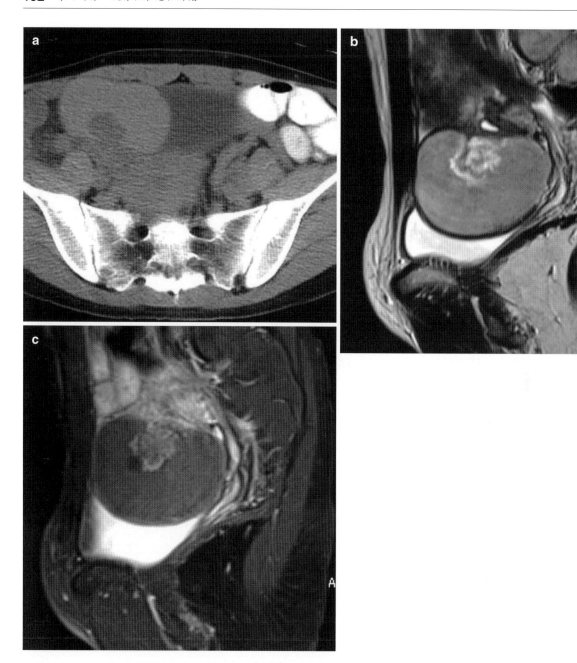

图 13-13 (a)一名 23 岁的宫颈型交界性黏液性卵巢肿瘤患者。CT 平扫横断位图像显示右侧附件区囊实性肿块。(b)T2WI 矢状位图像示盆腔内、膀胱上方巨大囊性肿块。肿块上部、近囊壁可见实性成分,周围环绕高信号影。(c)T1WI 脂肪抑制矢状位图像显示子宫前方一个大囊性肿块。囊内实性成分表现为不均匀高信号影。

和黏液性囊腺瘤较困难。另外,在 MRI 图像中,浆液性囊腺瘤中的出血表现为 T1WI 高信号,黏液性囊腺瘤的囊液由于凝胶状物质或多种黏性成分也表现为 T1WI 高信号,此时两者难以区分。

> **要点**
>
> 　　浆液性囊腺瘤通常表现为 T1WI 均匀低信号、T2WI 均匀高信号,但当肿瘤内出血时,不同的血液成分可使信号发生多种改变。

浆液性囊腺纤维瘤

囊腺纤维瘤的概述

　　2003 年,WHO 组织学分型将卵巢囊腺纤维瘤归为卵巢表面上皮–间质肿瘤。在组织学上,卵巢腺纤维瘤和囊腺纤维瘤的命名不光是由于它们的上皮细胞成分,还由于它们含有显著的纤维组织成分[22]。囊腺纤维瘤部分或全部为囊性,而卵巢腺纤维瘤则是含有新

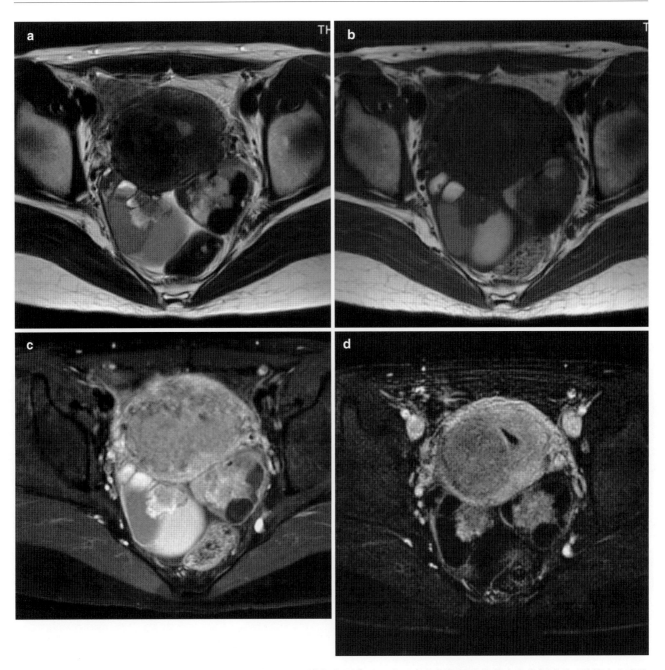

图 13-14　(a)一名 32 岁的交界性内膜样肿瘤患者。T2WI 横断位图像示一个巨大的复杂性肿块伴多发分隔形成。肿块内小囊腔呈现多种信号特征称为"彩色玻璃征"。(b)T1WI 横断位图像示一个巨大的复杂性肿块伴多发分隔形成。肿块内小囊腔呈现多种信号特征称为"彩色玻璃征"。(c)T1WI 脂肪抑制 3D 横断位图像示一个巨大的复杂性肿块伴多发分隔形成。小囊腔呈多种信号表现，实性成分显示不清。(d)T1WI 脂肪抑制 3D 剪影图像示一个巨大的复杂性肿块伴多发分隔形成。沿囊壁可见不规则的实性成分。

生腺体和显著良性间质的肿瘤[22]。根据上皮细胞的类型将这些肿瘤分为浆液性、内膜样、黏液性、透明细胞性或混合性[1]。浆液性腺纤维瘤和囊腺纤维瘤有时会发生恶性改变[36]。

囊腺纤维瘤占卵巢良性肿瘤的 1.2%，最常见于 15~65 岁生育年龄的女性[37,38]。Slieva 等人报道，腺纤维瘤和囊腺纤维瘤更常见于乳腺癌和甲状腺功能紊乱的患者[39]。Cho 等人的研究显示，半数的卵巢囊腺纤

维瘤为单纯囊性，余下则为含有不同程度实质性成分的复杂性囊性肿块[40]。

卵巢囊腺纤维瘤的影像学表现

尽管 CT 可以用来检测卵巢浆液性囊腺纤维瘤，但它的诊断效力十分有限。浆液性囊腺纤维瘤的 CT 表现与卵巢其他恶性肿瘤的表现类似，为一个含有强化实性成分囊性肿块。CT 表现反映了肿块的大体表

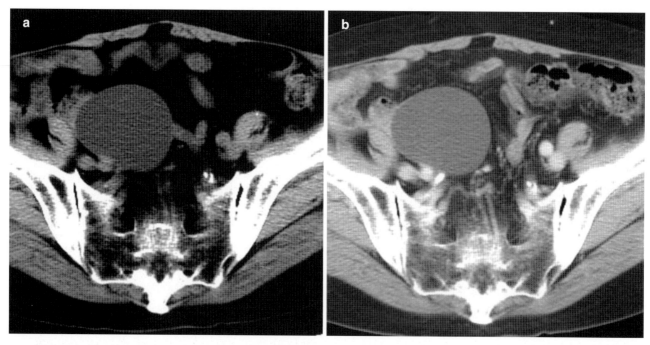

图 13-15 (a)一名49岁浆液性囊腺瘤患者。CT平扫横断位图像显示右下腹单房囊性肿块。囊内未见赘生物形成。(b)CT增强图像显示右下腹单房囊性肿块。囊内未见赘生物形成。

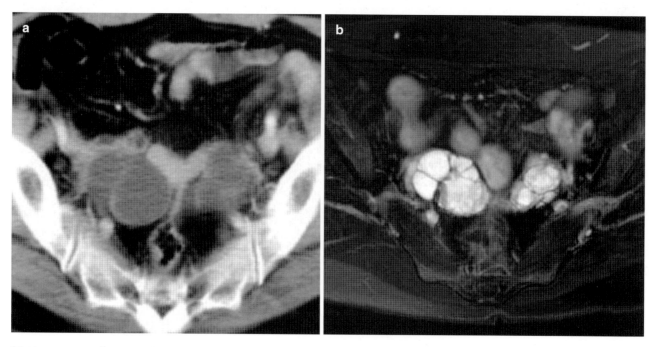

图 13-16 (a)一名65岁的浆液性囊腺瘤患者。CT增强横断位图像显示两下腹多房囊性肿块。囊壁内未见明显赘生物形成。(b)T2WI脂肪抑制横断位图像显示两下腹多房囊性肿块(箭头所指)。小囊腔信号均一。(待续)

现,主要为一个单房或多房囊性肿块,伴强化的实质性结节(图13-19a,b)。

Cho等人的研究表明,在MRI检查中,半数的卵巢囊腺纤维瘤为单纯囊性,余下则为含有不同程度实质性成分的复杂性囊性肿块[40]。在典型影像表现的基础上,囊腺纤维瘤可表现为类似于恶性肿瘤的含有实质成分或不规则厚分隔的多房囊性肿块。MRI是鉴别卵巢囊腺纤维瘤和恶性肿瘤的最有价值的方法,正确

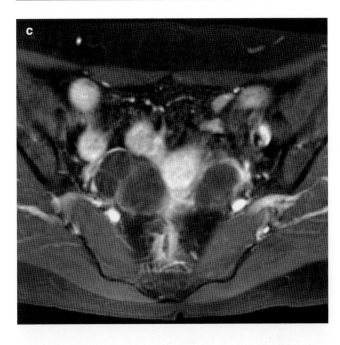

图 13-16(续) (c)T1WI 脂肪抑制增强横断位图像显示两下腹多房囊性肿块,囊腔为均匀低信号。

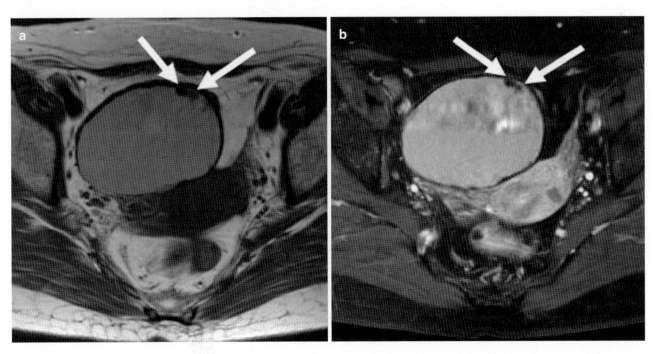

图 13-17 (a)一名 57 岁的浆液性囊腺瘤患者。T2WI 横断位图像示盆腔内子宫右前方单房囊性肿块,囊壁见 2 个低信号结节(白箭头所指)。(b)T1WI 脂肪抑制增强图像示子宫右前方单房囊性肿块,囊壁见 2 个稍高信号结节(乳头状突起)(白箭头所指)。

的诊断可避免过度治疗。MRI 图像可以清楚的显示单纯性囊肿或含有实性成分的复杂性囊肿,并且可以根据实性成分的边界、片状或结节状 T2WI 低信号表现和增强后的表现来准确地评估肿块内的实性成分(图 13-20a,b)。

在 T2WI 图像中,可通过肿块内的低信号区域来辨认浆液性囊腺纤维瘤,这些区域代表了肿瘤内的纤维组织[41]。多房囊性肿块中表现为广泛或局部的 T2WI 低信号的增厚囊壁提示卵巢浆液性囊腺纤维瘤的诊断。肿块实性成分中小或微小囊腔是囊腺纤维瘤的特征性表现,T2WI 图像上为黑色海绵样表现(图 13-21a,b)。

囊腺纤维瘤的鉴别诊断

浆液性囊腺纤维瘤在 T2WI 图像中表现为低信号多发囊性成分或较厚分隔[37,38,40]。在 CT 增强图像中,浆液性囊腺纤维瘤和卵巢恶性肿瘤的表现类似。

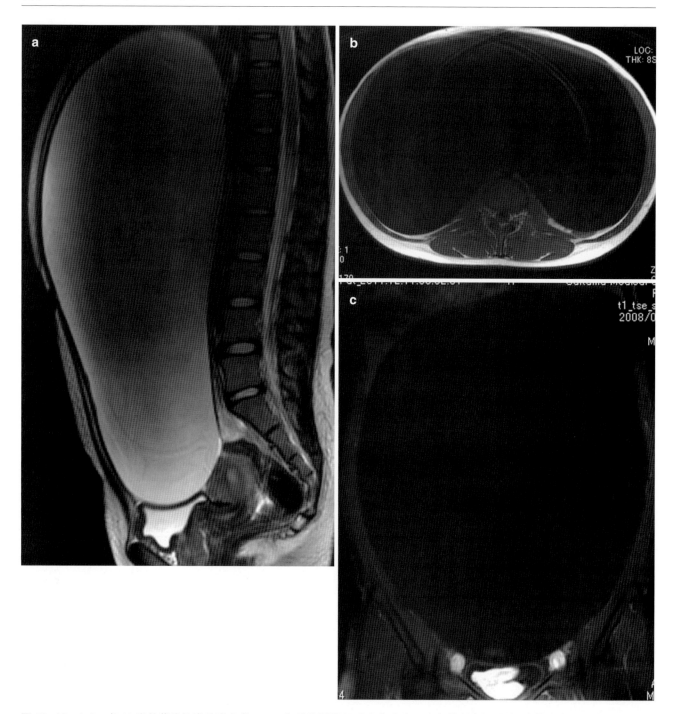

图 13-18 (a)一名 18 岁的浆液性囊腺瘤患者。T2WI 矢状位图像显示腹盆腔内一巨大单房囊性肿块。肿块无实性成分,呈均匀高信号。(b)T1WI 横断位图像显示一个巨大均匀低地信号单房囊性肿块。(c)T1WI 冠状位脂肪抑制图像显示腹盆腔内均匀低信号巨大单房囊性肿块,无实性成分。

在 MRI 图像中,肿瘤实性成分的 T2WI 低信号表现提示其为纤维组织。如果肿瘤实性成分表现为黑色海绵样外观, 则卵巢恶性肿瘤的可能性较小 (图 13-21a,b)。卵巢浆液性囊腺纤维癌或交界性囊腺纤维瘤容易被遗漏。一个含有纤维成分的卵巢肿块可能与浆液性囊腺纤维瘤类似,尤其是纤维瘤、卵泡膜纤维瘤和博勒纳瘤囊性变(当这些肿瘤没有黑色海绵样外观

时)。卵巢转移性肿瘤也可能含有 T2WI 低信号的纤维成分,但这些肿瘤通常累及双侧卵巢,并且其实性成分显著强化。

要点

　　浆液性囊腺纤维瘤表现为多发低信号囊性成分,或 T2WI 低信号较厚实性成分。

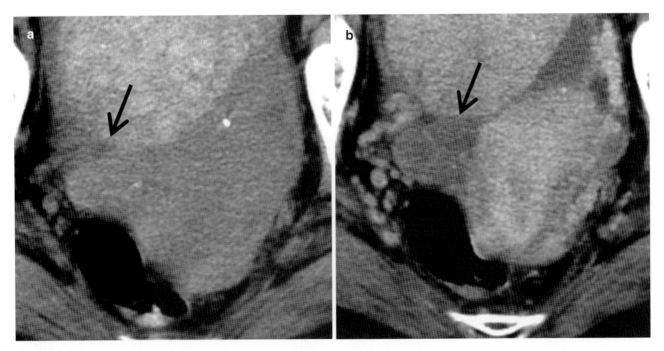

图 13-19　(a)一名 57 岁的浆液性腺纤维瘤患者。CT 平扫横断位图像显示右侧附件区一个混杂密度肿块(黑箭头所指)。(b)CT 增强横断位图像显示右侧附件区囊实性肿块。肿块内见数条厚分隔。实性成分轻度强化(黑箭头所指)。

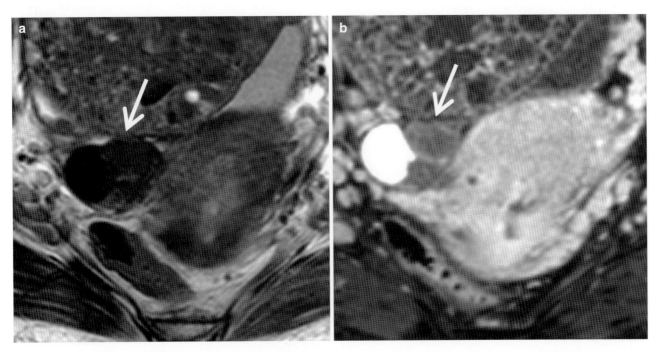

图 13-20　(a)一名 57 岁的浆液性腺纤维瘤患者。T2WI 横断位图像显示右侧附件区囊实性肿块。肿块内见多发分隔和实性成分。实性成分相对子宫肌层呈低信号(白箭头所指)。(b)T1WI 脂肪抑制增强横断位图像显示右侧附件区一个囊实性肿块。肿块内分隔和实性成分强化。实性部分呈稍高信号(白箭头所指)。

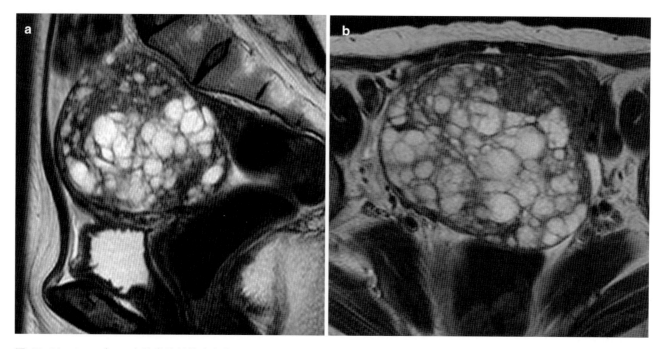

图13-21　(a)一名67岁的囊腺纤维瘤患者。T2WI矢状位图像显示一个多房囊实性肿块，实性成分为极低信号，实性成分内含极高信号的小囊腔。(b)T2WI横断位图像显示一个多房囊实性肿块，实性成分为极低信号，实性成分内含极高信号的小囊腔。小囊腔的高信号表现类似黑色海绵。

卵巢浆液性癌

卵巢浆液性癌的概述

　　卵巢浆液性癌占卵巢恶性肿瘤的85%，浆液性囊腺癌是最常见的卵巢上皮源性恶性肿瘤[34]。卵巢浆液性癌在组织学上分为低级别和高级别[34]，两者的流行病学、病理和临床病程均不同[34]；97%为高级别，3%为低级别。低级别浆液性癌是卵巢侵袭性微乳头浆液性癌（MPSC）的同义表达。卵巢高级别浆液性癌起源于卵巢表面上皮细胞一个未知的前驱病灶，进展迅速。然而，低级别浆液性肿瘤由一个已知的前驱病灶逐步发展而来，侵袭性和播散性较前者弱[34]。

　　高级别浆液性癌是最常见的卵巢肿瘤，约占卵巢癌的63%[34]。最常见于60~70岁的女性，且最常见的症状是由腹水和巨大肿块引起的腹痛和腹胀。2/3的晚期患者双侧卵巢同时受累，几乎所有晚期卵巢癌伴腹膜受累。

　　低级别浆液性癌是少见的卵巢癌，仅占卵巢癌的4%。较交界性浆液性肿瘤的转归差。患者平均年龄为45岁，最常见的临床表现为无症状盆腔肿块；89%为双侧，发现肿块时，94%为晚期[34]。

卵巢浆液性癌的影像学表现

　　典型的卵巢上皮源性肿瘤，如浆液性、黏液性、透明细胞性和内膜样肿瘤均以囊性为主，可能是单房或多房，当恶性变时，则出现不等量实性成分。卵巢恶性上皮源性肿瘤通常是卵巢浆液性和黏液性癌。因为在很多病例的形态学表现中，卵巢上皮源性恶性肿瘤多为囊实性，所以在CT和MRI表现不能区分它们的细胞类型。然而，CT或MRI图像可显示卵巢浆液性癌的一些特征和远处侵犯情况。

　　晚期卵巢浆液性癌的典型CT表现是囊实性肿块伴较厚的囊壁和分隔（图13-22a，b）。在增强后，恶性肿瘤较良性肿瘤含有更多的实性成分。盆腔或盆壁受侵犯、腹膜种植、淋巴结肿大和腹水的出现增加了卵巢恶性肿瘤的可能性（图13-23a~c）。沙砾体样钙化是浆液性腺癌的常见表现，可见于30%的卵巢恶性浆液性肿瘤的组织学分析（图13-24a，b）[40]，以及12%卵巢恶性浆液性肿瘤的CT图像中[42]。然而，在良性、交界性浆液性肿瘤和一些其他肿瘤中，也可见沙砾体样钙化[26]。

　　卵巢恶性上皮源性肿瘤的磁共振表现并无特征性信号。卵巢浆液性癌典型的磁共振表现是含有实性成分或乳头状结构的囊性肿块。增强检查增加了一些附件来源病变的特征性表现，尤其是有助于鉴别坏

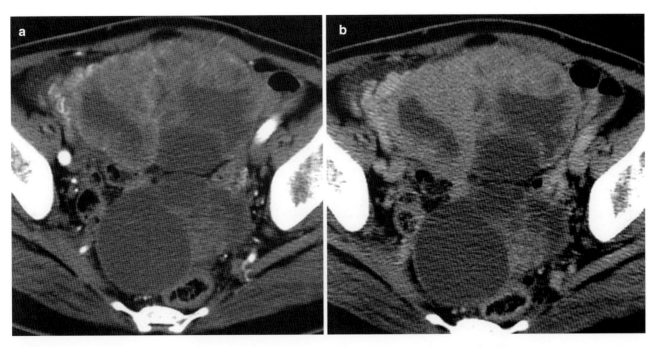

图 13-22　(a)一名 67 岁浆液性癌患者。CT 增强动脉期横断位图像显示患者盆腔内腹侧和背侧囊实性肿块。(b)CT 增强静脉期横断位图像显示患者盆腔内腹侧和背侧囊实性肿块。

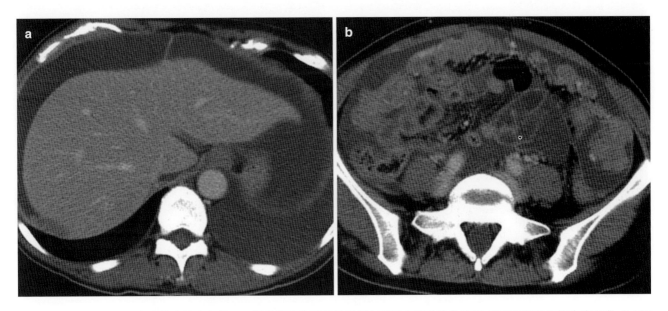

图 13-23　(a) 一名 48 岁的浆液性癌患者。CT 增强横断位图像显示肝包膜下多发种植性转移、腹腔积液和左侧胸腔积液。(b)CT 增强横断位图像显示网膜多发种植性转移。(待续)

死、实性成分、乳头状结构、腹膜种植和网膜病变。大部分卵巢浆液性癌为囊实性肿块(图 13-25a~c),但有时可表现为实性肿块。在评估卵巢囊性肿块时,肿块内出现乳头状结构是卵巢上皮源性恶性肿瘤(包括浆液性癌)的特征性表现。卵巢浆液性癌经常发生腹膜播散和淋巴结转移,CT 有助于疾病的分级。近年来,弥散加权成像越来越多的用来评估腹膜播散和淋巴结转移(图 13-26)。

卵巢浆液性癌的鉴别诊断

卵巢浆液性癌的典型磁共振表现是含有实性成分或乳头状结构的囊性肿块。然而,在卵巢交界性浆液性肿瘤和浆液性囊腺瘤中也可见乳头状结构,前者所占比例更高。

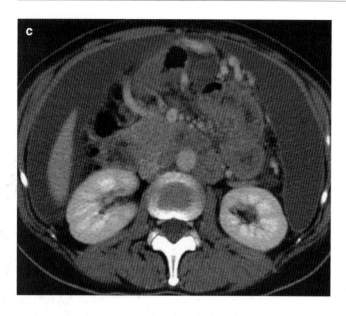

图 13-23（续）　(c)CT 增强横断位图像显示腹主动脉旁淋巴结肿大和腹腔积液。

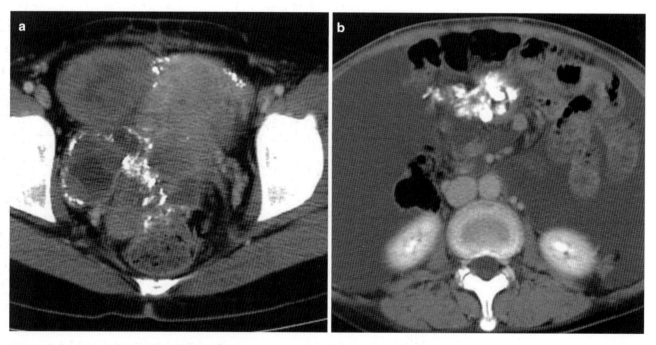

图 13-24　(a) 一名 60 岁的浆液性乳头状囊腺癌患者。CT 增强横断位显示双侧附件区囊实性肿块。肿块多发钙化，部分钙化呈沙粒样。(b)CT 增强横断位图像显示网膜粗大钙化灶和大量腹腔积液。

要将卵巢浆液性癌与黏液性癌加以区分可能比较困难，因为浆液性癌可表现为卵巢囊实性肿块伴有多种磁共振信号表现。由于卵巢黏液性癌累及双侧卵巢、发生腹膜播散和出现乳头状结构的概率比较低，因此这些征象的出现有助于卵巢浆液性癌的诊断。

由于卵巢浆液性癌通常累及双侧卵巢，因此，卵巢转移性肿瘤是最重要鉴别诊断之一。双侧卵巢浆液性癌和转移性肿瘤的 MRI 表现相似。另外，胃癌和结肠癌转移可表现为伴沙砾样钙化的腹膜播散。通过对临床信息的了解和对其他来源原发肿瘤的排除可有助于卵巢肿瘤的诊断。

> **要点**
> 卵巢浆液性癌最常见的表现是双侧卵巢囊性肿块伴实性成分或乳头状结构，可伴有含沙砾样钙化的腹膜播散。

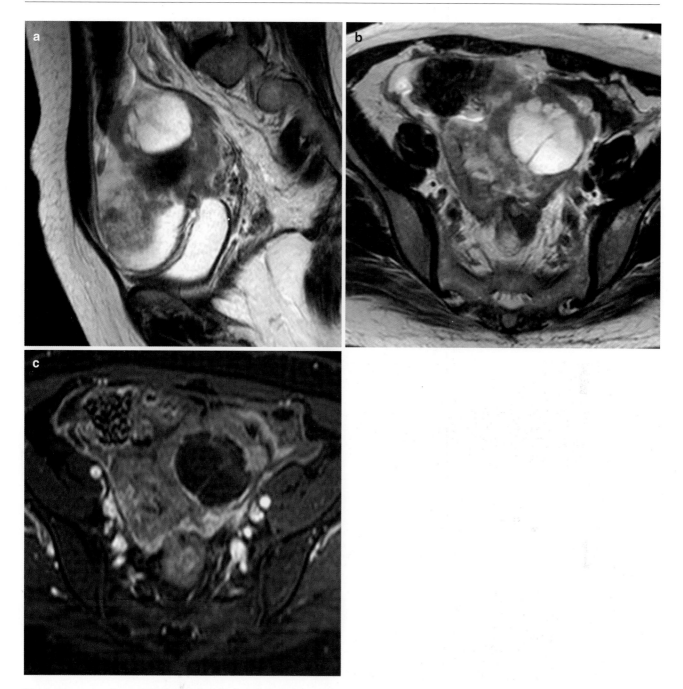

图 13-25 （a）一名 64 岁的浆液性外生性乳头状癌患者。T2WI 矢状位图像显示一个相对低信号分叶状囊实性肿块。(b)T2WI 横断位图像显示一个相对低信号分叶状囊实性肿块，肿块内无分支表现。(c)T1WI 脂肪抑制增强横断位图像显示一个相对高信号分叶状囊实性肿块。

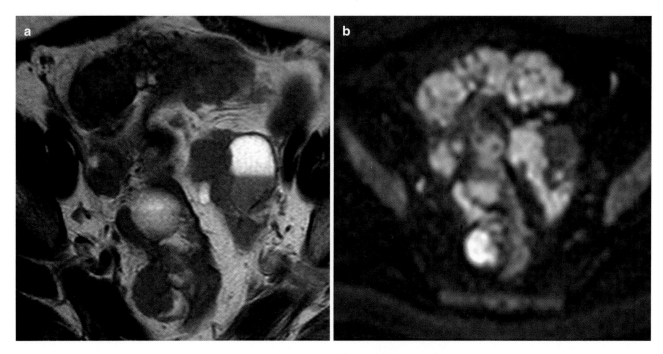

图 13-26　(a) 一名 61 岁的浆液性癌患者。T2WI 横断位图像显示患者背侧较大肠系膜肿块，边缘不清。双侧附件区均见囊实性肿块。(b)弥散加权成像显示一个高信号较大肠系膜肿块。双侧附件区可见高信号肿块。

参考文献

1. Taylor Jr HC. Malignant and semi-malignant tumors of the ovary. Surg Gynecol Obstet. 1929;48:204–30.
2. The General Assembly of FIGO. International Federation of Gynecology and Obstetrics. Classification and staging of malignant tumours in the female pelvis. Acta Obstet Gynecol Scand. 1971;50:1–7.
3. Serov SF, Scully RE, Sobin LH, International Histologic Classification of Tumours. No. 9. Histological typing of ovarian tumours. Geneva: World Health Organization; 1973.
4. Lee KR, Scully RE. Mucinous tumors of the ovary: a clinicopathologic study of 196 borderline tumors (of intestinal type) and carcinomas, including an evaluation of 11 cases with 'pseudomyxoma peritonei'. Am J Surg Pathol. 2000;24:1447–64.
5. Link Jr CJ, Reed E, Sarosy G, et al. Borderline ovarian tumours. Am J Med. 1996;101:217–25.
6. Acs G. Serous and mucinous borderline (low malignant potential) tumors of the ovary. Am J Clin Pathol. 2005;123:S13–57.
7. Gotlieb WH, Chetrit A, Menczer J, et al. Demographic and genetic characteristics of patients with borderline ovarian tumors as compared to early stage invasive ovarian cancer. Gynecol Oncol. 2005;97:780–3.
8. Bent CL, Sahdev A, Rockall AG, et al. MRI appearances of borderline ovarian tumours. Clin Radiol. 2009;64:430–8.
9. Tinelli R, Tinelli A, Tinelli FG, et al. Conservative surgery for borderline ovarian tumours: a review. Gynecol Oncol. 2006;100:185–91.
10. Webb PM, Purdie DM, Grover S, et al. Symptoms and diagnosis of borderline, early and advanced epithelial ovarian cancer. Gynecol Oncol. 2004;92(1):232–9.
11. Koonings PP, Campbell K, Mishell Jr DR, et al. Relative frequency of primary ovarian neoplasms: a 10-year review. Obstet Gynecol. 1989;74:921–6.
12. Scully RE. Ovary. In: Henson DE, Albores-Saavedra J, editors. The pathology of incipient neoplasia. Philadelphia: Saunders; 1986. p. 279–93.
13. Seidman JD, Kurman RJ. Ovarian serous borderline tumors: a critical review of the literature with emphasis on prognostic indicators. Hum Pathol. 2000;31:539–57.
14. McKenney JK, Balzer BL, Longacre TA. Patterns of stromal invasion in ovarian serous tumors of low malignant potential (borderline tumors): a reevaluation of the concept of stromal microinvasion. Am J Surg Pathol. 2006;30:1209–21.
15. Fausett MB, Zahn CM, Kendall BS, et al. The significance of psammoma bodies that are found incidentally during endometrial biopsy. Am J Obstet Gynecol. 2002;186:180–3.
16. Trimble CL, Trimble EL. Management of epithelial ovarian tumors of low malignant potential. Gynecol Oncol. 1994;55:52–61.
17. Ghossain MA, Buy JN, Ligneres C, et al. Epithelial tumors of the ovary: comparison of MR and CT findings. Radiology. 1991;181:863–70.
18. Krigman H, Bentley R, Robboy SJ. Pathology of epithelial ovarian tumors. Clin Obstet Gynecol. 1994;37:475–91.
19. Geza A. Serous and mucinous borderline (low malignant potential) tumors of the ovary. Am J Clin Pathol. 2005;123:13–57.
20. Tanaka YO, Okada S, Satoh T, et al. Ovarian serous surface papillary borderline tumors form sea anemone-like masses. J Magn Reson Imaging. 2011;33(3):633–40.
21. Kim SH, Yang DM, Kim SH. Borderline serous surface papillary tumor of the ovary: MRI characteristics. AJR Am J Roentgenol. 2005;184:1898–900.
22. Reichert RA. Chapter 7: Endometrial carcinoma. In: Reichert RA, editor. Diagnostic gynecologic and obstetric pathology. Philadelphia: Lippincott Williams & Wilkins; 2012.
23. Wagner BJ, Buck JL. From the archives of the AFIP: ovarian epithelial neoplasm's: radiologic–pathologic correlation. Radiographics. 1994;14:1351–74.

24. Gner BJ, Buck JL, Seidman JD, McCabe KM. Ovarian epithelial neoplasms: radiologic-pathologic correlation. Radiographics. 1994;14:1351–74.

25. Hart WR, Norris HJ. Borderline and malignant mucinous tumors of the ovary. Histologic criteria and clinical behavior. Cancer. 1973;31:1031–45.

26. Okada S, Ohaki Y, Inoue K, et al. Calcifications in mucinous and serous cystic ovarian tumors. J Nippon Med Sch. 2005;72:29–33.

27. Okamoto Y, Tanaka YO, Tsunoda H. Malignant or borderline mucinous cystic neoplasms have a larger number of loculi than mucinous cystadenoma: a retrospective study with MR. J Magn Reson Imaging. 2007;26:94–9.

28. Tanaka YO, Yoshizako T, Nishida M, et al. Ovarian carcinoma in patients with endometriosis: MR imaging findings. AJR Am J Roentgenol. 2000;175:1423–30.

29. Takeuchi M, Matsuzaki K, Harada M. Preliminary observations and clinical value of N-acetyl resonances in ovarian tumours using in-vivo proton MR spectroscopy at 3T. Eur Radiol. 2011;21:2640–6.

30. Rutgers JL, Scully RE. Ovarian müllerian mucinous papillary cystadenomas of borderline malignancy. A clinicopathologic analysis. Cancer. 1988;61:340–8.

31. Kataoka M, Togashi K, Koyama T, et al. MR imaging of müllerian mucinous borderline tumors arising from endometriotic cysts. J Comput Assist Tomogr. 2002;26:532–7.

32. Lalwani N, Shanbhogue AK, Vikram R, et al. Current update on borderline ovarian neoplasms. AJR Am J Roentgenol. 2010;194:330–6.

33. Thomassin-Naggara I, Bazot M, Daraï E, et al. Epithelial ovarian tumors: value of dynamic contrast-enhanced MR imaging and correlation with tumor angiogenesis. Radiology. 2008;248:148–59.

34. Seidman JD, Cho KR. Chapter 14: Surface epithelial tumors of the ovary. In: Kurman RJ, Ellenson LH, Ronnnet BM, editors. Blaustein's pathology of the female genital tract. 6th ed. New York: Springer; 2011.

35. Kim KA, Park CM, Lee JH, et al. Benign ovarian tumors with solid and cystic components that mimic malignancy. AJR Am J Roentgenol. 2004;182:1259–65.

36. Compton HL, Finck FM. Serous adenofibroma and cystadenofibroma of the ovary. Obstet Gynecol. 1970;36:636–45.

37. Outwater EK, Siegelman ES, Talerman A, et al. Ovarian fibromas and cystadenofibromas: MRI features of the fibrous component. J Magn Reson Imaging. 1997;7:465–71.

38. Takeuchi M, Matsuzaki K, Kusaka M, et al. Ovarian cystadenofibromas: characteristic magnetic resonance findings with pathologic correlation. J Comput Assist Tomogr. 2003;27:871–3.

39. Cho SM, Byun JY, Rha SE, et al. CT and MRI findings of cystadenofibromas of the ovary. Eur Radiol. 2004;14:798–804.

40. Kawamoto S, Urban BA, Fishman EK. CT of epithelial ovarian tumors. Radiographics. 1999;19:85–102.

41. Jung SE, Lee JM, Rha SE, et al. CT and MR imaging of ovarian tumors with emphasis on differential diagnosis. Radiographics. 2002;22:1305–25.

42. Mitchell DG, Hill MC, Hill S, Zaloudek C. Serous carcinoma of the ovary: CT identification of metastatic calcified implants. Radiology. 1986;158:649–52.

第 14 章

卵巢恶性肿瘤（浆液性、黏液性、内膜样、透明细胞癌）：临床现状和超声表现

Juan Luis Alcazar, Jesus Utrilla-Layna

摘 要

卵巢癌仍然是最致命的妇科肿瘤，并且是发达国家排名第七的女性恶性肿瘤。全世界每年新增病例数为 200 000 例，死亡病例超过 140 000 例。从组织学上来说，卵巢恶性肿瘤分为：上皮来源和非上皮来源。上皮来源卵巢癌进一步分为浆液性、内膜样、透明细胞癌、黏液腺癌，占 96%。本章节我们将综合讨论卵巢浆液性、内膜样和黏液腺癌的起源、临床和超声表现。

关键词

浆液腺癌·黏液腺癌·内膜样癌·透明细胞·影像·超声

引言

卵巢癌仍然是最致命的妇科肿瘤，并且是发达国家排名第七的女性恶性肿瘤。全世界每年新增病例数为 200 000 例，死亡病例超过 140 000 例[1]。

从组织学上来说，卵巢恶性肿瘤分为：上皮来源和非上皮来源[2]。上皮来源卵巢癌占所有卵巢恶性肿瘤的 90% 以上[2]。

上皮来源卵巢癌进一步分为浆液性、内膜样、透明细胞癌、黏液性腺癌，占 96%[3]。

本章节我们将综合讨论卵巢浆液性、内膜样和黏液性腺癌的起源、临床和超声表现。

上皮来源卵巢癌的起源

目前，近代形态学、免疫学和分子基因研究已经为上皮来源卵巢癌（EOC）的发病机制和起源带来了新的理论[4]。

根据这一理论，EOC 被划分为两种类型：Ⅰ型和Ⅱ型。

Ⅰ型 EOC 包括低级别浆液性、低级别内膜样、透明细胞癌和黏液性癌，也包括移形细胞癌。这些常常是无症状、生长缓慢的肿瘤。通常它们早期就能被诊断，以具有一些基因特殊的突变为特征。其占 EOC 的 25%。

Ⅱ型 EOC 包括高级别浆液性、高级别内膜样癌肉瘤和未分化癌。这些肿瘤通常具有侵袭性，被发现时已是晚期，与Ⅰ型 EOC 相比具有不同基因的突变。其占 EOC 的 75%。

浆液性卵巢癌

浆液性卵巢癌示最常见的 EOC（60%）。上文已述及浆液性 EOC 可分为低级别（LGSC）和高级别

(HGSC)癌。大约 10%的浆液性 EOC 在病变 I 级时被诊断,8%被诊断时处于 II 级,55%是 III 级,27%是 4 级[5]。90%的浆液性 EOC 为高级别,而低级别只占 10%。

目前研究认为,HGSC 实际上是来源于输卵管伞端上皮细胞[4]。病变种植在卵巢表面使大体标本上看似来源于卵巢的肿瘤。HGSC 以 P53 (95%以上的病例)、BRCA1 和 BRCA2 基因(80%以上的病例)突变为特征(表 14-1)。

大部分 BRCA 基因相关卵巢癌 (60%~100%)是 HGSC。BRCA1 和 BRCA2 基因突变可见于 40%~50% 的 HGSC 的散发病例。

这些肿瘤在基因上不稳定。这时肿瘤具有很强的侵袭性和很高的细胞增殖性。

不同于 HGSC,LGSC EOC 很少有 P53 基因突变,但它以 KRAS 和 HER-2 基因突变为特征 (表 14-1),在基因方面更加稳定。有证据表明,LGSC EOC 是从卵巢或输卵管良性上皮源性肿瘤逐步发展为交界性肿瘤,最后变为卵巢恶性肿瘤的[4]。

内膜样癌和透明细胞癌

内膜样癌和透明细胞癌占 EOC 的 15%~20%。

这类 EOC 最常见的基因突变见表 14-1。

内膜样癌还可分为低级别内膜样癌 (LGEC)和高级别内膜样癌(HGEC);形态学研究和最近的分子学研究显示内膜样和透明细胞癌都属于内膜来源肿瘤[4]。

表 14-1　EOC 最常见的基因突变

高级别浆液性癌	p53 (95%), BRCA (50%)
低级别浆液性癌	KRAS (70%), BRAF (68 %), HER-2 (9%)
透明细胞	ARID1 A (50%), PIK 3CA (50%), PTEN (20%)
子宫内膜样	ARID1 A (36%), PTEN (20%), CTNNBI (38%~50%)
黏液样	KRAS (75%~85%), HER-2 (15%~20%)

临床现状

目前关于 EOC 的致癌机制和发病机理凸显了该病的生物异质性。从临床角度来说,在组织学的基础上,EOC 的临床表现存在一定的差异。

高级别浆液性癌

患者平均确诊年龄为 55.5 岁,BRCA 基因相关浆液性癌确诊年龄更趋向年轻化[6]。

在确诊时,85%的患者出现腹腔播散。在确诊时,腹腔外病变,如肝脏、肺或脑转移,并不多见(2%~3%)。因此, 在这类患者中常见与腹腔播散相关的症状,如腹胀、便秘或消化不良。

一些研究显示,大部分患者在确诊数月前就出现相关症状[7]。因此,高度注意这些症状可提早的诊断疾病,或称为所谓的微小病变诊断[8]。

低级别浆液性癌

患者平均确诊年龄为 62.6 岁,交界性肿瘤的确诊年龄较小(40 岁)[6]。

尽管小部分这类肿瘤在被确诊时已经出现腹膜或器官转移,大部分肿瘤可以在早期被确诊。

这类肿瘤通常为无痛性缓慢生长,因此,很大一部分患者在确诊时并无症状。

子宫内膜样癌

这类肿瘤的发病年龄通常为 50~60 岁[6]。

常常与子宫内膜异位症相关,既往有与子宫内膜异位症相关的症状,如盆腔痛和不孕。

30%的这类肿瘤在 I 期被诊断。

透明细胞癌

该病平均确诊年龄为 57 岁[6]。通常也与子宫内膜异位症相关。

这类肿瘤通常表现为单侧附件巨大肿块,无特异性症状。

约 50%的透明细胞癌在 I 期被诊断。

黏液性腺癌

黏液性腺癌的确诊年龄通常为 40~50 岁。只有 20%为侵袭性肿瘤,80%为交界性肿瘤。

大部分肿瘤表现为单侧附件区巨大肿块。

约 80%的黏液性腺癌在 I 期被确诊。

卵巢上皮来源恶性肿瘤的超声特征

尽管已经有大量研究表明,超声在卵巢恶性肿瘤和盆腔肿块诊断中的重要性,但是只有少数研究着眼于卵巢上皮来源恶性肿瘤的特征性表现[9-14]。

高级别浆液性腺癌的超声特征

通常认为 HGSC "典型的" 超声特征是附件区囊实性或实性不规则肿块[6](图 14-1 和图 14-2)。60%~80% 累及双侧卵巢。

肿块囊性成分通常无回声。大部分病例常伴有腹腔积液(图 14-3)和腹部转移(图 14-4 和图 14-5)。

彩色多普勒超声通常在肿块实性成分中见中等量或大量血流(图 14-6 和图 14-7)。

肿块内可见分隔(图 14-8)。肿块的大小可有显著的不同，但附件肿块在较小的时候被发现并不少见(图 14-9)。

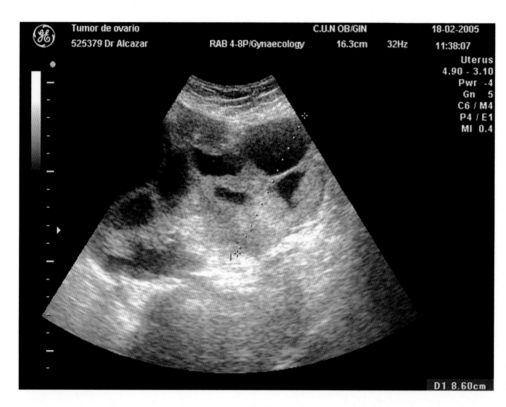

图 14-1 HGSC 的经阴道声像图显示一个较大的不规则囊实性附件肿块。

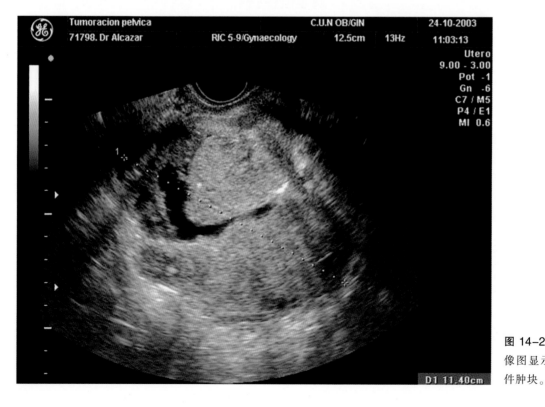

图 14-2 HGSC 的经阴道声像图显示一个不规则实性附件肿块。

低级别浆液性腺癌的超声表现

低级别浆液性腺癌表现为附件区较大的含有分隔和实性成分的囊性肿块(图 14-10 和图 14-11)。大部分肿块囊性部分呈无回声表现。

60%~75%的肿瘤累及双侧卵巢,晚期病例中还可有远处转移和腹腔积液。

小病灶和实性病灶在这类型的 EOC 中比较少见。

在彩色或能量多普勒超声检查时,肿瘤通常呈现中等量或丰富血流。

在交界性肿瘤的病例中,肿块典型的表现是含有

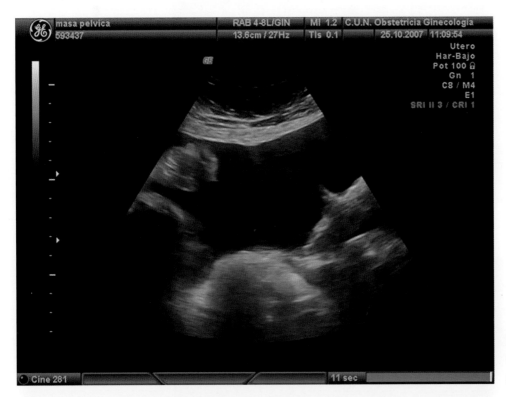

图 14-3　一名高级别卵巢浆液性癌Ⅲc 期患者的经腹部超声显示大量腹腔积液。

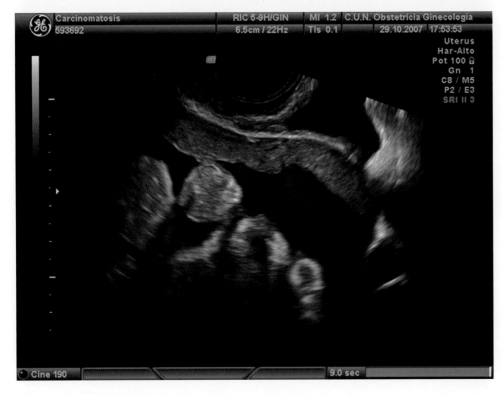

图 14-4　经阴道超声显示肿瘤播散累及膀胱腹膜反折处。

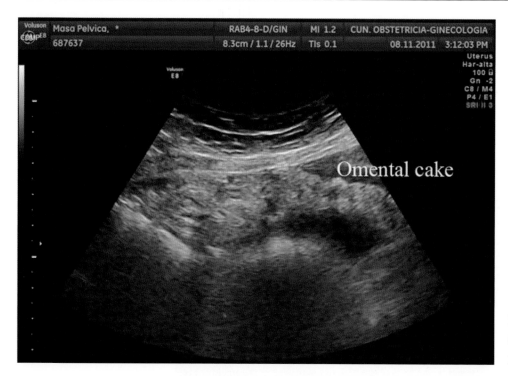

图 14-5 一名卵巢癌腹腔播散患者的经腹部超声显示大网膜受累。

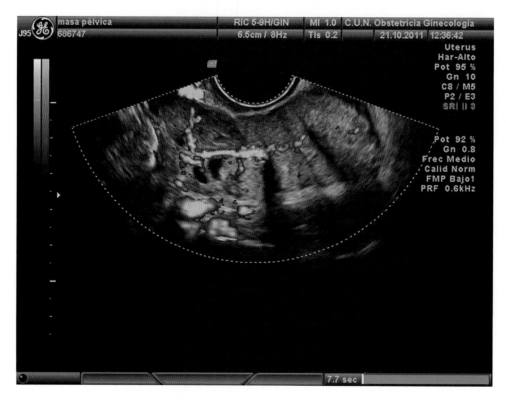

图 14-6 经阴道超声显示一个不规则实性肿块，血供丰富。

血供丰富的乳头状结构的囊性肿块（图 14-12 和图 14-13）。

内膜样癌和透明细胞癌的超声表现

卵巢内膜样或透明细胞癌通常表现为单侧（65%~72%）附件区囊实性肿块（图 14-14 和图 14-15）。囊内容物通常为低回声，类似于内膜样囊肿的表现（图 14-16），且肿瘤大小可多变。常常可有间隔。

与浆液性腺癌一样，彩色或能量多普勒检查表现为肿瘤内血流丰富（图 14-17）。

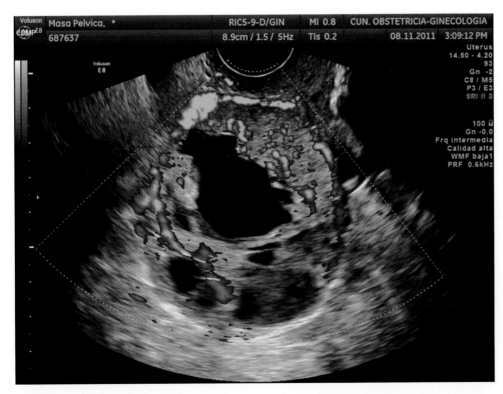

图 14-7 经阴道超声显示一个囊实性肿块,肿块实性部分含大量新生血管。

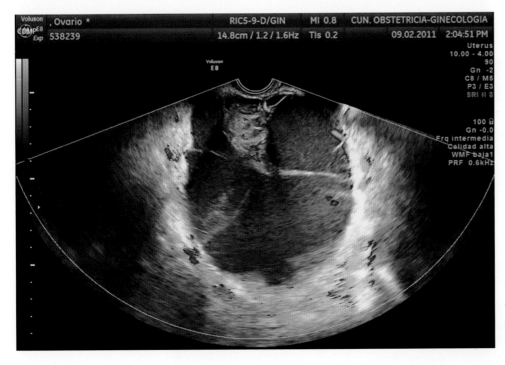

图 14-8 经阴道超声显示一个囊性为主肿块,含部分实性成分和分隔。组织学诊断结果为 HGSC Ⅱ级。

黏液性腺癌

黏液腺癌通常表现为单侧附件区巨大肿块(>10cm)。它们的典型表现是多房(>10 小囊腔)(图 14-18)。肿块内实性成分可有或无(图 14-19)。

不同小囊腔内容物成分可不同(图 14-20),肿块间隔内可见血流(图 14-21)。

由于大部分这类肿瘤确诊时为早期,因此腹腔积液或转移较少见。

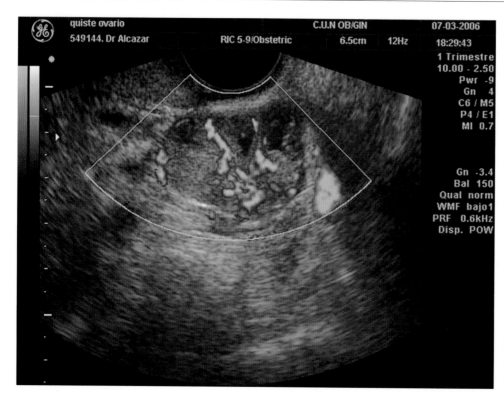

图 14-9　经阴道超声显示一个实性小肿块，血供丰富，符合 HGSC Ⅲ级的诊断。

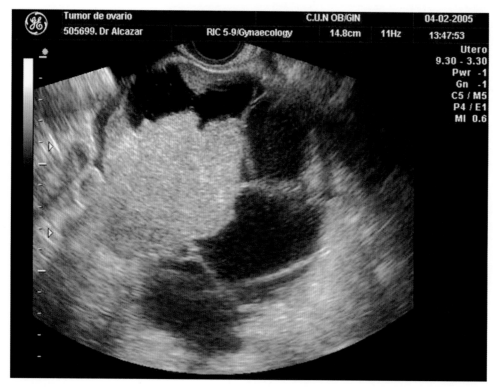

图 14-10　经阴道超声显示一个多房囊实性肿块。组织学确诊为 LGSC Ⅱ级。

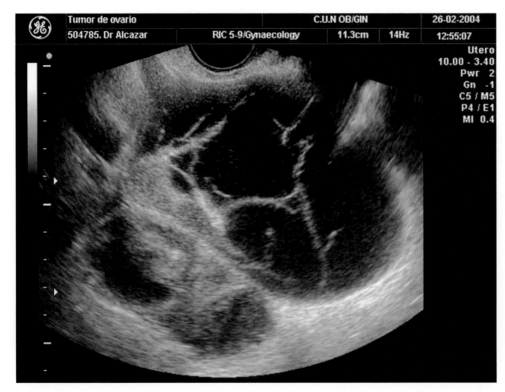

图 14-11 经阴道超声显示一个多房实性肿块。组织学诊断为 LGSC Ⅲ级。

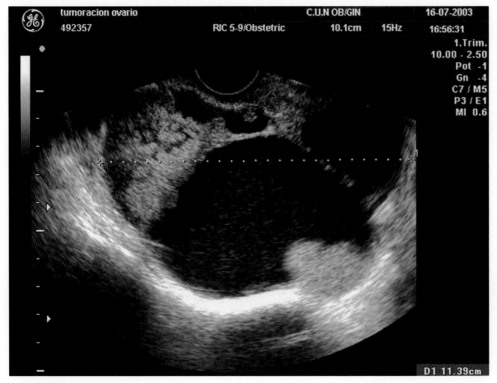

图 14-12 经阴道超声显示一个形态规则的囊性肿块，伴部分实性成分和分隔形成。组织学诊断为Ⅰ级交界性浆液性肿瘤。

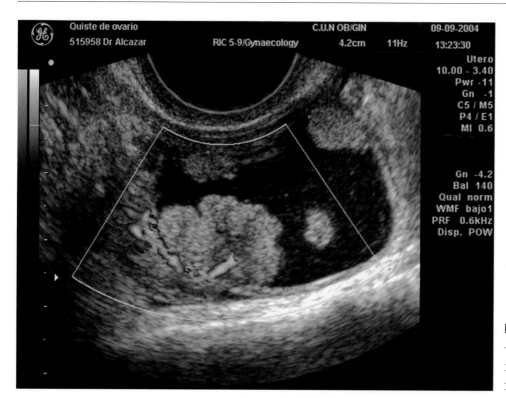

图 14-13 经阴道超声显示一个交界性浆液性肿瘤，表现为形态规则的囊性肿块伴较大的乳头状突起。

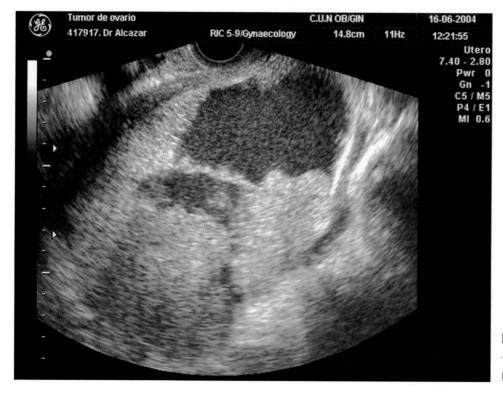

图 14-14 经阴道超声显示一个不规则囊实性肿块，符合卵巢透明细胞癌的诊断。

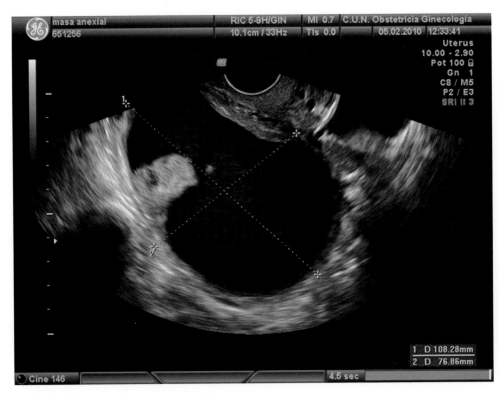

图 14-15　另一个伴有较大乳头状突出的囊性肿块。符合Ⅰ级内膜样癌的诊断。

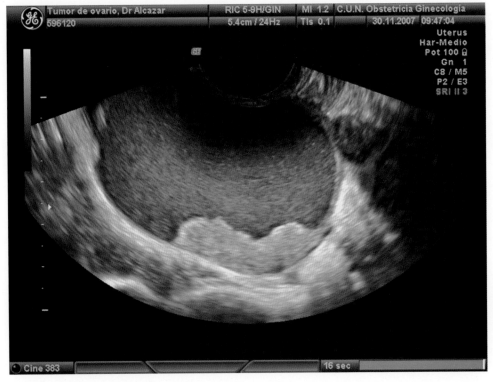

图 14-16　单房囊性肿块,局部囊壁厚薄不均匀。囊内容物为均质低回声。组织学诊断为Ⅰ级内膜样癌。

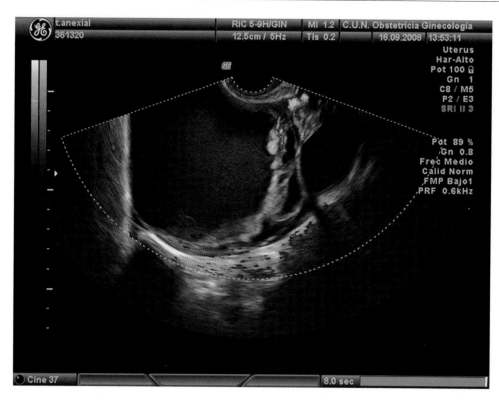

图 14-17   卵巢内膜样癌的经阴道超声多普勒图显示肿块血供丰富程度呈中等。

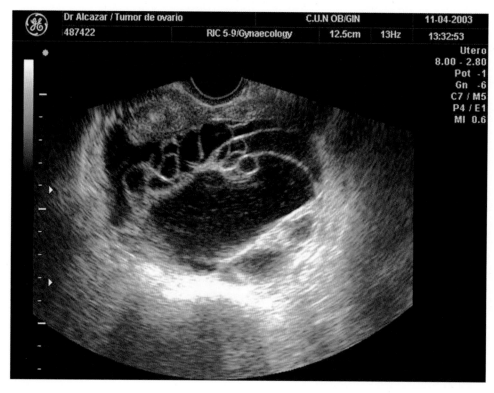

图 14-18   超过 10 个囊腔的多房囊性肿块,为黏液性癌的特征表现。

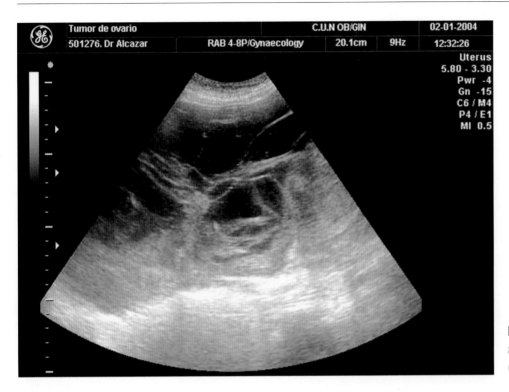

图 14-19　同前图黏液性癌相似的影像表现。这个病例中,肿瘤内可见实性成分。

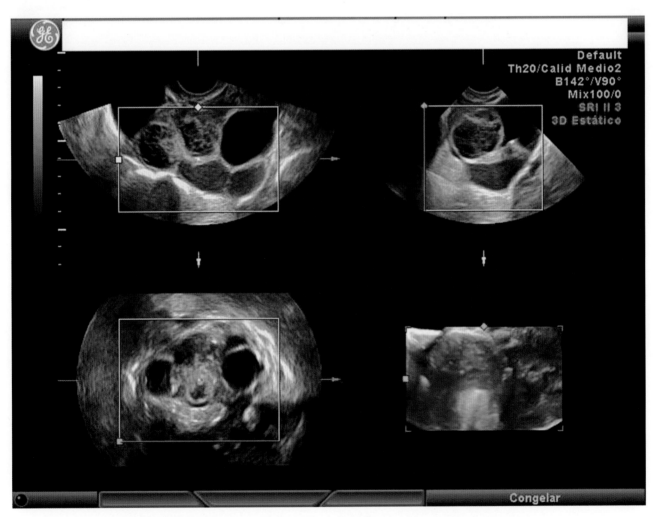

图 14-20　卵巢黏液性癌的三维超声显示一个多房肿块。注意囊腔内容物的不同影像表现。

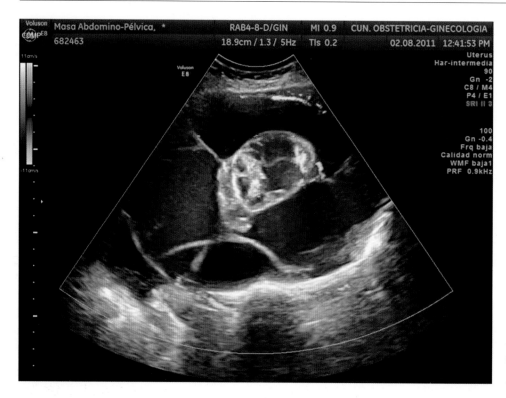

图 14-21　超过 10 个囊腔的多房囊性肿块，为黏液性癌的特征表现。注意肿块间隔内的血流。

参考文献

1. Jemal A, Bray F, Center MM, Ferlay J, Ward E, Forman D. Global cancer statistics. CA Cancer J Clin. 2011;61:69–90.
2. Chen VW, Ruiz B, Killeen JL, Coté TR, Wu XC, Correa CN. Pathology and classification of ovarian tumors. Cancer. 2003;97:2631–42.
3. Chan A, Gilks B, Kwon J, Tinker AV. New insights into the pathogenesis of ovarian carcinoma: time to rethink ovarian cancer screening. Obstet Gynecol. 2012;120:935–40.
4. Kurman RJ. Molecular pathogenesis and extraovarian origin of epithelial ovarian cancer – shifting the paradigm. Human Pathol. 2011;42:918–31.
5. Plaxe SC. Epidemiology of low-grade serous ovarian cancer. Am J Obstet Gynecol. 2008;198:459.e1–8.
6. Lalwani N, Prasad SR, Vikram R, Shanbhogue AK, Huettner PC, Fasih N. Histologic, molecular, and cytogenetic features of ovarian cancers: implications for diagnosis and treatment. Radiographics. 2011;31:625–46.
7. Golf B. Symptoms associated with ovarian cancer. Clin Obstet Gynecol. 2012;55:36–42.
8. Kurman RJ, Visvanathan K, Roden R, Wu TC, Shih IM. Early detection and treatment of ovarian cancer: shifting from early stage to minimal volume of disease based on a new model of carcinogenesis. Am J Obstet Gynecol. 2008;198:351–6.
9. Brown DL, Zou KH, Tempany CM, Frates MC, Silverman SG, McNeil BJ, Kurtz AB. Primary versus secondary ovarian malignancy: imaging findings of adnexal masses in the Radiology Diagnostic Oncology Group Study. Radiology. 2001;219: 213–8.
10. Alcázar JL, Galán MJ, Ceamanos C, García-Manero M. Transvaginal gray scale and color Doppler sonography in primary ovarian cancer and metastatic tumors to the ovary. J Ultrasound Med. 2003;22:243–7.
11. Valentin L, Ameye L, Testa A, Lécuru F, Bernard JP, Paladini D, Van Huffel S, Timmerman D. Ultrasound characteristics of different types of adnexal malignancies. Gynecol Oncol. 2006;102:41–8.
12. Antila R, Jalkanen J, Heikinheimo O. Comparison of secondary and primary ovarian malignancies reveals differences in their pre- and perioperative characteristics. Gynecol Oncol. 2006;101:97–101.
13. Van Calster B, Valentin L, Van Holsbeke C, Testa AC, Bourne T, Van Huffel S, Timmerman D. Polytomous diagnosis of ovarian tumors as benign, borderline, primary invasive or metastatic: development and validation of standard and kernel-based risk prediction models. BMC Med Res Methodol. 2010;10:96.
14. Alcázar JL, Guerriero S, Pascual MÁ, Ajossa S, Olartecoechea B, Hereter L. Clinical and sonographic features of uncommon primary ovarian malignancies. J Clin Ultrasound. 2012;40:323–9.

第 15 章

卵巢腺癌的 CT 和 MRI 成像（浆液性、黏液性、内膜样癌）

Marc Bazot, Isabelle Thomassin-Naggara, Emile Daraï

摘 要

　　磁共振和多排 CT 在附件区肿块和晚期卵巢肿瘤的诊断中发挥重要作用。卵巢癌最常见的类型有浆液性腺癌、黏液性腺癌、子宫内膜样腺癌。每个组织学亚型各有其特征，可以由术前 MRI 和 CT 做出诊断。

关键词

卵巢癌·卵巢上皮来源肿瘤·磁共振成像·计算机断层扫描

引言

　　卵巢上皮源性肿瘤约占卵巢肿瘤的 2/3，占卵巢癌的近 90%[1]，最常见的上皮恶性肿瘤亚型有浆液性癌、内膜样癌和黏液性癌。这些卵巢肿瘤由 FIGO 标准化分成早期（Ⅰ期和Ⅱ期）和晚期（Ⅲ期和Ⅳ期）。组织学分型不同导致肿瘤的扩散方式也不同。大多数卵巢浆液性癌都是晚期才发现，75% 的患者已经有腹膜播散。与此对应的是，卵巢黏液性癌和内膜样癌常在盆腔检查中被发现。

　　妇科医生面对女性附件区肿块首要任务是评估恶性肿瘤的可能性。在妇科检查后，超声是首选的诊断附件肿块的影像学检查方法。根据临床和超声标准，附件肿块可以分为不同的类型：首先是良性肿块；其次是没有转移性播散证据的可疑附件肿块（可疑早期恶性肿瘤）；最后是有腹膜转移证据的卵巢癌晚期。超声对复杂的或可疑附件肿块的诊断和对晚期卵巢癌的分期作用有限。因此，许多研究报道了 CT 和 MRI 成像在卵巢肿瘤术前评估中的价值[2-19]。相比之下，多排 CT 是对晚期卵巢癌分期和随访的最简单和可重复的检查方法。

　　本文有三个目的：

　　●回顾卵巢浆液性、黏液性和内膜样癌的一般特征。

　　●回顾 MRI 成像和 CT 成像在没有盆腔扩散表现的浆液性、黏液性和内膜样腺癌等可疑附件肿块诊断中的作用。

　　●总结 CT 和 MRI 成像在卵巢晚期浆液性、黏液性和内膜样腺癌分期的作用。

一般特征

浆液性卵巢肿瘤

　　浆液性卵巢肿瘤约占所有卵巢肿瘤的 30%，其中大约60%是良性,10%是交界性,30%是恶性[1]。浆液性卵巢癌占卵巢癌的40%~50%[21]。57.5%是双侧附件区肿块(1/3是Ⅰ期),80%~85%的患者发现时已经广泛播散[22]。浆液性癌在20岁前很罕见,但是随后发病率呈年龄相关的逐步上升趋势,平均年龄为56岁[1]。最近的文献描述了两种不同的浆液性癌,即绝大多数浆液性癌可分为高级别和低级别两种[23]。这代表两种肿瘤类型有不同的发病机制和不同的分子反应、临床行为和预后[23]。在这种背景下,低级别浆液性癌被认为是从交界性肿瘤和囊腺瘤进展而来[23]。此外,最近的研究表明,卵巢癌主要继发于输卵管上皮癌,由P53基因为主的一系列基因突变导致[24]。

大体上看,浆液性癌的肿块从带乳头结节的囊性肿块到完全实性肿块都有,肿块表面常见乳头状突起[1]。局限性或弥漫性的钙化沉积提示浆液性肿瘤的性质。80%的浆液性癌有血清CA-125升高[1],但在一半的Ⅰ期卵巢癌中,CA-125无异常。

黏液性卵巢肿瘤

黏液性卵巢肿瘤占卵巢肿瘤的12%~15%,75%是良性,10%是交界性,15%是恶性[1]。黏液性卵巢癌占卵巢原发恶性肿瘤的5%~10%,有7%是双侧卵巢发生[22]。黏液性卵巢癌见于40~60岁女性,平均年龄为54岁[1]。肿瘤局限在卵巢和盆腔的时间也比浆液性卵巢癌要长,20%病例在手术中见到腹部播散[1]。黏液性卵巢癌和肠道来源的转移性腺癌的鉴别有时较困难。原发于消化道或胰腺的肿瘤的转移和扩散特点类似于卵巢原发肿瘤,需要予以鉴别。3%~5%的黏液性卵巢癌和皮样囊肿或Brenner肿瘤有关。

大体外观上看,黏液性肿瘤往往是所有卵巢肿瘤中最大的(直径15~30cm)。卵巢恶性黏液性肿瘤常可见多个分房,通常有不规则厚壁、乳头状壁结节和实性成分。黏液性肿瘤和浆液性肿瘤与内膜样肿瘤往往差别很大,良性、交界性和浸润性可能在同一个肿块并存。恶性成分可能弥漫在黏液性肿瘤中,也可能局限在一小部分区域。在这种背景下,在黏液性肿瘤中取样应该最优化,如交界性和(或)恶性。35%~67%的黏液性卵巢癌CA-125升高,CEA和CA19-9升高的概率分别约为88%和83%[1]。

卵巢内膜样肿瘤

卵巢内膜样肿瘤约占卵巢肿瘤的2%~4%[1]。这类肿瘤几乎都是恶性的,交界性和高度恶性分别占20%和80%[21]。发生于绝经后女性,平均年龄为56岁[1]。在大多数患者中,大多数内膜样癌局限在卵巢和附件区,这类病变有13%是双侧附件区同时发生(占总体的26.8%)[21,22]。80%病例有CA-125升高。

大体外观上看,没有总体特征可区分内膜样肿瘤和其他表面上皮基质肿瘤[1]。有趣的是,31%的肿瘤,在同一卵巢或在骨盆其他地方,伴子宫内膜异位[25]。另一个值得注意的是,目前在近15%~20%的情况下,卵巢内膜样癌同时伴有子宫内膜癌[1]。

可疑附件区肿瘤

术前了解附件区肿块特征和鉴别良恶性是手术切除的关键。鉴别卵巢交界性和恶性肿瘤对手术也很重要。最近的一项荟萃分析发现,当超声提示可疑附件区肿块时,MRI检查要优于CT和彩超[6],在此背景下,很多研究报道了MRI成像对鉴别恶性和良性肿瘤的准确性在83%~93%[5,10,11]之间。最近的MRI研究提示,常规MRI序列加上弥散和灌注成像序列有助于术前对复杂附件区肿块,尤其是对卵巢上皮来源肿瘤的鉴别[12-16]。

卵巢上皮肿瘤(良性、交界性和恶性)大多是囊性的。不是脂肪也不是纤维组织的实性成分是最典型的恶性征象[5,10-12,26,27]。实性成分表现为壁结节赘生物、实性区域和不规则厚分隔[12]。在这些特征中,囊性肿块的壁结节赘生物是最典型最可靠的特征[28]。在组织病理检查中,囊性占位中有壁结节赘生物存在分别在20%的良性、62%的交界性和92%的恶性病变中见到[29]。浆液性肿瘤乳头状突起是形态规则的,突向内部或外部。恶性上皮肿瘤比良性肿瘤有更多的乳头状突起。

不同的MRI和CT影像学特征可以提示上皮肿瘤的不同组织学亚型,尤其是早期的卵巢浆液性、黏液性和内膜样肿瘤。

磁共振和CT成像

浆液性肿瘤

只有不到20%的浆液性囊腺癌早期被发现。MRI上见到的巨大卵巢肿块,有不规则实性成分,T2WI呈等信号,伴或不伴多发小囊或外生性赘生物,提示浆液性囊腺癌(图15-1)[12]。动态对比增强磁共振成像(DCE)的作用是区分恶性,交界性和良卵巢上皮肿瘤[12,13,15,30,31]。因此,MRI上诊断为恶性是动态增强扫描时,动脉期实性成分或壁结节的早期强化[12,13,15,30,31]。最近的一项研究中,Thomassin-Naggara等认为,恶性卵巢肿瘤的

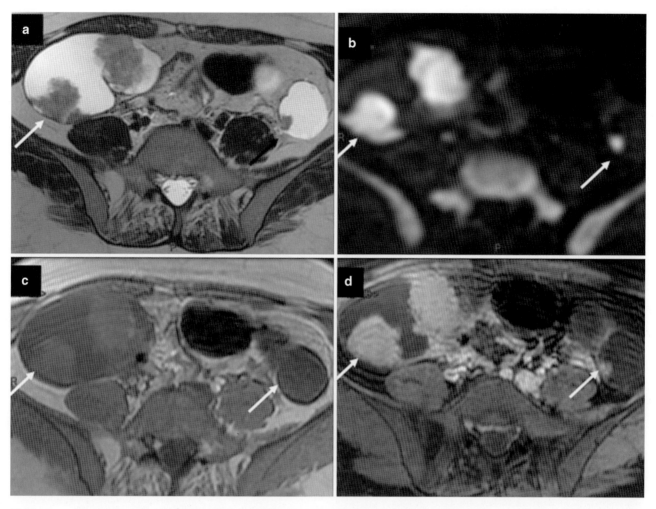

图 15-1　一名 35 岁 R 女性，两侧低级别浆液性囊腺癌，由交界性浆液性肿瘤发展而来（箭头所指）。(a)横断面 T2 加权图像显示双侧复杂的附件肿块，呈囊实性，囊内结节呈等信号（箭头所指）。(b)横断位弥散成像，b 值为 1000s/mm²，实性成分呈高信号（箭头所指）。(c)横断位非脂肪抑制 T1 加权图像。(d)横断位脂肪抑制 T1 加权图像显示强化的固体成分（箭头所指）。注意，在 T2 加权序列上呈等信号和弥散上呈高信号的实性成分，是鉴别良性和恶性卵巢肿瘤的关键。

增强曲线是 Ⅲ 型曲线，而不会出现 Ⅰ 型曲线（图 15-2）[15]。弥散成像似乎不如动态增强评估恶性卵巢肿瘤有用[14,32]。因此，Thomassin-Naggara 等认为，只有结合磁共振 T2 加权上呈等信号，弥散加权呈高信号的影像特征，才能有效鉴别恶性和非恶性卵巢肿瘤[14]。

几项研究强调了在鉴别 IA-B 期恶性肿瘤与良性卵巢肿瘤时，这些影像特征（即固体和赘生物）有其局限性[33]。根据这些潜在的局限性，可以提供不同的结论。首先，除了良性囊腺纤维瘤（和 Brenner 肿瘤），几乎所有良性卵巢浆液性肿瘤主要是囊性或囊性乳头状壁结节而没有实性区域[25]。此外，囊腺纤维瘤（和 Brenner 肿瘤）的实性成分在磁共振 T2 加权像上几乎都呈高信号，这是一个很明显的良性特征[34,35]。其次，很多研究显示，卵巢肿瘤赘生物为恶性和交界性的比例分别为每年 38%~48% 和 61%~67%[3,12]。Bazot 等人

在最近的一项研究中使用多变量分析，认为赘生物 T2 加权磁共振成像上呈等信号，动态增强扫描显示 Ⅱ 型曲线高度提示交界性浆液性卵巢肿瘤（图 15-3）[36]。交界性浆液性卵巢肿瘤的一个特殊形式（即浆液性表面乳头状交界性卵巢肿瘤）(SSPBT)最近被重点强调[36-38]。卵巢浆液性表面乳头状肿瘤表现为外生性增殖模式，并在其表面形成乳头状赘生物[1]。因此，SSPBT 通常为一个完全实性肿块，没有坏死或出血[25]。在鉴别诊断中，横断面图像上，卵巢肿瘤实性成分丰富被认为是恶性征象[12,25]。SSPBT 可能因此被 MRI 诊断为高度恶性卵巢肿瘤[25]。然而，田中等人最近报道 6 例显示，乳头状结构和内部分支(PA-IB)与 T2WI 像上的分叶状突起，与多层上皮组织病理学相关，形成有厚纤维柄的乳头状突起（图 15-4）[25]。这个 PA-IB 模式表现为 SSPBT 的磁共振影像特征，无法单独使用 CT 获取[25]。另一个惊人

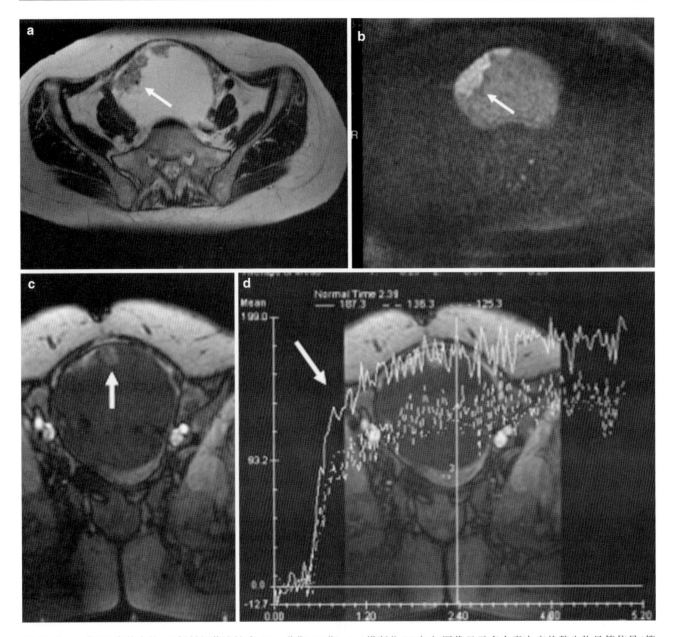

图 15-2　一名 70 岁的女性,左侧低级浆液性癌,Figo 分期:IC 期。(a)横断位 T2 加权图像显示多个囊内疣状赘生物呈等信号(箭头所指)。(b)横断位弥散加权,b 值= 1000s/mm²,囊内疣状赘生物呈高信号(箭头所指)。(c)冠状位 T1 加权非脂肪抑制动态增强,疣状赘生物可见强化。(d)冠状位 T1 加权非脂肪抑制动态增强,囊内疣状赘生物增强曲线呈 Ⅲ 型(箭头所指)。注意,疣状赘生物在 T2 加权呈等信号,弥散呈高信号,增强曲线为 Ⅲ 型,组合起来是浆液性囊腺癌的特异性表现。

的发现是在肿块或多个肿块（如果双侧卵巢发生）中可以看到正常的卵巢,在 T2 加权图像最明显[37]。相比之下,浆液性卵巢癌外生型的疣状赘生物一直和实性肿块相关。

　　很少有研究评估 CT 对卵巢癌亚型的鉴别的价值[39,40]。钙化是最常见的发现,提示浆液性卵巢癌。然而,这一标准并不是特定的,钙化也出现在许多良性卵巢肿瘤,例如成熟性畸胎瘤、Brenner 肿瘤或纤维瘤。卵巢癌组织病理学的研究中,钙化(沙样瘤体)差别很

大(14.3% ~30%)[1,41]。CT 与组织学检测卵巢肿瘤内钙化灵敏度低(4.7% ~8%),但可对腹部和盆腔提供总体评估。在这种背景下,Burkill 等人报道,钙化往往最常发生在浆液性囊腺癌,含量较低[42]。

黏液性肿瘤

　　在诊断时,超过 80%的黏液性囊腺癌往往仍局限于卵巢和骨盆(早期)[1]。黏液性恶性卵巢肿瘤是单发的,一般呈囊性,通常很大,往往是多房性的[43]。分房内

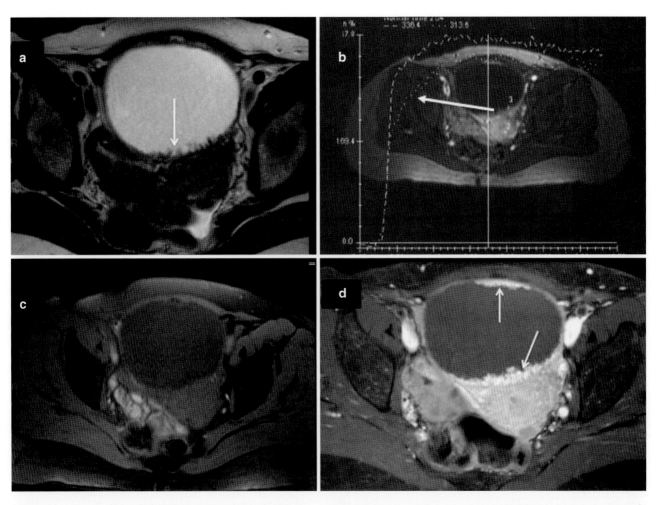

图 15-3　一名 63 岁的女性，患卵巢交界性黏液性卵巢肿瘤。(a)横断位 T2 加权图像显示左侧单室囊性肿瘤，包含多个不规则囊内等信号的疣状赘生物(箭头所指)。(b)横断位囊内赘生物动态对比增强曲线呈Ⅱ型。(c)横断位磁共振非脂肪抑制 T1 加权成像。(d)横断位脂肪抑制 T1 加权图像显示在囊内赘生物前部和后部有强化(箭头所指)。注意，疣状赘生物在 T2 加权呈等信号，非完全实性肿块，动态增强相关曲线为Ⅱ型，高度怀疑交界性浆液性卵巢肿瘤。

常常呈高信号，这是由于含蛋白或黏液成分和出血的原因[27]。必须再次强调，黏液性肿瘤与浆液性肿瘤不同，在组织病理学检查中，不同区域间分化程度差别很大[1]。因此，良性、交界性和恶性可能共处在同一标本[1]。在我们的经验中，一个大的多房性病灶，T2 加权相上呈等信号的实性成分是判断恶性黏液性卵巢肿瘤最好的依据之一。磁共振是显示此类实现肿块的最佳检查方法。DWI 上实性块呈高信号预示恶性肿瘤的准确性不高[14]。然而，MRI 动态增强时，实性肿块强化曲线是Ⅱ型或Ⅲ型则可以增加诊断恶性肿块的把握(图 15-5)。所有这些发现组合起来是有价值的，可区别黏液性囊腺癌与其他的大的多房性囊性卵巢肿瘤。在这种背景下，不同的上皮和非上皮性卵巢肿瘤应排除，以避免误诊[12]。可能像卵巢囊腺癌的最常见的卵巢病变有囊腺纤维瘤、卵巢甲状腺肿、颗粒细胞瘤、卵巢转移瘤和碰撞细胞瘤。一些重要的特征是鉴别诊断的要点。

良性囊腺纤维瘤可能表现为多房性囊块，伴不规则厚分隔，T1 或 T2 加权信号混杂，或者 T2 加权相上一个规则的实性块呈低信号，同时 T1 加权动态增强延迟期呈轻度强化。除了在 T2 加权呈低信号，实性区动态增强曲线呈Ⅰ型是一个有价值的工具，用于诊断囊腺纤维瘤(图 15-6)。

在多房性囊块中，小腔或小囊在 T1 加权相呈低信号。在 T2 加权像上呈非常低信号时，提示卵巢甲状腺肿[44](图 15-7)。动态增强时，早期明显强化可能类似恶性肿瘤[44]。然而，一半的卵巢甲状腺肿伴有皮样囊肿[45]。由于 MRI 或 CT 对皮样囊肿的诊断准确性高，这是鉴别诊断的一个潜在的线索。

颗粒细胞瘤由于不同的组织学表现和肿瘤细胞排列不同而呈现不同的影像表现。它们经常表现为多房性囊性占位，类似于黏液性囊腺癌[46]。这些多个囊腔内充满液体或出血。类似黏液性囊腺癌的是，颗粒细

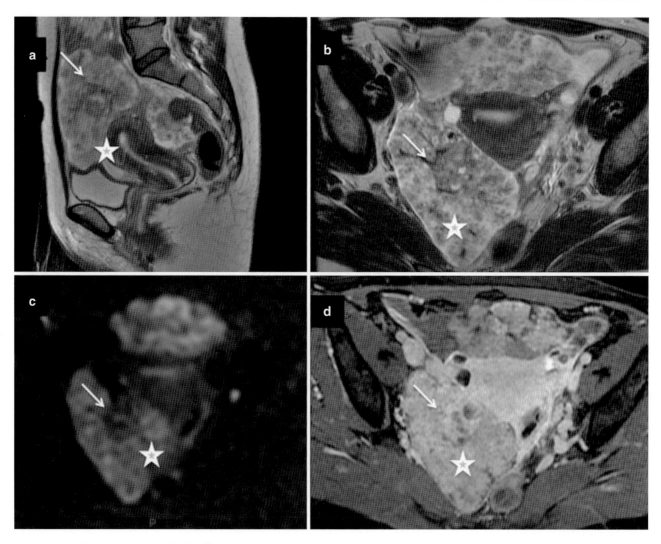

图 15-4 一名 42 岁的女性,双侧表面浆液性乳头状交界性肿瘤。(a)矢状位。(b)横断位 T2 加权图像显示双侧实性卵巢肿瘤,同时显示乳头状结构和内部分支状结构与等信号的分叶状突起(星号)。(c)横断面磁共振弥散加权,b 值 = 1000s/mm²,实性成分呈高信号(箭头所指)。(d)横断位 T1 加权抑脂图像显示增强的外生型的疣状赘生物(星号的位置)。注意,右侧肿块内可见正常的卵巢,在 T2 加权图像上最明显(箭头所指)。

胞肿瘤被诊断时局限于卵巢,且通常是单侧发生(90%)。卵巢颗粒细胞瘤是最常见分泌雌激素的卵巢肿瘤。因此,它们经常伴有子宫内膜增生、息肉、内膜癌(3%~25%)。这些磁共振影像上的特征作为一个有用的工具来鉴别颗粒细胞瘤和恶性黏液性卵巢肿瘤(图 15-8)。当发生破裂和腹腔积血时,一些不常见的表现可能会发生混淆。在所有情况下,雌二醇和抑制素 A 的剂量都可以用来加强颗粒细胞瘤的术前诊断。

卵巢转移性肿瘤,特别是 Krukenberg 瘤,通常起源于胃肠道。区分卵巢转移癌和原发性卵巢癌对治疗和预后是非常重要的。转移癌的影像学表现是非特异性的,主要包括实性、囊实混合或多房囊性肿块。然而,Krukenberg 瘤有一些独特的表现,包括在 T1 和 T2

加权图像上,双侧附件区的复杂性肿块,实性成分呈低信号(致密基质所致),内部高信号(黏蛋白)[47](图 15-9)。另外,原发于胃肠道病变的检出有时是可能的,特别是经由 CT 检查。

当遇到一个卵巢肿瘤表现不典型时,应考虑碰撞瘤的可能性。碰撞瘤代表两种相邻的但是组织学上不同的肿瘤共存,而交界处没有组织混合,尽管很少见。卵巢碰撞瘤最常见的是由卵巢黏液性肿瘤和畸胎瘤或者 Brenner 肿瘤组成。在 MRI 和 CT 图像上,碰撞瘤的表现包括一个黏液性瘤(潜在恶性)和呈多房囊性块的一个畸胎瘤,畸胎瘤的囊内充满脂肪。黏液性囊腺瘤与碰撞瘤难以鉴别,当碰撞瘤包括黏液性瘤和 Brenner 肿瘤时。在这种情况下,实性肿块表现为 T2

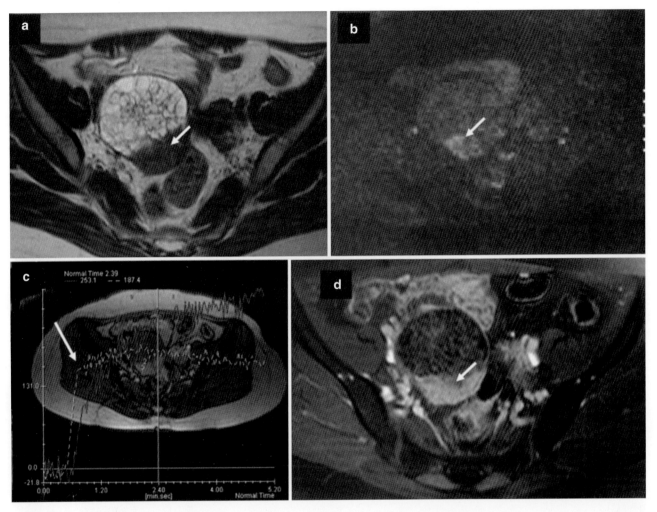

图 15-5　一名 64 岁的女性,黏液性囊腺癌。(a)横断位 T2 加权图像显示多房性囊性卵巢肿瘤,有多个不规则分隔,后部不均质的实性成分呈等信号(箭头所指)。(b)横断位 DW 图像,b= 1000s/mm²,显示实性区呈高信号(箭头所指)。(c)横断位 T1 动态增强非抑脂图像,实性成分的强化曲线呈Ⅲ型曲线(箭头所指,见彩图)。(d)横断位 T1 增强延迟期图像显示增强的不规则分隔和实性区(箭头所指)。

加权等信号,DWI 呈高信号, 动态增强曲线呈Ⅱ型或Ⅲ型, 支持黏液性囊腺癌的诊断。相比之下,Brenner 肿瘤 T2 加权呈非常低的信号,在 CT 和 MRI 增强时,呈延迟期轻度均匀强化(图 15-10)[48,49]。此外,Moon 等人认为,在 MRI 和 CT 上发现实性肿块中存在不定型钙化是 Brenner 肿瘤的特征性表现[49]。然而,黏液性囊性卵巢肿瘤有时也包含钙化。在最近的一项研究中,Okada 等人回顾性调查了 44 例卵巢黏液性囊性肿瘤(22 例良性、13 例交界性和 9 例恶性),病例中钙化的影像学和组织病理学证据,影像检查为 CT 平扫。黏液性囊性肿瘤的 CT 扫描中发现钙化的比例为 34.1%,在组织病理学中为 56.8%。根据组织病理学结果,钙化发现在壁内和囊内。壁内钙化常见于良性肿瘤,囊内钙化常见于增殖性肿瘤。

内膜样癌

　　内膜样囊腺癌被诊断时多数还局限在卵巢和盆腔[1]。影像学表现不典型,呈一个大的含实性成分的复杂性囊性肿块。然而,它与子宫内膜异位或子宫内膜疾病之间的关系之前一直强调 (见上文)。这种情况下,MRI 成像是显示子宫内膜损伤或子宫内膜增厚的最好的影像学检查。

　　因子宫内膜异位囊肿导致卵巢恶性肿瘤的患病率是未知的, 但估计大约为 0.7%[50]。在最近的一项研究中,Tanaka 等人证实源自盆腔子宫内膜异位症的恶性肿瘤最常见的组织学亚型是盆腔子宫内膜样腺癌[50]。在这项研究中,这些作者透露,与异位囊肿有关的恶性肿瘤往往出现在老年患者(>4 岁),内膜异位囊肿较大

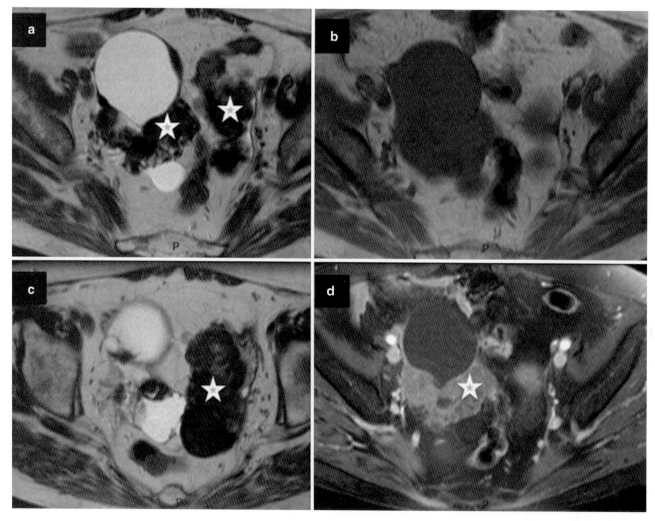

图15-6 一名67岁的女性，双侧囊腺纤维瘤。(a,c)横断位T2加权图像显示双侧囊实混合卵巢肿瘤，实性成分呈低信号(星号的位置)。(b)横断位T1加权非脂肪抑制。(d)横断位T1加权脂肪抑制图像显示双侧肿瘤的实性成分有强化(星号的位置)。

(>10cm)和异位囊肿没有MRI阴影[50]。通常不需要使用钆对比剂来区分血栓(T2加权低信号)和壁结节在T2加权(等信号)。然而，在他们的研究中，壁结节最大径大于3cm是共同存在恶性肿瘤的一个强大的指标[50]。因此，应该进行MRI动态增强成像，因为壁结节的强化是一个评估恶性肿瘤的重要的征象(图15-11)。然而，也有一些例外情况，比如蜕膜化或子宫内膜息肉，应该注意避免潜在的假阳性恶性肿瘤[50]。

当卵巢和子宫都有内膜样癌，问题在于是否癌症都是原发的，或是一个原发，另一个是转移灶[51]。在组织学检查中，需要讨论三种不同的可能性。首先，卵巢肿瘤从浆膜表面直接侵入子宫肌层，倾向于原发卵巢癌、子宫转移癌。其次，如果内膜样癌很小，局限于子宫内膜，或者有浅肌层侵犯，同时如果另一个是以卵巢为中心生长的内膜样癌，那么它们是各自独立的原发癌[51]。最后，如果内膜样癌浸润子宫深肌层，常可推

断卵巢上的是转移癌[51]。这些差别非常重要，因为这影响到治疗。在这种情况下，MRI成像是一个鉴别诊断的有力工具，可以在术前提供有用的信息(图15-12)。

晚期癌

几项研究已经表明，MRI和CT在晚期癌症分期时表现相同[52-54]。在临床工作中，CT检查简便易行，被选择作为晚期卵巢癌患者的术前评估检查。

CT和MRI成像

浆液性(和内膜样)囊腺癌

多排CT(MCT)被广泛通用，是检查卵巢癌分期的首选检查，尤其是浆液性癌。然而，CT在检测细小的腹膜、网膜、肠系膜和横膈膜结节的能力不足[18]。因此，腹腔镜检查仍然是判断能否手术切除的金标准。尽管有

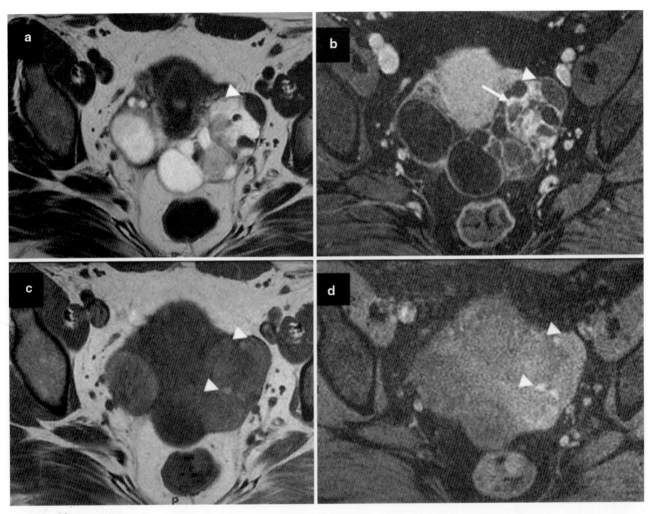

图 15-7　一名 53 岁的女性，两侧卵巢甲状腺肿。(a)横断位 T2 加权 MRI 图像显示左侧多房囊性肿块小腔或小囊,呈低信号(箭头所指)。(b)横断位脂肪抑制 T1 加权图像显示钆对比剂增强后左卵巢肿瘤实性成分明显延迟强化(箭头所指)。(c,d)横断位 T1 加权非脂肪抑制和脂肪抑制图像显示左侧多房囊块包括小腔或小囊,呈等低信号(箭头所指)。

其局限性,MCT 能为外科医生提供重要的信息来讨论手术和其他治疗选择(即活检和新辅助化疗)。对大的腹膜肿瘤,CT 评估减瘤手术不能完整切除的肿瘤的范围[18](图 15-13)。肿瘤外科医生在做大泛围手术之前,对手术范围和围术期并发症以及死亡率的关系需要有多排 CT 进行提示(如直肠乙状结肠、小肠或脾)。

卵巢癌的各种形态的腹膜转移反映了病变扩散的不同的解剖和生理传播途径。卵巢癌腹膜扩散发生腹腔内,可以直接扩散以及由韧带和腹膜反射。直接扩展导致肿瘤侵犯输卵管、子宫、膀胱、直肠十二指肠和盆腔侧壁。癌细胞从卵巢上皮脱落,顺着腹腔内液体流动时,发生腹腔内传播,在重力、呼吸运动、肠蠕动和淋巴液吸收的共同作用下,种在腹膜上[55]。按照不同的手术标准(即 Sugarbaker、Eisenkopp),应该使用多排 CT 对不同的潜在转移区域进行系统分析[56](即道格

拉斯窝、膀胱侧旁深处、盆腔器官、左右结肠旁沟、网膜、肠系膜、左右横隔膜、肝和脾包膜、较小的腹膜囊、胆囊窝、肝肾、脾胃和胰脾韧带、骨盆和腹膜后淋巴结)(图 15-14)。

在临床实践中,CT 检查发现腹膜癌扩散的三个最常见的位置为道格拉斯窝、网膜、右侧膈下区域[57]。疾病的扩散通常累及网膜,肿瘤替代正常的脂肪,从细微的小结节到实性"网膜饼"。浸润早期在小肠肠系膜血管周围和淋巴结周围逐渐减弱,产生线性条纹[55]。侵犯肠系膜,有时也体现为结缔组织加强折叠的形式,导致系膜血管栓系和拥挤[55]。病灶的形式可以是散在直径 5~20mm 的结节、巨大的腹腔内肿块或腹膜裂缝和韧带旁的斑块[55]。然而,对许多患者而言,由于腹膜转移结节太小,MCT 并不能显示。当卵巢癌转移灶病灶有钙化时,可以提高 CT 诊断的敏感性(图 15-15)[41,42,58]。

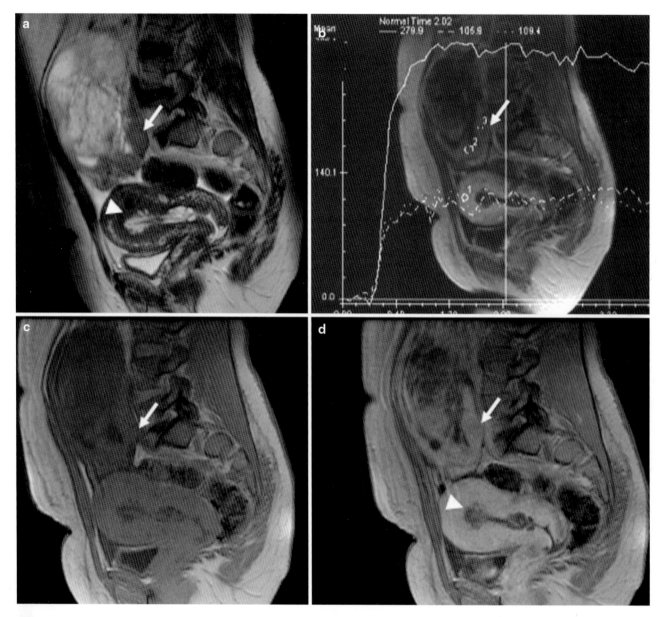

图 15-8 一名 63 岁的女性，颗粒细胞瘤。(a)矢状位 T2 加权 MRI 图像显示多房囊性病变，含多个囊性区，后方实性区呈等信号(箭头所指)；还可见子宫内膜异位和子宫内膜增厚(箭头所指)。(b)矢状位 MRI 图像显示实性区动态对比增强(DCE)曲线呈 Ⅱ型。(c)矢状位脂肪抑制 T1 加权 MRI 图像中，脂肪没有抑制掉。(d)矢状位非脂肪抑制 T1 加权 MRI 图像显示肿块后方实性成分有强化(箭头所指)。也可见到子宫内膜异位和子宫内膜增厚(箭头所指)。

因此，大约 30% 的浆液性囊腺癌组织学上含有钙化。

尽管多排 CT 检查有参考价值，但浆液性卵巢癌和腹膜原发癌症之间的鉴别通常是困难的。在最近的一项研究中，Choi 等人对 20 例卵巢大小正常的晚期原发浆液性卵巢癌和 7 例原发腹膜癌(PPC)的临床病理学特点进行比较，两组没有明显差异。卵巢癌患者的网膜侵犯要相对较少[59]。术前区别浆液性卵巢癌和原发腹膜癌可能不是那么重要，这两种疾病的标准手术方案都是减瘤手术。

一些少见的卵巢囊腺癌表现很特别。浆液性卵巢

沙样癌是卵巢浆液性癌中罕见的一种，特点是组织学上的存在大量的沙样体。在这种情况下，CT 扫描显示盆腔广泛钙化和腹腔肿块。在 CT 上，肿瘤内弥漫性沙砾样钙化能导致这些肿瘤有很高的射线衰减，可作为卵巢沙样癌的放射标记[60](图 15-16)。

在几项研究中，使用常规 MRI 序列(即 T1，T2)表明，MRI 和 CT 对评估疾病的扩散具有同样准确性[52-54]。MRI 成像目前局限性在于较复杂、时间长、阅片经验不足和费用高。然而，最近开发的功能成像(即灌注和弥散)提高了 MRI 评估晚期卵巢癌的价值。在这种背

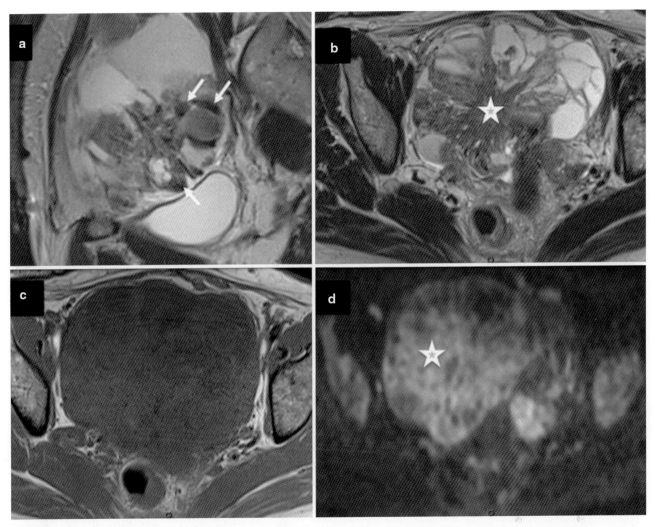

图 15-9　一名 52 岁的女性,患乙状结肠癌双侧卵巢转移。(a)矢状位 T2 加权图像显示多房囊性病变,实性成分呈低信号(箭头所指)。(b)横断位 T2 加权图像显示多房囊性病变,大片实性成分呈等信号(星号的位置)。(c)横断位 T1 加权脂肪抑制图像。(d)横断位弥散加权像,实性成分呈弥漫性高信号(星号的位置)。

景下,结合常规 MRI 图像与弥散加权,更全面地检出病灶,可增加卵巢癌的分期的准确性[61,62](图 15-17)。

　　尽管 Vergote 等人建议,新辅助化疗在减瘤手术之后进行,对ⅢC 期或Ⅳ期卵巢癌患者是一个有价值的治疗方法[63],开始化疗之前做瘤体减术仍然是治疗晚期卵巢癌的标准方法[64]。确实,相对于新辅助化疗,完全切除术使 70%~80% 的患者能无病生存[64,65]。最后,有 20%~30% 的患者无法切除,在这种情况下,Sala 等人利用多参数磁共振成像评估新辅助化疗的效果。在此项研究中,19/22(86%)的晚期肿瘤女性患者为高级别浆液性癌。他们的结论认为,原发卵巢白质、网膜饼和腹膜种植灶的基本 ADC 值有明显差异,腹膜种植灶的 ADC 和 VSF 最低[66]。

　　最后,在 CT 或 MRI 图像检测晚期卵巢癌淋巴结大小的敏感度不佳(30%)[20]。术前评估晚期卵巢淋巴结可能没有那么重要;的确,完整的卵巢癌腹腔内切除综合手术包括系统的骨盆和腹主动脉淋巴清扫[55]。

黏液性囊腺癌

　　腹膜假黏液性瘤是腹膜扩散的另一个潜在的形式,是迄今为止最常见卵巢外黏液性肿瘤的表现。现在已经明确认识到腹膜假黏液性瘤来源于胃肠道肿瘤。组织学检查发现,大量黏液池或高分化肠道来源于黏液上皮。

　　重要的是,当前研究关于腹膜假黏液性瘤的起源已经改变了。现在开始认识到,在绝大多数情况下,腹膜假黏液性瘤的原发病灶来源于阑尾,再转移到卵巢,而不是原发的卵巢肿瘤[67]。所有这类比例都应做阑尾全面检查和特殊组织学检查,区分腹膜假黏液性瘤

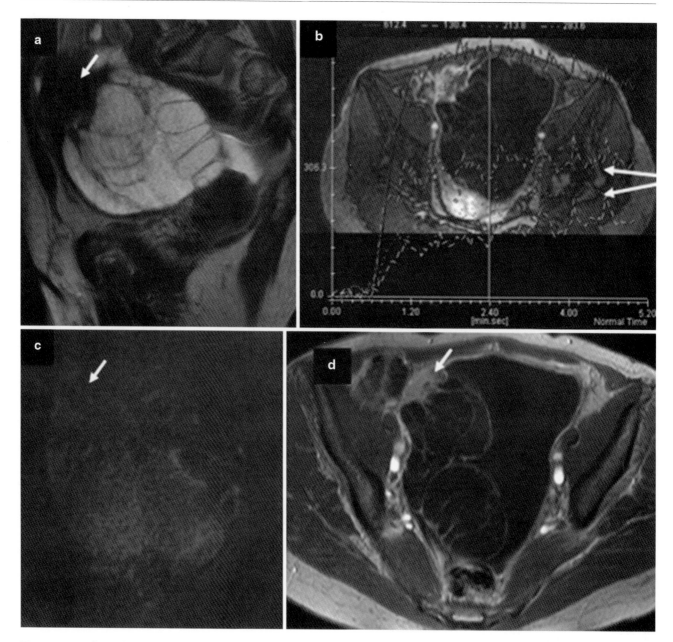

图 15-10　一名 68 岁的女性,患卵巢黏液性交界性肿瘤和 Brenner 肿瘤。(a)矢状位 T2 加权图像显示多房囊性病变上方的不规则实性区呈低信号(箭头所指)。(b)横断位动态对比增强(DCE)图像显示实性区增强曲线呈 II 型(箭头所指)。(c)矢状位弥散加权图像显示实性区无明显高信号(箭头所指)。(d)横断位脂肪抑制 T1 加权图像显示不规则的分隔和实性区有强化(箭头所指)。

是胃肠道来源还是卵巢来源。腹膜假黏液性瘤应该区别于黏液性卵巢肿瘤破裂后周围非细胞黏蛋白局限性聚集或阑尾的黏液囊肿。

　　有一些研究已经报道了腹膜假黏液性瘤的 CT 或 MRI 成像。诊断腹膜假黏液性瘤和判断病变的范围,CT 是最广泛使用的技术[68]。黏液性腹膜种植灶通常在 CT 扫描中衰减低,不含钙化[67]。黏液性腹水通常是多样性和呈脂肪密度,CT 值小于水[69]。这种无定性黏液物质弥散在肠系膜返折、小肠和实性器官之中和周围,这种低衰减和弥散可能与腹水混淆。与单纯的腹水不同,而腹膜假黏液性瘤有占位效应,导致沿肝包膜和腹部器官形成扇形边。扇形边指对肝脏或脾脏边缘受到邻近腹膜种植灶的压迫,而没有形成实质性转移。由于占位效应,小肠袢被集中和后移,而不能自由活动,可能存在细小的隔膜[70]。如果找到曲线状钙化(虽然罕见)或网膜增厚,可能会加强腹膜假黏液性瘤的诊断[68]。

　　MRI 成像对腹膜假黏液性瘤的作用仍在研究中。在基于有限数量的患者的医学文献报告中,评估罕见的发生内脏侵袭的黏液性肿瘤,MRI 成像可能比 CT

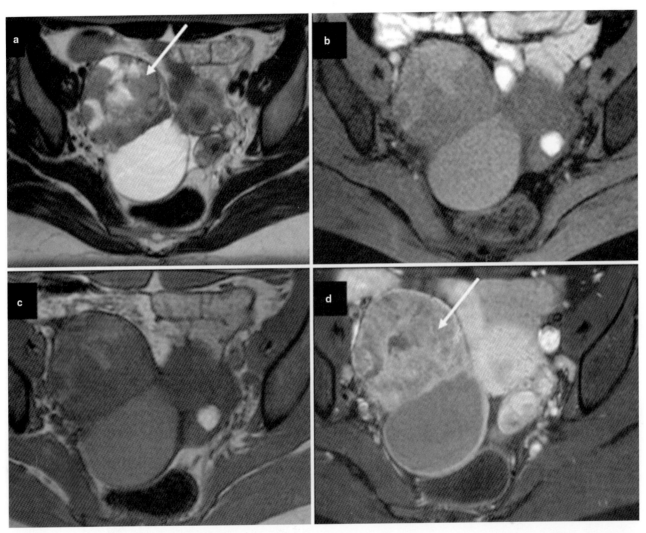

图 15-11　一名 31 岁的女性，患内膜样囊腺癌 I 级，FIGO 分期 IA 期，伴子宫内膜囊肿。(a)横断位 T2 加权图像显示右卵巢囊实性肿瘤，实性部分呈不均匀等信号(箭头所指)。(b)横断位 T1 加权脂肪抑制，囊性成分呈等信号。(c)横断位 T1 加权非脂肪抑制，囊性成分呈等信号。(d)横断位脂肪抑制 T1 增强，实性部分不均匀强化(箭头所指)。注意对侧小内膜异位囊肿 T1 加权呈高信号，在 T2 加权呈低信号。

更有帮助[71]。在最近的一项研究中，Siegelman 等认为，一些腹膜假黏液瘤的 MRI 特征可能很典型[35]。因此，黏蛋白低在 T1 加权图像上呈低信号，在 T2 加权图像上呈等和高信号。此外，可见到伴有或不伴有花边的周边强化[35]。Buy 等对 3 例腹膜假黏液性瘤 MRI 图像分析指出，种植灶和黏液样腹水在 T1 加权相呈低信号，与肌肉组织相仿。在 T2 加权像上，一般呈高信号，尤其是黏液样的腹水，相对于种植灶，黏液样腹水信号和水的信号更相近[71]。

总之，卵巢浆液性、黏液性和内膜样癌都有其组织病理学特征，可以使用 MRI 和 MCT 描述和分期。

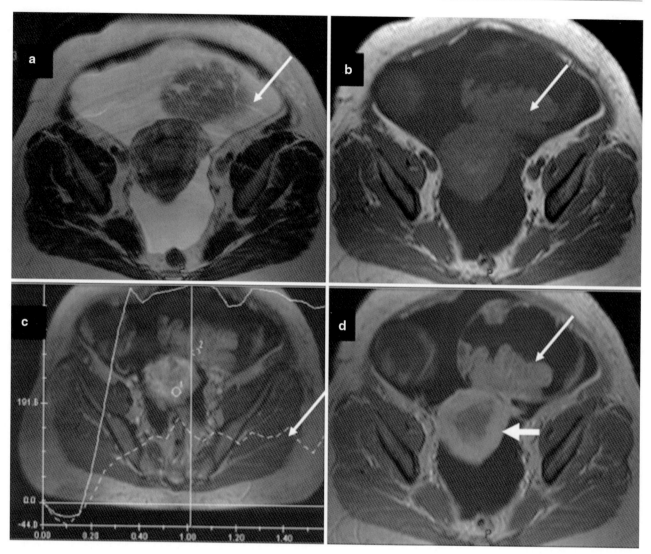

图 15-12 一名 59 岁的女性,患双侧卵巢囊腺癌与子宫内膜样囊腺癌。(a)横断位 T2 加权,右卵巢有一个囊实性肿瘤,实性部分呈不均匀等信号(箭头所指)。(b)横断位 T1 加权非脂肪抑制图像。(c)横断位动态增强,右侧不规则实性肿块强化,曲线呈Ⅱ型。(d)横断位 T1 加权脂肪抑制动态增强,实性成分不均匀强化(箭头所指)。注意子宫内膜不规则增厚与子宫内膜癌(粗箭头所指)。

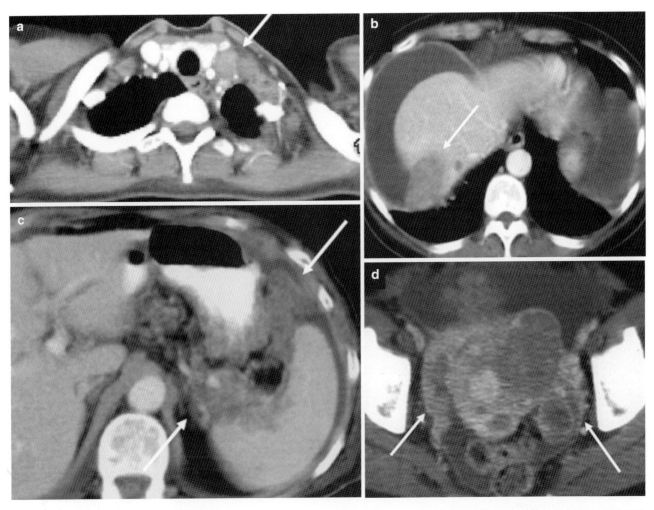

图 15-13　一名 72 岁的女性,患晚期浆液性卵巢癌,FIGO 分期为Ⅳ期,多排 CT 扫描。(a)经过肺尖层面显示左锁骨上淋巴结转移(箭头所指)。(b)经肝脏层面显示肝包膜转移(箭头所指)。(c)脾胃韧带和胰脾韧带癌(箭头所指)。(d)经骨盆层面显示冰冻骨盆(箭头所指)。

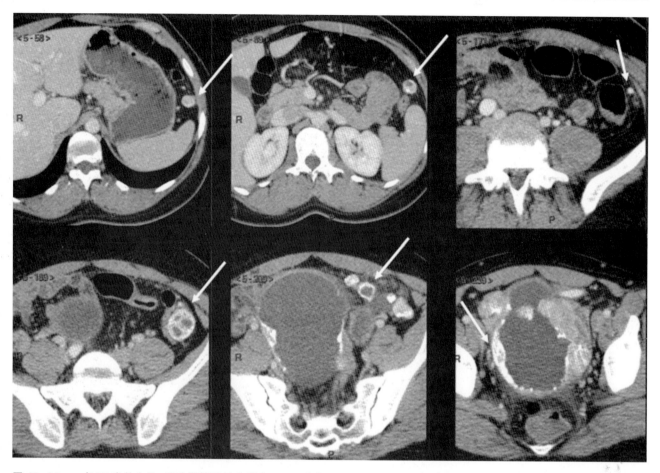

图 15-14　一名 27 岁的女性,患晚期浆液性卵巢癌,FIGO 分期为ⅢC 期,在卵巢癌肿块中和腹膜转移灶中可见钙化灶(箭头所指)。

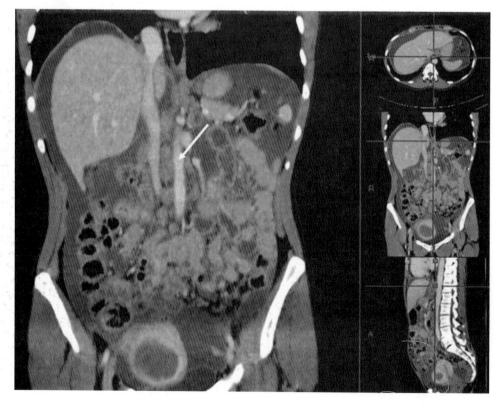

图 15-15　一名 68 岁的女性,患晚期浆液性卵巢癌,FIGO 分期为ⅢC 期,可见几个腹膜后淋巴结(箭头所指)。

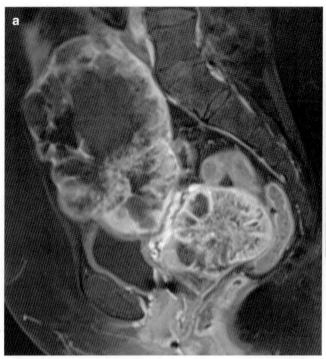
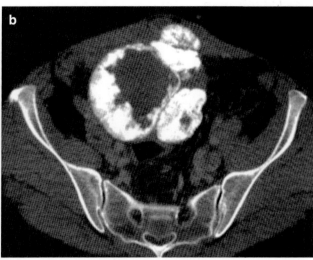

图 15-16　一名 69 岁的女性,患双侧卵巢沙样癌。(a)矢状位 T1 加权脂肪抑制增强后,显示双侧囊实性恶性卵巢肿瘤。(b)CT 显示右卵巢肿瘤内弥漫性钙化灶,高度提示卵巢沙样癌。

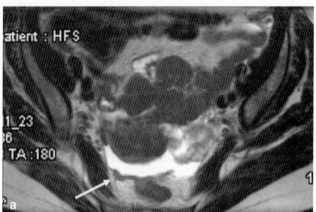
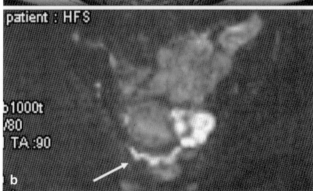

图 15-17　一名 60 岁的女性,患卵巢浆液性囊腺癌,FIGO 分期为ⅢC 期。(a)横断位 T2 加权图像显示卵巢肿瘤和腹膜增厚(箭头所指)。(b)层面横断位弥散,腹膜转移呈高信号(箭头所指)。

参考文献

1. Scully E, Young J, Clement PB. Surface epithelial-stromal tumors. In: Rosai J, editor. Tumors of the ovary and maldeveloped gonads, fallopian tube, and broad ligament. Washington, D.C.: Armed Forces Institute of Pathology; 1998. p. 53–168.
2. Buy JN, Ghossain MA, Sciot C, Bazot M, Guinet C, Prevot S, et al. Epithelial tumors of the ovary: CT findings and correlation with US. Radiology. 1991;178:811–8.
3. Ghossain MA, Buy JN, Ligneres C, Bazot M, Hassen K, Malbec L, et al. Epithelial tumors of the ovary: comparison of MR and CT findings. Radiology. 1991;181:863–70.
4. Forstner R, Hricak H, Occhipinti KA, Powell CB, Frankel SD, Stern JL. Ovarian cancer: staging with CT and MR imaging. Radiology. 1995;197:619–26.
5. Hricak H, Chen M, Coakley FV, Kinkel K, Yu KK, Sica G, et al. Complex adnexal masses: detection and characterization with MR imaging– multivariate analysis. Radiology. 2000;214:39–46.
6. Kinkel K, Lu Y, Mehdizade A, Pelte MF, Hricak H. Indeterminate ovarian mass at US: incremental value of second imaging test for characterization – meta-analysis and Bayesian analysis. Radiology. 2005;236:85–94.
7. Qayyum A, Coakley FV, Westphalen AC, Hricak H, Okuno WT, Powell B. Role of CT and MR imaging in predicting optimal cyto-reduction of newly diagnosed primary epithelial ovarian cancer. Gynecol Oncol. 2005;96:301–6.
8. Sala E, DeSouza N, Lee SI, Atri M, Hricak H. Ovarian cancer: the role of functional imaging as an end point in clinical trials. Int J Gynecol Cancer. 2010;20:971–8.
9. Stevens SK, Hricak H, Stern JL. Ovarian lesions: detection and characterization with gadolinium- enhanced MR imaging at 1.5 T. Radiology. 1991;181:481–8.
10. Sohaib SA, Sahdev A, Van Trappen P, Jacobs IJ, Reznek RH. Characterization of adnexal mass lesions on MR imaging. AJR Am J Roentgenol. 2003;180:1297–304.

11. Bazot M, Darai E, Nassar-Slaba J, Lafont C, Thomassin-Naggara I. Value of magnetic resonance imaging for the diagnosis of ovarian tumors: a review. J Comput Assist Tomogr. 2008;32:712–23.

12. Bazot M, Nassar-Slaba J, Thomassin-Naggara I, Cortez A, Uzan S, Darai E. MR imaging compared with intraoperative frozen-section examination for the diagnosis of adnexal tumors; correlation with final histology. Eur Radiol. 2006;16:2687–99.

13. Thomassin-Naggara I, Bazot M, Darai E, Callard P, Thomassin J, Cuenod CA. Epithelial ovarian tumors: value of dynamic contrast-enhanced MR imaging and correlation with tumor angiogenesis. Radiology. 2008;248:148–59.

14. Thomassin-Naggara I, Darai E, Cuenod CA, Fournier L, Toussaint I, Marsault C, et al. Contribution of diffusion-weighted MR imaging for predicting benignity of complex adnexal masses. Eur Radiol. 2009;19:1544–52.

15. Thomassin-Naggara I, Darai E, Cuenod CA, Rouzier R, Callard P, Bazot M. Dynamic contrast-enhanced magnetic resonance imaging: a useful tool for characterizing ovarian epithelial tumors. J Magn Reson Imaging. 2008;28:111–20.

16. Thomassin-Naggara I, Toussaint I, Perrot N, Rouzier R, Cuenod CA, Bazot M, et al. Characterization of complex adnexal masses: value of adding perfusion- and diffusion-weighted MR imaging to conventional MR imaging. Radiology. 2011;258:793–803.

17. Forstner R, Sala E, Kinkel K, Spencer JA. ESUR guidelines: ovarian cancer staging and follow-up. Eur Radiol. 2010;20:2773–80.

18. Spencer JA. A multidisciplinary approach to ovarian cancer at diagnosis. Br J Radiol. 2005;78 Spec No 2:S94–102.

19. Spencer JA, Forstner R, Cunha TM, Kinkel K. ESUR guidelines for MR imaging of the sonographically indeterminate adnexal mass: an algorithmic approach. Eur Radiol. 2011;20:25–35.

20. Van Vierzen PB, Massuger LF, Ruys SH, Barentsz JO. Borderline ovarian malignancy: ultrasound and fast dynamic MR findings. Eur J Radiol. 1998;28:136–42.

21. Russell P. Surface epithelial-stromal tumors of the ovary. In: Kurman R, editor. Blaustein's pathology of the female genital tract. New York: Springer; 1995. p. 705–82.

22. Boger-Megiddo I, Weiss NS. Histologic subtypes and laterality of primary epithelial ovarian tumors. Gynecol Oncol. 2005;97:80–3.

23. Boyd C, McCluggage WG. Low-grade ovarian serous neoplasms (low-grade serous carcinoma and serous borderline tumor) associated with high-grade serous carcinoma or undifferentiated carcinoma: report of a series of cases of an unusual phenomenon. Am J Surg Pathol. 2012;36:368–75.

24. Kurman RJ, McConnell TG. Characterization and comparison of precursors of ovarian and endometrial carcinoma: parts I and II. Int J Surg Pathol. 2010;18:181S–9.

25. Lee KR, Russel P, Tavassoli FA. Tumours of the ovary and peritoneum. In: Tavassoli FA, Devilee P, editors. WHO classification: tumors of the breast and female genital organs. Lyon: IARC Press; 2003. p. 113–202.

26. Brown DL, Doubilet PM, Miller FH, Frates MC, Laing FC, DiSalvo DN, et al. Benign and malignant ovarian masses: selection of the most discriminating gray-scale and Doppler sonographic features. Radiology. 1998;208:103–10.

27. Jeong YY, Outwater EK, Kang HK. Imaging evaluation of ovarian masses. Radiographics. 2000;20:1445–70.

28. Outwater EK, Huang AB, Dunton CJ, Talerman A, Capuzzi DM. Papillary projections in ovarian neoplasms: appearance on MRI. J Magn Reson Imaging. 1997;7:689–95.

29. Granberg S, Wikland M, Jansson I. Macroscopic characterization of ovarian tumors and the relation to the histological diagnosis: criteria to be used for ultrasound evaluation. Gynecol Oncol. 1989;35:139–44.

30. Thomassin-Naggara I, Cuenod CA, Darai E, Marsault C, Bazot M. Dynamic contrast-enhanced MR imaging of ovarian neoplasms: current status and future perspectives. Magn Reson Imaging Clin N Am. 2008;16:661–72, ix.

31. Thomassin-Naggara I, Balvay D, Aubert E, Darai E, Rouzier R, Cuenod CA, et al. Quantitative dynamic contrast-enhanced MR imaging analysis of complex adnexal masses: a preliminary study. Eur Radiol. 2012;22:738–45.

32. Roussel A, Thomassin-Naggara I, Darai E, Marsault C, Bazot M. Value of diffusion-weighted imaging in the evaluation of adnexal tumors. J Radiol. 2009;90:589–96.

33. deSouza NM, O'Neill R, McIndoe GA, Dina R, Soutter WP. Borderline tumors of the ovary: CT and MRI features and tumor markers in differentiation from stage I disease. AJR Am J Roentgenol. 2005;184:999–1003.

34. Bazot M, Lafont C, Roussel A, Jarboui L, Nassar-Slaba J, Thomassin-Naggara I. Soft tissue characterization of the female pelvis with MRI. J Radiol. 2010;91:453–64.

35. Siegelman ES, Outwater EK. Tissue characterization in the female pelvis by means of MR imaging. Radiology. 1999;212:5–18.

36. Bazot M, Haouy D, Darai E, Cortez A, Dechoux-Vodovar S, Thomassin-Naggara I. Is MRI a useful tool to distinguish between serous and mucinous borderline ovarian tumours? Clin Radiol. 2013;1:47–54.

37. Kim SH, Yang DM. Borderline serous surface papillary tumor of the ovary: MRI characteristics. AJR Am J Roentgenol. 2005;184:1898–900.

38. Tanaka YO, Okada S, Satoh T, Matsumoto K, Oki A, Nishida M, et al. Ovarian serous surface papillary borderline tumors form sea anemone-like masses. J Magn Reson Imaging. 2011;33:643–40.

39. Wagner BJ, Buck JL, Seidman JD, McCabe KM. From the archives of the AFIP. Ovarian epithelial neoplasms: radiologic- pathologic correlation. Radiographics. 1994;14:1351–74. quiz 75–6.

40. Kawamoto S, Urban BA, Fishman EK. CT of epithelial ovarian tumors. Radiographics. 1999;19 Spec No:S85–102; quiz S263-4.

41. Okada S, Ohaki Y, Inoue K, Kawamura T, Hayashi T, Kato T, et al. Calcifications in mucinous and serous cystic ovarian tumors. J Nippon Med Sch. 2005;72:29–33.

42. Burkill GJ, Allen SD, A'Hern RP, Gore ME, King DM. Significance of tumour calcification in ovarian carcinoma. Br J Radiol. 2009;82:640–4.

43. Okamoto Y, Tanaka YO, Tsunoda H, Yoshikawa H, Minami M. Malignant or borderline mucinous cystic neoplasms have a larger number of loculi than mucinous cystadenoma: a retrospective study with MR. J Magn Reson Imaging. 2007;26:94–9.

44. Matsuki M, Kaji Y, Matsuo M, Kobashi Y. Struma ovarii: MRI findings. Br J Radiol. 2000;73:87–90.

45. Scully RE, Young RH, Clement PB. Germ cell tumors. In: Rosai J, editor. Tumors of the ovary and maldeveloped gonads, fallopian tube, and broad ligament. Washington, D.C.: Armed Forces Institute of Pathology; 1998. p. 226–99.

46. Jung SE, Rha SE, Lee JM, Park SY, Oh SN, Cho KS, et al. CT and MRI findings of sex cord-stromal tumor of the ovary. AJR Am J Roentgenol. 2005;185:207–15.

47. Jung SE, Lee JM, Rha SE, Byun JY, Jung JI, Hahn ST. CT and MR imaging of ovarian tumors with emphasis on differential diagnosis. Radiographics. 2002;22:1305–25.

48. Outwater EK, Siegelman ES, Kim B, Chiowanich P, Blasbalg R, Kilger A. Ovarian Brenner tumors: MR imaging characteristics. Magn Reson Imaging. 1998;16:1147–53.

49. Moon WJ, Koh BH, Kim SK, Kim YS, Rhim HC, Cho OK, et al. Brenner tumor of the ovary: CT and MR findings. J Comput Assist Tomogr. 2000;24:72–6.

50. Tanaka YO, Yoshizako T, Nishida M, Yamaguchi M, Sugimura K, Itai Y. Ovarian carcinoma in patients with endometriosis: MR imaging findings. AJR Am J Roentgenol. 2000;175:1423–30.

51. Young RH, Scully RE. Metastatic tumors of the ovary. In: Kurman R, editor. Blaustein's pathology of the female genital tract. New York: Springer; 1995. p. 939–74.

52. Kurtz AB, Tsimikas JV, Tempany CM, Hamper UM, Arger PH, Bree RL, et al. Diagnosis and staging of ovarian cancer: comparative values of Doppler and conventional US, CT, and MR imaging

correlated with surgery and histopathologic analysis – report of the Radiology Diagnostic Oncology Group. Radiology. 1999; 212:19–27.

53. Brown DL, Zou KH, Tempany CM, Frates MC, Silverman SG, McNeil BJ, et al. Primary versus secondary ovarian malignancy: imaging findings of adnexal masses in the Radiology Diagnostic Oncology Group Study. Radiology. 2001;219:213–8.

54. Tempany CM, Zou KH, Silverman SG, Brown DL, Kurtz AB, McNeil BJ. Staging of advanced ovarian cancer: comparison of imaging modalities – report from the Radiological Diagnostic Oncology Group. Radiology. 2000;215:761–7.

55. Kyriazi S, Collins DJ, Morgan VA, Giles SL, deSouza NM. Diffusion-weighted imaging of peritoneal disease for noninvasive staging of advanced ovarian cancer. Radiographics. 2010; 30:1269–85.

56. Dromain C, Leboulleux S, Auperin A, Goere D, Malka D, Lumbroso J, et al. Staging of peritoneal carcinomatosis: enhanced CT vs. PET/CT. Abdom Imaging. 2008;33:87–93.

57. Buy JN, Moss AA, Ghossain MA, Sciot C, Malbec L, Vadrot D, et al. Peritoneal implants from ovarian tumors: CT findings. Radiology. 1988;169:691–4.

58. Mitchell DG, Hill MC, Hill S, Zaloudek C. Serous carcinoma of the ovary: CT identification of metastatic calcified implants. Radiology. 1986;158:649–52.

59. Choi CH, Kim TJ, Kim WY, Ahn GH, Lee JW, Kim BG, et al. Papillary serous carcinoma in ovaries of normal size: a clinicopathologic study of 20 cases and comparison with extraovarian peritoneal papillary serous carcinoma. Gynecol Oncol. 2007;105:762–8.

60. Hiromura T, Tanaka YO, Nishioka T, Tomita K. Serous psammocarcinoma of the ovary: CT and MR findings. J Comput Assist Tomogr. 2007;31:490–2.

61. Fujii S, Matsusue E, Kanasaki Y, Kanamori Y, Nakanishi J, Sugihara S, et al. Detection of peritoneal dissemination in gyneco-

logical malignancy: evaluation by diffusion-weighted MR imaging. Eur Radiol. 2008;18:18–23.

62. Low RN, Sebrechts CP, Barone RM, Muller W. Diffusion-weighted MRI of peritoneal tumors: comparison with conventional MRI and surgical and histopathologic findings – a feasibility study. AJR Am J Roentgenol. 2009;193:461–70.

63. Vergote I, Trope CG, Amant F, Kristensen GB, Ehlen T, Johnson N, et al. Neoadjuvant chemotherapy or primary surgery in stage IIIC or IV ovarian cancer. N Engl J Med. 2010;363:943–53.

64. Chi DS, Liao JB, Leon LF, Venkatraman ES, Hensley ML, Bhaskaran D, et al. Identification of prognostic factors in advanced epithelial ovarian carcinoma. Gynecol Oncol. 2001;82:532–7.

65. Chereau E, Ballester M, Selle F, Cortez A, Darai E, Rouzier R. Comparison of peritoneal carcinomatosis scoring methods in predicting resectability and prognosis in advanced ovarian cancer. Am J Obstet Gynecol. 2010;202:178.e1–10.

66. Sala E, Kataoka MY, Priest AN, Gill AB, McLean MA, Joubert I, et al. Advanced ovarian cancer: multiparametric MR imaging demonstrates response- and metastasis-specific effects. Radiology. 2012;263:149–59.

67. Woodward PJ, Hosseinzadeh K, Saenger JS. From the archives of the AFIP: radiologic staging of ovarian carcinoma with pathologic correlation. Radiographics. 2004;24:225–46.

68. Walensky RP, Venbrux AC, Prescott CA, Osterman Jr FA. Pseudomyxoma peritonei. AJR Am J Roentgenol. 1996;167:471–4.

69. Seshul MB, Coulam CM. Pseudomyxoma peritonei: computed tomography and sonography. AJR Am J Roentgenol. 1981;136:803–6.

70. Yeh HC, Shafir MK, Slater G, Meyer RJ, Cohen BA, Geller SA. Ultrasonography and computed tomography in pseudomyxoma peritonei. Radiology. 1984;153:507–10.

71. Buy JN, Malbec L, Ghossain MA, Guinet C, Ecoiffier J. Magnetic resonance imaging of pseudomyxoma peritonei. Eur J Radiol. 1989;9:115–8.

第 16 章

罕见的恶性肿瘤(透明细胞腺癌、移行细胞癌、恶性 Brenner 肿瘤)(临床和超声)

Testa Antonia Carla, Ludovisi Manuela, De Blasis Ilaria, Giansiracusa Carmelo, Mascilini Floriana

摘 要

透明细胞癌和移行细胞肿瘤是罕见的卵巢上皮肿瘤。恶性移行细胞肿瘤有两种临床病理类型:①恶性 Brenner 肿瘤、良性或非典型性增生的(交界性),在肿瘤内部或邻近可见 Brenner 成分;②移行细胞癌(TCC),没有良性或 Brenner 成分。

关键词

Brenner 肿瘤·移行细胞癌·透明细胞·影像·超声

超过 90% 的卵巢恶性肿瘤来源于表面上皮,主要的类型有浆液性或黏液性[1]。透明细胞癌、移行细胞肿瘤是罕见的卵巢上皮肿瘤。

透明细胞肿瘤

病理和临床

绝大多数的卵巢透明细胞肿瘤是癌,占卵巢癌的 8.5%。透明细胞腺纤维瘤和非典型增生透明细胞肿瘤(交界性)极为罕见。卵巢透明细胞肿瘤的苗勒管,以前被认为是起源于中肾管,其实其与子宫内膜异位症有密切联系,与子宫内膜癌相混合,并在子宫内膜可发生同一肿瘤,它们的起源都是暴露于己烯雌酚女性的阴道腺病[2]。在所有细胞类型的卵巢癌中,透明细胞癌与子宫内膜异位症关系最密切。

透明细胞癌患者的平均年龄是 50~53 岁。通常发现于骨盆和腹部肿块。透明细胞癌是最常见的卵巢上皮肿瘤,与血管血栓性事件和多种高钙血症有关[3,4]。

35%~60% 的透明细胞癌在 I 期发现,9%~22% 阶段发现于 II 期[5-7]。最近的一些研究表明,相比其他细胞类型而言,I 期透明细胞癌更可能是 Ic 期,原因还不清楚,但它似乎与肿瘤破裂的风险更高有关[2]。

关于透明细胞癌的行为的数据有冲突。以前,透明细胞癌预示着非常不好的结果。然而,在最近许多的一系列分析研究中,这还没有得到证实[8,9]。与所有卵巢癌类似,I 期透明细胞癌有 90% 或更高的 5 年生存期。证据表明,晚期透明细胞组织学预后不良是更令人信服的[8,10]。治疗方法类似于其他的卵巢上皮细胞癌。

大体病理

透明细胞癌的大小可达 30cm,平均为 13~15cm[2]。虽然可以是实性的,但更常见的是切面呈厚壁的单房囊性肿块,有多个米黄肉质结节突向腔内,或者是含稀薄液体或黏液的多房囊性肿块。大多数发生于在子宫内膜异位灶,有典型的内膜样囊肿特征,包含巧克力状的液体，囊壁有增厚的息肉状或结节状组织，或者含较多的固体成分，倾向于恶性肿瘤[2]。

超声

　　在文献中,透明细胞癌的超声特征通常连同其他更常见的上皮恶性肿瘤一起描述,单独针对这种类型恶性肿瘤的分析通常没有报道。例如,在 Valertinus 的论文中[11],包括 11 例透明细胞癌,但没有详细的评估这一小类癌症。

　　直到最近,Alcazar 等的一篇论文中报道了 16 例透明细胞癌的超声特征[1]。

　　根据形态学灰度评估,16 例中有 13 例是单房或多房囊实性肿瘤(81%),1 例是单房的肿瘤(6%)和 2 例为实性(13%)。粒度中值是 231mL(范围 9 ~2432)。除 1 例之外,所有肿瘤在血管彩色多普勒中有血流,13 例为中等和丰富的血供(81%)。

　　在一项研究中,旨在比较交界性及原发卵巢癌(产生于内膜异位囊肿)与良性的内膜异位囊肿的超声特征,收集了 6 例透明细胞癌(5 例 I 期,1 例 II 期)。所有病例有实性成分存在,彩色多普勒见血流[12]。

　　图 16-1 至图 16-3 为透明细胞癌的超声图像。

移行细胞肿瘤

病理和临床分析

　　移行细胞肿瘤占卵巢上皮肿瘤的 10%。移行上皮

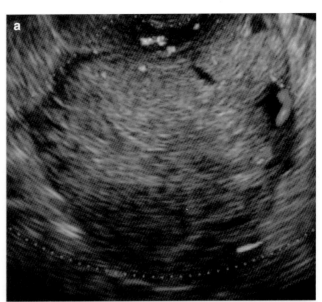

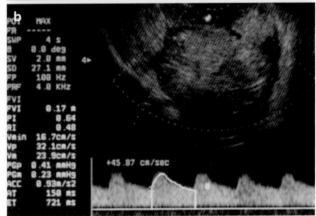

图 16-2　一名 63 岁的女性,患透明细胞癌,超声检查图像显示实性肿块,彩色多普勒见中等量血流(a)与高流速(收缩期峰值速度= 32cm/s)(b)。(见彩图)

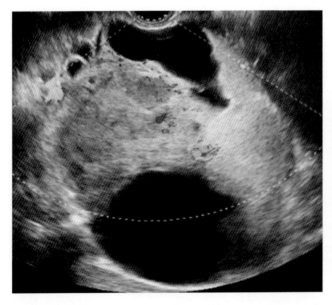

图 16-1　一名 74 岁的女性,患透明细胞癌,超声图像显示多房囊实性肿块,彩色多普勒检查见少量血流。(见彩图)

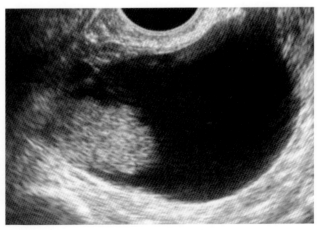

图 16-3　一名 48 岁的女性,患透明细胞癌,超声图像显示单房囊实性肿块,囊肿壁内不规则,见一大的实性突起。(见彩图)

细胞类型，其特点是一个相对统一排列分层细胞，卵圆形细胞核带核凹槽，因为它与膀胱上皮相似，故名为移行上皮肿瘤[2]。

恶性移行细胞肿瘤的两个临床病理类型特点:恶性 Brenner 肿瘤，内部或邻近可见良性或非典型性增生的（交界性）Brenner 成分;移行细胞癌（TCC），没有良性和交界性 Brenner 成分[13]。

移行细胞癌的组织学模式常常与其他类型的癌相混淆，通常是浆液性癌。大约有 10% 卵巢移行细胞癌的模式是纯粹的。50% 以上显示移行细胞癌特点，能得到移行细胞癌的诊断。除了没有良性 Brenner 肿瘤成分，移行细胞癌还缺乏显著的基质钙化[14-16]。

卵巢移行细胞癌的形态学标记和膀胱移行细胞癌相似，比恶性 Brenner 肿瘤更有侵袭性。Austin 和 Frank Norris[14]认为，卵巢移行细胞癌直接起源于卵巢多能表面上皮细胞，有分化尿道上皮细胞的潜力，而不是源于良性或交界性 Brenner 肿瘤。

Eichhorn 和 Young 提供卵巢移行细胞癌的详细描述[17]，通常显示起伏、扩散、孤立和有小梁的生长模式。肿瘤细胞核是椭圆形或圆形，常常表现为长核仁。细胞质中往往是苍白和颗粒状，很少纯净或嗜酸性。

恶性 Brenner 肿瘤发生的平均年龄是 63 岁，而移行细胞癌的平均年龄为 56 岁。

Brenner 肿瘤几乎都是无症状的，偶然被发现，例如，在一个不相关的检查或手术中发现[13,17-22]。在这些无症状患者中，经常可见的有阴道流血（雌激素活性导致）[13,19,23-25]，盆腔疼痛，或者摸到盆腔肿块[24,25]。患者还可能出现尿潴留[15]、腹水[1]或 Meigs 综合征[2]。卵巢的移行细胞癌的常见症状是腹痛、腹部肿胀或膨胀、体重减轻。有时候，患者可能会出现子宫出血、背部疼痛、肠道或泌尿系统症状。然而，临床表现并不能和其他卵巢癌区别[14,17]。

CA-125 是临床上有用的晚期肿瘤进展和复发的血清标志物，尽管早期阶段 CA-125 可能为阴性。

恶性 Brenner 肿瘤的阶段分布如下:I 期，64%;II 期，12%;III 期，18%;IV 期，6%。相比之下，53% 的移行细胞癌发现在晚期[2]。

在临床上，卵巢 TCC 同恶性 Brenner 肿瘤不同。TCC 多代表进展期肿瘤，而 Brenner 肿瘤则多为 I 期。

TCC 是高级别浆液性癌的一种变异类型，同时也是 II 型肿瘤。对比来说，恶性 Brenner 肿瘤则多为 I 型表现[2]。

由于恶性 Brenner 肿瘤很罕见，因此，没有多少关于交界性或恶性 Brenner 肿瘤预后和长期生存的信息[26]。

恶性 Brenner 肿瘤的进展与腹腔内转移有关[19]。转移灶也可发生在胸膜、肺、肾脏、肝脏、膀胱、骨骼[27]。尽管高分化肿瘤似乎有更好的预后，但长期无病生存仍极为罕见[25]。Roth 描述 14 例交际性肿瘤患者:随访时间为 6 个月至 10 年，13 例患者没有复发，第 14 例患者因患急性白血病不久后去世[25]。

移行细胞癌比浆液性癌对化疗更敏感。在进行标准化疗后，移行细胞癌患者比所有其他类型的卵巢癌患者有更好的预后[27]，即使关于生存率的数据是有限的。移行细胞癌患者术后预后 5 年生存率为 37%，而对于接受化疗的患者，存活率为 41%[15,16]。

大体病理

Brenner 肿瘤的平均大小是 14cm（范围最大到 25cm），移行细胞癌的平均大小是 10cm[17]。

恶性 Brenner 肿瘤囊壁内见大的纤维结节，可与良性 Brenner 肿瘤相鉴别,恶性 Brenner 肿瘤也可以是完全实性的。

移行细胞癌的总体外观类似于高级别浆液性癌，典型的实性和囊性。囊肿可能有息肉状脆性壁结节，囊液是水样的或黏液样的。有可能有明显出血和坏死。

此外，恶性 Brenner 肿瘤和良性的一样往往有显著基质钙化，相对来说移行细胞癌的钙化不常见，更常见到沙粒体。

超声

一些论文在文献中总结了恶性移行细胞肿瘤的超声表现。

有大型前瞻性多中心研究收集卵巢肿瘤超声特点[国际卵巢肿瘤分析（IOTA）协议]，把这些肿瘤分为"罕见恶性肿瘤"组，但没有单独对这些肿瘤不同类型的分析。

只有一个最近的出版物描述了移行细胞癌 15 例。这些病理均可见实性成分，15 例中有 9 例（60%）肿瘤为实性，6 例（40%）为单房或多房囊实性。13 例（87%）彩色多普勒检查血流丰富，粒度中值为 180mL（范围为 6~1766）[1]。

作者强调，不同类型的少见恶性肿瘤的大小、形态、血供没有显著的区别。

Dierickx 等在最近的多中心研究中对恶性 Brenner 肿瘤临床和超声特征进行分析[26]。他们发现，在 29 例 Brenner 肿瘤中，2 例为交界性，3 例为侵袭性恶性 Brenner 肿瘤。

而大多数良性 Brenner 肿瘤(17/24,71%)包含实性成分，多普勒检测表现为没有或极少血流(19/24,79%),5 例中的 3 例(60%)交界性和恶性 Brenner 肿瘤含实性成分，在彩色多普勒检查中,3/5(60%)表现为中度或高流量。2 例交界性肿瘤中,有 1 例含有乳头状结节,5 例恶性肿瘤中,有 3 例(60%)有不规则内部囊肿壁。已知的 4 例恶性 Brenner 肿瘤中有 3 例(75%)可见钙化。

在他们的论文中,Diericks 等未能识别 Brenner 肿瘤特定的超声波特性，交界性和恶性 Brenner 肿瘤的数量太小，以致无法得出结论和描述恶性 Brenner 肿瘤可能的典型超声特征[26]。

超声发现 Brenner 肿瘤伴钙化很普遍,在几乎所有恶性 Brenner 肿瘤均有描述。然而,有或没有钙化的回顾性信息可能有偏离;因此,进行解释时,应特别谨慎。

Hata 等人的另一个报道，关于交界性 Brenner 肿瘤的超声特征。这个交界性 Brenner 肿瘤有 14cm 大小

的多房囊实性肿块,分隔上有乳头状突起[28]。

良性和交界性 Brenner 肿瘤超声图像如图 16-4 和图 16-5 所示。

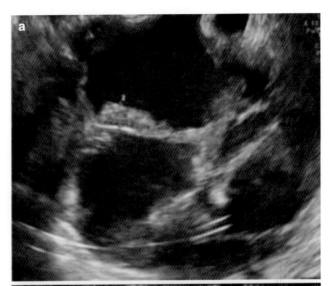
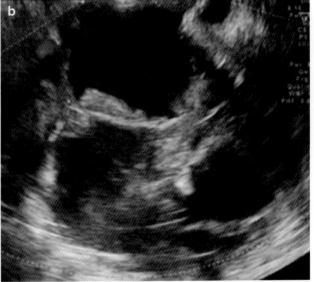

图 16-5　一名 60 岁的女性,交界性 Brenner 肿瘤,超声图像可见 16cm 大小的多房囊实性块,囊内壁和分隔不规则,因为有多个乳头状的突起(a),彩色多普勒检查见少量血流(b)。(见彩图)

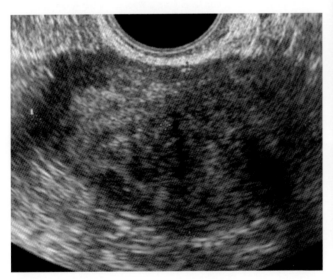

图 16-4　一名 60 岁的女性,超声图像显示 5cm 大小纯实性良性 Brenner 肿瘤。

参考文献

1. Alcázar JL, Guerriero S, Pascual MÁ, Ajossa S, Olartecoechea B, Hereter L. Clinical and sonographic features of uncommon primary ovarian malignancies. J Clin Ultrasound. 2012;40:323–9.
2. Kurman RJ. Blaustein's pathology of the female genital tract. 6th ed. New York: Springer; 2011.
3. Pather S, Quinn MA. Clear cell cancer of the ovary-is it chemosensitive? Int J Gynecol Cancer. 2004;15:432–7.
4. Tan DSP, Kaye S. Ovarian clear cell adenocarcinoma: a continuing enigma. J Clin Pathol. 2007;60:355–60.
5. Chung HH, Hwang SY, Jung KW, Won YJ, Shin HR, Kim JW, Lee HP, Gynecologic Oncology Committee of Korean Society of Obstetrics and Gynecology. Ovarian cancer incidence and survival in Korea: 1993–2002. Int J Gynecol Cancer. 2007;17:595–600.
6. Mizuno M, Kikkawa F, Shibata K, Kajiyama H, Suzuki T, Ino K, Kawai M, Mizutani S. Long-term prognosis of stage I ovarian carcinoma. Prognostic importance of intraoperative rupture. Oncology. 2003;65:29–36.
7. Seidman JD, Yemelyanova AV, Khedmati F, Bidus MA, Dainty L, Boice CR, Cosin JA. Prognostic factors for stage I ovarian carcinoma. Int J Gynecol Pathol. 2010;29:1–7.

8. Chan JK, Teoh D, Hu JM, Shin JY, Osann K, Kapp DS. Do clear cell ovarian carcinomas have poorer prognosis compared to other epithelial cell types? A study of 1411 clear cell ovarian cancers. Gynecol Oncol. 2008;109:370–6.

9. Timmers PJ, Zwinderman AH, Teodorovic I, Vergote I, Trimbos JB. Clear cell carcinoma compared to serous carcinoma in early ovarian cancer: same prognosis in a large randomized trial. Int J Gynecol Cancer. 2009;19:88–93.

10. Chan JK, Tian C, Monk BJ, Herzog T, Kapp DS, Bell J, Young RC, Gynecologic Oncology Group. Prognostic factors for high-risk early-stage epithelial ovarian cancer: a Gynecologic Oncology Group study. Cancer. 2008;112:2202–10.

11. Van Holsbeke C, Van Belle V, Leone FP, Guerriero S, Paladini D, Melis GB, Greggi S, Fischerova D, De Jonge E, Neven P, Bourne T, Valentin L, Van Huffel S, Timmerman D. Prospective external validation of the 'ovarian crescent sign' as a single ultrasound parameter to distinguish between benign and malignant adnexal pathology. Ultrasound Obstet Gynecol. 2010;36:81–7.

12. Testa AC, Timmerman D, Van Holsbeke C, Zannoni GF, Fransis S, Moerman P, Vellone V, Mascilini F, Licameli A, Ludovisi M, Di Legge A, Scambia G, Ferrandina G. Ovarian cancer arising in endometrioid cysts: ultrasound findings. Ultrasound Obstet Gynecol. 2011;38:99–106.

13. Jorgensen EO, Dockerty MB, Wilson RB, Welch JS. Clinicopathologic study of 53 cases of Brenner's tumors of the ovary. Am J Obstet Gynecol. 1970;108:122–7.

14. Austin R, Norris H. Malignant Brenner tumor and transitional cell carcinoma of the ovary: a comparison. Int J Gynecol Pathol. 1987; 6:29–39.

15. Tazi E, Lalya I, Tazi M, Ahellal Y, M'rabti H, Errihani H. Transitional cell carcinoma of the ovary: a rare case and review of literature. World J Surg Oncol. 2010;8:98–101.

16. Lin C, Liu F, Ho E. Transitional cell carcinoma of the ovary. Taiwan J Obstet Gynecol. 2006;45:268–71.

17. Eichhorn J, Young R. Transitional cell carcinoma of the ovary: a morphologic study of 100 cases with emphasis on differential diagnosis. Am J Surg Pathol. 2004;28:453–63.

18. Green GE, Mortele KJ, Glickman JN, Benson CB. Brenner tumors of the ovary: sonographic and computed tomographic imaging features. J Ultrasound Med. 2006;25:1245–51.

19. Balasa RW, Adcock LL, Prem KA, Dehner LP. The Brenner tumor: a clinicopathologic review. Obstet Gynecol. 1977;50:120–8.

20. Silverberg SG. Brenner tumor of the ovary: a clinicopathologic study of 60 tumors in 54 women. Cancer. 1971;28:588–96.

21. Ehrlich CE, Roth LM. The Brenner tumor. A clinicopathologic study of 57 cases. Cancer. 1971;27:332–42.

22. Fox H, Agrawal K, Langley FA. The Brenner tumour of the ovary: a clinicopathologic study of 54 cases. J Obstet Gynaecol Br Commonw. 1972;79:661–5.

23. Hermanns B, Faridi A, Rath W, Füzesi L, Schröder W. Differential diagnosis, prognostic factors, and clinical treatment of proliferative Brenner tumor of the ovary. Ultrastruct Pathol. 2000;24:191–6.

24. Yoonessi M, Abell MR. Brenner tumors of the ovary. Obstet Gynecol. 1979;54:90–6.

25. Roth LM, Czernobilsky B. Ovarian Brenner tumors. II. Malignant. Cancer. 1985;56:592–601.

26. Dierickx I, Valentin L, Van Holsbeke C, Jacomen G, Lissoni AA, Licameli A, Testa A, Bourne T, Timmerman D. Imaging in gynecological disease (7): clinical and ultrasound features of Brenner tumors of the ovary. Ultrasound Obstet Gynecol. 2012;40(6):706–13.

27. Kommoss F, Kommoss S, Schmidt D, Trunk M, Pfisterer J, du Bois A. Survival benefit for patients with advanced-stage transitional cell carcinomas vs. other subtypes of ovarian carcinoma after chemotherapy with platinum and paclitaxel. Gynecol Oncol. 2005;97:195–9.

28. Hata K, Hata T, Senoh D, Kitao M. Doppler ultrasound in a patient with ovarian Brenner tumor of low malignant potential: comparison with gray-scale ultrasound, magnetic resonance imaging and tumor marker suggesting malignancy. Gynecol Obstet Invest. 1997;43:135–8.

第 17 章

卵巢少见肿瘤：CT 和 MRI 表现

Takashi Koyama, Takashi Ikeuchi, Kaori Togashi

摘　要

透明细胞癌是一个典型的包含多壁结节的囊性团块，囊性成分典型表现为 T1WI 和 T2WI 上高信号。恶性卵巢勃勒纳瘤典型表现为大的多房囊性包含乳头状突起和实性成分的肿块。癌肉瘤典型表现为巨大的异质性团块，内含出血和坏死。

关键词

勃勒纳瘤·移行细胞癌·透明细胞·CT·磁共振成像

这章涉及罕见的卵巢上皮性肿瘤，包含透明细胞瘤、恶性移行细胞肿瘤、混合型苗勒氏混合瘤。

透明细胞瘤

卵巢透明细胞瘤组织学表现为胞质透明的细胞，这些所谓的鞋钉样细胞表现为鞋钉样，凸入管腔。绝大多数透明细胞瘤是癌，然而透明细胞腺纤维瘤和非典型增生性透明细胞肿瘤（也被称为交界性透明细胞腺纤维瘤）非常罕见。

透明细胞癌

透明细胞癌(CCC)在西方国家占卵巢癌的 8.5%，但在日本的发病率估计至少为 20%。在日本，透明细胞癌是第二常见的普通上皮性卵巢癌，第一位是浆液性癌，而且透明细胞癌的发病率依旧在上升，然而其高发病率以及发病率增高的原因依旧不清楚。透明细胞癌多在 50~70 岁发病，平均发病率为 54 岁。

透明细胞癌有许多不同于其他上皮性卵巢癌的临床表现。透明细胞癌是最常见的与肿瘤相关性血栓性静脉炎（被称为 Trousseau 综合征和副肿瘤性高钙血症）相关的卵巢上皮性肿瘤（图 17-1）[1,2]。血栓栓塞事件，包括深部静脉血栓形成或肺动脉栓塞，27.3% 的透明细胞癌患者可发生，6.8% 的患有其他上皮性卵巢癌患者也可见[3]。具有 Trousseau 症状的患者多伴有非感染性心内膜炎表现，随后，可见不同器官内动脉内栓子形成，包括头和肾脏。CCC 的另一临床特点是在所有卵巢癌的各亚型中，肿瘤均同子宫内膜异位有很紧密的联系[4]。CCC 经常起自之前存在的子宫内膜囊肿[5]。子宫内膜样种植物经常见于肿瘤的空腔内以及盆腔内其他位置。

透明细胞癌常表现为一个巨大的囊性团块，双侧罕见。透明细胞癌在 FIGO 分级中多表现为早期，35%~60% 为 I 期，9%~22% 为 II 期。然而 I 期透明细胞癌更可能为 Ic 级，可能是由于其肿瘤破裂的可能性更高[6]。透明细胞癌临床分期早的倾向的解释为：透明细胞癌通常源于先前存在的子宫内膜异位症。然而相较于其他卵巢癌，分期早的透明细胞癌临床预后更差，或有临床预后更差的倾向[7,8]。

透明细胞癌大体特征性表现为在一个厚壁的单

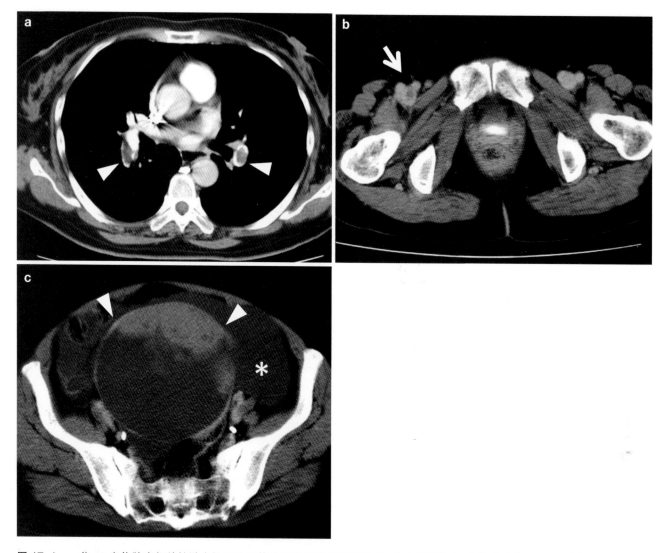

图 17-1　一位 40 岁伴肿瘤相关性游走性血栓性静脉炎的透明细胞癌患者,表现为肺栓塞,突发呼吸窘迫。(a)胸部对比增强 CT 显示双侧肺动脉栓塞(箭头所指)。(b)腹股沟的水平 CT 显示右股静脉内静脉血栓(箭头所指)。(c)盆腔 CT 显示腹侧一个边界清晰包含形态不规则实性成分的囊性团块(箭头所指)。左侧盆腔显示有腹水(星号的位置)。

房性囊肿中多发的壁结节,代表子宫内膜异位囊肿(图 17-2)[4]。囊肿内容物在 MRI 上的典型表现为 T1WI 上高信号,类似于子宫内膜异位症。

　　然而,T2WI 上通常显示高信号,而不是子宫内膜异位症 T2WI 常见的低信号灶[9]。透明细胞癌上的肿瘤结节表现为大小不定,微小结节到大的团块几乎填充整个囊腔。在 MRI 图上,通常表现为 T1WI 上低信号,但 T2WI 上信号表现为低信号到高信号(图 17-3)。后对比图像显示结节内增强。后对比图像上的增强可区分瘤壁结节和凝结的血块,凝结的血块常在子宫内膜异位症中出现,但无增强。上述透明细胞癌的影像学表现在和同样源于子宫内膜异位症的子宫内膜样腺癌上也可见。然而,如果是血栓栓塞,同时包括血栓性

静脉炎、肺动脉栓塞和许多器官的梗死,可能提示透明细胞癌的诊断(图 17-1 和图 17-3)。

透明细胞腺纤维瘤、交界性透明细胞腺纤维瘤

　　交界性透明细胞腺纤维瘤也被称为非典型增生性透明细胞瘤[4]。这类肿瘤的大体特征性表现为蜂窝状微囊结构,内嵌入实性的橡胶基质[4]。这类肿瘤的组织学表现为管状腺鞋钉细胞。交界性透明细胞腺纤维瘤的腺体更加拥挤,细胞表现为核异型性。这类肿瘤被视为透明细胞癌的前体,透明细胞癌也与这类肿瘤伴发。如同透明细胞癌,这些肿瘤可能和子宫内膜异位症相关。虽然透明细胞腺纤维瘤的影像学表现标准

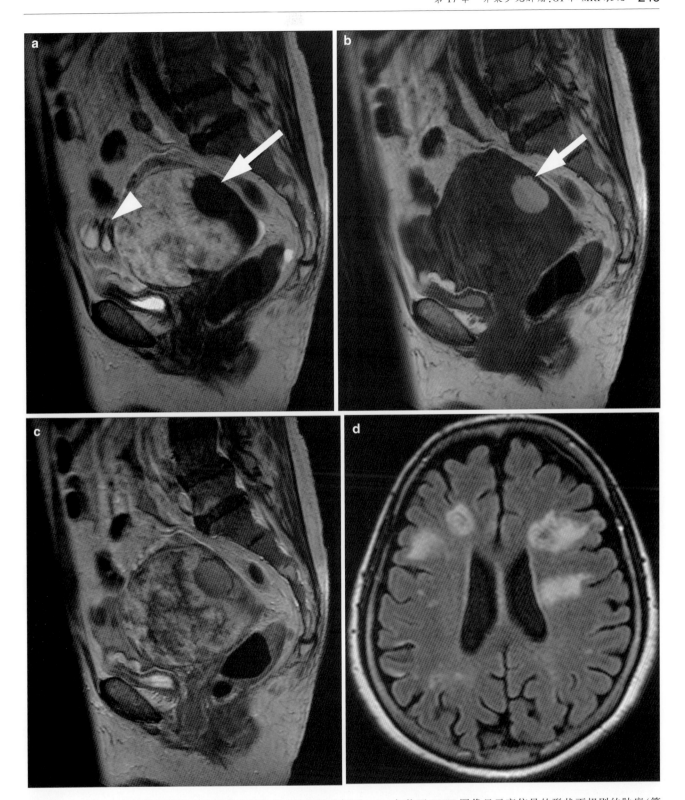

图 17-2　一位 64 的透明细胞癌女性患者表现为多发性急性脑梗死。(a)矢状面 T2WI 图像显示高信号的形状不规则的肿瘤(箭头所指)和子宫内膜异位症的低信号(箭头所指)。(b)T1WI 图像显示肿瘤内显著的低信号以及子宫内膜异位症内高信号(箭头所指)。(c)对比增强 T1WI 图像显示肿瘤内不均匀强化。(d)FLAIR 图像显示高信号的多发病灶,表示急性脑梗死。

还未确立,我们诊断透明细胞腺纤维瘤经验为多房囊性肿块中含有大量的细分隔(图 17-4 和图 17-5)。透明细胞腺纤维瘤中纤维基质丰富的区域在影像学上的表现为 T2WI 上低信号的实性成分(图 17-4)。

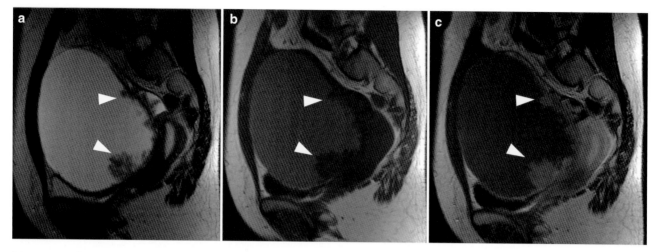

图 17-3　一位 57 岁的透明细胞癌女性患者。(a)矢状面 T2WI 图像显示一个大的单房性囊肿,其内伴中等强度的乳头状突起(箭头所指)。(b)T1WI 图像显示囊内容物信号强度增强,以及低信号的壁结节。(c)后增强 T1WI 图像显示乳头状突起的信号有增强。

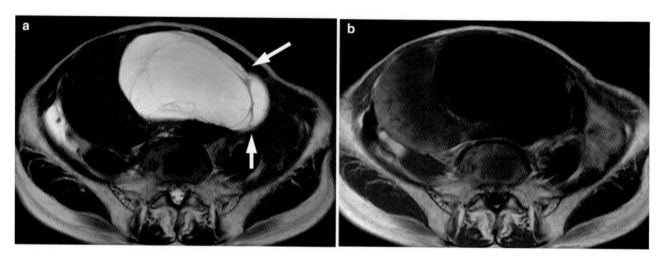

图 17-4　一位 89 岁的透明细胞腺纤维瘤女性患者。(a)轴位 T2WI 图像显示一个巨大的实性团块包含一个多房性分隔囊块(箭头所指)。(b)后增强 T1WI 图像显示实性成分的外周有弱增强。

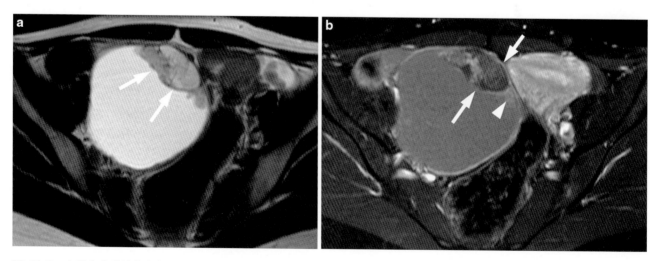

图 17-5　患子宫内膜异位症的一位 32 岁透明细胞性纤维瘤女性。(a)轴位 T2WI 图像显示复杂的非均匀中等强度的壁结节(箭头所指)。(b)后增强 T1WI 图像显示具有较多良好分隔的壁结节内的微囊性结构(箭头所指)。微囊病灶后的乳头状突起(箭头所指)有增强。这些突起与源于透明细胞腺纤维瘤的透明细胞癌一致。

恶性移行细胞肿瘤

移行细胞肿瘤大约占卵巢上皮性肿瘤的 10%,且它们中的绝大多数为良性勃勒纳瘤。交界性勃勒纳瘤和恶性移行细胞肿瘤极其罕见。交界性勃勒纳瘤也被称为不典型增生性勃勒纳瘤、增生性勃勒纳瘤或低度恶性倾向的勃勒纳瘤[4]。恶性移行细胞肿瘤进一步被分为恶性勃勒纳瘤和移行细胞癌(TCC)。这些肿瘤的特征性表现是移行肿瘤细胞的组织间质浸润,这些表现在移行性肿瘤中是没有的。

恶性勃勒纳瘤病理学上的定义为肿瘤内出现良性勃勒纳成分,而移行细胞癌没有这些成分。最近的免疫组化和基因学研究表明,勃勒纳瘤有尿路上皮分化,而移行细胞癌是一个变种的高级浆液性癌[10,11]。这种认识得到了高级浆液性癌常显示局部区域移行细胞癌特征这一观察的证实[4]。

交界性和恶性的勃勒纳瘤体积都较其良性的大,且外观上有呈多房囊性的倾向(图 17-6 和图 17-7)。这些肿瘤多有典型的多乳头状突起以及形状不规则的实性成分(图 17-7)[12]。同时移行细胞癌的大体外观和高分级的浆液性癌类似,典型的表现为形状不规则的实性团块。研究表明实性成分在 T2WI 信号强度上:恶性移行细胞肿瘤较良性和交界性勃勒纳瘤高[13]。

混合型卵巢苗勒管肿瘤

混合型苗勒管肿瘤(MMT)组织学特征为上皮和间充质细胞。间充质细胞增殖的程度不一,多数为肉瘤样的,混合型苗勒管肿瘤伴恶性上皮性成分为腺肉瘤。混合型苗勒管肿瘤多见于子宫,发生于卵巢极其罕见[14,15]。混合型卵巢苗勒管肿瘤的影像学表现尚未完善。

腺肉瘤

腺肉瘤通常见于绝经前和绝经后的女性,患者平均年龄为 54 岁[16]。大约 65%的患者表现为 FIGO I 级水平。腺肉瘤的显微镜下特征为周围间质凝结以及细胞密集区有丝分裂增加。在组织学上,1/4 的肿瘤为高分化,其余的为低分化。5 年无病生存率低分化者占 45%,高分化者战占 25%[16],总体的 5 年生存率约为 65%。腺肉瘤的大体外观为主要是一个实性团块内含有一些囊性区域,但 10%左右主要为囊性[17]。以我们的经验,腺肉瘤表现为:MRI 上源于子宫腺肌瘤的壁结节(图 17-8)[18]。结节表现为 T2WI 异质性的低信号。在一例腺肉瘤病例中,一个分叶状的软组织团块几乎填充了整个囊腔。团块在 T2WI 上为高信号,在后增强图像上呈网状增强(图 17-9)。

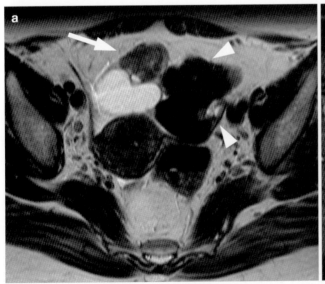
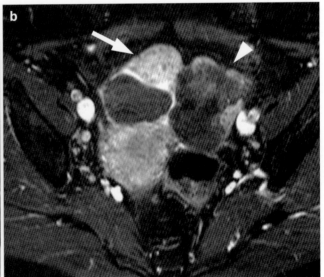

图 17-6 右卵巢交界性勃勒纳瘤和左侧良性勃勒纳瘤。(a)轴位 T2WI 图像显示双侧卵巢肿瘤。右侧卵巢肿瘤由囊性成分和实性成分组成(箭头所指),表现为中等不均匀强度。左卵巢是一个显著低信号的分叶状团块(箭头所指)。(b)后增强脂肪抑制 T1WI 图像显示右卵巢团块内实性成分显著的不均匀强化(箭头所指),以及左卵巢团块内低度强化(箭头所指)。

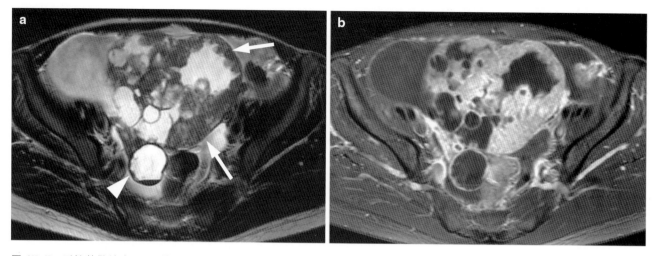

图 17-7　恶性勃勒纳瘤。(a)轴向 T2WI 图像显示一个复杂的多房囊性肿块,包含许多乳头状突起和形态不规则的实性成分(箭头所指)。右卵巢内含有液平的囊性肿块(箭头所指)。(b)后增强 T1WI 图像显示乳头状突起明显的强化以及非均匀肿瘤内实性成分。腹膜面增厚并且有增强,代表癌性腹膜炎。

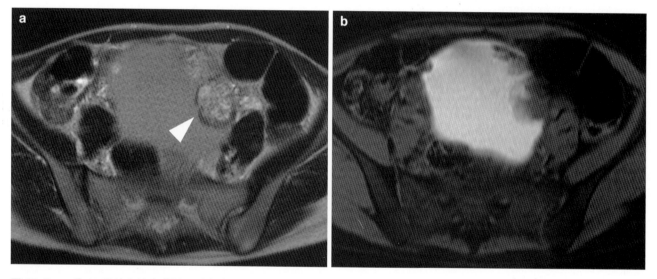

图 17-8　一位 32 岁的女性患者源于子宫腺肌瘤的腺肉瘤。(a)T2WI 图像显示异质高信号的壁结节(箭头所指),以及被覆信号降低的斑点。(b)T1WI 图像显示高信号的囊性成分,以及低信号的壁结节。

癌肉瘤

　　癌肉瘤是一个高度侵袭性的肿瘤，预后不良，中期生存期约为 8 个月[19]。患癌肉瘤通常见于老龄女性，平均年龄为 64~66 岁,比其他类型卵巢癌的发病年龄大[20]。微观特征是恶性上皮与基质成分相混合。上皮成分通常为浆液性或子宫内膜样癌。通常由核异型性和有丝分裂明显的梭形细胞组成，而且通常与最常见的软骨肉瘤、骨肉瘤和横纹肌肉瘤的异质性成分相关。

近期的免疫组化和基因学研究提示,卵巢癌肉瘤是一种化生性癌[21,22]。

　　这些卵巢肿瘤通常体积大,大体观特征性的表现是出现类似子宫肿瘤的出血和坏死。MRI 图像卵巢癌肉瘤表现为一个巨大的包含出血坏死区的异质性团块(图 17-10),该出血坏死区在 T1WI 上信号增高,在 T2WI 上信号减低。在增强后 T1WI 因为瘤内广泛的坏死而表现为不均匀的增强。如同腺肉瘤,癌肉瘤可能起源于先前存在的子宫腺肌瘤[23]。

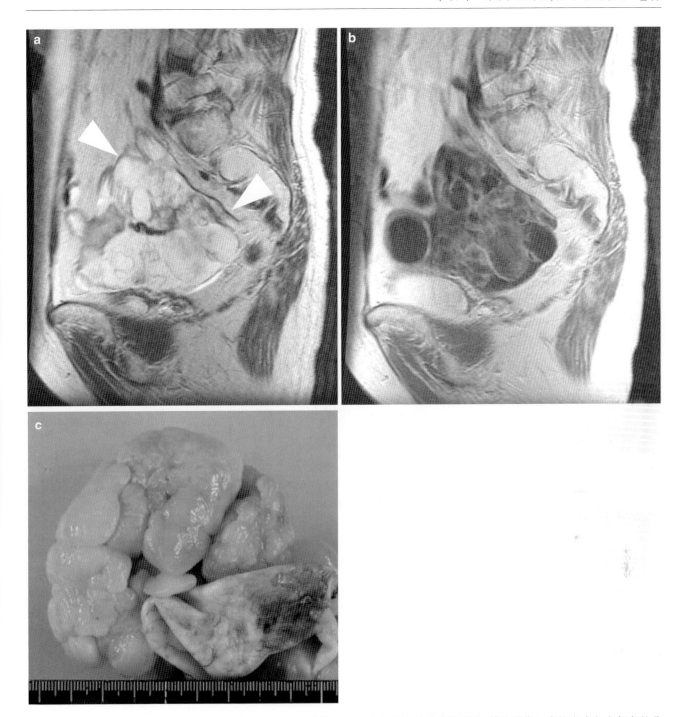

图 17-9　一位 69 岁的卵巢腺肉瘤女性患者。(a)T2WI 图像显示一个边界清楚的囊性病变(箭头所指),囊性变内包含复杂的分叶状团块。(b)后增强 T1WI 图像显示肿瘤网状增强。(c)肿瘤的大体图像显示囊内分叶状的软组织。(见彩图)

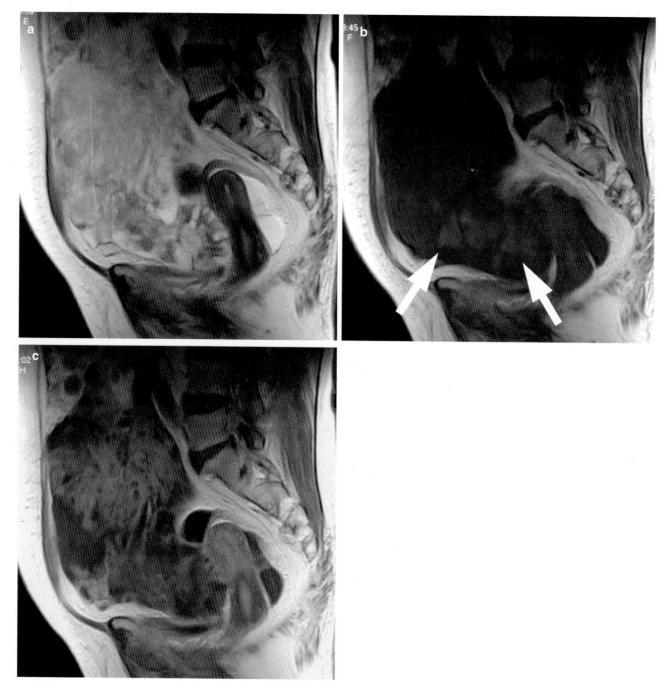

图 17–10 一位 66 岁的癌肉瘤女性。(a)矢状面 T2WI 图像显示子宫前巨大的不均匀的高信号团块。(b)T1WI 图像显示增强灶（箭头所指）。(c)后增强 T1WI 图像显示肿瘤内因为多灶性不增强区域存在而表现出的不均匀性增强，意味着出血和坏死。

参考文献

1. Pather S, Quinn MA. Clear-cell cancer of the ovary-is it chemosensitive? Int J Gynecol Cancer. 2005;15(3):432–7.
2. Tan DS, Kaye S. Ovarian clear cell adenocarcinoma: a continuing enigma. J Clin Pathol. 2007;60(4):355–60.
3. Matsuura Y, et al. Thromboembolic complications in patients with clear cell carcinoma of the ovary. Gynecol Oncol. 2007;104(2):406–10.
4. Seidman J, et al. Surface epithelial tumors of the ovary. In: Kurman R, Ellenson LH, Ronnett B, editors. Blaustein's pathology of the female genital tract. New York: Springer; 2011. p. 679–784.
5. Kobayashi H, et al. Risk of carcinoma in women with ovarian endometrioma. Front Biosci (Elite Ed). 2011;3:529–39.
6. Mizuno M, et al. Long-term prognosis of stage I ovarian carcinoma. Prognostic importance of intraoperative rupture. Oncology. 2003;65(1):29–36.
7. Jenison EL, et al. Clear cell adenocarcinoma of the ovary: a clinical analysis and comparison with serous carcinoma. Gynecol Oncol. 1989;32(1):65–71.
8. Kennedy AW, et al. Ovarian clear cell adenocarcinoma. Gynecol Oncol. 1989;32(3):342–9.
9. Tanaka YO, et al. Ovarian carcinoma in patients with endometriosis: MR imaging findings. AJR Am J Roentgenol. 2000;175(5):1423–30.
10. Ordonez NG. Transitional cell carcinomas of the ovary and bladder are immunophenotypically different. Histopathology. 2000;36(5):433–8.
11. Riedel I, et al. Brenner tumors but not transitional cell carcinomas of the ovary show urothelial differentiation: immunohistochemical staining of urothelial markers, including cytokeratins and uroplakins. Virchows Arch. 2001;438(2):181–91.
12. Takahama J, et al. Borderline Brenner tumor of the ovary: MRI findings. Abdom Imaging. 2004;29(4):528–30.
13. Oh SN, et al. Transitional cell tumor of the ovary: computed tomographic and magnetic resonance imaging features with pathological correlation. J Comput Assist Tomogr. 2009;33(1):106–12.
14. Gallardo A, Prat J. Mullerian adenosarcoma: a clinicopathologic and immunohistochemical study of 55 cases challenging the existence of adenofibroma. Am J Surg Pathol. 2009;33(2):278–88.
15. Sreenan JJ, Hart WR. Carcinosarcomas of the female genital tract. A pathologic study of 29 metastatic tumors: further evidence for the dominant role of the epithelial component and the conversion theory of histogenesis. Am J Surg Pathol. 1995;19(6):666–74.
16. Eichhorn JH, et al. Mesodermal (mullerian) adenosarcoma of the ovary: a clinicopathologic analysis of 40 cases and a review of the literature. Am J Surg Pathol. 2002;26(10):1243–58.
17. Chen ZW, Saad RS. Ovarian adenosarcoma arising from benign cystadenoma and associated intraoperative consultation pitfalls. Int J Gynecol Pathol. 2010;29(5):415–8.
18. Shintaku M, Mise Y. Mullerian adenosarcoma with a neuroectodermal component associated with an endometriotic cyst of the ovary: a case report. Pathol Int. 2012;62(4):271–5.
19. Chang J, et al. Carcinosarcoma of the ovary: incidence, prognosis, treatment and survival of patients. Ann Oncol. 1995;6(8):755–8.
20. Mano MS, et al. Current management of ovarian carcinosarcoma. Int J Gynecol Cancer. 2007;17(2):316–24.
21. Jin Z, et al. Carcinosarcomas (malignant mullerian mixed tumors) of the uterus and ovary: a genetic study with special reference to histogenesis. Int J Gynecol Pathol. 2003;22(4):368–73.
22. Matias-Guiu X, et al. Clonality analysis in synchronous or metachronous tumors of the female genital tract. Int J Gynecol Pathol. 2002;21(3):205–11.
23. Marchevsky AM, Kaneko M. Bilateral ovarian endometriosis associated with carcinosarcoma of the right ovary and endometrioid carcinoma of the left ovary. Am J Clin Pathol. 1978;70(4):709–12.

第 18 章

性索间质肿瘤:临床与超声表现

Caroline Van Holsbeke, Dirk Timmerman

摘 要

卵巢性索间质肿瘤(SCST)起源于围绕在卵母细胞周围的细胞,包括一些可产生卵巢激素的细胞,除外胚胎细胞及上皮细胞。这些肿瘤表现为多样性的超声图像模式,通常显示为实质性肿块,彩色评分为3~4。

关键词

卵巢性索间质细胞肿瘤·颗粒细胞肿瘤·卵泡膜细胞瘤·睾丸支持细胞肿瘤·睾丸间质细胞肿瘤·影像·超声

引言

卵巢性索间质肿瘤(SCST)起源于围绕在卵母细胞周围的细胞,包括一些可产生卵巢激素的细胞,除外胚胎细胞及上皮细胞[1],例如颗粒细胞、卵泡膜细胞、睾丸间质细胞、睾丸支持细胞以及成纤维细胞(图18-1)。因此,卵巢性索间质细胞瘤显示了性索间质的不同的分化,如颗粒细胞、卵泡膜细胞、睾丸支持细胞及睾丸间质细胞的不同的分化。

大多数由卵巢细胞组成,但是睾丸(睾丸支持细胞)和混合卵巢、睾丸(两性母细胞瘤)细胞也可出现。

流行病学

性索间质细胞肿瘤很少见,女性发病率约为0.2/10万[1]。

它们为一组良性和恶性肿瘤,但仅占卵巢肿瘤里的1.2%,且多数(1.2%中的1%)是颗粒细胞肿瘤。

与卵巢上皮肿瘤相比,恶性性索间质细胞肿瘤很少见,且通常发生于年轻患者,容易早期诊断,而且可能会产生雌激素和雄激素。这些性激素不单会导致一些临床症状,而且可作为肿瘤的标志物帮助诊断[2,3]。性索间质细胞肿瘤目前没有明确与BRCA基因胚系突变或乳腺癌的遗传易感性有关。

在这一章中,我们将描述性索间质细胞最重要和最相关的信息。大多数临床病理信息可以在Blaustein病理学中被找到[4],其中的文章由IOTA组织出版[5,6]。声像图的特征描述按照IOTA(国际卵巢肿瘤分析)的术语和定义[7]。

颗粒细胞肿瘤

流行病学

颗粒细胞肿瘤(GCT)是一种少见肿瘤,在所有卵巢肿瘤中占1%~3%,但是最常见的性索间质细胞肿瘤(70%)和最常见的产生激素的卵巢肿瘤(80%)[8-11]。

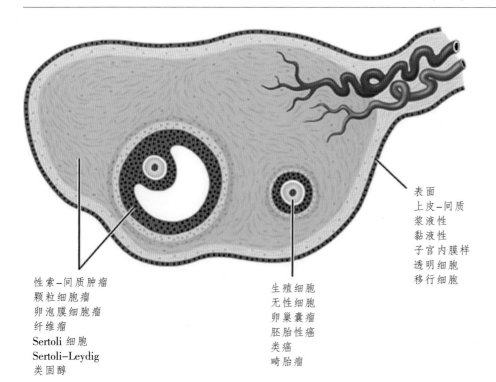

性索-间质肿瘤
颗粒细胞瘤
卵泡膜细胞瘤
纤维瘤
Sertoli 细胞
Sertoli–Leydig
类固醇

生殖细胞
无性细胞
卵巢囊瘤
胚胎性癌
类癌
畸胎瘤

表面
上皮-间质
浆液性
黏液性
子宫内膜样
透明细胞
移行细胞

图 18-1　各种卵巢肿瘤的起源。

发病率为 0.5~1.5/10 万女性[12]。1/3 的颗粒细胞肿瘤发生在绝经前女性，多于 50%发生在绝经后女性，5%发生在青春期 [11]。目前普遍认为，颗粒细胞肿瘤是由于颗粒细胞不断受刺激造成的,但为什么会产生这种刺激是未知的。放射治疗对卵细胞和颗粒细胞的损伤,不育治疗过程中增加了促性腺激素的释放,他莫西芬的使用（由于雌激素代谢物引起的雌激素活性）都被认为是潜在的致病因素,但没有确切的证据来支持这些假设[13]。GCT 分为两种:成人型和幼年型(图18-2)。幼年型在所有 GCT 中仅占 5%[11,14]。这两个类型之间的差别只是组织病理学(表 18-1)。

临床症状

颗粒细胞肿瘤产生激素,因此,高雌激素状态常可见于颗粒细胞肿瘤患者,其所导致的临床症状可协助

诊断[15]。儿童通常表现为同性性早熟或偶尔溢乳[11,16]。雌激素相关症状在青少年或成年人中表现为出血失调、乳房增大。根据诊断标准,24%~80%的颗粒细胞瘤患者有内膜异常[17];其中 20%~65%的内膜异常为内膜增生,10%为子宫内膜癌[18,19]。

其他临床症状为腹胀和腹痛。这可能由于颗粒细胞瘤通常都比较大,且可能自发性破裂,导致腹膜疼痛出血或肿瘤内出血。

大多数颗粒细胞肿瘤是缓慢生长的,逐步填充盆腔或腹腔。75%的颗粒细胞瘤在 Ⅰ 期被发现诊断,20%在 Ⅱ 期,8%在 Ⅲ 期,6%在 Ⅳ 期[18,20]。

肉眼表现

GCT 通常是大的,表面光滑或呈分叶状。肿瘤表面呈灰黄交界,由不同比例的囊、实性部分组成。尤其较

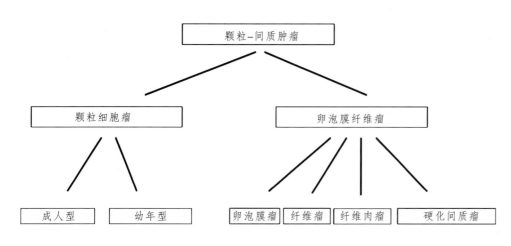

图 18-2　颗粒-间质细胞肿瘤的分类。

表 18-1　成人型和幼年型颗粒细胞瘤的比较

	成人形颗粒细胞瘤	幼年型颗粒细胞瘤
发病率	在所有卵巢肿瘤中占 1%~3 % 在所有卵巢颗粒细胞瘤中占 95%	在所有卵巢颗粒细胞瘤中占 5%
良性或恶性	恶性	恶性
预后	潜在恶性 ≥75% Ⅰ期 晚期复发 10 年生存率:60%~90% 生存率与疾病分期及肿瘤大小相关	
复发	25%	5%
年龄	绝经后>绝经前 50~55 岁	97%<30 岁
典型特征	肉眼观察 大,分叶状,灰色或黄色,质地硬,内有囊性成分,有出血成分 镜下观察 核苍白,表面有沟槽 (咖啡豆),卡-埃小体,无黄体化,有丝分裂活性低	肉眼观察 与成人型相似 镜下观察 核深染,无沟槽,卡-埃小体少见,常黄体化,高有丝分裂活性
典型症状	雌激素症状:不规则流血,内膜病变(内膜增生,腺癌 (<5%))	雌激素症状:月经不规则及不正常出血,儿童同性性早熟

大的肿瘤,肿瘤内出血常可见。完全囊变很少见 [17]。

镜下表现

主要的亚型是成人型和幼年型。它们之间的差异主要是发病年龄和病理学表现。主要差异可见于表18-1。

预后

GCT 的自然生长过程是缓慢的,局部扩散,很少或很晚复发,有时甚至到了 37 年后[17,18,20,21]。因此,颗粒细胞肿瘤被称为"具有低度恶性潜能的肿瘤"更恰当。复发率最高达 25%,大多数作者报道平均复发时间在 5~10 年。复发常发生在腹膜内。对于 Ⅰ 期的患者,5 年生存率高于 90%,但对于更高级别的患者,5年生存率在 0~22%。

尽管有着更为侵略性的组织学表现,但只有大约5%的幼年型 GCT 发生复发或转移。它们的预后主要取决于肿瘤分期。Ⅰ期的预后很好,但Ⅱ~Ⅳ期的预后则不为乐观。

声像图特征

最大的描述 GCT 的声像图特征的研究由 IOTA组织进行[6]。4 个国际研究中心的 23 例 GCT 患者参加了国际卵巢肿瘤分析(IOTA)的研究。所有患者由经验丰富的超声医生采用二维彩色多普勒和灰度扫描按照标准化检查技术、术语及 IOTA 组织的定义进行附件包块的检查[7]。检查结束后,超声检查者会根据他或她的主观评估超声发现给出良性或恶性肿块的诊断,即模式识别或主观评价。18(78%)例 GCT 为成人型,3(13%)例 GCT 为幼年型,2(9%)例肿瘤类型没有被病理学家定义。所有原发性 GCT 患者中,除了 1 例外均为 Ⅰ 期,1 例为Ⅱb 期,3 名患者为复发性 GCT。

颗粒细胞瘤的超声学特征可见于表 18-2。除了一个肿瘤外,其他均含有实性成分。12 例为分叶状实性(52%),9 例为纯实性 (39%),1 例为单房实性(4.3%),1 例为分叶状 (4.3%)。13 例分叶状或分叶状实性肿块中,所有 13 例肿块包含 5 个小叶以上,10 例患者(77%)包含有 10 小叶以上。囊内容物回声通常为低回声的(7/16,44 %) 或混杂的 (6/16,38%)。乳头仅在 4 例患者中被发现(17%)。GCT 为大的肿块。平均最大直径为 102mm (范围为 37~242mm)。仅有一个肿块小于 50mm,50%以上肿块大于 100mm。腹水在 5 例患者中被发现(22%)。

绝大多数颗粒细胞瘤表现为中度(彩色评分 3)至高度(彩色评分 4)。彩色内容在彩色或功率多普勒检查 (彩色评分 3,13/23,57%;彩色评分 4,8/23,35%)时,GCT 常有出血成分。

模式识别后,有两种典型的模式:第一种模式是

表 18-2　在 IOTA 研究中，23 例纤维细胞瘤的灰度及彩色多普勒超声表现的概述

小叶	单房	0/23(0%)
	单房实性	1/23(4.3%)
	分叶状	1/23(4.3%)
	分叶状实性	12/23(52%)
	实性	9/23(39%)
小叶数量 a	≥5	13/13(100%)
	≥10	10/13(77%)
出现乳头状		4/23(17%)
病灶最大直径	平均直径：102mm	范围：37~242
	0~50mm	1(4.3%)
	51~80mm	6(26%)
	81~100mm	4(17%)
	>100mm	12(52%)
囊内容物回声 b	无回声	2/16(12.5%)
	毛玻璃	0/16(0%)
	低回声	7/16(44%)
	出血	1/16(6%)
	混杂	6/16(38%)
彩色评分	1：无流动	0/23(0%)
	2：极轻度流动	2/23(9%)
	3：适度流动	13/23(57%)
	4：高血流化	8/23(35%)
	≥3	21/23(91%)
腹水		5/23(22%)

a 仅考虑分叶状或分叶状实性肿块。

b 仅考虑肿块含有囊性成分的。

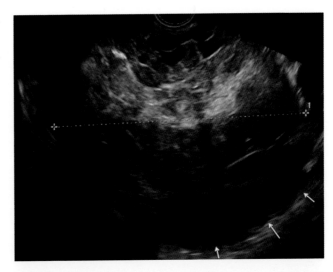

图 18-3　大的纯实性 GCT 伴有不规则外壁（箭头）。实性组织中的混杂回声提示坏死。

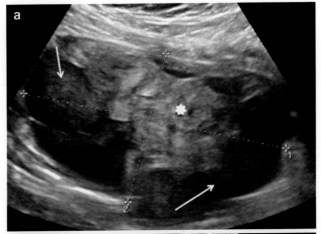

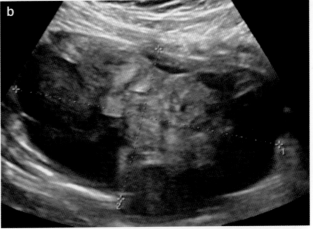

图 18-4　(a,b)这个肿块的回声均匀，大量囊性成分围绕实体组织（星号）是出血（箭头所指）。这个 GCT 表现为典型的坏死型。

实性肿块伴随非均质的回声，实性成分内含有坏死成分。典型模式可见图 18-3 和图 18-4a,b。第二种模式是分叶状性实性肿块，包括实性肿块周围有相对小的小囊灶，但无乳头状突起。它通常表现像"瑞士奶酪"，表现为周围有大量小囊性区伴随周围组织变厚的实性组织（图 18-5 至图 18-8）。但 GCT 并不是总能被分配给任何一个类型，如图 18-9a,b 所示。

在 IOTA 研究中，仅有 3 例幼年型颗粒细胞瘤，对于进行一个幼年型和成人型的有意义的对比，研究数量过少。所有 3 例幼年型病例都包含有相当数量的固体组织。一个肿块是单房实性，另外 2 例是分叶状实性（图 18-10 至图 18-12）。它们发生于一个 3 岁的小孩、8 岁的小孩及一个 31 岁的女性。它们表现不典型，在 2 例幼年型 GCT 表现为分叶状实性肿块伴有大的囊腔（图 18-10 和图 18-11），以及一个单房实性肿块（图 18-12）。

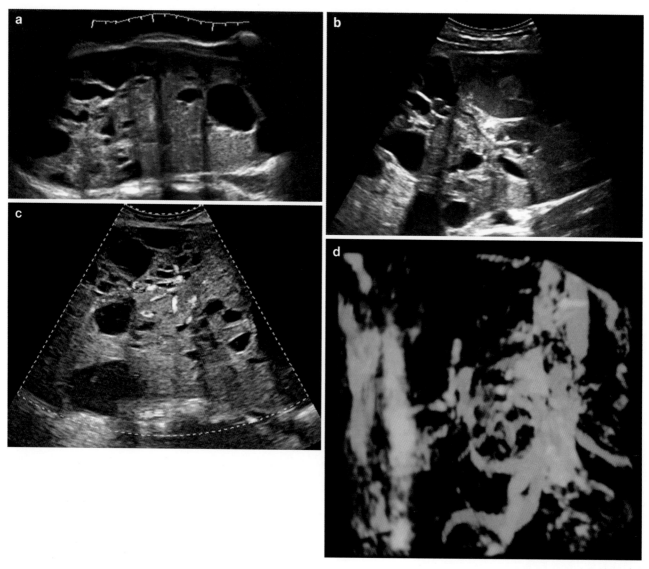

图 18-5   (a~d)：灰度图像(a,b)及彩色多普勒图像(c,d)。一个很大的 (174mm×127mm×206 mm)Ia 期的颗粒细胞瘤,26 岁的患者(在动脉扩张检查时,偶然发现)。肿瘤的整体只能使用扩展的视图方式测量(a)。(d)是 3D 高清流量多普勒图像描绘的肿瘤血管树。

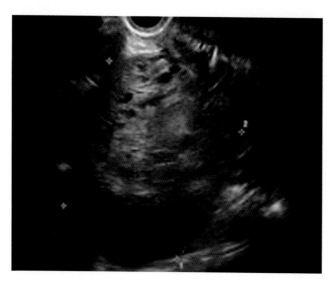

图 18-6   灰度图像,一个大的(209mm×81mm×181mm) 实性卵巢肿块,彩色评分为 2,一名 49 岁的患者,Ic 期 GCT。小囊成分表现为典型的"瑞士奶酪"表现。

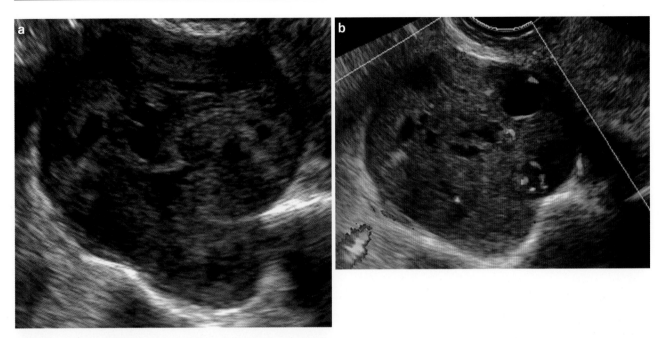

图 18-7 (a,b)：灰度 (a) 及彩色多普勒 (b) 图像，偶然发现的实性肿瘤 (42mm×42mm×44mm) 伴随少量 (<20%) 囊性成分，48 岁的患者。图像描述了典型"瑞士奶酪"的 GCT。彩色评分为 3。

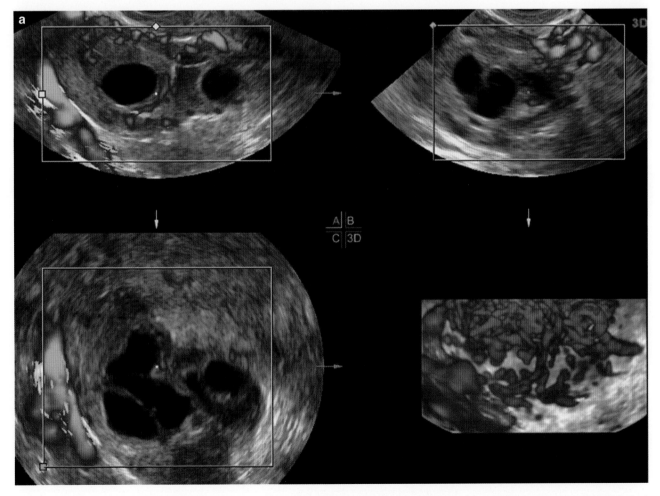

图 18-8 (a,b)：一名 50 岁的患者出现月经过多，偶然发现，被诊断为 Ⅰ 期 GCT。TVS 显示子宫腺肌病及正常内膜，右侧卵巢分叶状实性病灶伴乳头状突起病灶 (52mm×31mm×43mm)。囊内液体的回声为无回声的或出血取决于囊腔。彩色评分为 4。（待续）

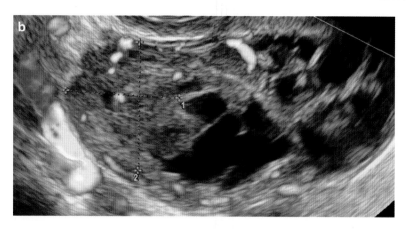

图 18-8(续)

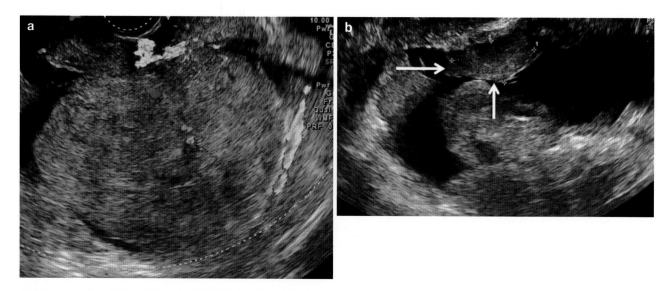

图 18-9　(a,b):实性卵巢肿瘤和道格拉斯窝里的腹膜转移病灶(箭头所指),一个成人型颗粒细胞瘤Ⅲc 期。模式识别既不是指定的坏死类型,也不是"瑞士奶酪"类型。

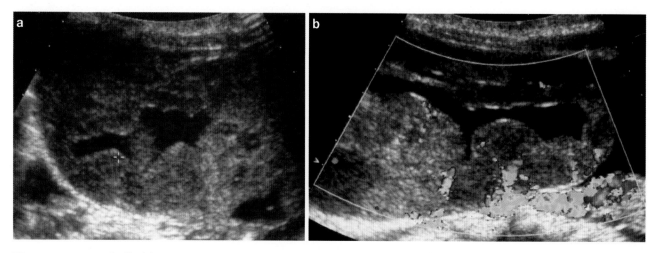

图 18-10　(a,b):Ⅰc 期幼年型颗粒细胞瘤的非典型图像,表现为单房实性肿块。3 岁女孩,女性假性性早熟。肿块有囊壁实性乳头状突起和充足的血管化。这是在 IOTA 研究中仅有的一例单房实性肿块(图片来自于 Van Holsbeke et al [6])。

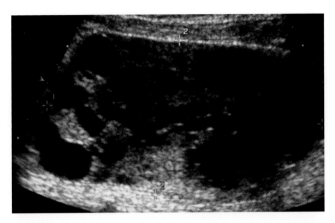

图 18-11 灰度图像：分叶状实性肿块 （185mm×150mm×85mm）伴随超过 10 个囊腔，囊性成分为无回声，彩色评分 3。组织病理学诊断为 Ia 期的幼年型 GCT，31 岁的患者（图像来自于 Van Holsbeke et al [6]）。

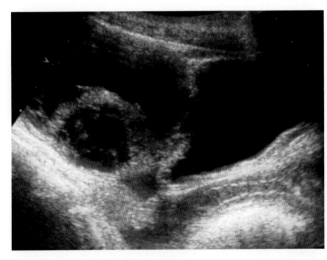

图 18-12 灰度图像：分叶状实性肿块（73mm×67mm×58mm）伴有 8 个囊腔，囊性成分为无回声，彩色评分 4 的 Ia 期（幼年型 GCT，8 岁患者）。

Sertoli-间质细胞肿瘤

Sertoli-间质细胞肿瘤可分为 Sertoli 细胞瘤和 Sertoli-Leydig 细胞肿瘤（图 18-13）。

Sertoli细胞瘤

流行病学

卵巢 Sertoli 细胞瘤在 Sertoli-间质细胞肿瘤中占 4%。

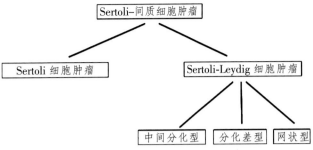

图 18-13 Sertoli-间质细胞肿瘤分类。

临床症状

大部分肿块是无功能的，看起来为良性的，临床无症状。肿瘤常发生于年轻女性，有时候为小孩。如果肿瘤有激素活性，可导致性早熟、异常出血、子宫内膜增生。偶尔患者有 Peutz-Jeghers 综合征。

肉眼表现

肿瘤多为大的、分叶状、实性黄色或褐色肿块。

镜下表现

大多数显示为统一的管状模式。

预后

多数肿瘤为 I 期，预后很好[4,22]。

声像图特征

支持细胞肿瘤大多是较大的，纯实性肿块，彩色评分 3 或 4。

因为肿瘤很少见，IOTA 研究仅描述了 2 例支持细胞肿瘤，图像可见图 18-14[5]。其他病例可见图 18-15 和图 18-16。

Sertoli-Leydig 细胞肿瘤

流行病学

Sertoli-Leydig 细胞肿瘤在所有卵巢恶性肿瘤大约占 0.2 %。虽然它们可见于所有年龄，高发病率出现在育龄期。

临床症状

半数患者可出现男性化症状，如月经过少、闭经、乳腺萎缩、多毛症、痤疮、声音变粗、阴蒂肥大或变秃。血清睾酮、雄烯二酮和其他雄激素增加。少数有雌激

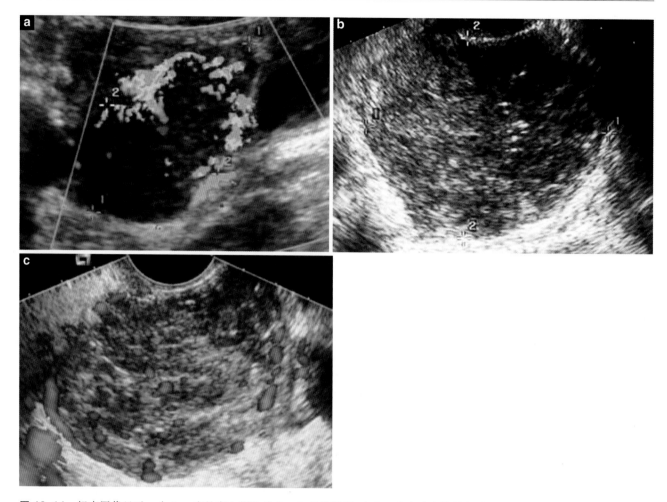

图 18-14　超声图像显示一个 4cm 实性高血管化的 Sertoli 细胞肿瘤,来自一个有青春期性早熟症状的 4 岁女孩(a);一个 7cm 实性中度血管化的 Sertoli 细胞肿瘤,来自一个无症状的 59 岁女性(b,c)(图像来自于 Demidov et al [5])。

素的表现引起月经过多或绝经后出血。一半的人没有内分泌的表现,在这些情况下,症状可能是腹痛或腹胀。有时肿瘤会破裂或在卵巢外扩散。这常可见于低分化肿瘤。腹水少见[4]。

肉眼表现

大多数情况下,肿瘤是单侧的,体积大,平均直径为 10cm。肿块是实性的、分叶状的、黄色或棕褐色,外表光滑。

镜下表现

在显微镜下有三类:中间分化型、分化差型和网状型。

预后

大多数 Sertoli-Leydig 细胞瘤于 I 期被诊断。生存率取决于肿瘤的分化程度,但 I 期通常预后较好。晚期肿瘤预后较差。Sertoli-Leydig 细胞瘤通常在 1 年内会再次出现,几乎 95 % 的在 5 年内复发。复发性肿瘤通常局限于盆腔或腹部。

声像图特征

在 IOTA 研究中,15 例 Sertoli-Leydig 细胞瘤多为小体积的 (3~4 cm) 或中等体积的 (6~7 cm) 实性肿瘤,或为(3~18 cm)分叶状实性肿块,混杂在无数密密麻麻的小囊腔之中[23](图 18-17)。其他病例可见图 18-17 至图 18-20。

类固醇细胞瘤

类固醇细胞瘤分为间质黄体瘤 (25%) 和 Leydig 细胞瘤(75%)。它们占所有卵巢肿瘤的 0.1%,都是良性病变。两者之间的区别可见于表 18-3。

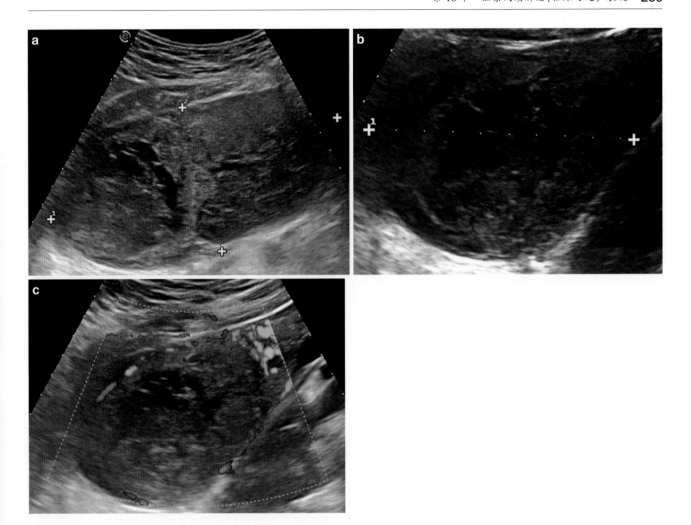

图 18-15　(a~c):Ic期 Sertoli 细胞瘤,17 岁患者:大的(150mm×94mm×73mm)实性肿块,超过 80%实性成分,含有坏死区,彩色评分为 3。

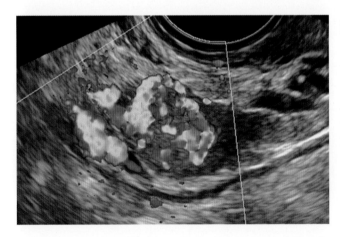

图 18-16　50 岁的患者,绝经后出血。TVS 显示子宫内膜息肉和小的(28mm×16mm×27mm) 实性病灶在左卵巢内,伴随明显的血管化。组织学显示,这是一个 Ⅰa期的 Sertoli 细胞肿瘤。

Leydig细胞瘤

流行病学

多年来,这些肿瘤被称为脂肪细胞瘤或脂质细胞瘤。后来发现 25%的肿瘤中没有或仅有少量脂质后,就开始称其为类固醇细胞瘤。它们在所有卵巢肿块中占 0.1%。Leydig 细胞瘤分为门细胞型或非门细胞型(图 18-21),后者更为少见[4]。

临床症状

75%门细胞型 Leydig 细胞瘤与多毛症及男性化有关。雌激素表现很罕见。雄性激素刺激症状是缓慢的,而且这些症状往往比那些 Sertoli-Leydig 细胞瘤温和,当诊断时,可能已经存在多年了。

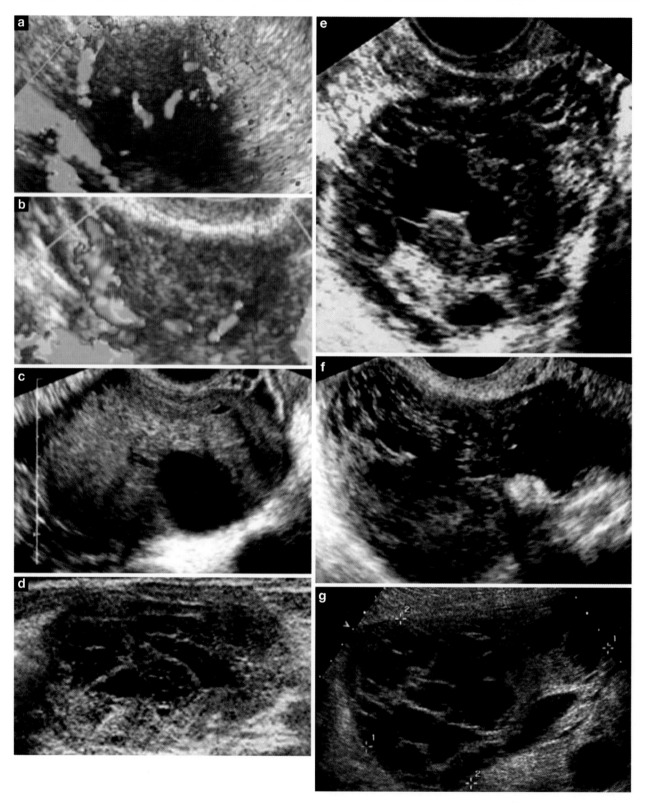

图18-17　Sertoli-Leydig细胞肿瘤是中等或丰富血管化纯实性肿瘤。(a~c)分叶状实性肿块。(d~g)伴随无数密密麻麻小囊腔。超声图像显示一个4cm丰富血管化实性的Sertoli-Leydig细胞肿瘤,患者为60岁有多毛症症状的女性(a)。一个3cm血管丰富实性的Sertoli-Leydig细胞肿瘤,患者为61岁女性,激素替代治疗后出血(b)。一个7cm实性的Sertoli-Leydig细胞肿瘤,患者为29岁女性,月经过少、多毛症(这位女性双侧都有肿瘤,6cm肿块在另一边,有几乎相同的超声形态)(c)。一个5cm分叶状实性的Sertoli-Leydig细胞肿瘤,患者为37岁女性,月经周期延长(d)。一个6cm分叶状实性的Sertoli-Leydig细胞肿瘤,患者为36岁女性,闭经2年(e)。一个7cm分叶状实性的Sertoli-Leydig细胞肿瘤,患者为25岁女性,月经减少(f)。一个13cm中等血管化分叶状实性的Sertoli-Leydig细胞肿瘤,低分化,患者为33岁女性,出血障碍和疼痛(疼痛可能由于肿瘤破裂)(g)(图像来自于Demidov et al [5])。

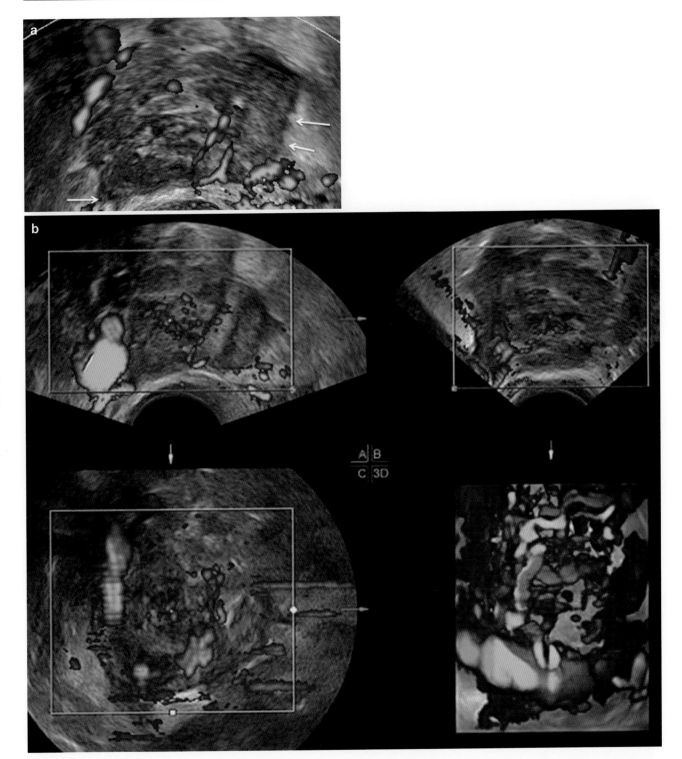

图 18-18 (a,b):2D 和 3D 彩色多普勒图像,I 期 Sertoli-Leydig 细胞肿瘤,患者为 51 岁女性。肿块为纯实性病变,彩色评分为 4,边界不清(箭头所指)。

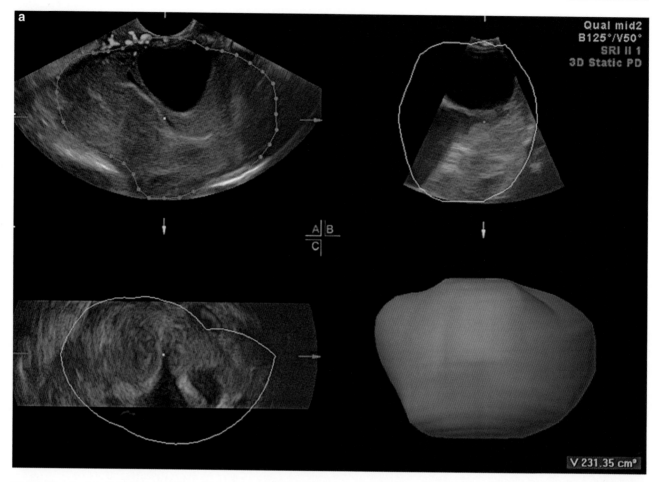

图 18-19　(a,b)：分叶状实性肿块（125mm×113mm×94mm）伴随多于 10 个小囊。彩色评分为 3，39 岁患者，Sertoli-Leydig 细胞瘤。（待续）

肉眼表现

Leydig 细胞瘤可能类似于黏液样囊肿；它们是小的（平均直径为 2.4 cm），实性，棕黄色肿瘤，通常为单边的。

镜下表现

显微镜检查门细胞瘤显示肿块细胞质内类固醇细胞嗜酸性胞浆。诊断卵巢 Leydig 细胞瘤时，必须在肿瘤细胞的胞浆中找到 Reinke 结晶。

预后

Leydig 细胞肿瘤通常为良性的，预后很好。

声像图特征

利用模式识别，IOTA 组织研究中发现，所有 5 例 Leydig 细胞瘤[23]都为小的实性肿瘤（最大直径为 1~3cm），彩色评分为 3 或 4（图 18-22）。

间质黄体瘤

间质黄体瘤是非常罕见的肿瘤，仅有少数病例被报道。

大多数肿瘤发生于绝经后女性，出现不正常出血，但某些情况下，可观察到男性化特征。肿瘤被周围的卵巢间质包绕，以及完全由缺乏 Reinke 结晶黄体细胞组成。常可见卵巢间质增殖[23]。

由于发病率太低，我们尚未发现任何有代表性的超声图像。

环状小管性索肿瘤（SCTAT）

这种肿瘤是非常罕见的，具有不同的临床和病理表现，取决于患者是否有 Peutz-Jeghers 综合征。在 Peutz-Jeghers 综合征患者中，双侧卵巢可见多发小的病变。当卵巢由于某些原因被摘除时，常为偶然被发现。当患者没有 Peutz-Jeghers 综合征，这些肿瘤为单边

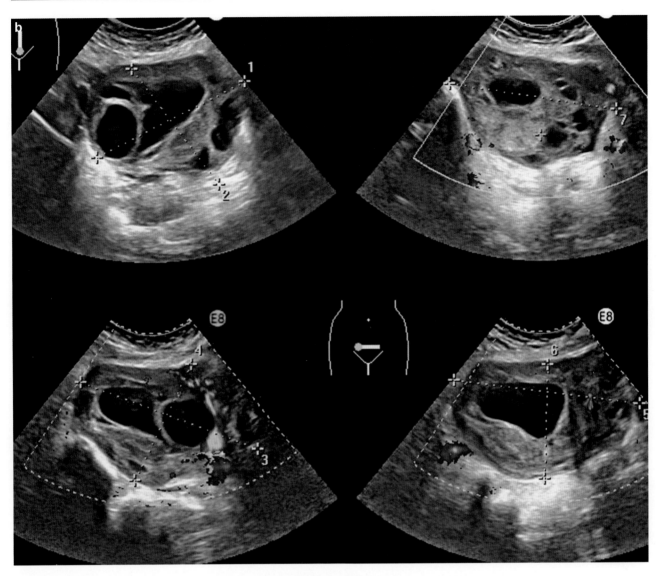

图 18-19(续)

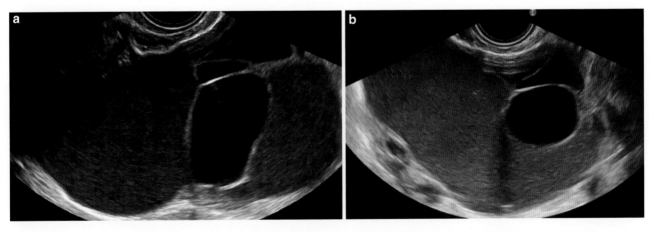

图 18-20　Sertoli-Leydig 细胞瘤,61 岁患者,分叶状实性肿块(92mm×65mm×59mm)伴有 5 个毛玻璃回声小囊,彩色评分为 2。

表 18-3　间质黄体瘤和 Leydig 细胞瘤的特征

	间质黄体瘤	Leydig 细胞瘤
发病率	占所有卵巢肿瘤中的 0.1%	
	占类固醇细胞瘤中的 25%	占类固醇细胞瘤中的 75%
年龄	80% 发生于绝经后,平均发病年龄为 58 岁	平均发病年龄 43 岁
良性或恶性	良性	良性
症状	60% 有雌激素症状(不规则流血)	男性化特征
		83% 为门细胞型
		33M 为非门细胞型
特征	肉眼观察	肉眼观察
	小(3cm)	大(8.4cm)
	单侧的	
	实性的	
	灰白、黄色或者红褐色	
	显微镜下观察	显微镜下观察
	起源于卵巢间质比起源于肾上腺细胞或 Leydig 细胞更多	
	间质增生(同侧或对侧卵巢) 90%	间质增生 23%~67%

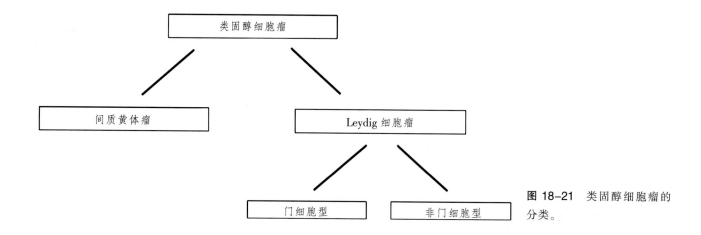

图 18-21　类固醇细胞瘤的分类。

的、大的肿块,可以转化为 GCT。40%有雌激素的分泌,导致子宫内膜变化。20%的肿块是恶性的,但是预后很好,复发比较晚(图 18-23a~c)[4]。

两性母细胞瘤

两性母细胞瘤是非常罕见的肿瘤,诊断局限于肿瘤内包含 Sertoli-Leydig 细胞瘤以及颗粒细胞瘤的特征性成分,次要成分至少也包含 10%的这两种肿瘤成分之一。两性母细胞瘤是恶性的,但由于发病率很低,所以恶性潜能尚不明确。由于它的低发病率,我们尚未发现任何有特征性的超声图像。

致谢

我要感谢我的朋友们和来自 IOTA 的同事帮助我找到新的有趣的图片,特别是 Luca Savelli,Antonia C. Testa,Artur　Czekierdowski,Stefano　Guerriero,Jeroen Kaijser 和 Dirk Timmerman。

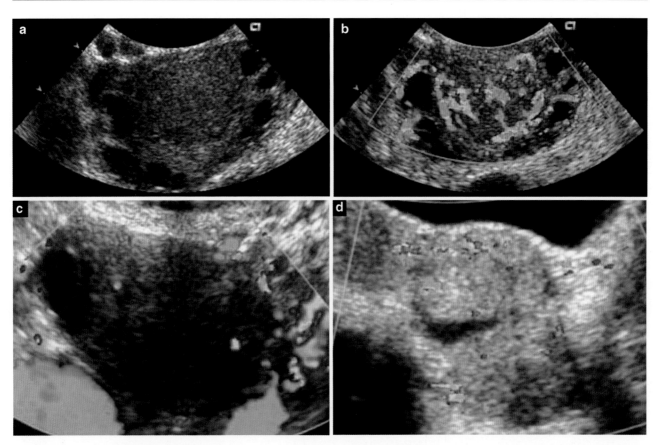

图 18-22 Leydig 细胞瘤超声图像。(a,b)绝大部分为小的实性肿块,卵巢几乎为正常大小。一个 2cm 实性的 Leydig 细胞瘤,外缘规则,血管丰富,患者为 38 岁的女性,闭经一年。(c)一个 3cm 中等血管化实性的 Leydig 细胞瘤,外缘不规则,患者为 23 岁女性,多毛症。(d)一个 7cm 中等血管化实性的 Leydig 细胞瘤,患者为 20 岁女性,月经不规则(图像提供自 Demidov 等 [5])。

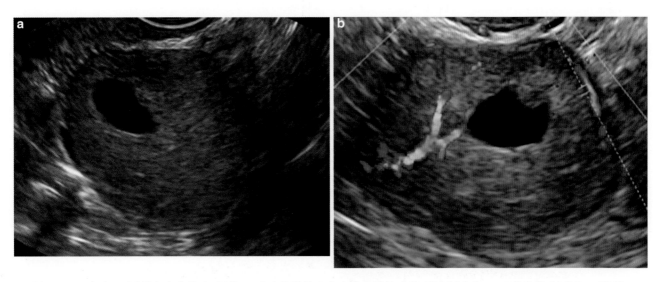

图 18-23 灰度(a)及彩色多普勒(b)图像,一个实性肿块中央有小的囊性成分,彩色评分为 3,25 岁患者,无症状。(待续)

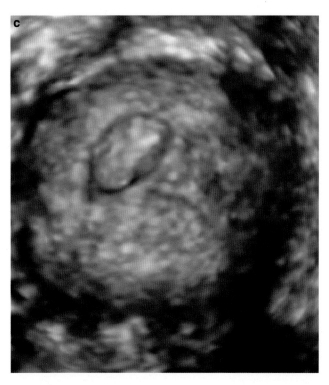

图 18-23(续) （c）是一个灰度图像，呈现肿块的体积。这证明了最终组织学要点。

参考文献

1. Quirk JT, Natarajan N. Ovarian cancer incidence in the United States, 1992–1999. Gynecol Oncol. 2005;97:519–23.
2. Varras M, Vasilakaki T, Skafida E, Akrivis C. Clinical, ultrasonographic, computed tomography and histopathological manifestations of ovarian steroid cell tumour, not otherwise specified: our experience of a rare case with female virilization and review of the literature. Gynecol Endocrinol. 2011;27:412–8.
3. Busquets M, Gonzalez-Bosquet E, Muchart J, Rovira C, Laïlla JM. Granulosa cell tumor and endometrial cancer: a case report and review of the literature. Eur J Gynaecol Oncol. 2010;31:575–8.
4. Kurman RJ, Ellenson LH, Ronnett BM, editors. Blaustein's pathology of the female genital tract. 6th ed. New York: Springer; 2011.
5. Demidov V, Lipatenkova J, Vokhareva O, Van Holsbeke C, Timmerman D, Valentin L. Imaging of gynecological disease (2): clinical and ultrasound characteristics of Sertoli cell tumors, Sertoli–Leydig cell tumors and Leydig cell tumors. Ultrasound Obstet Gynecol. 2008;31:85–91.
6. Van Holsbeke C, Domali E, Holland TK, Achten R, Testa AC, Valentin L, Jurkovic D, Moerman P, Timmerman D. Imaging of gynecological disease (3): clinical and ultrasound characteristics of granulosa cell tumors of the ovary. Ultrasound Obstet Gynecol. 2008;31:450–6.
7. Timmerman D, Valentin L, Bourne TH, et al. Terms, definitions and measurements to describe the ultrasonographic features of adnexal tumors: a consensus opinion from the international ovarian tumor analysis (IOTA) group. Ultrasound Obstet Gynecol. 2000;16: 500–5.
8. Scully RE. Tumors of the ovary and mal developed gonads. Atlas of tumorpathology, series 2 fascicles 16. Washington, D.C.: Armed Forces Institute of Pathology; 1979. p. 152–73.
9. Zaloudek C. The ovary. In: Gompel C, Silverberg SG, editors. Pathology in gynecology and obstetrics. 4th ed. Philadelphia: Lippincott; 1994. p. 313–413.
10. Cohen DJ. Ovary and adnexa. In: Thurmond AS, Jones MK, Cohen DJ, editors. Gynecologic, obstetric and breast radiology. Cambridge, MA: Blackwell Science; 1996. p. 255–322.
11. Young RH, Dickersin GR, Scully RE. Juvenile granulosa cell tumor of the ovary: a clinicopathological analysis of 125 cases. Am J Surg Pathol. 1984;8:575–96.
12. Malmström H, Hogberg T, Risberg B, et al. Granulosa cell tumors of the ovary: prognostic factors and outcome. Gynecol Oncol. 1994;52:50–5.
13. Willemsen W, Kruitwagen R, Bastiaans B, Hanselaar T, Rolland R. Ovarian stimulation and granulosa-cell tumour. Lancet. 1993;341: 986–8.
14. Scully RE. Juvenile granulosa cell tumor. Pediatr Pathol. 1988; 8:423–7.
15. Novak E, Kutchmeshgi J, Mupas R, Woodruff J. Feminizing gonadal stromal tumors. Analysis of granulosa-theca cell tumors of ovarian tumor registry. Obstet Gynecol. 1971;38:701–13.
16. Vassal G, Flamant F, Cailland JM, et al. Juvenile granulosa cell tumor of the ovary in children : a clinical study of 15 cases. J Clin Oncol. 1988;6:990–5.
17. Fox H, Agrawal K, Langley FA. A clinicopathological study of 92 cases of granulosa cell tumor of the ovary with special reference to the factors influencing prognosis. Cancer. 1975;35: 231–41.
18. Evans AT, Gaffey TA, Malkasian GD, et al. Clinicopathological review of 118 granulosa and 82 theca cell tumors. Obstet Gynecol. 1980;55:231–8.
19. Savage P, Constenla D, Fisher C, Shepherd JH, Barton DP, Blake P, et al. Granulosa cell tumors of the ovary: demographics, survival and the management of advanced disease. Clin Oncol. 1998;10: 242–5.
20. Björkholm E, Silfversward C. Prognostic factors in granulosa cell tumors. Gynecol Oncol. 1981;11:261–74.
21. Ohel G, Kaneti H, Schenker JG. Granulosa cell tumors in Israel: a study of 172 cases. Gynecol Oncol. 1983;15:278–86.
22. Oliva E, Alvarez T, Young RH. Sertoli cell tumors of the ovary: a clinicopathologic and immunohistochemical study of 54 cases. Am J Surg Pathol. 2005;29:143–56.
23. Hayes M, Scully R. Stromal luteoma of the ovary: a clinicopathological analysis of 25 cases. Int J Gynecol Pathol. 1987;6: 313–21.

第 19 章

恶性性索间质瘤:CT 和 MRI

Takashi Koyama

摘 要

虽然性索间质肿瘤多数是良性的，但是一些颗粒细胞瘤和间质肿瘤却表现出恶性行为。分期是最重要的预后因素。复发性索间质肿瘤通常是腹膜或腹膜后结节,有时,肿瘤内出血。

关键词

卵巢性索间质肿瘤·卵巢颗粒细胞瘤·卵泡膜细胞瘤·Sertoli 细胞瘤·Leydig 细胞瘤·影像·CT·MRI

虽然性索间质肿瘤多数是良性的,但是颗粒细胞瘤(GCT)和 Sertoli-Leydig 细胞瘤(SLCT)却有潜在的恶性行为。20%的患者在初次诊断后 10 年内复发,证明转移或复发通常发生较晚,甚至出现在初次诊断后的 20~30 年之内[1,2]。因此,这些肿瘤被认为是低度恶性的恶性肿瘤。然而, 在儿童时代, 颗粒细胞瘤和 Sertoli-Leydig 细胞瘤占恶性卵巢肿瘤的 10%[3]。

性索间质肿瘤的分期一般采用上皮性卵巢癌的分期,最初由国际妇产科联合会(FIGO)制定。颗粒细胞瘤的患者普遍为 I 期患者(78%~91%),然而,其余的患者可累及盆腔、腹腔内脏器及腹膜。极少的患者可以出现转移性疾病,包括肝、肺或骨。

在颗粒细胞瘤中,分期是最重要的预后因素[4-6]。大多数研究提示 I 期 GCT 的 5 年生存率高于 90%。与此对比,II 期 GCI 的 5 年生存率为 55%~75%,III~IV 期的生存率为 22%~50%。患者的年龄作为预后因素是有争议的。有报道显示,年龄不到 40 岁的患者预后

良好[1],而另一些人则认为年龄大于 40 岁更为有利[7]。肿瘤直径大于 10cm,已被证明与死亡风险增加相关,为独立因素[1,7,8]。

虽然一些组织学特征也可评估预后, 但仅依据颗粒细胞瘤的组织学特征, 不能够准确预测临床行为[6,9]。在最近的一项研究中,评估了包括级别、p53 状态、组织学类型、有丝分裂指数的几个病理变量和脉管浸润,只有有丝分裂和脉管浸润是影响预后的独立因素[10]。因此,术前影像学检查结果,可预测恶性 GCT 包括大的肿瘤的大小和卵巢外病变,如腹膜种植的存在(图 19-1)。另外,恶性颗粒细胞瘤的影像学特征不明显不同于那些普通的 GCT, 即含有多发囊性成分的实性肿块,包含出血性液体[11,12]。同时出现子宫体积增大伴内膜增厚,是 GCT 产生雌激素的可疑线索(图 19-1)。

对于 slcts,这些肿瘤预后最重要的因素是它们的分期和分化程度[13]。尽管所有的分化好的 slcts 表现为良性,11%的肿瘤为中间分化,59%的低分化肿瘤为恶

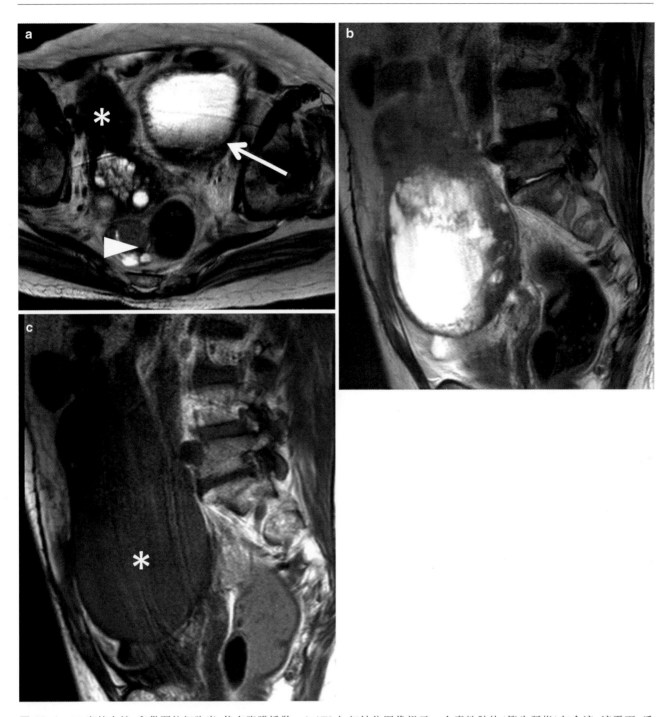

图 19-1　80 岁的女性，卵巢颗粒细胞瘤，伴有腹膜播散。(a)T2 加权轴位图像提示一个囊性肿块(箭头所指)包含液–液平面，反映肿瘤内的出血。有腹膜种植在陷凹内(箭头所指)。对于这个年龄的患者，子宫 (星号的位置)明显增大，以及宫颈聚集纳氏囊肿。(b)矢状 T2 加权图像显示一个巨大肿块含有不规则形高信号囊肿。(c)矢状面 T2 加权图像也显示为高信号的囊肿(星号的位置)，提示出血性的液体。

性肿瘤[13-15]。相对于良好分化肿瘤[16]而言，低分化 slcts 往往含有更多坏死出血区域。

　　复发性索间质肿瘤通常是腹膜种植，表现为腹膜结节或浸润性肿块表面，最常见于盆腔或膈下肝脏及周围(图 19-2)。偶尔也会遇到复发性肿瘤位于腹膜后(图 19-3)。肿瘤可以表现为从薄壁囊性肿块到固体肿

块的影像学表现 (图 19-2)[17]。囊性肿块可伴有通过液–液平面，反映肿瘤内出血(图 19-3)。虽然淋巴结受累，在首次手术时发生是非常低的，但 5% 的情况下会发生淋巴结受累复发[18]。然而，不同于卵巢癌淋巴结转移，淋巴结受累的数目通常是有限的。在复发性恶性病例里，大网膜或肠系膜浸润和大量腹水是很不寻常

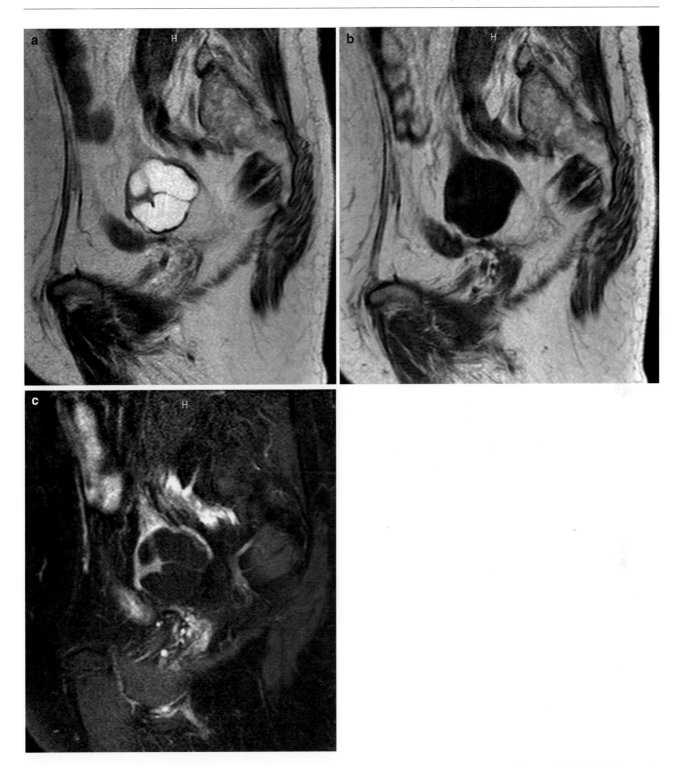

图 19-2　79 岁的女性,颗粒细胞瘤复发。患者在大约 30 年前,因为对侧卵巢颗粒细胞瘤,有一个单边输卵管卵巢切除术和子宫切除史。(a)矢状 T2 加权图像显示左卵巢囊性肿块。(b)T1 加权图像显示的囊肿内容物低信号。(c)增强后 T1 加权脂肪抑制图像显示在分隔和囊壁强化。

的,不同于常见的上皮型卵巢癌[17]。

Kataoka,其帮助我找到复发的颗粒细胞瘤患者的 CT 图像及临床病史。

致谢

我要感谢 Kyoto 大学影像诊断科的 Prof. M.

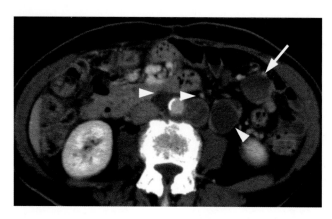

图 19-3 70 岁的女性,复发性颗粒细胞瘤。她 8 年前有颗粒细胞瘤病史,对比增强 CT 显示在主动脉旁区及腹膜后低强度的多个结节（箭头所指）。还有一个很清楚的肠系膜的囊性肿块（箭头所指），含有液-液平面,提示瘤内出血。

参考文献

1. Stenwig JT, Hazekamp JT, Beecham JB. Granulosa cell tumors of the ovary. A clinicopathological study of 118 cases with long-term follow-up. Gynecol Oncol. 1979;7(2):136–52.
2. Gershenson DM, et al. Treatment of poor-prognosis sex cord-stromal tumors of the ovary with the combination of bleomycin, etoposide, and cisplatin. Obstet Gynecol. 1996;87(4):527–31.
3. Surratt JT, Siegel MJ. Imaging of pediatric ovarian masses. Radiographics. 1991;11(4):533–48.
4. Schumer ST, Cannistra SA. Granulosa cell tumor of the ovary. J Clin Oncol. 2003;21(6):1180–9.
5. Malmstrom H, et al. Granulosa cell tumors of the ovary: prognostic factors and outcome. Gynecol Oncol. 1994;52(1):50–5.
6. Miller BE, et al. Prognostic factors in adult granulosa cell tumor of the ovary. Cancer. 1997;79(10):1951–5.
7. Fox H, Agrawal K, Langley FA. A clinicopathologic study of 92 cases of granulosa cell tumor of the ovary with special reference to the factors influencing prognosis. Cancer. 1975;35(1):231–41.
8. Evans 3rd AT, et al. Clinicopathologic review of 118 granulosa and 82 theca cell tumors. Obstet Gynecol. 1980;55(2):231–8.
9. Costa MJ, et al. Immunohistochemical phenotype of ovarian granulosa cell tumors: absence of epithelial membrane antigen has diagnostic value. Hum Pathol. 1994;25(1):60–6.
10. Fujimoto T, et al. Histopathological prognostic factors of adult granulosa cell tumors of the ovary. Acta Obstet Gynecol Scand. 2001;80(11):1069–74.
11. Morikawa K, et al. Granulosa cell tumor of the ovary: MR findings. J Comput Assist Tomogr. 1997;21(6):1001–4.
12. Outwater EK, et al. Sex cord-stromal and steroid cell tumors of the ovary. Radiographics. 1998;18(6):1523–46.
13. Young RH, Scully RE. Ovarian Sertoli-Leydig cell tumors. A clinicopathological analysis of 207 cases. Am J Surg Pathol. 1985; 9(8):543–69.
14. Roth LM, et al. Sertoli-Leydig cell tumors: a clinicopathologic study of 34 cases. Cancer. 1981;48(1):187–97.
15. Zaloudek C, Norris HJ. Sertoli-Leydig tumors of the ovary. A clinicopathologic study of 64 intermediate and poorly differentiated neoplasms. Am J Surg Pathol. 1984;8(6):405–18.
16. Prat J, Young RH, Scully RE. Ovarian Sertoli-Leydig cell tumors with heterologous elements. II. Cartilage and skeletal muscle: a clinicopathologic analysis of twelve cases. Cancer. 1982;50(11): 2465–75.
17. Rha SE, et al. Recurrent ovarian granulosa cell tumors: clinical and imaging features. Abdom Imaging. 2008;33(1):119–25.
18. Brown J, et al. Patterns of metastasis in sex cord-stromal tumors of the ovary: can routine staging lymphadenectomy be omitted? Gynecol Oncol. 2009;113(1):86–90.

第 20 章

卵巢恶性生殖细胞-间质性肿瘤

Dorella Franchi, Ailyn Vidal Urbinati, Vanna Zanagnolo

摘 要

卵巢恶性生殖细胞(MOGCT)-性索间质性肿瘤属于非上皮源性恶性肿瘤,是卵巢恶性肿瘤中发病率居第二位的恶性肿瘤,发病率约为10%。MOGCT较少发病于年轻女性,如果得到适当的治疗,预后往往较好。发生于年轻女性的性索间质瘤占大部分MOGCT,其大部分仍然能保留生殖功能。本章节主要介绍最常见的临床症状和典型的超声表现,有利于更好的诊断这些肿瘤。

关键词

卵巢恶性生殖细胞·绒癌·胚胎癌·影像·超声

引言

卵巢恶性生殖细胞瘤和性索间质细胞瘤属于非上皮性恶性卵巢肿瘤,发病率在所有卵巢肿瘤中位于第二,约为10%[1]。我们根据其细胞起源进行分类:卵巢恶性生殖细胞瘤来源于胚胎性腺的原始生殖细胞,可能会分化为生殖性或胚胎性的。性索间质细胞瘤起源于性索和卵巢间质细胞。

卵巢恶性生殖细胞肿瘤

卵巢恶性生殖细胞肿瘤(GCT)含有多种起源,主要是卵巢原始生殖细胞,占所有卵巢恶性肿瘤的2%~3%[2]。在女性,卵巢生殖细胞肿瘤占所有卵巢肿瘤性病变的20%~25%,不过只有3%~5%为恶性[3]。这些肿瘤在女性的第二及第三性征阶段有着重要影响,不过这些肿瘤也有机会在儿童或老年女性身上发生。儿童及青少年中,GCT占所有卵巢肿瘤性病变的60%,其中1/3为恶性[4]。

在美国,约100 000女性中有0.41的发病率,是上皮性肿瘤的1/40。但是在25岁以下的女性中,MOGCT是最常见的妇科肿瘤(约35%)[3]。

无性细胞瘤

流行病学

无性细胞瘤是最常见的恶性卵巢生殖细胞肿瘤,占所有生殖细胞起源的恶性肿瘤的30%~40%[1]。然而,只占卵巢癌的1%~2%[4,9]。75%的无性细胞瘤发生在5~10岁,5%发生在10岁前,很少发生在50岁以后[1,9]。无性细胞瘤是第二常见的妊娠期卵巢肿瘤,仅次于囊腺瘤,发病率为20%~30%[1,4]。

根据美国的一个研究,包括了1973—2002年共

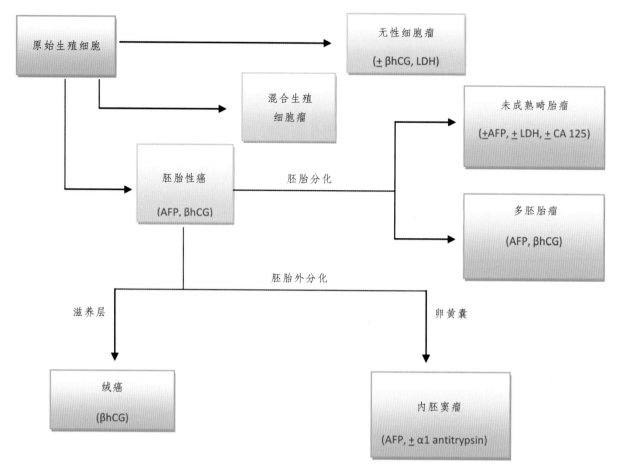

图 20-1　各种恶性生殖细胞肿瘤之间的关系以及主要阳性指标(摘自 Rice[48]和 John Hopkins Pathology,2001)。

1262 例恶性卵巢生殖细胞肿瘤,卵巢无性细胞瘤年龄调整发病率为每 100 女性 0.109/年[9]。

大约 5%的无性细胞肿瘤伴有异常性腺表型[1],例如 46XY(双侧性腺)、46X0/46XY(单侧性腺、对侧睾丸)以及 Morris 综合征(睾丸女性化)。因此,青春期前患者需要进行基因测序。

大约 65%无性细胞肿瘤在 I 期就被发现(单侧或双侧卵巢)。无性细胞瘤有 10%~15%为双侧,而大部分恶性生殖细胞肿瘤多为单侧[1,4]。最常见的转移途径为淋巴转移,主动脉旁淋巴结转移较少,大约 25%。

95%以上的无性细胞瘤患者乳酸脱氢酶会升高(lactic dehydrogenase,LDH),其可以用来进行分期[10,11],同时,对肿瘤的复发以及疗效评价有帮助。如果肿瘤包括合体滋养层巨细胞(5%)[12],可能会生成 β-人绒毛膜促性腺激素[3,9]。同时,血清 CA-125 及胎盘型碱性磷酸酶(PLAP)也会升高,但是 CA-125 在青春期前患者中是一种较不可靠的指标,PLAP 作为组织学标记比血清学指标更可靠[3]。

宏观特征

卵巢无性细胞瘤大多都是有完整包膜的实性肿块,大小从肉眼几乎无法辨别到满盆腹腔,平均大小约为 15cm。切面为不同的由软到硬的分叶状,坏死及出血可造成囊性改变[13,14]。

镜下表现

组织学上同睾丸的精原细胞,卵巢无性细胞瘤由类似原始生殖细胞的圆形细胞弥散或孤立组成。细胞是多边形,具有丰富的细胞膜。细胞核较大,位于中央,呈圆形,并且它们包含一个或几个突出的核仁,经常进行有丝分裂。肿瘤细胞的瘤巢常由充满 T 淋巴细胞的纤维隔膜分开[13]。可以观察到 β-hCG 阳性的多核细胞,同时,可以确定合体滋养层巨细胞[12]。

临床症状

卵巢无性细胞瘤患者可无临床症状。肿瘤生长往往比较迅速,最常见的症状一般是腹部的膨隆或患者自行发现的腹部肿块。有时候,也可以表现为急性盆腔疼痛,可能是由于卵巢囊块的膨胀、出血、坏死以及蒂扭转造成[15]。

当合体滋养细胞出现时,β-hCG 的升高会造成月经或内分泌异常[12]。少数情况下,可能会并发卵黄囊瘤,造成罕见的性早熟症状,卵黄囊瘤会分泌甲胎蛋白[16]。

预后

无性细胞瘤区别于恶性卵巢生殖细胞肿瘤的临床特征为以下几点:①较早发现,常在 Ia 期;②双侧受累多见(10%~15%);③腹膜后扩散多见;④放疗敏感[3]。因为这些因素,卵巢无性细胞肿瘤预后较好:Ia期患者,单侧受累 5 年生存率超过 95%[1]。

In MITO-9 系列,复发率为 10.2%,77%的复发在诊断后的 2 年内。2 年无复发生存率为 91.3%,5 年总生存率为 97.9%[18]。

Gordon 等报道,Ia 期纯无性细胞瘤患者单侧附件切除术后 5 年总生存率为 95%,与肿瘤大小无关[19]。

通常认为,超过 10~15cm 大小的肿瘤、20 岁以下、镜下见较多有丝分裂及原始细胞的病例,可能有较高的复发率[1]。

有报道,通过博来霉素或卡铂联合治疗,能获得90%~100%治愈率[1]。

超声特征

无性细胞瘤最常见的超声表现是多分叶的附件巨大实性肿块,内部回声不规则,分叶轮廓光滑,分界清晰[4,9]。少见的典型表现有囊性部分,囊壁可见乳头状突起[9]。Guerriero 等认为,半数患者有道格拉斯窝积液(正常育龄女性也多见),只有 1 例有腹水[9]。

多普勒超声图像可见肿块供血丰富。三维多普勒超声可见聚集血管,不规则走行,粗细不均,Guerriero 等中发现 3 例病例有迂曲肿瘤血管[9](图 20-2 和图20-3)。

Kim 等报道了 3 例肿瘤分隔中有明显动脉血流。阻力(resistive index,RI)指数为 0.44~0.70(平均0.59),搏动指数(PI)为 0.60~1.32(平均 0.98)[20]。

无性细胞瘤在超声中没有特征性表现能与其他实性卵巢恶性肿瘤鉴别。但是在 20~30 岁女性发现较大实性分叶状肿块伴不规则回声,以及丰富血管,高度怀疑无性细胞瘤[9]。

未成熟性畸胎瘤

未成熟性畸胎瘤所含组织与胚芽时类似,为圆形或椭圆形肿块,包含头发或牙齿或脂肪组织,被周围囊状组织包绕[14]。未成熟性畸胎瘤可以与其他生殖细

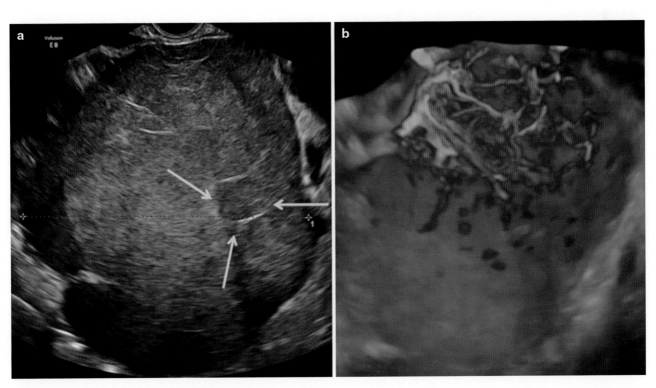

图 20-2　(a)巨大(14cm)实性 Ia 期无性细胞瘤伴多分叶(箭头间可见一枚分叶)和光滑的分叶轮廓。内部回声十分不规则。(b)三维多普勒图像显示肿块内团块状不规则扭曲血管影。

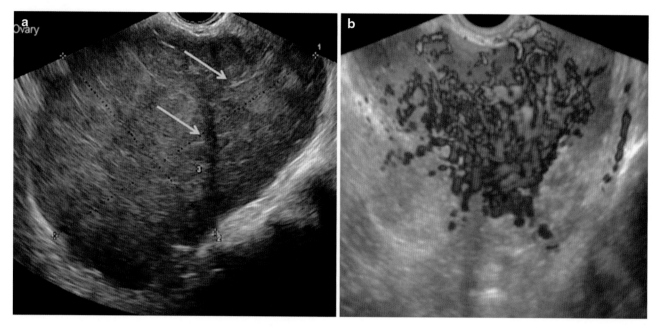

图 20-3　(a)黑白超声图像:约 11cm 卵巢无性细胞瘤,Ⅲc 期,27 岁,无明显分叶,轮廓光滑。分叶被正常结缔组织分隔(箭头所指)。(b)三维多普勒超声显示团状血管影,走行不规则,粗细不均。

胞瘤并发[1]。

流行病学

尽管单纯未成熟性畸胎瘤占所有卵巢恶性肿瘤不到 1%,然而,却是第二高发的生殖细胞瘤。在 20 岁以下女性中,未成熟性畸胎瘤占所有卵巢恶性肿瘤的 10%~20%。大约 50%的单纯未成熟性畸胎瘤发生在 10~20 岁。相反,绝经后女性非常少见[1,15]。

生存率由神经上皮组织的比例决定。等级Ⅰ最少有 95%,等级Ⅱ和Ⅲ较低,约为 85%[1,15]。

未成熟性卵巢畸胎瘤与腹膜神经胶质相关。近期有研究发现,如果畸胎瘤内组织向成熟组织化,则可能预示着更好的预后[21]。

未成熟性畸胎瘤可以与成熟囊性畸胎瘤并发,有 26%的并发在同侧,10%在对侧[22]。

成熟性畸胎瘤恶变非常少见,鳞状细胞癌在这之中较多,腺癌、黑色素瘤以及纤维瘤也会出现。报道概率为 0.5%~2%之间,多数在绝经后女性之中发生[1]。

镜下表现

未成熟性畸胎瘤由未成熟组织组成,包括软骨、腺体、骨骼、肌肉、神经等[14]。

与其他恶性卵巢生殖细胞肿瘤不同,未成熟性畸胎瘤通常随着未成熟等级的恶化显示了相对较小的细胞遗传学异常[21]。

最常见的中胚层畸胎瘤 (主要由单一组织组成)

为卵巢甲状腺肿,一种由甲状腺组织组成的少见卵巢肿瘤。大约占所有畸胎瘤的 3%,生殖细胞肿瘤的 2%,所有卵巢肿瘤的 0.5%。卵巢甲状腺肿大约 5%会恶变[21,23]。组织学上卵巢甲状腺肿由成熟甲状腺组织组成,其内可见大小不等滤泡组织[23]。

宏观特征

未成熟性畸胎瘤通常较大(14~25cm),多数表面光滑。主要为实体性,可伴有囊性部分,多数包含血液或黏液,有时伴有脂肪组织。实体部分多数由神经组织组成,通常柔软,饱满,灰色至粉红色,可伴局部坏死和出血。成熟部分由毛发、脂肪、软骨以及钙化组成[22]。

未成熟性畸胎瘤生长较快,经常渗入囊内,所以不是很容易确定[14,22]。

临床症状

未成熟性畸胎瘤通常在体检或超声检查中意外发现。

因为其较大的尺寸,患者可能因为肿块的破裂或扭转而造成的急性盆腔疼痛就诊。部分患者有腹胀腹痛、尿频或排便异常,以及不孕等症状就诊。少数患者因性早熟就诊[1]。

没有明确的实验室指标,除非并发混合型生殖细胞肿瘤[1],比如并发卵黄囊瘤会导致 AFP 升高[22]。

预后

预后最主要的决定因素是病变的等级。Ⅰa期等级为Ⅰ级的肿瘤预后良好，不需要辅助治疗。Ⅰa期Ⅱ级或Ⅲ级需要辅助化疗，比如铂类为主的化疗方案（BEP）[1,15]。

所有分级的患者，纯未成熟性畸胎瘤生存率为70%~80%，可外科切除后的病变存活率在90%~95%。病灶切除后仍有残留的患者明显减低，在50%~94%[1]。

超声表现

未成熟性畸胎瘤的超声表现无特征性，与良性肿瘤较难鉴别。

较多发生在成熟性畸胎瘤的三种超声模式：最常见的是密集回声结节（Rokitansky nodule）。第二是弥漫或局限性的回声团，回声区的声波通常会因为囊性区域的脂肪组织及毛发导致的衰减。第三是由于毛发产生的细小回声束[22]。

由于囊块的组成不同会产生不同的回声：纯脂肪组织为低回声或无回声；液-液平是由于水脂分界造成；皮样囊肿产生有声影回声是由于内含毛发或钙化灶。弥漫性回声由于囊液中含有毛发[22]。

未成熟性畸胎瘤通常为巨大混杂实性为主团块。通常伴有散在钙化灶。超声图像可以表现为点状强光点或伴有声波衰减的团块，或包含声波反射束的混杂团块[22]（图 20-4）。

内胚窦瘤

又称卵黄囊瘤，起源于胚外结构卵黄囊，是卵巢恶性生殖细胞肿瘤中的第三常见的肿瘤[1,14]。通常发生于青壮年，平均年龄为18岁。大约1/3在月经前发现[1,24]。

内胚窦瘤的特征是生长迅速，在腹膜大范围播散，通常预后较差[24]，仅单侧发生，但是生长迅速，恶性程度较高[14]。75%的患者表现为腹盆部的疼痛，10%的患者发现腹部肿块[1]。

肿块一般被包膜覆盖，形状有类圆形、椭圆形及分叶状。多数为伴有囊性成分的实体肿瘤[4]。通常伴有大范围的出血和坏死。多发小囊可造成蜂窝状表现。组织结构与大鼠胎盘的内胚窦特殊血管周围结构（SchillerT-dural 小体）相似，但是内胚窦瘤中，可以观察到疏松网状结构，伴有透明或液性细胞质。所有肿瘤中都会出现细胞内外的玻璃样小滴[14,24]。肿瘤内富含 AFP 和 α1 抗胰蛋白酶。AFP 对肿瘤的诊断以及对治疗方案的调整有用，α1 抗胰蛋白酶很少被临床应用[1]。

治疗主要包括外科手术探查，患侧输卵管卵巢切除术，转移灶清扫，术后行辅助化疗，铂类为主，比如 BEP。多数为早期患者：71% 为Ⅰ期，6%为Ⅱ期，23%为Ⅲ期。如今，早期治愈率已达 100%，中晚期达 75%[1,15]。

在超声图像上，内胚窦瘤有全实性只以囊性为主的类型，但是混杂囊实性也被报道过，囊性成分可能是因为坏死或囊肿退化[24]。

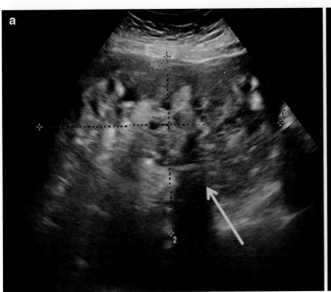 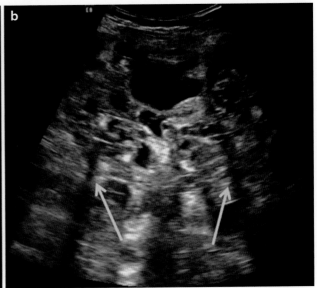

图 20-4　（a）50 岁的患者，巨大纯实性肿块，24cm，卵巢未成熟性畸胎瘤。（b）12 岁患者，28cm 混杂囊实性肿块。内部回声十分不规则；脂肪及散在钙化灶造成的锥形阴影（箭头所指）；边界欠清。

有报道,在彩色多普勒超声中,低速测量显示多发血管影,伴低阻力系数[24](图 20-5)。

少见卵巢生殖细胞肿瘤

胚胎癌

卵巢的胚胎癌是一种非常罕见的肿瘤,以类似胚胎生殖盘的瘤巨细胞为特征,分化为实体、乳头状或者腺体组织[1]。单一组成很少见,多数为多发的生殖细胞肿瘤[25]。患者多数年轻,在 4~28 岁,平均为 14 岁[15]。患者因肿块分泌雌激素会导致性早熟或者阴道不规则出血[25]。而且患者 AFP 和 HCG 通常会升高,其有助于评价治疗效果[26]。

最常见的症状为下腹部的肿块,或者腹痛、发热以及体重减轻。内分泌异常会表现为双侧乳房发育、阴道出血、阴户长毛等。青春期女性会表现为不规则阴道出血、不孕以及多毛症状[27]。

最初病灶主要是增大, 大约 2/3 病灶被发现时都局限在一个卵巢内[1]。Kurman 等认为,肿块范围在 10~25cm,中位数为 17cm[27]。手术中发现 40% 播散至腹膜[25]。

在镜下,胚胎癌细胞和细胞核的异型性突出,可见瘤巨细胞。在稍许分化的区域中,瘤细胞有形成裂隙和乳头的倾向,细胞略呈立方或柱状上皮样,但不形成明确的腺管[27]。

胚胎癌患者和其他生殖细胞肿瘤患者都应接受手术切除,术后辅助化疗。有报道认为,如果为混合肿瘤可能会增加复发风险,化疗敏感性与组成肿瘤本身相关[25]。生存率主要集中在前两年,患者应注意随访,防止其他生殖细胞肿瘤的出现以及化疗副反应[25]。

卵巢绒癌

非妊娠性卵巢绒癌可与其他生殖细胞肿瘤并发或单发。单发较少见[28]。在儿童和月经前女性中,初始生殖细胞的来源较难去证明[29]。多数患者小于 20 岁[1]。妊娠性和非妊娠性的区别很重要,因为非妊娠性绒癌预后很差[19,30]。还有另外一个原因是,发现时往往已经发生了转移[1]。

类似与其他卵巢肿瘤,非妊娠性卵巢绒癌症状也是腹痛、不规则出血,以及妊娠试验(HCG)阳性[19]。HCG 阳性对该病诊断具有重要意义[1]。

纯绒癌特征为实性伴出血,易碎。

在病理上,非妊娠性卵巢绒癌与卵巢绒癌转移类似[28]。

只有有限的报道描述了对非妊娠性卵巢绒癌的化疗,但是 MAC regimen (methotrexate, actinomycin D, and cyclophosphamide)使用了与妊娠性滋养细胞肿瘤相同的方法,对非妊娠性卵巢绒癌也获得了完全应

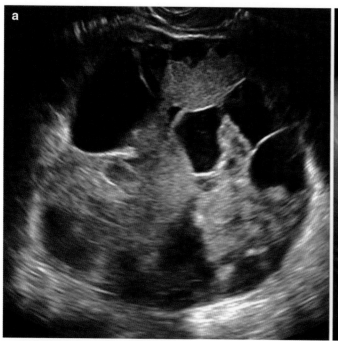
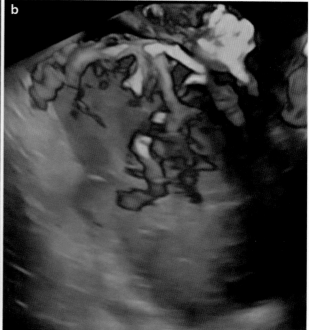

图 20-5　(a)黑白超声图像显示一个 19cm 大小、Ⅲb 期的内胚窦瘤,患者 19 岁,边界清晰的实性肿块,内可见坏死囊性区。(b)三维彩色多普勒超声显示扭曲血管影,粗细不均走形不规则。

答[28]。这些肿瘤非常少见，数据不全，其他化疗方案也对生存率有一定的作用（图 20-6）。

多胚瘤

多胚瘤是种非常少见的生殖细胞瘤[1]。自首次被描述以来，40 年只有 14 例卵巢多胚瘤被报道[31]。这种肿瘤由"胚胎体"组成，类似早期胚胎组织的构成（内胚层、中胚层、外胚层）[1]。

发病年龄在 3~44 岁，平均 24.5 岁[31]。未成熟畸胎瘤及卵黄囊瘤是最常见的两种伴发肿瘤[31]；因此 AFP 及 HCG 容易升高[1]。

多胚瘤通常较早被诊断（79% 在 I 期）[31]。JONDLE 等对 14 例进行分析，1980 年前，6 例死于术后 1~12 个月，只有 1 例接受化疗。相反，1980 年后 5 例接受化疗患者 12~106 个月内未见肿瘤复发[31]。

性索间质细胞瘤

性索间质细胞瘤占所有卵巢恶性肿瘤的 5%~8%[1,8,30]，大约 50% 为纤维瘤[4]。

卵巢性索间质细胞瘤起源于原始性腺中的性索及间质组织，多数由各种成分组成，包括女性细胞（颗粒细胞、泡膜细胞以及黄体）、男性细胞（支持细胞、间质细胞）、纤维原细胞[1,32]（表 20-1）。

颗粒细胞-间质细胞瘤

颗粒细胞-间质细胞瘤包括颗粒细胞瘤（GCT）、卵泡膜细胞瘤以及纤维瘤。GCT 为低度恶性。GCT 起源自颗粒细胞，与卵巢激素分泌相关的一种基质。卵泡膜细胞瘤和纤维瘤为良性肿瘤，但是很罕见会有恶性形态学改变，被称为纤维肉瘤[1]。

表 20-1　恶性生殖细胞间质瘤的分类

颗粒细胞-间质细胞瘤
颗粒细胞
成人型
幼年型
卵泡膜纤维瘤
卵泡膜细胞瘤
纤维瘤
硬化型间质瘤
睾丸母细胞瘤，支持细胞-间质细胞瘤
支持细胞
间质细胞
支持-间质细胞
高分化
中度分化
低分化
伴其他元素
网状
混合
两性母细胞瘤
未明确

Colombo 等[32]制定。

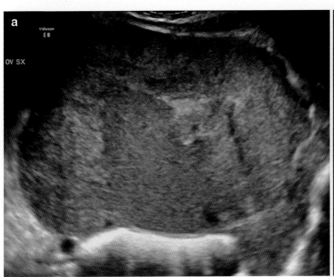
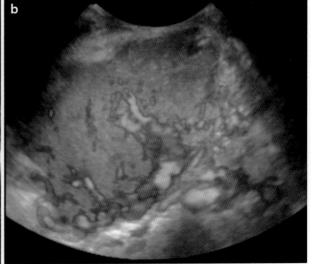

图 20-6　(a) 黑白超声图像，Ia 期混合生殖细胞肿瘤包含绒癌及胚胎癌，大小 14cm，呈实性，内部回声不均，边界清晰。(b) 三维彩色多普勒超声显示混杂血管影。

颗粒细胞瘤

流行病学

GCT 占恶性性索间质细胞瘤的 70%，以及所有卵巢肿瘤的 3%~5%[32]。美国发病率约为 0.99/100.00，其他发达国家报道每 100 000 女性为 0.4~1.7 例[33]。是最常见功能性肿瘤[34]。1/3 的 GCT 发生在绝经期前女性，超过 50% 发生在绝经后女性，5% 在青春期前[34]。只有 2% 患者双侧发生[1]。

有两种 GCT，成人型和幼年型。幼年型 GCT 占大约 5%[32]。两种主要区别仅仅在病理学上[35]，然而更年期后患者症状与青春期患者症状不同，将成人型和幼年型分开考虑：

- 成年型

成人型占 95%，在 50~54 岁（中位数）发病[33]，51~60 岁绝经期女性风险最高[15]。

- 幼年型

有 5%~7% 儿童卵巢肿瘤为颗粒细胞瘤[34]。大约 50% 幼年型 GCT 在月经前女性[34]。Young 等的 125 例病例中，44% 的肿瘤在 10 岁前，只有 3% 在第Ⅲ期。成人型较少发生在双侧，很少发生卵巢外转移。几乎都在Ⅰ期被发现[32]。

镜下表现

GCT 被定义为最少有 10% 的颗粒细胞[35]。

抑制素、CD99 以及 MIS 有助于 GCT 的病理诊断[1]：

- 成人型

成人型主要由颗粒细胞组成，可包含间质、纤维或都有[32]。颗粒细胞环绕成囊状，伴一长条形凹陷（咖啡豆核心），缺乏胞浆[35]。

成人型 GCT 有多种生长方式、微滤泡腺瘤、巨滤泡腺瘤、孤立性的、小梁状等[32]。微滤泡腺瘤是最常见的形态，内可见嗜伊红物质及核碎片（Call-Exner 小体），在 30~60 病例中，均可见这种小体[32-35]。

核分裂程度较低[35]。

- 幼年型

幼年型为结节状或散在生长的卵泡状的实体细胞肿瘤[32,35]。有明显的病理学特征：核分裂非常活跃，胞浆丰富，缺乏核纵沟[32,35]。Call-Exner 小体较少[35]。

核分裂程度较高[32]。

肉眼表现

GCT 形态较大，光滑，伴分叶。切面呈灰色或黄色，实性或部分囊性[14,32,35]。全囊性少见。出血较常见，坏死少见[35]。

临床症状

内分泌症状常见，临床症状有助于诊断[32,35]。绝经后出血是常见症状，主要由于雌激素暴露导致内膜增生，甚至腺癌[32-35]。根据诊断，24%~80% 患者有内膜异常，20%~65% 诊断出内膜增生，10% 的患者伴有内膜癌[33,35]。

育龄期女性中，雌激素相关症状，比如不规则出血、月经不规则，甚至闭经均可发生[32-35]。然而，不孕、男性化及多毛症少见[33]。

当 GCT 发生在青春期女性时，性早熟、乳房增大、溢乳均可发生[33,35]。

其他临床症状为腹部膨隆以及腹痛[32-35]。GCT 最大可至 40cm，平均值为 12cm，可伴出血[32-35]。急性盆腔疼痛可因卵巢蒂扭转或破裂[33,35]。大多数 GCT 生长较慢，逐渐地占据盆腔及腹部[35]。Ⅰ期、Ⅱ期中腹水少见，较多在卵巢上皮性肿瘤中出现（22%~31% 以及 61%）[35]。

抑制素由颗粒细胞分泌，对诊断以及治疗效果评价有着重要作用。育龄期女性抑制素升高，伴闭经和不孕高度提示 GCT[1,35]。

预后

GCT 生长较慢，很少复发，有时候 37 年后才复发[35]。

预后主要由分期决定。75% 的 GCT 诊断为Ⅰ期，20% 为Ⅱ期，8% 为Ⅱ期，6% 为Ⅳ期[35]。1 例报道，37 位Ⅰ期患者中，5 年、10 年和 20 年生存率分别为 94%、82%、62%。Ⅱ~Ⅳ期生存率为 55%~34%[33]。

成人型肿瘤中，Call-Exner 小体的缺失预示着早期复发[1]。术后病灶石的残留也是预后较为重要的一个因素，DNA 序列是另一种预后因素[1]。

GCT 的幼年型，大约 90% 在Ⅰ期被诊断，预后较好。这种肿瘤比成人型显示较低恶性[1,32]。

GCT 的治疗需要根据患者年龄。希望保留生育能力的患者可行单侧附件切除术，同时内膜诊刮术检查内膜是否异常[1,30]。绝经后女性可以考虑全子宫及双附件切除术[32]。

没有数据支持的Ⅰ期 GCT 患者，术后辅助治疗有效[32]。

因为这些肿瘤较为罕见，暂时无Ⅱ~Ⅳ期患者的术后辅助治疗的研究。然而，铂类为主的化疗可能会有效[33]。

超声表现

超声和 CT 可发现巨大肿块，纯实性肿块伴出血和纤维改变到伴多发囊性灶的实性肿块到纯囊性肿块都可能发生[36]，绝大部分为实性[4,35]。

Ko 等描述了 13 例 GCT 的超声表现[36]；他们发现 46% 为多房实性伴小实性组成，15% 为多房实性伴增厚实性部分，8% 为囊性，31% 为实性[36]。Hong 描述 9 例 GCT 的超声表现，89% 为多囊性肿块，只有 1 例有巨大薄壁囊肿[37]。

超声检查使用标准检查技术，由 IOTA（International Ovarian Tumor Analysis）制定。Van 等描述了 23 例 GCT 的超声表现，22 例为实性组成，12 例（52%）为多房实性肿块，9 例（39%）为纯实性，1 例（4%）为单房实性，1 例（4%）为多房性。所有 13 例多房实性肿块及多房性包括 5 个腔或更多，10/13（77%）包括 10 个以上。囊性部分回声低（7/16，44%）或混杂（6/16，38%）。GCT 通常较大，平均为 102mm（37～242mm）。只有 1 例肿块小于 50mm，50% 以上大于 10mm。大多数 GCT 在彩色或能量多普勒检查中呈现中、高度色含量（颜色分值 3，13/23，57%；颜色分值 4，8/23，35%）[35]。

Van 等描述了两种典型模式。第一种是实性肿块伴混杂回声。第二种是多房性肿块为实性组织包绕小囊腔，但是无乳头状突起，可称为"瑞士奶酪征"[35]。幼年型无典型表现[35]（图 20-7 至图 20-10）。

卵巢纤维肉瘤

初级卵巢肉瘤为一种复杂族群，占大约卵巢肿瘤的 3% 不到[38]。纤维肉瘤，是一种少见的卵巢肉瘤甚至是一种少见的肿瘤[1]。多数病变复杂，80% 发生在绝经期女性，肿瘤侵蚀性较强，多数发生转移[1]。

区分纤维瘤和纤维肉瘤非常有难度，因为两者核分裂都比较活跃[38]，Prat 以及 Sculy 报道，钙化比核分裂活跃度对鉴别纤维瘤和纤维肉瘤更有价值[39]。有个重要的诊断标准，纤维肉瘤每 10 个高倍视野，核分裂计数大于等于 4，但是纤维肉瘤的临床表现以及病理形态往往更加复杂[40]。

卵巢纤维肉瘤的治疗包括外科切除手术，以及术后铂类化疗。第一线为卡铂或顺铂，紫杉醇对提高生存率也有一定作用[1]。

超声表现

超声表现为实性肿块，伴混杂回声，表面不规整，单侧发病。混杂回声可能是因为出血及坏死造成，这也能对卵巢纤维肉瘤的诊断有一定的意义[42]。

多普勒超声血管分析只有 1 例报道，阻力系数低[43]。

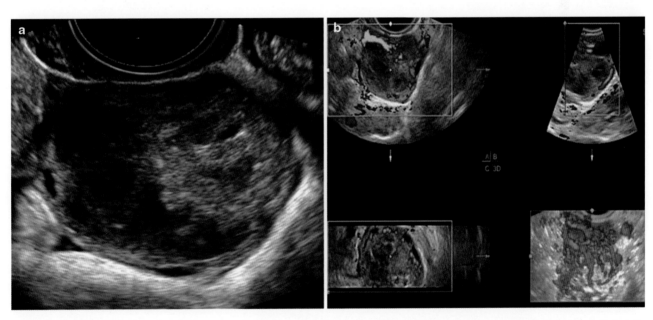

图 20-7　(a)黑白超声，3cm 大小颗粒细胞瘤，Ia期，成人型，34 岁的女性患者，实性伴混杂回声以及光滑的表面。(b)三维超声见血管影。

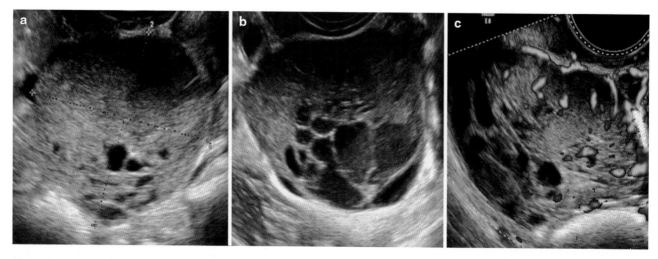

图 20-8   (a,b)黑白超声,4cm 大小的颗粒细胞瘤,Ⅰc期,成人型,36 岁的女性患者,实性肿块回声不均伴小囊腔(瑞士奶酪征),表面光滑。(c)二维超声可见血管影。

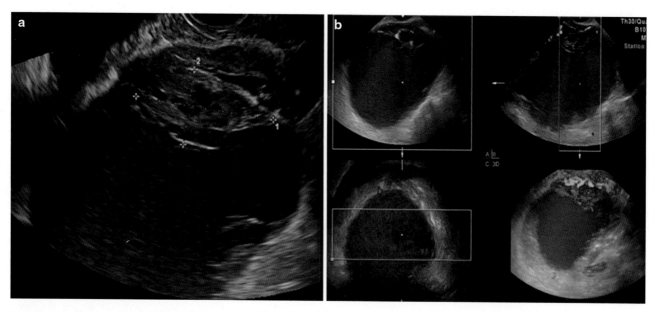

图 20-9   (a)黑白超声,颗粒细胞瘤,成人型,Ⅰa期,52 岁的女性患者,多房性实性肿块,实性组织包绕小囊腔,无乳头状突起。(b)三维多普勒彩超图像显示实性部分血管影。

支持细胞-间质细胞瘤

流行病学

卵巢支持细胞瘤、支持细胞-间质细胞瘤以及间质细胞瘤都非常少见。总共发病率不足所有卵巢肿瘤的 1%[44]。这些肿瘤主要发生在 40 岁左右的女性,75% 的病变发生在 40 岁以下[1],间质细胞肿瘤在中老年中常见,平均发病年龄为 58 岁[44]。这些肿瘤一般为低度恶性,很少恶变[1]。

镜下表现

有四种亚组:支持细胞肿瘤、支持细胞肿瘤伴脂质细胞、间质细胞肿瘤、支持细胞-间质细胞瘤[45]。

卵巢支持细胞肿瘤及支持细胞-间质细胞瘤中的 IU 包括支持细胞、间质细胞,纤维成分以及这些细胞的不同分化程度的细胞[44]

支持细胞肿瘤表现为纤维基质中伴有中空状或实性小管,无或有极少的间质细胞。多数为良性[44]。

支持细胞-间质细胞瘤分化程度更高。高分化肿

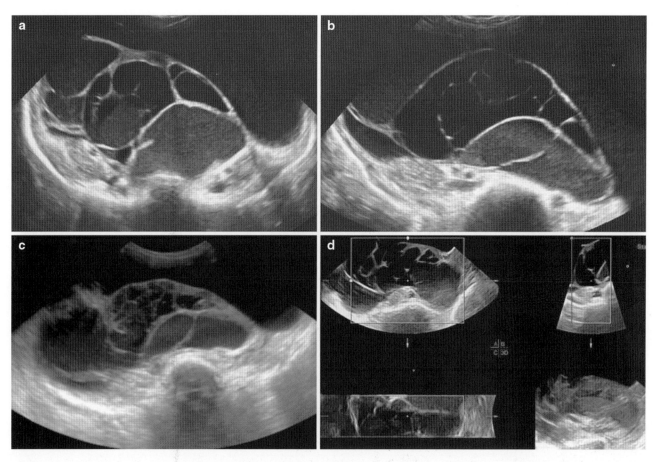

图 20-10　(a,b)黑白超声,巨大的颗粒细胞瘤,27cm,成人型,Ⅰa期,51 岁的女性患者,多房性表现(10 个以上)无明显实性成分及乳头状突起。(c,d)三维多普勒彩超显示稀疏血管影。(见彩图)

瘤表现为基质中散在支持细胞及间质细胞。中度分化只有成熟小管及巨大的嗜酸性间质细胞。低分化肿瘤有肉瘤样改变[14],大约 20%的支持细胞-间质细胞瘤包含多种成分,比如胃肠化生上皮细胞[44]。

　　间质细胞瘤包括门型及非门型,后者非常少见。门细胞瘤表现为局限性的类固醇细胞团,胞浆嗜淡伊红染色[44]。

肉眼表现

　　支持细胞瘤呈分叶状实性肿块,黄色或棕色,单侧发病,平均大小约 9cm[44]。

　　支持细胞-间质细胞瘤通常边界清晰,伴光滑表面。切面为实性,部分囊性,或者全囊性,较大的肿瘤容易出现囊性部分,有时伴有黄色囊液以及血液。实性成分质韧,丰满,柔软,颜色为灰色或者黄色,部分伴出血或坏死[45]。通常较大,大小为 5~15cm。几乎所有支持细胞-间质细胞瘤为单侧[44]。Roth 等报道了平均大小为 6cm,7.5cm 左右为中度分化,13.5cm 为低分化[45]。

　　间质细胞瘤(门细胞瘤)通常比较小,大约平均为 2.4cm,棕色或黄色,多数为单侧[44]。

临床症状

　　由于雄激素的生成,70%~85%的患者有男性化症状[1]。男性化风险与肿瘤分化程度有关[45]。Roth 等报道,低分化约 77%的患者有男性化,中等分化有 73%的患者有男性化,高分化只有 25%的患者有男性化[45]。

　　血浆雄激素升高可能揭示测量睾酮和雄烯二酮水平正常或轻度升高的硫酸脱氢表雄酮[1]。

　　偶尔支持细胞-间质细胞瘤可能会伴有雌激素表现,比如月经失调或不规则出血。有些会发生卵巢蒂扭转以及破裂,多数在低分化肿瘤中,腹水少见[44]。

预后

　　5 年生存率为 70%~90%,复发非常少见[1]。最重要的决定因素为肿瘤的分期与分化程度。大部分支持细胞-间质细胞瘤在Ⅰ期被诊断,主要由分化程度决定预后。肿瘤分期越高,预后越差。当支持细胞-间质细胞瘤复发,通常在一年内,95%的复发在 5 年内。复发病灶通常在盆腹部[44]。

双侧肿瘤少见，对育龄期女性通常治疗为单侧附件切除术，绝经后女性推荐全子宫及双侧附件切除术[1]。

超声表现

超声表现基于几篇研究。Monteagudo 等描述间质细胞肿瘤为卵巢内实性结节，高回声，大小约 1cm。他们报道了 3 例支持细胞肿瘤，也有相应的表现，肿瘤血供丰富[46]。Outwater 等描述了 7 例支持细胞-间质细胞瘤、2 例间质细胞瘤以及 2 例支持细胞瘤。没有报道多少肿瘤接受了超声检查。类固醇细胞瘤多为实性，有些实性成分可能少于 50%[47]。

超声检查使用了标准参数(IOTA)。Demidov 等报道了 22 例患者的超声表现；15 例支持细胞-间质细胞瘤，2 例支持细胞瘤，5 例间质细胞瘤。22(96%)例含有实性成分；16(70%)例纯实性。模式识别显示间质细胞瘤未较小实性肿瘤（4 例最大为 1~3cm），2 例支持细胞瘤较大（4cm、7cm）；支持细胞-间质细胞瘤大小不一，实性成分为主，内可见包含小囊腔[44]。9 病例有色彩指数：4 例支持细胞-间质细胞瘤，2 例间质细胞瘤，2 例支持细胞瘤。8 例血供丰富，1 例支持细胞-间质细胞瘤乏血供[44](图 20-11 和图 20-12)。

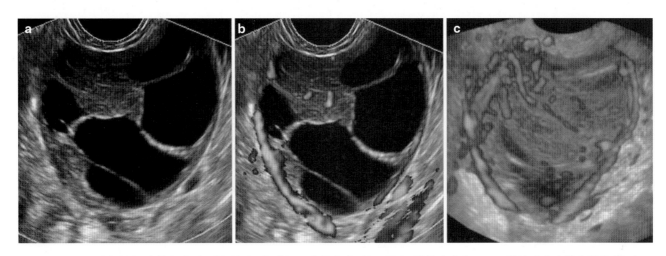

图 20-11 (a)黑白超声，支持细胞-间质细胞瘤，Ic 期，13 岁的患者，月经稀少，肿块大小为 6cm。肿块成多房性实性肿块(小于 10 个囊腔)，无乳头状突起。(b,c)二维及三维彩色多普勒超声，显示了包膜及实性成分的血管影。(见彩图)

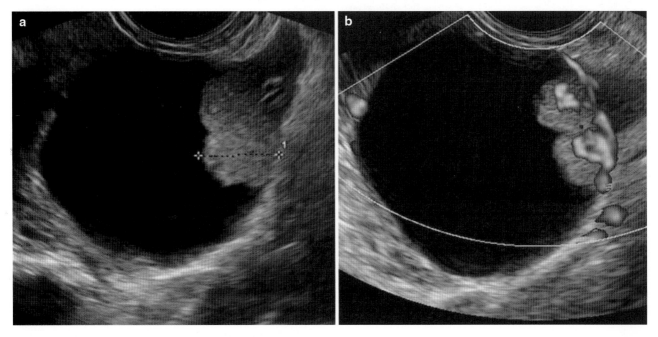

图 20-12 (a)黑白超声，支持细胞-间质细胞瘤，Ic 期，19 岁的患者，肿块大小为 5cm。多房性实性肿块(2 个囊腔)。(b)二维多普勒超声显示了实性成分的血管影。(见彩图)

作者简介

Dorella Franchi 在意大利米兰大学获得医学博士学位,之后,在意大利 Monza San Gerardo 医学院接受妇产科以及米兰妇科肿瘤中心接受亚专科培训。目前,她是欧洲肿瘤中心的预防性妇科高级副主任。她也是意大利妇产科和超声学科协会会员(SIEOG)、国际妇产科超声协会会员(ISUOG)和欧洲妇科肿瘤协会会员(ESGO)。

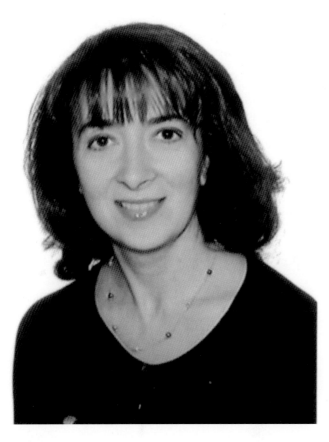

参考文献

1. Berek JS, Friedlander M, Hacker NF. Germ cell and other nonepithelial ovarian cancer. In: Berek JS, Hacker NF, editors. Gynecologic oncology. 5th ed. Philadelphia: Lippincott Williams & Wilkins; 2010.

2. Quirk JT, Natarajan N, Mettlin CJ. Age-specific ovarian cancer incidence rate patterns in the United States. Gynecol Oncol. 2005;99(1):248–50.

3. Pectasides D, Pectasides E, Kassanos D. Germ cell tumors of the ovary. Cancer Treat Rev. 2008;34:427–41.

4. Dill-Macky MJ, Atri M. Ovarian ultrasound. In: Callen PW, editor. Ultrasonography in obstetrics and gynecology. 4th ed. Philadelphia: W.B. Saunders; 2000.

5. Murugaesu N, Schmidt P, Dancey G, et al. Malignant ovarian germ cell tumors: identification of novel prognostic markers and long–term outcome after multimodality treatment. J Clin Oncol. 2006; 24:4862–6.

6. Kurman RJ, Norris HJ. Malignant germ cell tumors of the ovary. Hum Pathol. 1977;8(5):551–64.

7. Gershenson DM, Del Junco G, Copeland LJ, et al. Mixed germ cell tumors of the ovary. Obstet Gynecol. 1984;64(2):200–6.

8. Gershenson DM. Management of early ovarian cancer: germ cell and sex cord-stromal tumors. Gynecol Oncol. 1994;55:S62–72.

9. Guerriero S, Testa AC, Timmerman D, et al. Imaging of gynecological disease (6): clinical and ultrasound characteristics of ovarian dysgerminoma. Ultrasound Obstet Gynecol. 2011;37: 596–602.

10. Pressley RH, Muntz HG, Falkenberry S, Rice LW. Serum lactic dehydrogenase as a tumor marker in dysgerminoma. Gynecol Oncol. 1992;44:281–3.

11. Schwartz PE, Morris JM. Serum lactic dehydrogenase: a tumor marker for dysgerminoma. Obstet Gynecol. 1988;72:511–5.

12. Lazebnik N, Balog A, Bennett S, et al. Ovarian dysgerminoma a challenging clinical and sonographic diagnosis. J Ultrasound Med. 2009;28:1409–15.

13. Prat J. Germ cell tumors. In: Prat J, editor. Pathology of the ovary. 1st ed. Philadelphia: Saunders; 2004.

14. Crum CP. The female genital tract. In: Cotran RS, Kumar V, Robbins SL, editors. Robbins pathologic basis of disease. 6th ed. Philadelphia: WB Sanders; 1999.

15. DardiK R, Duska L, Bristoe R. Ovarian cancer. In: Bankowski BJ, Hearne AE, Lambrou NC, Fox HE, Wallach EE, editors. The Johns Hopkins manual of gynecology and obstetrics. 2nd ed. Philadelphia: Lippincott Williams & Wilkins; 2002.

16. Eun-Seop S, Jung-Pil L, Jae-Ho H, et al. Dysgerminoma of the ovary with precocious puberty: a case report. Gynecol Endocrinol. 2007;23(1):34–7.

17. Kumar S, Shah JP, Bryant CS, et al. The prevalence and prognostic impact of lymph node metastases in malignant germ cell tumors of the ovary. Gynecol Oncol. 2008;110:125–32.

18. Mangili G, Sigismondi C, Gadducci A, et al. Outcome and risk factors for recurrences in malignant ovarian germ cell tumors. A MITO-9 retrospective study. Int J Gynecol Cancer. 2011;21: 1414–21.

19. Gordon A, Lipton D, Woodruff JD. Dysgerminoma: a review of 158 cases from the Emil Novak ovarian tumor registry. Obstet Gynecol. 1981;58:497–504.

20. Kim HS, Kang BS. Ovarian dysgerminoma: color Doppler ultrasonographic findings and comparison with CT and MR imaging findings. J Ultrasound Med. 1995;14:843–8.

21. Ulbright TM. Germ cell tumors of the gonads: a selective review emphasizing problems in differential diagnosis, newly appreciated, and controversial issues. Mod Pathol. 2005;18:S61–79.

22. Outwater EK, Siegelman ES, Hunt JL. Ovarian teratomas: tumor types and imaging characteristics. Radiographics. 2001;21: 475–90.

23. Savelli L, Testa AC, Timmerman D, et al. Imaging of gynaecological disease (4): clinical and ultrasound characteristics of struma ovarii. Ultrasound Obstet Gynecol. 2008;32:210–9.

24. Hung JH, Shen SH, Hung J, et al. Ultrasound and magnetic resonance images of endodermal sinus tumor. J Chin Med Assoc. 2007;70(11):514–8.

25. Hogg R, Friedlander M. Management of embryonal carcinoma of the ovary. CME J Gynecol Oncol. 2002;7:234–7.

26. Kawai M, Kano T, Kikkawa F, et al. Seven tumor markers in benign and malignant germ cell tumors of the ovary. Gynecol Oncol. 1992;45:248–53.

27. Kurman RJ, Norris HJ. Embryonal carcinoma of the ovary. A clinicopathologic entity distinct from endodermal sinus tumor

resembling embryonal carcinoma of the adult testis. Cancer. 1976;38:2420–33.

28. Simşek T, Trak B, Tunç M, et al. Primary pure choriocarcinoma of the ovary in reproductive ages: a case report. Eur J Gynaecol Oncol. 1998;19(3):284–6.

29. Axe SR, Klein VR, Woodruff JD. Choriocarcinoma of the ovary. Obstet Gynecol. 1985;66(1):111–4.

30. Corakçi A, Ozeren S, Ozkan S. Pure nongestational choriocarcinoma of ovary. Arch Gynecol Obstet. 2005;271:176–7.

31. Jondle DM, Shahin MS, Sorosky J, et al. Ovarian mixed germ cell tumor with predominance of polyembryoma: a case report with literature review. Int J Gynecol Pathol. 2002;21(1):78–81.

32. Colombo N, Parma G, Zanagnolo V, et al. Management of ovarian stromal cell tumors. J Clin Oncol. 2007;25:2944–51.

33. Schumer ST, Cannistra SA. Granulosa cell tumor of the ovary. J Clin Oncol. 2003;21:1180–9.

34. Young RH, Dickersin GR, Scully RE. Juvenile granulosa cell tumor of the ovary: a clinicopathological analysis of 125 cases. Am J Surg Pathol. 1984;8:575–96.

35. Van Holsbeke C, Domali E, Holland TK, et al. Imaging of gynecological disease (3): clinical and ultrasound characteristics of granulosa cell tumors of the ovary. Ultrasound Obstet Gynecol. 2008;31:450–6.

36. Ko SF, Wan YL, Ng SH, et al. Adult ovarian granulosa cell tumors: spectrum of sonographic and CT findings with pathologic correlation. AJR Am J Roentgenol. 1999;172:1227–33.

37. Hong BK, Jeng CJ, Huang SH, et al. Sonographic and clinical findings of granulosa cell tumor. Chin Med J. 1996;57:214–8.

38. Shakfeh SM, Woodruff JD. Primary ovarian sarcomas: report of 46 cases and review of the literature. Obstet Gynecol Surv. 1987;42:331–49.

39. Prat J, Scully RE. Cellular fibromas and fibrosarcomas of the ovary: a comparative clinicopathologic analysis of seventeen cases. Cancer. 1981;47:2663–70.

40. Testa AC, Gaurilcikas A, Licameli A. Sonographic features of primary ovarian fibrosarcoma: a report of two cases. Ultrasound Obstet Gynecol. 2009;33:112–5.

41. Tsuji T, Kawauchi S, Utsunomiya T, et al. Fibrosarcoma versus cellular fibroma of the ovary: a comparative study of their proliferative activity and chromosome aberrations using MIB-1 immunostaging, DNA flow cytometry, and fluorescence in situ hybridization. Am J Surg Pathol. 1997;21(1):52–9.

42. Irving JA, Alkushi A, Young RH, et al. Cellular fibromas of the ovary: a study of 75 cases including 40 mitotically active tumors emphasizing their distinction from fibrosarcoma. Am J Surg Pathol. 2006;30:929–38.

43. Kaya H, Sezik M, Ozkaya O, et al. Color Doppler ultrasound in ovarian fibrosarcoma. Gynecol Oncol. 2004;94:229–31.

44. Demidov VN, Lipatenkova J, Vikhareva O, et al. Imaging of gynecological disease (2): clinical and ultrasound characteristics of Sertoli cell tumors, Sertoli – Leydig cell tumors and Leydig cell tumors. Ultrasound Obstet Gynecol. 2008;31:85–91.

45. Roth LM, Anderson MC, Govan AD, et al. Sertoli-Leydig cell tumors: a clinicopathologic study of 34 cases. Cancer. 1981;48: 187–2197.

46. Monteagudo A, Heller D, Husami N, et al. Ovarian steroid cell tumors: sonographic characteristics. Ultrasound Obstet Gynecol. 1997;10:282–8.

47. Outwater EK, Marchetto B, Wagner BJ. Virilizing tumors of the ovary: imaging features. Ultrasound Obstet Gynecol. 2000;15: 365–71.

48. Rice LW. The ovary. In: Ryan KJ, Berkowitz RS, Barbieri RL, Duanif A, eds. Kistner's Gynecology & Women's Health, 7th ed. St Louis: Mosby Inc. 1999:166–90.

第 **21** 章

卵巢恶性胚胎性和间质性肿瘤的 CT 和 MRI 表现

Corinne Balleyguier,Wassef Khaled,Sandra Canale,Laura Ciolovan,
Elise Zareski,Pierre Duvillard,Laurence Brugieres, Philippe Morice

摘　要

　　恶性生殖细胞瘤较卵巢上皮性肿瘤少见,占卵巢癌的 2%~3%。多数发生在年轻女性中,在过去的 20 年中,其发病率较低。

　　恶性间质细胞瘤起源自卵巢间质组织,通常伴随激素分泌。多数为成人型及幼年型颗粒细胞瘤、支持细胞-间质细胞瘤以及纤维肉瘤。

　　CT 和磁共振图像可以帮助鉴别这些少见肿瘤的术前分期,包括一些恶性征象,还可以显示一些有助于评估肿瘤的其他表现。

关键词

恶性卵巢生殖细胞·绒毛膜癌·胚胎癌·影像·CT·MRI

　　恶性生殖细胞瘤较上皮性肿瘤少见, 占卵巢癌 2%~3%。多数发生在年轻女性中,在过去的 20 年中,其发病率较低。这类肿瘤在黑人以及亚洲人中发病率较高,占 15%[1]。这类肿瘤包括两种:非性生殖细胞型,包括未成熟性畸胎瘤、内胚窦瘤、胚胎癌以及绒癌以及无性细胞瘤。

　　恶性间质细胞瘤起源自卵巢间质组织,通常伴激素分泌。这类肿瘤主要有成人型及幼年型颗粒细胞瘤、支持细胞-间质细胞瘤以及纤维肉瘤。

　　影像学检查有助对肿瘤进行描述及分期,包括一些恶性征象,还可以显示一些有助于评估肿瘤的其他表现。

恶性生殖细胞瘤

未成熟性畸胎瘤

　　未成熟性畸胎瘤占卵巢畸胎瘤的 1%,包括 3 层胚层。鉴别囊性畸胎瘤恶变非常重要,因为已存在的成熟性畸胎瘤不会恶变。主要在年轻患者中发生,大约 20 岁左右。未成熟性畸胎瘤往往较大(14~25cm),成熟性畸胎瘤通常为 7cm 左右[1]。这些肿瘤可以是实性或者囊性伴实性成分。脂肪组成较常见,而成熟性囊性畸胎瘤更多的是液性成分[2]。钙化灶常见,较粗糙,往往能定性,可能伴出血[3](图21-2)。这些实性组织对术前定性非常有帮助,虽然一般只能观察到多发小实性部分,例如Rokitansky结节[4],囊性部分多数内含浆液,蛋白以及脂肪,在MRI序列中表现为多种型号[3](图21-2)。一些作者认为,实性部分内部边缘不规则,大约为5cm,与囊壁成钝角[5]。未成熟性畸胎瘤在CT和MRI检查中有明显强化。目前没有发现肿块分期和实性肿块形态有关系[4]。

成熟性畸胎瘤的恶变

　　病理学表现通常完全不同,成熟性畸胎瘤一般转变为鳞癌(80%~85%);剩余的转变为腺癌或者绒癌[6]。

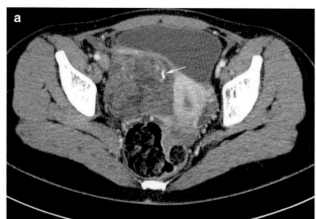

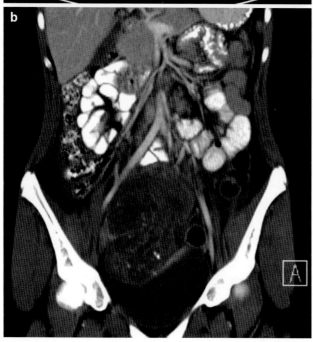

图21-1　未成熟性畸胎瘤。16岁的女性患者。(a)增强CT。(b)冠状位重建。盆腔右侧团块,因腹痛进行超声和CT检查。右侧混杂多房囊性肿块,膀胱受推压。团块中可见钙化(箭头所指),提示未成熟性畸胎瘤。

这些肿块较大,一般大约为10cm,CA-125升高可能提示肿瘤恶变[6]。

　　成熟性畸胎瘤的恶变表现与良性成熟性囊性畸胎瘤相似,伴有实性成分[3]。囊壁上的Rokitansky结节需要注意。肿块有潜在成熟性畸胎瘤的表现。CT及MRI图像包括含脂肪肿块,可强化,边界不规则,实性成分可侵犯周围组织[1]。增强CT扫描表现菜花状突起,不规则边界,钝角与囊壁相连[7]。成熟性畸胎瘤表面光滑,恶变时,有分隔及囊变[3]。

　　成熟性畸胎瘤可表现出透壁生长,增强扫描下可见强化[3]。实际上,Rokitansky结节的强化是恶变的早期提示之一[8]。鉴别困难,但是非常重要,恶变会导致预后差。

成长性畸胎瘤

　　畸胎瘤继续增长综合征(GTS)定义为恶性非性生殖细胞瘤化疗后成熟性畸胎瘤继续增长[9]。肿瘤会在原发处继续生长,甚至蔓延至腹膜后、腹腔和肝脏及淋巴结。GTS患者需要影像学随访,MRI及CT是最有效的影像学检查手段。分界清晰的肿块伴脂肪钙化或囊性部分可以在CT上显示[9](图21-3)。MRT1脂肪饱和序列对于现实肿块脂肪组织最有意义　(图21-3a)。典型表现与皮样囊肿类似[9]。然而,一些CT及MRI征象与未成熟性畸胎瘤重叠,比如囊性变、脂质成分以及钙化[10](图21-3)。然而,未成熟性畸胎瘤通常较大,实性部分分界不清,伴出血点[1]。

　　GTS治疗方案为复发肿块切除术[9]。

内胚窦瘤:卵黄囊瘤

　　卵黄囊瘤或内胚窦瘤是高度恶性生殖细胞肿瘤。20~30岁左右女性多发,40岁以上少见[11]。这些肿瘤少见,大约占所有卵巢恶性肿瘤的1%,恶性生殖细胞瘤的20%。很少无症状,50%会扩散至盆腔外[12]。放射学表现研究较少。卵黄囊瘤的影像学表现多样,可纯实性至纯囊性都有[13]。多数为囊实性混杂[11](图21-4)。Yamaoka等报道4例,MR T1WI序列减出血。另一个特征是富血供(图21-5)。在这个研究中,所有4例肿瘤,都可见高信号空洞,表示血供丰富。强化后CT及MRI图像,这些区域可见明显强化,称作亮点征。其次实体部分可见明显强化,强化程度较子宫肌层更高。间质水肿可以镜下观察到T2WI显示高信号,强化后期可见强化(图21-6)。卵黄囊瘤可见明显强化[11]。硬化性间质瘤也可见明显强化,这两者需要鉴别诊断。然而,T2WI中假小叶高信号边缘,比如低信号结节与高信

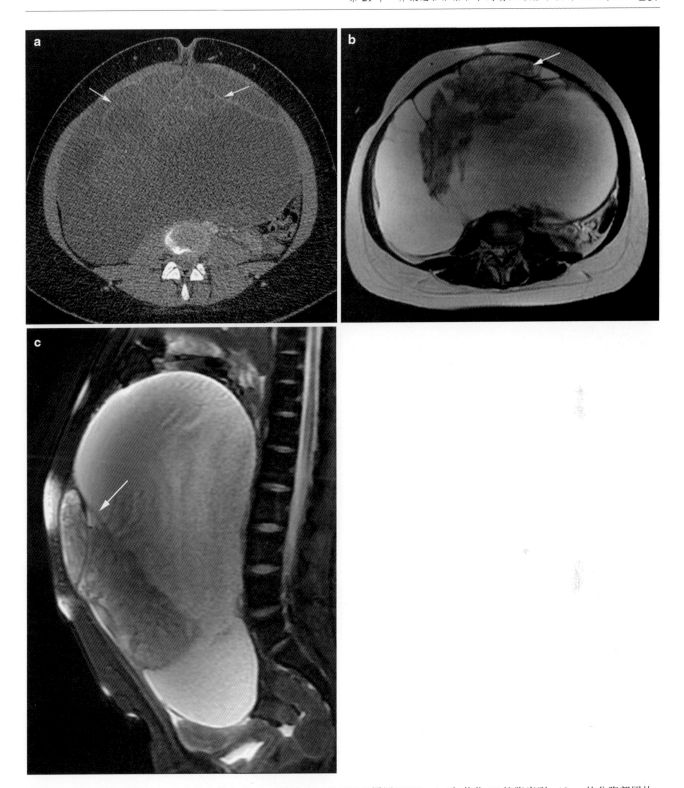

图 21-2 未成熟性畸胎瘤。24 岁的女性患者。(a)增强 CT。(b)MRI(周围 T2W)。(c)矢状位 T2 抑脂序列。18cm 的盆腹部团块，因腹痛及腹部膨隆被发现。CT 表现为囊性团块，伴出血，囊壁厚(箭头所指,a)。磁共振显示清晰的混杂实性成分包含在囊性部分中(箭头所指)。该例未成熟性畸胎瘤，无脂肪成分及钙化成分。

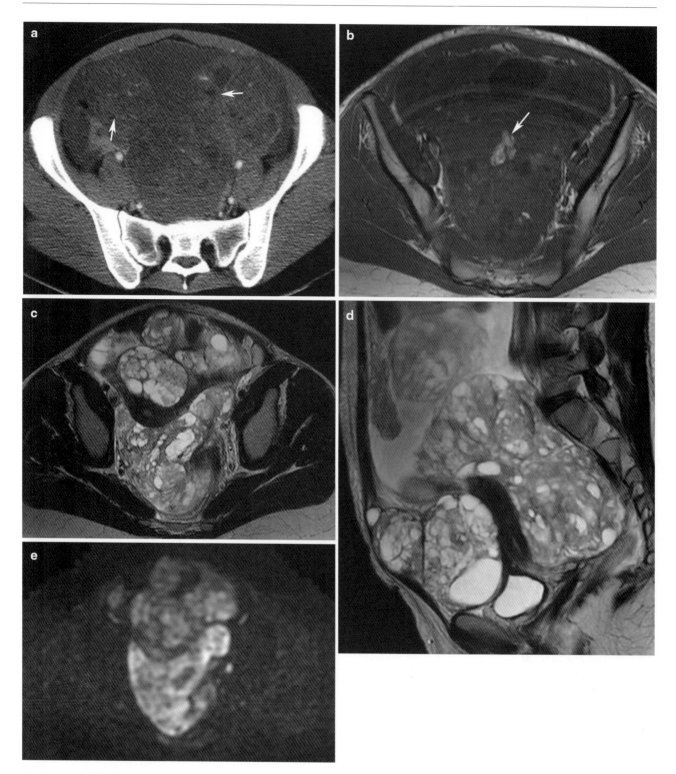

图 21-3　成熟性畸胎瘤, 22 岁的女性患者, 未成熟性畸胎瘤手术切除及术后化疗病史。(a)CT 增强。(b)MRI(轴位 T1W)。(c)轴位 T2。(d)轴位 T2。(e)b1000 DWI。(待续)

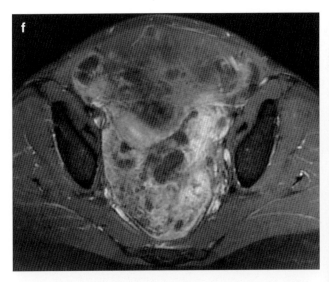

图 21-3(续)　(f)轴位 T1W 增强扫描及脂肪抑制。巨大囊实性腹盆腔肿块(a,c),未成熟性畸胎瘤化疗后短期出现。脂肪成分(a 和 b,箭头所指)。病理提示成熟性畸胎瘤。DWI 呈高信号(e),增强扫描呈不均匀强化(f)。完全切除后未见复发。

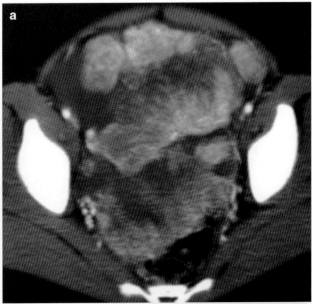

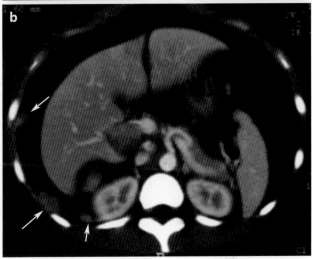

图 21-5　卵黄囊瘤,13 岁的女性患者,CT 增强扫描(a,盆腔;b,腹部)。大小约为 15cm 实性团块,血供丰富,恶性征象为血供丰富,腹水以及腹膜种植(b,箭头所指)。

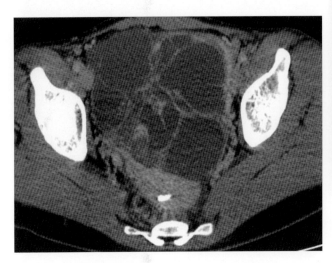

图 21-4　卵黄囊瘤,44 岁的女性患者,CT 增强扫描。左侧卵巢混杂囊性包块,分隔厚,位于子宫左侧,源自左侧卵巢。高危表现有厚壁,厚分隔,大小。

号间质中的界面,有助于诊断这两种肿块[14]。这些肿块生长较快,预后差[15]。卵黄囊瘤通常 AFP 会升高。

15%内胚窦瘤与畸胎瘤伴发[11]:该病例中,粗大钙化灶及脂肪成分伴随高血管化提示卵黄囊瘤(图 21-6)。

原发卵巢绒癌

卵巢绒癌占所有卵巢肿瘤的 1%不到,平均发病年龄为 15 岁[16]。常与其他生殖细胞瘤伴发。妊娠期卵巢绒癌可以为转移性或原发性。非妊娠期卵巢绒癌的

诊断需要排除宫腔内葡萄胎和宫内妊娠[17]。

绒癌表现为巨大,单侧,富血供附件肿块,伴周围多发囊腔,血 β-hCG 升高[17]。MRI 可以在 T1WI 看见点状高信号确认出血[18]。肿块中心容易出血及坏死(图 21-7)。CT 可以发现钙化灶[18]。

胚胎癌

这种恶性生殖细胞肿瘤与睾丸的胚胎癌相对应,非常少见。还没有影像学表现的相关研究,通常表现为混杂团块,伴坏死及出血。

恶性混合生殖细胞肿瘤

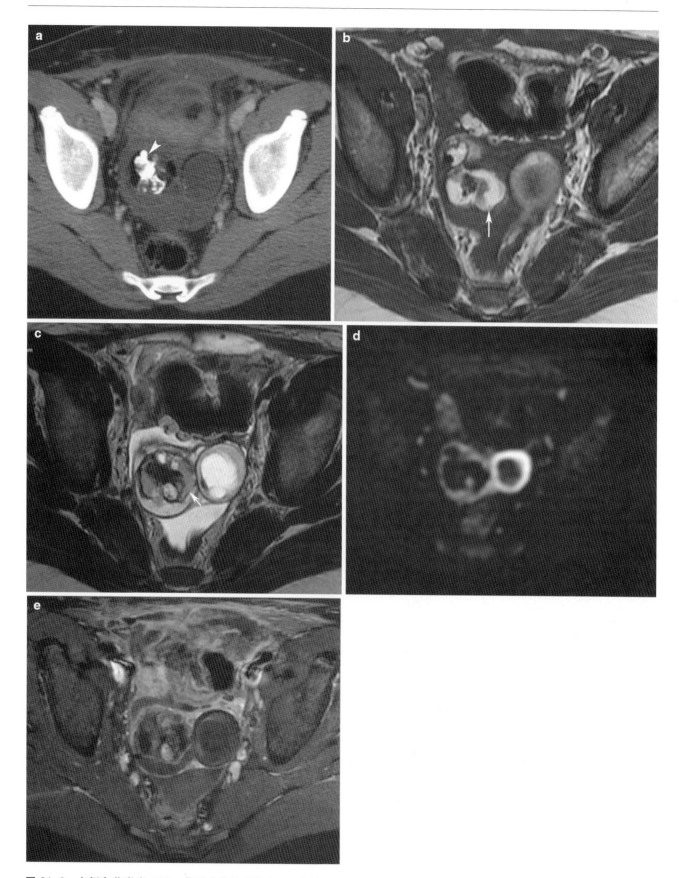

图 21-6 右侧卵黄囊瘤,YST,伴随成熟性畸胎瘤,13 岁的女性患者。(a)CT 增强扫描。MRI (b,T1WI;c, 轴位 T2WI;d,DWI b1000;e,轴位 T1WI 增强抑脂序列)。右侧卵巢混杂包块,成熟性畸胎瘤伴发卵黄囊瘤。脂肪(箭头所指)及钙化(箭头所指)提示畸胎瘤。病理显示为 YST 混合性畸胎瘤。DWI 显示肿瘤高信号(d)。

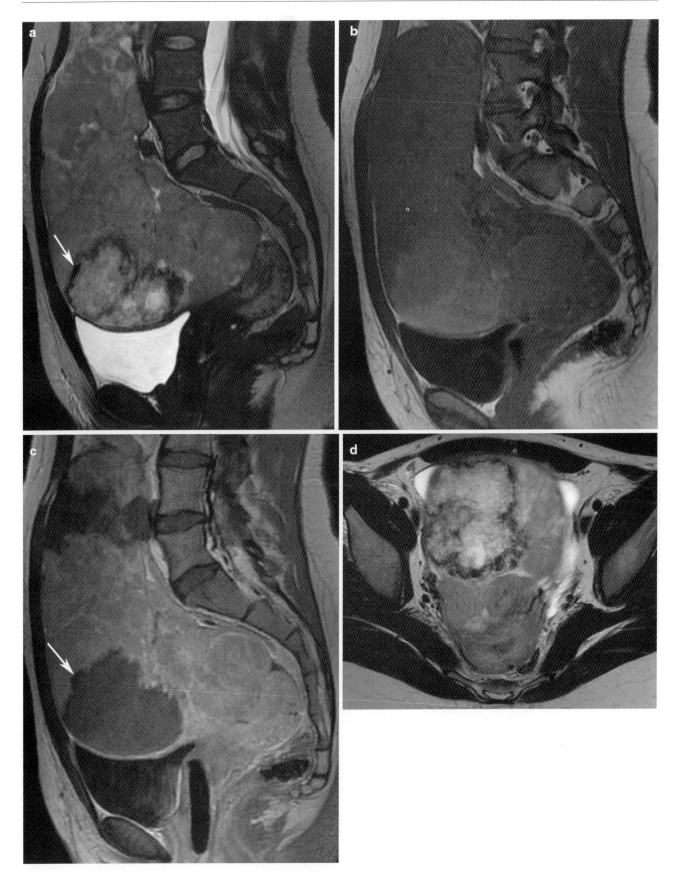

图 21-7　卵巢绒癌,23 岁的女性患者,MRI(a,矢状位 T2WI;b,矢状位 T1WI;c,矢状位 T1 增强;d,轴位 T2WI)显示子宫已经被巨大实性混杂性卵巢肿块占据。中心坏死水肿(箭头所指)提示了绒癌,未妊娠,β-hCG 升高。

　　8%卵巢恶性生殖细胞肿瘤为混合型，睾丸中有40%[19]。影像学表现为混杂团块。

非性生殖细胞瘤：无性细胞瘤

　　无性细胞瘤是相对于睾丸精原细胞瘤。是最常见的卵巢恶性生殖细胞肿瘤，主要发生在20~30岁的女性[20]。无性细胞瘤通常伴随雌激素症状，然而5%的病例血清HCG水平会升高。即使影像学也无法诊断绒癌或是胚胎癌，对这些成分进行定性是非常重要，因为其影响预后[21]。无性细胞瘤通常为较大实性肿块，表面光滑，伴分叶（图21-8）。超声是首选影像学检查：无性细胞瘤表现为不均匀实性团块，呈分叶状，伴不规则线样低回声。多普勒检查中，无性细胞瘤血管影明显。肿块中心富含血管树，周围被血管包绕。肿块规整，无侵犯周围器官的证据[22]。一些作者[23]显示低阻力系数的动脉血流。20岁女性，附件肿块伴分叶，如果有恶性征象，首先要考虑无性细胞瘤。最常见的表现是纤维血管分隔[15]（图21-9）。因为纤维成分，分隔在磁共振T2序列表现为低信号（图21-9a,b）[20]。在T1WI图像，分叶多数信号与纤维分隔相同，容易被忽视（图21-9c）。血管是常见组成部分，纤维血管分隔可见明显强化。一些肿块可见高信号，因其坏死及出血[15]。斑点状钙化灶少见，与畸胎瘤不同，CT可以发现。出现

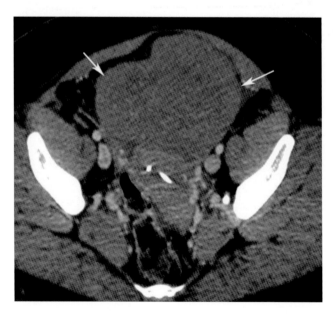

　　图21-8　无性细胞瘤 38岁女性，CT增强扫描，实性混杂分叶状肿块提示无性细胞瘤（箭头所指）。肿块中未见脂肪及钙化灶。

钙化灶表示无性细胞瘤来自于性腺母细胞瘤[19]。

恶性卵巢间质瘤

颗粒细胞瘤

　　颗粒细胞瘤是最常见的性索间质细胞瘤，也是最常见的雌激素分泌肿瘤[15]。颗粒细胞瘤只占卵巢恶性肿瘤的2%~3%。生长较缓慢，可在20~30年后复发。两种病理分型，幼年型及成人型，成人型常见（95%），多发生在绝经期女性。

　　成人型卵巢颗粒细胞瘤的影像学表现从实性肿块伴纤维变或者出血，到多房囊性病灶[15]。颗粒细胞瘤最常见的是复杂囊性病灶，多数单侧发生[4]（图21-10）。实性颗粒细胞不常见。实性表现中，肿块因为出血和梗死表现出混杂成分[25]。通常无乳头状突起，腹膜播散少见[15]，雌激素会影响子宫，造成子宫增大及内膜增厚。

支持细胞-间质细胞瘤

　　支持细胞-间质细胞瘤占所有卵巢肿瘤的1%，主要在30岁以下女性中发病[24]。支持细胞-间质细胞瘤通常为良性，但可能转移或复发，大约20%的病例会发生[24]。支持细胞-间质细胞瘤是最常见的雄激素分泌肿瘤，2/3的支持细胞-间质细胞瘤无明显临床症状[26]。肿瘤大小为5~15cm，单侧多发，实性肿块，可伴囊腔。T2WI信号根据其纤维成分，大部分显示低信号，边缘可见高信号[24]。实性成分低信号提示丰富的间质。

　　低分化支持细胞-间质细胞瘤通常表现出出血及坏死，在MRI图像上显示高信号（图21-11）及出血区域[26]。薄壁囊腔少见。

纤维肉瘤

　　卵巢纤维肉瘤是一种非常少见的恶性间质肿瘤。临床及病理较难与卵巢腺瘤鉴别[27]，核分裂是区别卵巢纤维肉瘤及纤维瘤的重要征象[27]。Prat和Scully提示，肿瘤每10个高倍视野下发现1~3个核分裂，应该考虑纤维瘤，超过4个，应该考虑纤维肉瘤[28]。影像学研究很少；一些巨大卵巢实性肿块伴内部不规则钙化灶、出血及坏死被描述过[27]（图21-12）。腹水及淋巴结肿大也有发生。总的预后很差，转移和复发在2年内非常常见。

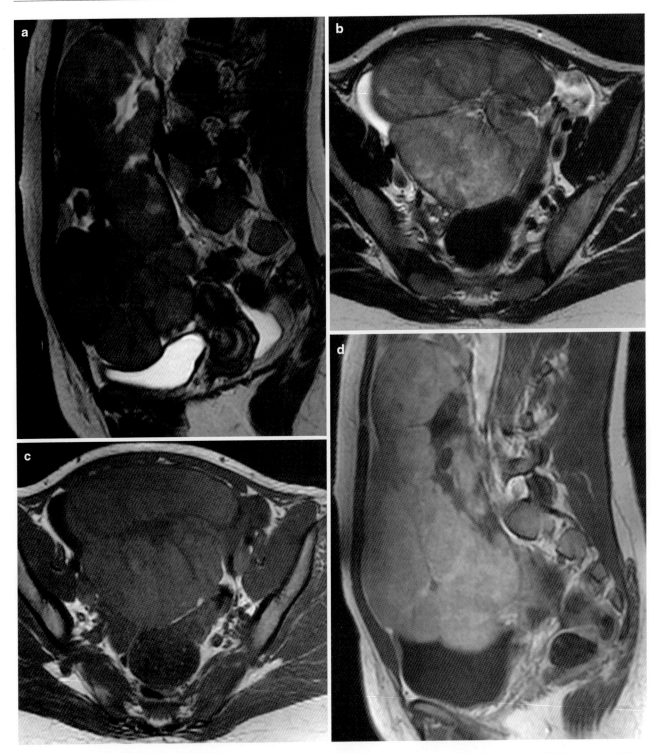

图 21-9 无性细胞瘤,22 岁的女性患者,MRI(a,矢状位 T2WI;b,轴位 T2WI;c,轴位 T1WI;d,矢状位 T1WI 增强)。18cm 的分叶状肿块。与子宫分界清晰(a)。T2WI 可见纤维分隔(a,b),提示无性细胞瘤。

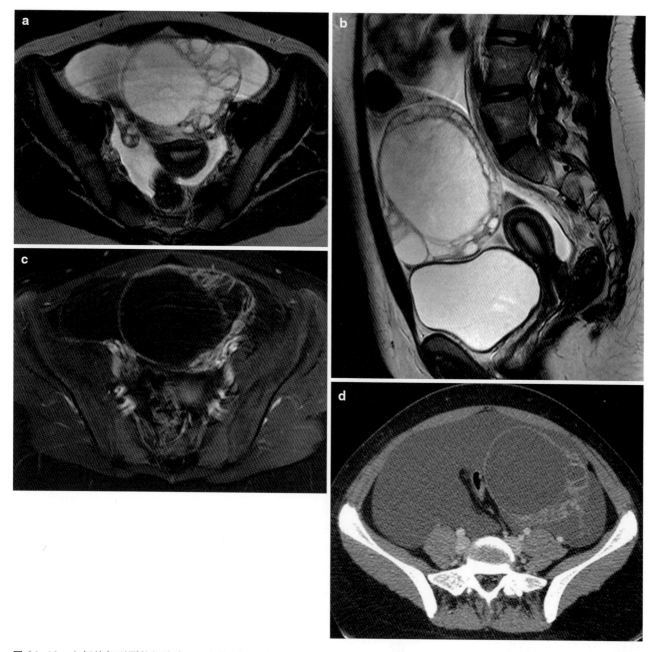

图 21-10   左侧幼年型颗粒细胞瘤,15 岁的女性患者,MRI(a,轴位 T2WI;b,矢状位 T2WI;c,轴位 T1+FS,增强;d,CT 增强)。幼年型颗粒细胞瘤通常为囊性伴多发小囊腔(a)。无明显实性部分。右侧卵巢正常,腹水可见。

结论

恶性生殖细胞瘤及间质瘤非常少见,CT 及 MRI

可以观察到一些特征性表现。大部分恶性征象无特异性,包括出血钙化灶及坏死。表 21-1 是部分总结。

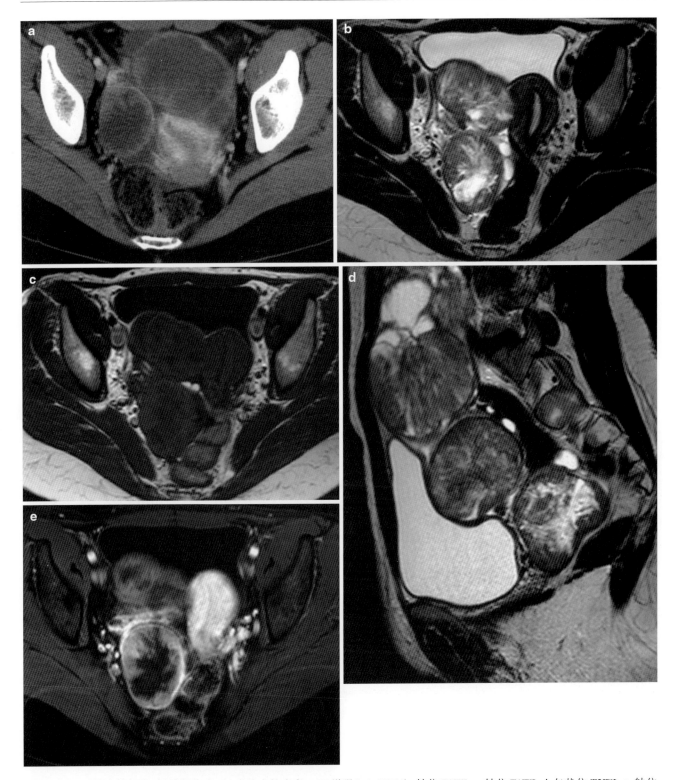

图 21-11 恶性支持细胞-间质细胞瘤,36 岁的女性患者。CT 增强(a);MRI(b,轴位 T2WI;c,轴位 T1WI;d,矢状位 T2WI;e,轴位 T1W+FS)。分叶状右侧卵巢实性肿块,T2WI 显示混杂信号及高信号,无中央吸收区(a)伴坏死(d,e)。病理证实恶性支持细胞-间质细胞瘤,无内分泌症状。

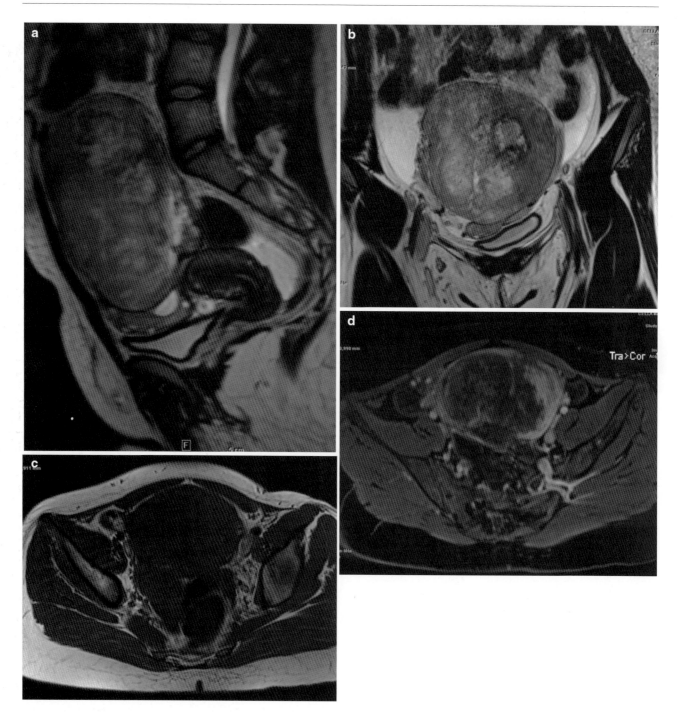

图 21-12   卵巢纤维肉瘤,15 岁的女性患者。MRI(a,矢状位 T2WI;b,冠状位 T2WI;c,轴位 T1WI;d,轴位 T1W+FS,增强)。左侧巨大混杂实性肿块,伴高信号及不均匀强化。右侧卵巢正常。病理证实卵巢纤维肉瘤。本例图像上无特征性改变,实性肿块不均匀强化提示为恶性。

表 21-1　恶性生殖细胞及间质瘤的影像学特征的总结

生殖细胞瘤	无性细胞瘤	未成熟性畸胎瘤	成熟性畸胎瘤恶变	卵黄囊瘤	绒癌	胚胎癌
发病率%						
所有卵巢肿瘤	2			<1	少见	少见
恶性生殖细胞瘤	50	20		20	少见	<5
组织学			鳞状细胞癌(80%~85%) 腺癌 类癌			
生化指标	LDH		SCC/CA125	AFP	HCG	
影像学	实性肿块 光滑表面,分叶状	点状脂肪 实性成分 不规则突起,与囊壁形成钝角 >5cm	成熟性畸胎瘤样 透壁生长	间质水肿(高 T2 信号) 外周囊腔 易转移		
血供	纤维血管分隔	有	有	有,实性成分明显强化 信号空洞/白点征(膨大血管)		
钙化	斑点状	粗糙,诊断意义	成熟性畸胎瘤样	有,可能		
出血	出血及坏死成分	有		有,中央型坏死及出血	坏死及出血成分	

作者简介

Corinne Balleyguier 是法国 Villejuif Institut Gustave Roussy 放射科医生。她的亚专业包括妇科影像、胸部和妇科肿瘤影像。从 2010 年开始,为欧洲放射学杂志女性影像分部编辑。ECR 2010 年 泌尿-妇科影像执行主席。从 2008 年开始,为 ESUR 妇科小组成员。从 2012 年开始,为 EUSOBI 科学委员会委员。

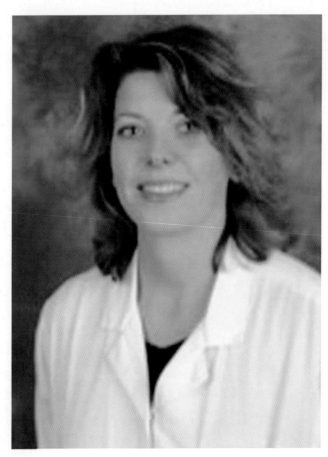

参考文献

1. Outwater EK, Siegelman ES, Hunt JL. Ovarian teratomas: tumor types and imaging characteristics. Radiographics. 2001;21(2): 475–90.

2. Choudhary S, Fasih N, Mc Innes M, Marginean C. Imaging of ovarian teratomas: appearances and complications. J Med Imaging Radiat Oncol. 2009;53(5):480–8.

3. Saba L, Guerriero S, Sulcis R, Virgilio B, Melis G, Mallarini G. Mature and immature ovarian teratomas: CT, US and MR imaging characteristics. Eur J Radiol. 2009;72(3):454–63.

4. Yamaoka T, Togashi K, Koyama T, Fujiwara T, Higuchi T, Iwasa Y, et al. Immature teratoma of the ovary: correlation of MR imaging and pathologic findings. Eur Radiol. 2003;13(2):313–9.

5. Bazot M, Cortez A, Sananes S, Boudghene F, Uzan S, Bigot JM. Imaging of dermoid cysts with foci of immature tissue. J Comput Assist Tomogr. 1999;23(5):703–6.

6. Hackethal A, Brueggmann D, Bohlmann MK, Franke FE, Tinneberg HR, Munstedt K. Squamous-cell carcinoma in mature cystic teratoma of the ovary: systematic review and analysis of published data. Lancet Oncol. 2008;9(12):1173–80.

7. Buy JN, Ghossain MA, Moss AA, Bazot M, Doucet M, Hugol D, et al. Cystic teratoma of the ovary: CT detection. Radiology. 1989;171(3):697–701.

8. Kido A, Togashi K, Konishi I, Kataoka ML, Koyama T, Ueda H, et al. Dermoid cysts of the ovary with malignant transformation: MR appearance. AJR Am J Roentgenol. 1999;172(2):445–9.

9. Nimkin K, Gupta P, McCauley R, Gilchrist BF, Lessin MS. The growing teratoma syndrome. Pediatr Radiol. 2004;34(3):259–62.

10. Itani Y, Kawa M, Toyoda S, Yamagami K, Hiraoka K. Growing teratoma syndrome after chemotherapy for a mixed germ cell tumor of the ovary. J Obstet Gynaecol Res. 2002;28(3):166–71.

11. Yamaoka T, Togashi K, Koyama T, Ueda H, Nakai A, Fujii S, et al. Yolk sac tumor of the ovary: radiologic-pathologic correlation in four cases. J Comput Assist Tomogr. 2000;24(4):605–9.

12. Choi HJ, Moon MH, Kim SH, Cho JY, Jung DC, Hong SR. Yolk sac tumor of the ovary: CT findings. Abdom Imaging. 2008;33(6): 736–9.

13. Levitin A, Haller KD, Cohen HL, Zinn DL, O'Connor MT. Endodermal sinus tumor of the ovary: imaging evaluation. AJR Am J Roentgenol. 1996;167(3):791–3.

14. Matsubayashi R, Matsuo Y, Doi J, Kudo S, Matsuguchi K, Sugimori H. Sclerosing stromal tumor of the ovary: radiologic findings. Eur Radiol. 1999;9(7):1335–8.

15. Jung SE, Lee JM, Rha SE, Byun JY, Jung JI, Hahn ST. CT and MR imaging of ovarian tumours with emphasis on differential diagnosis. Radiographics. 2002;22(6):1305–25.

16. Moniaga NC, Randall LM. Malignant mixed ovarian germ cell tumor with embryonal component. J Pediatr Adolesc Gynecol. 2011;24(1):e1–3.

17. Lalwani N, Shanbhogue AK, Bhargava P, Vikram R, Prasad SR. Rare, miscellaneous primary ovarian neoplasms: spectrum of cross-sectional imaging. Curr Probl Diagn Radiol. 2012;41(2): 73–80.

18. Bazot M, Cortez A, Sananes S, Buy JN. Imaging of pure primary ovarian choriocarcinoma. AJR Am J Roentgenol. 2004;182(6): 1603–4.

19. Brammer 3rd HM, Buck JL, Hayes WS, Sheth S, Tavassoli FA. From the archives of the AFIP. Malignant germ cell tumours of the ovary: radiologic-pathologic correlation. Radiographics. 1990; 10(4):715–24.

20. Tanaka YO, Kurosaki Y, Nishida M, Michishita N, Kuramoto K, Itai Y, et al. Ovarian dysgerminoma: MR and CT appearance. J Comput Assist Tomogr. 1994;18(3):443–8.

21. Lazebnik N, Balog A, Bennett S, Redline R, Liu J. Ovarian dysgerminoma: a challenging clinical and sonographic diagnosis. J Ultrasound Med. 2009;28(10):1409–15.

22. Guerriero S, Testa AC, Timmerman D, Van Holsbeke C, Ajossa S, Fischerova D, et al. Imaging of gynecological disease (6): clinical and ultrasound characteristics of ovarian dysgerminoma. Ultrasound Obstet Gynecol. 2011;37(5):596–602.

23. Kim SH, Kang SB. Ovarian dysgerminoma: color Doppler ultrasonographic findings and comparison with CT and MR imaging findings. J Ultrasound Med. 1995;14(11):843–8.

24. Shanbhogue AK, Shanbhogue DK, Prasad SR, Surabhi VR, Fasih N, Menias CO. Clinical syndromes associated with ovarian neoplasms: a comprehensive review. Radiographics. 2010;30(4):903–19.

25. Jung SE, Rha SE, Lee JM, Park SY, Oh SN, Cho KS, et al. CT and MRI findings of sex cord-stromal tumor of the ovary. AJR Am J Roentgenol. 2005;185(1):207–15.

26. Azuma A, Koyama T, Mikami Y, Tamai K, Fujimoto K, Morisawa N, et al. A case of Sertoli-Leydig cell tumor of the ovary with a multilocular cystic appearance on CT and MR imaging. Pediatr Radiol. 2008;38(8):898–901.

27. Choi WJ, Ha MT, Shin JK, Lee JH. Primary ovarian fibrosarcoma with long-term survival: a report of two cases. J Obstet Gynaecol Res. 2006;32(5):524–8.

28. Prat J, Scully RE. Cellular fibromas and fibrosarcomas of the ovary: a comparative clinicopathologic analysis of seventeen cases. Cancer. 1981;47(11):2663–70.

第 **22** 章

转移性卵巢肿瘤(临床背景和超声表现)

Daniela Fischerova

摘 要

在所有卵巢恶性肿瘤中,转移性卵巢肿瘤占到多达 20%,对其性质和来源的精确诊断尚有困难。本章概述了诊断的基本方法,并总结了大量超声观察到的基本表现,这有助于正确评估这些转移肿瘤性质,以及探寻其可能的原发部位。结合以上方法,诊断准确率可达 90%。

关键词

转移性肿瘤·库肯勃肿瘤·影像学·超声

引言

转移性卵巢肿瘤占卵巢肿瘤的 5%~20%[1],作为一个特殊群体,对其误诊会对患者造成不良影响。在患者的年龄分布上,转移性卵巢肿瘤在很大程度上与其相应的原发肿瘤相关。然而几种特殊的卵巢转移类型(肠、胃、乳腺)在年轻女性中最常见,则提示与老年患者相比,多血供的卵巢更容易接受血行性转移。此外,由于排卵造成的卵巢表面缺陷可能为存在于腹腔的癌症细胞提供了侵入点。

转移性卵巢肿瘤可根据其传播的类型和原发部位进行分类。其转移方式可有局部直接侵犯和远处转移。子宫癌、输卵管恶性肿瘤、恶性间皮瘤、膀胱癌、直肠癌和腹膜后肉瘤等主要为直接蔓延(图 22-1)。

远处转移主要通过血液或者淋巴传播,或者通过腹腔表面种植(图 22-2)。输卵管癌的另一个转移来源可来自子宫内膜、宫颈或者是输卵管卵巢表面 (图 22-2)。主要分为三类:①来源于生殖器以外的器官;

②来源于生殖器官的其他部位;③来源于腹膜肿瘤转移要诊断为转移性卵巢肿瘤。必须明确其疾病的分布或超声形态学改变,这与原发性卵巢肿瘤有很大不同。在这种情况下,在进行卵巢肿瘤瘤体减灭术之前,应首先进行微穿刺活检术。比较优化的技术是在超声引导下对肿瘤组织行组织活检术[2,3]。正如其他活检技术一样,存在严重的血小板减少症和其他严重的凝血功能障碍时,应禁止行此手术。另外,当肿瘤处于一个危险的位置时,或当肿瘤包膜完好无损没有扩散的迹象时,也不宜实施该手术。如果所有征象都符合,并且已获得组织学标本,它的额外部分应由经验丰富的病理学家使用特殊染色和免疫组织化学技术以找出原发肿瘤的起源。不用说,这样做的重要性不仅在于能指导细微差异化治疗,而且有助于寻找肿瘤的原发部位。如果卵巢肿瘤证实为转移并且其组织学来源已经确定,接下来寻找卵巢外的原发性肿瘤可能会更加目标明确,由此可避免不必要的剖腹手术,并可及时指导适当的治疗。在某些情况下,超声检查发现腹腔内肿瘤的同时发现伴随卵巢转移,或者是在对非卵巢肿

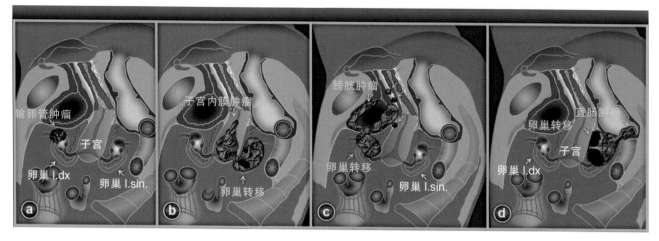

图 22-1 邻近部位 (输卵管、子宫、膀胱、结肠) 肿瘤直接局部侵犯至卵巢。绿色箭头指示原发肿瘤周围浸润的内脏淋巴结。

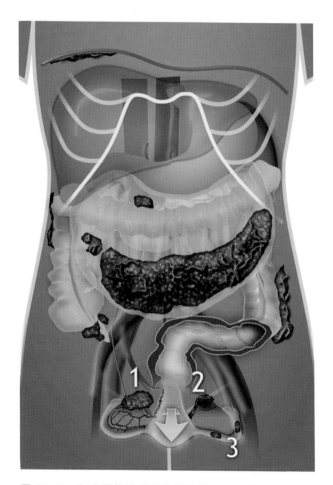

图 22-2 生殖器外肿瘤的传播路线: (1) 血行和淋巴扩散。(2) 卵巢外腹膜原发肿瘤的广泛种植专业 (内脏转移); 在这种类型的扩散中, 转移癌位于卵巢表面或是卵巢表浅皮质内出现病灶。(3) 生殖道癌 (宫颈管、子宫内膜或输卵管肿瘤传播) 通过输卵管管腔到卵巢表面。发现双侧高灌注实质肿瘤, 或肿瘤在卵巢表面基本无卵巢实质参与, 提示转移性起源。

瘤患者随访期间发现转移性卵巢肿瘤。在这种情况下, 可通过比较原发性肿瘤组织学类型与卵巢组织学类型, 来排除原发于卵巢的恶性肿瘤。

一般原则

　　超声诊断卵巢肿瘤的一般原则: ①考虑其临床病史或者另一器官的原发肿瘤; ②了解原发肿瘤转移的概率和转移路线; ③有针对性的询问关于与原发肿瘤相关的临床症状; ④评估血液和肿瘤标志物的检查结果; ⑤系统性的经阴道和经腹部超声检查; ⑥了解卵巢转移性肿瘤常见的超声形态学表现, 如 (A) 双侧卵巢对称性改变, (B) 在卵巢内找到多个瘤结节, (C) 肿瘤在卵巢表面并且不包含卵巢组织, (D) 缺乏单纯的或者多房卵巢肿块表现, (E) 多普勒表现为卵巢实质肿块内高回声。但是, 尚有许多例外, 例如, 浆液性和未分化的原发卵巢癌常双侧对称发病, 同时卵巢实质内或卵巢表面位置见多发小结节。

　　对卵巢转移性肿瘤的性质和起源准确诊断的唯一可能是, 将阴道超声与经腹扫描相结合。这种有系统地进行的超声检查, 可诊断原发性卵巢外肿瘤和 (或) 并发的转移性病变, 包括肝实质转移、原发肿瘤周围的内脏淋巴结、大网膜浸润和腹水[4]。灰阶超声结合彩色或多普勒超声评价血管密度和其整体结构, 诊断常常依赖于二维扫描, 三维成像对该肿瘤的诊断价值尚待确定。利用肿瘤内血流量多少来进行主观半定量判断: ①没有彩色; ②少量彩色; ③中等量彩色; ④大量彩色[5]。Guerriero 等研究中, 通常对高度血管化的肿块使用主观彩色多普勒评分[6]。50%~82% 的肿瘤评价为 4 分 (大量灌注)。二维动态彩超或者多普勒声纳成像技术还能使肿瘤周围进入内部的血管可视化。Testa 等观察到大量卵巢转移瘤的主要特点是外周血管渗入中部的卵巢肿瘤块形成树枝样形态[7]。另外,转移性卵巢肿瘤呈多结节表现,在结节周围经常可见到环状血管,有利于其诊断(Fischerova D. 2012,未公布数据)。

目前,对于特定的肿瘤类型,没有已知的肿瘤标记物。然而,一般血清肿瘤标志物往往在转移性肿瘤中升高,并被用于监测临床病程和复发情况。因此,一个或多个肿瘤标志物的评价可能有助于对转移性卵巢肿瘤的诊断和其主要来源的检测。大多数的血清肿瘤标志物是肿瘤抗原 (CEA,CA19-9,CA72-4,CA15-3,CA27.29,CA-125)。CE 水平升高见于各种癌症包括结肠、胰、胃、肺、乳腺、宫颈、卵巢[8,9]。然而,它们还经常在非癌性病变中被检测到,包括肝硬化、炎症性肠病、慢性肺疾病和胰腺炎。成人不抽烟的正常 CEA 水平是<2.5ng/mL,抽烟的话<5.0ng/mL。CA19-9(正常值<37 U/mL)大大提升,通常见于晚期胰腺癌(71%~93%)和胆管癌(65%)[9],也见于胃癌(21%~42%)、结肠癌(20%~40%)和非恶性的病变,如慢性胰腺炎、肝硬化和急性胆管炎以及非癌性胆道梗阻[10]。CA72-4 升高见于胃肠道癌 (40%) 和卵巢癌 (50%)[11]。CA15-3 和CA27.29 升高主要见于乳腺癌和其原发病灶治疗后的复发[12,13]。CA15-3 和 CA27.29 的正常范围分别小于31U/mL 和小于 40U/mL。在宫颈鳞癌中,已发现鳞状细胞癌抗原血药浓度(SCC)与肿瘤分期、肿瘤疗效、大小、复发、残余以及患者存活率相关[14]。其正常值<2.5ng/mL。血清 CA-125 升高(上限 35U/mL)少见于卵巢癌,但多见于子宫内膜癌、胰腺癌、肺癌、乳腺癌、结肠癌,还见于其他非癌性病变,包括子宫内膜异位症、盆腔炎症疾病、子宫肌瘤和肝硬化[9,15]。血清 CA-125 水平升高也可能见于继卵巢肿瘤与卵巢原发的潜在瘤样病变。Calster 等最近研究提出了不同的卵巢疾病患者术前血清 CA-125 结果的参考表[16]。在转移卵巢肿瘤中,血清 CA-125 的中位数浓度分别是:所有的人口为99U/mL、绝经前为80U/mL、绝经后为132U/mL。转移肿瘤均与 CA-125 级别类似,在肿瘤侵袭性水平方面,第 I 期恶性肿瘤比更高期恶性肿瘤 (中位数: II 期:229U/mL; III 期,401U/mL; IV 期,725U/mL)和高分期交界性肿瘤(中位数: II 期,165U/mL; III~IV 期,327U/mL)要低。其他有用的肿瘤标志物如嗜铬素(CgA)与神经内分泌肿瘤有关,β2-微球蛋白 (B2M) 和乳酸脱氢酶(LDH) 与淋巴瘤有关。尿液标记——膀胱肿瘤抗原(BTA)与泌尿道上皮癌症有关。此外,过多的产生雌激素、雄激素或孕激素不排除转移性肿瘤含有性间质[17]。

联合诊断方法(病史和临床症状,血液测试和系统性超声检查)使诊断卵巢外转移性肿瘤的敏感性为84.8%,特异性为 92%,阳性和阴性预测值分别为82.3和93.3%,准确性达 89.9%[2]。

在许多情况下,当超声检查高度提示原发肿瘤来源于卵巢外时,需要对卵巢或者其他转移病灶(大网膜、腹膜、淋巴结等)进行微创活检,最好是超声引导下穿刺活检。如果经腹超声或者其他辅助检查提示有小的潜在性原发灶(胃、胰腺、胆道、结肠等),就需要做内镜或者腔内超声,并对可疑的原发灶进行活组织检查。一旦诊断为转移性病变,患者将行多科会诊以便对肿瘤进行适当的分期和寻找最佳的治疗方法。

特定部位肿瘤

对原发性和转移性卵巢肿瘤建立特征性的超声诊断标准尚有困难。对转移性卵巢肿瘤的典型超声表现方面研究较少[6,7,18-21]。到目前为止,在早期诊断方面尚没有前瞻性研究(如供血血管、坏死、肠道转移的乳头状投影、肿瘤的活动度和弹性、肿瘤多样性)。数据显示,单侧卵巢转移常常首先由超声诊断出来[2],在其他研究中,并不是对所有的卵巢肿瘤都进行切片显微镜检查。此外,在许多研究中,对卵巢转移癌的超声形态学评价仅仅与原发灶相比,而不考虑其组织学分型,没有考虑到不同的组织学分型可能来源于一个器官。比如,从阑尾转移到卵巢的肿瘤可能分化为三个肿瘤组织学类型:①肠道类型或黏液癌,表现为卵巢内实质性肿块;②印戒细胞癌(库肯勃瘤)转移到卵巢表现为实性肿块伴有内部血管;③低级别黏液性肿瘤类似于原发性卵巢黏液肿瘤。这就意味着,为了更方便于明确诊断,超声形态学分析应该主要用做诊断肿瘤的组织学类型,其次才是分析它的原发部位。

然而,大量的观察仍然能得出有用的指导方针,这有助于诊断卵巢转移性肿瘤并可诊断其起源。一般情况下,卵巢转移的印戒细胞瘤(库肯勃瘤)通常来自胃,很少来自于大肠、阑尾和乳腺。神经内分泌肿瘤(比如小肠、阑尾、结肠、胃、胰腺或肺),乳腺癌和转移性卵巢淋巴瘤通常是双侧实性病变(图 22-3)。而来自大肠癌或胰腺癌的转移性卵巢肿瘤显示多腔固体肿块(图 22-4)。转移性肿瘤往往出现中度或高度血管化[6]。然而,在治疗过程中,卵巢转移瘤的超声形态学和灌注情况会有所改变。

此外,在卵巢实质性肿块中,可结合其超声形态

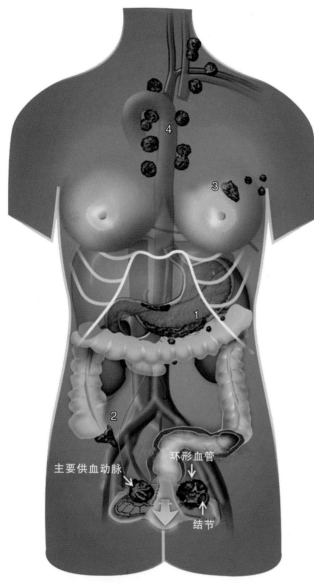

图 22-3　实性卵巢转移瘤的原发灶示意。1. 幽门印戒细胞癌（库肯勃肿瘤）伴有多个内脏淋巴结浸润。2.阑尾神经内分泌肿瘤。3.乳腺癌多浸润腋窝淋巴结。4.纵隔淋巴瘤。值得注意的是，在多个肿瘤结节环形包绕左侧卵巢，并用树型结构引导血管穿透右卵巢，是发现卵巢转移的特征。这些转移性病变常伴有腹膜累及和腹水。

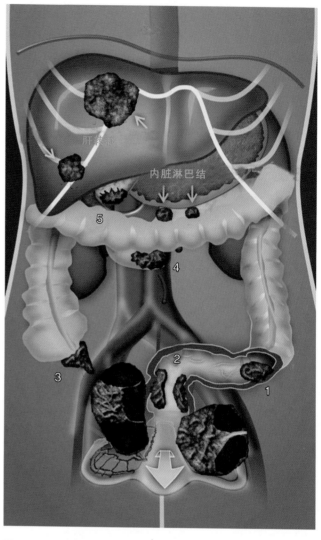

图 22-4　多囊/实性卵巢转移的起源。乙状结肠腺癌(1)、直肠(2)、阑尾(3)、胰腺(4)及胆道(5)，常伴有肝实质原发灶旁淋巴结转移及浸润的肿瘤。值得注意的是，即使是在原发灶是囊性，卵巢转移也可称多囊/实性表现。

学表现和内部的血管分布情况来鉴别原发肿瘤和转移肿瘤。根据我们的观察，在印戒细胞癌或乳腺癌和其他转移性癌中，经常可在肿瘤周围见到多个低回声结节以及环状的血管丛。卵巢组织内的多个结节是由于栓塞肿瘤蔓延所致，这常常伴有突出血管内肿瘤，多位于卵巢门、卵巢系膜、输卵管系膜等处[22]。而且，Testa 等描述了超过 50% 的实体肿瘤中，血管穿透入肿瘤并形成树枝样分叉[7]。

　　当活检证明卵巢囊/实性肿块是黏液性腺癌时，

不太容易鉴别原发还是转移。Seidman 等提出，可使用一个简单的方法，该方法后来被 Yemelyanova 等加以完善，即所有双侧发生的黏液性腺癌或单侧小于13cm 的黏液腺癌都为转移性，单侧发生且大于等于13cm 的病灶诊断为原发性。该方法可正确区分 82%的转移性肿瘤和 98% 的原发性肿瘤。但是，还是有许多病例不适用该分类标准，尤其是在大肠癌、宫颈癌的情况下。此外，卵巢表面有种植性结节或者多发卵巢肿瘤为黏液成分时候往往被认为是转移。而且，可根据疾病的播散情况来区分原发和转移性卵巢肿瘤，比如，原发卵巢黏液性肿瘤很少发生肝转移和腹膜播散转移。

　　卵巢外肿瘤转移累及卵巢最常见的特点如下。

从生殖器外器官来源

胃癌

转移性印戒细胞肿瘤(库肯勃肿瘤)

库肯勃肿瘤的特点是在肿块中至少包含 10% 的印戒细胞。在胃癌转移到卵巢的病例中,大多数来源于库肯勃肿瘤。接下来最常见的原发灶来源于大肠癌、阑尾癌、乳腺癌。来源较少的是胆囊、胆道、胰腺、子宫颈和尿路。库肯勃肿瘤发病的平均年龄大约是 45 岁[26]。年龄分布特点是:印戒细胞癌在年轻女性中较常见,多血供肿瘤在绝经前的女性中较常见。20%~30% 的患者有胃癌史,通常在 6 个月之内发病[27]。几乎所有患者都在诊断卵巢转移性肿瘤一年内死亡[28]。

诊断

几乎90%的库肯勃肿瘤患者都有卵巢受累及的相关症状。胃肠道症状包括不明原因的体重减轻、腹部不适、恶心、呕吐、食欲减退、疲劳和饱腹感。另外,还有扩散到其他部位(如肺或骨)的相关症状。40%~50% 的转移性患者肿瘤标志物CEA和CA19-9升高,这些肿瘤标志物在监测预后及复发中有重要作用[14]。

经阴道扫描,库肯勃肿瘤通常显示为圆形或肾形的多血供实质肿块(图22-5)。在部分情况下,这些肿块包含囊性部分,表现为等回声(水)或者低回声(黏液),并被软组织分隔开(图22-6)。超过80%的病例双侧卵巢都受累及。在鉴别诊断方面,库肯勃肿瘤可能与其他原发的卵巢实质性肿瘤相似,例如卵巢纤维瘤或无性细胞瘤。但是,与库肯勃肿瘤不同的是,这些肿瘤多为单侧发病,而且病灶体积较大。纤维瘤通常有条索影,并且血供较少。无性细胞瘤与库肯勃肿瘤不同点在于年龄分布不同,它主要发生于20~30岁女性中[30,31]。库肯勃肿瘤的另一个鉴别要点是,能发现盆腔或者腹部种植灶。

经腹部扫描,卵巢库肯勃肿瘤的原发灶常见于幽门部。图22-5和图22-6所示为高级别胃癌的声像图表现。图22-12所示为起源于阑尾的库肯勃肿瘤转移到盆腹腔的表现。

胃的肠型腺癌转移

这些肿瘤类似于转移性结肠癌而不是典型的库肯勃肿瘤,其典型特点是阶段性肠癌。在鉴别诊断方面,高级别原发卵巢肿瘤有时候与印戒细胞癌或肠型腺癌转移到卵巢相似,如图22-7所示。因此,诊断的转移性卵巢肿瘤和其可能的主要来源主要依靠组织学表现(如卵巢活检或者上消化道胃镜检查)。

肠癌

大多数肠源性转移性卵巢肿瘤均来自于大肠,少部分来自于小肠[25]。之前认为患有肠道恶性肿瘤的女性中,大约 6% 已经转移到卵巢[32]。但是进一步组织学研究表明,这一概率是 10%[33]。大肠癌转移到卵巢更常见于 50 岁以下的女性 [34]。卵巢转移肿瘤多为继发性(如大肠癌局部切除治疗后)而不是同时发生,而且伴有局部高级别肿瘤浸润[25,35]。Lash 等研究表明,68%的结直肠转移为 Dukes III 期[36]。从发现原发灶到出现转移的时间大约是 3 年[25]。

诊断

临床症状取决于疾病的局部和远处转移程度。主要症状包括腹泻、便秘、腹胀、痉挛、消化道出血、体重减轻、缺铁性贫血、虚弱和疲劳等,以及肿块占位性症状。相关肿瘤标志物异常包括 CEA 和 CA19-9。

结肠转移到卵巢多为双侧发病 (60%的病例)[28],超声表现为多房的囊、实性肿块,其内可有水样或蛋白样回声[6],平均直径超过 11cm(图 22-8)[36]。

与子宫内膜癌或者卵巢黏液腺癌相比,结肠癌转移到卵巢典型特征是实质肿块内坏死、囊内的乳头状突起,以及薄壁转移灶(图 22-9)[21]。

因为超过 2/3 的大肠肿瘤发生在直肠或乙状结肠,经阴道超声检查卵巢癌时,有可能发现隐匿性肠肿瘤(图 22-10)。在超声上,结肠癌表现为高血流灌注的低回声区,可累及结肠的一层或整个肠壁,并最终造成管腔狭窄、腔外传播(内脏淋巴结、腹膜和腹水,肝转移)。肿瘤附近可观察到肠管扩张和肠壁异常蠕动。

与胃癌一样,鉴别诊断很困难,因为在某些情况下,一般的检查或者成像技术都不能鉴别到底是原发结肠的病灶累及卵巢还是卵巢高级别肿瘤累及结肠(图 22-11)。通过显微镜检查也不能完全区分。鉴别诊断最大的困难是区分原发性卵巢黏液腺和癌子宫内膜样癌。即使已经明确诊断出肠癌,病理检查也会把许多肠道转移到卵巢的肿瘤误诊为原发性卵巢腺癌[37]。除了用显微镜诊断之外,免疫组化可以有助于区分典型大肠癌转移癌 (CK7-/ CK20 +、癌胚抗原+、CA-125 阴性、雌激素受体阴性)与原发性子宫内膜样腺癌,但不是能区分小的卵巢黏液性肿瘤。

阑尾肿瘤

阑尾低级别黏液性肿瘤常常累及卵巢,并且常常具有所谓的黏液性囊肿的特点。阑尾侵袭性腺癌常见

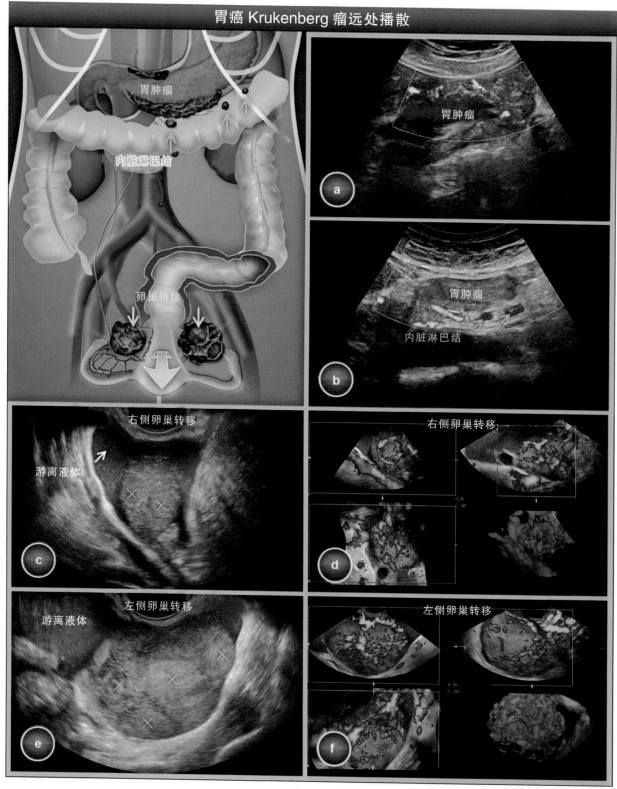

图 22-5 转移性印戒细胞癌累及卵巢(库肯勃肿瘤)。(a)胃大、小弯处血供丰富的硬癌,胃壁超过 5mm 的低回声中断、增厚、分层。(b)浸润胃周围结缔组织的内脏淋巴结(扩大,均匀,边界清晰的圆形结构)。(c,d)灰阶超声和三维多普勒超声显示右卵巢转移,周围伴有积液。(e,f)在左侧卵巢发现类似的转移。值得注意的是,经阴道扫描显示双侧卵巢实性高灌注肿瘤,平均直径为 6cm,伴多发结节肿瘤内(标有黄色十字架)和周围包绕血管提示转移。

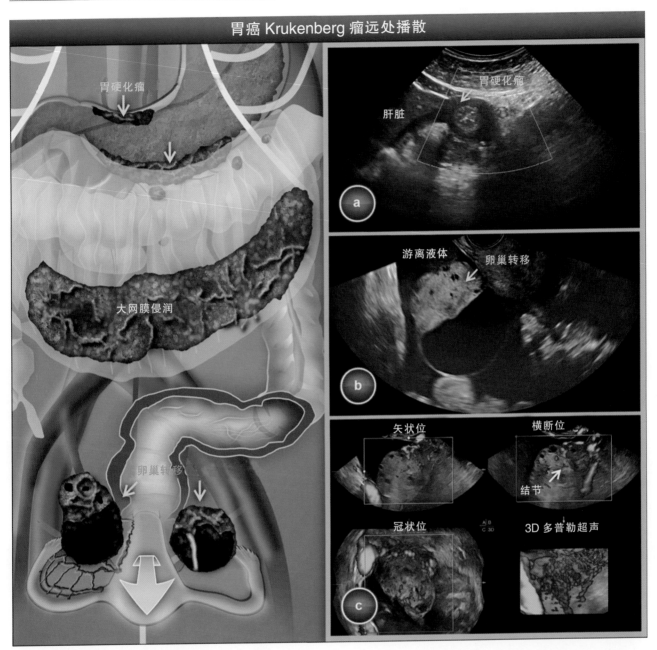

图 22-6　转移性印戒细胞癌累及卵巢(库肯勒肿瘤)。(a)具有丰富的肿瘤血管的胃幽门部硬癌(胃壁局限型增厚、管腔狭窄)。(b,c)灰阶超声和三维多普勒超声显示右卵巢单发实质肿块(大小为 5cm),周围伴有积液。大的薄壁囊肿内含有低回的声液体。多普勒成像显示环状血管包绕肿瘤周围,中央固体部分肿瘤结节(箭头所指)。图示左侧卵巢肿瘤可见 2 个薄壁囊肿,由相对少量的实体组织分离。同时,腹部扫描显示肿瘤扩散的主要来源。

的分型有肠型、黏液性型、神经内分泌型、印戒细胞型等。其典型超声表现在之前的胃癌、结肠癌部分中已经讨论过(图 22-12)。

低级别阑尾黏液性肿瘤

　　大多数情况下,阑尾癌首先转移到卵巢,通常伴有腹膜假黏液性腺瘤,这有助于诊断卵巢转移性肿瘤。许多年来,腹膜假性黏液性瘤(即黏液性腹水或黏附于腹膜表面的黏液性结节)被认为是由卵巢交界性

肿瘤转移而来。但是最近研究指出,几乎所有的伴有腹膜假黏液性瘤的卵巢肿瘤都是由于低级别阑尾黏液性肿瘤破裂所致[38]。较少见的是胃肠道起源的黏液性腺瘤,同时伴有卵巢囊性成熟性畸胎瘤[39,40]。

诊断

　　该病通常见于中老年女性,典型表现是附件区肿块。与黏液性囊肿相关的其他症状包括右下腹疼痛、腹部肿块、体重减轻、恶心、呕吐、排便习惯改变及贫

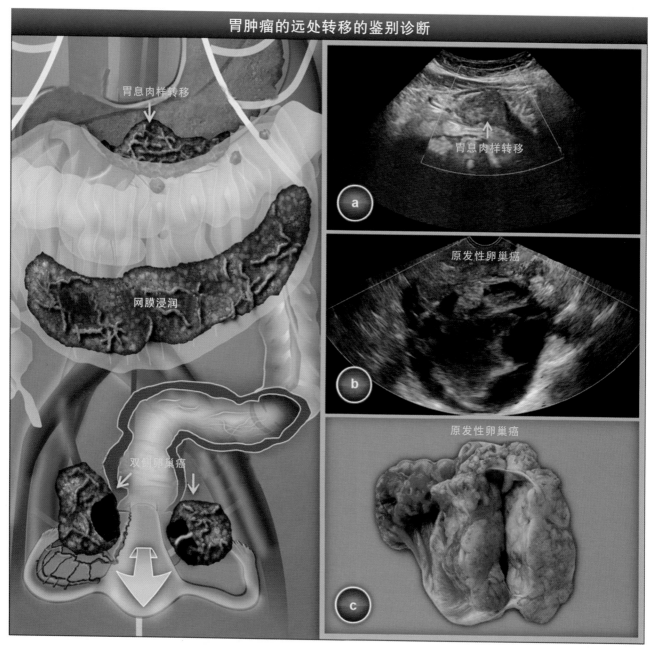

图 22-7 高级别卵巢癌转移累及胃及腹膜表面播散。(a)经腹超声扫描显示胃部低回声息肉样肿瘤。(b)经阴道扫描见卵巢癌多房性低回声肿块，囊内充满液体。(c)切面显示囊壁光滑，周围为肿瘤组织。

血等。腹膜假黏液性腺瘤患者术前,约75%有CEA水平升高,有58% CA19-9水平升高。典型超声表现是双侧卵巢肿块,平均直径为16cm(图22-13)[25]。

卵巢病灶呈多房囊性肿块,其内部为低回声液体(果冻黏液成分)。需要强调的是,由最近发表的关于无实质肿块的转移性卵巢肿瘤的报道指出,该病没有实质肿块。不过这些研究并没有分析其组织学表现[6,21]。根据我们的观察,腹膜假性黏液性瘤的典型超声表现为低回声的腹腔积液,包含固定的强回声带,经常分层排列。在右上腹超声扫描,可以检测一个扩张的管状

结构充满液体的低回声或者在阑尾区发现较大的多房黏液性囊性肿块。某些情况下,阑尾可能粘连于右侧髂窝。在鉴别诊断方面,这些转移性卵巢肿瘤的超声特征可能与卵巢黏液性囊腺瘤或黏液性交界肿瘤相仿,但是这些病变常常发生在单侧卵巢转移[42]。

神经内分泌肿瘤(NETS)

神经内分泌肿瘤主要起源于小肠[43,44],少部分起源于阑尾、结肠、胃、胰腺或肺[25,45,46]。神经内分泌肿瘤具有明显的恶性特征,如入侵血管、局部浸润或转移,

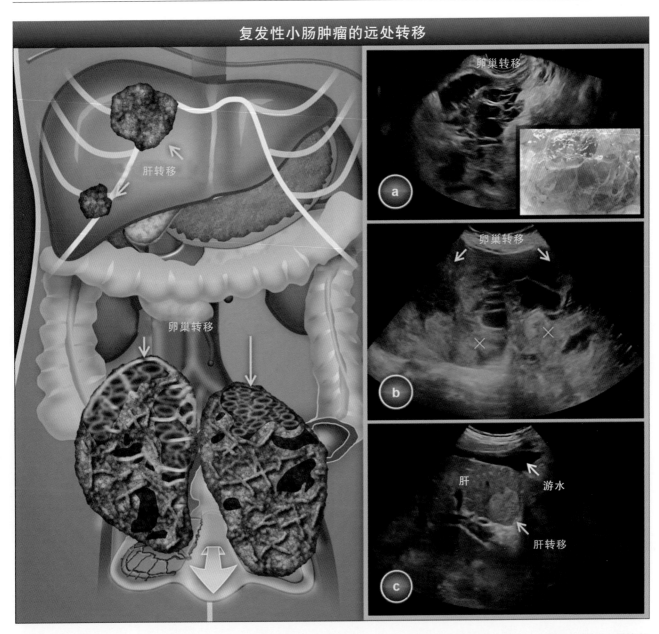

图 22-8　卵巢癌复发。(a)经阴道扫描显示巨大的卵巢多房性实性肿瘤,许多小囊肿肿瘤充满整个骨盆。切面显示填充有黏液的薄壁囊肿的黄色组织液体(局部放大)。(b)经腹部扫描见双侧卵巢多房囊、实性肿瘤。固体成分不均匀(用交叉标记)。(c)经腹部扫描显示由复发性大肠原发肿瘤所致的肝脏多发低回声转移和腹水。

通常是低分化神经内分泌癌。

诊断

　　Robboy 等研究指出, 神经内分泌肿瘤转移到卵巢的平均年龄是 57 岁[43]。部分病例临床表现与卵巢癌或肠癌相似,表现为类癌综合征。嗜铬素 A 是一个敏感的特异性标记物,可以在血清和免疫组化检测到[9]。测定尿液中的 5-羟基吲哚乙酸也有助于确定卵巢转移瘤的原发部位。超声检查,该病通常累及双侧卵巢,表现为中等大小的实质性肿块,边缘光滑。根据我们的观察,其超声表现与卵巢纤维瘤相仿,缺乏条索样回声(图 22-14),有时,肿瘤包含多个囊肿,与囊性腺纤维瘤相似。

胰腺肿瘤

　　胰腺癌转移到卵巢比之前认为的要多见[47],胰腺肿瘤通常典型表现为导管腺癌,只有少部分为黏液性囊腺癌[25]。常见于中老年女性。卵巢转移只是广泛转移的一部分,包括内脏淋巴结肿大、实质肝转移、腹膜转移、大网膜浸润以及腹水。

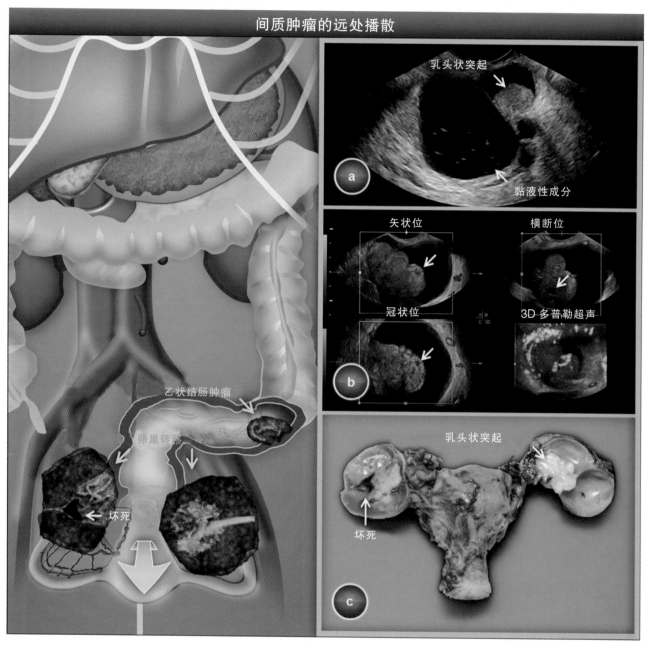

图 22-9 大肠癌卵巢转移的超声形态学和多普勒表现。大肠癌转移至卵巢表现为双侧的囊、实性肿块。(a)囊内液体具有低回声多小的回声点。(b)经阴道超声扫描显示右卵巢表面规则的高回声乳头状突起。三维多普勒超声显示对侧卵巢乳头状突起,表面形状规则,有血管进入。坏死(箭头所指)表现为边界模糊的混合回声无血管区。(c)切面肿瘤囊内黏液样物质与原发灶相同。

诊断

　　原发胰腺癌的主要症状包括腹痛、恶心、体重减轻、黄疸症状以及由于卵巢肿块造成的占位性表现。血清 CA19-9 升高提示原发性胰腺癌[10]。

　　超声表现为双侧卵巢多房囊的实性肿块(图 22-15),有些时候可能是单侧的,或者与原发卵巢肿瘤相似(图 22-16)。

　　在鉴别诊断方面,胰腺癌转移至卵巢癌可能误诊为黏液性癌甚至黏液性交界性肿瘤。与其相比,原发黏液肿瘤表现为更大、单侧发病,并不累及卵巢表面,而转移到卵巢的病灶通常小于 10cm, 多累及双侧卵巢,并累及卵巢表面[48]。与累及双侧的卵巢黏液性腺癌相比,该病常有腹腔内播散灶。通过显微镜检查,有时可有所谓的化脓现象,可与一些具有倾向性转移的病灶相区分 (特别是黏液性腺癌),表现为有明显的边界,有时与囊肿相似[49]。

　　胰腺癌最常见的超声表现为低回声肿块,内部血

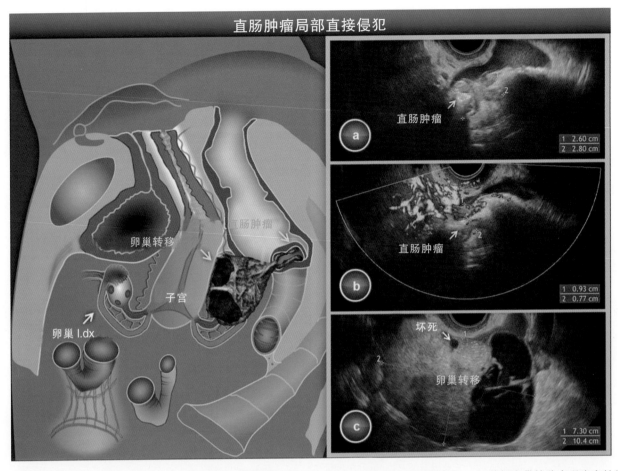

图 22-10　直肠癌单侧卵巢转移。(a,b)经阴道性灰阶超声和多普勒超声扫描显示直肠腔缩小。(c)单侧卵巢转移表现为实性肿块内伴有低回声坏死囊性成分。值得注意的是,可见多个供应肿瘤的血管呈树形结构。

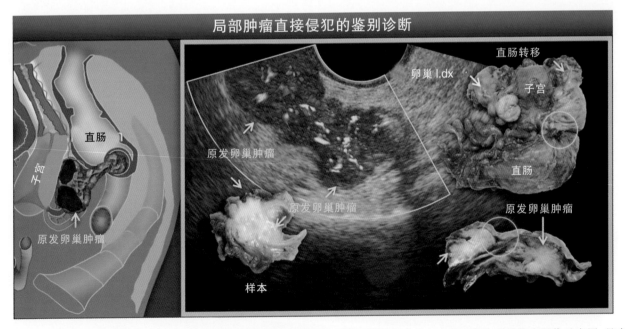

图 22-11　高级别卵巢转移癌突入直肠腔。卵巢肿瘤穿透直肠壁以及突入直肠腔内呈息肉样生长方式的超声图像示意图,具有树型血管蔓延到直肠肿瘤。活检发现来自卵巢的高级别浆液性腺癌。黄色的圆圈显示组织去活检上左侧卵巢与直肠的联系。

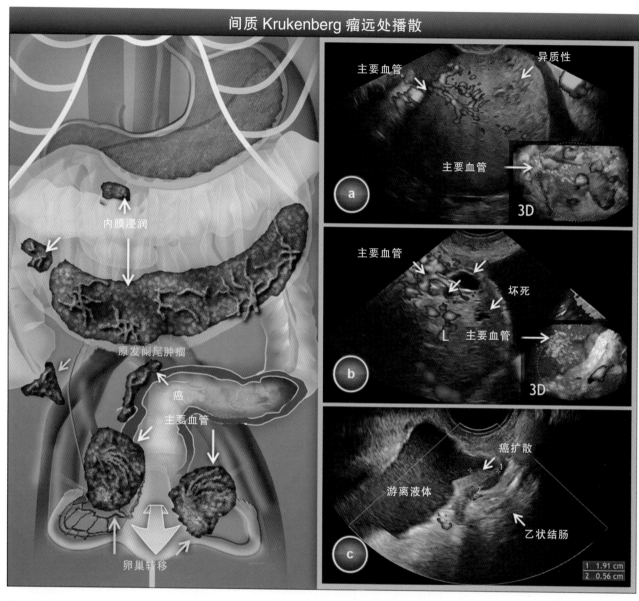

图 22-12 累及阑尾的转移性印戒细胞癌。(a, b)经阴道超声显示左右两侧的印戒细胞肿瘤,在 2D 和 3D 声像图上可见引导血管。肿瘤表现为坏死(箭头所指)和不均匀结构。(c)库肯勃肿瘤伴有内脏转移(腹膜播散)、累及乙状结肠以及游离盆腔积液。

供中等,可有缺血坏死。肿瘤可侵入脾脏血管,扩张胰管,肝转移、内脏淋巴结转移及腹水。

胆囊肿瘤及肝外胆管肿瘤

诊断

目前大量研究表明,患者平均年龄为 59 岁[50]。几乎一半的患者有妇科症状,其余的有无痛性梗阻性黄疸症状,包括大便苍白、尿色发黑和黄疸[51]。胆管癌经常可见血清 CA 19-9 和 CEA 浓度升高[9]。整体的超声特征和腹部其他部位的转移癌相似。由于胆道症状的存在,其临床表现特点比超声表现更具特征性。肿瘤经常双

侧都有,表现为多房实质肿块,平均大小为 9.5cm[50]。

在许多情况下,发现原发性胆管癌时已经是晚期,肿瘤已经穿透胆管累及肝实质,并发肝转移和门静脉血栓形成,往往已经浸入门脉淋巴结。超声检查,胆管癌表现为低回声肿块,边界不规则,并且伴随胆管扩张。

乳腺癌

尸检发现大约有 10% 的乳腺癌已累及卵巢。Gagnon 等通过大量数据的研究发现,乳腺癌转移到卵巢占所有卵巢转移癌的 40%,这比胃肠道转移还要多[52]。患者的平均年龄是 48.6 岁。从发现乳腺癌开

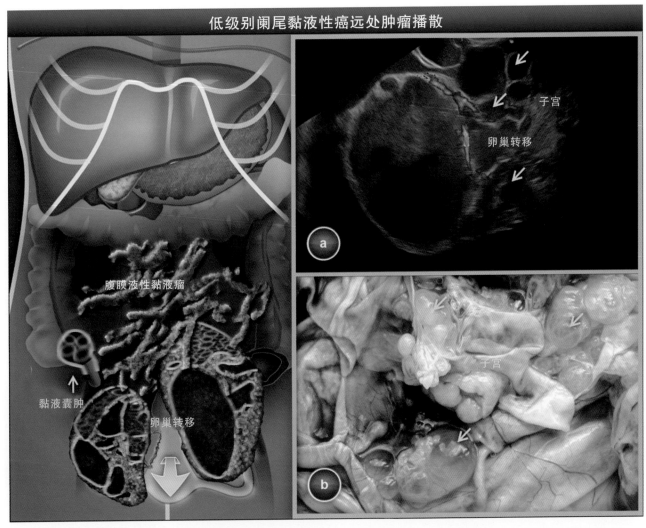

图 22-13　低级别阑尾黏液性肿瘤累及双侧卵巢。(a)经阴道超声显示多囊卵巢肿块,囊内液体低回声,高回声间隔多血供。(b)切片显示卵巢转移瘤源于阑尾,内有黏液囊腔。值得注意的是,图示呈现胶状腹水含多层回声和阑尾多房性囊肿。

始,转移到卵巢的平均时间是 11.5 个月,并且与最初发现乳腺癌时候的分期相关。发生卵巢转移后平均生存期 16 个月[52]。只有很少的病例能在发现乳腺癌之前先诊断出卵巢转移[52,53]。小叶癌与印戒细胞癌比导管癌更容易转移到卵巢[54]。

诊断

大多数情况下,没有明显的症状,只有把卵巢切除后通过显微镜检查才能发现转移。然而,可偶然发现孤立的卵巢转移灶。更多情况下,乳腺癌转移到卵巢都伴随着其腹部转移(肝转移、腹腔播散、腹水)引起的相关症状。CA 15-3 和 CA 27.29 水平的升高可以预测乳腺癌的复发[13]。

尸检和手术发现,转移灶中大约有 2/3 是双侧转移[21,52],然而,卵巢转移病灶一般很小,在 64 例乳腺癌转移到卵巢的病例中,27 例(46%)卵巢外观正常,18

例(31%)转移灶直径小于 1 毫米[52]。根据我们观察,乳腺癌的卵巢转移病灶往往被正常卵巢组织遮挡(与原发性卵巢肿瘤相比),并且表现为卵巢实质内大小不等的结节(图 22-17)。

当卵巢组织完全被病灶取代时,表现为坚固光滑的实质肿块 (图 22-18)。Guerriero 等最近研究发现,116 例卵巢转移癌患者中, 有 20 例为乳腺癌转移而来。乳腺癌转移与胃癌、大肠癌、子宫癌转移相比,更常表现为实质肿块, 概率分别为 95.0%、60.8%、46.8%、70.6%(P<0.05),而且表现为中度或高度血管化[6]。基于我们对卵巢原发肿瘤和转移肿瘤鉴别诊断方面的经验, 对诊断卵巢转移瘤最有价值的方法是要首先了解到晚期乳腺癌病史,并且须要熟悉了解超声检查结果。典型表现:不增大或者缓慢增大的卵巢多发结节,结节周围有环状血管包绕,结节或者卵巢表面光滑,内部血供丰富,偶尔会累及腹膜、伴有腹水或者肝转移。

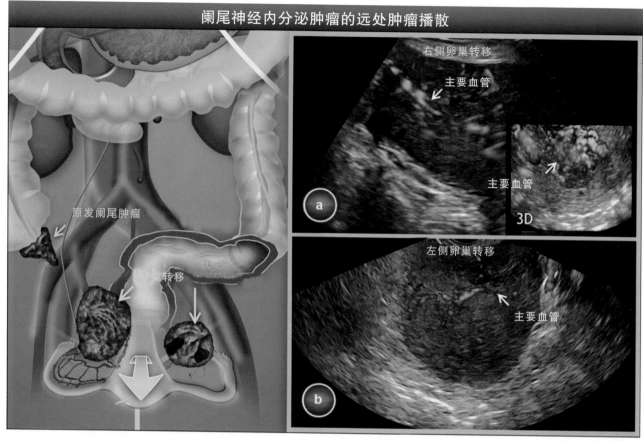

图 22-14　转移性阑尾神经内分泌肿瘤累及卵巢。经阴道扫描层面显示实质性肿瘤,并可见散发和低回声的囊肿(a,b)。3D 多普勒超声在图像(a)显示粗大血管影。

肾肿瘤

肾癌很少转移到卵巢,如果转移到卵巢,也是首先发现卵巢转移灶,并且很容易误诊为卵巢原发肿瘤。

诊断

肾透明细胞肿瘤最常见的症状包括贫血、肝功能异常、血尿、低蛋白血症,一侧腹部疼痛、不适、副肿瘤性高钙血症和厌食症。转移性卵巢肿瘤的症状与盆腹腔肿块相关。没有特殊的肿瘤标记物。

该类肿瘤大多数累及单侧卵巢,体积巨大,平均最大径超过 12.5cm[25]。超声检查经常发现实质性肿块内包含单个或多个囊腔(图 22-19)。囊液呈低回声或者混合回声(内含出血)。如果卵巢转移灶先于肾脏原发灶发现,可能会根据超声表现而误诊为卵巢透明细胞癌(通常也表现为单侧巨大肿块,平均大小为 13~15cm[55])或者卵巢颗粒细胞肿瘤[56]。

经腹部超声检查,大约 1/3 的肾脏原发的透明细胞肿瘤表现为均匀性等回声或者高回声,其内血供丰富。若有出血或者坏死,其内回声不均匀。恶性肿瘤的特征性表现是肾静脉或者下腔静脉内血栓形成。

淋巴瘤

在弥漫性淋巴瘤和淋巴性白血病患者中,卵巢是相对常见的受累及部位,虽然它可能无症状[57,58]。任何类型的淋巴瘤都有可能累及卵巢,但是纵隔大的 B 细胞淋巴瘤有明显的累及卵巢倾向[57]。卵巢并不是唯一受累及的器官,受累部位包括腹膜、大网膜、输卵管、淋巴结和中枢神经系统。

诊断

淋巴瘤的临床症状包括疲劳、体重减轻、发烧或由于肿块占位效应造成的非特异性症状。淋巴瘤的相关肿瘤标志物异常包括血清乳酸脱氢酶(LDH)和 β2-微球蛋白(B2M)升高。

80%的病例累及双侧卵巢。超声检查可见卵巢恶性淋巴瘤外部表面光滑,大多数病灶呈实质低回声肿块。在鉴别诊断方面,后腹膜淋巴瘤经常误诊为卵巢实质性肿块,如果由缺乏经验的医生做检查更容易误诊(图 22-20)。

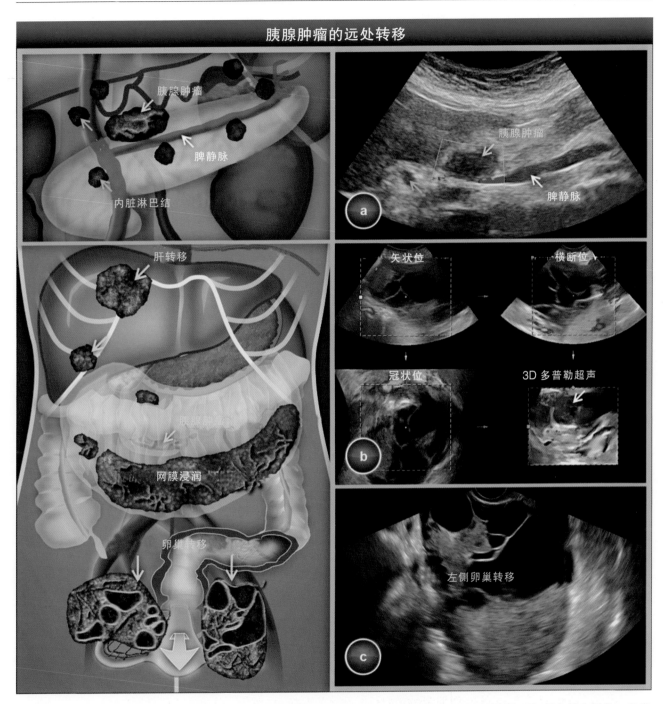

图 22-15　转移性胰腺癌累及双侧卵巢。(a)低回声胰腺癌浸润胰头和多个小圆形低回声浸润内脏淋巴结(绿色箭头所指)。肿瘤压迫脾脏血管。(b)三维能量多普勒显示右卵巢转移肿瘤周围的血管呈环形排列于结节周围(箭头所指)。(c)灰阶超声显示左卵巢转移性肿瘤表现为多房肿块,囊液呈低回声。

生殖系统其他部位转移

输卵管癌

　　研究表明,大量高级别(所谓第二级别)的卵巢癌由输卵管癌转移而来,尤其以输卵管伞端的转移较多见(图 22-21)[59]。因此,其超声表现不易与原发的卵巢高级别恶性肿瘤相区别[4,19]。做出诊断时,大部分的二期肿瘤已经广泛转移到腹膜。

子宫癌

子宫内膜癌

　　尸检发现 34%~40%的子宫内膜癌已累及到卵巢,而在手术切除子宫输卵管卵巢的子宫内膜癌患者

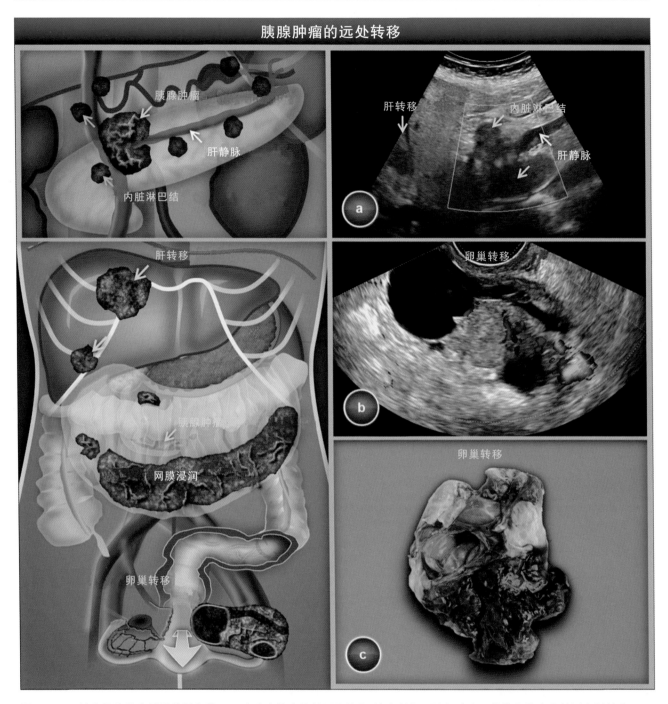

图 22-16　转移性胰腺癌累及单侧卵巢。(a)在胰头较大的低回声肿瘤(箭头所指),浸润脾脏血管并发的多个低回声肝转移。(b)左卵巢单发的囊,实性转移,实性部分血供中等,囊液低回声。(c)切片标本显示囊肿内壁光滑。

中,有 5%~15%的也已转移到卵巢[25]。相对应的是,在已经确诊的卵巢转移性子宫内膜癌患者中,有 1/3 的患者也发现了子宫内膜癌原发灶[25]。

诊断

　　由于卵巢转移灶通常体积较小,其主要症状与子宫内膜癌症状相关。Guerriero 等研究发现,源自胃、乳腺、淋巴系统和子宫的转移灶体积明显小于源自结肠、直肠或胆道的转移灶 (65mL:234mL)[6]。晚期子宫

内膜癌可伴有血清 CA-125 升高。

　　超声检查,来源于子宫内膜癌的卵巢转移瘤可表现为高回声实质肿块(与子宫内膜癌回声相同),也可表现为单房实质肿块,或者多房实质肿块。实性部分血供丰富,囊液呈低回声或者等回声(图 22-22)。来源于子宫内膜癌的卵巢转移多为单侧,只有 14%~21%的报道为双侧[28,60]。子宫内膜癌的超声表现在其他地方已作阐述[61]。

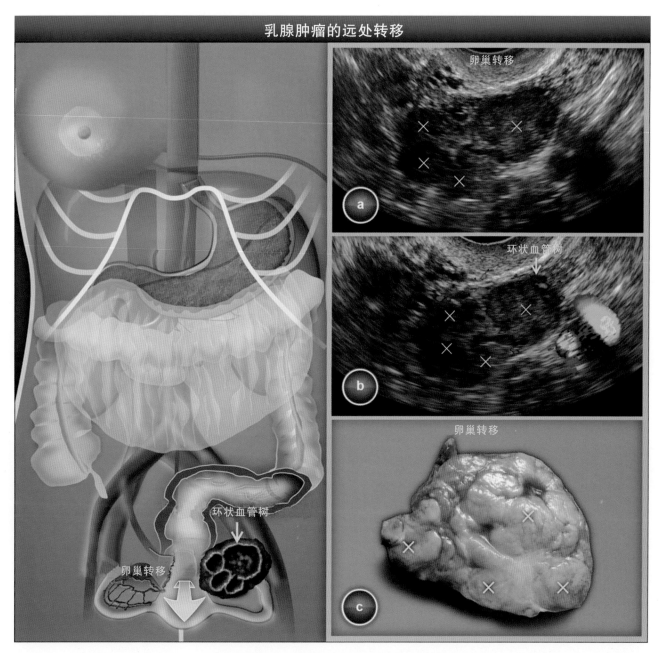

图 22-17　乳腺癌复发累及左卵巢。(a)经阴道扫描可见卵巢多个浅表性的实质性肿瘤结节(交叉标记)。(b)彩色多普勒显示环状血管树包绕结节(交叉标记)。(c)肿瘤切片显示在正常卵巢基质相应的多个实性结节(交叉标记),肿瘤最大直径小于 4cm。

在子宫内膜癌和卵巢子宫内膜样腺癌同时发生的情况下,以下特征(表 22-1)有助于鉴别其原发部位:

子宫内膜癌转移到卵巢典型表现是经过子宫淋巴及血液回流系统产生淋巴管和血管浸润,并且肿瘤浸入输卵管腔或卵巢表面 (图 22-22)[60,62]。某些情况下,子宫内膜癌可直接长入卵巢(图 22-23)。

如果卵巢肿瘤发生在子宫内膜异位症累及卵巢的背景下,可诊断为原发性卵巢子宫内膜样腺癌伴有子宫浸润。子宫癌没有不典型增生的表现,肌层由外

向内浸润,肿瘤通过卵巢淋巴和血液循环转移。在子宫内膜非典型增生和卵巢子宫内膜异位症的背景下,应考虑是否存在独立的原发性卵巢癌。这种肿瘤仅限于它们原始的器官 (无肌层浸润或只有浅肌层浸润,没有卵巢外蔓延),没有淋巴和血液转移。

子宫和卵巢都有可能由生殖器以外的器官的肿瘤累及,并且具有转移瘤的共同特征:双侧卵巢受累,卵巢多发实质性结节,在卵巢表面和子宫内膜间质中呈现出不典型的卵巢肿瘤和子宫肿瘤(图 22-24)。

最近的一些研究表明,免疫组化和 DNA 检测技

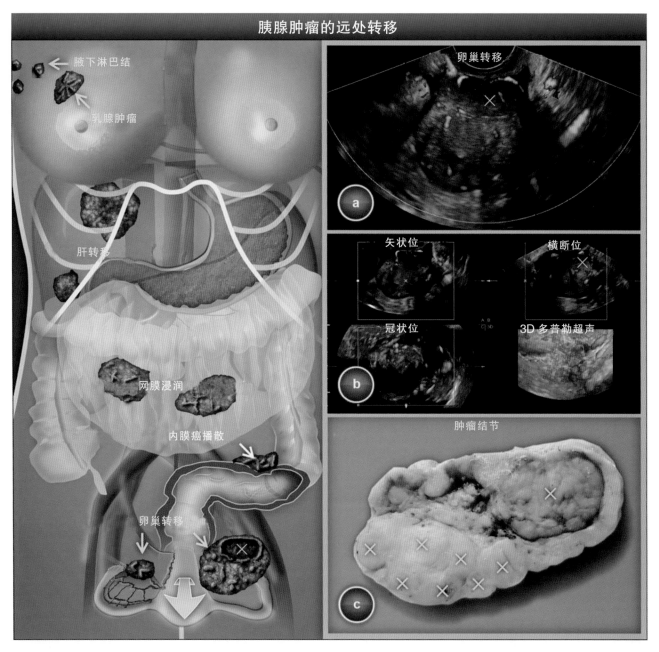

图 22-18 进行性乳腺癌累及双侧卵巢。(a)经阴道扫描,左卵巢转移灶回声不均匀,内有实性低回声结节(交叉标记)。(b)3DPD 显示卵巢肿瘤及肿瘤内结节丰富的血管(交叉标记),周围包绕环状血管。(c)左卵巢转移瘤呈现多结节表现,内有边界清楚的实性肿瘤(交叉标记),肿瘤最大直径小于 4cm。右侧卵巢没有增大,但绝经后女性出血异常丰富的血管中,提示对侧卵巢转移。

术可鉴别转移性和孤立性肿瘤[63,64]。然而,在某些情况下,尽管有上述指南和多学科的方法,当子宫癌和卵巢癌同时存在时,正确判断其原发灶尚有难度。

宫颈癌

宫颈腺癌(28.6%,22/77 病例)比鳞癌(17%,104/597 病例)更容易转移到卵巢[65]。转移与否依赖于疾病分期和淋巴血管浸润情况,更为常见的是宫颈癌已累及子宫内膜情况,因为这增加了病灶由输卵管蔓延到卵巢表面的概率。

诊断

Youngl 等研究表明,大多数患者出现卵巢受累的临床表现,其他症状与子宫颈癌相关(即异常阴道出血,大量排液,排尿时疼痛)。鳞状细胞癌抗原是诊断宫颈癌的首选标志物,虽然 CEA 和 CA-125 已被证实可用于诊断宫颈癌[14]。

起源于宫颈或黏液性腺癌的卵巢转移癌,只有 1/

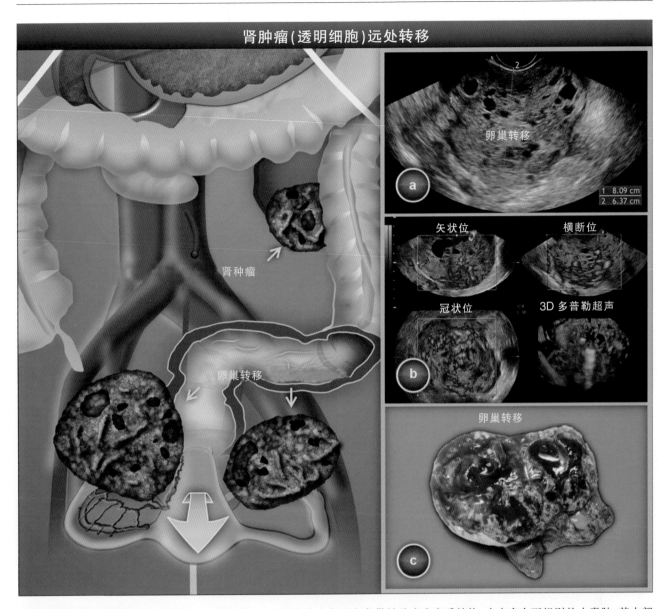

图 22-19 肾透明细胞肿瘤转移累及双侧卵巢。(a)超声检查发现右卵巢转移瘤为实质结构,内有多个不规则的小囊肿,其内部充满低回声的囊液(出血性)。(b)三维超声检查显示右卵巢转移瘤的结构和血管丛。(c)原发性肾癌转移到有卵巢的组织切片。值得注意的是,患者肾细胞癌右肾切除术后20年内出现了双侧卵巢癌。经腹部扫描显示双侧肾脏肾肿瘤。近期诊断肾肿瘤直径为4cm的圆形肿块,超声发现提示从以前的或新的肾肿瘤中卵巢转移。

3 累及双侧,往往大于 10cm[25]。根据我们的观察,这些单房或多房的卵巢转移瘤,在超声形态学特征上与黏液性交界性肿瘤相似。一项关于宫颈癌转移到卵巢的研究表明(12 例,平均年龄为 43 岁),一半的患者(6/12) 累及双侧卵巢并且大部分有广泛转移,10 例患者有明显的宫颈肿瘤,表现为实性(4/10)、囊/实性(3/10)以及囊性(3/10)[66]。原发性宫颈癌的声像图表现已做阐述[4]。

腹膜肿瘤转移

卵巢组织可能被原发于盆腔的腹膜肿瘤累及,并表现为弥漫性腹膜扩散。没有明显的原发部位,卵巢可能正常或者轻度受累[67]。大多数报告的病例为原发性腹膜浆液性乳头状癌。

诊断

腹膜浆液性乳头状癌的体征和症状与晚期卵巢

淋巴瘤样卵巢转移的鉴别诊断

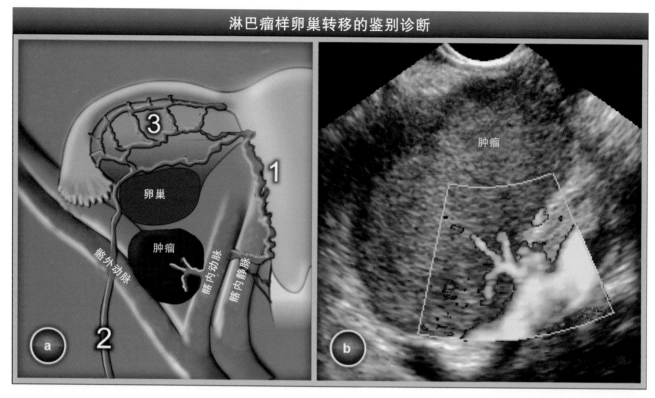

图 22-20 腹膜后淋巴瘤。图示(1)和超声图像(2)显示实性的均匀性肿瘤,有一个由右髂动脉发出并进入肿瘤的一棵树状血管。

输卵管肿瘤的直接播散

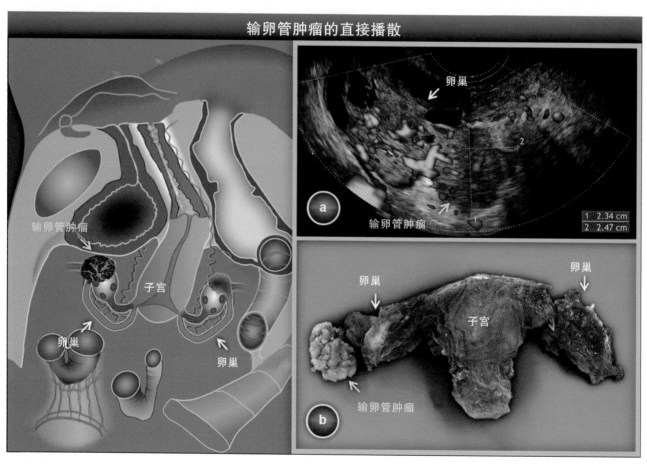

图 22-21 输卵管癌的直接局部侵犯。(a)经阴道扫描显示高灌注的肿瘤来源于输卵管伞端,并浸润邻近的右卵巢。(b)右侧输卵管癌标本。

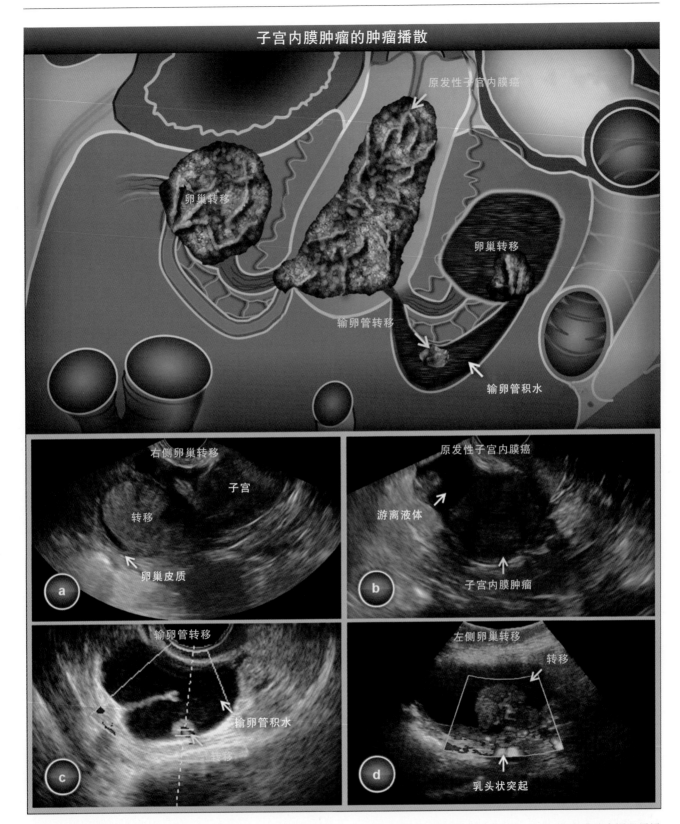

图 22-22 原发性子宫内膜癌累及双侧卵巢。**(a)** 经阴道扫描，右卵巢转移瘤在右侧卵巢内呈团块状。**(b)** 子宫内膜肿瘤深肌层浸润。**(c)** 左输卵管内的肿瘤植入物。**(d)** 左卵巢单房的固体肿块，表面光滑，内有乳头状结节，树状血管进入乳头状结节。值得注意的是，在输卵管和卵巢囊肿内的液性回声提示出血。

表 22-1 卵巢癌和子宫内膜癌一并出现的诊断标准

分类	原发子宫内膜肿瘤和卵巢转移	原发卵巢肿瘤和子宫内膜转移	原发卵巢肿瘤和原发子宫内膜肿瘤	子宫内膜转移和卵巢转移
图示	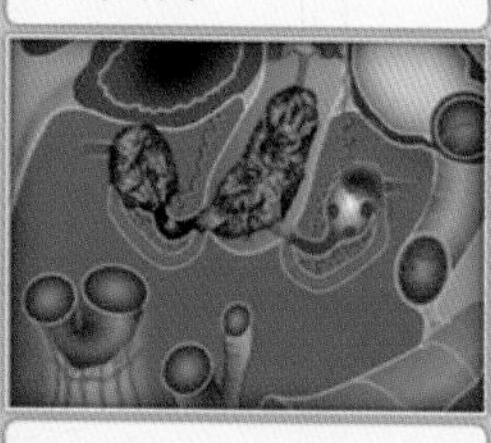	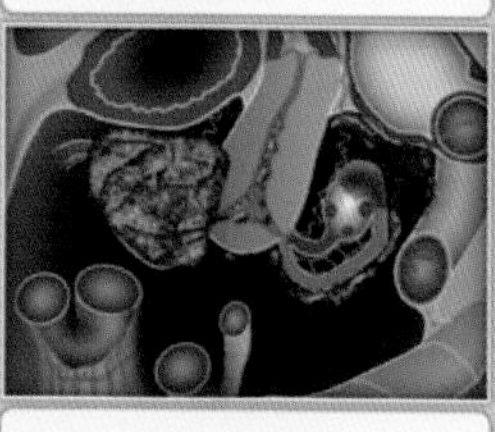	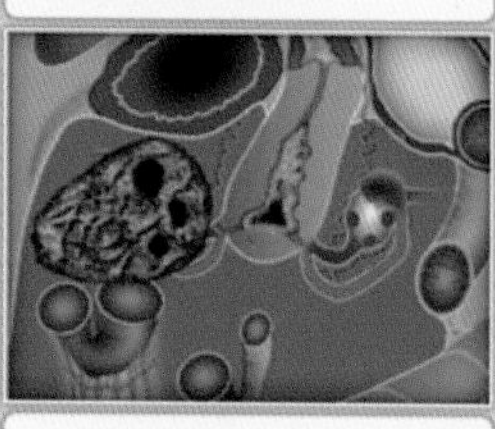	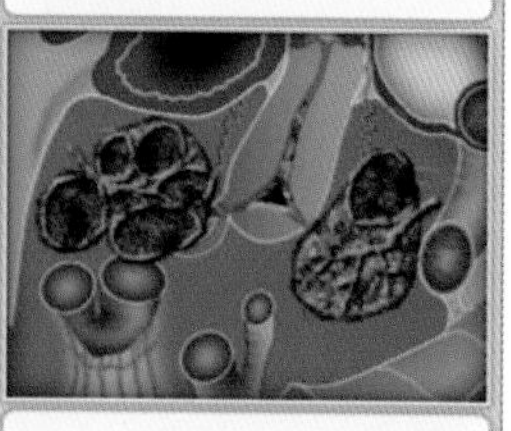
深肌层浸润	有（从子宫内膜到深肌层）	有（从浆膜层）	无（表面累及）	无（累及子宫内膜间质）
累及子宫体或者卵巢的淋巴和血管	有	有	无	有
子宫内膜不典型增生	有	无	有	无
累及子宫外的肿瘤	累及输卵管、卵巢表面	累及卵巢，有些时候累及输卵管和腹膜	累及卵巢	累及双侧卵巢包括卵巢表面
卵巢子宫内膜异位症	无	有	有	无
子宫内膜和卵巢肿瘤的组织学类型	均匀一致的原发子宫内膜肿瘤	均匀一致的原发卵巢肿瘤	均匀或者不均匀	任何器官均不一致

Modified from Lerwill and Young [25]

癌相似。血清 CA-125 水平相当于 Ⅲ~Ⅳ 卵巢癌[16]。

卵巢受累常表现为卵巢表面小病灶,而卵巢的大小和形状不变(图 22-25)。妇科肿瘤学组已经提出了原发性卵巢浆液性癌与腹膜转移癌的鉴别标准,并有如下建议:①卵巢大小正常或者轻度增大,都是良性的过程。②肿瘤的大部分病灶在腹膜上,累及卵巢以外的部分大于累及卵巢表面的部分。③卵巢的显微镜检查显示没有肿瘤,这是局限于表面上皮没有皮质入侵的迹象,或肿瘤累及卵巢表面和基底层面积小于直径 5mm,或卵巢内有直径小于 5mm 的肿瘤,但未累及卵巢表面。④肿瘤的组织学和细胞学特征主要是浆液性或者类似于卵巢浆液性乳头状腺癌[67]。

结论

继发性卵巢肿瘤在卵巢肿瘤诊断中有特别难度,有特别的研究方法和治疗手段,尤其是误诊会带来不良后果,因为它们表现的初始征象并不利于诊断原发病灶。由于这些肿瘤在许多情况下首先由超声检查发现,一个经验丰富的医师应当根据其基本的超声声像特点及鉴别诊断考虑其可能的原发灶,从而采取进一步检查方法(组织学检查,有针对性的询问详细的临床病史,有目的性的搜索原发恶性肿瘤等),以确保及时适当的治疗。

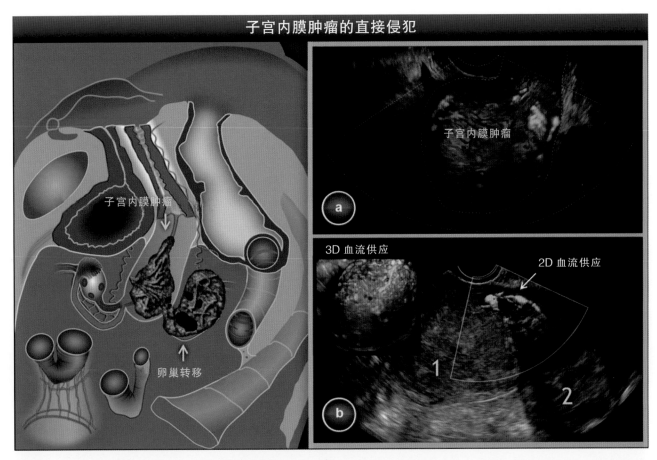

图 22-23　原发性子宫(子宫内膜)肿瘤直接蔓延至左卵巢。(a)超声检查发现局部高级别子宫内膜肿瘤样病变,在子宫内膜肿瘤浸润子宫深肌层处有多个多血供结节。(b)子宫内膜肿瘤通过左侧子宫角局部浸润的左侧卵巢。在 2D 和 3D 图像上显示多肿瘤血管进入卵巢(①子宫内膜癌;②左卵巢转移瘤表现为实性肿块,内有低回声囊肿)。

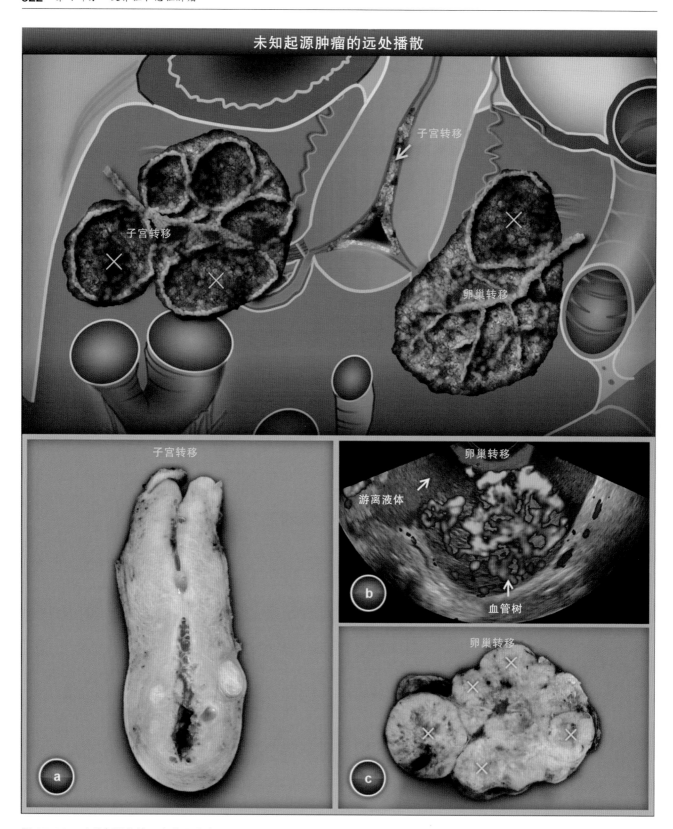

图 22-24 不明来源的神经内分泌肿瘤(NET)浸润卵巢和子宫内膜间质。(a)切片标本显示 NET 累及子宫内膜间质。(b)能量多普勒显示左卵巢转移瘤的血管由卵巢中心向外周辐射。(c)切片标本显示右卵巢类似于图示的多结节转移灶(十字标记)。

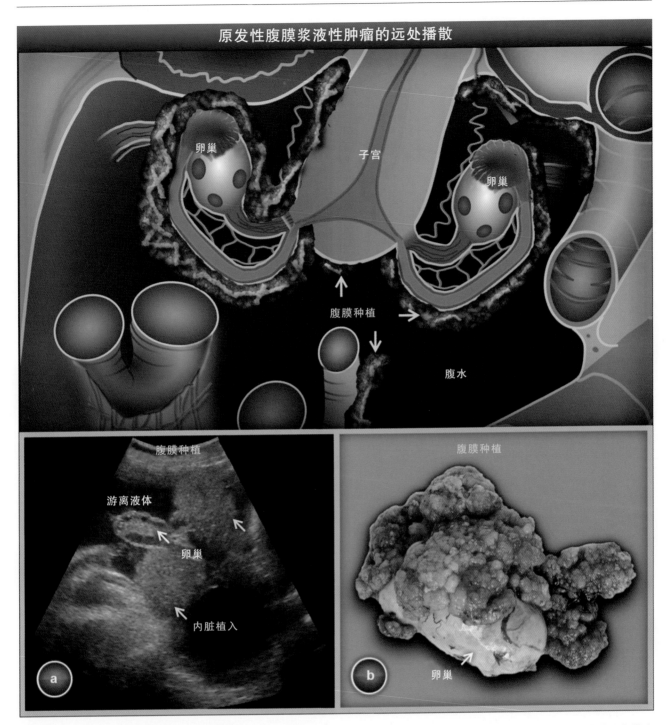

图 22-25　原发性腹膜浆液性肿瘤累及卵巢。(a)超声发现正常卵巢周围包绕的浆液性乳头状肿瘤,形成弥漫性转移累及卵巢表面(内脏转移)。(b)左侧卵巢标本显示腹膜扩散到卵巢表面。

致谢

我要感谢建筑学院 Adam Preislerr,捷克布拉格技术大学提供的插图。

这项工作是由卫生部批准的内部机构支持:捷克共和国(批准 NT13070),还有布拉格的查尔斯特大学(UNCE 204024 and PRVOUK-P27/LF1/1)。

作者简介

Daniela Fischerova，在布拉格的查尔斯特大学获得医学博士学位和博士学位。她分别在德国 Klinikum Kaufbeuren（临床肿瘤学）和在查尔斯特大学（妇产科和妇科肿瘤）进行专业训练。

目前，她是查尔斯特大学综合大学医院妇科肿瘤中心的高级顾问，还是捷克社会妇产科超声副总裁，也是国际妇产科超声学会科学委员会成员（ISUOG）和妇科肿瘤学协会组织成员。

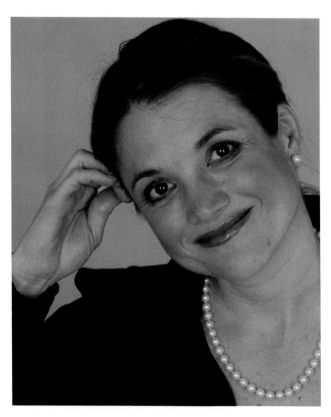

参考文献

1. Young RH, Scully RE. Metastatic tumors in the ovary: a problem-oriented approach and review of the recent literature. Semin Diagn Pathol. 1991;8:250–76.
2. Fischerova D, Cibula D, Dundr P, et al. Ultrasound-guided tru-cut biopsy in the management of advanced abdomino-pelvic tumors. Int J Gynecol Cancer. 2008;18:833–7.
3. Zikan M, Fischerova D, Pinkavova I, et al. Ultrasound-guided tru-cut biopsy of abdominal and pelvic tumors in gynecology. Ultrasound Obstet Gynecol. 2010;36:767–72.
4. Fischerova D. Ultrasound scanning of the pelvis and abdomen for staging of gynecological tumors: a review. Ultrasound Obstet Gynecol. 2011;38:246–66.
5. Timmerman D, Valentin L, Bourne TH, et al. Terms, definitions and measurements to describe the sonographic features of adnexal tumors: a consensus opinion from the International Ovarian Tumor Analysis (IOTA) Group. Ultrasound Obstet Gynecol. 2000;16:500–5.
6. Guerriero S, Alcazar JL, Pascual MA, et al. Preoperative diagnosis of metastatic ovarian cancer is related to origin of primary tumor. Ultrasound Obstet Gynecol. 2012;39:581–6.
7. Testa AC, Mancari R, Di Legge A, et al. The 'lead vessel': a vascular ultrasound feature of metastasis in the ovaries. Ultrasound Obstet Gynecol. 2008;31:218–21.
8. Locker GY, Hamilton S, Harris J, et al. ASCO 2006 update of recommendations for the use of tumor markers in gastrointestinal cancer. J Clin Oncol. 2006;24:5313–27.
9. Malaguarnera G, Giordano M, Paladina I, et al. Markers of bile duct tumors. World J Gastroint Oncol. 2011;3:49–59.
10. Steinberg W. The clinical utility of the CA 19–9 tumor-associated antigen. Am J Gastroenterol. 1990;85:350–5.
11. Guadagni F, Roselli M, Cosimelli M, et al. CA 72–4 serum marker – a new tool in the management of carcinoma patients. Cancer Invest. 1995;13:227–38.
12. Keshaviah A, Dellapasqua S, Rotmensz N, et al. CA15-3 and alkaline phosphatase as predictors for breast cancer recurrence: a combined analysis of seven International Breast Cancer Study Group trials. Ann Oncol. 2007;18:701–8.
13. Harris L, Fritsche H, Mennel R, et al. American Society of Clinical Oncology 2007 update of recommendations for the use of tumor markers in breast cancer. J Clin Oncol. 2007;25:5287–312.
14. Laboratory Medicine Practice Guidelines. 2010. Use of tumor markers in liver, bladder, cervical, and gastric cancers. www.aacc.org
15. Chaube A, Tewari M, Singh U, et al. CA 125: a potential tumor marker for gallbladder cancer. J Surg Oncol. 2006;93:665–9.
16. Van Calster B, Valentin L, Van Holsbeke C, et al. A novel approach to predict the likelihood of specific ovarian tumor pathology based on serum CA-125: a multicenter observational study. Cancer Epidemiol Biomarkers Prev. 2011;20:2420–8.
17. Scully RE, Richardson GS. Luteinization of the stroma of metastatic cancer involving the ovary and its endocrine significance. Cancer. 1961;14:827–40.
18. Testa AC, Ferrandina G, Timmerman D, et al. Imaging in gynecological disease (1): ultrasound features of metastases in the ovaries differ depending on the origin of the primary tumor. Ultrasound Obstet Gynecol. 2007;29:505–11.
19. Valentin L, Ameye L, Testa A, et al. Ultrasound characteristics of different types of adnexal malignancies. Gynecol Oncol. 2006;102:41–8.
20. Alcazar JL, Galan MJ, Ceamanos C, et al. Transvaginal gray scale and color Doppler sonography in primary ovarian cancer and metastatic tumors to the ovary. J Ultrasound Med. 2003;22:243–7.
21. Zikan M, Fischerova D, Pinkavova I, et al. Ultrasonographic appearance of metastatic non-gynecological pelvic tumors. Ultrasound Obstet Gynecol. 2012;39:215–25.
22. Prat J, Morice P. Secondary tumours of the ovary. In: Tavassoli FA, Devilee P, editors. Pathology and genetics of tumours of the breast and female genital organs. Lyon: IARC Press; 2003.
23. Seidman JD, Kurman RJ, Ronnett BM. Primary and metastatic mucinous adenocarcinomas in the ovaries: incidence in routine practice with a new approach to improve intraoperative diagnosis. Am J Surg Pathol. 2003;27:985–93.
24. Yemelyanova AV, Vang R, Judson K, et al. Distinction of primary and metastatic mucinous tumors involving the ovary: analysis of size and laterality data by primary site with reevaluation of an algorithm for tumor classification. Am J Surg Pathol. 2008;32:128–38.
25. Lerwill MF, Young RH. Metastatic tumors of the ovary. In: Kurman RJ, Ellenson LH, Ronnett BM, editors. Blaustein's pathology of the female genital tract. 6th ed. New York: Springer Science+Business Medica; 2011. p. 929–97.
26. Tso PL, Bringaze WL, Dauterive AH, et al. Gastric carcinoma in the young. Cancer. 1987;59:1362–5.
27. Hale RW. Krukenberg tumor of the ovaries. A review of 81 records. Obstet Gynecol. 1968;32:221–5.
28. Demopoulos RI, Touger L, Dubin N. Secondary ovarian carcinoma:

a clinical and pathological evaluation. Int J Gynecol Pathol. 1987;6:166–75.

29. Savey L, Lasser P, Castaigne D, et al. Krukenberg tumors. Analysis of a series of 28 cases. J Chir (Paris). 1996;133:427–31.

30. Paladini D, Testa A, Van Holsbeke C, et al. Imaging in gynecological disease (5): clinical and ultrasound characteristics in fibroma and fibrothecoma of the ovary. Ultrasound Obstet Gynecol. 2009;34:188–95.

31. Guerriero S, Testa AC, Timmerman D, et al. Imaging of gynecological disease (6): clinical and ultrasound characteristics of ovarian dysgerminoma. Ultrasound Obstet Gynecol. 2011;37:596–602.

32. Birnkrant A, Sampson J, Sugarbaker PH. Ovarian metastasis from colorectal cancer. Dis Colon Rectum. 1986;29:767–71.

33. Graffner HO, Alm PO, Oscarson JE. Prophylactic oophorectomy in colorectal carcinoma. Am J Surg. 1983;146:233–5.

34. Judson K, McCormick C, Vang R, et al. Women with undiagnosed colorectal adenocarcinomas presenting with ovarian metastases: clinicopathologic features and comparison with women having known colorectal adenocarcinomas and ovarian involvement. Int J Gynecol Pathol. 2008;27:182–90.

35. Colon cancer. In: National Comprehensive Cancer Network Clinical Practice Guidelines in Oncology (NCCN Guidelines). Version 3.2012. www.nccn.org

36. Lash RH, Hart WR. Intestinal adenocarcinomas metastatic to the ovaries. A clinicopathologic evaluation of 22 cases. Am J Surg Pathol. 1987;11:114–21.

37. Ulbright TM, Goheen MP, Roth LM, et al. The differentiation of carcinomas of teratomatous origin from embryonal carcinoma. A light and electron microscopic study. Cancer. 1986; 57:257–63.

38. Ronnett BM, Kajdacsy-Balla A, Gilks CB, et al. Mucinous borderline ovarian tumors: points of general agreement and persistent controversies regarding nomenclature, diagnostic criteria, and behavior. Hum Pathol. 2004;35:949–60.

39. McKenney JK, Soslow RA, Longacre TA. Ovarian mature teratomas with mucinous epithelial neoplasms: morphologic heterogeneity and association with pseudomyxoma peritonei. Am J Surg Pathol. 2008;32:645–55.

40. Ronnett BM, Seidman JD. Mucinous tumors arising in ovarian mature cystic teratomas: relationship to the clinical syndrome of pseudomyxoma peritonei. Am J Surg Pathol. 2003;27:650–7.

41. van Ruth S, Hart AA, Bonfrer JM, et al. Prognostic value of baseline and serial carcinoembryonic antigen and carbohydrate antigen 19.9 measurements in patients with pseudomyxoma peritonei treated with cytoreduction and hyperthermic intraperitoneal chemotherapy. Ann Surg Oncol. 2002;9:961–7.

42. Fruscella E, Testa AC, Ferrandina G, et al. Ultrasound features of different histopathological subtypes of borderline ovarian tumors. Ultrasound Obstet Gynecol. 2005;26:644–50.

43. Robboy SJ, Scully RE, Norris HJ. Carcinoid metastatic to the ovary. A clinicopathologic analysis of 35 cases. Cancer. 1974;33:798–811.

44. Strosberg J, Nasir A, Cragun J, et al. Metastatic carcinoid tumor to the ovary: a clinicopathologic analysis of seventeen cases. Gynecol Oncol. 2007;106:65–8.

45. Ulbright TM, Roth LM, Stehman FB. Secondary ovarian neoplasia. A clinicopathologic study of 35 cases. Cancer. 1984;53:1164–74.

46. Brown BL, Scharifker DA, Gordon R, et al. Bronchial carcinoid tumor with ovarian metastasis: a light microscopic and ultrastructural study. Cancer. 1980;46:543–6.

47. Riopel MA, Ronnett BM, Kurman RJ. Evaluation of diagnostic criteria and behavior of ovarian intestinal-type mucinous tumors: atypical proliferative (borderline) tumors and intraepithelial, microinvasive, invasive, and metastatic carcinomas. Am J Surg Pathol. 1999;23:617–35.

48. Seidman JD, Soslow RA, Vang R, et al. Borderline ovarian tumors: diverse contemporary viewpoints on terminology and diagnostic criteria with illustrative images. Hum Pathol. 2004;35:918–33.

49. Young RH, Scully RE. Differential diagnosis of ovarian tumors based primarily on their patterns and cell types. Semin Diagn Pathol. 2001;18:161–235.

50. Khunamornpong S, Lerwill MF, Siriaunkgul S, et al. Carcinoma of extrahepatic bile ducts and gallbladder metastatic to the ovary: a report of 16 cases. Int J Gynecol Pathol. 2008;27:366–79.

51. Khan SA, Davidson BR, Goldin R, et al. Guidelines for the diagnosis and treatment of cholangiocarcinoma: consensus document. Gut. 2002;51 Suppl 6:VI1–9.

52. Gagnon Y, Tetu B. Ovarian metastases of breast carcinoma. A clinicopathologic study of 59 cases. Cancer. 1989;64:892–8.

53. Young RH, Carey RW, Robboy SJ. Breast carcinoma masquerading as primary ovarian neoplasm. Cancer. 1981;48:210–2.

54. Harris M, Howell A, Chrissohou M, et al. A comparison of the metastatic pattern of infiltrating lobular carcinoma and infiltrating duct carcinoma of the breast. Br J Cancer. 1984;50:23–30.

55. Seidman JD, Cho KR, Ronnett BM, et al. Surface epithelial tumors of the ovary. In: Kurman RJ, Ellenson LH, Ronnett BM, editors. Blaustein's pathology of the female genital tract. 6th ed. New York: Springer Science + Business Medica; 2011.

56. Van Holsbeke C, Domali E, Holland TK, et al. Imaging of gynecological disease (3): clinical and ultrasound characteristics of granulosa cell tumors of the ovary. Ultrasound Obstet Gynecol. 2008; 31:450–6.

57. Ferry JA. Hematologic neoplasm and selected tumor-like lesions involving the female reproductive organs. In: Kurman RJ, Ellenson LH, Ronnett BM, editors. Blaustein's pathology of the female genital tract. 6th ed. New York: Springer Science + Business Medica; 2011.

58. Barcos M, Lane W, Gomez GA, et al. An autopsy study of 1206 acute and chronic leukemias (1958 to 1982). Cancer. 1987;60:827–37.

59. Kurman RJ, Shih Ie M. The origin and pathogenesis of epithelial ovarian cancer: a proposed unifying theory. Am J Surg Pathol. 2010;34:433–43.

60. Takeshima N, Hirai Y, Yano K, et al. Ovarian metastasis in endometrial carcinoma. Gynecol Oncol. 1998;70:183–7.

61. Epstein E, Van Holsbeke C, Mascilini F, et al. Gray-scale and color Doppler ultrasound characteristics of endometrial cancer in relation to stage, grade and tumor size. Ultrasound Obstet Gynecol. 2011;38:586–93.

62. Ulbright TM, Roth LM. Metastatic and independent cancers of the endometrium and ovary: a clinicopathologic study of 34 cases. Hum Pathol. 1985;16:28–34.

63. Prat J, Matias-Guiu X, Barreto J. Simultaneous carcinoma involving the endometrium and the ovary. A clinicopathologic, immunohistochemical, and DNA flow cytometric study of 18 cases. Cancer. 1991;68:2455–9.

64. Halperin R, Zehavi S, Hadas E, et al. Simultaneous carcinoma of the endometrium and ovary vs endometrial carcinoma with ovarian metastases: a clinical and immunohistochemical determination. Int J Gynecol Cancer. 2003;13:32–7.

65. Tabata M, Ichinoe K, Sakuragi N, et al. Incidence of ovarian metastasis in patients with cancer of the uterine cervix. Gynecol Oncol. 1987;28:255–61.

66. Young RH, Gersell DJ, Roth LM, et al. Ovarian metastases from cervical carcinomas other than pure adenocarcinomas. A report of 12 cases. Cancer. 1993;71:407–18.

67. Bloss JD, Liao SY, Buller RE, et al. Extraovarian peritoneal serous papillary carcinoma: a case–control retrospective comparison to papillary adenocarcinoma of the ovary. Gynecol Oncol. 1993;50: 347–51.

第 23 章

卵巢转移性肿瘤：CT 和 MRI

Stavroula Kyriazi,Jennifer C.Wakefield,Nandita M.deSouza

摘 要

卵巢是常见的转移瘤发生部位，而鉴别原发性或继发性肿瘤对于特定患者的治疗至关重要，尤其是当疾病初始表现仅仅卵巢受累时候。熟悉典型的影像学特征，根据起源部位可以帮助识别这些肿瘤的转移的病因。

关键词

转移性肿瘤·库肯勃肿瘤·计算机断层扫描·磁共振成像

引言

在西方国家中，转移性肿瘤被认为占卵巢恶性肿瘤的 15%~28%[1-4]，发病率反映了某些类型的癌症的地理差异，例如，在日本人群中，胃癌发病率有所增加[5]。该病普遍的预后都不好，中位生存时间为 7~20 个月[2,6,7]。卵巢转移瘤在生殖器部位以外的原发部位，包括结肠、胃、乳腺、胰腺、肺、胆囊、小肠、肾脏和肝脏，另外还有淋巴瘤、黑色素瘤、癌肉瘤[5,8,9]等。由于相关的主要疾病的生物多样性因素，难以确定卵巢转移癌的准确发病率。转移的来源通常是从一个已知的恶性肿瘤的病史和一个与卵巢病变相似的卵巢外肿瘤推断出来的。然而，这样简单的推断往往会造成误诊。首先，仅有 20%~38% 的病例有癌症病史[10-12]。其次，即使同时并发转移，在宏观和微观特征上也有可能和原发灶不一样。典型的差异包括经常出现的非囊性原发灶的囊性转移，以及出现类似于原发颗粒细胞肿瘤的"卵泡样病灶"[13]。鉴别原发性和转移性卵巢肿瘤至关重要，因为肿瘤细胞减灭术是原发性卵巢肿瘤的首要治疗方案，但是对治疗转移性卵巢肿瘤效果欠佳[7,11,14,15]。术前区分很重要，因为在消化系统肿瘤转移到卵巢的患者中，有 32%~38% 的患者常常先出现卵巢病变的相关症状，这导致卵巢病变的诊断先于其原发灶[12,16,17]。此外，在对卵巢剖腹探查术中或术后，发现有 17%~44% 的生殖器外原发灶[12,18]。

本章回顾了转移性卵巢肿瘤的生物多样性，并描述它们的横断面成像（CT 和 MRI）表现，特别描述了黏液（包括库肯勃）型、非黏液型及子宫内膜组织学亚型。

人口统计，临床表现和预后

大多数卵巢转移瘤起源于胃肠道，结肠、胃和阑尾是最常见的原发灶[19-23]。在用显微镜证实生殖器外疾病转移到卵巢的 255 例斯堪的纳维亚人患者中，有 57.6% 来源于胃肠道肿瘤，包括大肠癌（29.4%）、胃癌(16.1%)、阑尾癌(3.1%)、胰腺癌(2.7%)、小肠癌(2.7%)、胆囊癌(1.7%)、食管癌(0.8%)、肝脏(0.4%)[23]。有 35% 来源于非胃肠道恶性肿瘤,首先是乳腺癌(29.4%),其次是肺癌(2%)、黑色素瘤(1.6%)、肾癌(0.8%)、淋巴瘤(0.8%)和甲状腺癌(0.4%)。原发灶未知的肿瘤占 7.5%~16.9%。生殖道转移,主要来自子宫内膜癌,占卵巢转移瘤的 2.9%~8% [24,25]。罕见的原发部位包括宫颈癌(主要是腺癌与鳞状)[26-29]、肾盂输/尿管移行细胞癌[30,31]、肉瘤[32]、胃肠道间质瘤(GIST)[33]、恶性间皮瘤[34]和结缔组织增生性小圆细胞肿瘤[35]。

　　非生殖道肿瘤转移至卵巢的发病年龄整体比原发性卵巢癌的发病年龄低,平均年龄分别是 46~53 岁和 63 岁[11,21,23,36]。原发性疾病的起源,取决于转移性疾病的不同年龄分布。在斯堪的纳维亚人中,胃肠道恶性肿瘤转移到卵巢的平均年龄是 63 岁,非胃肠道(主要是乳腺癌)来源的平均年龄为 50 岁,与原发性卵巢癌的年龄差异不大。然而,在独立研究中,女性绝经前胃肠道癌症转移到卵巢的概率是绝经后的 3~5 倍[1,37,38]。在胃癌累及卵巢的危险因素,年龄和生殖状态似乎更明显,可能是由于组织学变异的相互作用。在年轻的卵巢转移瘤患者中,胃印戒细胞癌亚型转移率明显高于肠型[13],大约是其 4 倍[39],因此,年轻的患者中,胃癌更易转移到卵巢。此外,在卵巢转移癌患者中,没有结肠癌病史的平均年龄比有结肠癌病史(或者手术发现结肠癌)的平均年龄要小,平均年龄分别是 47 岁和 61 岁,P<0.002。此外,有报告指出,在大体标本和显微镜下,该组病例累及双侧的概率明显高于那些原发病灶尚未明确的病例(75% 比 32%;P=0.005),这表明年轻患者更容易发生卵巢播散性转移[40]。

　　卵巢转移瘤先于原发肿瘤诊断出的概率为 38%~41%[12,23,41]。然而,原发恶性肿瘤的类型似乎会影响接下来的临床诊断,在对盆腔肿块进行剖腹探查时,发现大肠癌和胃癌转移的概率分别为 41% 和 56%,乳腺癌和阑尾癌转移概率分别是 12 % 和 87%[23]。不同的数据记录表明,有 45%~62% 的卵巢癌来源于生殖系统以外转移,从临床诊断到发现转移的时间,乳腺癌约为 11.5 个月,大肠癌约为 13.5 个月[22,41,42]。

　　该病的临床表现常常以非特异性症状为主,如腹盆腔疼痛、腹胀、腹部肿块和恶心/呕吐,据报道,发生率分别为 61%~64%、22%~46%、12%~50 % 和 21%~46%[11,16,43]。大肠癌主要表现可能是直肠出血和大便习惯的改变,发生率分别为 14% 和 13%~21%[43,44]。据

报道,4%~9% 的卵巢转移瘤患者有阴道出血,当原发灶为子宫内膜癌时,出血率则为 37%[43,45,46]。来源于子宫腺癌以及子宫内膜癌的卵巢转移瘤,通常伴有卵巢基质的黄素化,从而引起激素水平升高(有功能的卵巢肿瘤)。内分泌异常通常包括雄激素的分泌,虽然孕激素和雌激素也可能产生[47,50]。约 10% 的患者没有症状,特别是原发灶在阑尾和小肠时候[11]。

　　女性卵巢转移的预后较差,已报道总体 5 年生存率为 7.2%~36%,平均存活时间为 42 个月[2,22,23],而女性原发性卵巢癌 (上皮和非上皮,FIGO Ⅰ~Ⅳ 期)为 40.8%。预后相对较好的是乳腺癌的转移,5 年生存率为 26%~44%。与之相比,大肠癌和胃癌分别为 8%~12% 和 1%~5.4%[22,23,51]。对预后有利的因素包括原发灶未知 (调整后的死亡风险率,0.30;95 % CI,0.16~0.59)、非胃肠道原发肿瘤(HR,0.61;95 % CI,0.43~0.86 以及术前即诊断出原发病 (HR,0.78;95 % CI,0.57~1.05)[23]。总体预后不良的一个例外在于子宫恶性肿瘤的转移性传播,累计的 5 年生存率为 84%~86%[46,25]。此外,腹膜假黏液性瘤和阑尾黏液性癌转移至卵巢癌者,行肿瘤细胞减灭术和腹腔化疗后,5 年生存率达到 52%~96%[52]。

转移途径

　　非妇科恶性肿瘤卵巢传播途径包括血液、淋巴管或经腹腔直接延伸[53,54],其次是经脉管浸润。然而,大多数卵巢转移继发于缺乏血液供应的肺和肝病灶,提示该病经腹腔途径转移的重要性。种植蔓延甚至可能在低级别肿瘤中发生,如阑尾黏液性癌或弥漫型胃癌,肿瘤细胞可机械穿透肠壁并脱落进入腹腔[54]。在绝经前,卵巢的功能为游离的肿瘤细胞提供了一个好的黏附环境,如卵泡破裂引起局部炎症、出血反应加上对卵巢表面形态的重排,从而促进肿瘤细胞入侵[55]。在围排卵期后,卵巢基质的血流增加,进一步促进肿瘤细胞的植入和生长。绝经后女性的血源性传播使肿瘤组织更具侵袭性是一个假设,特别是在存在激素依赖和多发转移性疾病中[54]。此外,积累的"乳斑",即在性腺周围脂肪组织内充满淋巴复合物的间质成分,与盆腔地低位处高浓度的肿瘤细胞一起,有利于它们黏附在卵巢表面,即使该处没有血液供应。只有 12%~16% 的直肠癌通过直接浸润,通过探查发现原发肿瘤的解剖位置不影响卵巢转移的发生率与单双侧偏向。然而,卵巢转移的发生率与原发直肠癌的分期有关(Dukes C 31.8%~40%,Dukes B 60%~68.2%),提示了

肿瘤经腹膜蔓延种植的机制[56,57]。据报道,腹膜种植和血液/淋巴传播的概率分别为 93.7%~95% 和 39.7%~40%[56,58]。

一般影像学特征

双侧性

影像学报告双侧转移占卵巢转移的 59%~75%,应警惕子宫附件疾病潜在转移的可能性[41,59-61]。在 154 例非生殖器癌转移到卵巢手术系中,57% 的患者明确诊断双侧受累[11]。子宫内膜癌的转移是一个例外,有报道,79%~86% 的病例为单侧转移[62]。然而,双侧转移并不是一个可靠的鉴别卵巢病变起源的指标,因为据报道原发性未分化和浆液性卵巢腺癌中, 双侧占 58%,而黏液性以及子宫内膜样性双侧分别占 21% 和 27%[63]。

大小

普遍报道转移性肿瘤比原发灶小。在一组 114 例原发性和转移性附件肿块病例中,转移瘤的平均大小为 64mm (95% CI,62~89mm),原发癌的平均大小为 105mm(95% CI,104~143mm;P=0.0002)[36]。转移性病变大小可能取决于器官的来源,如乳腺癌、胃癌、子宫癌和淋巴瘤明显小于胃肠道恶性肿瘤的转移[36,64]。

多房性囊肿

在用 MRI 研究 110 例卵巢恶性肿瘤的形态特征中,74% 的原发肿瘤和 36% 的转移肿瘤表现为多房囊肿(P=0.01),对卵巢原发肿瘤的阳性预测值和阴性预测值分别为 81% 和 61%[65]。然而, 多房性囊肿在 CT 上显示不明显, 而且原发和转移之间无显著性差异(51%:50%;P=0.99) [65]。

组成

转移性病变的外观是囊性还是实性并不固定。在一项 34 例非妇科原发性卵巢转移肿瘤的研究中,13 例(38 %)主要是囊性,13 例(38%)是混合性,8 例(24%)主要是实性[41]。在一组 38 例卵巢转移瘤和 76 例原发性卵巢癌的对照研究中,50% 的转移和 10% 的原发卵巢癌是实性(P<0.005),而 17% 的转移和 55% 的原发卵巢癌是混合性(P<0.001)[36]。在一组 67 例卵巢转移瘤的研究中, 经超声诊断并经过手术证实,发现 93% 的实性肿块来自于胃癌、乳腺癌、子宫癌和淋巴瘤,有 18% 的肿瘤来自于大肠癌、阑尾癌和胆总管癌(P<0.0001)[64],而后组的 95% 是多房性或复杂的囊性或实性[64]。

磁共振信号

33%~81% 卵巢转移癌在 T1 和 T2 加权序列上信号不均,不管它们的成分是实性或囊性[61]。约 57% 的病变中实性成分呈 T2 低信号、T1 等信号 (参考子宫肌层),这与其致密的间质纤维化病理过程相关[61]。性质明确的囊性成分往往表现出均匀的 T2 高信号强度,与浆液性液体一致,或者偶尔呈 T1 高信号,表示其中含有蛋白质或血红蛋白降解产物。不明确的囊肿表现为 T2 信号的不均匀性,病理对应混合黏液性、浆液性和出血性成分。在一组 86 例原发卵巢肿瘤和 10 例转移卵巢肿瘤的研究中,原发性肿瘤中的 33% 特点是高信号的蛋白质或出血,24% 为清澈的液体,而 60% 的转移瘤为软组织成分(P=0.02),然而,由于转移瘤病例较少,该特征并不可靠[65]。

血管

卵巢转移瘤的实性部分表现为中等或明显强化,而黏液性或水肿区域强化程度较低[61]。然而,在多普勒超声的研究方面,并没有显示出原发肿瘤和转移性肿瘤的在血流动力学方面有明显差异。在一项 36 例原发性卵巢肿瘤和 6 例转移性卵巢肿瘤的研究中,发现转移瘤囊壁的阻力指数(RI)较低(0.77:0.54,P=0.01),而在搏动指数(PI)方面,两者无明显差异[65]。另一项研究患有乳腺癌的女性的附件肿块的报告指出,与良性病变相比,恶性病变的搏动指数(PI)异常的病例更多,但差异没有统计学意义[66]。在另外一项病例数更多的研究中,143 例原发肿瘤和转移肿瘤的患者,其病变的搏动指数、阻力指数以及最大峰值收缩速度均没有明显差异,这提示两组病变的血管形成过程可能相同[67]。

腹膜播散

术前影像学检查报道,44% 的结直肠癌和 60% 的原发性卵巢癌已发生腹膜转移,但差异无统计学意义(P=0.33)[68]。 在一项关于外阴癌转移到卵巢的研究中,24 例患者,13 例(54%)有腹膜转移,伴或不伴有其他内脏器官转移和(或)腹膜后淋巴结肿大;11 例(46%)病灶仅仅局限于附件[41]。116 例开腹探查手术结果报告指出,转移性肿瘤有 45% 发生腹膜播散,而原发肿瘤只有 28%,但是同样没有统计学差异[36]。据报道,MRI 识别腹膜转移癌的敏感性为 82% [61]。

库肯勃肿瘤

根据世界卫生组织对库肯勃肿瘤的经典定义,该病包括产黏液成分的印戒细胞肿瘤和弥漫性肉瘤样增生卵巢间质[69]。库肯勃肿瘤占附件转移的 1%~2%,占卵巢转移的 10%~40%[3,10]。1896 年德国的妇科医生兼病理学家 Friedrich Krukenberg(1871–1946)首先提出库肯勃肿瘤的概念,认为其是一种新型的含有上皮成分的纤维肉瘤[70]。6 年后,Schlagenhaufer 证明其原发部位来源于胃肠道[71]。然而,用这个术语来描述所有胃肠道来源的附件肿瘤转移瘤通常是不确切的。

伴随库肯勃肿瘤最常见的原发肿瘤中,大约 76% 是含有印戒细胞的胃腺癌(浸润性或弥漫性)[72]。其他原发部位包括结肠/直肠癌(11%)、阑尾癌(5%)、乳腺癌(4%)和胆囊/胆管癌(3%),而罕见的来源包括胰腺癌、小肠癌和膀胱癌[31,72,73]。在一系列的 120 例组织学证实为库肯勃肿瘤中,62 例(52%)无法确定其原发部位[72]。

库肯勃肿瘤组织学的特征标志是其内含有超过 10% 的黏液印戒细胞,该特征很容易找到。这个经典的特征必须要与黏液性腺癌和良性黏液性肿瘤相鉴别,包括原发性或转移性(主要来自于阑尾)[74]。然而,原发性黏液性肿瘤往往是单侧的,表现为更复杂的乳头状上皮生长模式[75],而免疫组化有助于对良性黏液性癌肿瘤的诊断[1]。在"管型"的库肯勃肿瘤病灶中,印戒细胞排列呈一个管状模式,这需要与支持细胞-间质细胞瘤相鉴别,尤其是存在基质黄素化和生殖分泌功能时[8]。然而,支持细胞-间质细胞瘤通常表现出较少的核异型性[74]和染色阳性抑制素,细胞角蛋白 7 和 20 为阴性,而库肯勃肿瘤则相反[76,77]。库肯勃肿瘤的间充质组分包括不同程度的水肿卵巢纤维基质。可能偶尔遇到不典型的印戒细胞类型,表现为一个突出的促纤维增生性反应,需要与硬化性间质瘤鉴别,在这种情况下,负黏蛋白染色有助于与之鉴别[8]。

典型的库肯勃肿瘤经常伴随基质黄素化以及生殖内分泌表现,尤其是在怀孕的患者出现雄激素过高征象时。约 30% 的库肯勃肿瘤伴随雄激素升高的非内分泌卵巢病变,特别是原发灶为胃癌时[13,50]。由于临床病理相似,此特征可能导致误诊为性索间质肿瘤,尤其是如果库肯勃肿瘤具有管状微观模式,以及含有较少的卵泡膜细胞瘤或硬化性间质瘤时[13]。

67%~86% 的库肯勃肿瘤典型的 CT 和 MRI 表现是双侧、分叶状,主要是卵巢实质肿块,内部伴有囊性部分,整体囊变的程度和大小与出血和坏死有关[59,61]。病灶大小不固定(直径范围为 4~30cm;平均直径为 8~16cm),对与卵巢原发肿瘤的鉴别诊断没有帮助,但是实性为主的肿块比囊性肿块要小,表明囊性变性可能促进肿瘤生长[59,61]。在一组 32 例库肯勃肿瘤的研究中,69% 是实性肿块伴有肿瘤内囊肿,而原发性卵巢病变仅为 6%(P=0.001),而只有 12% 的库肯勃肿瘤为囊性,与之相比的是,63% 的原发性卵巢病变为囊性(P=0.004)[59]。卵巢轮廓保存是一个典型的影像表现[78]。表面粘连和腹膜植入物通常较少见,在约 15% 的情况下可看到[59]。实性成分通常呈 T1 等信号、T2 低信号,不均匀分布于肿块的周边或者中央(图 23-1 和图 23-2)[78]。在弥散加权成像(DWI)上,实性成分通常表现出弥散受限,与细胞结构或致密性增加和纤维化有关,而黏液样成分呈中等扩散,表明其高黏度(图 23-2)。血流动力学方面,往往呈不均匀增强,在早期部分区域强烈吸收对比剂,延迟期持续强化(图 23-1 和图 23-3)。实性物质的 T2 低信号与致密的胶原基质的存在相关[61];原发性索间质肿瘤可能出现相似的表现,如卵泡膜细胞瘤、卵巢泡膜和硬化性间质瘤,以及原发性未分化癌,虽然双侧发病有助于诊断的库肯勃肿瘤[78,79]。实性部分 T2 加权高信号可能与黏液蛋白有关[79],或者反映存在结缔组织水肿[80]。据报道,69% 的库肯勃肿瘤有边界清楚的囊肿存在,其四周有 3~5mm 的低信号环(图 23-4)[59]。64% 的囊肿观察到囊壁明显强化,已被证实与已经致密的肿瘤细胞组织周围包围疏松基质有关[59]。偶尔会看到纤维粘连或腹膜种植[78]。

转移性黏液腺癌(非黏液细胞型)

卵巢黏液性癌多数是转移;在一组 52 例卵巢黏液性肿瘤中,40 例(77%)是转移,原发灶顺序依次为胃肠道(35%)、胰腺(15%)、子宫颈(10%)、乳腺(6%)和子宫内膜(4%),而 7% 的原发部位不能确定[81]。双侧分布和小病灶(<10cm)多为转移(概率分别为 77%~94% 和 87%~95%),两单侧病变或大于 10cm 的病灶分别有 84% 和 90% 的准确率可诊断为原发[81,82]。在对 194 例黏液性肿瘤的回顾性研究中,肿瘤大小的最佳优化算法临界值为 13cm,能正确分类的 98% 的原发性肿瘤和 82% 的转移(准确率为 87%)[83]。

黏液性转移主要来源于子宫颈(尤其是腺癌)[28,29,84,85]、结肠[86]、胰腺[87,88]、胆囊[73,89]和阑尾[90],而且需要与原发性卵巢黏液肿瘤相区别。最相关的形态学和临床指标包括局部黏蛋白(细胞内、细胞外)、单双侧和病灶大小、存在腹膜播散和转移的增长模式(卵巢表面受

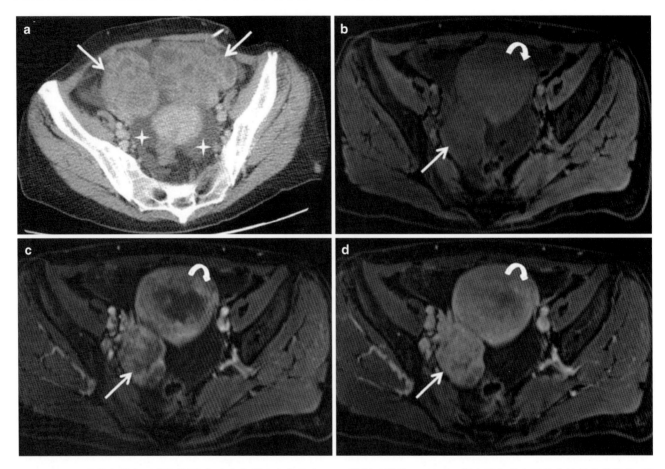

图 23-1 60 岁的女性出现腹胀的同时，发生卵巢库肯勃肿瘤。(a) 横断面增强 CT 显示双侧有隆起的主要为实性的卵巢肿块 (箭头所指)，并有多个小的囊性成分，不均匀强化。有少量腹水存在 (星号的位置)。(b) 横断面 T1 加权容积内插屏气检查 (VIBE) 与脂肪饱和预图像。(c) 延迟 30 秒。(d) 180 秒。右侧附件肿瘤早期不均匀强化，并在延迟期 (箭头所指) 持续强化。子宫可见 (弯曲箭头所指)。

累、淋巴管浸润和结缔组织增生性反应) [91]。例如，黏蛋白主要分布在细胞外，表明肿瘤为胶质型；伴有腹腔转移，表面为腹膜假黏液性瘤，其中最常见的是来自阑尾低级别癌或胶体黏液性癌 [92]。卵巢假黏液性腺瘤的术语通常用来描述局限于卵巢细胞外的黏液性肿瘤，通常伴有卵巢成熟性畸胎瘤 [93]。单侧的以细胞内蛋白沉积为主（至少在 90% 肿瘤细胞中大于 50%）的囊性癌是原发性黏液性肿瘤的标志。浸润性黏液性腺癌与低级病变的区别是局灶性间质浸润大于 5，或向基质浸润性生长，而不是呈膨胀性生长。腹膜扩散的存在指示囊性肿瘤与细胞内黏蛋白的转移性起源概率较高。在对 43 例转移性肿瘤和 25 例 I 期原发黏液性肿瘤的组织病理学研究中，转移与原发的形态特是双侧性 (75% 比 0%，$P<0.0001$)、表面微浸润 (79% 比 0%，$P<0.0001$)、浸润性生长（通常累及纤维间质）(91% 比 16%，$P<0.0001$)、结节生长模式 (42% 比 0%，$P=0.0003$) 和肝门部的累及 (31% 比 4%，$P=0.0105$) [94]。与原发肿瘤相关的是大小 >10cm (88% 比 48%，$P=0.007$)，光滑的表面 (80% 比 38%，$P=0.005$)，膨胀性生长模式（通常没有累及纤维基质）(88% 比 18%，$P<0.0001$)，微小囊肿 <2mm (84% 比 40%，$P=0.002$) 以及良性或边缘清楚的结节 (57%~76% 比 30%~36%，$P\leqslant0.045$)。未发现的大体特征是一个囊性或实性为主的肿块，伴有内部乳头、坏死或出血区 [94]。

大肠癌黏液转移 CT 和 MRI 通常表现为单房或多房性，囊性为主的肿块伴有不同程度信号强度衰减的囊内成分，反映黏蛋白的浓度和坏死的程度 [68,80]。典型的对比度增强证明了内部分隔及固体成分 [80]。在一组对 52 例卵巢肿块的研究中，报道 92% 的大肠癌转移灶形态呈椭圆形，与之相比的是，45% 的原发附件恶性肿瘤呈椭圆形，被赋予预测的转移性病因的比值为 24.3% [68]。此外，一个主要的囊性的外观被记录在 86% 的转移瘤中和 36% 的原发肿瘤中 ($P=0.005$，图 23-5) [68]。这一发现与原发于胃癌的库肯勃肿瘤的实性病灶有鲜

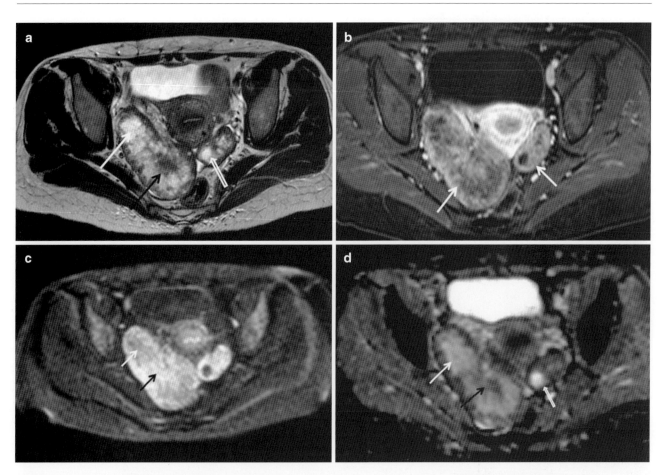

图 23-2 42 岁的女性患者,无恶性肿瘤病史及阴道出血,发生卵巢库肯勃肿瘤。影像学检查提示上消化道内镜检查诊断原发性胃癌(弥漫性印戒细胞癌)后发生卵巢转移的可能性。(a)MRI 轴位 T2 加权快速自旋回波序列(FSE)显示双侧不均匀、实性为主肿块,周围有一个薄的低信号囊壁,部分区域有黏蛋白/水肿呈高信号(白色箭头所指),相对低信号(黑色箭头所指)代表纤维化。一个边界清楚的囊肿(空心箭头所指)。(b)轴位 T1 增强加权自旋回波脂肪抑制序列的图像显示囊壁及囊内物质明显增强(箭头所指)。(c)高 b 值(1000S/mm²)轴位磁共振弥散加权成像(DWI)显示高信号固体成分(黑色箭头所指)和中等信号强度的黏液性成分(白色箭头所指)。(d)对应的单指数弥散图像(ADC),B= 0、100、250、500 和 1000S/mm²:固体成分扩散受限(黑色箭头所指)、黏液区中等扩散(白色箭头所指),内部囊肿表现自由扩散(空心箭头所指)。

明对比[59,61]。在本研究中的其他影像学特征,如单双侧、大小、囊壁和固体部分增强程度、植入物体积和腹水存在不能鉴别转移和原发性肿瘤[68]。

　　免疫组织化学在鉴别原发性卵巢黏液性肿瘤与转移性肠腺癌中有帮助。据报道,在 68%~74% 的原发性卵巢黏液性肿瘤中,常见细胞角蛋白 7 和 20 染色阳性(CK7 +/CK20 +),而在下消化道肿瘤最常见的免疫组化特征是 CK7–/ CK20 +(69%~79%)[95,96]。伴随的肿瘤 CK7 和 CK20 的表达,免疫组化染色模式可能有助于鉴别诊断。弥漫性 CK7 阳性,被定义>50% 的肿瘤细胞的参与,局灶性或片状(<50% 的肿瘤细胞)CK20 分布经常在原发性卵巢肿瘤中观察到,而大肠、阑尾肿瘤通常显示斑片状 CK7 和弥漫性 CK20 分布[95,96]。已经报道,肿瘤抑制基因表达的缺失,在区分转移性胰腺癌与

原发性卵巢肿瘤价值,大多数与 CK7/CK20 阳性特许模式相同的[88,96]。其他有用的标志物,如核转录因子 CDX2[97-102]和核心蛋白黏蛋白 MUC5AC、MUC2[96,103,104],在原发性和转移性肿瘤之间有相当大的重叠,所以鉴别价值有限。

转移性子宫内膜腺癌

　　子宫内膜和卵巢癌同步发生,存在于 9%~12% 的卵巢癌患者和 5% 的子宫内膜癌患者中[46,105,25]。鉴别一个双原发与转移可能具有挑战性,68%~93% 的肿瘤同时检测出子宫内膜和卵巢宫内膜样型,伴或不伴鳞状分化[25,106,107]。然而,类似的组织学特征可能来源于转移性疾病,或独立地反映了一个共同的致肿瘤的过程,

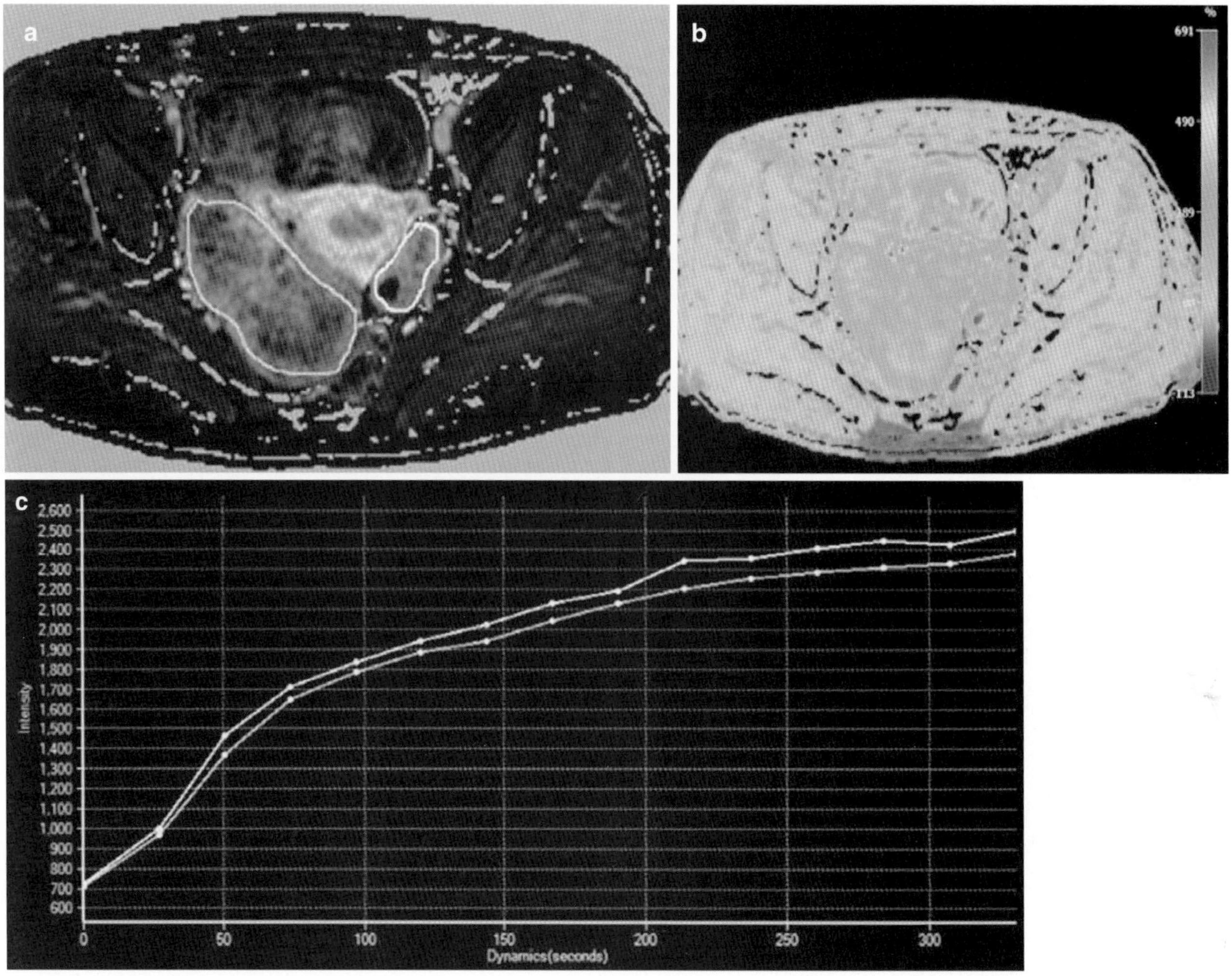

图 23-3　MRI 灌注成像研究 42 岁的女性原发于胃腺癌的卵巢库肯勃肿瘤(同一患者如图 23-2 所示)。(a)轴位 T1 加权高分辨率各向同性体静脉注射后脂肪抑制激发(THRIVE)图像,钆螯合物剂量为 0.2mL/kg 体重,手动划定感兴趣区域(ROI),包括整个病灶区。5 分钟内每 25 秒依次采集图像。(b)彩色编码图形的相对增强演示,在两种肿瘤中的固体部分的适度增强。(c)显示信号强度–时间曲线,其特征是早期高信号强度和延迟持续增强,表示肿瘤的侵袭性行为。(见彩图)

而其来源于共同的胚胎学结构[108]。鉴别诊断是至关重要的,因为子宫内膜癌转移附件受累(ⅢA 期)标准的治疗包括手术和术后辅助化疗、放疗,而独立的Ⅰ期子宫和卵巢子宫内膜癌的总体预后好,而不经常需要辅助治疗[25,107,109,110]。在临床Ⅰ期和Ⅱ期子宫内膜癌中,卵巢转移的发病率有 5%~8%[62,111,112]。

　　Ulbright 和 Roth 开发的"经验性"病理学原发性子宫内膜癌卵巢转移的鉴定标准,包括结节性卵巢模式(主要标准)或以下标准的两个或以上:小卵巢(小于 5cm),双侧受累,深肌层浸润,血管和输卵管管腔侵犯(次要标准)[113]。Scully 等人提出了更广泛的标准,用于划定转移性疾病的临床病理特征,其中还包括非典型子宫内膜增生的表现、没有卵巢的子宫内膜异位症、子宫内膜癌的典型传播模式、肺门位置、血管间隙

侵犯、表面植入卵巢和类似的分子遗传染色体核型异常的肿瘤[114]。然而,这些标准还没有被独立验证。此外,在 74 名同时诊断出子宫内膜癌和卵巢癌的患者中,只有 8% 的卵巢肿瘤呈小结节性形态,19% 的患者结节直径小于 5cm[25]。经手术证实的临床分期Ⅰ期子宫内膜癌卵巢转移瘤中,只有 13.6% 的患者双侧受累[62]。

　　在同时发生的卵巢肿瘤和子宫内膜肿瘤中,组织学亚型的评估和分级对于建立正确的诊断很重要。孤立的原发灶可能代表低级别子宫内膜样腺癌,特别是子宫内膜不典型增生或卵巢子宫内膜异位症[9,115]。高级别的子宫内膜肿瘤、双侧卵巢恶性肿瘤,典型的特征为表面受累和小结节型,提示子宫附件转移。与以往的观点相反,深肌层浸润和存在的淋巴管浸润(LVI)尚未证实为可靠的鉴别要点,因为 36%~100%

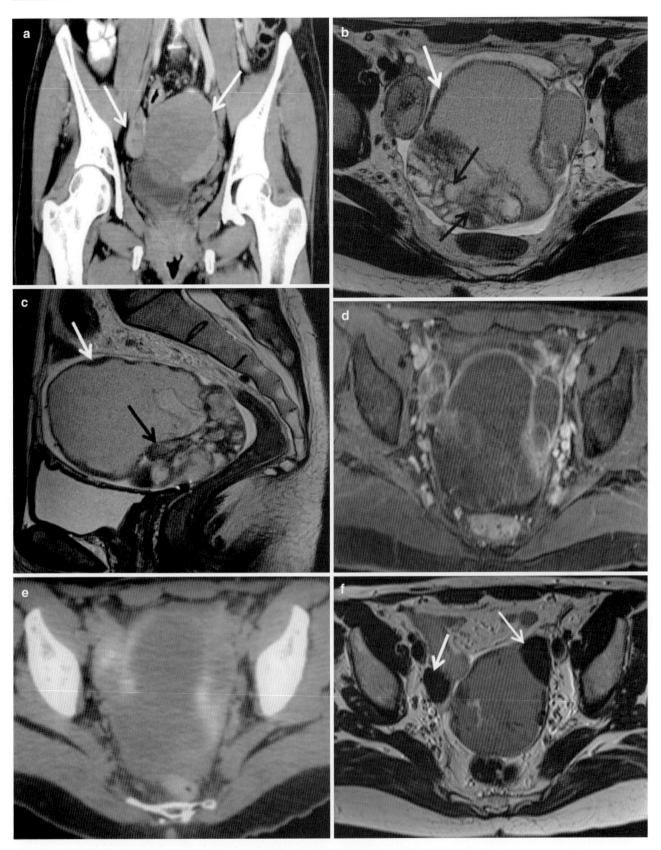

图 23-4　48 岁的女性直肠近端中分化腺癌伴库肯勃肿瘤。(a)冠状增强扫描图像显示双侧附件复杂肿块(箭头所指)。(b)在轴位。(c)矢状位 T2 加权 FSE 图像上,巨大的边界清楚的左卵巢肿瘤,囊性成分有不同的黏蛋白浓度,包围一个薄的低信号环(白色箭头所指)。在后部分的实质肿瘤,可见丰富的结节性和线状/树枝状低信号分隔(黑色箭头所指)。(d)轴位 T1 加权脂肪饱和图像显示不规则的结节状强化分隔和边缘。(e)FDG-PET 轴位融合图像显示低到中等信号周围为主的代谢增强。(f)化疗后的轴位 T2 加权 FSE 图像显示,附件肿块大小减小和形成新的 T2 加权低信号区域(箭头所指),可能由于纤维化反应造成。

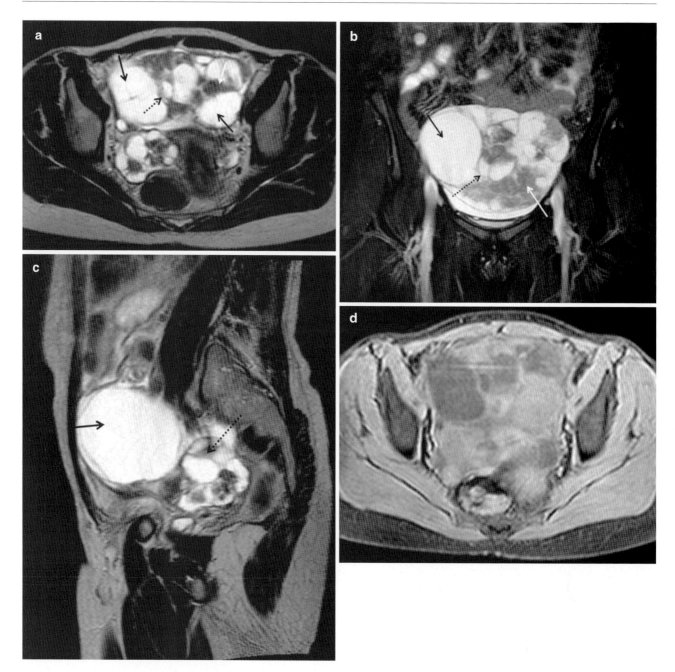

图 23-5　48 岁的女性,原发性结直肠腺癌(Dukes B 期)18 个月以后,发生转移性黏液附件肿瘤,主要表现为与腹胀。(a)轴位。(b)冠状位。(c)矢状位 T2 加权 FSE 图像显示双侧附件多房的、囊性为主(黑色箭头所指)的复杂肿块,有边缘光滑的囊壁结节(白色箭头所指)和厚间隔(虚线箭头所指)。(d)轴向钆增强 T1 加权图像显示固体成分不均匀强化,与原发性黏液性囊腺癌影像表现是没有区别的。

基因证实转移性肿瘤表现出低于 50% 的子宫肌层浸润和缺乏 LVI,这暗示着疾病经输卵管传播途径[115,116]。子宫肿瘤在子宫外周,与子宫内膜相对独立,有利于卵巢原发性肿瘤子宫浸润的诊断[9]。子宫内膜癌和卵巢肿瘤同时发生提出了类似的诊断考虑,因为子宫浆液性癌对子宫外扩散的显著趋势,主要对卵巢和腹膜,甚至当肿瘤局限于子宫内膜而无肌层浸润,反之卵巢浆液性癌可能转移到子宫[9]。在诊断有难度时候,

免疫组织化学可能是有用的,因为 95%~97% 的卵巢浆液性肿瘤表现为对 Wilms 肿瘤易感基因 1(WT1)阳性反应(68% 例肿瘤细胞中有 50% 例为强阳性),而 80%~100% 的子宫浆液性癌为阴性[117,118]。此外,分子分析已经开始应用于 DNA 流式细胞仪,染色体杂合性缺失、微病灶不稳定性以及对 PTEN 和 β 连环蛋白的变化分析,有助于确定单发或同时发生的子宫内膜癌和卵巢肿瘤[109,115,116,119,122]。

影像学上,子宫癌的转移灶往往是双边复杂肿块,比非生殖器来源转移具有更小的尺寸和更多的血管[64]。据报道,转移灶的 85% 为固体组合物,15% 为囊、实混合性[64]。少数情况下,在横截面成像可发现同时存在的原发性子宫内膜肿瘤,从而提高了怀疑转移性卵巢病变的可能(图 23-6 和图 23-7)。然而,子宫内膜增厚是存在于 20%~35% 的原发性卵巢子宫内膜样癌,而且在 75% 的病例中出现大的单侧肿块[123](图 23-8)。

乳腺癌转移

乳腺癌起源的转移瘤占卵巢转移瘤的 31%~

38%[19,42]。乳腺癌患者中,患卵巢癌的终生风险估计是正常人的两倍,小于 40 岁的女性增加到 3 倍,存在乳腺或卵巢癌家族史则增加到 7 倍[124]。在随访的 644 例

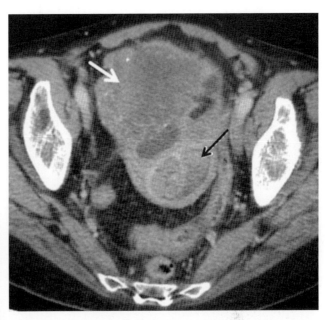

图 23-7　71 岁的患者附件肿瘤合并子宫内膜癌。轴位增强扫描图像显示右侧大块、不均匀强化、部分坏死囊变的复杂卵巢肿瘤(白色箭头所指),内有小钙化以及扩散到子宫内膜的固体肿瘤(黑色箭头所指)。组织学显示Ⅲ级子宫内膜样腺癌。在子宫内膜癌的背景下,复杂的附件包块可能是右侧卵巢肿瘤的转移。

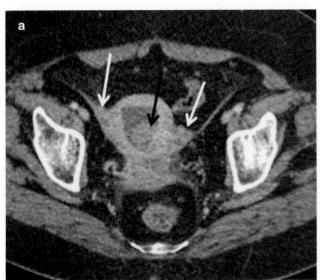

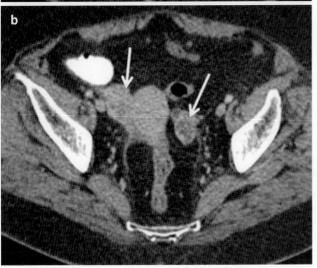

图 23-6　61 岁的患者同时发生子宫内膜癌和附件肿瘤。(a,b)轴位增强扫描图像显示双侧、小的复杂的卵巢病变与不均匀增强(白色箭头所指)。子宫内膜腔的固体肿瘤分叶状增强(黑色箭头所指)。组织学诊断为Ⅲ级子宫内膜癌。高级别子宫内膜癌与双侧卵巢肿瘤同时发病提示卵巢转移。

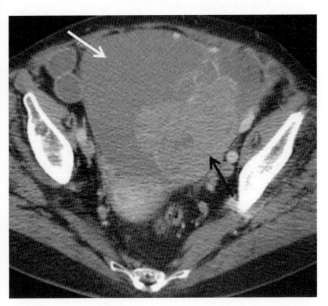

图 23-8　80 岁的阴道出血的女性,卵巢原发性子宫内膜样腺癌。轴位对比度增强 CT 显示左侧巨大的复杂的附件包块,囊性部分为主(白色箭头所指),内有一个大的实性的呈分叶状肿块(黑色箭头所指)。组织学显示为Ⅱ级的卵巢子宫内膜样腺癌。较大病变及单侧发病在转移中较少见,其他的影像学特征无非特异性。

Ⅰ期和Ⅱ期乳腺癌的 15 年时间中,55 例(9%)诊断出乳腺外恶性肿瘤,其中的最常见的主要类型是卵巢癌(20%)[125]。乳腺癌与卵巢癌的频繁发生已被归因于遗传易感性;突变 BRCA1 和 BRCA2 基因介导的同源重组脱氧核糖核酸修复途径,被发现在 5%~15% 的卵巢[126]和 2%~6% 的乳房恶性肿瘤中[127]。据报道,BRCA1 和 BRCA2 突变携带者对于乳腺癌的平均累积终生风险分别为 54%~65% 和 23%~45%[128,129],而卵巢癌的风险估计为 39%~5 % 和 11%~27%[128,130,131]。在任何一个有乳腺癌并有附件病变的女性中,18%~50% 诊断为恶性,其中 27%~51% 的病变已经报道为转移而不是原发来源[66,132,133]。卵巢转移的患病率取决于原发疾病的临床分期,Ⅳ期乳腺癌患者中,58%~68% 发现附件转移,与之相比的是Ⅰ期患者转移率 0%[66,134]。典型特点是 97%~98% 的原发性乳腺肿瘤的诊断先于转移表现,平均间隔时间与临床分期相关,Ⅳ期为 0 个月,Ⅱ期为 24 个月[2,42]。当诊断出卵巢转移时候,大多数患者(73%)有明显的卵巢外转移性疾病[42]。

浸润性小叶型乳腺癌更可能转移至卵巢;在 92 例转移性乳腺癌的尸检中,卵巢转移瘤的组织学起源于小叶的占 36%,起源于导管的占 2.6%(P<0.002)[135]。然而,由于乳腺癌的浸润性导管亚型的发生率最高[8],55%~73% 的乳腺癌来源的卵巢转移是乳腺导管癌[136,137]。与其他器官的转移相比,乳腺癌的诊断通常(86%~97%)先于卵巢肿块,总的中位时间为 11~97 个月[2,42,138]。

典型的卵巢转移乳腺癌的特点是小肿瘤(<5cm)大小和对称(分别为 85% 和 64%)[42]。它们大多影像表现为实质结构伴有内部多个小结节和囊性成分[80](图 23-9 和图 23-10)。据报道,在 46% 的累及卵巢的病变肉眼所见正常,只有 31% 在显微镜下(<1mm)见肿瘤灶[42],从而突出了影像检测的难度。大多数(97%)宏观放大显示为弥漫性或结节性肿瘤模式,而主要是囊性变或坏死部分累及肿瘤超过 10% 的病变分别为 3% 和 10%[42]。

转移瘤的显微组织病理学特征主要是腺体或乳头状模式,可能有助于原发性上皮性肿瘤的诊断[139]。乳腺癌原发灶和转移灶对雌激素和孕激素受体(ER,PR)的免疫染色阳性率分别为 0~3% 和 12%~40%,从而突出了免疫组化在正确诊断方面潜在的作用[140,141]。

淋巴瘤

卵巢淋巴瘤最常见的表现是全身性疾病,而不是作为一个原发肿瘤,几乎完全是非霍奇金淋巴瘤(尤

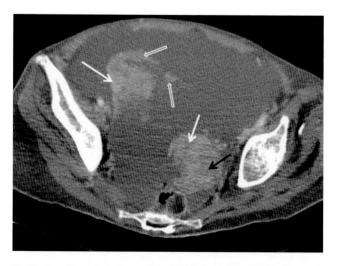

图 23-9　51 岁的女性,在ⅢA 期浸润性导管癌乳腺切除 13 个月后发生附件转移。主要症状是腹胀以及在胸壁局部复发。轴位增强 CT 断层显示双侧卵巢复杂肿块,实性为主并明显增强(白色箭头所指),并有小的囊性成分(黑色箭头所指)。该病边界不清楚,是不典型的乳腺转移瘤。有明显腹水及腹膜种植(空心箭头所指),提示腹膜播散。

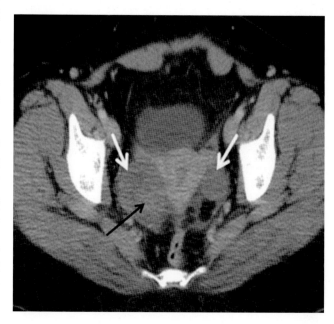

图 23-10　39 岁的女性,由Ⅱ级浸润性导管癌引起的卵巢转移。诊断原发病到转移的间隔时间为 65 个月。轴位对比度增强图像显示相对较小(约为 5cm)的双侧复杂囊/实性肿块(白色箭头所指),卵巢轮廓正常,固体成分适度强化(黑色箭头所指)。患者同时有肺和骨转移。

其是弥漫性大 B 细胞和滤泡性淋巴瘤)[142]。在 CT 上,病变典型表现为大病灶(平均直径为 7.6~12cm),大约 60% 的病例为双侧,边界清楚的均匀低密度,缺乏钙化,表现轻度至中度增强[64,143,142](图 23-11)。坏死和出

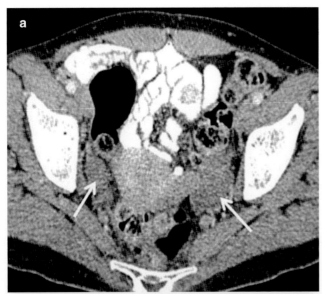

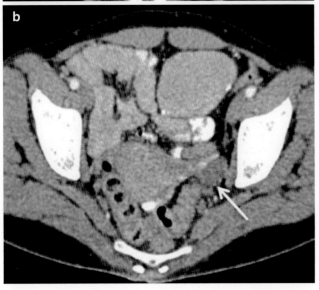

图 23-11 63 岁的患者,原发弥漫性大细胞非霍奇金淋巴瘤的卵巢转移瘤。(a)轴位对比增强 CT 图像表现为双侧、均匀低密度、轻度强化、边缘光滑的卵巢病变,卵巢轮廓存在(箭头所指)。(b)治疗后对比增强扫描图像显示右侧病灶消失以及左侧病灶显著缩小(箭头所指)。

血较罕见,尽管病变大多数情况下较大。MRI 显示 T1 均匀低信号,T2 中等到高信号,通常低于卵巢癌[142,143]。据报道,另一个显著特征是卵巢形态正常,表现为 T2 高信号间隔并伴强化[144]。其他伴随的影像学表现,如广泛的淋巴结肿大、肝脾肿大、骨髓受累等可帮助对血液系统恶性肿瘤的诊断。

恶性黑色素瘤

大多数卵巢恶性黑色素瘤起源于皮肤,少部分起

源于脉络膜肿瘤,虽然据报告原发性黑色素瘤常常伴随卵巢畸胎瘤[145,146]。在 60% 以上的病例有一个明确的黑色素瘤历史,但原发灶诊断和卵巢转移之间的间隔可能很长,为 15~228 个月(平均 77.7 个月)[146]。做出诊断时有 50%~90% 的病例存在广泛的卵巢外转移。肉眼可见的黑色素沉着目前只存在 22%~35% 的肿瘤中,往往只是局限性病变[145-147]。此外,一个类似的棕色彩色化可以由含脂色素的类固醇肿瘤细胞产生,而黑色素瘤可能被误认为是少脂肪的类固醇细胞肿瘤[8]。肿瘤的平均大小约为 10cm(4.5~23cm),60%~82% 的肿瘤单侧发病[146,148]。在 80%~90% 的肿瘤中发现有轻微或占主导地位的囊性成分[146](图 23-12)。影像表现缺乏特异性,但当黑色素细胞较多时,可以通过增加 T1 信号强度而被检测到。可利用其周围的黑色素细胞与畸胎瘤和子宫内膜异位症相鉴别,包括在 T1 上比中间的皮脂腺/脂肪信号高以及内部出血[149]。

结论

卵巢是多种原发肿瘤的转移点。在影像表现上,原发性和转移性卵巢肿瘤之间的广泛重叠,使其在 CT、MRI 上没有可靠的鉴别标准。然而,结合临床病史,根据主要疾病的某些典型的特征,有助于诊断卵巢转移瘤。根据主要转移肿瘤类型的主要影像特点及诊断要点在表 23-1 中概述。在面对一个已知的原发恶性肿瘤时,有必要高度怀疑卵巢受累,尤其是胃肠道、血液和黑色素瘤的起源。在 40%~50% 的病例,主

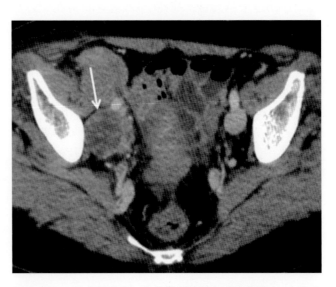

图 23-12 39 岁的患者,在皮肤恶性黑色素瘤切除 16 个月以后,经活检证实附件转移。轴位增强 CT 图像无特征性,表现单侧、囊性为主的卵巢病变(箭头所指),内有少量实性成分强化。

表 23-1 转移瘤的影像特点及诊断要点

转移瘤	偏侧性	大小	成分	MR 信号强度	诊断考虑
库肯勃肿瘤	67%~86%双侧[59,61]	多变(平均直径为 8~16cm)无鉴别性[59,61]	69%实性,内含囊肿[59,61]	T2 低信号固体成分由于胶原蛋白/纤维化	需要与其他 T2 低信号肿瘤加以区分(纤维瘤、纤维卵泡膜瘤),通常单侧
黏液性(非库肯勃肿瘤)	77%~94%双侧[81,82,94]	87%~95%<10cm[81,82]	单或多房囊肿 86%[68]	各种信号强度囊性部分反映黏蛋白浓度和坏死	同时满足单侧和尺寸<13cm,诊断原发性黏液性肿瘤的准确率为 87%[83]
子宫内膜样癌	对称可能是罕见的[62]	大小<5cm 可能是罕见的[25]	85%固体[64],小结节可能是罕见的[25]	无特异性	经常伴有原发性卵巢子宫内膜样肿瘤,75%单侧[123]
乳腺癌	64%双侧[42]	85%<5cm[42]	实性多节性肿瘤伴有小的囊性成分[80]	无特异性	46%累及卵巢者肉眼所见正常[42]
淋巴瘤	60%双侧[142]	多变,但可能较大(平均直径为 7.6~12cm)[64,142]	实性,轻到中等增强[142,143]	T1 均匀低信号 T2 等信号[142,143]	同时存在广泛淋巴结肿大
黑色素瘤	60%~82%单侧[146,148]	多变(大小为 4.5~23cm)[146]	80%~90%囊性部分[146]	黑色素含量充足时,T1 高信号	需要与子宫内膜异位症和畸胎瘤加以区分

要的是胃和结直肠癌,其中附件疾病先于原发灶发现,具有如下特点,如双侧病变,主要为实性以及缺乏多房性,提醒放射科医师存在有库肯勃肿瘤的可能性,需要做进一步诊断检查。一种常见的囊性外观,结合双侧受累和相对较小的肿瘤大小,可能是表示转移性黏液性肿瘤,尤其是胃肠道来源。在一个晚期乳腺癌的患者中发现双侧和较小的肿瘤应怀疑是转移。在子宫内膜和卵巢肿瘤同时发生时候,用影像表现做出鉴别诊断越来越具有挑战性,虽然对称和实性成分有助于诊断卵巢转移瘤。

作者简介

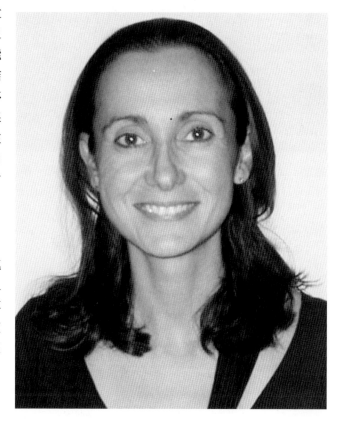

kyriazi Stavroula 博士,2008 年在希腊的雅典完成了放射科的培训,从事 2 年的临床研究后,于 2012 从伦敦大学皇家马斯登医院癌症研究所获得了医学博士学位。她主要致力于在卵巢癌治疗中评估治疗反应的影像学生物标志物的研究。她目前是雅典 Iatriko 医院的顾问医师,主要研究妇产科影像。

Jennifer Wakefield 博士，是皇家马斯登 NHS 信托基金会和美国癌症研究所影像诊断临床研究员，她目前在那里从事医学博士研究。她于 2006 年在诺丁汉医学院完成了医疗培训，并在 2008 年接受了皇家学院的临床放射学培训。她的研究主要集中在卵巢癌的磁共振弥散加权成像的进展。

Nandita deSouza 教授（理学士、医学学士、皇家内科医师学会会员、医学博士）是英国癌症研究所的磁共振部门的主任。她的主要研究方向是癌症的磁共振成像，使用磁共振成像了解癌症生物学行为、改进诊断标准以及监测治疗反应。Nandita 拥有英国癌症研究中心资助的几个影像研究项目和学生助学金。她写了超过 100 篇的同行评审文章和几本书的章节，是盆腔磁共振著作的编辑。

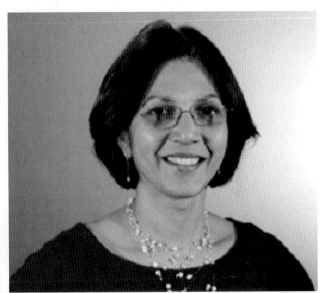

参考文献

1. Yakushiji M, Tazaki T, Nishimura H, Kato T. Krukenberg tumors of the ovary: a clinicopathologic analysis of 112 cases. Nihon Sanka Fujinka Gakkai Zasshi. 1987;39(3):479–85.
2. Demopoulos RI, Touger L, Dubin N. Secondary ovarian carcinoma: a clinical and pathological evaluation. Int J Gynecol Pathol. 1987;6(2):166–75.
3. de Waal YR, Thomas CM, Oei AL, Sweep FC, Massuger LF. Secondary ovarian malignancies: frequency, origin, and characteristics. Int J Gynecol Cancer. 2009;19(7):1160–5.
4. Webb MJ, Decker DG, Mussey E. Cancer metastatic to the ovary: factors influencing survival. Obstet Gynecol. 1975;45(4):391–6.
5. Yada-Hashimoto N, Yamamoto T, Kamiura S, Seino H, Ohira H, Sawai K, et al. Metastatic ovarian tumors: a review of 64 cases. Gynecol Oncol. 2003;89(2):314–7.
6. Savey L, Lasser P, Castaigne D, Michel G, Bognel C, Colau JC. Krukenberg tumors. Analysis of a series of 28 cases. J Chir (Paris). 1996;133(9–10):427–31.
7. Kim HK, Heo DS, Bang YJ, Kim NK. Prognostic factors of Krukenberg's tumor. Gynecol Oncol. 2001;82(1):105–9.
8. Young RH. From Krukenberg to today: the ever present problems posed by metastatic tumors in the ovary. Part II. Adv Anat Pathol. 2007;14(3):149–77.
9. McCluggage WG, Wilkinson N. Metastatic neoplasms involving the ovary: a review with an emphasis on morphological and immunohistochemical features. Histopathology. 2005;47(3):231–47.
10. Holtz F, Hart WR. Krukenberg tumors of the ovary: a clinicopathologic analysis of 27 cases. Cancer. 1982;50(11):2438–47.
11. Ayhan A, Guvenal T, Salman MC, Ozyuncu O, Sakinci M, Basaran M. The role of cytoreductive surgery in nongenital cancers metastatic to the ovaries. Gynecol Oncol. 2005;98(2):235–41.
12. Petru E, Pickel H, Heydarfadai M, Lahousen M, Haas J, Schaider H, et al. Nongenital cancers metastatic to the ovary. Gynecol Oncol. 1992;44(1):83–6.
13. Young RH. From krukenberg to today: the ever present problems posed by metastatic tumors in the ovary: part I. Historical perspective, general principles, mucinous tumors including the krukenberg tumor. Adv Anat Pathol. 2006;13(5):205–27.
14. Cheong JH, Hyung WJ, Chen J, Kim J, Choi SH, Noh SH. Surgical management and outcome of metachronous Krukenberg tumors from gastric cancer. J Surg Oncol. 2004;87(1):39–45.
15. Munzone E, Botteri E, Esposito A, Sciandivasci A, Franchi D, Pruneri G, et al. Outcome and clinical-biological characteristics of

patients with advanced breast cancer undergoing removal of ovarian/pelvic metastases. Ann Oncol. 2012;23(11):2884–90.

16. Miller BE, Pittman B, Wan JY, Fleming M. Colon cancer with metastasis to the ovary at time of initial diagnosis. Gynecol Oncol. 1997;66(3):368–71.

17. Lewis MR, Deavers MT, Silva EG, Malpica A. Ovarian involvement by metastatic colorectal adenocarcinoma: still a diagnostic challenge. Am J Surg Pathol. 2006;30(2):177–84.

18. Yazigi R, Sandstad J. Ovarian involvement in extragenital cancer. Gynecol Oncol. 1989;34(1):84–7.

19. Mazur MT, Hsueh S, Gersell DJ. Metastases to the female genital tract. Analysis of 325 cases. Cancer. 1984;53(9):1978–84.

20. Taylor AE, Nicolson VM, Cunningham D. Ovarian metastases from primary gastrointestinal malignancies: the Royal Marsden Hospital experience and implications for adjuvant treatment. Br J Cancer. 1995;71(1):92–6.

21. Moore RG, Chung M, Granai CO, Gajewski W, Steinhoff MM. Incidence of metastasis to the ovaries from nongenital tract primary tumors. Gynecol Oncol. 2004;93(1):87–91.

22. Kim WY, Kim TJ, Kim SE, Lee JW, Lee JH, Kim BG, et al. The role of cytoreductive surgery for non-genital tract metastatic tumors to the ovaries. Eur J Obstet Gynecol Reprod Biol. 2010;149(1):97–101.

23. Skirnisdottir I, Garmo H, Holmberg L. Non-genital tract metastases to the ovaries presented as ovarian tumors in Sweden 1990–2003: occurrence, origin and survival compared to ovarian cancer. Gynecol Oncol. 2007;105(1):166–71.

24. Walsh C, Holschneider C, Hoang Y, Tieu K, Karlan B, Cass I. Coexisting ovarian malignancy in young women with endometrial cancer. Obstet Gynecol. 2005;106(4):693–9.

25. Zaino R, Whitney C, Brady MF, DeGeest K, Burger RA, Buller RE. Simultaneously detected endometrial and ovarian carcinomas – a prospective clinicopathologic study of 74 cases: a gynecologic oncology group study. Gynecol Oncol. 2001;83(2):355–62.

26. Young RH, Gersell DJ, Roth LM, Scully RE. Ovarian metastases from cervical carcinomas other than pure adenocarcinomas. A report of 12 cases. Cancer. 1993;71(2):407–18.

27. Elishaev E, Gilks CB, Miller D, Srodon M, Kurman RJ, Ronnett BM. Synchronous and metachronous endocervical and ovarian neoplasms: evidence supporting interpretation of the ovarian neoplasms as metastatic endocervical adenocarcinomas simulating primary ovarian surface epithelial neoplasms. Am J Surg Pathol. 2005;29(3):281–94.

28. Tabata M, Ichinoe K, Sakuragi N, Shiina Y, Yamaguchi T, Mabuchi Y. Incidence of ovarian metastasis in patients with cancer of the uterine cervix. Gynecol Oncol. 1987;28(3):255–61.

29. Nakanishi T, Wakai K, Ishikawa H, Nawa A, Suzuki Y, Nakamura S, et al. A comparison of ovarian metastasis between squamous cell carcinoma and adenocarcinoma of the uterine cervix. Gynecol Oncol. 2001;82(3):504–9.

30. Young RH, Scully RE. Urothelial and ovarian carcinomas of identical cell types: problems in interpretation. A report of three cases and review of the literature. Int J Gynecol Pathol. 1988;7(3):197–211.

31. Irving JA, Vasques DR, McGuinness TB, Young RH. Krukenberg tumor of renal pelvic origin: report of a case with selected comments on ovarian tumors metastatic from the urinary tract. Int J Gynecol Pathol. 2006;25(2):147–50.

32. Young RH, Scully RE. Sarcomas metastatic to the ovary: a report of 21 cases. Int J Gynecol Pathol. 1990;9(3):231–52.

33. Irving JA, Lerwill MF, Young RH. Gastrointestinal stromal tumors metastatic to the ovary: a report of five cases. Am J Surg Pathol. 2005;29(7):920–6.

34. Clement PB, Young RH, Scully RE. Malignant mesotheliomas presenting as ovarian masses. A report of nine cases, including two primary ovarian mesotheliomas. Am J Surg Pathol. 1996; 20(9):1067–80.

35. Zaloudek C, Miller TR, Stern JL. Desmoplastic small cell tumor of the ovary: a unique polyphenotypic tumor with an unfavorable prognosis. Int J Gynecol Pathol. 1995;14(3):260–5.

36. Antila R, Jalkanen J, Heikinheimo O. Comparison of secondary and primary ovarian malignancies reveals differences in their pre- and perioperative characteristics. Gynecol Oncol. 2006;101(1):97–101.

37. MacKeigan JM, Ferguson JA. Prophylactic oophorectomy and colorectal cancer in premenopausal patients. Dis Colon Rectum. 1979;22(6):401–5.

38. Birnkrant A, Sampson J, Sugarbaker PH. Ovarian metastasis from colorectal cancer. Dis Colon Rectum. 1986;29(11):767–71.

39. Tso PL, Bringaze III WL, Dauterive AH, Correa P, Cohn Jr I. Gastric carcinoma in the young. Cancer. 1987;59(7):1362–5.

40. Judson K, McCormick C, Vang R, Yemelyanova AV, Wu LS, Bristow RE, et al. Women with undiagnosed colorectal adenocarcinomas presenting with ovarian metastases: clinicopathologic features and comparison with women having known colorectal adenocarcinomas and ovarian involvement. Int J Gynecol Pathol. 2008;27(2):182–90.

41. Megibow AJ, Hulnick DH, Bosniak MA, Balthazar EJ. Ovarian metastases: computed tomographic appearances. Radiology. 1985;156(1):161–4.

42. Gagnon Y, Tetu B. Ovarian metastases of breast carcinoma. A clinicopathologic study of 59 cases. Cancer. 1989;64(4):892–8.

43. Wright JD, Powell MA, Mutch DG, Rader JS, Gibb RK, Huettner PC, et al. Synchronous ovarian metastases at the time of laparotomy for colon cancer. Gynecol Oncol. 2004;92(3):851–5.

44. Qiu L, Yang T, Shan XH, Hu MB, Li Y. Metastatic factors for Krukenberg tumor: a clinical study on 102 cases. Med Oncol. 2011;28(4):1514–9.

45. Ayhan A, Guvenal T, Coskun F, Basaran M, Salman MC. Survival and prognostic factors in patients with synchronous ovarian and endometrial cancers and endometrial cancers metastatic to the ovaries. Eur J Gynaecol Oncol. 2003;24(2):171–4.

46. Lim YK, Padma R, Foo L, Chia YN, Yam P, Chia J, et al. Survival outcome of women with synchronous cancers of endometrium and ovary: a 10 year retrospective cohort study. J Gynecol Oncol. 2011;22(4):239–43.

47. Scully RE, Richardson GS. Luteinization of the stroma of metastatic cancer involving the ovary and its endocrine significance. Cancer. 1961;14:827–40.

48. Jolles CJ, Beeson JH, Abbott T. Progesterone production in adenocarcinoma of the colon metastatic to the ovaries. Obstet Gynecol. 1985;65(6):853–7.

49. Rome RM, Fortune DW, Quinn MA, Brown JB. Functioning ovarian tumors in postmenopausal women. Obstet Gynecol. 1981;57(6):705–10.

50. Tanaka YO, Ide Y, Nishida M, Nishide K, Tsunoda H, Kajitani M, et al. Ovarian tumor with functioning stroma. Comput Med Imaging Graph. 2002;26(3):193–7.

51. Abu-Rustum NR, Aghajanian CA, Venkatraman ES, Feroz F, Barakat RR. Metastatic breast carcinoma to the abdomen and pelvis. Gynecol Oncol. 1997;66(1):41–4.

52. Yan TD, Black D, Savady R, Sugarbaker PH. A systematic review on the efficacy of cytoreductive surgery and perioperative intraperitoneal chemotherapy for pseudomyxoma peritonei. Ann Surg Oncol. 2007;14(2):484–92.

53. Hirono M, Taniyama K, Matsuki K, Nakagami K, Niimoto M, Hattori T. Clinico-pathological studies on ovarian metastasis from gastric cancer. Jpn J Surg. 1983;13(1):25–31.

54. Sugarbaker PH, Averbach AM. Krukenberg syndrome as a natural manifestation of tumor cell entrapment. In: Sugarbaker PH, editor. Peritoneal carcinomatosis: principles of management. Massachusetts: Kluwer Academic Publishers; 1996.

55. Sternberg WH. Nonfunctioning ovarian neoplasms. In: Grady HF, Smith DE, editors. The ovary. Baltimore: Williams and Wilkins; 1963.

56. Herrera LO, Ledesma EJ, Natarajan N, Lopez GE, Tsukada Y, Mittelman A. Metachronous ovarian metastases from adenocarcinoma of the colon and rectum. Surg Gynecol Obstet. 1982; 154(4):531–3.

57. Lash RH, Hart WR. Intestinal adenocarcinomas metastatic to the

ovaries. A clinicopathologic evaluation of 22 cases. Am J Surg Pathol. 1987;11(2):114–21.

58. Morrow M, Enker WE. Late ovarian metastases in carcinoma of the colon and rectum. Arch Surg. 1984;119(12):1385–8.

59. Kim SH, Kim WH, Park KJ, Lee JK, Kim JS. CT and MR findings of Krukenberg tumors: comparison with primary ovarian tumors. J Comput Assist Tomogr. 1996;20(3):393–8.

60. Kuhlman JE, Hruban RH, Fishman EK. Krukenberg tumors: CT features and growth characteristics. South Med J. 1989;82(10):1215–9.

61. Ha HK, Baek SY, Kim SH, Kim HH, Chung EC, Yeon KM. Krukenberg's tumor of the ovary: MR imaging features. AJR Am J Roentgenol. 1995;164(6):1435–9.

62. Takeshima N, Hirai Y, Yano K, Tanaka N, Yamauchi K, Hasumi K. Ovarian metastasis in endometrial carcinoma. Gynecol Oncol. 1998;70(2):183–7.

63. Boger-Megiddo I, Weiss NS. Histologic subtypes and laterality of primary epithelial ovarian tumors. Gynecol Oncol. 2005;97(1):80–3.

64. Testa AC, Ferrandina G, Timmerman D, Savelli L, Ludovisi M, Van HC, et al. Imaging in gynecological disease (1): ultrasound features of metastases in the ovaries differ depending on the origin of the primary tumor. Ultrasound Obstet Gynecol. 2007;29(5):505–11.

65. Brown DL, Zou KH, Tempany CM, Frates MC, Silverman SG, McNeil BJ, et al. Primary versus secondary ovarian malignancy: imaging findings of adnexal masses in the Radiology Diagnostic Oncology Group Study. Radiology. 2001;219(1):213–8.

66. Hann LE, Lui DM, Shi W, Bach AM, Selland DL, Castiel M. Adnexal masses in women with breast cancer: US findings with clinical and histopathologic correlation. Radiology. 2000;216(1):242–7.

67. Alcazar JL, Galan MJ, Ceamanos C, Garcia-Manero M. Transvaginal gray scale and color Doppler sonography in primary ovarian cancer and metastatic tumors to the ovary. J Ultrasound Med. 2003;22(3):243–7.

68. Choi HJ, Lee JH, Seo SS, Lee S, Kim SK, Kim JY, et al. Computed tomography findings of ovarian metastases from colon cancer: comparison with primary malignant ovarian tumors. J Comput Assist Tomogr. 2005;29(1):69–73.

69. Serov SF, Scully RE. Histologic typing of ovarian tumours. Geneva: World Health Organization; 1973.

70. Krukenberg FE. Uber Das Fibrosarcoma ovarii mucocellulare (carcinomatodes). Arch Gynaekol. 1896;50:287–321.

71. Schlagenhaufer F. Ueber das metastatische ovarial-carcinom nach Krebs des Magens, Darmes, und anderer Bauchorgane. Monatsschr Geburtsh Gynaekol. 1902;15:485.

72. Kiyokawa T, Young RH, Scully RE. Krukenberg tumors of the ovary: a clinicopathologic analysis of 120 cases with emphasis on their variable pathologic manifestations. Am J Surg Pathol. 2006;30(3):277–99.

73. Young RH, Scully RE. Ovarian metastases from carcinoma of the gallbladder and extrahepatic bile ducts simulating primary tumors of the ovary. A report of six cases. Int J Gynecol Pathol. 1990;9(1):60–72.

74. Al-Agha OM, Nicastri AD. An in-depth look at Krukenberg tumor: an overview. Arch Pathol Lab Med. 2006;130(11):1725–30.

75. Lee KR, Scully RE. Mucinous tumors of the ovary: a clinicopathologic study of 196 borderline tumors (of intestinal type) and carcinomas, including an evaluation of 11 cases with 'pseudomyxoma peritonei'. Am J Surg Pathol. 2000;24(11):1447–64.

76. Wong PC, Ferenczy A, Fan LD, McCaughey E. Krukenberg tumors of the ovary. Ultrastructural, histochemical and immunohistochemical studies of 15 cases. Cancer. 1986;57(4):751–60.

77. Park SY, Kim HS, Hong EK, Kim WH. Expression of cytokeratins 7 and 20 in primary carcinomas of the stomach and colorectum and their value in the differential diagnosis of metastatic carcinomas to the ovary. Hum Pathol. 2002;33(11):1078–85.

78. Castro-Aragon I. Krukenberg tumor. In: Hricak H, editor. Diagnostic imaging: gynecology. 1 ed. Amirsys; Salt Lake City, Utah. 2007. p. 7:150–2.

79. Jung SE, Lee JM, Rha SE, Byun JY, Jung JI, Hahn ST. CT and MR imaging of ovarian tumors with emphasis on differential diagnosis. Radiographics. 2002;22(6):1305–25.

80. Koyama T, Mikami Y, Saga T, Tamai K, Togashi K. Secondary ovarian tumors: spectrum of CT and MR features with pathologic correlation. Abdom Imaging. 2007;32(6):784–95.

81. Seidman JD, Kurman RJ, Ronnett BM. Primary and metastatic mucinous adenocarcinomas in the ovaries: incidence in routine practice with a new approach to improve intraoperative diagnosis. Am J Surg Pathol. 2003;27(7):985–93.

82. Khunamornpong S, Suprasert P, Pojchamarnwiputh S, Na CW, Settakorn J, Siriaunkgul S. Primary and metastatic mucinous adenocarcinomas of the ovary: evaluation of the diagnostic approach using tumor size and laterality. Gynecol Oncol. 2006;101(1):152–7.

83. Yemelyanova AV, Vang R, Judson K, Wu LS, Ronnett BM. Distinction of primary and metastatic mucinous tumors involving the ovary: analysis of size and laterality data by primary site with reevaluation of an algorithm for tumor classification. Am J Surg Pathol. 2008;32(1):128–38.

84. Young RH, Scully RE. Mucinous ovarian tumors associated with mucinous adenocarcinomas of the cervix. A clinicopathological analysis of 16 cases. Int J Gynecol Pathol. 1988;7(2):99–111.

85. Shimada M, Kigawa J, Nishimura R, Yamaguchi S, Kuzuya K, Nakanishi T, et al. Ovarian metastasis in carcinoma of the uterine cervix. Gynecol Oncol. 2006;101(2):234–7.

86. Dionigi A, Facco C, Tibiletti MG, Bernasconi B, Riva C, Capella C. Ovarian metastases from colorectal carcinoma. Clinicopathologic profile, immunophenotype, and karyotype analysis. Am J Clin Pathol. 2000;114(1):111–22.

87. Young RH, Hart WR. Metastases from carcinomas of the pancreas simulating primary mucinous tumors of the ovary. A report of seven cases. Am J Surg Pathol. 1989;13(9):748–56.

88. Meriden Z, Yemelyanova AV, Vang R, Ronnett BM. Ovarian metastases of pancreaticobiliary tract adenocarcinomas: analysis of 35 cases, with emphasis on the ability of metastases to simulate primary ovarian mucinous tumors. Am J Surg Pathol. 2011;35(2):276–88.

89. Ayhan A, Guney I, Saygan-Karamursel B, Taskiran C. Ovarian metastasis of primary biliary and gallbladder carcinomas. Eur J Gynaecol Oncol. 2001;22(5):377–8.

90. Ronnett BM, Kurman RJ, Shmookler BM, Sugarbaker PH, Young RH. The morphologic spectrum of ovarian metastases of appendiceal adenocarcinomas: a clinicopathologic and immunohistochemical analysis of tumors often misinterpreted as primary ovarian tumors or metastatic tumors from other gastrointestinal sites. Am J Surg Pathol. 1997;21(10):1144–55.

91. Kelemen LE, Kobel M. Mucinous carcinomas of the ovary and colorectum: different organ, same dilemma. Lancet Oncol. 2011;12(11):1071–80.

92. Ronnett BM, Kurman RJ, Zahn CM, Shmookler BM, Jablonski KA, Kass ME, et al. Pseudomyxoma peritonei in women: a clinicopathologic analysis of 30 cases with emphasis on site of origin, prognosis, and relationship to ovarian mucinous tumors of low malignant potential. Hum Pathol. 1995;26(5):509–24.

93. McKenney JK, Soslow RA, Longacre TA. Ovarian mature teratomas with mucinous epithelial neoplasms: morphologic heterogeneity and association with pseudomyxoma peritonei. Am J Surg Pathol. 2008;32(5):645–55.

94. Lee KR, Young RH. The distinction between primary and metastatic mucinous carcinomas of the ovary: gross and histologic findings in 50 cases. Am J Surg Pathol. 2003;27(3):281–92.

95. Vang R, Gown AM, Barry TS, Wheeler DT, Yemelyanova A, Seidman JD, et al. Cytokeratins 7 and 20 in primary and secondary mucinous tumors of the ovary: analysis of coordinate immunohistochemical expression profiles and staining distribution in 179 cases. Am J Surg Pathol. 2006;30(9):1130–9.

96. Ji H, Isacson C, Seidman JD, Kurman RJ, Ronnett BM. Cytokeratins 7 and 20, Dpc4, and MUC5AC in the distinction of metastatic mucinous carcinomas in the ovary from primary ovarian mucinous tumors: Dpc4 assists in identifying metastatic pan-

creatic carcinomas. Int J Gynecol Pathol. 2002;21(4):391–400.

97. Vang R, Gown AM, Wu LS, Barry TS, Wheeler DT, Yemelyanova A, et al. Immunohistochemical expression of CDX2 in primary ovarian mucinous tumors and metastatic mucinous carcinomas involving the ovary: comparison with CK20 and correlation with coordinate expression of CK7. Mod Pathol. 2006;19(11):1421–8.

98. Werling RW, Yaziji H, Bacchi CE, Gown AM. CDX2, a highly sensitive and specific marker of adenocarcinomas of intestinal origin: an immunohistochemical survey of 476 primary and metastatic carcinomas. Am J Surg Pathol. 2003;27(3):303–10.

99. Fraggetta F, Pelosi G, Cafici A, Scollo P, Nuciforo P, Viale G. CDX2 immunoreactivity in primary and metastatic ovarian mucinous tumours. Virchows Arch. 2003;443(6):782–6.

100. Groisman GM, Meir A, Sabo E. The value of Cdx2 immunostaining in differentiating primary ovarian carcinomas from colonic carcinomas metastatic to the ovaries. Int J Gynecol Pathol. 2004;23(1):52–7.

101. Logani S, Oliva E, Arnell PM, Amin MB, Young RH. Use of novel immunohistochemical markers expressed in colonic adenocarcinoma to distinguish primary ovarian tumors from metastatic colorectal carcinoma. Mod Pathol. 2005;18(1):19–25.

102. Pinto PB, Derchain SF, Andrade LA. Metastatic mucinous carcinomas in the ovary: a practical approach to diagnosis related to gross aspects and to immunohistochemical evaluation. Int J Gynecol Pathol. 2012;31(4):313–8.

103. Shin JH, Bae JH, Lee A, Jung CK, Yim HW, Park JS, et al. CK7, CK20, CDX2 and MUC2 Immunohistochemical staining used to distinguish metastatic colorectal carcinoma involving ovary from primary ovarian mucinous adenocarcinoma. Jpn J Clin Oncol. 2010;40(3):208–13.

104. Fujii S, Kakite S, Nishihara K, Kanasaki Y, Harada T, Kigawa J, et al. Diagnostic accuracy of diffusion-weighted imaging in differentiating benign from malignant ovarian lesions. J Magn Reson Imaging. 2008;28(5):1149–56.

105. Kline RC, Wharton JT, Atkinson EN, Burke TW, Gershenson DM, Edwards CL. Endometrioid carcinoma of the ovary: retrospective review of 145 cases. Gynecol Oncol. 1990;39(3):337–46.

106. Brinkmann D, Ryan A, Ayhan A, McCluggage WG, Feakins R, Santibanez-Koref MF, et al. A molecular genetic and statistical approach for the diagnosis of dual-site cancers. J Natl Cancer Inst. 2004;96(19):1441–6.

107. Soliman PT, Slomovitz BM, Broaddus RR, Sun CC, Oh JC, Eifel PJ, et al. Synchronous primary cancers of the endometrium and ovary: a single institution review of 84 cases. Gynecol Oncol. 2004;94(2):456–62.

108. Eisner RF, Nieberg RK, Berek JS. Synchronous primary neoplasms of the female reproductive tract. Gynecol Oncol. 1989;33(3):335–9.

109. Guirguis A, Elishaev E, Oh SH, Tseng GC, Zorn K, DeLoia JA. Use of gene expression profiles to stage concurrent endometrioid tumors of the endometrium and ovary. Gynecol Oncol. 2008;108(2):370–6.

110. Eifel P, Hendrickson M, Ross J, Ballon S, Martinez A, Kempson R. Simultaneous presentation of carcinoma involving the ovary and the uterine corpus. Cancer. 1982;50(1):163–70.

111. Burrell MO, Franklin III EW, Powell JL. Endometrial cancer: evaluation of spread and follow-up one hundred eighty-nine patients with Stage I or Stage II disease. Am J Obstet Gynecol. 1982;144(2):181–5.

112. Creasman WT, Morrow CP, Bundy BN, Homesley HD, Graham JE, Heller PB. Surgical pathologic spread patterns of endometrial cancer. A Gynecologic Oncology Group Study. Cancer. 1987;60(8 Suppl):2035–41.

113. Ulbright TM, Roth LM. Metastatic and independent cancers of the endometrium and ovary: a clinicopathologic study of 34 cases. Hum Pathol. 1985;16(1):28–34. Ref Type: Music Score.

114. Scully RE, Young RH, Clement PB. Tumors of the ovary, maldeveloped gonads, fallopian tube, and broad ligament. Atlas of tumor pathology. Bethesda: American Forces Institute of Pathology; 1999.

115. Irving JA, Catasus L, Gallardo A, Bussaglia E, Romero M, Matias-Guiu X, et al. Synchronous endometrioid carcinomas of the uterine corpus and ovary: alterations in the beta-catenin (CTNNB1) pathway are associated with independent primary tumors and favorable prognosis. Hum Pathol. 2005;36(6):605–19.

116. Fujii H, Matsumoto T, Yoshida M, Furugen Y, Takagaki T, Iwabuchi K, et al. Genetics of synchronous uterine and ovarian endometrioid carcinoma: combined analyses of loss of heterozygosity, PTEN mutation, and microsatellite instability. Hum Pathol. 2002;33(4):421–8.

117. Goldstein NS, Uzieblo A. WT1 immunoreactivity in uterine papillary serous carcinomas is different from ovarian serous carcinomas. Am J Clin Pathol. 2002;117(4):541–5.

118. Al-Hussaini M, Stockman A, Foster H, McCluggage WG. WT-1 assists in distinguishing ovarian from uterine serous carcinoma and in distinguishing between serous and endometrioid ovarian carcinoma. Histopathology. 2004;44(2):109–15.

119. Fujita M, Enomoto T, Wada H, Inoue M, Okudaira Y, Shroyer KR. Application of clonal analysis. Differential diagnosis for synchronous primary ovarian and endometrial cancers and metastatic cancer. Am J Clin Pathol. 1996;105(3):350–9.

120. Moreno-Bueno G, Gamallo C, Perez-Gallego L, de Mora JC, Suarez A, Palacios J. Beta-Catenin expression pattern, beta-catenin gene mutations, and microsatellite instability in endometrioid ovarian carcinomas and synchronous endometrial carcinomas. Diagn Mol Pathol. 2001;10(2):116–22.

121. Catasus L, Bussaglia E, Rodrguez I, Gallardo A, Pons C, Irving JA, et al. Molecular genetic alterations in endometrioid carcinomas of the ovary: similar frequency of beta-catenin abnormalities but lower rate of microsatellite instability and PTEN alterations than in uterine endometrioid carcinomas. Hum Pathol. 2004;35(11):1360–8.

122. Halperin R, Zehavi S, Hadas E, Habler L, Bukovsky I, Schneider D. Simultaneous carcinoma of the endometrium and ovary vs endometrial carcinoma with ovarian metastases: a clinical and immunohistochemical determination. Int J Gynecol Cancer. 2003;13(1):32–7.

123. Wagner BJ, Buck JL, Seidman JD, McCabe KM. From the archives of the AFIP. Ovarian epithelial neoplasms: radiologic-pathologic correlation. Radiographics. 1994;14(6):1351–74.

124. Bergfeldt K, Rydh B, Granath F, Gronberg H, Thalib L, Adami HO, et al. Risk of ovarian cancer in breast-cancer patients with a family history of breast or ovarian cancer: a population-based cohort study. Lancet. 2002;360(9337):891–4.

125. Rosen PP, Groshen S, Kinne DW, Hellman S. Nonmammary malignant neoplasms in patients with stage I (T1N0M0) and stage II (T1N1M0) breast carcinoma. A long-term follow-up study. Am J Clin Oncol. 1989;12(5):369–74.

126. Ramus SJ, Gayther SA. The contribution of BRCA1 and BRCA2 to ovarian cancer. Mol Oncol. 2009;3(2):138–50.

127. Malone KE, Daling JR, Doody DR, Hsu L, Bernstein L, Coates RJ, et al. Prevalence and predictors of BRCA1 and BRCA2 mutations in a population-based study of breast cancer in white and black American women ages 35 to 64 years. Cancer Res. 2006;66(16):8297–308.

128. Antoniou A, Pharoah PD, Narod S, Risch HA, Eyfjord JE, Hopper JL, et al. Average risks of breast and ovarian cancer associated with BRCA1 or BRCA2 mutations detected in case Series unselected for family history: a combined analysis of 22 studies. Am J Hum Genet. 2003;72(5):1117–30.

129. King MC, Marks JH, Mandell JB. Breast and ovarian cancer risks due to inherited mutations in BRCA1 and BRCA2. Science. 2003;302(5645):643–6.

130. Brose MS, Rebbeck TR, Calzone KA, Stopfer JE, Nathanson KL, Weber BL. Cancer risk estimates for BRCA1 mutation carriers identified in a risk evaluation program. J Natl Cancer Inst. 2002;94(18):1365–72.

131. Ford D, Easton DF, Stratton M, Narod S, Goldgar D, Devilee P, et al. Genetic heterogeneity and penetrance analysis of the BRCA1 and BRCA2 genes in breast cancer families. The Breast Cancer

Linkage Consortium. Am J Hum Genet. 1998;62(3):676–89.

132. Curtin JP, Barakat RR, Hoskins WJ. Ovarian disease in women with breast cancer. Obstet Gynecol. 1994;84(3):449–52.

133. Juretzka MM, Crawford CL, Lee C, Wilton A, Schuman S, Chi DS, et al. Laparoscopic findings during adnexal surgery in women with a history of nongynecologic malignancy. Gynecol Oncol. 2006;101(2):327–30.

134. Quan ML, Fey J, Eitan R, Abu-Rustum NR, Barakat RR, Borgen PI, et al. Role of laparoscopy in the evaluation of the adnexa in patients with stage IV breast cancer. Gynecol Oncol. 2004;92(1):327–30.

135. Harris M, Howell A, Chrissohou M, Swindell RI, Hudson M, Sellwood RA. A comparison of the metastatic pattern of infiltrating lobular carcinoma and infiltrating duct carcinoma of the breast. Br J Cancer. 1984;50(1):23–30.

136. Bigorie V, Morice P, Duvillard P, Antoine M, Cortez A, Flejou JF, et al. Ovarian metastases from breast cancer: report of 29 cases. Cancer. 2010;116(4):799–804.

137. Eitan R, Gemignani ML, Venkatraman ES, Barakat RR, Abu-Rustum NR. Breast cancer metastatic to abdomen and pelvis: role of surgical resection. Gynecol Oncol. 2003;90(2):397–401.

138. Metcalfe KA, Lynch HT, Ghadirian P, Tung N, Olivotto IA, Foulkes WD, et al. The risk of ovarian cancer after breast cancer in BRCA1 and BRCA2 carriers. Gynecol Oncol. 2005;96(1):222–6.

139. Young RH, Scully RE. Metastatic tumors in the ovary: a problem-oriented approach and review of the recent literature. Semin Diagn Pathol. 1991;8(4):250–76.

140. Tornos C, Soslow R, Chen S, Akram M, Hummer AJ, Abu-Rustum N, et al. Expression of WT1, CA 125, and GCDFP-15 as useful markers in the differential diagnosis of primary ovarian carcinomas versus metastatic breast cancer to the ovary. Am J Surg Pathol. 2005;29(11):1482–9.

141. Moritani S, Ichihara S, Hasegawa M, Endo T, Oiwa M, Yoshikawa K, et al. Serous papillary adenocarcinoma of the female genital organs and invasive micropapillary carcinoma of the breast. Are WT1, CA125, and GCDFP-15 useful in differential diagnosis? Hum Pathol. 2008;39(5):666–71.

142. Ferrozzi F, Tognini G, Bova D, Zuccoli G. Non-Hodgkin lymphomas of the ovaries: MR findings. J Comput Assist Tomogr. 2000;24(3):416–20.

143. Akin O. Lymphoma, ovary. In: Hricak H, editor. Diagnostic imaging: gynecology. 1 ed. Amirsys; Salt Lake City, Utah. 2007. p. 7:92–4.

144. Mitsumori A, Joja I, Hiraki Y. MR appearance of non-Hodgkin's lymphoma of the ovary. AJR Am J Roentgenol. 1999; 173(1):245.

145. Young RH, Scully RE. Malignant melanoma metastatic to the ovary. A clinicopathologic analysis of 20 cases. Am J Surg Pathol. 1991;15(9):849–60.

146. Gupta D, Deavers MT, Silva EG, Malpica A. Malignant melanoma involving the ovary: a clinicopathologic and immunohistochemical study of 23 cases. Am J Surg Pathol. 2004;28(6):771–80.

147. McCluggage WG, Bissonnette JP, Young RH. Primary malignant melanoma of the ovary: a report of 9 definite or probable cases with emphasis on their morphologic diversity and mimicry of other primary and secondary ovarian neoplasms. Int J Gynecol Pathol. 2006;25(4):321–9.

148. Fitzgibbons PL, Martin SE, Simmons TJ. Malignant melanoma metastatic to the ovary. Am J Surg Pathol. 1987;11(12):959–64.

149. Moselhi M, Spencer J, Lane G. Malignant melanoma metastatic to the ovary: presentation and radiological characteristics. Gynecol Oncol. 1998;69(2):165–8.

第 **5** 部分

新技术展望

第 24 章

附件肿块的三维超声成像

Juan Luis, Alcá zar, Begoña, Olartecoechea, María Aubá

摘 要

妇科临床普遍采用二维超声，而且二维超声成像技术是诊断附件病变的首选检查。三维超声成像技术能采集所谓的 3D 容积数据。采集到的 3D 容积数据可以通过 DICOM 进行数字化储存并传输至个人计算机中，从而通过专用软件进一步处理评价。三维超声的一项重要能力是进行体积计算，包括不规则形状结构。本章将回顾三维超声的应用潜力和发展现状。

关键词

超声·三维超声·卵巢肿瘤·敏感性·特异性·诊断信心度

引言

妇科临床普遍采用二维超声(2DUS)，而且二维超声成像技术是诊断附件病变的首选检查[1]。

在过去的 15 年里，三维超声(3DUS)已经在临床中展开应用。

三维超声成像技术能够采集所谓的 3D 容积数据[2,3]。采集到的 3D 容积数据可以通过 DICOM 进行数字化储存并传输至个人计算机中，从而通过专用软件进一步处理评价。3D 容积可运用于多种途径。运用最多，并且最有用的是多平面显示，多平面显示是指同时显示三个正交平面(轴、矢、冠状面)并通过这三个平面导航(图 24-1)。3DUS 的其他应用还包括断层超声成像(TUI)，该成像类似 MRI 成像(图 24-2)；还包括表面容积成像即显示表面(图 24-3)或血管的三维结构重建(图 24-4)，以及全视野成像模式，即显示相对于其他平面的垂直平面，使成像更容易(图 24-5)，

并且，反转模式对于不透明的含液结构可以提供更精确信息(图 24-6)。3D 超声的另一个重要功能是体积测量，包括不规则结构。

能量多普勒加入三维超声成像实现了器官、组织血管的评价功能。通过使用 3D 能量多普勒成像(3D-PDA)，使得在给定结构、器官或组织内进行血管树的重建成为可能。可以对重建的血管树结构进行主观分析[4]。

另一方面，利用专业软件可以对组织或器官的三维能量多普勒超声数据进行计算[5]。这些指标被命名为血管指数 (VI)、流动指数 (FI)、血管-流动指数(VFI)。这些指标源于组织内的能量多普勒的全部信息和相关信息的数量，并与之相关。血管指数(VI)表示为百分比，用于测量彩色立体像素占全部立体像素的比例。流动指数(FI)没有单位，表示全部彩色立体像素的平均彩色数值。VI 用于反映血管的数量，而 FI 用于反映 3D 扫描时，这些血管内的流动强度。VFI 仅仅是 VI 和 FI 之间的数学关系式，被认为用于表示血流

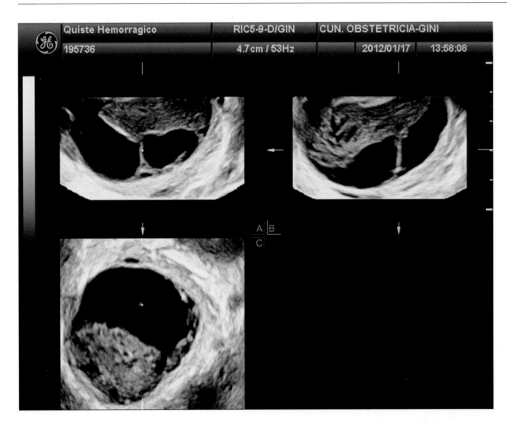

图 24-1 三维超声在三个垂直层面显示出血性囊肿。操作者可以通过其中任意切面来获得病灶超声特征的主要信息。

和血管化。

最后,可以对数据进行离线分析,而不需要实时处理,从而免去出即时报告的需要。

三维灰阶超声

首次报道,将三维超声检查用于附件肿块的是 Bonilla-Musoles 等[6]。他们对 76 例女性进行检查,其中同一个检查者进行了二维和三维超声检查,仅有 5 例女性患有卵巢癌。他们发现三维超声的表面重建可以显示肿块内部的乳头结构,而乳头结构在二维超声中约 7% 的病例被漏诊。三维超声较二维超声的敏感性更高(100% 比 80%),而两者的特异性相似(100% 比 99%)。

Hata 等报道了一组 20 例的患病女性 (7 个为恶性肿瘤),其中,采用不同的检查者进行了二维和三维超声检查[7]。他们认为三维超声的特异性较二维更高(92.3% 比 38.4%),而敏感性一致(100%)。但是,这组病例的病例数少,而且恶性肿瘤的患病率高。

Alcázar 等报道了一组经二维超声诊断为附件复杂肿块的 41 例患病女性[8]。两位检查者进行三维和二维超声检查。卵巢恶性肿瘤的患病率高(48%)。这项研究中的三维超声预测卵巢恶性度的敏感性 (100% 比

90%)和特异性(78% 比 61%)均较二维超声高,但这些差异未达到显著性差异。然而,三维超声加强了检查者的诊断印象。这组研究者报道了另外一组研究结果与前组的结果类似[9]。

Laban 等在一组 50 例肿块 (33% 为恶性肿瘤)的患病组发现三维超声的敏感性(90% 比 81%)和特异性(84% 比 79%)高于二维超声检查[10]。

这些研究的主要不足在于病例数少,恶性患病率高。

一些研究对不同检查者进行三维超声检查的可重复性进行了评价。Alcázar[9]等认为,检查者内部和检查者间的一致性满意。Pascual[11]等及 Sladkevicius[12]等得到类似结论。这是临床应用这项技术的相关因素。

因此,可以得出结论三维超声在评价附件肿块恶性度方面较二维超声更具优势,但还需要设计更完善的研究来得出明确结论。

两组研究已经致力于利用三维超声诊断特异类型病灶方面的应用。

Timor-Tirtsch 等证实反转模式对诊断输卵管积水很有帮助[13]。

Alcázar 等证明,客观计算分析得出的囊性成分所谓的平均灰度值,可以提高二维超声在卵症的诊断水平[14]。

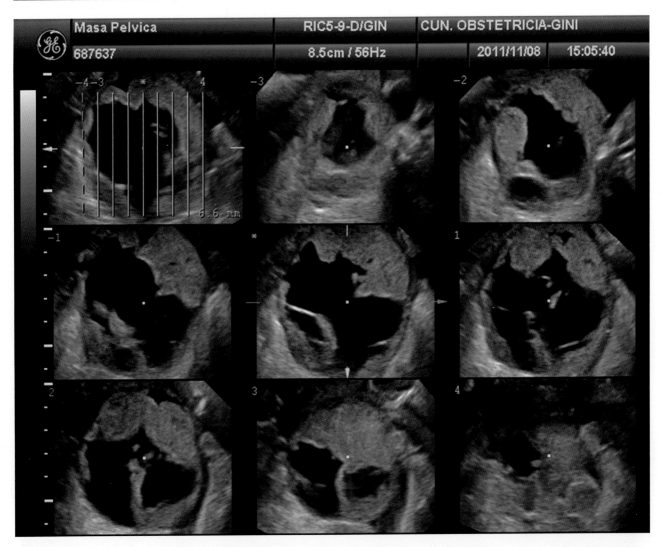

图 24-2　超声定位图(TUI)能够在几个平行层面显示病灶,同 CT 或者 MRI 扫描定位相似。操作者只要通过一键点击即可获得病灶的直观印象。同时,三方位的扫描层面也可以交互显示。

三维能量多普勒超声

如上所述,应用三维颗粒动态分析仪(3D-PDA)评估肿瘤的血管网进行微小动脉瘤、动静脉短路、异常血管分支、扭曲以及血管口径变化的监测分析,以上均考虑恶性可能(图 24-7 和图 24-8)或者通过计算三维能量多普勒指标作为肿瘤血管化的定量分析 (图 24-9)。

Cohen 等为明确 3D-PDA 能否提高二维超声的形态学诊断特异性, 对在一组 71 例的附件复杂肿块进行研究[15]。研究者并没有采用二维传统彩色多普勒或二维能量多普勒。 研究方法中,他们将二维和三维超声的形态学特征与肿瘤区的血流 3D-PDA 评价联合,

如果发现复杂形态学特征和中心区血流(乳头状影或伴分隔影)则考虑恶性肿瘤。结论得出,采用 3D-PDA 增加了二维超声诊断的特异性(75%比 54%),并未降低其敏感性(两者均 100%)。但是,相似的结论也见于其他更简单的技术方法,例如 Alcázar[16]等采用二维能量多普勒技术也得此结论。

首个利用 3D-PDA 进行肿瘤血管树分析,从而区分附件肿瘤良恶性的研究者是 Kurjak 等人。他们应用自己设计的评分系统,该系统包括三维超声的肿瘤血管树特征和二维超声的形态学特征。3D-PDA 的恶性评价标准包括混乱的血管排列和复杂的分支结构。两个组别中, 研究发现基于 3D-PDA-/二维超声的评分系统较单独二维超声检查更有优势[17,18]。Kupesic 等证明,增强的 3D-PDA 可以进一步提高诊断性能[19]。

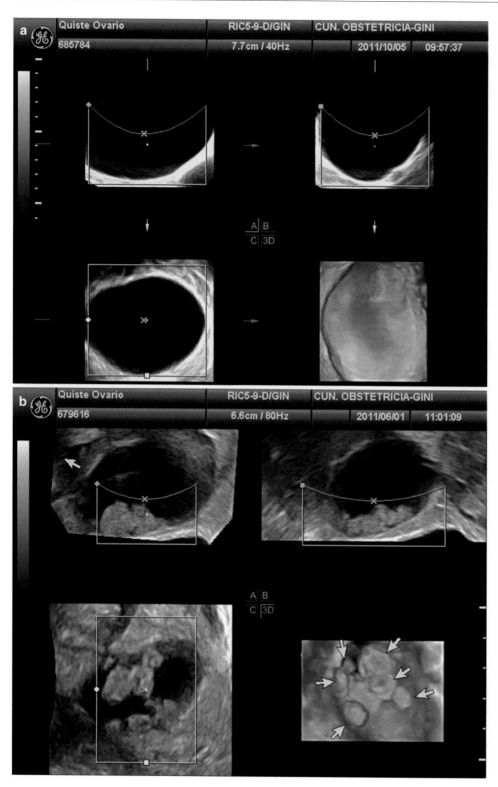

图24-3 两个不同的卵巢囊肿内壁的表面重建图像。(a) 其中一例能够清晰显示光滑囊肿的内壁。(b) 另外一例囊壁的不规则形态也可以显示。

Chase 等利用 3D-PDA 对一组诊断为附件肿块的66 例女性患者进行血管结构价值分析[20]。他们考虑肿块恶性的标准为血管结构混杂。研究还得出结论：血管结构的三维超声检查可以区分卵巢肿块的良恶性。该组高危患者中，混杂的血管结构和肿瘤恶性相关。

然而，一些后续研究对这些结果展开挑战。

Laban 等沿用 Kurjak 提出的标准，对 50 例所选附件复杂肿块患者的病例组进行诊断 [10]。他们认为3D-PDA 并未优于二维的能量多普勒超声。

Sladkevicius 等在一组 131 例附件肿块的女性患者组进行三维肿瘤血管树结构的价值分析[21]。他们对血管结构的多个特征独立分析，包括血管的密度、分

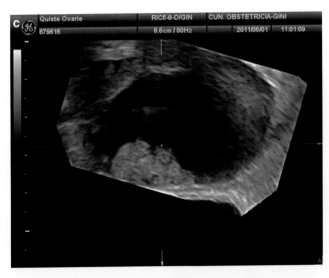

图 24-3(续)　(c)但效果比二维超声清晰。

支、曲折、血管口径变化以及血流颜色。研究者认为这些参数对于不同的观察者具有可复制性,但相对于二维超声预测恶性肿瘤有价值信息量的贡献非常有限。

Alcázar 等对 39 例女患者附件复杂肿块的血管化进行研究,其目的是对 3D-PDA 评估的血管树价值进行分析研究[22]。若出现两个以上如下表现即可作为恶性诊断标准:包括不规则分支(>3 个分支,并且成角接近 90°的血管分支)、血管口径缩小、微血管瘤、血管湖形成。研究证明,血管树的评估在不同经验的检查者之间可重复性适中,且诊断性能适中。

Dai 等对一组 36 例卵巢复杂肿块的女性患者进行血管树的价值分析[23]。肿块伴有乳头影、实性区域或实性肿瘤的中心区穿通血管、分隔内见血流均列为恶性征象。研究者认为 3D-PDA 的诊断性能较二维超声差。

Mansour 等利用 3D-PDA 对 400 例附件肿块的患病女性进行评价[24]。肿块的血管化方式被理解为无血管的平行或混杂,其中,混杂的血管化提示恶性。研究者认为,将 3D-PDA 信息加入 Jacobs[25]所描述的恶性风险指数之中,能提高该指数的诊断性能。

Alcázar 等首次提出运用专业软件对肿瘤的血管化进行客观的定量分析[26]。该研究中,他们建议对肿瘤中最可疑血管化的区域进行 3D-PD 血管指数的离线分析。该建议基于两个事实:首先,众所周知,免疫组化证实卵巢恶性肿瘤较良性肿瘤的微血管密度高,而二维超声图像也与此相关。其次,研究认为 3D-PD 血管指数反应组织的血管化。在一组选定的 69 例实性和囊实性肿块血管化病例中,常规二维超声最难对其进行描述,研究者得出该组病例中,3D-PD 全部血管指数,例如,VI、FI 和 VFI,在卵巢癌中的数值明显高于良性肿瘤。

Testa 等几乎在同一时间得出类似上述结论,他们采用不同的软件对一组 24 例实性卵巢肿瘤的女性病

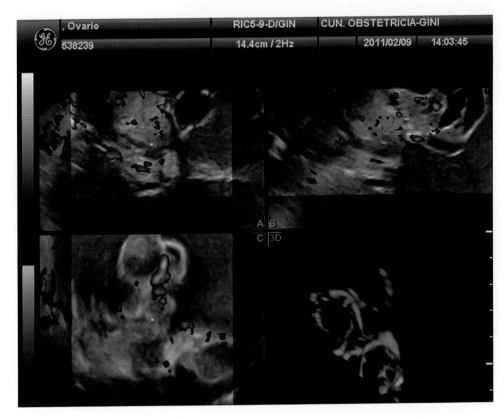

图 24-4　多普勒超声对卵巢肿瘤的血管树进行三维重建。

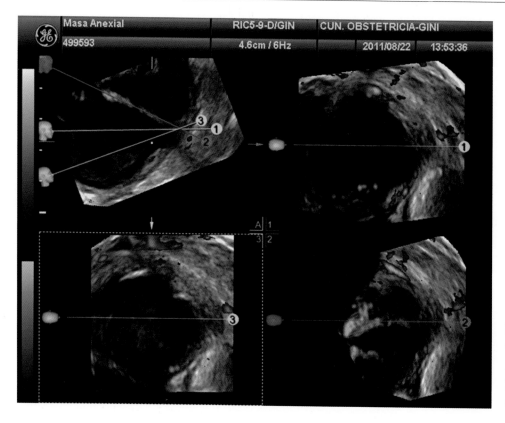

图 24-5   一个卵巢肿块的 Omni 视角显示。在这一模式上,能够显示肿瘤长径三个垂直面的显示。其中之一穿过具有丰富血管的间隔。

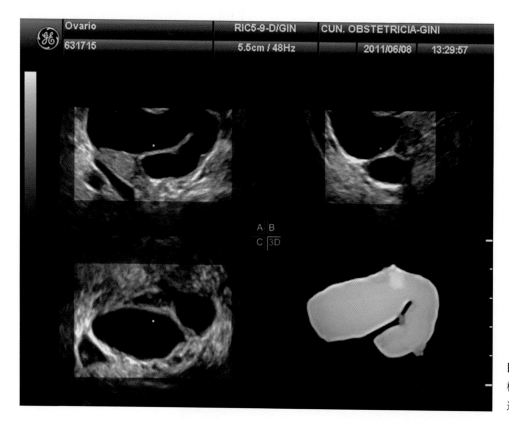

图 24-6   输卵管积水的反转模式显像。香肠样形态能够在这一模式下清晰显示。

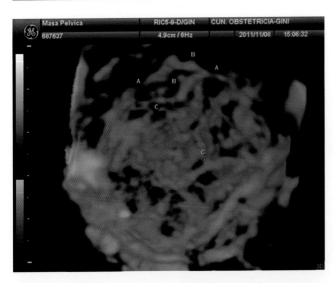

图 24-7 多普勒超声对卵巢肿瘤的血管树进行三维重建。能够显示直径变化(a)、小动脉瘤(b)和不规则分支(c)。

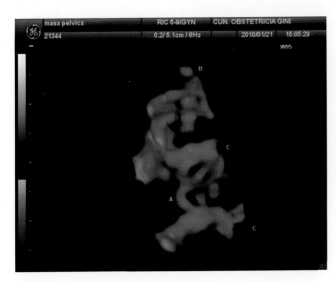

图 24-8 另外一例,卵巢肿瘤多普勒超声的三维重建显像。微小动脉瘤(b)和不规则分支同样可以被显示(a,c)。

例进行研究得出该结论[27]。

继上述创新研究之后,Geomini 等研究者从一组 181 例附件肿块患病组中得出结论,其采用 Alcázar 建议的方法进行研究[28]。该组病例包含经阴道超声诊断出的各类型肿瘤,并对整个肿瘤进行了血管化的评估。研究认为,FI (不包括 VI 和 VFI)在卵巢癌中的数值显著增高。

Jokubkiene 等研究者提出另外一种方法,该方法基于从肿瘤血管化最多的区域进行虚拟 5-cc 超球面采样[29]。研究者认为,超球面采样的 3D-PDA 血管指数

在卵巢癌中要高于良性肿瘤,但研究结论认为,该信息相对于经验丰富的检查者采用灰阶超声分析得出的结论价值不大。

或许是因为进行 3D 分析的非选择性附件包块中,许多可以通过形态学外观轻松进行分类,因此不需要进行三维超声检查。Kudla 等建议采用 1-cc 超球面采样,并认为 3D-PDA 指数在恶性肿瘤中显著增高[30]。

仅一项研究尚未证实 3D-PD 指数在卵巢良恶性肿瘤中存在差异。该研究由 Ohel 等人报道[31]。然而,该组病例数少,采用的方法也未被充分解释。

Alcázar 和 Prka 对比人工采样和球面采样,总结认为这两种方法有可比性,而球面采样速度更快,但 5-cc 的球面采样不能用于一些小的肿瘤病例[32]。

关于方法可重复性,Alcázar 等研究者证明,人工采样在不同经验的观察者间具有可重复性[33]。球面采样同样具有可重复性[29,32]。另外,采样球体的大小并不影响可重复性[34]。

一些研究证实,采用 3D-PDA 的血管指标对提高传统灰阶和二维能量多普勒超声诊断选择性囊实或者实性附件肿块的特异性有帮助。

Alcázar 和 Rodriguez 对 143 例血管化的实性或囊实性附件肿块(113 例是恶性,39 例是良性)进行评价[35]。该研究采用人工采样方法。组织学良性肿瘤基于形态学和二维能量多普勒超声的表现均会被考虑为可疑恶性,研究者发现,在未明显降低敏感性的同时,可以提高特异性 33%。

Kudla 和 Alcázar 证明,在入选的实性或囊实性血管化附件肿块的病例组中,用球面取样代替人工取样的方法可以提高特异性 77%[36]。该研究包含 138 个肿块(约 26 个是良性肿块)病例。检查者主观决定对肿瘤血管化最多的区域进行三维多普勒 1-cc 球面采样,26 例中约 20 例良性肿块被正确划分到良性组。敏感性约 91%。

但是,Guerriero 等认为,3D-PDA 对区分附件复杂肿块的患者没有帮助[37]。

然而,必须承认,这些指标的实际意义并不被充分理解,这个技术本身仍有重要的技术缺陷,并且缺少标准化[38~41]。因此,该技术临床实际的应用潜力仍在讨论之中[42,43]。

最终,Alcázar 及其同事最新的研究显示,将附件肿块的 3D 容积存储数据进行远程离线评价具有可行性,结果证实和实时的超声诊断具有良好一致性和类似的诊断效果[44]。

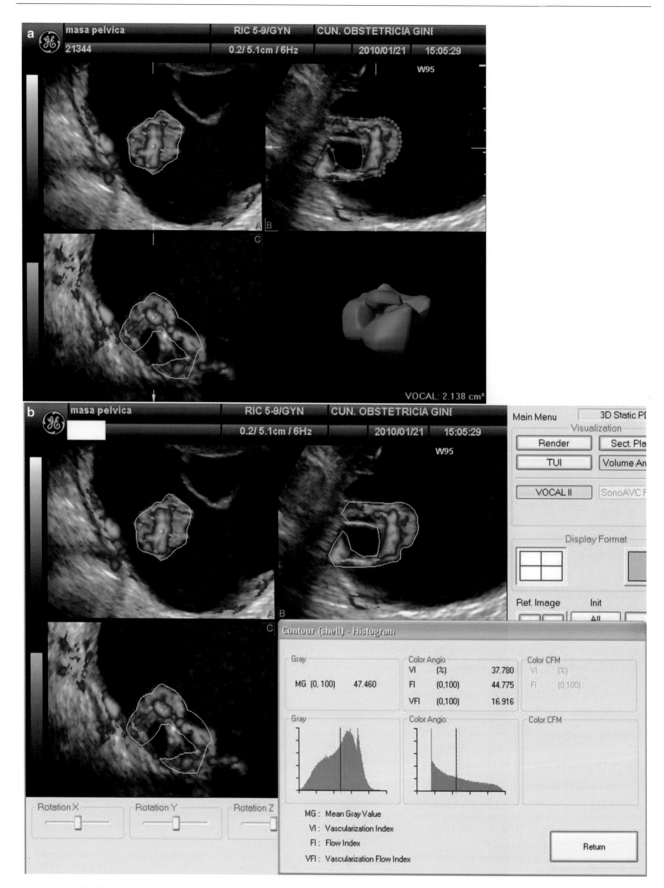

图24-9 三维多普勒超声对乳头样突起内血管的定量评价。(a)乳头状突起的手动采样(2.1-cc)。(b)利用手动采样模式对病灶内血管进行3D血管指数量化。(待续)

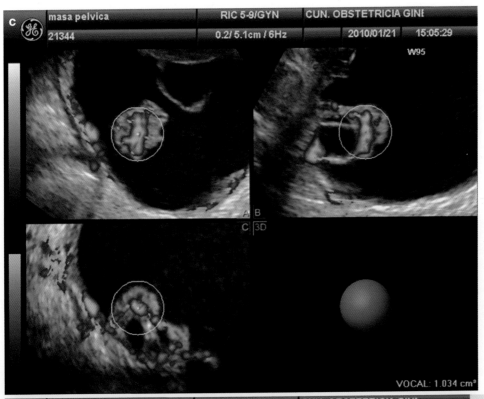

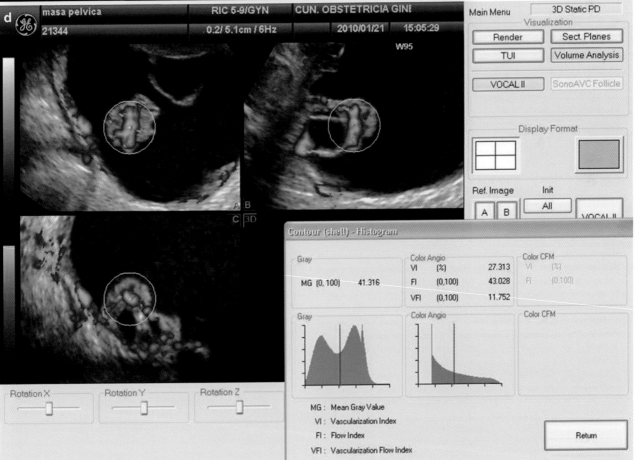

图 24-9(续) (c)同一病灶的椭圆形采样(1-cc)。(d)椭圆形采样的 3D 血管指数量化。应注意的是,因为采样方式不同,血管指数在两种方法间也不尽相同。

参考文献

1. Mettler L. The cystic adnexal mass: patient selection, surgical techniques and long-term follow-up. Curr Opin Obstet Gynecol. 2001; 13:389–97.

2. Alcázar JL. Three-dimensional ultrasound in gynecology: current status and future perspectives. Curr Women's Health Rev. 2005;1:1–14.

3. Bega G, Lev-Toaff AS, O'Kane P, Becker Jr E, Kurtz AB. Three-dimensional ultrasonography in gynecology: technical aspects and clinical applications. J Ultrasound Med. 2003;22:1249–69.

4. Alcázar JL. Three-dimensional ultrasound in gynecological practice. Rep Med Imaging. 2012;5:1–13.

5. Pairleitner H, Steiner H, Hasenoehrl G, Staudach A. Three dimensional power Doppler sonography: imaging and quantifying blood flow and vascularization. Ultrasound Obstet Gynecol. 1999;14:139–43.

6. Bonilla-Musoles F, Raga F, Osborne NG. Three-dimensional ultrasound evaluation of ovarian masses. Gynecol Oncol. 1995;59: 129–35.

7. Hata T, Yanagihara T, Hayashi K, Yamashiro C, Ohnishi Y, Akiyama M, Manabe A, Miyazaki K. Three-dimensional ultrasonographic evaluation of ovarian tumours: a preliminary study. Hum Reprod. 1999;14:858–61.

8. Alcázar JL, Galán MJ, García-Manero M, Guerriero S. Three-dimensional ultrasound morphologic assessment in complex adnexal masses a preliminary experience. J Ultrasound Med. 2003; 22:249–54.

9. Alcázar JL, García-Manero M, Galván R. Three-dimensional sonographic morphologic assessment of adnexal masses: a reproducibility study. J Ultrasound Med. 2007;26:1007–11.

10. Laban M, Metawee H, Elyan A, Kamal M, Kamel M, Mansour G. Three-dimensional ultrasound and three-dimensional power Doppler in the assessment of ovarian tumors. Int J Gynaecol Obstet. 2007;99:201–5.

11. Pascual MA, Graupera B, Hereter L, Rotili A, Rodriguez I, Alcázar JL. Intra- and interobserver variability of 2D and 3D transvaginal sonography in the diagnosis of benign versus malignant adnexal masses. J Clin Ultrasound. 2011;39:316–21.

12. Sladkevicius P, Valentin L. Intra- and inter-observer agreement when describing adnexal masses using the International Ovarian Tumour Analysis (IOTA) terms and definitions: a study on three-dimensional (3D) ultrasound volumes. Ultrasound Obstet Gynecol. 2013;41(3):318–27. doi:10.1002/uog.12289.

13. Timor-Tritsch IE, Monteagudo A, Tsymbal T. Three-dimensional ultrasound inversion rendering technique facilitates the diagnosis of hydrosalpinx. J Clin Ultrasound. 2010;38: 372–6.

14. Alcázar JL, León M, Galván R, Guerriero S. Assessment of cyst content using mean gray value for discriminating endometrioma from other unilocular cysts in premenopausal women. Ultrasound Obstet Gynecol. 2010;35:228–32.

15. Cohen LS, Escobar PF, Scharm C, Glimco B, Fishman DA. Three-dimensional ultrasound power Doppler improves the diagnostic accuracy for ovarian cancer prediction. Gynecol Oncol. 2001; 82:40–8.

16. Alcázar JL, Castillo G. Comparison of 2-dimensional and 3-dimensional power-Doppler imaging in complex adnexal masses for the prediction of ovarian cancer. Am J Obstet Gynecol. 2005;192:807–12.

17. Kurjak A, Kupesic S, Anic T, Kosuta D. Three-dimensional ultrasound and power Doppler improve the diagnosis of ovarian lesions. Gynecol Oncol. 2000;76:28–32.

18. Kurjak A, Kupesic S, Sparac V, Bekavac I. Preoperative evaluation of pelvic tumors by Doppler and three-dimensional sonography. J Ultrasound Med. 2001;20:829–40.

19. Kupesic S, Kurjak A. Contrast-enhanced three-dimensional power Doppler sonography for differentiation of adnexal masses. Obstet Gynecol. 2000;96:452–8.

20. Chase DM, Crade M, Basu T, Saffari B, Berman ML. Preoperative diagnosis of ovarian malignancy: preliminary results of the use of 3-dimensional vascular ultrasound. Int J Gynecol Cancer. 2009; 19:354–60.

21. Sladkevicius P, Jokubkiene L, Valentin L. Contribution of morphological assessment of the vessel tree by three-dimensional ultrasound to a correct diagnosis of malignancy in ovarian masses. Ultrasound Obstet Gynecol. 2007;30:874–82.

22. Alcázar JL, Cabrera C, Galván R, Guerriero S. Three-dimensional power Doppler vascular network assessment of adnexal masses: intraobserver and interobserver agreement analysis. J Ultrasound Med. 2008;27:997–1001.

23. Dai SY, Hata K, Inubashiri E, Kanenishi K, Shiota A, Ohno M, Yamamoto Y, Nishiyama Y, Ohkawa M, Hata T. Does three-dimensional power Doppler ultrasound improve the diagnostic accuracy for the prediction of adnexal malignancy? J Obstet Gynaecol Res. 2008;34:364–70.

24. Mansour GM, El-Lamie IK, El-Sayed HM, Ibrahim AM, Laban M, Abou-Louz SK, Abd Allah MY, El-Mahallawi MN, El-Lamie KI, Gad-Allah M. Adnexal mass vascularity assessed by 3-dimensional power Doppler: does it add to the risk of malignancy index in prediction of ovarian malignancy?: four hundred-case study. Int J Gynecol Cancer. 2009;19:867–72.

25. Jacobs I, Oram D, Fairbanks J, Turner J, Frost C, Grudzinskas JG. A risk of malignancy index incorporating CA 125, ultrasound and menopausal status for the accurate preoperative diagnosis of ovarian cancer. Br J Obstet Gynaecol. 1990;97:922–9.

26. Alcázar JL, Merce LT, Garcia MM. Three-dimensional power Doppler vascular sampling: a new method for predicting ovarian cancer in vascularized complex adnexal masses. J Ultrasound Med. 2005;24:689–96.

27. Testa AC, Ajossa S, Ferrandina G, Fruscella E, Ludovisi M, Malaggese M, Scambia G, Melis GB, Guerriero S. Does quantitative analysis of three-dimensional power Doppler angiography have a role in the diagnosis of malignant pelvic solid tumors? A preliminary study. Ultrasound Obstet Gynecol. 2005;26:67–72.

28. Geomini PM, Kluivers KB, Moret E, Bremer GL, Kruitwagen RF, Mol BW. Evaluation of adnexal masses with three-dimensional ultrasonography. Obstet Gynecol. 2006;108:1167–75.

29. Jokubkiene L, Sladkevicius P, Valentin L. Does three-dimensional power Doppler ultrasound help in discrimination between benign and malignant ovarian masses? Ultrasound Obstet Gynecol. 2007;29:215–25.

30. Kudla MJ, Timor-Tritsch IE, Hope JM, Monteagudo A, Popiolek D, Monda S, Lee CJ, Arslan AA. Spherical tissue sampling in 3-dimensional power Doppler angiography: a new approach for evaluation of ovarian tumors. J Ultrasound Med. 2008;27:425–33.

31. Ohel I, Sheiner E, Aricha-Tamir B, Piura B, Meirovitz M, Silberstein T, Hershkovitz R. Three-dimensional power Doppler ultrasound in ovarian cancer and its correlation with histology. Arch Gynecol Obstet. 2010;281:919–25.

32. Alcázar JL, Prka M. Evaluation of two different methods for vascular sampling by three-dimensional power Doppler angiography in solid and cystic-solid adnexal masses. Ultrasound Obstet Gynecol. 2009;33:349–54.

33. Alcázar JL, Rodriguez D, Royo P, Galván R, Ajossa S, Guerriero S. Intraobserver and interobserver reproducibility of 3-dimensional power Doppler vascular indices in assessment of solid and cystic-solid adnexal masses. J Ultrasound Med. 2008;27:1–6.

34. Kudla M, Alcázar JL. Does the size of three-dimensional power Doppler spherical sampling affect the interobserver reproducibility of measurements of vascular indices in adnexal masses? Ultrasound Obstet Gynecol. 2009;34:732–4.

35. Alcázar JL, Rodriguez D. Three-dimensional power Doppler vascular sonographic sampling for predicting ovarian cancer in cystic-solid and solid vascularized masses. J Ultrasound Med. 2009;28:275–81.

36. Kudla MJ, Alcázar JL. Does sphere volume affect the performance of three-dimensional power Doppler virtual vascular

sampling for predicting malignancy in vascularized solid or cystic-solid adnexal masses? Ultrasound Obstet Gynecol. 2010;35: 602–8.

37. Guerriero S, Ajossa S, Piras S, Gerada M, Floris S, Garau N, Minerba L, Paoletti AM, Melis GB. Three-dimensional quantification of tumor vascularity as a tertiary test after B-mode and power Doppler evaluation for detection of ovarian cancer. J Ultrasound Med. 2007;26:1271–8.

38. Alcázar JL. Three-dimensional power Doppler derived vascular indices: what are we measuring and how are we doing it? Ultrasound Obstet Gynecol. 2008;32:485–7.

39. Raine-Fenning NJ, Nordin NM, Ramnarine KV, Campbell BK, Clewes JS, Perkins A, Johnson IR. Evaluation of the effect of machine settings on quantitative three-dimensional power Doppler angiography: an in-vitro flow phantom experiment. Ultrasound Obstet Gynecol. 2008;32:551–9.

40. Raine-Fenning NJ, Nordin NM, Ramnarine KV, Campbell BK, Clewes JS, Perkins A, Johnson IR. Determining the relationship between three-dimensional power Doppler data and true blood flow characteristics: an in-vitro flow phantom experiment. Ultrasound Obstet Gynecol. 2008;32:540–50.

41. Martins WP, Raine-Fenning NJ, Ferriani RA, Nastri CO. Quantitative three-dimensional power Doppler angiography: a flow-free phantom experiment to evaluate the relationship between color gain, depth and signal artifact. Ultrasound Obstet Gynecol. 2010;35:361–8.

42. Welsh A. The questionable value of VOCAL indices of perfusion. Ultrasound Obstet Gynecol. 2010;36:126–7.

43. Martins WP. Three-dimensional power Doppler: validity and reliability. Ultrasound Obstet Gynecol. 2010;36:530–3.

44. Alcázar JL, Iturra A, Sedda F, Aubá M, Ajossa S, Guerriero S, Jurado M. Three-dimensional volume off-line analysis as compared to real-time ultrasound for assessing adnexal masses. Eur J Obstet Gynecol Reprod Biol. 2012;161:92–5.

第 25 章

三维超声下的卵巢肿瘤特征

U. Rajendra Acharya, M. Muthu Rama Krishnan, Luca Saba, Filippo Molinari, Stefano Guerriero,Jasjit S. Suri

摘 要

所有妇科恶性肿瘤中,卵巢癌是最常见的致死原因。在术前,对肿瘤进行良恶性鉴别存在困难。因超声和其他检查的诸多不确定性,许多良性病变的患者因此接受不必要的治疗,从而增加了患者的焦虑情绪和医疗费用。我们的主要目的是开发一种计算机辅助诊断技术,该技术联合卵巢超声图像,利用图像挖掘算法对卵巢肿瘤图像进行良恶性的精确分类。该算法中,我们提取基于局部二进制模式和 Laws 纹理能量的纹理特征,并利用其建立和训练支持向量机分类器。我们通过 1000 个良性和 1000 个恶性图像来验证该技术,并且运用 SVM 分类器径向基函数(RBF)的内核实现了高达 99.9 % 的准确度。准确度高归因基于 16 纹理特征的创新组合的确定,基于 16 纹理特征可以对同属于两类图像的细微变化做出量化。该算法具有以下特点:性价比高、完全自动化、简单部署,以及终端用户良好的理解性。我们同样开发一个新的综合指数,即卵巢癌指数(OCI),该指数是纹理特征的综合结果,其呈现给医生更清晰的卵巢肿瘤的辅助分类技术。

关键词

卵巢癌·局部二进制模式·Laws 纹理能量·分类·支持向量机·计算机辅助诊断·卵巢癌指数

缩略语表

CA-125	癌抗原 CA-125	MS	质谱分析法
CAD	计算机辅助诊断	OCI	卵巢癌指数
DICOM	医学数字成像和通信	PPV	阳性预测值
FN	假阴性	RBF	径向基函数
FP	假阳性	SD	标准偏差
LBP	局部二进制模式	SVM	支持向量机
LTE	Laws 纹理能量	TEM	纹理能量测量
		TN	真阴性
		TP	真阳性

引言

卵巢癌是指在卵巢组织中形成的癌。卵巢所处的位置几乎不对周围其他结构产生任何影响。这也是癌症早期阶段没有任何症状的可能原因。大多数病例中，只有卵巢明显增大或转移时，才开始出现症状，而至该阶段时疾病的预后也不理想。与其他癌症类型不同，目前为止，尚无检查显示出适合于卵巢癌早期的筛查。因此，大多数的卵巢癌在发现时已经是晚期阶段。2011 年，据美国估计约有 21 990 个卵巢癌新增病例，而 15 460 个女性将死于卵巢癌[1]。

超声和肿瘤标记物 CA-125 水平的测定是目前最常用于评价卵巢癌的技术方法。超声检查时，对依赖于手工成像的盆腔肿块进行分析诊断时，诊断准确度很大程度上依赖于超声波医生和读片医生的技术和经验。余下的最常见方法是癌抗原 125（CA-125）检测。血清 CA-125 升高见于癌症 I 期的 50% 的病例[2]。而且，CA-125 升高还见于其他恶性病变（子宫和胰腺）以及许多良性病变，如子宫肌瘤、子宫内膜异位、盆腔炎和良性的卵巢囊肿[3]。Menon 等研究者[4]对 CA-125 升高的女性检查，发现超声波参数不同导致检出的敏感性为 84%~100%，而特异性为 97%，但只有 37.2% 的阳性预测值（PPV）。其他检查方法，如计算机断层成像、磁共振成像和放射免疫显像均因成本、设备利用率和射线照射使用受限。

因可用诊断方法所限，几个大型研究和临床试验目前仍在确定对健康女性用超声和 CA-125 或联合肿瘤标志物或采用多通道检测技术的方法进行筛查是否准确而有所值[5]。诊断方面，术前诊断卵巢肿瘤良恶性，尤其当肿瘤含有囊、实性成分时，鉴别工作通常是困难的[6]。有时，因术前诊断不明确，对于卵巢良性肿块的患者，会提出如双侧卵巢切除术伴或不伴子宫切除术的外科治疗方案。因此，很有必要开发如下任意一个方案：①一个独立方法或多方法协议可以检测出早期卵巢癌；②一个辅助工具或技术能给主要诊断提供准确的补充性意见。

本研究中，我们试图去开发一个满足条件的附属的计算机辅助诊断技术。因为超声波在所有国家都是应用最广泛和可用的低成本方式，所以我们选择超声作为基本图像采集设备，并试图运用数据挖掘技术对所得图像进行评价。CAD 技术通常包括如下步骤：①采集图像；②预处理；③特征提取；④特征选择；⑤分类器开发；⑥分类器验证。特征值能充分量化所得图像微小

变化。在卵巢疾病治疗领域，CAD 技术已经用于自动滤泡分割，从而更好理解卵巢滤泡动力学[7,8]。CAD 也应用于多囊卵巢综合征的检测[9]、卵巢囊肿分类[10]以及卵巢超声图像的检索[11]。应用 CAD 检测卵巢癌的报道鲜少。此类技术方面的文献综述（本文的讨论部分作简述）表明需要 CAD 算法利用超声图像和少量的显著图像特征来较准确地预测肿瘤的良恶性。因此，本研究中，我们①提出一种新奇的图像挖掘 CAD 技术，该技术利用纹理特征对卵巢肿瘤的超声图像进行良恶性分类，并且②开发一种新的综合指数，该综合指数由纹理特征综合演绎而来，呈现给医生更清晰的卵巢肿瘤的辅助分类技术。因此，上述技术有如下特征：零辐射、完全自动化以及终端用户良好的理解性。我们提议的技术方法并不致力于在癌症最早期检测出病变。而在于指明肿瘤是否良恶性的初步诊断是正确的，我们的技术方法使得外科医生在后续的治疗方案中更加自信。这样减少了不必要的活检、费用以及患者与此相关的焦虑情绪。

数据

20 名女性入选该研究，年龄范围在 29~74 岁（平均 ±SD = 49.5±13.48）。其中，11 名（55%）是绝经前女性，9 名（45%）是绝经后女性。简要来说，B 型超声首次检查用于描述附件肿块的形态，包括单房、多房、单房 - 实性肿块、多房 - 实性肿块或实性肿块。经 B 型超声评价后，二维能量多普勒超声用于评价肿块的血管化。尽量将能量多普勒的低速血流敏感性调制最大并抑制噪声（频率，5MHz；能量多普勒增益，0.8；动态范围，20 - 40dB；边界，1；余辉，2；彩色图幅，5；取样门，2；滤波，L1；脉冲重复频率，0.6kHz）。

所有患者在术前均进行 3D 阴道超声检查，采用 Voluson-I（GE 医疗系统），操作者（本文作者之一，同行审阅保密原则）按照预定检查序列进行扫描。对可疑区域，如厚的乳头状突起，或实性部分进行 3D 容积扫描，或对大部分为实性的肿瘤，尽可能进行全肿瘤的扫描成像。采集到 3D 容积图像后，将其存储在硬盘中（Sonoview™，GE 医疗系统）。根据容积框大小不同，容积采集时间范围为 2~6 秒。对包含不止一个实性区域的附件肿瘤，其容积数据不止一个，但该研究中只对存储的第一个容积数据进一步分析。20 例患者中，10 例为卵巢恶性病变，10 例为卵巢良性病变。我们从每个病例的容积中选择中间的 100 幅图像。因此，用于评估的数据系统包含了 1000 幅良性病变图像和

1000 幅恶性病变图像。该研究中,我们对肿瘤可疑区域的感兴趣区进行自动提取。首先,我们通过水平和垂直梯度探测到的超声图像周围的黑色边框进行超声图像的自动剪裁[12]。其次,边框中我们剪裁到的只是超声数据。随后,在妇科医生和放射科医生的帮助下,我们从剪裁的超声图像中划定出方形的感兴趣区。在感兴趣区中,我们附上了图像的可疑区域。我们发现数据系统中所有病例的病变几乎均位于图像中心,因此,我们决定采用 256×256 的中心感兴趣区,并且,观察发现 256×256 足以附上可疑区域。图 25-1 显示肿块良恶性分类的典型超声表现。

方法

图 25-2 描述的是检测卵巢癌的拟定 CAD 技术的大体框图。数据系统分为训练系统和测试系统。训练系统的图像用于开发分类器。评估分类器采用测试系统来模拟实时诊断情境。图 25-2 中,离线训练过程涉及的步骤见于阴影外的矩形框,而阴影内的矩形框显示的是在线实时系统中的步骤。在离线训练系统中,基于局部二进制模式(LBP)的纹理特征和 Laws 结构能量(LTE)均从训练系统的图像中提取。那么,只有高区别度的特征才被提取出来。选择出来的特征和基于训练所用图像是否良恶性的事实是用于训练支持向量机(SVM)分类器的。这个离线训练系统的输出结果是支持向量机分类器的参数,该参数用于给定输入明显特征时进行肿块良恶性类别的准确预测。为了测试这个构建分类器,我们从测试系统中提取显著特征图像,并应用支持向量机分类器的参数来确定分类。分类器性能的评价采用性能参数,例如敏感性、特异性、准确性和阳性预测值。

在本节的余下部分,我们描述了用于该研究的 LBP 和 LTE 纹理特性,支持向量机分类器和特征选择测试(t)。

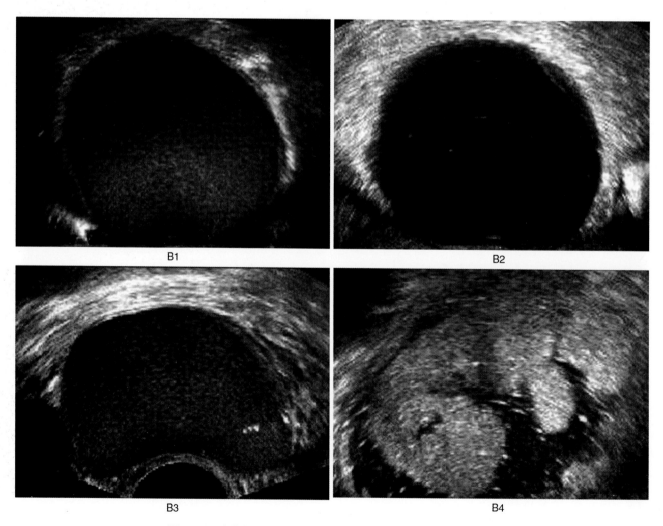

图 25-1 卵巢的超声图像:(B1-B4)良性;(M1-M4)恶性。(待续)

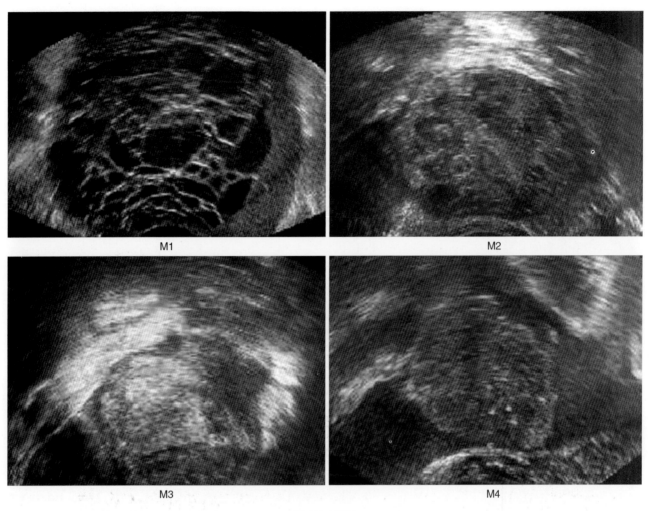

M1

M2

M3

M4

图 25-1(续)

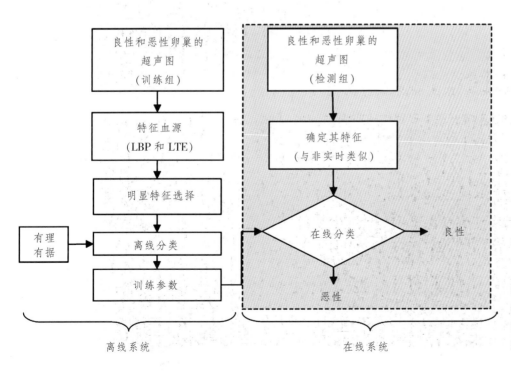

图 25-2 卵巢癌诊断建议的检查策略。虚线内代表实时在线诊断思路。虚线外代表离线的训练系统。

特征提取

局部二进制模式(LBP)：LBP[13]最早被提议作为一种有效的纹理算子，其通过阈值3×3邻域处理图像素，并将结果标签转换成一个二进制数。这些标签的直方图是用作纹理描述符号。随后，LBP算子扩展到各种尺寸的邻域[14]。后来，LBP成功应用于各种不同的应用程序，从纹理分割[15]到人脸识别[16]。LBP特征向量取决于如下步骤：

(a)想象像素周围是一个圆形邻域。P点位于半径为R的圆周上，因此，它们到中心像素的距离相等。让 g_c 代表中心像素的灰度值。让 g_p,p = 0,···,P–1,代表P点的灰度值。图25-3描述不同P值和R值的圆形对称邻域集。

(b)P点被转化为由0和1组成的圆形比特流，而0和1取决于像素的强度是小于还是大于中心像素的强度。举例，中心像素(x_c,y_c)的LBP码的强度 g_c 计算方程式如下：

$$LBP_{P,R}^{orig} = \sum_{p=0}^{P-1} s(g_p - g_c) \tag{1}$$

从而

$$s(x) = \begin{cases} 1, & x \geq 0 \\ 0, & x < 0 \end{cases}$$

在后续的研究中，为了降低特征向量的长度，O-jala等[14]介绍了均匀性的概念。这个概念是基于这样一个事实：一些二进制模式比其他情况更常发生。每个像素分类为均匀或非均匀，而均匀像素用于进一步计算纹理描述符。这些均匀性的基本模式有一致的圆形结构，它包含很少的空间转换U(空间位0/1转换的次数)。一般来说，如果二进制模式最多包含两位转化，即从0到1或反之，而位组合格式遍历循环时，LBP

称为均匀性。单一模式的部分示例：00000000（0转换）、01110000（2转换）和11001111（2转换）。因此，基于邻域模式的转换的数目(Eq. 2)，计算当均匀性测度U≤2时，旋转不变测度 $LBP_{P,R}$ 的数值。

$$LBP_{P,R}(x) = \begin{cases} \sum_{p=0}^{P-1} s(g_p - g_c) & if \quad U(x) \leq 2 \\ P+1 & otherwise \end{cases} \tag{2}$$

从而

$$s(x) = \begin{cases} 1, & x \geq 0 \\ 0, & x < 0 \end{cases}$$

基于LBP的多尺度图像分析是指选择距离中心像素不同半径的圆，并分别构建LBP图像。在工作中，建立于不同尺度（R=1、2和3及其对应的像素数P分别为8、16和24，见图25-3)的LBP图像的能量和熵用作特征描述符。因此，总共有六个基于LBP的特征。例如，当R=1,P=8时，得到的LBP熵定义为LBP18 Ent，当R=1,P=8时，得到的LBP能量定义为LBP18Ene。

Laws纹理能量(LTE)：Laws经验性的认为：大小适当的面具对区分不同种类的纹理有帮助[17]。该方法将面具用于成像，然后估计滤波器通区的能量[17]。利用三个一维矢量，测得纹理的能量：L3、E3和S3，并分别描述以下特点：水平、边缘和点。L3 = [1,2,1],E3 = [–1,0,1],S3 = [–1,2,–1]。通过卷积计算水平向量与任意与其垂直的一维向量，获得尺寸3×3的九个二维面具，即L3L3、L3E3、L3S3、E3E3、E3L3、E3S3、S3S3、S3L3 和 S3E3。举例：

$$\begin{pmatrix} 1 \\ 2 \\ 1 \end{pmatrix} \times \begin{pmatrix} -1 & 0 & 1 \end{pmatrix} = \begin{pmatrix} -1 & 0 & 1 \\ -2 & 0 & 2 \\ -1 & 0 & 1 \end{pmatrix} \tag{3}$$

$$\underset{L3}{} \qquad \underset{E3}{} \qquad \underset{L3E3}{}$$

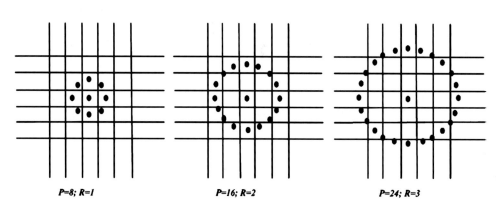

P=8; R=1　　　**P=16; R=2**　　　**P=24; R=3**

图25-3　不同P值和R值的圆形对称性相邻的计算方法。中心像素代号为gc，周边像素代号为gp,P=0,……P-1;lefT:P=8, R=1, Middle: P=16, R=2; Right: P=24, R=3。

所有这些面具,除了 L3L3,具有零均值。我们将这 8 个加和为零的面具编号为 1~8。为了从图像 I(i,j)中提取出纹理信息,首次将图像和 2D 面具进行卷积运算。举例,如果采用 E3E3 来过滤图像,结果是纹理图像 TIE3E3 显示如下:

$$TI_{E3E3} = I(i,j) \times E3E3 \quad (4)$$

为了使结果图像对比度有独立性,将纹理图像 TIL3L3 用于规范公式 5 中所示的所有纹理图像的对比度。

$$Normalize(TI_{mask}) = \frac{TI_{(i,j)}^{mask}}{TI_{(i,j)}^{L3L3}} \quad (5)$$

由此得到的标准化 Tis 传递至纹理能量测量(TEM)过滤器,该过滤器由移动的非线性窗口的平均绝对值组成(Eq.6)。

$$TEM_{(i,j)} = \sum_{u=-3}^{3}\sum_{v=-3}^{3}\left|TI_{(i+u,j+v)}\right| \quad (6)$$

因此,在提取特征的过程中,使用 8 个掩码对图像进行过滤,然后计算出能量,并作为特征描述符[18]。一共提取出 8 个特征,分别对应 8 个掩码,标记为 LTE1Ene,等。Laws 纹理应用的详细分析见于近期新书,作者为 Mermehdi 等[19]。

支持向量机分类器

支持向量机(SVM)[20,22]是一种监督学习为基础的分类器,分类器通过两种类别的输入特征来确定分类的最大边缘超平面。确定两分类采用线性超平面的形式如下:

$$y(x) = w^T\phi(x) + b \quad (7)$$

因此,φ(·)指的是功能转换的内核,b 是偏差参数,而 w 是超平面常态。训练数据由输入特征向量 x 和相应的类别 c 组成。c=-1 表示良性分类,c=+1 表示恶性分类。训练结束时,确定参数 w 和 b 的最优值。在测试阶段,基于标记 y 对新的特征向量分类,而 y 通过公式 7 算得。从训练数据库到最近点的垂直距离是边缘,训练支持向量机分类器的目的是确定最大边缘超平面,同时对边缘错误面的样本进行软惩罚。该问题成为我们需要尽量最低化的优化问题。

$$C\sum_{i=1}^{N}\xi_i + \frac{1}{2}\|w\|^2$$
$$c_iy(x_i) \geq 1-\xi_i, \quad \xi \geq 0 \quad (8)$$

因此 ξi 是错误分类样本的惩罚项,C 是控制错误分类样本和边缘间权衡的正则化参数公式 8 中的第一项等于最大化边界。二次规划问题可通过为每个约束条件引入拉格朗日乘数 an 并解决双重配方的问题来解决。

拉格朗日算符如下:

$$L(w,,b,,a) = \frac{1}{2}\|w\|^2 + C\sum_{i=1}^{N}\xi_i - \sum_{i=1}^{N}a_i\left[c_iy(x_i)-1+\xi_i\right] - \sum_{i=1}^{N}\mu_i\xi_i \quad (9)$$

因此 ai 和 μi 为拉格朗日乘数。拉格朗日算符中消除 w、b 和 ξi 后,我们得到最大化的双重拉格朗日算符。

$$\tilde{L}(a) = \sum_{i=1}^{N}a_i - \frac{1}{2}\sum_{i=1}^{N}\sum_{j=1}^{N}a_ia_jc_ic_jk(x_i,x_j)$$
$$k(x_i,x_j) = \phi(x_i)^T \cdot \phi(x_j)$$
$$0 \leq a_n \leq C, \quad \sum_{i=1}^{N}a_ic_i = 0 \quad (10)$$

现得出预测模型:

$$y(x) = \sum_{i=1}^{N}a_ic_ik(x,x_i) + b \quad (11)$$

而 b 被估计为:

$$b = \frac{1}{N_M}\sum_{i\in M}\left(c_i - \sum_{J\in S}a_jc_jk(x_i,x_j)\right) \quad (12)$$

M 是一组符合 0<ai<c 的指标。解决最大化双重拉格朗日(公式 10)二次规划问题的方法见参考文献[22]。

支持向量机分类器在内核函数应用的帮助下,对应用数据扩展至非线性可分隔数据实现线性分隔[23,24]。在该情况下,非线性内核函数取代公式 10 中的每一个点积。通常采用多个标准的内核。我们采用线性内核、命名为 1、2、3 的多项式内核以及径向基函数(RBF)的内核。多项式的内核被定义为:

$$k(x_i,x_j) = (1+x_i \cdot x_j)^p \quad (13)$$

因此,P 是内核的顺序。RBF 内核被定义为:

$$k\left(x_i, x_j\right) = \exp\left(-\|x_i - x_j\|^2\right) \quad (14)$$

特征选择的统计检验

我们采用学生 t 检验对重要特征进行选择。该技术首先对 t 值进行计算,即两类特征分类方法的差异与分类方法间标准误的比值,然后计算出相应 P 值。P 值小于 0.01 或 0.05,意味着这两类的特征具有显著性差异,因此,该特征具有区分度。

分类处理

通常在分类时,一部分数据库(主要是 70%)用于训练分类器,而其余样本用于评价分类器的性能。然而,使用这种保持方法获得的性能指标可能取决于样品来源于训练库和测试库,因此,指标因如何进行拆分而显著不同。为了得到可靠的结果以及解决保持方法的限制,我们采用分层 K 倍分层交叉验证模式作为首选的数据重采样技术。该技术:数据库被随机分为相等的 K 倍叠,每一个倍叠包含来自两分类中相同比例的非重复样本。在迭代中,数据的(K-1)倍折叠用于训练分类器,和剩余的一个倍叠用于测试分类器,并获得性能指标。重复此步骤(k-1)次,每次均采用不同的测试库。所有迭代中获得的性能指标的平均数作为整体性能指标。该研究中,K 被取为 10。

性能指标

敏感性、特异性、阳性预测值以及精确度用于评估分类器的性能。TN(真阴性)是良性样本被确认为良性的数量。TP(真阳性)是恶性图像被确认为恶性的数量。恶性样本被检测为良性病变的数量用 FN(假阴性)来量化。FP(假阳性)是良性样本被检测为恶性的数量。灵敏度,在异常人群中测试产生阳性结果的可能性,计算为 TP/(TP+FN);特异度,在正常无病人群测试中产生阴性结果的概率,计算为 TN/(TN + FP)。阳性预测值(PPV),反映筛检试验结果阳性者患目标疾病的可能性,计算 TP/(TP + FP);精确度,正确分类样本数目对总样本数的比,计算为 (TP + FP)/(TN、TP + FP + FN)。

结果

特征选择

表 25-1 给出了良恶性特征的平均值±标准偏差(SD)值。低的 P 值表明所有的 6 个 LBP 特征和 8 个 LTE 特征都非常显著。熵测量出图像强度分布的随机性。复杂纹理图像的熵值高。从表 25-1 中明显看出:所有恶性图像熵的特征 (LBP18Ent,LBP216Ent 和 LBP324Ent)其熵值更高,表明图像中像素的强度值的随机分布更高。该纹理差在超声图像中也非常明显(图 25-1)。就能量特点而言,大部分的恶性图像中像素的强度值更高。

分类结果

因采用的是 10 倍分层交叉验证模式,在每 10 次迭代中,从每一类中采用 900 个图像用于建立分类

表 25-1 良性和恶性肿块间的统计学差异 P 值<0.0001(标准值±标准差)

特点	良性	恶性	P 值
LBP(R = 1, P = 8) 熵 (LBP 18 Ent)	1.58E + 08 ± 0.53E + 08	2.17E + 08 ± 0.73E + 08	0.0000
LBP(R = 1, P = 8) 能量 (LBP 18 Ene)	0.89E + 08 ±0.27E + 08	1.33E + 08 ± 0.50E + 08	0.0000
LBP(R = 2, P = 16) 熵 (LBP 216 Ent)	3.82E + 08 ± 0.69E + 08	4.68E + 08 ± 1.32E + 08	0.0000
LBP(R = 2, P = 16) 能量 (LBP 216 Ene)	0.27E + 08 ± 0.09E + 08	0.31E + 08 ± 0.11E + 08	0.0000
LBP(R = 3, P = 24) 熵 (LBP 324 Ent)	0.22E + 08 ± 0.07E + 08	0.24E + 08 ± 0.11E + 08	6.9744e-08
LBP(R = 3, P = 24) 能量 (LBP 324 Ene)	4.19E + 08 ± 1.09E + 08	3.78E + 08 ± 1.19E + 08	2.3315e-15
结构能量 1 (LTE 1 Ene)	0.31E + 08 ± 0.10E + 08	0.36E + 0 ± 0.13E + 08	0.0000
结构能量 2 (LTE 2 Ene)	0.29E + 08 ± 0.09E + 08	0.31E + 08 ± 0.15E + 08	1.2659e-05
结构能量 3 (LTE 3 Ene)	2.8019 ± 0.1963	3.0604 ± 0.1363	0.0000
结构能量 4 (LTE 4 Ene)	0.2065 ± 0.0495	0.1444 ± 0.0315	0.0000
结构能量 5 (LTE 5 Ene)	2.5528 ± 0.1203	2.8239 ± 0.1192	0.0000
结构能量 6 (LTE 6 Ene)	0.2877 ± 0.019	0.2577 ± 0.0139	0.0000
结构能量 7 (LTE 7 Ene)	2.404 ± 0.0884	2.6327 ± 0.1133	0.0000
结构能量 8 (LTE 8 Ene)	0.3319 ± 0.0154	0.3232 ± 0.0189	0.0000

表 25-2 不同算法的诊断效能

SVM kemel	TP	TN	FP	FN	精确度(%)	敏感性(%)	差异性(%)	PPV(%)
线性	100	99	0	1	99.8	99.61	100	100
多项式(1 级)	100	100	0	0	99.8	99.6	100	100
多项式(2 级)	100	100	0	0	99.95	100	99.9	99.9
多项式(3 级)	100	100	0	0	99.85	99.9	99.8	99.8
RBF	100	100	0	0	99.9	100	99.8	99.8

TN 真阴性, FN 假阴性, TP 真阳性, FP 假阳性

器,另外 100 个图像用于测试和确定性能指标。表 25-2 展现的性能指标来源于训练 SVM 分类器,该分类器采用不同的内核配置,运用 14 个重要特征。所有的内核都显示出出色的分类能力。 RBF 内 核记载最高准确度达 99.9%。

卵巢癌指数 (OCI)

记录和研究表 25-1 中列举的重要特征的变化情况很难。尽管在软件应用中执行所提议的算法很容易,并且软件运行不依附于平台,其成本低廉,然而医疗界总是担心这个黑箱分类器预测结果的可靠性。这是因为精确操作算法和分类器的参数对最终用户不透明。因此,我们试图确定一个单一指数,该指数综合了 14 个特征,从而能快速、高效、性价比高的得出易理解的诊断。该指数是无量纲,因此,没有任何单位。我们实证试验并测试了 14 个特征的不同组合,从而开发出对良恶性分类有独特范围的指数。

推算过程如下:

$$OCI = \frac{\alpha}{\beta \times 10^{14}} \tag{15}$$

从而

$$\alpha = LPB_{1,8}Ene \times LPB_{2,16}Ene \times LPB_{3,24}Ene \times LTE1 \times LTE2 \times LTE3 \times LTE4 \times LTE5 \times LTE6 \times LTE7 \times LTE8$$
$$\beta = LPB_{1,8}Ent \times LPB_{2,16}Ent \times LPB_{3,24}Ent$$

表 25-3 介绍良性和恶性分类的指数范围,而图 25-4 显示范围变化的相应情节。很明显,指数对于良恶性分类有明显不同的范围,通过 P 值来表示。因此,通过所给图像的卵巢癌指数范围,可以将其进行良恶性分类。恶性分类图像的指数较低,因在公式 15 的分母中使用了熵条件。可以回顾得出恶性病例熵的特征值更高,其在分母中的应用降低了净指数值。

表 25-3 良性和恶性分类的范围

	良性	恶性	P 值
OCI	2.3959 ± 3.26E-08	2.0502 ± 1.83E-08	<0.0000

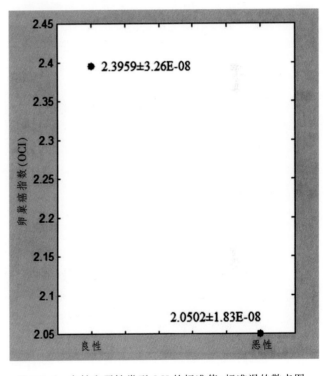

图 25-4 良性和恶性类型 OCI 的标准值±标准误的散点图。

讨论

基于 CAD 的研究在卵巢肿瘤分类领域很少见。大部分研究的特征来源于血液测试结果或质谱(MS)数据。将年龄和 30 例血液测试结果用于多层感知分类器的特征,从而将患者分成三类,即良性、癌症早期

和癌症晚期。对 55 例进行测试，记录的准确度为 92.9%[25]。 Assareh[26]等试图从蛋白质质谱的高维录入数据中选择合适的生物标志物。在两种模糊的语言规则中使用三种重要的生物标志物，据报道分类的准确率分别为 100%（91 例控制、162 例癌症）以及 86.36%（100 例正常，16 例良性，100 例癌症）。本研究的局限性在于用于数据重采样的墨层技术。墨层技术的结果通常不太可靠。DNA 微阵列基因表达数据库（24 例正常，30 例癌症）运用新型互补模糊神经网络，包括 9 个特征，其精确度达 84.72%[27]。另一个 MS 研究对基于蛋白质质谱数据（100 正常，100 癌症）的二进制图像建模进行评价，其精确度达 96.5%[28]。

基于 MS 分类的研究主要限制在于维度，以至于我们不得不从小样本量中去处理所获得的高维度特征库。另一个限制是用于采集和分析 MS 数据所需设备的相关成本以及有时候设备的不可用性。因此，工作中我们采用的是常用和低成本的超声检查，并且达到很高的分类精确度。我们提出的算法具有以下特点：

（1）CAD 算法的所有步骤完全自动化，因此，结果非常客观。

（2）特征选择和分类器的发展通过 2 000 个样本大的数据库来完成。因此，分类器的参数足以普及到准确处理新患者的数据。此外，10 倍分层交叉验证模式用于数据重采样已经呈现出可靠的准确性。

（3）分类器只需要对图像进行 16 个简单的纹理特征计算。如此小的特征库降低了计算负荷。与 MS 数据不同，不需要复杂的特征选择技术进行降维。

（4）该技术因无需复杂、昂贵的专用软件并且图像来源于常见、可负担的超声检查技术，因此成本低廉。

（5）该算法可作为独立的执行软件来应用，能简单融入到医生办公室或诊断中心现有的计算机。

（6）医生只需要将所需的超声图像输入到软件中。该软件执行所有后处理并输出图像类别。因此，运行软件时，不需要训练有素的专家。

（7）分类的精度高（99.9%），因此，得出的结果可给医生提供更可靠的信息，从而决定患者是否需要活检或手术。

（8）新整合的卵巢癌指数可以轻松帮助医生以快速、有效、高性价比并且易理解的方式来帮助医生决定图像的分类。

尽管，该实验性研究已经证实了良好的准确性，我们计划未来能从多民族群体中获得更大的图像数据库并进行更多的研究，从而更有信心建立起研究结果的重要性。

结论

本文中，我们提出了一种利用卵巢的超声图像和图像挖掘算法对卵巢肿瘤进行良恶性分类的 CAD 技术。我们基于 LBP 和 LTE 提取纹理特征，并利用它们来构建和训练支持向量机分类器。通过 1000 例良性和 1000 例恶性图像对构建分类器进行评估，我们使用支持向量机分类器径向基函数（RBF）的内核达到 99.9% 的高精度。本研究新颖之处在于：它将低成本的超声图像和从简单、易提取的纹理特征组合中最常用的 SVM 分类器新颖的组合一起，实现了对卵巢肿瘤分类准确性最高，几乎近 100%。为提高算法的透明度以便用户更容易理解，我们制定了一个新颖的综合指数，即卵巢癌指数（OCI），是纹理特征的组合，并且证明该指数对良、恶性的分类有其独特的范围。尽管该实验性研究的结果有前景，我们仍计划建立起包含有更大图像数据库的研究方法的临床适用性。

作者简介

U. Rajendra Acharya,博士,DEng,新加坡基因安理工学院客座教授。另外,为马来西亚大学兼职教授、格拉斯哥大学新加坡科技学院兼职教授,以及新加坡的 SIM 大学副教授。其在印度 Surathkal 的卡纳塔克邦的国家技术学院取得博士学位,并且,于日本的千叶大学取得 DEng(DEng from Chiba University,Japan)。

他已公开出版至少 285 篇论文, 包括权威的国际 SCI-IF 期刊(178 篇),国际会议论文集(48 篇),教科书章节(62 篇),图书(15 篇,包括新闻)且 H 指数 24(H 指数= 21,无自引用,文摘与引文数据库),以及 H 指数 27(Google 学术引用超过 2600 条)。他曾参与的多个项目资助基金超过 200 万新元。他任职多个杂志的编委,且担任过多个杂志的客座编辑。他主要的兴趣是生物医学信号处理、数据挖掘、生物成像、可视化,以及改善医疗保健设计、传递和治疗的生物物理学。

M. Muthu Rama Krishnan,博士,在印度 Kharagpur 的理工学院取得博士学位。他目前在新加坡义安理工学院任研究工程师。他在国内外核心期刊发表至少 25 篇论文。他研究方向包括医学图像分析和模式分类。

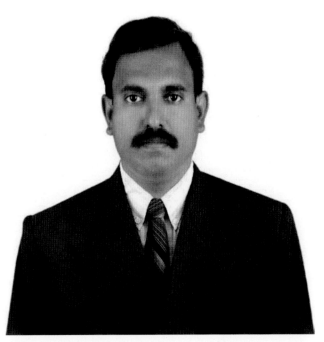

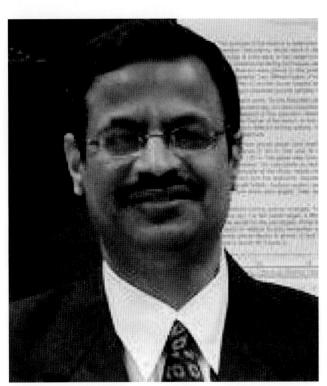

Luca Saba,医学博士,2002 年在意大利的卡利亚里(Cagliari)大学取得医学博士学位。如今他在卡利亚里(Cagliari)的 AOU 工作。Saba 博士的研究领域主要集中在神经放射学、多排螺旋 CT 成像、磁共振、超声以及血管科学的诊断。

他的论著,作为第一作者,在同行评审期刊的影响因子超过 75。Saba 博士写了 7 本书的章节,他在国内和国际会议发表 400 多篇论文。Saba 博士是意大利放射学会(SIRM)、欧洲放射学会(ESR)、北美放射学会(RSNA)、美国伦琴放射学会(ARRS)以及欧洲神经放射学会(ESNR)的会员。

Molinari,博士,是都灵理工大学(意大利,都灵)电子系的生物医学工程副教授。他的主要研究方向包括生物医学信号处理、医学影像学。他是超声成像在辅助诊断过程自动化技术领域的专家。血管超声、动脉粥样硬化和肿瘤检测是 Molinari 博士的主要研究课题。

他出版了超过 80 个同行评审的文稿和 3 部协作文稿。Molinari 博士是 IEEE EMBS、欧洲分子影像学会(ESMI)以及和 美国超声医学学会(AIUM)的会员。他是医学影像和健康信息学杂志欧洲区域副主编,同时也是其他 5 个国际期刊的编委。

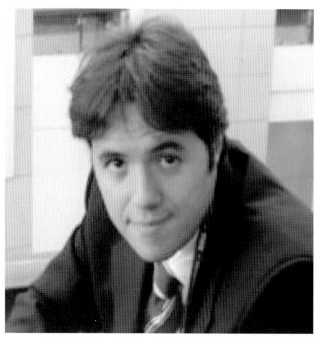

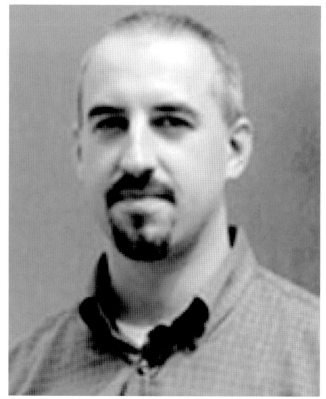

Stefano Guerriero，博士，1961 年 10 月 10 日生于意大利的 Siracusa。1988 年 10 月 24 取得比萨大学医学博士。1992 年 10 月在比萨大学读妇产科研究生。作为第一作者，他的文章影响因子达 120，见于核心期刊，如 *British Medical Journal*，*Americal Journal of Obstetrics and Gynecology*，*Fertility and Sterility*，*Human Reproduction*，*Journal of Ultrasound in medicine*，*Menopause*，*Maturitas*，*Ultrasound Obstetrics and Gynecology*。现今为 Cagliari 大学的妇产科副教授。自 2011 起担任 Ultrasound in Obstetrics and Gynecology 杂志编辑。

Jasjit S. Suri，博士，MBA，是创新者，有远见的人，科学家和国际知名的世界领导者。Suri 博士于 1980 年被冠以总干事金质奖章，于 2004 年被华盛顿特区国家科学院授予美国研究所医学与生物工程院士（AIMBE）。Suri 博士任 IEEE 丹佛部门主席，在其职业生涯中赢得了超过 50 个奖项并且担任行政职务。

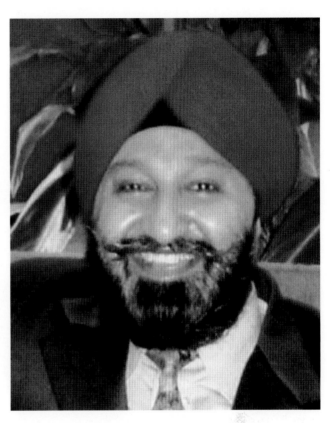

参考文献

1. NCI (National Cancer Institute) on ovarian cancer. Information available at http://www.cancer.gov/cancertopics/types/ovarian. Last accessed Aug 2011.

2. Bast Jr RC, Badgwell D, Lu Z, Marquez R, Rosen D, Liu J, Baggerly KA, Atkinson EN, Skates S, Zhang Z, Lokshin A, Menon U, Jacobs I, Lu K. New tumor markers: CA125 and beyond. Int J Gynecol Cancer. 2005;15:274–81.

3. Zaidi SI. Fifty years of progress in gynecologic ultrasound. Int J Gynaecol Obstet. 2007;99:195–7.

4. Menon U, Talaat A, Rosenthal AN, Macdonald ND, Jeyerajah AR, Skates SJ, Sibley K, Oram DH, Jacobs IJ. Performance of ultrasound as a second line test to serum CA125 in ovarian cancer screening. BJOG. 2000;107:165–9.

5. Nossov V, Amneus M, Su F, Lang J, Janco JM, Reddy ST, Farias-Eisner R. The early detection of ovarian cancer: from traditional methods to proteomics. Can we really do better than serum CA-125? Am J Obstet Gynecol. 2008;199:215–23.

6. Kim KA, Park CM, Lee JH, Kim HK, Cho SM, Kim B, Seol HY. Benign ovarian tumors with solid and cystic components that mimic malignancy. AJR Am J Roentgenol. 2004;182:1259–65.

7. Lenic M, Zazula D, Cigale, B. Segmentation of ovarian ultrasound images using single template cellular neural networks trained with support vector machines. In: Proceedings of 20th IEEE international symposium on Computer-Based Medical Systems, Maribor, 2007, p. 205–12.

8. Hiremath PS, Tegnoor JR. Recognition of follicles in ultrasound images of ovaries using geometric features. In: Proceedings of international conference on Biomedical and Pharmaceutical Engineering, Singapore, 2009, p. 1–8.

9. Deng Y, Wang Y, Chen P. Automated detection of polycystic ovary syndrome from ultrasound images. In: Proceedings of the 30th annual international IEEE Engineering in Medicine and Biology Society conference, Vancouver, 2008, p. 4772–5.

10. Sohail ASM, Rahman MM, Bhattacharya P, Krishnamurthy S, Mudur SP. Retrieval and classification of ultrasound images of ovarian cysts combining texture features and histogram moments. In: IEEE international symposium on Biomedical Imaging: From Nano to Macro, Rotterdam, 2010, p. 288–91.

11. Sohail ASM, Bhattacharya P, Mudur SP, Krishnamurthy S. Selection of optimal texture descriptors for retrieving ultrasound medical images. In: IEEE international symposium on Biomedical Imaging: From Nano to Macro, Chicago, 2011, p. 10–6.

12. Molinari F, Liboni W, Giustetto P, Badalamenti S, Suri JS. Automatic computer-based tracings (ACT) in longitudinal 2-D

ultrasound images using different scanners. J Mech Med Biol. 2009;9:481–505.

13. Ojala T, Pietikäinen M, Harwood D. A comparative study of texture measures with classification based on feature distributions. Pattern Recogn. 1996;29:51–9.

14. Ojala T, Pietikäinen M, Maenpaa T. Multiresolution gray-scale and rotation invariant texture classification with local binary patterns. IEEE Trans Pattern Anal. 2002;24:971–87.

15. Liao S, Law MWK, Chung ACS. Dominant local binary patterns for texture classification. IEEE Trans Image Process. 2009; 18:1107–18.

16. Zhang B, Gao Y, Zhao S, Liu J. Local derivative pattern versus local binary pattern: face recognition with high-order local pattern descriptor. IEEE Trans Image Process. 2010;19:533–44.

17. Laws KI. Rapid texture identification. SPIE Conf Series. 1980;238:376–80.

18. Petrou M, Sevilla PG. Image processing – dealing with texture. Chichester: Wiley; 2006.

19. Mirmehdi M, Xie X, Suri JS. Handbook of texture analysis. London: Imperial College Press; 2008.

20. Vapnik V. Statistical learning theory. New York: Wiley; 1998.

21. Burgess CJC. A tutorial on support vector machines for pattern recognition. Data Min Knowl Disc. 1998;2:1–47.

22. Cortes C, Vapnik V. Support-vector networks. Mach Learn. 1995; 20:273–97.

23. David V, Sanchez A. Advanced support vector machines and kernel methods. Neurocomputing. 2003;55:5–20.

24. Muller KR, Mika S, Ratsch G, Tsuda K, Scholkopf B. An introduction to kernel based learning algorithms. IEEE Trans Neural Network. 2001;12:181–201.

25. Renz C, Rajapakse JC, Razvi K, Liang SKC. Ovarian cancer classification with missing data. In: Proceedings of 9th international conference on Neural Information Processing, Singapore, 2002, vol. 2, p. 809–13.

26. Assareh A, Moradi MH. Extracting efficient fuzzy if-then rules from mass spectra of blood samples to early diagnosis of ovarian cancer. In: IEEE symposium on Computational Intelligence and Bioinformatics and Computational Biology, Honolulu, 2007, p. 502–6.

27. Tan TZ, Quek C, Ng GS, Razvi K. Ovarian cancer diagnosis with complementary learning fuzzy neural network. Artif Intell Med. 2008;43:207–22.

28. Meng H, Hong W, Song J, Wang L. Feature extraction and analysis of ovarian cancer proteomic mass spectra. In: 2nd international conference on Bioinformatics and Biomedical Engineering, Shanghai, 2008, p. 668–71.

第 26 章

使用超声对卵巢肿瘤进行描述和分类:一个新的在线模式

U. Rajendra Acharya, Luca Saba, Filippo Molinari, Stefano Guerriero, Jasjit S. Suri

摘 要

在妇科恶性肿瘤中,卵巢癌是最常见的致死病因。在由医学影像得出的最初诊断上,图像挖掘算法主要用于提供给医生一个更加客观、快速和准确的补充性意见。这项工作的目标是开发一个计算机辅助诊断(CAD)技术,利用卵巢三维超声图像准确地描述和区分良恶性卵巢肿瘤的特征。在该算法中,我们首先基于结构变化和高阶谱(HOS)信息选取特征,然后选取重要特征用来训练和评估决策树(DT)分类器。这项技术使用分别从 10 名良性疾病和 10 名恶性疾病的患者上获得的 1000 幅良性和 1000 幅恶性的图像,被证明有效。在采用 10 倍分层交叉验证模式评估分类器时,DT 分类器准确性高达 97%,敏感性为 94.3%,特异性为 99.7%。能实现高准确性的原因是,运用四种特征的联合编码,这样能充分量化细微的变化和像素强度的非线性变化。DT 分类器输出的规则容易被终端用户理解,因此,使得医生更自信地接受结果。初步结果表明,该特征足够有识别性以产生良好的准确性。此外,该技术是完全自动化和准确的,并且很容易写成一个软件应用程序用于任何计算机。

关键词

卵巢肿瘤·特征提取·高阶谱·描述·分类·计算机辅助诊断

引言

2011 年在美国,据估计有 21 990 新病例被诊断为卵巢癌,15 460 名女性死于卵巢癌[1]。超声和检测肿瘤标志物 CA-125 的水平是目前最常用于检测卵巢癌的技术。在使用超声的情况下,超声操作者和放射医师通过观察获得的超声图像,来发现区分良恶性肿瘤的任何细微变化。尽管这是目前最常见的检查,但图像观察的准确性和重复性通常依赖于观测者的技能。在使用血清 CA-125 评估的情况下,这种标志物在 I 期癌症患者中仅 50% 有所升高[2]。此外,在其他的恶性肿瘤中,比如子宫和胰腺,有时在许多良性病变中,比如子宫肌瘤、子宫内膜异位症、盆腔炎症和良性卵巢囊肿,CA-125 水平也可以升高[3]。Menon[4]等用超声检查了 CA-125 水平升高的女性,根据超声参数诊断的敏感性为 84%~100%,特异性为 97%,但阳性预测值(PPV)仅有 37.2%。其他检查方法,如计算机断层显像、磁共振成像和放射免疫显像,都受限于一个或多个因素:成本、设备可用性和辐射。而且,术前判断一个卵巢肿瘤是恶性或良性,尤其当这个肿瘤为囊实性,是很困难的[5]。因为超声对卵巢肿块的诊断是不确定的,有时,后续的卵巢切除手术可能证实肿块是良性的。这种不必要的治疗不仅会增加医疗成本和时间,而且会增加患者的焦虑。由于显示出的局限性,以下的任何一种解决方案都是必要的:①一个独立准确的肿瘤诊断方法;②一种基于多模态的标准化诊断方案,能可靠区分良恶性肿瘤;③ 一个辅助诊断方法和技术能准确分类肿瘤。因此,能提供给医生有价值的补充意见,以决定患者的后续诊断方案。

我们工作的主要目标是为了开发一个这样的卵巢肿瘤分类的辅助技术。在过去的几十年里,医学数据挖掘已经成为一个越来越受欢迎的科学领域。使用数据挖掘框架发展的计算机辅助诊断(CAD)技术通常遵循以下步骤:①图像预处理去除噪声;②提取典型的特征量化图像的变化(也称为特征提取阶段);③ 选择重要的特征(也称为特征选择阶段);④分类阶段,使用选择的特征来构建和评估分类器。由于 CAD 技术的易用性、速度、无创性、成本效益和可靠性,该技术被证明为优秀的辅助技术,特别是进行实时肿块筛查。因此,我们开发了一种 CAD 技术可以帮助医生确定对肿瘤是良性还是恶性的诊断是正确的,从而可以让医生对随后的治疗方案更有信心。在卵巢疾病领域,CAD 技术被用于自动卵泡细分以更好的理解卵泡动力学[6,7]、多囊卵巢综合征的检测[8]、卵巢囊肿的分类[9]和卵巢超声

图像的检索[10]。很少有 CAD 在卵巢癌检测中应用的研究。大多数研究使用的特征基于:①血液检查结果[11];②质谱(MS)数据[12-16];③超声图像[17-21]。基于 MS 的分类研究会受到维数较大的影响[22],这是因为其需要从一个小样本中获得高维度的特征集。而且,MS 设备很昂贵,在很多发展中和不发达国家都没有。因此,在我们的工作中,我们提出使用常见和廉价的超声检查获得的图像。

与 2D 超声相比,3D 超声能更加客观和定量的归档良恶性肿瘤的形态学特征[23]。研究表明,选择性的使用 3D 超声和能量多普勒超声能提高卵巢肿瘤诊断的准确性[24,25]。因此,在这项工作中,我们使用 3D 经阴道超声获取的 2D 图像。

材料和方法

图 26-1 描述了实时图像挖掘 CAD 技术的框图。它由一个处理传入的患者检查图像的在线分类系统(在图 26-1 的右侧显示)组成。这个在线系统预测分类标签(良性或恶性)是基于在线灰度特征向量的变换,根据离线学习系统得到的训练参数得出(在图 26-1 的左侧显示)。离线分类系统是由一个分类阶段组成,通过联合离线训练灰度特征和各自离线实况训练标签(0/1 对应良性/恶性),能产生训练参数。在线或离线训练的灰度特征的获得是使用相同的特征提取程序:结构特征和高阶谱(HOS)特征。使用 t 检验来选择所提取的重要特征。我们评估了决策树(DT)分类器。

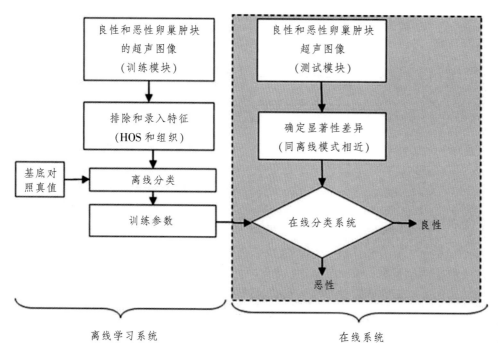

图 26-1 肿瘤特征和分类系统的框图;虚线阴影矩形框外的模块代表离线训练系统的走向,虚线阴影矩形框内的模块代表在线实时系统。

上面的 CAD 系统使用一个图像数据库分成训练集和测试集进行开发。训练集图像被用来开发 DT 分类器。使用测试集对建成的分类器进行评估。我们使用 k 倍分层交叉验证模式进行评估。测试图像的预测类标签和相应的实况标签(0/1)进行比较,以确定系统的性能,如敏感性、特异性、准确性和 PPV。

在本节中,我们详细描述了图像采集过程和用于特征提取、选择和分类的各种技术。

患者和图像采集

20 名女性 (年龄:29~74 岁；平均数±标准差=49.5±13.48)参与了这个研究。该研究经过伦理审查委员会批准。整个过程分为每个主题进行解释,并获得了知情同意。在这 20 名女性中,11 名是绝经前和 9 名是绝经后。所有这些患者在术前评估中由本文的作者之一连续选择(盲法进行同行评审)。没有解剖病理学评估的患者被排除在研究之外。活检显示,20 例患者中,10 例有卵巢恶性肿瘤,10 例有良性肿瘤。良性肿瘤的术后组织学结果如下:5 例子宫腺肌瘤,2 例黏液性囊腺瘤,1 例囊性畸胎瘤,1 例输卵管脓肿,1 例浆液性囊肿。恶性肿瘤结果如下:3 例原发性卵巢癌(未分化癌),3 例交界性肿瘤,1 例 krukenberg 瘤,1 例浆液性囊腺癌,1 例浆液性癌和 1 例癌肉瘤。所有患者评估使用 Voluson-I(GE 医疗)经阴道 3D 超声,根据预定义的扫描程序使用 6.5MHz 的探头频率 (热指数:0.6和机械指数:0.8),能得到整个卵巢的 3D 成像卷。获得的 3D 成像卷被存储在一个硬盘里 (Sonoview™, GE医疗)。根据卷盒的大小卷收集的时间范围为 2~6s。在附件肿块包含一个以上实性部分的情况下,就有超过一个的卷被存储,只有能最好观测肿块的卷被选择进一步分析。图 26-2 显示了良性和恶性肿瘤的典型图像。我们从每个病例的每个卷中选择中间 100 幅图像。因此,评估数据库包括 1000 幅良性图像和 1000幅恶性图像。

特征提取

特征提取是一个自动 CAD 系统中最重要的一步,它观察到肿瘤的类型(类肿瘤样病变、良性肿瘤、低度恶性肿瘤和恶性肿瘤)与病变直径有关,直径更大的是恶性肿瘤的可能性更高[26]。此外,良恶性肿瘤的超声图像上有几种形态的变化[27,28]。通常恶性肿瘤的组织病理细胞结构与良性肿瘤不同,在多个部分会有肿瘤内坏死[29]。获取的超声图像中,病变直径的变化和细胞结构变化表现为非线性变化。因此,在这项工作

中,我们提取特征基于图像的结构变化和非线性的高阶谱信息。在本节中,我们详细描述这些特性。

结构特征

结构特征测量图像的光滑、粗糙和像素规律性。提取的结构描述量化了邻近像素的强度值之间的相互关系[30,31]。文献中有多个结构描述[31],我们选择了以下特征:

偏差

我们定义图像中信号强度为 i 的函数是 f(i),Ax 为图像面积,其中的 i=1,2,…,n 代表点数。图像中强度 i 的发生概率是由 h(i) = f(i)/Ax 计算。标准偏差是:

$$\text{偏差}: \sigma = \sum_{i=1}^{n} (i-\mu)^2 h(i) \tag{1}$$

分形维数(FD)

从理论上讲, 在对象连续放大或缩小的情况下, 分形对象的形状保持不变。因为结构通常是用尺度测量的[32],使用分形描述符可以减少这种依赖性。分形集的一个基本参数称为分形维数(FD)。FD 表明粗糙度或不规则图像的像素强度。在图 26-2 中显示的良恶性图像的视图,显示像素强度的规律性在这两类中是有区别的。我们因此用 FD 作为尺度来量化这种不规则性。FD 值越大,图像外观越粗糙。在欧氏距离的n 空间内定义一个表面 S, 如果它自身不重叠的复制,精确按照因子 r 比例扩大或缩小,而组成的组合Nr,那么,这个表面就是自相似的。FD 使用以下的公式计算[33,34]:

$$FD = \frac{\log N_r}{\log\left(\frac{1}{r}\right)} \tag{2}$$

在这项工作中,我们使用修正后的微分盒以顺序算法来计算 FD[34]。算法输入的是灰阶图像,为了进行高效的计算,网格的大小是 2 的幂次方。获取每一个(2×2)盒的最大和最小强度来合计它们的差异,这样得到 M 和 r,通过:

$$r = \frac{s}{M} \tag{3}$$

M=最小(R,C),s 是比例系数,R 和 C 分别是行数

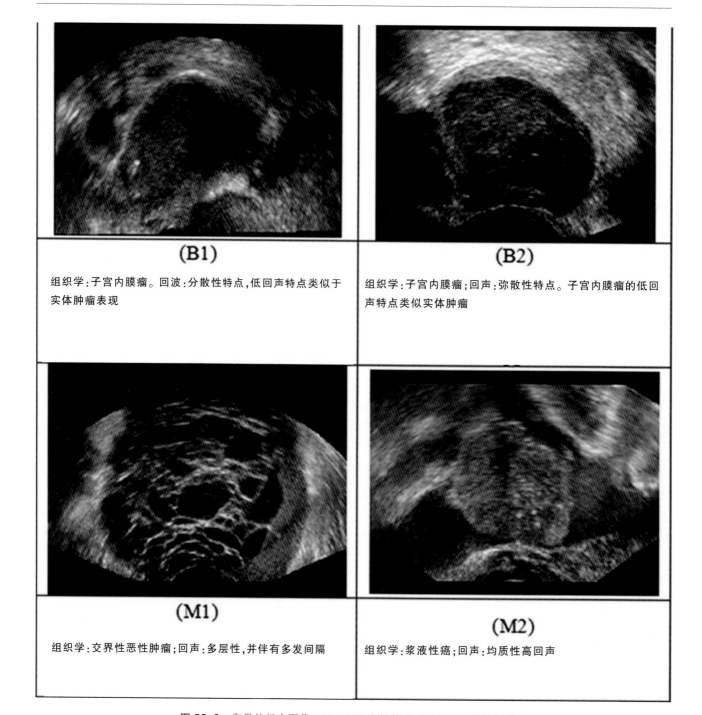

(B1)
组织学:子宫内膜瘤。回波:分散性特点,低回声特点类似于实体肿瘤表现

(B2)
组织学:子宫内膜瘤;回声:弥散性特点。子宫内膜瘤的低回声特点类似实体肿瘤

(M1)
组织学:交界性恶性肿瘤;回声:多层性,并伴有多发间隔

(M2)
组织学:浆液性癌;回声:均质性高回声

图 26-2 卵巢的超声图像:(B1-B2) 良性情况,(M1-M2) 恶性肿瘤。

和列数。当网格尺寸增加了一倍,R 和 C 减少到初始值的一半,重复以上步骤,直到最大(R,C)大于 2。从 $\log(N_r)$ 到 $\log(1/r)$ 的线符合线性回归模型,斜率为 FD:

$$\log N_r = FD \log\left(\frac{1}{r}\right) \tag{4}$$

灰度共生矩阵(GLCM)

灰度共生矩阵(GLCM)的原理是由灰度(a,b)发生的相对次数组成,当像素之间的距离(a,b)=(1,0)。应用 GLCM 建立的一个 m×n 的图像可以被定义为[35]:

$$C_d(i,j) = \left\| \begin{matrix} (a,b),(a+\Delta x, b+\Delta y): I(a,b)=i, \\ I(a+\Delta x, b+\Delta y)=j \end{matrix} \right\| \tag{5}$$

当(a,b), (a + Δx, b + Δy) ∈ M × N, d = (Δx, Δy). | · | 代表一组的基数。在一个图像中灰度值为 i 的像素与灰度值为 j 的像素距离为 (Δx, Δy) 的可能性为:

$$P_d(i,j) = \frac{C_d(i,j)}{\sum_i \sum_j C_d(i,j)} \quad (6)$$

我们计算出以下特点:

$$Entropy(E) = -\sum_i \sum_j P_d(i,j) \times \ln\left[P_d(i,j)\right] \quad (7)$$

$$Fourth\ moment(m_4) = \sum_i \sum_j (i-j)^4 P_d(i,j) \quad (8)$$

游程长度矩阵

游程长度矩阵 Pθ(i,j) 包含当灰阶"i"游程长度"j"持续方向为 θ 的元素个数[36]。在这项工作中,θ = 0°、45°、90° 和 135° 的游程长度矩阵被计算出以下特征[37]:

游程长度不均匀(RLNU) =

$$= \sum_j \left\{\sum_i P_\theta(i,j)\right\}^2 \Big/ \sum_i \sum_j P_\theta(i,j) \quad (9)$$

高阶谱(HOS)

二阶统计量能充分描述最小相位系统。因此,在很多实际情况下,一个信号的高阶相关性被研究用以提取信号的相位和非线性信息[38-41]。高阶统计量表示高阶矩量(阶大于 2),高阶矩量的非线性组合,称为高阶累积量。在高斯过程中,所有阶大于 2 的累积矩量为 0。因此,这样的累积量能被用来评估一个过程偏离高斯行为多少。之前依据 HOS 提取的特征,预处理图像首先进行拉东变换[42]。这种变换决定了图像中在许多并行路径的线积分,从中心周围以不同角度 θ 旋转图像。因此,沿着这些线的像素强度在合成转换信号中投射到点。拉东变换将二维图像转化为一个在不同角度的一维信号,以使 HOS 特征计算成为可能。这个 1D 信号接着用来确定双阶谱,B(f₁, f₂),这是一个复杂重要的产物,是三个傅里叶系数的通过:

$$B(f_1,f_2) = E\left[A(f_1)A(f_2)A^*(f_1+f_2)\right] \quad (10)$$

A(f) 是一个随机信号 a(nT) 的节段(或窗口部分)的傅里叶变换,n 是一个整数指数,T 是采样间隔,E [·] 代表预期的操作。A*(f₁ + f₂) 是在频率(f₁ + f₂)的共轭。这个函数展现了均匀性,如图 26-3 中展示,是在不重复的/主要的域区 Ω 中计算的。我们计算的 H 参数是与双阶谱矩量相关的。双阶谱 H1 的对数振幅之和是:

$$H_1 = \sum_\Omega \log\left(|B(f_1,f_2)|\right) \quad (11)$$

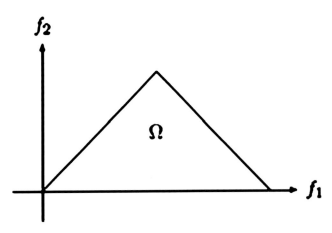

图 26-3 主要区域(Ω) 用于实际信号双阶谱的计算。

双阶谱加权中心(WCOB)是:

$$WCOB_x = \frac{\sum_\Omega iB(i,j)}{\sum_\Omega B(i,j)}, \quad WCOB_y = \frac{\sum_\Omega jB(i,j)}{\sum_\Omega B(i,j)} \quad (12)$$

i 和 j 是在不重复区域的频率点指数。

在 0° 到 180° 的拉东转换中的每一度,我们提取 H1 和两个加权中心的双阶谱特征。因此,特征提取的总数是 724(181×3)。总结以下的步骤用来计算超声图像的 HOS 特征[36]:①原始图像首先在每个 1°的角度使用拉东转换而被转换成一维信号。②256 个数据点的 FFT 是使用 128 个重复数据点来完成的,以保持连续性。③每个傅里叶谱的双阶谱使用公式(9)计算。同样,双阶谱由每 256 个样本来决定。④这些双阶谱的平均数就是一副超声图像的双阶谱。⑤根据双阶谱的平均值,双阶谱的矩量和加权中心可通过公式(11)和(12)计算获得。

特征选择

经过特征提取过程,总共有 729 个特征(5 个基于结构和 724 个基于 HOS)。大多数这些特征保留的信息是冗余的,使用它们来构建分类器会导致维数问题[22]和过拟合。因此,特征选择是为了确保只有特别的和有丰富信息的特征被保留。在这项工作中,我们使用 t 检验[43]来选择重要的特征。t 值被定义为两组数据的平均值与标准差的比值,首先计算 t 值,然后相应的 p 值可进而计算获得。若 p 值小于 0.01 或 0.05,则表明两组数据的均值在统计学意义上存在显著的差异,因此特征是有差别的。通过运用 t 检验,我们发现很多特征的 p 值小于 0.01。然而,在分类器中评估这些显著特征的组合时,我们发现只有 4 个特征参数(列于表 26-

1)的准确性最高。因此,整个数据系统可以用这4个特征参数来描述每一个患者。

分类器使用

在决策树(DT)情况下,输入特征用来构建一棵树,然后,不同类别的一组规则便会来源于树[44]。这些规则用来决定输入新图像的类别。

分类过程

在分类中,维持技术是获得数据集的一部分(通常为70%),被用来训练分类器,剩下的样本被用来测试分类器的性能。然而,使用这种技术获得的性能取决于哪些样本在训练集和测试集,因此,根据划分的不同,最终的合成性能可能显著不同。为了获得健全的结果,在这项工作中我们使用k倍分层交叉验证模式技术作为首选数据重采样技术。在这项技术中,数据集被随机的划分为k等分倍,每个分倍包含两类相同比例的非重复样本。在迭代时,(k-1)倍分层的数据被用来训练分类器,剩余一个分倍的数据用来测试分类器,获得性能评价。重复这个过程(k-1)次,每次使用不同的测试集。在所有迭代中,获得性能指标的平均值被记录为总体性能指标。在这项工作中,k为10。由于这种迭代技术,训练的分类器会更加健全。在刀切法中,与单一交叉验证方法类似,不同于k倍分层交叉验证模式中对所有分倍的性能指标进行评估,我们计算和研究每个分倍中感兴趣的统计数据的偏差。在这项工作中,我们感兴趣的是分类器的泛化能力,因此,我们使用k倍分层交叉验证方法。

性能评估

敏感性、特异性、阳性预测值和准确性被用来评估分类器的性能。TN(真阴性)是良性样本被识别为良性的数目。TP(真阳性)是恶性图像被识别为恶性的数目。恶性样本被检测为良性的数目则定量为FN(假阴性)。FP(假阳性)是良性样本被检测为恶性的数目。敏感性是实际阳性病例(恶性病例)被正确诊断的比例,用TP/(TP+FN)计算,特异性是实际阴性病例(良性病例)被正确诊断的比例,用TN/(TN+FP)计算。阳性预测值(PPV)是结合真假阳性中真阳性的比例,用TP/(TP+FP)计算,准确性是所有样本中被正确分类的样本比例,用(TP+TN)/(TP+FP+TN+FN)计算。

结果

选择的特征

表26-1显示了良性和恶性分类中选择的特征的均数±标准差 (SD)。低的 p 值表示列出的特征是重要的。尽管表26-1中两个类别特征的均数很接近,t 检验不能确定基于整体均数是否有意义。正如前面所指出的,t 检验判断它们均数之间的差异与数据的波动性相关。从这个角度看,所列出的特征是有重要意义的。

分类结果

自从10倍分层交叉验证模式使用后,在每个10迭代中,每一类的900幅图像(总共1800幅图像)被用来构建分类器,每一类剩余的100幅图像(总共200幅图像)被用来测试和确定性能指标。在表26-2中记录了通过10倍获得的性能指标的平均数。显然,简单的决策树分类器得到了高准确性97%、敏感性94.3%和特异性99.7%。相对于其他分类器,DT分类器的优势是能使用规则对一副新的图像进行分类。这些规则很容易被终端用户理解,因此,使得医生更自信地接受结果。然而,若以人工神经网络为分类器则不是这种情况,因为,在多数情况下,人工神经网络就如同一个黑箱,这个黑箱是以一种不透明的方式确定类别的。

讨论

在卵巢肿瘤分类领域很少有基于 CAD 的研究。

表26-1 分类器性能测量

SVM 要素	TP	TN	FP	FN	准确性(%)	敏感性(%)	特异性(%)	PPV(%)
线性	100	99	0	1	99.8	99.61	100	100
多项式(1级)	100	100	0	0	99.8	99.6	100	100
多项式(2级)	100	100	0	0	99.5	100	99.9	99.9
多项式(3级)	100	100	0	0	99.85	99.9	99.8	99.8
RBF	100	100	0	0	99.9	100	99.8	99.8

TN 真阴性, FN 假阴性, TP 真阳性, FP 假阳性。

表 26-2 良性和恶性分类的重要特性(p 值 < 0.0001)及其范围(均值±标准差)

特征	良性	恶性	P 值
LBP(R = 1, P = 8) 熵(LBP18 Ent)	1.58E + 08 ±0.53E + 08	2.17E + 08 ± 0.73E + 08	0.0000
LBP(R = 1, P = 8) 能量 (LBP18 Ene)	0.89E + 08 ±0.27E + 08	1.33E + 08 ± 0.50E + 08	0.0000
LBP(R = 2, P = 16) 熵(LBP216 Ent)	3.82E + 08 ±0.69E + 08	4.68E + 08 ± 1.32E + 08	0.0000
LBP(R = 2, P = 16) 能量 (LBP216 Ene)	0.27E + 08 ±0.09E + 08	0.31E + 08 ± 0.11E + 08	0.0000
LBP(R = 3, P = 24) 熵(LBP324 Ent)	0.22E + 08 ±0.07E + 08	0.24E + 08 ± 1.11E + 08	6.9744e-08
LBP(R = 3, P = 24) 能量 (LBP324 Ene)	4.19E + 08 ± 1.09E + 08	3.78E + 08 ± 1.19E + 08	2.3315e-15
结构能量 1(LTE1Ene)	0.31E + 08 ± 0.10E + 08	0.36E + 0 ± 0.13E + 08	0.0000
结构能量 2(LTE2Ene)	0.29E + 08 ± 0.09E + 08	0.31E + 08 ± 0.15E + 08	1.2659e-05
结构能量 3(LTE3Ene)	2.8019 ± 0.1963	3.0604 ± 0.1363	0.0000
结构能量 4(LTE4Ene)	0.2065 ± 0.0495	0.1444 ± 0.0315	0.0000
结构能量 5(LTE5Ene)	2.5528 ± 0.1203	2.8239 ± 0.1192	0.0000
结构能量 6(LTE6Ene)	0.2877 ± 0.019	0.2577 ± 0.0139	0.0000
结构能量 7(LTE7Ene)	2.404 ± 0.0884	2.6327 ± 0.1133	0.0000
结构能量 8(LTE8Ene)	0.3319 ± 0.0154	0.3232 ± 0.0189	0.0000

在一个多层感知分类器中，年龄和 30 例血液检查结果作为特征将患者分为三个类别:良性、早期和晚期癌症。通过测试 55 个病例，得到准确性为 92.9%[11]。Assare[12]等在蛋白质谱高维输入数据中选择了三个重要的生物标志物，并在两个模糊语言规则中使用它们。使用这些规则进行分类,他们报道的一个数据集(91 例自控,162 例癌症)分类准确性为 100%,另一个数据集(100 例正常,16 例良性,100 例癌症)分类准确性为 86.36%。这项研究的局限性在于使用维持技术进行数据重采样。正如前文所指,维持技术通常导致更少健全的结果,因为对数据划分为训练集和测试集有依赖。在 DNA 微阵列基因表达数据库(24 例正常,30 例癌症)中使用补充模糊神经网络,Tan[13]等报道了使用 9 个特征的准确性为 84.72%。在其他基于质谱的研究中，二进制图像首先建模基于蛋白质组质谱数据,从 100 例正常和 100 例癌症中获得。使用这些模型进行评估时,可达到准确性 96.5%[14]。Tang[15]等提出了一种新颖的方法用以在质谱数据中降维,使用高分辨率 SELDI-TOF 数据对卵巢癌(95 例正常,121 例癌症)进行了测试。在一个内核部分最小平方分类器中使用 4 个统计矩量，得到的敏感性为 99.5%，特异性为 99.16%和准确性为 99.35%。Petricoin[16]等使用遗传算法与自组织聚类分析检测卵巢癌。他们用来源于分析来自 50 名正常女性和 50 名卵巢癌患者血清的光谱,确定了一种蛋白质组学模式,能将癌症与正常情况完全区分开来。他们用确定的模型评估了 50 例恶性和 66 例良性病例，得到的敏感性为 100%和特异性为

95%。即使使用 MS 数据获得的准确性很高,但这些技术的使用是有局限性的,由于数据分析必要设备的可用性和成本。

Tailor[17]等使用从 52 例良性和 15 例恶性的经阴道的 B 型超声图像中获得的变量,如年龄、绝经情况、最大肿瘤直径、肿瘤体积、间隔、乳头状突起的存在、存在杂乱回声、可分析的血流速度波形、收缩期峰值流速、平均最大速度、脉动指数和阻力指数,使用反向传播算法的变体，获得的敏感性和特异性为 100%和 98.1%。Bruning[18]等开发了一个基于知识的系统称为 ADNEXPERT,将组织病理及超声数据用于附件肿瘤的计算机辅助超声诊断。评估使用 69 例新的附件肿瘤病例,ADNEXPERT 达到的准确性为 71%。Biagiotti[19]等使用从 175 例良性和 51 例恶性的经阴道的 B 型超声图像中获得的变量,如年龄、乳头状突起、杂乱回声、收缩期峰值流速和阻力指数，使用三层反向传播网络,获得的敏感性为 96%。这三个研究[17-19]使用的特征都基于操作者的评估,因此,这些特征在本质上可能是主观的。Zimmer[20]等提出了一种 B 型超声图像的自动分析,通过量化灰度强度(平均值、标准差等),使用感兴趣区的分段划分,他们的算法将肿瘤分为三个主要类别(囊肿、实性和半实性),获得的肿瘤含有实性成分的准确性较低为 70%。Lucidarme[21]等使用卵巢组织扫描(OVHS,先进医疗诊断,滑铁卢,比利时)技术用以分类肿瘤。这项技术登记敏感性为 98%,特异性为 88%,准确性为 91.73%。组织扫描是一项自动评分系统,基于在图像处理之前,量化在背散射超声波中由

恶性过程导致的组织紊乱。最近,基于局部二进制模式(LBP)和组织能量法则(LTE),我们提出了结构特征并利用结构特征构建并训练了一个支持向量设备(SVM)分类器。在此建立的分类系统基础上,我们分别评估了 1000 例良性和 1000 例恶性肿瘤影像并确保了 99.9%的准确性[45]。在该研究中,我们虽然仅测试了结构特征这一单项 [45],但该单项却是一个全新的 HOS 与结构特征相结合的单项。

我们的研究是沿着 Zimmer[20]等的路线,其中我们使用结构和基于 HOS 的特征,用以量化超声图像灰度强度的变化。Zimmer[20]等使用分割算法来确定 B 超图像中卵巢肿瘤的感兴趣区(ROI)。在我们的技术中,我们使用全部的二维图像,没有任何分割的部分。我们围绕图像每 1°都使用拉东变换来获得图像所有可能的信息。我们的结果显示,所有 4 个选择的非线性特征具有唯一的范围(p 值较低)。病灶外的结构特征,比如噪声或其他变化,不会影响我们的结果,因为非线性特征,如 HOS 受噪声影响小,能获取在频域中的像素点的非线性交互作用和相位耦合。因此,病灶外的变化不会影响我们的特征或分类结果。使用 DT 分类器中 4 个特征的新颖组合,我们能达到 97%的高准确性。获得诊断预测的时间不到 1 分钟。我们的算法具有以下特征:

(1)该系统使用整个超声图像(而不是任何特定的 ROI),自动提取特征,并在 DT 分类器中使用它们预测患者分类(良性或恶性)。由于没有使用者的相互作用,最终结果更加客观和具有再复制性,与超声图像的人工解释相比,有时会导致观察者间的变化。

(2)因为使用 10 倍分层交叉验证模式的数据重采样技术,该系统广义准确预测新的超声图像的分类,因此,提出的技术是抗干扰的。

(3)只有从图像中计算得到的 4 个简单和易决定的强大的特征用于分类器。这会显著减少计算负荷和时间。与 MS 数据不同,这不需要复杂的降维技术。

(4)因为我们获得图像使用常见的和负担得起的超声检查,所以没有额外的图像采集成本。此外,该算法很容易写成一个软件应用程序,该应用程序可以安装和使用在任何放射科医生或内科医生的办公室,而无需额外支付费用。

(5)医生仅仅需要在刚刚获得的 B 型超声图像上运行该软件。在组织特征提取后,软件处理所有程序并输出分类图像。因此,不需要训练有素的专家来运行该软件。

有局限性的是,这种 CAD 技术的统计学取决于

能良好区分良恶性类别的特征。此外,由于医学法律问题,放射科医生必须存储所有的 CAD 结果和图像,这会增加数码存储需求。当我们使用这样的 CAD 工具,我们倾向于依靠 CAD 的结果,从而导致当我们不使用 CAD 时,只有较低的检测癌症能力。使用 CAD 可能使人类决定降级。因此,这样的 CAD 工具的临床成功取决于这些工具有高敏感性和合理的特异性,也有很好的结果重现性[46]。在这项研究中,我们得到一个高敏感性为 94.3%和特异性为 99.7%。然而,我们相信还有更多的准确性的进步空间。因此,作为我们未来的研究的一部分,我们打算对其他结构特征进行分析,以确定更多的辨识特征。此外,我们提出技术的临床适用性建立了更多的研究,包含从多民族群体得到的更大的图像数据库。我们还打算将研究方案扩展到3D,在其中将包括一个患者的 3D 切片的空间信息进行分析。

结论

在本文中我们提出了一种对卵巢肿瘤分类的CAD 技术。4 个结构和基于 HOS 的特征的新颖组合能充分量化在良恶性卵巢超声图像中的非线性变化,这被用来建立分类器。我们的研究表明,决策树分类器能够分类良性和恶性情况,准确性为 97%,敏感性为94.3%,特异性为 99.7%。在 1000 例良性和 1000 例恶性样本中使用 10 倍分层交叉验证模式进行评估,该分类器是很健全的。使用该系统获得的初步结果表明,这些特征能足以产生良好的分类准确性为 97%。此外,相对于超声图像的手动分析可能导致观察者间的变化,CAD 工具将更加客观。该系统可以安装在医生的办公室作为一个独立的软件应用程序,而无需额外支付费用。然而,该系统只使用 20 例临床病例进行测试,需要进一步临床验证来评估该方法诊断的准确性。

参考文献

1. NCI (National Cancer Institute) on ovarian cancer. Information website http://www.cancer.gov/cancertopics/types/ovarian. Accessed 4 Oct 2011.
2. Bast Jr RC, Badgwell D, Lu Z, et al. New tumor markers: CA125 and beyond. Int J Gynecol Cancer. 2005;15:274–81.
3. Zaidi SI. Fifty years of progress in gynecologic ultrasound. Int J Gynaecol Obstet. 2007;99:195–7.
4. Menon U, Talaat A, Rosenthal AN, et al. Performance of ultrasound as a second line test to serum CA125 in ovarian cancer screening. BJOG. 2000;107:165–9.
5. Kim KA, Park CM, Lee JH, et al. Benign ovarian tumors with solid and cystic components that mimic malignancy. AJR Am J Roentgenol. 2004;182:1259–65.

6. Lenic M, Zazula D, Cigale B. Segmentation of ovarian ultrasound images using single template cellular neural networks trained with support vector machines. In: Proceedings of 20th IEEE international symposium on Computer-Based Medical Systems, Maribor, 2007, 205–12.

7. Hiremath PS, Tegnoor JR. Recognition of follicles in ultrasound images of ovaries using geometric features. In: Proceedings of international conference on Biomedical and Pharmaceutical Engineering, Singapore, 2009, 1–8.

8. Deng Y, Wang Y, Chen P. Automated detection of polycystic ovary syndrome from ultrasound images. In: Proceedings of the 30th annual international IEEE Engineering in Medicine and Biology Society conference, Vancouver, 2008, p. 4772–5.

9. Sohail ASM, Rahman MM, Bhattacharya P, Krishnamurthy S, Mudur SP. Retrieval and classification of ultrasound images of ovarian cysts combining texture features and histogram moments. In: IEEE international symposium on Biomedical Imaging: From Nano to Macro, Rotterdam, 2010, p. 288–91.

10. Sohail ASM, Bhattacharya P, Mudur SP, Krishnamurthy S. Selection of optimal texture descriptors for retrieving ultrasound medical images. In: IEEE international symposium on Biomedical Imaging: From Nano to Macro, Chicago, 2011, p. 10–6.

11. Renz C, Rajapakse JC, Razvi K, Liang SKC. Ovarian cancer classification with missing data. In: Proceedings of 9th international conference on Neural Information Processing, Singapore, 2002, vol. 2, p. 809–13.

12. Assareh A, Moradi MH. Extracting efficient fuzzy if-then rules from mass spectra of blood samples to early diagnosis of ovarian cancer. In: IEEE symposium on Computational Intelligence and Bioinformatics and Computational Biology, Honolulu, 2007, p. 502–6.

13. Tan TZ, Quek C, Ng GS, Razvi K. Ovarian cancer diagnosis with complementary learning fuzzy neural network. Artif Intell Med. 2008;43:207–22.

14. Meng H, Hong W, Song J, Wang L. Feature extraction and analysis of ovarian cancer proteomic mass spectra. In: 2nd international conference on Bioinformatics and Biomedical Engineering, Shanghai, 2008, p. 668–71.

15. Tang KL, Li TH, Xiong WW, Chen K. Ovarian cancer classification based on dimensionality reduction for SELDI-TOF data. BMC Bioinformatics. 2010;11:109.

16. Petricoin F. Use of proteomic patterns serum to identify ovarian cancer. Lancet. 2002;359:572–7.

17. Tailor A, Jurkovic D, Bourne TH, Collins WP, Campbell S. Sonographic prediction of malignancy in adnexal masses using an artificial neural network. Br J Obstet Gynaecol. 1999;106:21–30.

18. Brüning J, Becker R, Entezami M, Loy V, Vonk R, Weitzel H, et al. Knowledge-based system ADNEXPERT to assist the sonographic diagnosis of adnexal tumors. Methods Inf Med. 1997;36:201–6.

19. Biagiotti R, Desii C, Vanzi E, Gacci G. Predicting ovarian malignancy: application of artificial neural networks to transvaginal and color Doppler flow US. Radiology. 1999;210:399–403.

20. Zimmer Y, Tepper R, Akselrod S. An automatic approach for morphological analysis and malignancy evaluation of ovarian masses using B-scans. Ultrasound Med Biol. 2003;29:1561–70.

21. Lucidarme O, Akakpo JP, Granberg S, et al. A new computer-aided diagnostic tool for non-invasive characterisation of malignant ovarian masses: results of a multicentre validation study. Eur Radiol. 2010;20:1822–30.

22. Bellman RE. Dynamic programming. Mineola: Courier Dover Publications; 2003.

23. Hata T, Yanagihara T, Hayashi K, Yamashiro C, et al. Three-dimensional ultrasonographic evaluation of ovarian tumours: a preliminary study. Hum Reprod. 1999;14:858–61.

24. Laban M, Metawee H, Elyan A, Kamal M, Kamel M, Mansour G. Three-dimensional ultrasound and three-dimensional power Doppler in the assessment of ovarian tumors. Int J Gynaecol Obstet. 2007;99:201–5.

25. Cohen LS, Escobar PF, Scharm C, Glimco B, Fishman DA. Three-dimensional power Doppler ultrasound improves the diagnostic accuracy for ovarian cancer prediction. Gynecol Oncol. 2001;82:40–8.

26. Okugawa K, Hirakawa T, Fukushima K, Kamura T, Amada S, Nakano H. Relationship between age, histological type, and size of ovarian tumors. Int J Gynaecol Obstet. 2001;74:45–50.

27. Webb JAW. Ultrasound in ovarian carcinoma. In: Reznek R, editor. Cancer of the ovary. Cambridge: Cambridge University Press; 2006. p. 94–111.

28. Guerriero S, Alcazar JL, Pascual MA, Ajossa S, Gerada M, Bargellini R, Virgilio B, Melis GB. Intraobserver and interobserver agreement of grayscale typical ultrasonographic patterns for the diagnosis of ovarian cancer. Ultrasound Med Biol. 2008;34:1711–6.

29. Testa AC, Gaurilcikas A, Licameli A, Mancari R, Di Legge A, Malaggese M, Mascilini F, Zannoni GF, Scambia G, Ferrandina G. Sonographic features of primary ovarian fibrosarcoma: a report of two cases. Ultrasound Obstet Gynecol. 2009;33:112–5.

30. Park SB, Lee JW, Kim SK. Content-based image classification using a neural network. Pattern Recogn Letters. 2004;25:287–300.

31. Gonzalez C, Woods RE. Digital image processing. Upper Saddle River: Prentice Hall; 2001.

32. Fortin C. Fractal dimension in the analysis of medical images. IEEE Eng Med Biol. 1992;11:65–71.

33. Mandelbrot BB. The fractal geometry of nature. New York: WH Freeman Ed; 1982.

34. Biswas MK, Ghose T, Guha S, Biswas PK. Fractal dimension estimation for texture images: a parallel approach. Pattern Recogn Letters. 1998;19:309–13.

35. Haralick RM, Shanmugam K, Dinstein I. Textural features for image classification. IEEE Trans Syst Man Cybern. 1973;SMC-3:610–21.

36. Ramana KV, Ramamoorthy B. Statistical methods to compare the texture features of machined surfaces. Pattern Recogn. 1996;29:1447–59.

37. Galloway MM. Texture classification using gray level run length. Comput Graph Image Process. 1975;4:172–9.

38. Nikias C, Petropulu A. Higher-order spectral analysis. Englewood Cliffs: Prentice-Hall; 1997.

39. Chua KC, Chandran V, Acharya UR, Lim C. Application of higher order spectra to identify epileptic EEG. J Med Syst. 2011;35(6):1563–71. doi:10.1007/s10916-010-9433-z.

40. Acharya UR, Chua KC, Lim TC, Dorithy DL, Suri JS. Automatic identification of epileptic EEG signals using nonlinear parameters. J Med Mech Biol. 2009;9:539–53.

41. Chua KC, Chandran V, Acharya UR, Lim CM. Analysis of epileptic EEG signals using higher order spectra. J Med Eng Technol. 2009;33:42–50.

42. Ramm A, Katsevich A. The radon transform and local tomography. Boca Raton: CRC Press; 1996.

43. Box JF. Guinness, gosset, fisher, and small samples. Stat Sci. 1987;2:45–52.

44. Larose DT. Decision trees. In: Discovering knowledge in data: an introduction to data mining. Hoboken: Wiley Interscience; 2004. p. 108–26.

45. Acharya UR, Sree SV, Krishnan MM, Saba L, Molinari F, Guerriero S, Suri JS. Ovarian tumor characterization using 3D ultrasound. Technol Cancer Res Treat. 2012;11(6):543–52.

46. Philpotts LE. Can computer-aided detection be detrimental to mammographic interpretation? Radiology. 2009;253(1):17–22.

第 27 章

基于演化算法的分类器参数用以优化自动卵巢癌组织特征和分类

U. Rajendra Acharya, Muthu Rama Krishnan Mookiah, S. Vinitha Sree, Ratna Yanti, Roshan Martis, Luca Saba, Filippo Molinari, Stefano Guerriero, Jasjit S. Suri

摘 要

目的：卵巢癌是女性最常见的一种妇科癌症,很难准确和客观地使用超声和其他检查诊断卵巢良、恶性肿瘤。因此,有必要开发一个计算机辅助诊断(CAD)卵巢肿瘤的分类系统,以减少患者焦虑和不必要的活检成本。在本文中,我们提出一个自动检测良性和恶性卵巢肿瘤的 CAD 系统,使用先进的图像处理和数据挖掘技术。

材料与方法：在该系统中,Hu 的不变矩、Gabor 变换参数和熵是首先从获得的超声图像中提取的。然后将显著特征用于训练概率神经网络(PNN)分类器,将图像分类为良性和恶性类别。对 PNN 分类器执行最好的模型参数(σ)是使用遗传算法(GA)确定。

结果：该系统是使用 1300 例良性和 1300 例恶性图像进行验证的, 图像是分别从10 例良性和 10 例恶性患者中获得的。我们使用 23 个具有统计学意义($P<0.0001$)的特性。在评估分类器时,使用 10 倍分层交叉验证模式,σ 为 0.264 时,我们能够达到平均分类准确性为 99.8%,敏感性为 99.2%,特异性为 99.6%。

结论：该自动化系统是自动的,因此更客观,可以很容易地安装在任何计算机,快速、准确,可以作为一个辅助工具,帮助医生自信地对卵巢肿瘤的性质进行评价。

关键词

卵巢癌·Hu 的不变矩·Gabor 变换·概率神经网络·熵·计算机辅助诊断

引言

卵巢癌的早期检测仍然是一个困难的挑战。在女性中,卵巢癌是第五位最常见的癌症死亡原因和由于妇科癌症死亡的首要原因[1]。在美国,其每年导致超过13 000 人死亡[2]。女性患卵巢癌的风险是 1/71[3]。与发生卵巢癌风险相关的有不同条件, 尤其是年龄 [3]和BRCA1 或 BRCA2 基因的存在[4,5]。

多种成像技术可用于对卵巢癌的检测和特性描述[6,7],自女性盆腔超声评价的引入以来,卵巢的超声表现(正常和病理性)都已经被广泛地研究[8-10]。超声评估的使用作为卵巢研究的一线检查,有赖于这个分析可以无辐射和对比剂。通过引入经阴道超声和 3D 超声,超声的敏感性和特异性进一步提高[11,12]。尽管超声是目前最常见的检查,准确性和视觉图像的再现性往往依赖于超声检查者的技能,因此超声受限于观测者间可变性。其他检查,如计算机断层扫描、磁共振成像、放射免疫成像受限于成本或设备可用性和(或)辐射。此外,术前测定卵巢肿瘤是恶性的还是良性的是很困难的,尤其当肿瘤同时具有实性和囊性成分[13]。由于这种不确定的结果,有时候会给良性卵巢肿瘤患者实施双侧卵巢切除术伴有或不伴有子宫切除术。此类程序会增加医疗成本和时间,也会增加患者的焦虑。因此,有必要一个辅助形式或技术,可以就肿瘤的性质为医生提供有价值的补充意见,从而使他们能够决定需要的治疗方案。

在成像领域过去几年里,新软件致力于自动识别(计算机辅助检测)和描述[计算机辅助诊断(CAD)]特定的病理(甲状腺癌、动脉粥样硬化),并被用以帮助放射科医生病理学诊断[14,15]。通常这些 CAD 技术处理获得图像去除噪声。随后,以其量化图像的像素强度的变化来提取典型特征。重要特征被用来训练分类器来开发其准确地将新图像分类为良性和恶性类别。由于其易用性、速度、无创性、成本高效益和可靠性,基于 CAD 技术被证明是卓越的辅助技术。很少有文献研究 CAD 在卵巢癌检测中的应用。大部分研究使用的特征基于:①血液检测结果[16];②肿块光谱分析(MS)数据[17-21];③超声图像[22-26]。基于 MS 的分类研究会被维数灾难影响[27],其必须处理从小样本中获得的高维特征集。同时,MS 的设备很昂贵,并不容易获得。因此,该 CAD 技术提出了使用由常见的和低成本的超声检查获得的图像。这些技术的文献综述(在本文的讨论部分简要说明)表明,对使用超声图像和少数显著特征来准确性的预测良性和恶性肿瘤的 CAD 算法很有需求。因此,这项工作的主要目的是提出一个这样的 CAD 技术,用来进行卵巢肿瘤分类,使用培训和测试卵巢肿瘤图像数据库来评估性能。与 2D 超声相比,3D 方法允许更客观和定量研究良性和恶性肿瘤的形态特征[28]。研究表明,选择性使用 3D 超声和能量多普勒超声可以改善卵巢肿瘤的诊断准确性[29,30]。因此,在我们的工作中一般都使用 3D 经阴道超声图像。

实验数据

在这项研究中,20 名女性(年龄:29~74 岁)被招募,其中 11 名是绝经前,9 名是绝经后。作为第一步,患者进行 B 型超声来确定附件肿瘤的形态学特征。这些肿瘤被分为以下类别:单房的、多房的、单房实性、多房实性或实性。随后,2D 多普勒被用来评估肿瘤的血供。由于必须检测到低流速没有噪声,将能量多普勒设置调整以获得最大敏感性。手术前,对在研究中所有的参与者进行 3D 经阴道超声评估。在扫描中,可获得可疑区域的 3D 图像卷。收集整个卷的时间范围从 2~6s。收集时间的变化取决于卷盒的体积大小。如果一个附件肿瘤有超过一个卷被存储,只有第一个的存储卷被用于进一步的处理。在参与者中,10 例有卵巢恶性肿瘤,其余 10 例是良性情况。从每个主题的卷中选择中间的 100 张图片,因此,评估数据库包括 1000 幅良性图像和 1000 幅恶性图像。为了选取感兴趣区(ROI),超声图像首先利用垂直和水平梯度检测围绕图像的周围黑色框架边界,进行自动裁剪。随后,一名妇科医生和放射科医生从裁剪图像中划分出正方形的 ROI。在我们的研究中,图像大小为 256×256。一套典型的良性和恶性肿瘤超声图像集在图 27-1 中所示。

方法

我们提出了卵巢肿瘤分类系统,如图 27-2 所示。它由一个在线分类系统(图 27-2 右侧)处理测试图像。这个在线系统预测测试图像的分类(良性或恶性)基于在线灰度特征向量的变换,通过离线学习系统决定的训练参数(图 27-1 左侧)。离线分类系统是由一个产生训练参数的分类阶段构成,其使用灰度离线训练特征和各自离线实际训练分类标签(0/1 为良性/恶性)结合而成。在线或离线训练的灰度特征都是相同的:Hu 的区域不变矩、Gabor 小波变换参数和熵。在所有提取的特征中,选择重要特征是使用 t 检验。我们评估了概率神经网络(PNN)分类器。PNN 分类器运行最好的模型参数(σ)是使用遗传算法确定。该分类器的统计学使用 10 倍分层交叉验证模式进行评估。测试图像的预测分类标签和相应的实际标签(0/1)进行比较,以确定系统的性能,如敏感性、特异性、准确性和 PPV。

在本节的其余部分中,我们将描述特征、Gabor 小波变换和熵的特征、PNN 分类器、特征选择测试(t 检验)用于这项工作。

特征提取

在这项工作中,我们在不同角度和层面提取了 7 个 Hu 的不变矩、Gabor 小波变换系数的平均值和标准差、Yager 和 Kapur 熵。在这一节中简要解释了这些特征。

良性

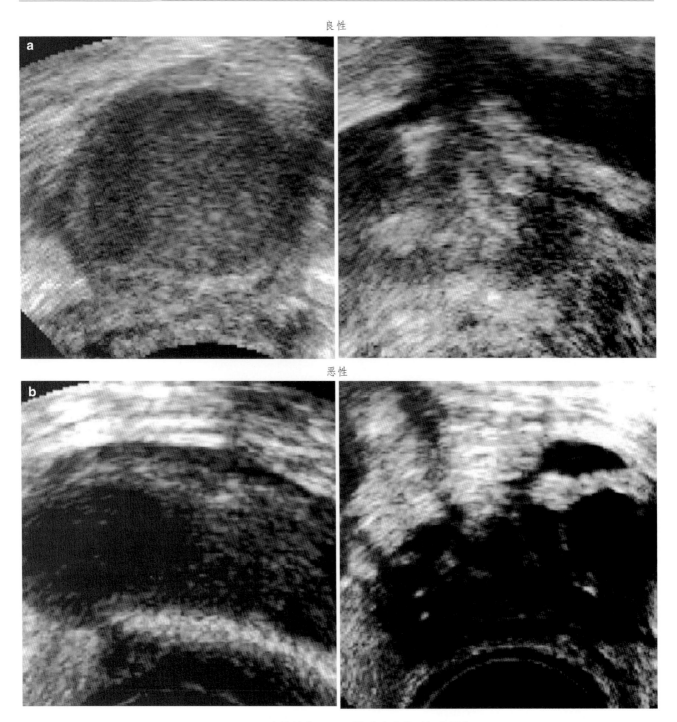

恶性

图 27-1 (a)良性肿瘤。(b)恶性肿瘤的典型超声图像。

Hu的不变矩

在各种应用软件中,矩量和相关变量被广泛分析用来分类图像的类型。一副图像 f (x,y)的 2D 矩量定义为:

$$m_{pq} = \sum_x \sum_y x^p y^q f(x,y) \qquad (1)$$

当 p,q = 0,1,2…,中央矩量定义为:

$$\mu_{pq} = \sum_x \sum_y (x-\bar{x})^p (y-\bar{y})^q f(x,y) \qquad (2)$$

$\bar{x}$=m10/m00 和$\bar{y}$=m01/m00 是图像的几何中心。这里我们考虑到二进制图像。在一个二进制图像中,m00 是图像的面积。顺序(p + q)的归一化中心矩被定义为:

$$\eta_{pq} = \frac{\mu_{pq}}{\mu_{00}^{\gamma}} \qquad (3)$$

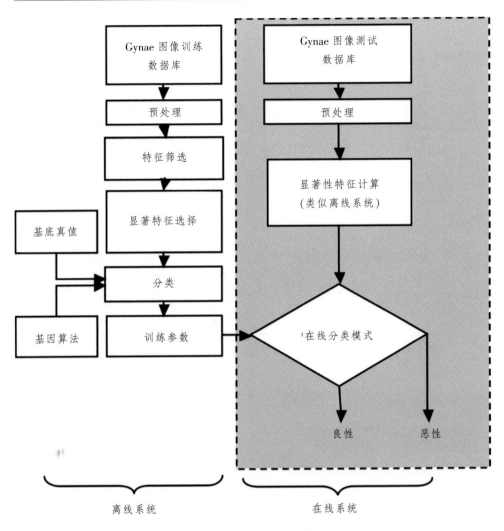

图 27-2　卵巢肿瘤的分类系统。

p, q = 0, 1, 2, 3 ···, 而 $\gamma = \dfrac{p+q}{2} + 1$。从这个归一化中心矩 Hu [31]通过三级函数目标尺度不变量、位置和取向度定义了 7 个数值。这 7 个矩量被定义为：

$$M_1 = \eta_{20} + \eta_{02} \tag{4}$$

$$M_2 = (\eta_{20} - \eta_{02})^2 + 4\eta_{11}^2 \tag{5}$$

$$M_3 = (\eta_{30} - 3\eta_{12})^2 + (3\eta_{21} - \eta_{03})^2 \tag{6}$$

$$M_4 = (\eta_{30} + \eta_{12})^2 + (\eta_{21} + \eta_{03})^2 \tag{7}$$

$$M_5 = (\eta_{30} - 3\eta_{12})(\eta_{30} + \eta_{12})\left[(\eta_{30} + \eta_{12})^2 - 3(\eta_{21} - \eta_{03})^2\right] + (3\eta_{21} - \eta_{03})(\eta_{21} + \eta_{03}) \left[3(\eta_{30} + \eta_{12})^2 - (\eta_{21} + \eta_{03})^2\right] \tag{8}$$

$$M_6 = (\eta_{20} - \eta_{02})\left[(\eta_{30} + \eta_{12})^2 - (\eta_{21} + \eta_{03})^2\right] + 4\eta_{11}(\eta_{30} + \eta_{12})(\eta_{21} + \eta_{03}) \tag{9}$$

$$M_7 = (3\eta_{21} - \eta_{03})(\eta_{30} + \eta_{12}) \left[(\eta_{30} + \eta_{12})^2 - 3(\eta_{21} + \eta_{03})^2\right] + (3\eta_{12} - \eta_{30})(\eta_{21} + \eta_{03}) \left[3(\eta_{30} + \eta_{12})^2 - (\eta_{21} + \eta_{03})^2\right] \tag{10}$$

Gabor小波变换

在不同的小波基之间，Gabor 函数提供了时间（空间）和频率域的最佳分辨率。它具有多分辨率和多取向性特性，可以有效地捕捉局部空间频率 [32]。二维 Gabor 函数[33]是一个高斯调制复杂的正弦信号，可以写成：

$$\psi_{i,k}(m, n) = \frac{1}{2\pi\sigma_m\sigma_n}\exp\left(-\frac{1}{2}\left(\frac{m^2}{\sigma_m^2} + \frac{n^2}{\sigma_n^2}\right) + 2\pi j\omega m\right) \tag{11}$$

在这里，ω 是正弦信号的频率，σm 和 σn 是高斯包络线指标的标准差。二维 Gabor 小波通过扩大和旋转母体 Gabor 小波 ψ(m,n)使用：

$$\psi_{i,k}(m,n) = a^{-l}\psi\left[a^{-l}(m\cos\theta + n\sin\theta),\right.$$
$$\left. a^{-l}(-m\sin\theta + n\cos\theta)\right], a > 1 \quad (12)$$

当 a^{-l} 是一个比例因子,l 和 k 是整数,取向 θ 是由 $\theta = k\pi/K$ 得到,K 为取向的数量。参数 σm 和 σn 是根据 Manjunath 等[33]提出的设计策略来计算的。一副图像 I(m,n),Gabor 小波变换是由以下求得:

$$x_{l,k}(m,n) = I(m,n) * \psi_{l,k}(m,n)$$
$$for \ l = 1,2,....,S \ and \ k = 1,2,....,K \quad (13)$$

* 表示卷积算子。参数 K 和 S 分别表示取向和尺度的数量。系数的均值和标准差作为特征使用,并由以下给出:

$$\mu_{l,k}(m,n) = \frac{1}{M \times N}\sum_{m=1}^{M}\sum_{n=1}^{N}|x_{l,k}(m,n)| \ \ and$$

$$\sigma_{l,k} = \left(\frac{1}{M \times N}\sum_{m=1}^{M}\sum_{n=1}^{N}(|x_{l,k}(m,n)| - \mu_{l,k})^2\right)^{\frac{1}{2}} \quad (14)$$

然后,使用均值($\mu l,k$)和标准差(std)($\sigma l,k$)作为特征组件构造特征向量,K = 6 取向和 S = 4 尺度,结果是一个长度 48 的特征向量,由以下得出:

$$f = \{\mu_{11}, \sigma_{11}, ..., \mu_{48}, \sigma_{48}\} \quad (15)$$

在这项工作中,我们在 0°、30°、60°、90°、120° 和 150°提取 2D Gabor 小波特征。

熵

熵广泛被用于测量与系统相关的不确定性。在这项工作中,我们使用 Yager 的测量和 Kapur 的熵来评估细微的像素强度的变化。定义 f(x,y) 为 Ni (i = 0,1,2,3,4……L-1) 不同灰度的图像。大小为(M×N)的感兴趣特定区域的归一化直方图是由以下得出:

$$H_i = \frac{N_i}{M \times N} \quad (16)$$

然后,Yager 的测量[34]被定义为:

$$Y = 1 - \frac{\sum_{i=0}^{L-1}|2H_i - 1|}{|M \times N|} \quad (17)$$

Kapur 的熵[34]被定义为:

$$K_{\alpha,\beta} = \frac{1}{\beta - \alpha}\log_2\frac{\sum_{i=0}^{L-1}H_i^{\alpha}}{\sum_{i=0}^{L-1}H_i^{\beta}} \quad (18)$$

$$\alpha \neq \beta, \alpha > 0, \beta > 0$$

在这项实验中,我们认为 $\alpha = 0.5$ 和 $\beta = 0.7$。

特征选择

Student 的 t 检验[35]是用来评估两组特征的平均值是否有统计学差异。这个检验的结果是 p 值。低的 p 值表明两组能很好区分。通常,p 值小于 0.05 的特征被视为临床意义重大。

分类

概率神经网络(PNN)模型[36-38]是基于 Parzen 概率密度函数估计的结果[37]。PNN 是一个三层前馈网络,由一个输入层、一个模式层和一个求和层组成。径向基函数和高斯模式激活函数可用于模式的节点。在这项工作中,PNN 模型使用下面提到的径向基函数(RBF)实现:

$$Q = f(x) = \exp\left[-\frac{\|w - p\|^2}{2\sigma^2}\right] \quad (19)$$

σ 是一个平滑参数。

净输入径向基传递函数是在权向量 w 和输入向量 p 之间的距离,乘以偏差 b。当其输入为 0 时,RBF 最大为 1。w 和 p 之间的距离减少,输出增加。因此,径向基神经元作为探测器,只要输入 p 与权向量一致就能产生 1。

PNN 是径向基网络的一个变体。当提供一个输入,第一层计算从输入向量到训练输入向量之间的距离 d,并产生一个向量,其元素表明输入和训练输入之间有多接近。第二层对这些不同类别的输入分量进行加和进而计算得到概率,这里的概率即为净输出向量。最后,一个作用于第二层的有效传递函数决定所有前面计算得到的概率的最大值,并对第一组的最大值记为 1,对第二组的最大值记为 0[37]。

PNN平滑参数优化

平滑参数(σ)控制了指数激活函数的比例因子,应适当选择以达到最高的分类准确度。当 $\sigma \to 1$ 时,分类器的决策边界在非线性超平面中不断变化,当 $\sigma \to 0$ 代表了最接近相邻分类器。对于每一个 σ 的值,将会有一个准确性的值。根据数据特征分类器仅为一个特定的 σ 提供了最高准确度[36]。σ 的值必须进行实验评估。一个解决方案是使用蛮力破解技术,这需要多次运行每个可能的 σ。另一个解决方案是为一个初始的 σ 定义分类器的整体准确性,作为适应度函数的进化算法,该算法可以在固定人口中多代重复。在这项工作中,我们使用了遗传算法(GA)[39,40],它使用自然遗传学原理。

遗传算法(GA)

遗传算法[37,39,40]是一个全球性的优化策略,在这个实验中使用来优化 PNN 的平滑参数,获得尽可能高的准确度。GA 在二进制编码字符串空间中运行,而不是真正的原始特征空间。因此,特征及其解决方案被编码成二进制字符串,称为染色体,最后它们被解码为实数。该算法包括三个基本操作:复制、交叉和变异。定义一个给定的人口规模;在我们的实验中,我们假定人口规模为 20。最初,假定 20 个不同的随机 σ,相应的超过 10 倍平均准确度被计算。适应度函数等于超过 10 倍平均准确度的倒数。问题是要最大化平均准确度,这反映了适应度函数的最小化。在 20 个不同 σ 的初始实例,选择适当的解决方案具有较高的适合

值,在下一代中易复制。给定的交叉概率的是确定的(在我们的例子中,我们选择 0.8),选择好人口的比例(在我们的例子中, 它是人口规模 20 中的 80%等于16)。采取随机给定交叉位点和染色体(或位串),为每个人群分为两个部分。属于不同人群的两个字符串在交叉位点连接,以获得新的人群。同样确定好给定突变概率 (在我们的例子中是 0.05)。一般与自然遗传学相比,它保持在非常低的水平,相应比例的二进制字符串被翻转。这三个操作在每一代中继续进行。如果在迭代中没有适应度函数的改变,算法被终止,相应的最好适应度是问题的解决方案。

结果

选择的特征

表 27-1 显示区分良性和恶性分类的各种重要特

表 25-1　良性和恶性分类的各种重要特性的平均值±标准差

特征	良性	恶性	P 值
熵			
Yager	0.9962±0.0002	0.9961±0.0001	<0.0001
Kapur	7.829±0.1747	7.8624±0.1262	<0.0001
Gabor 变换			
平均值(0°阶 1)	0.0281±0.0083	0.0293±0.0061	<0.0001
标准差(0°阶 1)	0.0289±0.0062	0.0308±0.0057	<0.0001
平均值(30°阶 1)	0.0245±0.0068	0.0251±0.0051	0.0162
标准差(60°阶 1)	0.0192±0.0038	0.0189±0.0033	0.0312
平均值(90°阶 1)	0.0197±0.005	0.0203±0.0043	0.0026
平均值(120°阶 1)	0.0199±0.0051	0.0204±0.0041	0.0044
平均值(150°阶 1)	0.0243±0.0068	0.0254±0.005	<0.0001
标准差(150°阶 1)	0.0225±0.0048	0.0239±0.0038	<0.0001
平均值(0°阶 2)	0.0221±0.0058	0.0227±0.005	0.0043
标准差(0°阶 2)	0.0206±0.0042	0.0214±0.0038	<0.0001
标准差(30°阶 2)	0.0136±0.0028	0.0134±0.0021	0.0227
标准差(60°阶 2)	0.0105±0.0019	0.0104±0.0016	0.0427
平均值(90°阶 2)	0.014±0.0031	0.0143±0.0028	0.0362
标准差(150°阶 2)	0.0131±0.0027	0.0136±0.002	<0.0001
标准差(120°阶 3)	0.006±0.001	0.0059±0.0009	<0.0001
标准差(150°阶 3)	0.0077±0.0012	0.0078±0.0008	0.0385
标准差(0°阶 4)	0.0077±0.0025	0.0074±0.0023	0.011
Hu 的不变矩			
M_3	22.2667±2.0598	22.8391±1.9571	<0.0001
M_5	47.4946±4.4118	48.2743±4.5054	<0.0001
M_6	32.0567±2.9685	32.4667±3.0605	0.0005
M_7	46.6377±4.5537	47.1105±4.4465	0.0075

性的平均值±标准差。由于 P 值小于 0.05，这些特征可以用来区分两类得到更高的准确性。从我们的研究结果可以看到，恶性图像的 Gabor 小波系数和 Hu 的不变矩的平均值高于良性的图像。这可能是因为恶性图像有一个相对复杂的结构，增加了强度分布的随机性，可导致更高的 Gabor 小波系数和 Hu 的不变矩的平均值。

分类结果

分类器的良好性能比较可以通过大量的测试数据实现。如果数据的数量较少，执行数据交换可能产生更多的测试向量。在这项工作中，我们使用 10 倍分层交叉验证模式来评估分类器。在这项技术中，整个数据集（2600 幅图像）被分成 10 组，在两个类别中各有类似比例的样本。9 个组（2340 幅图像）是用于训练分类器，剩下的一组图像（260 幅图像）用于测试和确定性能指标。这个过程重复 9 次，每次使用一个新的测试组。所有 10 个性能指标的平均作为最终的评价

值。PNN 分类器的性能通过测定敏感性、特异性、诊断的准确性和阳性预测值来评估（表 27-2）。从图 27-3 可以看出，随着代的数目增加，平均适应度下降。

σ 为 0.264 时，PNN 分类器得到了平均准确性为 99.81%，敏感性为 99.92%，特异性为 99.69% 和 PPV 为 99.69%（表 27-2）。图 27-4 显示了 PNN 分类器平均性能（敏感性、特异性和准确性）的绘图。

讨论

超声和测定肿瘤标志物称为癌抗原 125（CA-125）的水平是目前最常用检测卵巢癌的技术。CA-125 标志物被发现在一期癌症中只有 50% 升高[41]。此外，CA-125

表 27-2 PNN 分类器平均准确性、敏感性、特异性和 PPV 结果

分类器	准确性	PPV	敏感性	特异性
PNN（σ = 0.254）	99.81%	99.69%	99.92%	99.69%

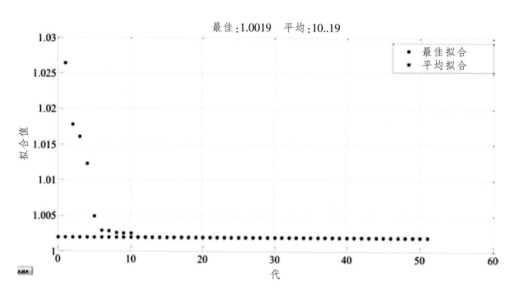

图 27-3 每一代最好的和平均适应度随着代的数目下降。

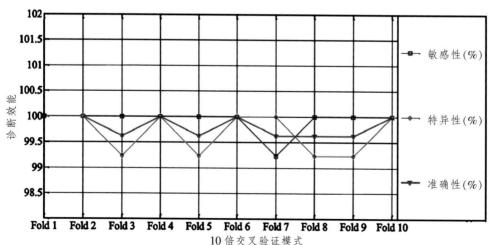

图 27-4 PNN 分类器平均性能（敏感性、特异性和准确性）的绘图。（见彩图）

也可以在其他恶性肿瘤，如子宫癌和胰腺癌中升高，有时，其也在许多良性病变中，如子宫肌瘤、子宫内膜异位症、盆腔炎性疾病、良性卵巢囊肿中升高[42]。Menon[43]等通过 CA-125 水平升高和观察到的超声参数来诊断女性，得到不同的敏感性，从 84%~100%，特异性为 97%，但 PPV 只有 37.2%。使用多层感知器分类器，标准化的血液检测数据和年龄是良性、早期和晚期癌症的分类特征[16]。该系统能够区分早期和晚期癌症的准确性高达 92.9%。

从蛋白质质谱中获得的高维输入数据中三个重要生物标志物，在两个模糊语言规则中使用它们[17]。研究提出的方法对一个数据集（91 例对照和 162 例癌症）能达到 100% 的准确性，对另一个数据集（100 例正常，16 例良性和 100 例癌症）准确性为 86.36%。从一个脱氧核糖核酸(DNA)微阵列基因表达数据集中得到的特征用于一个补充学习神经网络(CLNN)[18]。这个方法取得了 84.72% 的准确性[18]。在另一项研究中[19]，蛋白质组学质谱数据预处理后，首先被包裹成信息图像，在自适应阈值之下映射成二进制图像。二进制图像的能量曲线常被用来使用相似性分析对是否癌症样本进行分类。其报道的敏感性为 98%，特异性为 95%，阳性预测值为 95.15%。如今，蛋白质组学技术如 SELDI-TOF 质谱，在癌症的早期检测中显示了巨大的潜力。在一项研究中[20]，计算每个时间间隔的 4 个统计值（平均数、方差、偏态和峰态），用作内核部分最小二乘法分类器的特征。该方法达到了平均敏感性为 99.5%，特异性为 99.16%，准确性为 99.35%，相关系数为 0.9869。蛋白质组学质谱是从受影响或不受影响的女性样本中获得的[21]。在遗传算法中，使用这些质谱加上自组织基因图谱技术，能得到敏感性为 100% 及特异性为 95%。尽管使用 MS 数据得到的准确性很高，但使用这些技术受限于数据分析所需设备的可用性及成本。

据报道，从 52 例良性和 15 例恶性的经阴道 B 型

表 27-3　卵巢肿瘤分类的各种 CAD 技术的研究总结

文献	特征	分类	性能
Renz[16]等	标准化血液检测数据	多层感知器	准确性：92.9%
Assareh 和 Moradi[17]	蛋白质组学质谱数据	模糊分类器	数据集 1 准确性：100%
			数据集 2 准确性：86.36%
Tan[18]等	脱氧核糖核酸微阵列和蛋白质组学数据	补充模糊神经网络	准确性：84.72%
Meng[19]等	基于蛋白质组学质谱数据的二进制图像模型的能量曲线	相似性分析	敏感性：98%
			特异性：95%
Tang[20]等	从质谱分析中获得的 4 个统计值（平均数、方差、偏态和峰态）	内核部分最小二乘法分类器	准确性：99.35%
			敏感性：99.5%
			特异性：99.16%
Petricoin[21]	蛋白质组学质谱	遗传算法和自组织聚类分析	敏感性：100%
			特异性：95%
Tailor[22]等	年龄、绝经情况和经阴道 B 超图像的参数	反向传播神经网络	敏感性：100%
			特异性：98.1%
Bruning[23]等	组织病理及超声数据	以知识为基础的系统称为 ADNEXPERT	准确性：71%
Biagiotti[24]等	年龄和经阴道 B 超图像的参数	三层反向传播网络	敏感性：96%
Zimmer[25]等	B 超图像中灰度强度的变化	定制开发的算法	准确性：70%
Lucidarme[26]等	量化在背散射超声波中的组织无序性	卵巢组织扫描(OHS)系统	敏感性：98%
			特异性：88%
			准确性：91.73%
Acharya[44]等	局部二进制模式+组织能量法则	支持向量机	敏感性：100%
			特异性：99.8%
			准确性：99.9%
本文提出的方法	Hu 的不变矩+Gabor 小波特征+熵	概率神经网络	敏感性：99.9%
			特异性：99.6%
			准确性：99.8%

超声图像中获得特征,如年龄、绝经情况、最大肿瘤直径、肿瘤体积、分房、乳头状的存在、存在杂乱的回声、可分析的血流速度波形、收缩期峰值速度、平均最大速度、搏动指数和阻力指数,运用反向传播方法的一个变体并使用这些特征获得敏感性和特异性为 100% 和 98.1%[22]。使用病理和从 2290 例附件肿瘤的超声数据而开发的以知识为基础的系统称为 ADNEXPERT[23]。在超声检查之后,在系统做出决定前,妇科医生与系统沟通回答最多 15 个问题。ADNEXPERT 准确评估了 49 例的病理(71%)。人工神经网络(ANN)及多因素回归(MLR)模型,在预测卵巢恶性肿瘤患者伴有附件肿块上的性能,通过使用经阴道的 B 型和彩色多普勒超声(US)进行了比较[24]。使用三层反向传播神经网络分类器使用三层神经网络使用,并使用经阴道 B 型超声图像中获得的变量,如年龄、乳头状突起、杂乱的回声、收缩期峰值流速和阻力指数,能得到 96% 的敏感性。所有这三个研究[22-24]使用的特征基于操作者的评估,因此,这些特征可能是主观的。

检测卵巢恶性肿瘤的一个基于形态分析的自动化的技术被提出[25]。该方法遵循两个阶段:(①初始分类肿块(囊性、半实性、实性);②详细分析肿块。据报道,对于有实性成分的肿瘤有 70% 的准确性。提出了一项创新的计算机辅助诊断技术(卵巢组织扫描技术),可以量化经阴道超声(TVS)的特征,以区分良性与恶性肿块[26]。术前三维(3D)TVS、血清 CA-125 水平和基于 TVS 诊断被用于作为特征。他们的方法得到的敏感性、特异性和准确性分别为 98%、88% 和 91.73%。最近,Acharya[44]等提出了一个自动 CAD 系统来分类良性和恶性卵巢肿瘤,其在一个支持向量设备(SVM)分类器中使用基于局部二进制模式(LBP)和组织能量法则(LTE)从超声图像中提取的结构特征[44]。使用 2000 幅超声图像获得的平均分类准确性为 99.9%,敏感性为 100%,特异性为 100%。表 37-3 是一个上述的研究总结。

我们目前的研究是沿着 Zimmer[25]等和 Acharya[44]等的路线,我们使用胡氏不变矩、Gabor 变换参数和熵特性的结合来量化超声图像中灰度强度的变化。在我们的技术中,我们直接使用整个 3D 经阴道超声图像进行分类。使用 2000 幅超声图像,我们提出的系统能够区分良性和恶性卵巢肿瘤的平均准确性为 99.8%、敏感性为 99.9%、特异性为 99.6%。我们的算法具有以下特点:

(1)该系统使用整个超声图像,自动提取特征,并在 PNN 分类器中使用它们来预测分类(良性/恶性)。由于技术是完全自动化的,与手工解释相比诊断更客观和可重复。

(2)因为使用 10 倍分层交叉验证模式的数据重采样技术来训练和测试 PNN 分类器,该系统能准确预测新的超声图像的分类,因此,该技术是健全的。

(3)该算法很容易写成一个软件应用程序,可以在医生的办公室安装和使用,而无需额外支付费用。

在局限性方面,这样的 CAD 技术的统计学取决于好的特征能良好区分良性和恶性肿瘤。虽然初步研究中获得的性能数据充分,作为我们未来研究的一部分,我们打算分析其他结构特征,以确定更多的有识别性的特征。此外,我们打算确定该技术的临床适用性,使用多民族群体更大的图像数据库来验证它。我们还打算将研究协议扩展到 3D,我们将从一个患者上得到的 3D 层面的空间信息用以分析。

结论

提出了一种新型 CAD 系统能从超声图像中自动分类良性和恶性卵巢肿瘤。该算法提取特征基于输入超声图像的图像结构、熵和 Gabor 小波变换参数,并在 PNN 分类器中使用显著特征来确定肿瘤的性质。这样的 CAD 工具的临床成功依赖于这些工具得到的结果有高敏感性和合理的特异性,也有很好的重现性。我们的技术开发和评估基于一个有 2000 幅超声图像的巨大数据库,使用 10 倍分层交叉验证模式。我们已经获得了平均分类准确性为 99.81%,敏感性为 99.92%,特异性为 99.69%,使用遗传算法确定的 σ(PNN 分类器中平滑参数的值)为 0.264。这些性能措施足够胜任临床运用。然而,在未来我们打算在更多的大型数据库中验证该技术。

作者简介

U Rajendra Acharya，工程学博士，正在新加坡 Ngee Ann 工程大学的生物医药工程学院做访问教授。他也是马来西亚的马来亚大学的助理教授，新加坡的格拉斯哥大学的助教及新加坡国立管理学院的助理研究员。他博士毕业于印度的卡纳塔克邦国立理工学院和日本的千叶大学。他已发表了超过 285 篇论文，其中包括 178 篇被国际索引杂志收录的 178 篇论文还有国际学术会议论文 48 篇，参与教材编写章节 62 篇，书籍编写 16 部。Archarya 博士在 SCOPUS 上发表论文的影像因子为 25，还不包括自索引的部分。他参与的科研项目的价值共超过 200 万新元。他是很多科技杂志的编委会成员并被诸多的杂志邀请做过客座编辑。他主要的科研方向包括生物医药信号处理、生物影像、数据挖掘、健康改善设计的可视化及生物物理学以及健康解决方案。

Vinitha Sree S 博士，在 2010 年从新加坡南洋理工大学获得生物医药工程博士学位，她的博士课题研究的是采用皮肤表面电泳方法监测乳腺癌。她的硕士学位也是于 2006 年在南洋理工大学获得，专业为生物医药工程，学士学位则是于 2004 年在印度的 P.S.G 科技大学获得，专业为电子通讯。2005 年，她曾作为软件工程师供职于印度金奈的 Infosys 有限公司。2010 年，她曾在南洋理工大学的第一警示系统供职作为研究助手，利用数据挖掘技术分析第一警示系统数据。她的研究领域包括医学数据挖掘、乳腺影像、临床诊断支持、转译和临床研究、健康系统管理等。她发表了 79 篇学术论文，其中 52 篇国际杂志，14 篇国际会议期刊，13 篇书目章节。她是著作《乳腺影像诊断与治疗》一书的编者之一，该著作与 2012 年被美国的 SPIE 出版社出版。在她的硕士研究阶段，她曾被授予优秀毕业论文奖项。她除了是几大国际期刊的审稿人之外，她还是《医学影像和健康信息学》杂志的副编辑。

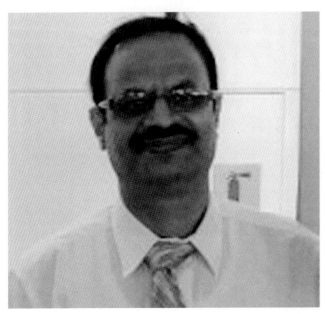

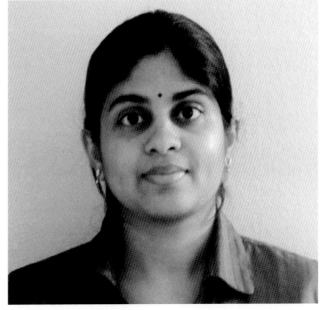

Luca Saba 博士,在 2002 年从意大利卡利亚里大学获得博士学位。目前他在卡利亚里的 AOU 工作。Saba 博士的研究领域主要是神经放射学、多探测器行计算机断层扫描、磁共振、超声和血管科学诊断。

他作为第一作者发表了超过 75 篇于高影响因子的同行评议学术期刊上。Saba 博士写了 7 篇书目章节,在国家和国际会议中发表了超过 400 篇论文。Saba 博士是意大利放射学会 (SIRM)、欧洲放射学会 (ESR)、北美放射学会 (RSNA)、美国伦琴放射学会 (ARRS)和欧洲神经放射学会(ESNR)的成员。

Filippo Molinari 博士是在都灵理工学院(都灵,意大利)的电子系做生物医学工程助理教授。他主要的研究方向包括生物医学信号处理和医学影像。他是超声影像辅助诊断自动化技术的专家。Molinari 博士的主要研究课题是血管超声检查、动脉粥样硬化和肿瘤检测。

他发表了超过 80 篇同行评议文稿和 3 本合作书籍。Molinari 博士是欧洲分子影像学会 (ESMI)的 IEEE EMBS 和美国医学超声协会(AIUM)的成员。他是欧洲《医学影像和健康信息学》杂志的副编辑,他还是其他 5 个国际杂志编委会的成员。

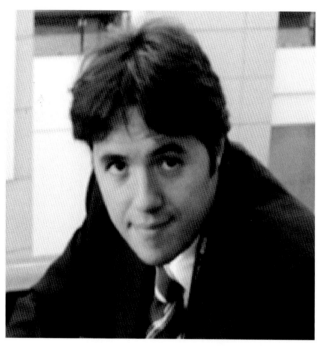

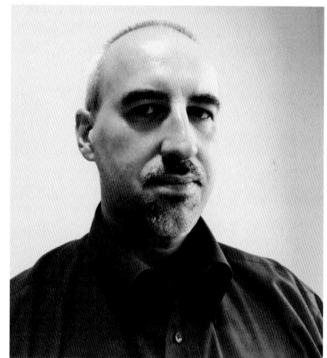

Jasjit S.Suri，博士，工商管理硕士，AIMBE 的开创者，梦想家，科学家，作为世界上著名的科技领袖，他在生物医药工程(科学)及生物医药管理领域已经活跃了 25 年。在他从事生物医药行业与生物影像领域期间，他从研发工程师成长为研究员，进而成长为经理、研发总监、高级研发总监，从副总裁到首席科技运行官。他所服务过的著名企业有西门子医疗、飞利浦医疗、费世尔影像公司、Eigen 科技公司等，所管理的人员达到 100 人。Suri 博士发表过 300 多篇论文，包括美国和欧洲专利、行业学术期刊、会议论文和书籍编写章节。他主要的学术贡献集中在以下器官、部位的诊断与理疗设备：心、脑、脊柱、甲状腺、眼睛、血管、乳腺和前列腺。他曾领导并发展了影像技术在外科上的应用：影像技术细分与注册。在此期间，他共成功研发并推出了超过 6 个不同的产品并获得了 FDA 的认证，这包括 Voyager、SenScan 和 Artemis。

他研究生毕业于美国芝加哥的伊利诺伊斯大学，博士毕业于美国西雅图的华盛顿大学，行政管理硕士毕业于克利夫兰的 Case Western Reserve 大学的 weatherhead 管理学院。Suri 博士是诸多国际期刊与会议委员会的董事会成员，他曾于 1980 年被授予总统金章并于 2004 年被国家科学院(美国华盛顿)表彰为美国医学与生物工程研究院的终身成员。Suri 博士也曾任 IEEE 丹佛地区的主席并在任期间获得了超过 50 个的奖项。

Stefano Guerriero 是意大利的卡利亚里大学妇产科系妇产科专业的副教授，共发表了超过 130 篇学术论文。Stefano 教授是《超声在妇产科中的应用》的编辑，该杂志是该领域的主要杂志之一（影像因子：3.557，在 77 个主要杂志中排名第 8），他还是意大利妇产科超声协会的董事会成员，他同时已经参与了国际卵巢肿瘤分析研究好多年。他还是《人类繁殖》《人类繁殖进展》《妇产科肿瘤》《妇产科超声应用》《欧洲妇产科研究》《繁殖生物学》及其他诸多杂志的特别审稿人。

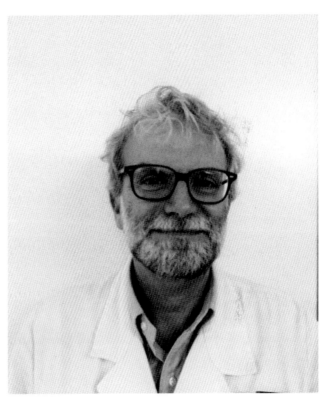

Muthu Rama Krishnan Mookiah 博士，是新加坡的义安理工学院的一名研究工程师。他在 2002 年于 Sethu 理工学院获得学士学位，在 2005 年于 SASTRA 大学的生物医学信号处理和仪器专业获得硕士学位，在 2012 年于印度理工学院获得博士学位。他在国际期刊和会议上发表了超过 25 篇论文。他主要研究方向是医学影像分析和模式分类。

Ratna Yanti 从新加坡的义安理工学院获得了生物医学工程的毕业证书，目前在新加坡国立大学攻读学士学位。

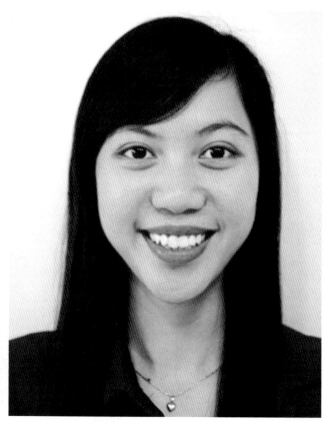

Roshan Joy Martisz 分别在 2004 和 2008 年从印度的曼尼帕尔理工学院获得了工程学士学位和理工硕士学位。他在 2012 年从印度理工学院获得了博士学位。目前,他在新加坡的义安理工学院作为一名研究和开发工程师工作。他的研究方向包括生理信号监测、生物医学信号处理和模式分析。他还在几个同行评议期刊担任审稿人。

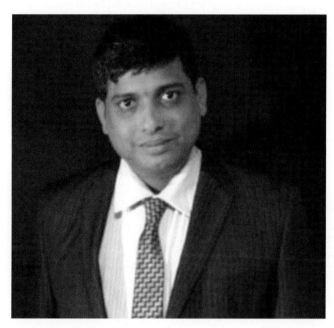

参考文献

1. Jemal A, Siegel R, Ward E. Cancer statistics, 2010. CA Cancer J Clin. 2010;60:277–300.
2. NIH Consensus Development Panel on Ovarian Cancer. NIH consensus conference. Ovarian cancer. Screening, treatment, and follow-up. JAMA. 1995;273:491–7.
3. Horner MJ, Ries LAG, Krapcho M, Neyman N, Aminou R, Howlader N, Altekruse SF, Feuer EJ, Huang L, Mariotto A, Miller BA, Lewis DR, Eisner MP, Stinchcomb DG, Edwards BK, editors. SEER cancer statistics review, 1975–2006, National Cancer Institute, Bethesda. SEER Website. seer.cancer.gov/csr/1975_2006. Based on November 2008 SEER data submission. Published 29 May 2009.
4. Predanic M, Vlahos N, Pennisi JA, Moukhtar M, Alee FA. Color and pulsed Doppler sonography, gray-scale imaging, and serum CA 125 in the assessment of adnexal disease. Obstet Gynecol. 1996;88:283–8.
5. Wu CC, Lee CN, Chen TM, Lai JI, Hsieh CY, Hwieh FJ. Factors contributing to the accuracy in diagnosing ovarian malignancy by color Doppler ultrasound. Obstet Gynecol. 1994;84:605–8.
6. Iyer VR, Lee SI. MRI, CT, and PET/CT for ovarian cancer detection and adnexal lesion characterization. AJR Am J Roentgenol. 2010;194:311–21.
7. Sohaib SA, Reznek RH. MR imaging in ovarian cancer. Cancer Imaging. 2007;7 Spec No A:S119–29.
8. Frangioni JV. New technologies for human cancer imaging. J Clin Oncol. 2008;26:4012–21.
9. Anderiesz C, Quinn MA. Screening for ovarian cancer. Med J Aust. 2003;178:655–6.
10. Jeong YY, Outwater EK, Kang HK. Imaging evaluation of ovarian masses. Radiographics. 2000;20:1445–70.
11. Pascual MA, Graupera B, Hereter L, Rotili A, Rodriguez I, Alcázar JL. Intra-and interobserver variability of 2D and 3D transvaginal sonography in the diagnosis of benign versus malignant adnexal masses. J Clin Ultrasound. 2011;39:316–21.
12. Guerriero S, Alcazar JL, Pascual MA, Ajossa S, Gerada M, Bargellini R, Virgilio B, Melis GB. Intraobserver and interobserver agreement of greyscale typical ultrasonographic patterns for the diagnosis of ovarian cancer. Ultrasound Med Biol. 2008;34: 1711–6.
13. Kim KA, Park CM, Lee JH, Kim HK, Cho SM, Kim B, Seol HY. Benign ovarian tumors with solid and cystic components that mimic malignancy. AJR Am J Roentgenol. 2004;182:1259–65.
14. Acharya UR, Vinitha Sree S, Krishnan MM, Molinari F, Garberoglio R, Suri JS. Non-invasive automated 3D thyroid lesion classification in ultrasound: a class of ThyroScan™ systems. Ultrasonics. 2012; 52:508–20.
15. Saba L, Gao H, Acharya UR, Sannia S, Ledda G, Suri JS. Analysis of carotid artery plaque and wall boundaries on CT images by using a semi-automatic method based on level set model. Neuroradiology. 2012;54(11):1207–14. PubMed PMID: 22562690.
16. Renz C, Rajapakse JC, Razvi K, Liang SKC. Ovarian cancer classification with missing data. In: Proceedings of 9th international conference on Neural Information Processing, Singapore, 2002, vol. 2, p. 809–13.
17. Assareh A, Moradi MH. Extracting efficient fuzzy if-then rules from mass spectra of blood samples to early diagnosis of ovarian cancer. In: IEEE symposium on Computational Intelligence and Bioinformatics and Computational Biology, Honolulu, 2007, p. 502–6.
18. Tan TZ, Quek C, Ng GS, Razvi K. Ovarian cancer diagnosis with complementary learning fuzzy neural network. Artif Intell Med. 2008;43:207–22.
19. Meng H, Hong W, Song J, Wang L. Feature extraction and analysis of ovarian cancer proteomic mass spectra. In: 2nd international conference on Bioinformatics and Biomedical Engineering, Shanghai, 2008, p. 668–71.
20. Tang KL, Li TH, Xiong WW, Chen K. Ovarian cancer classification based on dimensionality reduction for SELDI-TOF data. BMC Bioinformatics. 2010;11:109.
21. Petricoin F. Use of proteomic patterns serum to identify ovarian cancer. The Lancet. 2002;359:572–7.
22. Tailor A, Jurkovic D, Bourne TH, Collins WP, Campbell S. Sonographic prediction of malignancy in adnexal masses using an artificial neural network. Br J Obstet Gynaecol. 1999; 106:21–30.
23. Brüning J, Becker R, Entezami M, Loy V, Vonk R, Weitzel H, Tolxdorff T. Knowledge-based system ADNEXPERT to assist the sonographic diagnosis of adnexal tumors. Methods Inf Med. 1997;36:201–6.
24. Biagiotti R, Desii C, Vanzi E, Gacci G. Predicting ovarian malignancy: application of artificial neural networks to transvaginal and color Doppler flow US. Radiology. 1999;210:399–403.
25. Zimmer Y, Tepper R, Akselrod S. An automatic approach for morphological analysis and malignancy evaluation of ovarian masses using B-scans. Ultrasound Med Biol. 2003;29:1561–70.
26. Lucidarme O, Akakpo JP, Granberg S, Sideri M, Levavi H, Schneider A, Autier P, Nir D, Bleiberg H, Ovarian HistoScanning Clinical Study Group. A new computer-aided diagnostic tool for non-invasive characterisation of malignant ovarian masses: results of a multicentre validation study. Eur Radiol. 2010;20:1822–30.

27. Bellman RE. Dynamic programming. Mineola: Courier Dover Publications; 2003.

28. Hata T, Yanagihara T, Hayashi K, Yamashiro C, Ohnishi Y, Akiyama M, Manabe A, Miyazaki K. Three-dimensional ultrasonographic evaluation of ovarian tumours: a preliminary study. Hum Reprod. 1999;14:858–61.

29. Laban M, Metawee H, Elyan A, Kamal M, Kamel M, Mansour G. Three-dimensional ultrasound and three-dimensional power Doppler in the assessment of ovarian tumors. Int J Gynaecol Obstet. 2007;99:201–5.

30. Cohen LS, Escobar PF, Scharm C, Glimco B, Fishman DA. Three-dimensional power Doppler ultrasound improves the diagnostic accuracy for ovarian cancer prediction. Gynecol Oncol. 2001;82:40–8.

31. Hu M. Visual pattern recognition by moment invariants. IRE Trans Info Theory. 1962;8:179–87.

32. Shen L, Bai L. A review of Gabor wavelets for face recognition. Patt Anal Appl. 2006;9:273–92.

33. Manjunath BS, Ma WY. Texture features for browsing and retrieval of image data. IEEE Trans Pattern Anal Mach Intell. 1996;18: 837–42.

34. Pharwaha APS, Singh B. Shannon and non-shannon measures of entropy for statistical texture feature extraction in digitized mammograms. Proceedings of the World Congress on Engineering and Computer Science (WCECS). San Francisco, USA. 2009, Vol 2. p. 2179.

35. Box JF. Guinness, gosset, fisher, and small samples. Statist Sci. 1987;2:45–52.

36. Specht DF. Probabilistic neural networks. Neural Networks. 1990;3:109–18.

37. Raghu PP, Yegnanarayana B. Supervised texture classification using a probabilistic neural network and constraint satisfaction model. IEEE Trans Neural Netw. 1998;9:516–22.

38. Ng EYK, Acharya UR, Keith LG, Lockwood S. Detection and differentiation of breast cancer using neural classifiers with first warning thermal sensors. Inform Sciences. 2007;177:4526–38.

39. Goldberg DE. Genetic algorithms in search, optimization, and machine learning. Reading: Addison Wesley Professional Publishers, Boston, MA, USA. 1989.

40. Deb K. Multi-objective optimization using evolutionary algorithms. Chichester/New York: Wiley; 2009.

41. Bast Jr RC, Badgwell D, Lu Z, Marquez R, Rosen D, Liu J, Baggerly KA, Atkinson EN, Skates S, Zhang Z, Lokshin A, Menon U, Jacobs I, Lu K. New tumor markers: CA125 and beyond. Int J Gynecol Cancer. 2005;15:274–81.

42. Zaidi SI. Fifty years of progress in gynecologic ultrasound. Int J Gynaecol Obstet. 2007;99:195–7.

43. Menon U, Talaat A, Rosenthal AN, Macdonald ND, Jeyerajah AR, Skates SJ, Sibley K, Oram DH, Jacobs IJ. Performance of ultrasound as a second line test to serum CA125 in ovarian cancer screening. BJOG. 2000;107:165–9.

44. Acharya UR, Sree SV, Krishnan MRM, Saba L, Molinari F, Guerriero S, Suri JS. Ovarian tumor characterization using 3D ultrasound. Technol Cancer Res Treat. 2012;11(6):543–52.

第 28 章

卵巢癌 FDG-PET/CT 成像

Lin Ho

摘　要

　　卵巢癌是第二常见妇科恶性肿瘤(第一位是宫颈癌),患病风险约为 1.7%。在最近 30 年,卵巢癌发病率逐渐下降,但仍旧为妇科致死率最高的恶性肿瘤。

　　影像学,尤其是超声和 CT,已经是评价卵巢癌最为重要的检查手段。同其他恶性肿瘤检查一样,FDG-PET 和 PET/CT 也用于评价卵巢恶性肿瘤。PET/CT 肿瘤影像的目的在于鉴别良恶性病变,判定恶性病变的范围,评价肿瘤残留和复发病灶以及监测和指导肿瘤治疗。本章将重点讨论 PET/CT 在肿瘤影像中的应用。

关键词

　　正电子 CT·PET/CT·标准摄取值·FDG·摄取 FDG·分期

　　卵巢癌是第二常见妇科恶性肿瘤(第一位是宫颈癌),患病风险约为 1.7%。在最近 30 年,卵巢癌发病率逐渐下降,但仍旧为妇科致死率最高的恶性肿瘤[1]。2011 年,全世界新发卵巢癌大约为 225 500 例,死亡约为 140 200 例[1]。影像学,尤其是超声和 CT,已经是评价卵巢癌最为重要的检查手段。同其他恶性肿瘤检查一样,FDG-PET 和 PET/CT 也用于评价卵巢恶性肿瘤。美国放射学会指南认为,PET/CT 肿瘤影像的目的在于鉴别良恶性病变,判定恶性病变的范围,评价肿瘤残留和复发病灶以及监测和指导肿瘤治疗。本章将重点讨论 PET/CT 在肿瘤影像中的应用[2]。

正电子发射断层扫描/计算机断层摄影术(PET/CT)

　　正电子发射 CT(PET)是功能性成像技术,可以进行疾病相关的分子和代谢变化成像。一系列放射标记物已经用于显示、分类和活体内生物代谢进程的定量研究,包括无创评价糖代谢、细胞增殖、灌注、缺氧和细胞受体表达。用于体内注射的 PET 标记物 的量极低, 一般在微摩尔和纳摩尔级并且基本无药物学效应。组织发生恶性转化时,相应的葡萄糖代谢水平将升高, 导致细胞内的葡萄糖类似物 F-18 脱氧核糖(F-18FDG)的聚集。细胞膜葡萄糖转运蛋白和细胞内己糖激酶磷酸化,是细胞内 FDG 水平提高的关键步骤[3]。因为 6-磷酸化 FDG 不是葡萄糖 6-磷酸化异构酶的底物,6-磷酸葡萄糖在肿瘤内的含量相对较低,6-磷酸化 FDG 在细胞内的聚集同葡萄糖的消耗程度呈正相关。

　　同单独的解剖成像相比较,对肿瘤代谢活动进行成像能够对疾病提供更加敏感和特异的信息[4]。组合的 PET 和 CT 图像即将预存的 PET 图像同 CT 图像相融合,将功能性信息同单纯的解剖信息相融合[5]。同其他单独一种成像方式比较,FDG-PET/CT 能够显示特定解剖部位上增高的FDG摄取,可以更好地对形态学上疑似异常进行鉴别,从而提高诊断准确性[6]。

恶性病灶,肉眼上即可见局部FDG摄取增高,而良性病灶基本无明显放射示踪剂摄取。假阳性摄取(非肿瘤组织的FDG摄取增高),主要见于感染、炎性反应和放疗后反应。一般建议,在做过外照射治疗后至少8周,再进行PET/CT检查以评价是否具有残留病灶[7]。同时,一些良性病变,如Paget病、Grave病、肾上腺腺瘤、愈合后骨折,也可以有FDG摄取增高。

标准摄取值(SUV)可以对组织FDG浓聚程度进行半定量测量。SUV值的计算可以通过PET上测量正常组织放射性浓度、注射的放射性浓度以及患者体重来获得[8]。早些研究表明,通过SUV的测量,可获得可重复的葡萄糖合成指标参数[9,10]。SUV已经证明是监测治疗反应的重要参数,肉眼观察也足以对肿瘤分期进行评价(图28-1)。

PET/CT 技术

患者所必需的检查前准备以及扫描序列对于获得良好诊断准确性是必要的。FDG-PET/CT所必需的检查前准备包括肠道准备、减低尿路膀胱内FDG活性,以及利用重建技术减低金属伪影。

可以口服低剂量钡剂来增加肠道的对比,且不会引起显著的FDG-PET伪影[11]。推荐口服水剂,如果液体内不含有葡萄糖,需要注意尽量减少尿道和膀胱内过多的FDG浓聚。患者应在检查前完全排空肠道,并尽早地进行检查。

金属假体可以引起局灶性的FDG摄取增高[12]。这种伪影可以通过减少患者移动所避免。当利用CT进行衰减校正时,密度加权的重建技术可用来进行伪影校正,当然还需要更多的研究来明确断层、采集步骤以及密度预处理前的一些因素可能对重建融合图像所产生的影响[12]。在我们医院,我们一般利用三次迭代算法和21个子集的重建技术进行重建。非密度校正的图像检查对于避免这种伪影很有帮助。我们医院所用的PET/CT扫描技术和条件总结如表28.1。

患者准备

患者检查前4小时,要求禁食。开始检查时候,测量患者的体重和高度,体重相关的FDG剂量一般建议0.22mCi/kg。一般需要22号或者24号静脉针,通过上肢静脉注射,尽量避免在手术范围一侧,以免影响放射标记物的分布。同时,应该监测患者血糖,以防高糖血症。在我们医院,血糖一般控制在200mg/dL。在成像前1小时,注射FDG同时口服低密度钡剂,作为无糖溶液。患者一般在安静的昏暗的房间的完成FDG摄取。为了尽可能减低骨骼组织对FDG的摄取,患者建议不要说话,并将手臂放在两侧,以及不要双腿交叉。在扫描开始前进行排尿,以减少膀胱运动对摄取的影响。

扫描序列

患者一般取仰卧位,头先进入扫描床上。手臂举过头顶,并叮嘱平静呼吸。开始先行CT平扫,笔者医院采用Siemens 64多排PET/CT扫描系统,扫描参数如下:扫描层厚2mm×2mm,120kVp,扫描电流200mAs,球管旋转速度为0.5秒/转,螺距1.75。定位相一般从颅底到大腿中段。图像重建像素为512×512,FOV为70cm。

CT采集之后,为PET采集,图像采集方向为自脚部到颅骨方向,减低膀胱充盈可能对图像的影响。一般每个FOV内利用三维模式进行3分钟图像采集。横

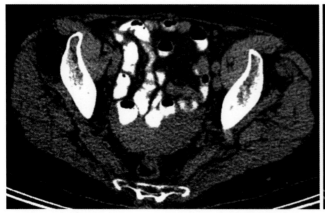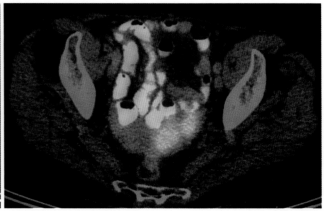

图28-1　83岁女性患者,左侧卵巢癌(SUV最大值8.7)。

表 28-1　作者医院的 PET/CT 检查技术

患者准备
　扫描前,患者禁食和禁水至少 4 小时
　检查血糖浓度
　扫描前 1 小时,按照体重注入 FDG [0.22mCi/kg (8.1MBq/kg)],同时口服 450mL 低密度钡剂作为无糖溶液
　患者尽量置于暗室内,避免谈话和走动
　检查前,嘱患者排尿、排便
　患者取仰卧位,头先进入扫描床上
CT 扫描
　扫描仪:64 层多排探测器
　扫描范围:颅底到臀中部
　探测器厚度:2mm×2mm
　管电压=120kVp;管电流 = 200 mAs;球管旋转速度=0.5s 秒/转,螺距=1.75;重建像素=512X512;视野=70cm
PET 扫描
　扫描仪: 64 层 多排探测器[a]
　扫描范围:颅底到臀中部,从脚向头侧扫描
　一个进床位置扫描范围:17cm
　进床数量:5~7 个
　采集时间:3 分钟/每个进床单位
　层厚:2mm;图像重建:168×168, 5mm Gaussian 滤器,视野=70cm

[a] Siemens Biograph Duo PET/CT system

断位 PET 图像采集一般层厚 2mm。一般需要 5~7 个扫描床的范围,每个位置覆盖 17cm 的扫描视野。PET 图像重建像素为 168×168,5mm Gaussian 滤器,70cm FOV。

CT 转换图常用于密度校正,主要用于显示身体不同部位的活性摄取差异(比如:表浅位置的光子数一般较深在位置的光子数显示程度要低)。密度校正的和非校正的 PET 图像,以及 CT 和 PET/CT 的图像都在后处理工作站上进行分析。

正常FDG活性

FDG 是葡萄糖的相似物,在糖分解活性物质的作用下,通过血流运送到全身。一般图像采集在注射造影剂 60 分钟后进行采集,允许足够的血池清除时间,进而提高靶向器官和背景的对比度。正常的生理性摄取一般在脑和心肌组织,以及肝脏、脾脏骨髓、胃肠道、精囊和骨骼组织。对于禁食患者,心肌摄取一般变异较大,但更多见于非禁食患者。骨骼摄取常见于多次检查的患者,血池内以及纵隔的放射性积聚同样可以看见[13]。其他少见部分摄取包括子宫内膜、乳腺、涎

腺以及锁骨上、脊柱旁的棕色脂肪组织[13-16]。因为 FDG 由肾脏进行分泌,显著的放射性浓聚同样可以见于肾脏集合系统、尿道和膀胱[13](图 28- 2)。

FDG 摄取提高也见于许多良性病变。比如愈合中的骨折、肉芽肿样疾病、炎性/感染性病变,愈合后的伤口、瘘口的修复,同样可见 FDG 摄取增高[13](图 28-3 至图 28-5)。

影像征象

生理性 Versus 病理性摄取

卵巢癌一般常表现为局灶性的 FDG–阳性病变,但是一些其他良性改变:良性囊腺瘤、畸胎瘤、神经鞘瘤、子宫内膜异位症、炎性病变以及绝经期女性的正常卵巢组织(卵泡囊肿、黄体囊肿)以及正常生理性运动包括肠道、膀胱憩室、肾脏和尿道内局限性的潴留[17],也可引起摄取增高。这种情况下,结合 CT 扫描图像可以很好地建立诊断。

对于绝经前期的女性,FDG 摄取的量也同月经时间相关,生理性摄取经常在黄体期早期出现(图 28-6,

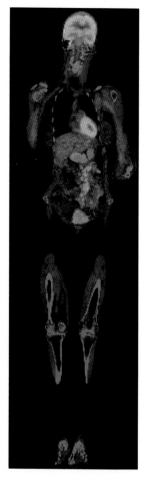

图 28-2 正常 FDG 代谢活动。

黄体囊肿）。在月经结束后即行扫描，常可避免这一现象发生。此外，生理性摄取增高，常表现为子宫、尿道及膀胱周围的圆形或者椭圆形阳性区，其边界光整，往往容易同病理性改变相区分。卵巢组织的特征性的 CT 征象也包括小的边缘强化的卵泡组织、缺少淋巴组织，同正常的月经周期相吻合，也有助于明确其为正常的组织摄取[18]。但对于绝经后的卵巢组织，任何卵巢的摄取增高均提示为病理性，不管其为良性或者恶性（图 28-7 和图 28-8）。

良性 Versus 恶性病灶

有研究表明，PET 独立诊断卵巢癌的敏感性约为 58% 和特异性约为 76%[19]。PET/CT 通过将结构性和代谢性信息进行合并，从而可以帮助准确定位可疑的 FDG 摄取增高区域，以及评价偶然发现的卵巢病变。卵巢病灶一般可在 PET/CT 上引起 FDG 摄取增高。Castellucci 等研究表明，在鉴别卵巢良、恶性病变方面，敏感性约为 87%、特异性为 100%[20]。一般认为标准摄取值（SUV）大于 3，多提示卵巢恶性病变，而 SUV 小于 2.7 则认为是良性。

另外一个研究报道，PET/CT 对直径大于 5mm 的病灶诊断特异性更高，对于小于 5mm 病灶，敏感性低于超声。因此，PET/CT 在卵巢癌筛查方面，无法取代超声。然而，它仍是评价早期转移灶的首选方法。

Karantanis 等认为，FDG PET/CT 能够区分上皮性卵巢癌分级及组织学类型。目前认为 SUV 值和肿瘤分级以及组织学类型（浆液性或者内膜样亚型），并无显著相关性。但是，FDG 摄取、SUV 均值、临床分期、细胞分化指数和 GLUT-1 在上皮性卵巢癌上的表达呈显著正相关[22]。

一些病理条件下，如卵巢交界性肿瘤和黏液性囊腺癌 FDG 摄取往往较低[23]。明确盆腔肿块则需要手术病理。FDG-PET/CT 是很好的无创评价方法，术前能够区分经阴道超声无法定性的肿块性质[20,23,24]。此外，FDG-PET/CT 也是很好的肿瘤分期方法。

FDG-PET对原发性卵巢癌的诊断

目前，卵巢肿块的评价方法主要包括体格检查、血清肿瘤指标分析，例如，CA-125 和经阴道超声（TVUS）。经阴道超声是目前首选检查方法，其检查方便、分辨率高、无辐射。有报道，超声检查对于卵巢恶性病变的诊断敏感性可达 87%~100%，特异性为 57%~90%[19,20,25-27]。文献回顾性分析表明，多普勒超声对卵巢癌诊断敏感性为 87%，特异性为 90%[28]。MRI 常用于超声无法明确的病变，诊断敏感性和特异性分别为 100% 和 94%[29]。虽然 MRI 对于卵巢癌诊断有所帮助，但 MRI 的主要价值应为对许多良性卵巢病变的诊断和鉴别诊断[30]。

FDG-PET 用于卵巢癌的评价超过 20 年。卵巢癌常表现为糖代谢增高，因而 FDG 摄取增高，而良性肿瘤在 PET 图像上常为阴性表现。早期的研究多利用第一代 PET/CT 设备，敏感性和空间分辨率无法同现在的设备相比。在 2000 年和 2002 年，两项独立研究对无症状附件肿瘤诊断敏感性和特异性分别为 58% 和 76%~80%[19,25]。同样的，其他研究也表明，PET/CT 诊断敏感性和特异性分别为 58%~78% 和 78%~87%[26,31]。PET/CT 对于小病灶的诊断敏感性不高，但这些假阴性结果一般均为 I 期肿瘤或者低度恶性肿瘤。

PET/CT 融合了解剖和功能性图像，可以更好地明确可疑的代谢增高区域，并且更好地评价偶发的卵巢病灶。在一组 97 个病例样本资料中，FDG-PET/CT 在 60 例患者中发现了代谢增高区域，其中 37 例患者

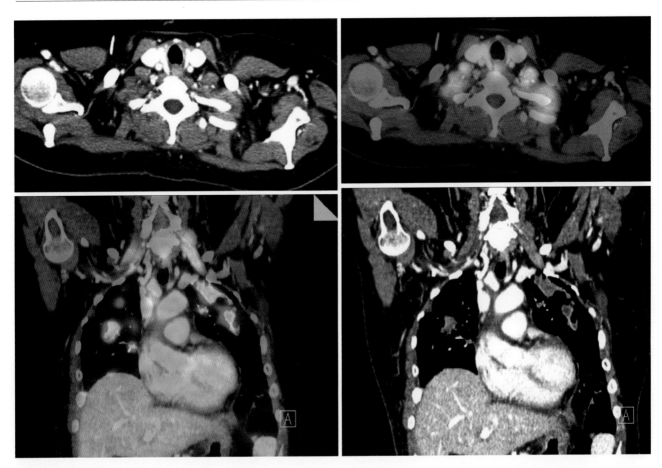

图 28-3　47 岁的女性卵巢癌患者。PET/CT 显示广泛的高代谢肺部转移灶。双侧斜角肌内亦可见弥漫性生理性肌肉代谢活动。

为良性[32]。FDG-PET/CT 的诊断敏感性和特异性分别为 100% 和 92.5%，高于其他诊断方法包括 US、CT、MRI 和 FDG-PET。Bologna 等在一组 50 例患者的序列研究认为，诊断敏感性、特异性和准确性分别为 87%、100% 和 92%。相比较，TVUS 为 90%、61% 和 89%。作者认为 FDG-PET/CT 在鉴别盆腔良恶性病变方面，能提供 TVUS 无法提供的信息。另一项 133 例疑似卵巢癌样本的前瞻性研究[24]，也支持这一观点。这组资料包括 25 例良性肿瘤、13 例交界性肿瘤和 95 例恶性肿瘤。FDG-PET/CT 的诊断准确性约为 92%，高于盆腔超声 83% 和增强 CT 或者 MRI（75%，$P=0.013$）。

FDG-PET 和 FDG-PET/CT 的局限性包括：FDG-PET 不能探测到小病灶（直径小于 5mm）[20]。腹部和盆腔肿块多为囊性成分，而黏液性肿瘤则不一定代谢活跃。假阴性的结果常见于交界性卵巢肿瘤和卵巢囊腺癌[19,31,33]。FDG-PET 上很难将良性肿瘤和交界性肿瘤相区分。虽然交界性肿瘤表现为低度恶性，但在腹腔播散和淋巴结转移上，多具有侵袭性。但是，由于交界性卵巢肿瘤含有黏液性和浆液性细胞成分，多为 FDG 低摄取[32]。

一般盆腹腔假阴性发现比较罕见，但早期研究证实，盆腔肿块的一部分良性病变可以引起 FDG 摄取增高。这些病变包括良性囊腺瘤、表皮样囊肿、畸胎瘤、神经鞘瘤、内膜异位症和炎性病变[19,31,33]（图 28-9，双侧输卵管炎）。正常卵巢 FDG 摄取增高常见于绝经前期女性。一般认为在卵泡期和黄体期，卵巢和子宫内膜的 FDG 摄取相应增高[34,35]。

为了降低解释错误，需要利用更好的 PET/CT 图像融合技术。理想状态下，应该排空膀胱，避免膀胱内放射性浓聚在 PET 图像上所致伪影。而且建议从脚到头方向扫描，即先行盆部扫描。CT 图像有助于判定膀胱憩室和尿道内放射性浓聚。静脉注射呋塞米（20~40mg）可以减低放射性在尿路内的积聚。CT 同时也可以帮助判定肠道、内膜和血管的生理性活动。肠道准备可以服用泻剂，也可以服用钡剂[36]。在 FDG 注射的同时，注射东莨菪碱也可减低肠道本身对放射性的摄取[37]。

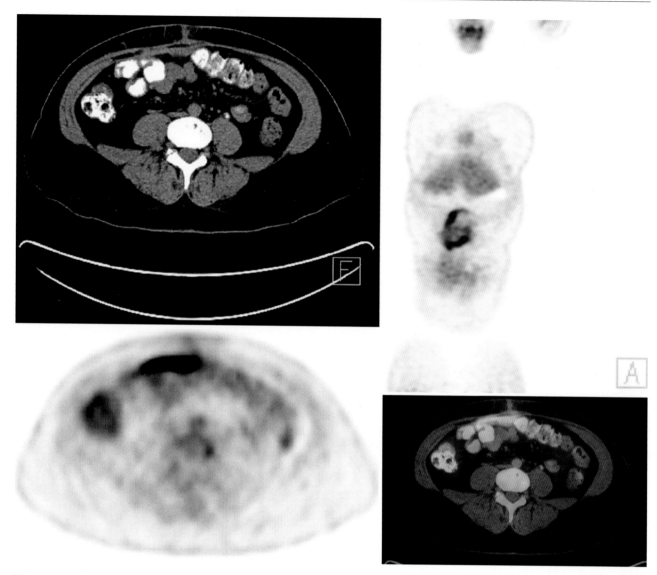

图 28-4   54 岁的女性卵巢癌患者。PET/CT 显示前腹部异常代谢区(SUV 最大值接近 5.7),提示腹内疝相关的炎症代谢,容易和腹腔内转移灶相混淆。

FDG-PET 对卵巢癌的分期

卵巢癌患者最重要的预后因素是肿瘤分期:对临床 I 期、II 期、III 期和 IV 期来说,其 5 年生存率分别为 93%、70%、37% 和 25%[38]。最终分期要结合瘤体减灭术和开腹手术结果,按照国际妇产科联盟(FIGO)所制定标准进行分期[39]。瘤体减灭术结合新辅助化疗是卵巢癌患者的标准治疗方法[40]。

对于术前卵巢癌分期,CT 和 MRI 均为最有价值的影像方法,CT 在术前诊断卵巢癌的诊断敏感性和特异性为 72%~82% 和 53%~81%[41,42]。CT 结合 FDG-PET 对于评价远处转移有帮助[20,21,42]。

一组 15 例患者的资料的研究表明,FDG-PET 能够较 CT 本身提高对卵巢癌术前分期的诊断准确性为 53%~87%[42]。另外一组 40 例患者的资料表明 FDG-PET/CT 结合增强 CT 在肿瘤减灭术前分期的诊断敏感性、特异性及准确性较单独 CT 诊断分别从 37.6% 提高到 69.4%、97.1% 到 97.5% 和 89.7% 到 94%。FDG-PET/CT 术前分期和病理分期符合率达 75%。

最新的数据表明,FDG-PET/CT 在相当多的病例中,改变了临床分期。在一组 66 例的临床病例中,64 例划分为 III 期,2 例重新划分为 IV 期 [43]。但是在 FDG-PET/CT 重新评价后,39 例(51%)划分为 III 期,27 例(41%)划分为 IV 期(图 28-10)。

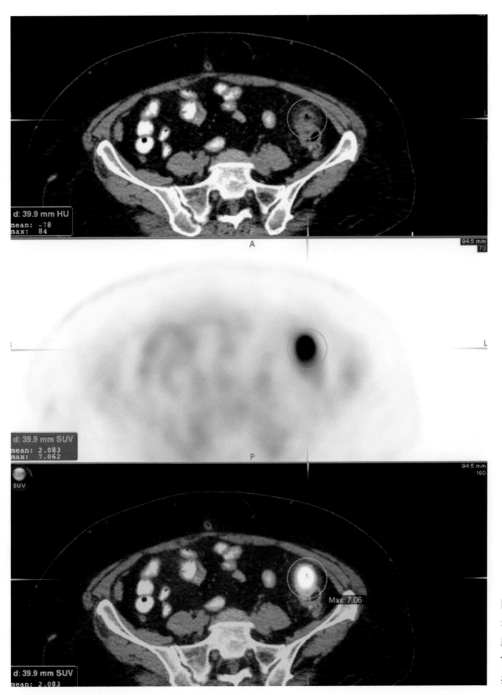

图 28-5　58 岁的卵巢癌患者。PET/CT 提示远端降结肠肠壁增厚（SUV 最大值为7.1），伴随周围脂肪内皱襞，提示憩室炎。

卵巢癌转移的PET/CT表现

淋巴结转移

　　卵巢癌一个很重要的预后因素是是否存在转移淋巴结。因而，找到转移淋巴结的确切位置对于选择合适的治疗方案，以及预测是否可以切除的治疗方案选择，至关重要。最近一篇荟萃分析(18 个有效样本，882 例患者) 比较 CT、MRI、PET 和 PET/CT 评价卵巢

癌患者远处转移的诊断准确性[44]。FDG-PET 或者 PET/CT 诊断敏感性 73.2%，特异性为 96.7% 高于 CT(敏感性为 42.6%，特异性为 95.0%)和 MRI(敏感性为 54.7%，特异性为 88.3%)。

　　对这些数据的解释，诊断参考很重要。一般情况，FDG-PET 或者 PET/CT 同其他检查方法相比较；但如果同组织学相比较，则诊断敏感性相对较低。主要原因在于，同样其他影像学检查方法相似，FDG-PET 很难检查到小的镜下的肿瘤病灶。盆腔以及主动脉旁淋巴转移比较常见，特别对于进展期患者。淋巴转移一

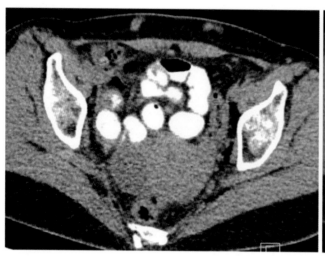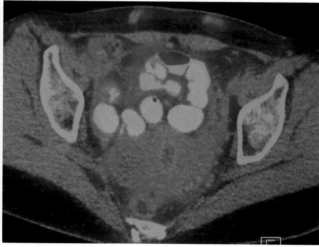

图 28-6 42 岁乳腺癌患者。横断位图像提示左侧卵巢的 PET 代谢活动增高。CT 图像上证实其为黄体囊肿。腹壁内小的活动灶，代表 Lovenox（抗凝血药）的注射点。

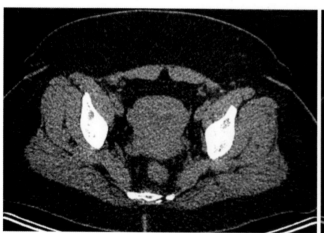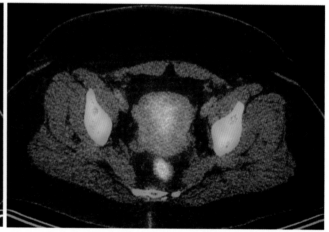

图 28-7 37 岁淋巴瘤患者。子宫内膜病变同月经周期变化相关。

般先到腹膜后、膈区淋巴结，进而到锁骨上、纵隔上以及胸膜腔间隙，比较罕见的是转移至内乳淋巴结[45]。累及直肠、乙状结肠的病例，则比较容易发生淋巴结转移[46]。对于早期卵巢癌患者，淋巴结转移发生在 10%~20%的患者，而进展期患者则约 40%~70%患者出现淋巴转移。PET/CT 对于提示盆腔淋巴结转移有较低的阴性预测值，大约 60%的患者发生跳跃性淋巴转移，盆腔没有高代谢淋巴结并不能除外病理性的主动脉旁肿大淋巴结[47,48]。

FDG-PET/CT 依据代谢提高的状态，可以准确显示转移性淋巴结，即使淋巴结大小在正常值范围内（图 28-11，活跃的正常大小的淋巴结）。但是，对于评价小的、坏死性淋巴结，以及早期累及的淋巴结，PET/CT 有较高的假阴性率[49]。

在一组 30 例进展期（Ⅱc-Ⅳ）上皮性卵巢癌的病例资料，治疗前均进行了 FDG-PET/CT 检查，膈上淋巴结转移的检出率为 67%（20/30），而 CT 检出率仅为 33%（10/30）。淋巴转移部位包括：胸骨旁（14 例）、心膈旁（14 例）、纵隔其他位置（8 例）、腋下（6 例）和锁骨下淋巴结转移（1 例）。对于出现膈上淋巴结转移的病例，则更容易出现腹水（$P<0.01$）、更高的 CA-125 水平和更多的腹膜腔内种植灶（$P<0.03$）。这些数据提示，卵巢癌肿瘤细胞的转移途径为从腹膜腔进入淋巴系统，进而进入膈腔（心膈角）然后，进入胸骨旁淋巴结[50]（图 28-12）。

腹膜转移

在新诊断卵巢癌病例中，腹腔镜是诊断腹膜腔种植转移的标准方法。但这种方法是有创伤为诊断方法，需要全身麻醉。右侧膈下间隙、大网膜和道格拉斯

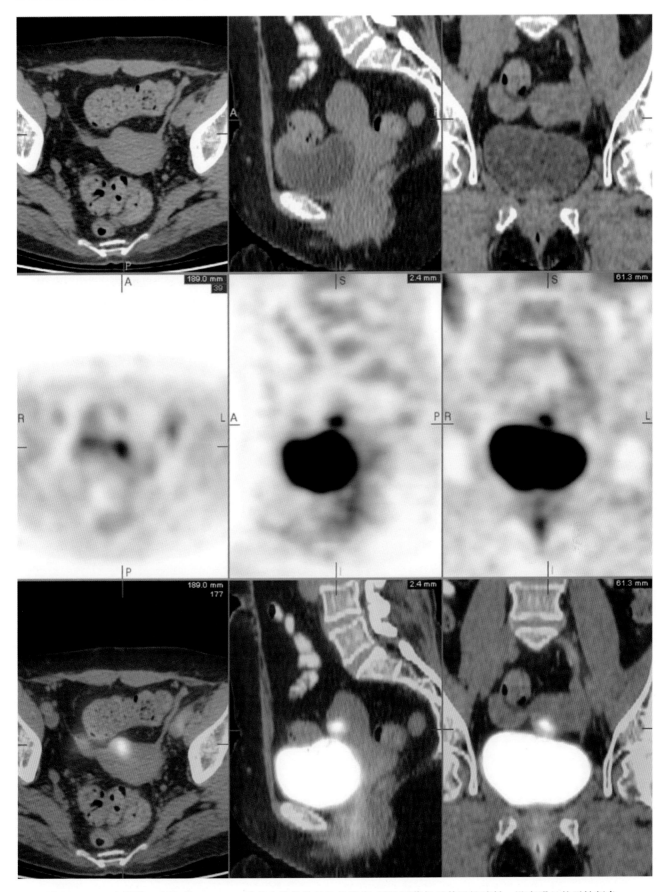

图 28-8　41 岁的淋巴瘤患者。PET/CT 子宫右前份的外生性肌瘤,随访图像提示其活性减低。没有明显的恶性征象。

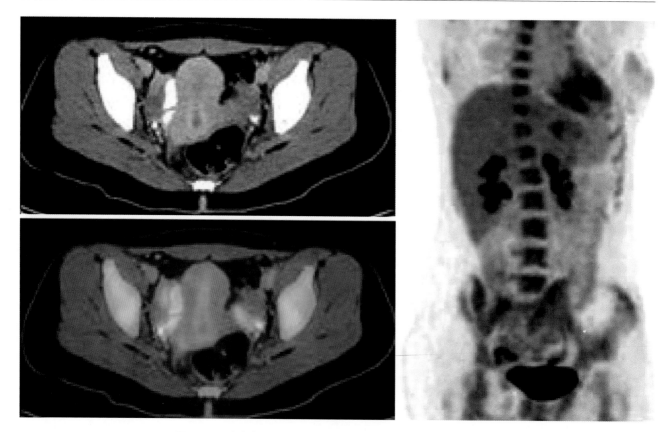

图 28-9　乳腺癌和慢性输卵管炎患者的双侧卵巢和输卵管活性。

窝是卵巢癌腹膜腔种植的最常见部位[51]。在一组 40 例高度疑似的卵巢癌病例中,对腹腔和盆腔区域内包括 9 个象限内（一共约 346 个象限）的 FDG-PET/CT 表现和腹腔镜下的表现进行了比较[52]。最终在 308 个区域内发现了肿瘤灶,38 个象限内未见肿瘤灶。PET/CT 在 26/346（7.5%）中表现为真阴性,阳性结果为 243/246（70.2%）。假阳性和假阴性 PET/CT 结果分别为 12/346 和 65/346。假阳性 PET/CT 表现平均分布在各个象限。在上腹部区域（第一腹区和膈下区域）,假阴性 PET/CT 表现可在 31/109（28.4%）看到。对于<5mm 的病灶,假阴性的结果出现率较高。FDG-PET/CT 总体的敏感性和特异性分别为 78.9% 和 68.4%。作者认为,PET/CT 可以很好地对卵巢癌进行术前分期。该组结果认为,对于晚期卵巢癌 PET/CT 更加准确进行分期,但对于比较小的病灶,需要结合腹腔镜结果。

在 PET/CT,腹腔种植多表现为结节样软组织肿块,并伴有不同程度的代谢活性增高。由于膈下淋巴系统受阻,腹膜腔淋巴引流受损,对腹腔内腹水增加起到非常重要的作用（图 28-13,腹膜种植）。肿瘤细胞一般跟随腹腔内液体内的循环进行流动,从而种植在道格拉斯窝、结肠旁沟、小肠系膜、空回肠结合部、膈下表面,特别是沿着肝脏表面穹隆的膈下间隙,肝肾

隐窝（图 28- 14 上层,子宫直肠陷凹)[53]。肝肾隐窝因为可以与右侧膈下间隙和右侧结肠旁沟间隙相沟通,也是肿瘤播散的常见部位。在近 50%病例中,肿瘤细胞因为重力可以相互聚集,肿瘤细胞种植在小肠浆膜表面和回结肠交界部[53]。其他部位包括乙状结肠系膜（因为在其上界相聚集）和右侧结肠旁沟（脚侧液体回流）。右侧胸腔也因与同侧膈下间隙相沟通,也是常见累及部位。网膜增厚以及结节样 FDG 摄取增高,常提示网膜受累。但是,PET/CT 对于检测小病灶（<5~7mm）、粟粒样病灶和弥漫性腹膜腔受累,则 PET/CT 的诊断价值有限,即使 CT 上表现较为显著[54]。

脐韧带转移比较罕见,一般都合并腹膜腔广泛的种植转移,特别是对于浆液性乳头状囊腺癌（图 28-14 下层,脐转移）。这一过程对继发于从腹膜腔的淋巴反流以及静脉内的播散有影响[55]。一些胚胎结构,例如脐旁静脉的永存开放,也有利于肿瘤转移至脐孔。

远处器官转移

诊断时的血源性转移并不常见。只有不到 2%~3%的患者发现肺部和肝脏累及。胸腔积液是卵巢癌Ⅳ期患者最常见表现,其次是肝脏转移（图 28-15,肝转移；图 28-16,脾脏转移）。脑转移极其罕见。PET/CT

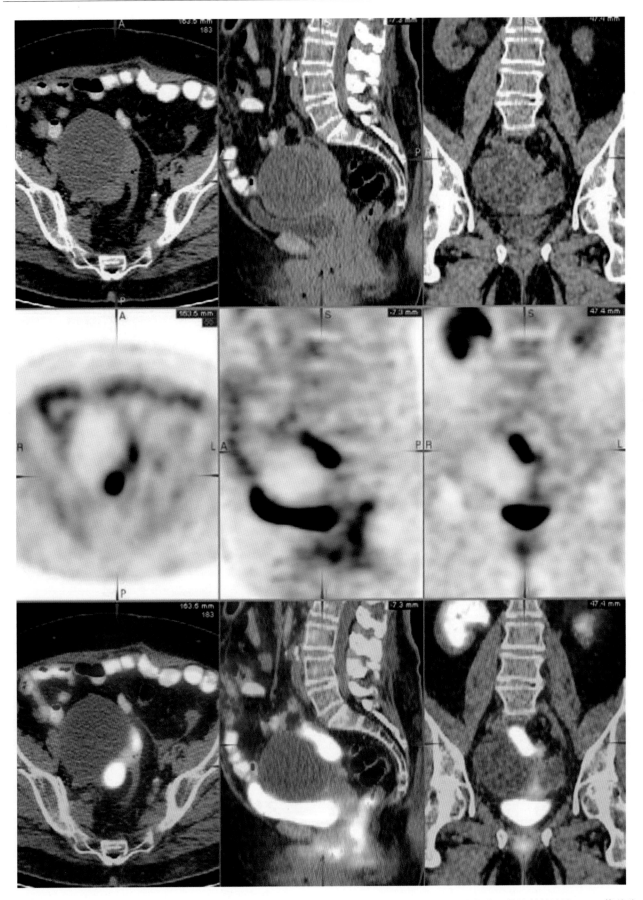

图 28-10　85 岁的卵巢浆液性癌患者。右侧附件囊性区域大小约 8.2cm×7.9cm×7.8cm,后上壁有明显的放射性浓聚(SUV 值约为 5.9),提示原发肿瘤。

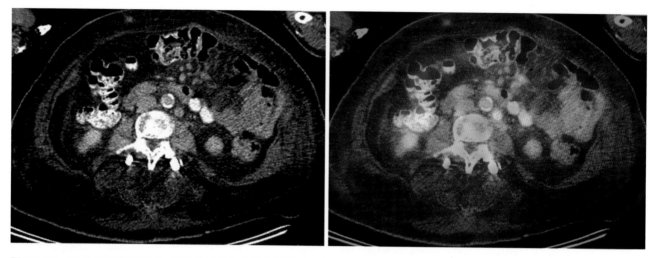

图 28-11 75 岁的卵巢癌患者。多发的正常大小的高代谢的腹膜后和肠系膜淋巴结,最大值位于左侧腹主动脉旁(SUV 最大值约为 6.8),提示转移灶。

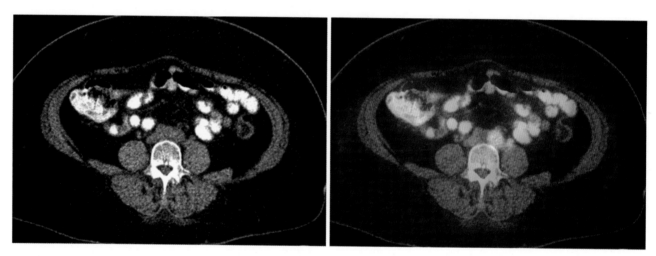

图 28-12 43 岁的卵巢癌患者。左侧髂总动脉旁活性淋巴结(SUV 最大值约为 16.7),左侧输尿管内可见尿液积聚。

对于检测远处转移敏感性很高,并且有利于判定是否可进行二次手术[56]。

总体来说,目前研究均表明,同传统影像学相比较,用 FDG-PET/CT 对卵巢癌进行术前分期的诊断准确性均有提高。PET/CT 可以很好地评价病变的播散情况,尤其对于 CT 或者 MRI 较难显示的腹腔、盆腔、纵隔以及锁骨上区域。

复发卵巢癌

绝大多数进展期卵巢癌患者将会持续带瘤或者表现为肿瘤复发,即使在初始治疗后有很好的临床效果。临床上的随访主要包括 CA-125 水平检测、体格检查以及影像学评估。CA-125 是膜相关黏液蛋白,尤其在女性生殖道上皮多为高表达,一般用于复发性卵巢癌的肿瘤标记物。但是 CA-125 并不是在所有复发卵巢癌的患者上有升高,也不能反应肿瘤的扩散程度。

影像学方法,主要是对比剂增强 CT 常用于明确复发的卵巢癌。但对于评价腹腔及盆腔病灶,往往较难。一组资料显示,将 CT 同开腹结果相比较,58 例资料中,敏感性仅为 47%,特异性也只有 87%[57]。在 CT 上,很难显示邻近小肠的肿瘤残留灶。MRI 和 CT 对直径>2cm 的病灶诊断效能相似,因此 CT 依旧是评价复发病灶的首选检查手段[58]。

很多研究都报道了 FDG-PET 对复发卵巢癌的重新分期。2001 年,一组 24 例病例研究表明,FDG-PET 对复发卵巢癌的诊断准确性约为 79.2%[59]。如果结合传统影像学方法,则诊断准确性可提高至 94.4%,其他研究结果也有相似结果[60-63]。

许多研究均表明,结合功能性和结构性成像手

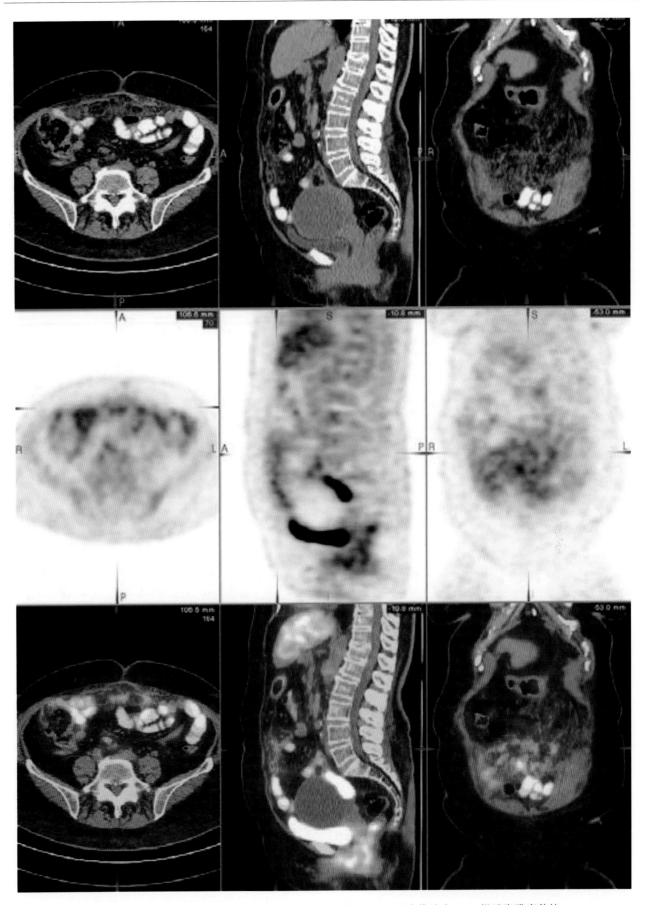

图 28-13　85 岁的卵巢癌患者。大网膜广泛的饼状增厚(SUV 最大值约为 3.0),提示腹膜癌种植。

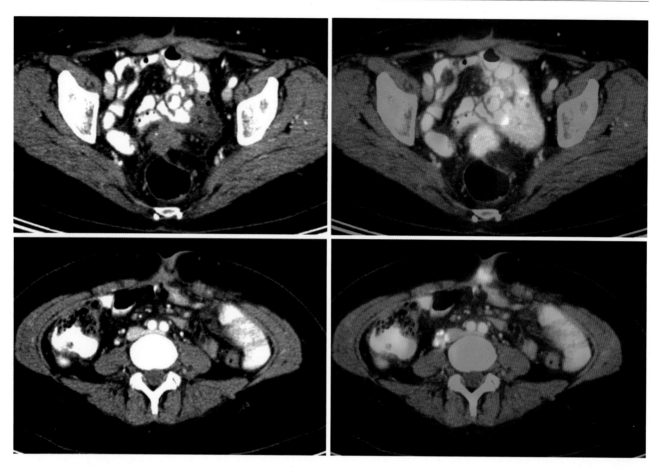

图 28-14　47 岁的卵巢癌患者。瘤体减灭术和化疗术后。PET/CT 提示子宫直肠陷凹内活性种植灶(SUV 最大值为 12.8)和脐孔种植(SUV 最大值为 8.6)。在髂总动脉水平,可见右侧输尿管内尿液积聚。

段,对许多患者都可以影响到对可疑复发卵巢癌治疗手段的选择。在一组 56 例病例资料中,FDG-PET 更改了 CT 上病灶分布,在 57% 患者中,治疗方案发生改变[64]。在一组 32 例可疑卵巢癌复发病例中,PET/CT 的诊断敏感性约为 91%,显著高于 CT (62%)[63]。在 FDG-PET/CT 检查之后,44% 的患者接受了不同的治疗方案;术前需要接受化疗的患者也从原来的 31% 提高到 50%。Thrall 研究认为,FDG-PET/CT 在 28.6% 的病例,可显示腹腔外或者外科手术无法切除区域的病灶,进而相应的治疗方法也发生改变[61]。另一组资料,FDG-PET 结合增强 CT 在 39% 的病例中,改变了治疗方案;而对只有增强 CT 检查的病例,则只有 12% 的病例;而 FDG-PET 结合低剂量 CT,则只有 2% 发生改变[65]。

在另外一组 51 例病例中,同 CT 比较,FDG-PET 对复发卵巢癌诊断敏感性从 83% 提高至 92%[60]。另一组资料,FDG-PET/CT 对复发卵巢癌的诊断敏感性和特异性分别为 94.5% 和 100%[61]。作者认为,PET/CT 对于 CA-125 升高,但传统影像学上阴性表现或者无法

确定的病例,特别有帮助。此外,PET/CT 在评价 CA-125 范围正常的疑似卵巢癌复发病例,也很有帮助。MD 安德森肿瘤中心的研究表明,PET/CT 对有症状的患者,而 CA-125 水平正常,能够检测到复发灶,且比增强 CT 有更高的敏感性。对这些患者,PET/CT 应该作为第一位检查方法[66]。31% 的患者在 CT 上无明显的恶性征象,但在 PET/CT 上则有病变证据,并在最后的组织学上证实。

如同前面所述,选择合适的金标准至关只要。在一组同随后的开腹术相对照的 31 例研究中,FDG/PET 检测病灶敏感性约为 45.3%,而 PET/CT 则可提高到 58.2%[67]。所有 PET/CT 上遗漏的病灶,最大径线一般等于或者小于 0.5cm。这组资料表明,PET 最初的评价,在分期上有一些局限性,一些小病灶的代谢活动不足以在 PET 上构成阳性发现,特别在腹部和盆腔背景高代谢区域。

在另外一组 43 例病例,用组织学和临床随访作为金标准的对照研究中,FDG-PET/CT 的敏感性和特异性分别为 88.4% 和 88.2%[62]。研究发现,对于盆腔病

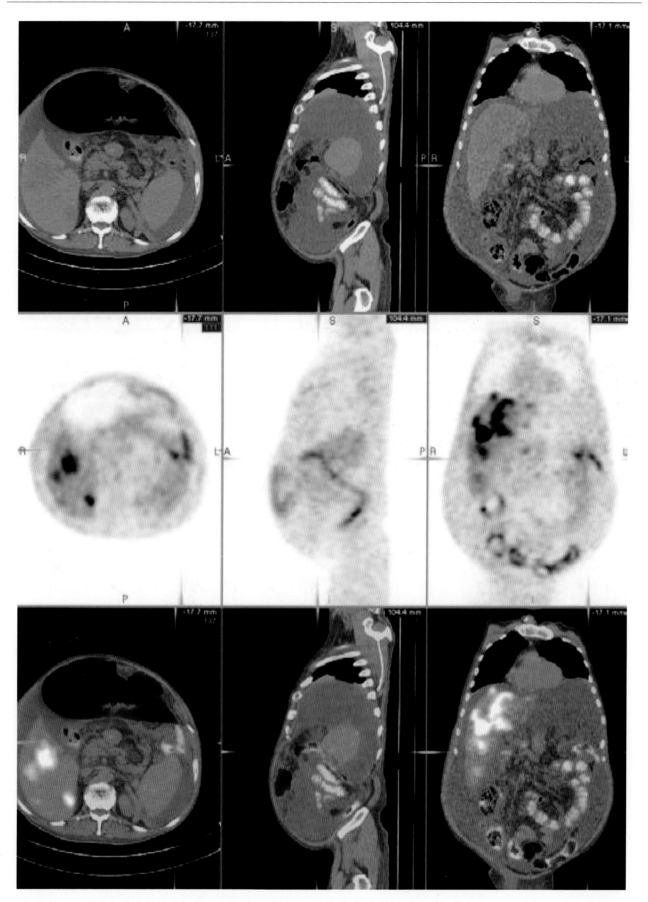

图 28-15　67 岁的卵巢癌患者。合并广泛肝、腹腔种植和大量腹水。横结肠显著扩张,内可充气,在脾曲处梗阻,并见高代谢浆膜种植灶。

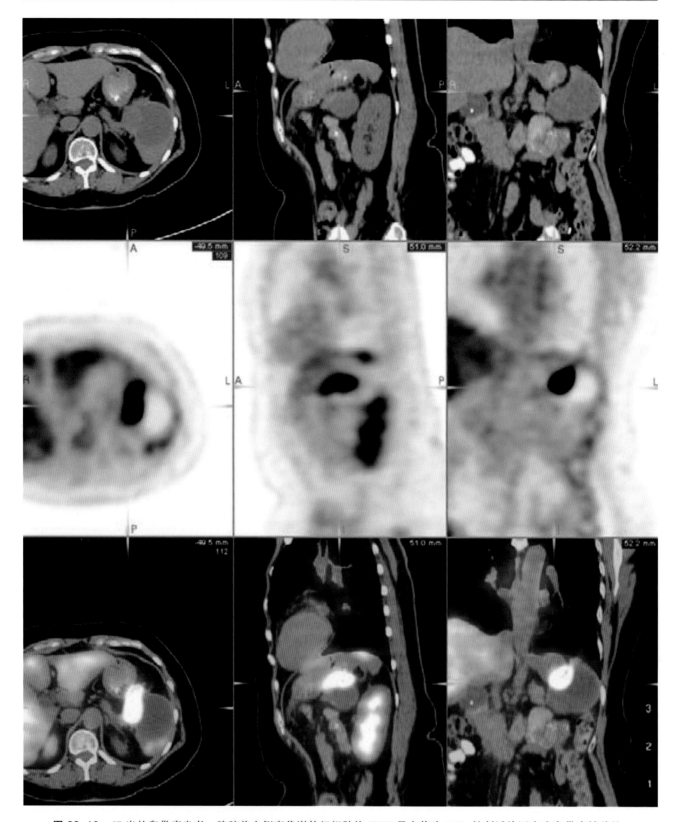

图 28-16 67 岁的卵巢癌患者。脾脏前内侧高代谢软组织肿块(SUV 最大值为 7.8),针刺活检证实为卵巢癌转移灶。

灶的敏感性为 80.9%,低于盆腔外病灶的 93.7%,但特异性两者相当为 93.5%。最近的一组比较 FDG-PET、FDG-PET/CT、MRI 和 CA-125 指标的荟萃分析表明,PET/CT(敏感性,79%;特异性,88%)要好于 CT(敏感性 79%,特异性 84%),以及 MRI(敏感性,75%;特异性,78%)。作者认为,当 CA-125 升高,而 CT 或者 MRI 上不确定或者阴性的病例,FDG-PET 能够作为一种有用的方法来显示复发的肿瘤灶。

监测治疗疗效

大多数卵巢癌患者能够对最初的化疗起反应,而无反应的患者往往预后较差。RECIST (Response Criteria in Solid Tumors,实体肿瘤的治疗反应准则)广泛用于评价治疗疗效。根据这一评价准则,反应率主要依据形态学准则,而瘤体在 CT 上的测量大小是非常重要的标准。但 CT 和 MRI 对于检测早期疗效的反应具有延迟性,形态学上改变,往往迟于最初治疗后几个月或者几周。

这主要归结于肿瘤内部糖原代谢合成变化,导致其变化同治疗反应紧密相连[7,10]。很多肿瘤的糖代谢改变可以反映肿瘤体积变化,进而体现治疗疗效。早期判定疗效不佳者,减少对无效药物的使用,预防副作用,能够明显缩短有效药物响应的延迟时间,进而降低治疗费用。为了预测治疗反应,一般需要两种 FDG-PET 扫描序列:一个治疗前的基础序列和开始化疗后的扫描序列。在一个或者两个化疗周期后的肿瘤代谢水平改变,可以同完成整个化疗周期后的治疗变化相比较。

目前,FDG-PET 对卵巢癌治疗疗效监测的研究报道依旧较少。33 例患者接受了三个周期以顺铂为基础的新辅助化疗,随后进行了瘤体减灭术[7]。对化疗前以及一、三个化疗周期后的腹、盆腔 FDG-PET 进行定量分析表明,肿瘤 FDG 摄取的变化以标准摄取值(SUV)为代表,并同临床和组织学反应进行对比;如以总体生存率作为最终金标准,在第一、三周期化疗后变化同总体生存率呈显著相关性,优于临床反应、CA125数值以及组织学[7]。在第一轮化疗后,代谢上有反应者定义为 SUV 值较基准值减低 20%。而第三轮化疗后,代谢反应者定义为较基准值减低 55%。代谢上有变化者的总体生存率超过 38.3 个月,高于无变化者的 23.1个月。

Nishiyama 等认为,肿瘤化疗前后的 FDG 摄取变化,能够反应化疗或者放化疗的疗效,尤其对于进展期妇科肿瘤,包括 8 例卵巢癌[69]。基于手术切除样本的组织病理学分析表明,10 例治疗有效,而另外 11 例治疗无效。如果将 SUV 分界值定义为 3.8 时,FDG-PET在鉴别治疗有效和治疗无效患者的敏感性和特异性分别为 90% 和 63.6%,准确性为 76.2%。当代谢变化比分界值定义为 65% 时,则 FDG-PET 敏感性为 90%,特异性为 81.8%,准确性为 85.7%。卵巢癌治疗后,SUV值的变化同形态学变化百分比以及病理学比较,统计学具有显著性差异。

Sironi[54]等研究也支持这一观点,即 FDG-PET/CT能够反应治疗后疗效。该组病例包括 31 例Ⅲ期浆液性乳头状上皮性癌,所有病例均行前期瘤体歼灭术,并随后辅以铂化疗。PET/CT 正确判定了 41 例组织学上证实阳性病灶中的 32 例,所有 9 例没能发现的病灶直径均小于 5mm。在 14 例患者中,PET/CT 正确诊断了 12 例阴性病例,均经二次手术后组织病理学证实。在检测病灶方面,PET/CT 总体敏感性、特异性、阳性预测值和阴性预测值分别为 78%、77%、89%、57%。对于直径大于 1cm 病灶,准确性为 90%[54]。FDG-PET/CT 主要局限性在于低的阴性预测值,这主要归结于目前 PET/CT 空间分辨率约为 5mm。但是,PET/CT 有比较高的阳性预测值,将来可用于治疗有效患者的随访从而避免不必要的二次手术(图 28-17)。

FDG-PET/CT 和放射治疗

PET/CT 引导的信号强度模块的放射治疗(IMRT)能够很好地明确复发卵巢癌患者的病灶大小,减少病灶遗漏的概率,进而提高临床预后。同 CT 比较,有近35.7%患者在接受 PET/CT 检查后,肿瘤体积发生了变化,因为 PET/CT 可以更好地显示转移性淋巴结以及肿瘤的局部播散。同 CT 比较,PET/CT 引导的治疗模块能更好地提高肿瘤治疗疗效(完全缓解率为 64.3%比 46.7%,P=0.021;部分缓解率为 25.0%比 13.3%,P=0.036)。PET/CT IMRT 组 3 年整体生存率显著高于对照组(34.1%比 13.2%,P=0.014)[70]。

PET/MRI Versus PET/CT

PET/CT 开创了结合解剖和功能性成像的新时代。目前的研究主要集中于发展新的 PET/MRI 系统[71,72]。这一最新系统的优势在于提高软组织辨识能力,以及进行自动而非序列采集。这一技术能够整合多种复杂的 MRI 技术,包括弥散和灌注成像。最主要的在于PET/MRI 能够很好地减低潜在的辐射剂量,特别适用于需要定期随访的患者。PET/MRI 用于妇科恶性病变随访诊断价值的临床资料依旧很少。

目前一组 31 例子宫和卵巢恶性病变的病例资料,将 PET/CT 和 PET/MRI 融合的图像分别进行了比较。FDG-PET 图像分别同 CT 和 T1WI、T2WI 的 MRI图像进行融合。PET/MRI 的图像进行了半自动融合。分别进行了三种类型评估:在 CT 和 MRI 图像上,评

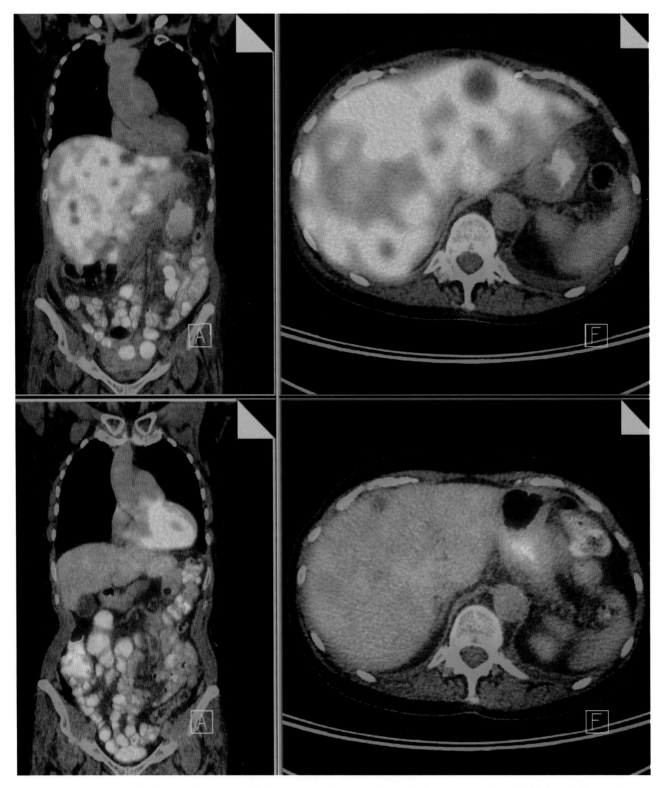

图 28-17　62岁的卵巢癌患者。合并广泛肝转移(SUV 最大值为 12),化疗进行中。PET/CT 随访肝内转移灶代谢显著降低。

估子宫和卵巢病灶(第一轮评价),PET 和融合图像上对其他信息进行评估 (第二轮评价),融合图像质量(第三轮评价)。第一轮评价,T2WI 的得分值 (4.68±0.65)显著高于 CT(3.54±1.02)以及 T1WI(3.71±0.97)($P<0.01$)。第二轮评价,在评价 FDG 聚集方面,T2WI

(2.74±0.57) 上图像得分也高于 CT (2.06±0.68)和 T1WI(2.23±0.61)($P<0.01$)。第三轮评价,利用三点评分系统表明 PET/T2WI(2.72±0.54)比 PET/CT(2.23±0.50)和 PET/T1WI(2.29±0.53)($P<0.01$)能更好地明确病灶。作者认为,PET/T2WI 融合图像在判定和定位妇

科恶性病变方面,优于 PET/CT[73]。但目前还需要进一步资料证实,PET/MRI 能够更准确且有更好的性价比。

结论

　　FDG-PET/CT 能很好地对卵巢癌进行术前分期、再分期和监测治疗疗效。对最初的肿瘤分期患者,FDG-PET/CT 在评估原发肿瘤盆内播散方面价值有限;但能够提供淋巴结受累和远处转移的信息。还需要进一步大的前瞻性的临床实验来证实序列性的 FDG-PET 能够更好地用于卵巢癌的治疗评价。

参考文献

1. Jemal A, Bray F, Center MM, Ferlay J, Ward E, Forman D. Global cancer statistics. CA Cancer J Clin. 2011;61(2):69–90.
2. ACR practice guideline for performing FDG-PET/CT in oncology. http://www.acr.org/SecondaryMainMenuCategories/quality_safety/guidelines/nuc_med.aspx. Accessed 16 May 2012.
3. Avril N. GLUT1 expression in tissue and F-18 FDG uptake. J Nucl Med. 2004;45:930–2.
4. Rohren EM, Turkington TG, Coleman RE. Clinical applications of PET in oncology. Radiology. 2004;231:305–32.
5. Townsend DW, Carney JP, Yap JT, et al. PET/CT today and tomorrow. J Nucl Med. 2004;45:4S–14.
6. Beyer T, Townsend DW, Burn T, et al. A combined PET/CT scanner for clinical oncology. J Nucl Med. 2000;41:1369–79.
7. Avril NE, Weber WA. Monitoring response to treatment in patients utilizing PET. Radiol Clin North Am. 2005;43:189–204.
8. Zasadny KR, Wahl RL. Standardized uptake values of normal tissues at PET with 2-[fluorine-18]-fluoro-2-deoxy-D-glucose: variations with body weight and a method for correction. Radiology. 1993;189:847–50.
9. Minn H, Zasadny KR, Quint LE, et al. Lung cancer: reproducibility of quantitative measurements for evaluating 2-[F-18]-fluoro-2-deoxy-D-glucose uptake at PET. Radiology. 1995;196:167–73.
10. Weber WA, Ziegler SI, Thodtmann R, et al. Reproducibility of metabolic measurements in malignant tumors using FDG PET. J Nucl Med. 1999;40:1771–7.
11. Cohade C, Osman M, Nakamoto Y, et al. Initial experience with oral contrast in PET/CT; phantom and clinical studies. J Nucl Med. 2003;44:412–6.
12. Goerres GW, Ziegler SI, Burger C, et al. Artifacts at PET and PET/CT caused by metallic hip prosthetic material. Radiology. 2003;226:577–84.
13. Shreve PD, Anzai Y, Wahl RL. Pitfalls in oncologic diagnosis with FDG-PET imaging: physiologic and benign variants. Radiographics. 1999;19:61–77.
14. Cohade C, Osman M, Pannu HK, Wahl RL. Uptake in supraclavicular area fat ("USA-Fat"): description on 18F-FDG PET/CT. J Nucl Med. 2003;44:170–6.
15. Chander S, Meltzer CC. McCook Bm. Physiologic uterine uptake of FDG during menstruation demonstrated with serial combined positron emission tomography and computed tomography. Clin Nucl Med. 2002;27:22–4.
16. Nakamoto Y, Tatsumi M, Hammoud D, et al. Normal FDG distribution patterns in the head and neck: PET/CT evaluation. Radiology. 2005;234:879–85.
17. Avril N, Gourtsoyanni S, Reznek R. Gynecological cancers. Meth Mol Biol. 2011;727:171–89.
18. Liu Y. Benign ovarian and endometrial uptake on FDG PET-CT: patterns and pitfalls. Ann Nucl Med. 2009;23:107–12.
19. Fenchel S, Grab D, Nuessle K, et al. Asymptomatic adnexal masses: correlation of FDG PET and histopathologic findings. Radiology. 2002;223:780–8.
20. Castellucci P, Perrone AM, Picchio M, et al. Diagnostic accuracy of 18F-FDG PET/CT in characterizing ovarian lesions and staging ovarian cancer: correlation with transvaginal ultrasonography, computed tomography, and histology. Nucl Med Commun. 2007;28:589–95.
21. Kitajima K, Murakami K, Yamasaki E. Diagnostic accuracy of integrated FDG-PET/contrast-enhanced CT in staging ovarian cancer: comparison with enhanced CT. Eur J Nucl Med Mol Imaging. 2008;35:1912–20.
22. Karantanis D, Allen-Auerbach M, Czernin J. Relationship between glycolytic phenotype, grade and histologic subtype in ovarian carcinoma. Clin Nucl Med. 2012;37:49–53.
23. Musto A, Rampin L, Nanni C, et al. Present and future of PET and PET/CT in gynecologic malignancies. Eur J Radiol. 2011;78:12–20.
24. Nam EJ, Yun MJ, Oh YT, et al. Diagnostic and staging of primary ovarian cancer: correlation between PET/CT, Doppler US, and CT or MRI. Gynecol Oncol. 2010;116:389–94.
25. Grab D, Flock F, Stohr I, et al. Classification of asymptomatic adnexal masses by ultrasound, magnetic resonance imaging, and positron emission tomography. Gynecol Oncol. 2000;77:454–9.
26. Rieber A, Nussle K, Stohr I, et al. Preoperative diagnosis of ovarian tumors with MR imaging: comparison with transvaginal sonography, positron emission tomography, and histologic findings. AJR Am J Roentgenol. 2001;177:123–9.
27. van Trappen PO, Rufford BD, Mills TD, et al. Differential diagnosis of adnexal masses: risk of malignancy index, ultrasonography, magnetic resonance imaging, and radioimmunoscintigraphy. Int J Gynecol Cancer. 2007;17:61–7.
28. Medeiros LR, Rosa DD, da Rosa MI, et al. Accuracy of ultrasonography with color Doppler in ovarian tumor: a systemic quantitative review. Int J Gynecol Cancer. 2009;19:230–6.
29. Adusumilli S, Hussain HK, Caoili EM, et al. MRI of sonographically indeterminate adnexal masses. AJR Am J Roentgenol. 2006;187:732–40.
30. Kinkel K, Lu Y, Mehdizade A, et al. Indeterminate ovarian mass at US: incremental value of second imaging test for characterization-meta-analysis and Bayesian analysis. Radiology. 2005;236:85–94.
31. Kawahara K, Yoshida Y, Kurokawa T, et al. Evaluation of positron emission tomography with tracer 18-fluorodeoxyglucose in addition to magnetic resonance imaging in the diagnosis of ovarian cancer in selected women after ultrasonography. J Comput Assist Tomogr. 2004;24:505–16.
32. Risum S, Hogdall C, Loft A, et al. The diagnostic value of PET/CT for primary ovarian cancer – a prospective study. Gynecol Oncol. 2007;105:145–9.
33. Romer W, Avril N, Dose J, et al. Metabolic characterization of ovarian tumors with positron-emission tomography and F-18 fluorodeoxyglucose. Rofo. 1997;166:62–8.
34. Kim SK, Kang KW, Roh JW, et al. Incidental ovarian 18F-FDG accumulation on PET: correlation with the menstrual cycle. Eur J Nucl Med Mol Imaging. 2005;32:757–63.
35. Nishizawa S, Inubushi M, Okada H. Physiologic 18F-FDG uptake in the ovaries and uterus of healthy female volunteers. Eur J Nucl Med Mol Imaging. 2005;32:549–56.
36. Subhas N, Patel PV, Pannu HK, et al. Imaging of pelvic malignancies with in-line FDG PET-CT: case examples and common pitfalls of FDG PET. Radiographics. 2005;25:1031–43.
37. Stahl A, Weber WA, Avril N, et al. Effect of N-butylscopolamine on intestinal uptake of fluorine-18-fluorodeoxyglucose in PET imaging of the abdomen. Nuklearmedizin. 2000;39:241–5.
38. Pignata S, Vermoken JB. Ovarian cancer in the elderly. Crit Rev Oncol Hematol. 2004;49:77–86.
39. Benedet JL, Bender H, Jones III H, et al. FIGO staging classifica-

tion and clinical practice guidelines in the management of gyneco-logic cancers. FIO Committee on Gynecologic Oncology. Int J Gynecol Obstet. 2000;70:209–62.

40. Bristow RE, Tomacruz RS, Armstrong DK, et al. Survival effect of maximal cytoreductive surgery for advanced ovarian carcinoma during the platinum era: a meta-analysis. J Clin Oncol. 2002;20:1248–59.

41. Tempany CM, Zou KH, Silverman SG, et al. Staging of advanced ovarian cancer: comparison of imaging modalities – report from the Radiological Diagnostic Oncology Group. Radiology. 2000;215: 761–7.

42. Yoshida Y, Kurokawa T, Kawahara K, et al. Incremental benefits of FDG positron emission tomography over CT alone for the preop-erative staging of ovarian cancer. AJR Am J Roentgenol. 2004;182:227–33.

43. Risum S, Hogdall C, Loft A, et al. Does the use of diagnostic PET/CT cause stage migration in patients with primary advanced ovar-ian cancer? Gynecol Oncol. 2011;116:395–8.

44. Yuan Y, Gu ZX, Tao XF, Liu SY. Computed tomography, magnetic resonance imaging, and positron emission tomography or positron emission tomography/computer tomography for detection of meta-static lymph nodes in patients with ovarian cancer: a meta-analysis. Eur J Radiol. 2012;81(5):1002–6.

45. Kim HJ, Kim JK, Cho KS. CT features of serous surface papillary carcinoma of the ovary. AJR Am J Roentgenol. 2004;183(6): 1721–4.

46. Salani R, Diaz-Montes T, Giuntoli RL, Bristow RE. Surgical man-agement of mesenteric lymph node metastasis in patients undergo-ing rectosigmoid colectomy for locally advanced ovarian carcinoma. Ann Surg Oncol. 2007;14(12):3552–7.

47. Harter P, Gnauert K, Hils R, et al. Pattern and clinical predictors of lymph node metastases in epithelial ovarian cancer. Int J Gynecol Cancer. 2007;17(6):1238–44.

48. Benedetti-Panici P, Greggi S, Maneschi F, et al. Anatomical and pathological study of retroperitoneal nodes in epithelial ovarian cancer. Gynecol Oncol. 1993;51(3):150–4.

49. Choi HJ, Roh JW, Seo SS, et al. Comparison of the accuracy of magnetic resonance imaging and positron emission tomography/computed tomography in the presurgical detection of lymph node metastases in patient with uterine cervical carcinoma: a prospective study. Cancer. 2006;106(4):914–22.

50. Hynninen J, Auranen A, Carpen O, et al. FDG PET/CT in staging of advanced epithelial ovarian cancer: frequency of supradiaphrag-matic lymph node metastasis challenges the traditional pattern of disease spread. Gynecol Oncol. 2012;126(1):64–8.

51. Buy JN, Moss AA, Ghossain MA, et al. Peritoneal implants from ovarian tumors: CT findings. Radiology. 1988;169(3):691–4.

52. De Iaco P, Musto A, Orazi L, et al. FDG-PET/CT in advanced ovar-ian cancer staging: value and pitfalls in detecting lesions in differ-ent abdominal and pelvic quadrants compared with laparoscopy. Eur J Radiol. 2011;80(2):e98–103.

53. Meyers MA. Distribution of intra-abdominal malignant seeding: dependency on dynamics of flow of ascitic fluid. Am J Roentgenol Radium Ther Nucl Med. 1973;119(1):198–206.

54. Sironi S, Messa C, Mangili G, et al. Integrated FDG PET/CT in patient with persistent ovarian cancer: correlation with histologic findings. Radiology. 2004;233:433–40.

55. Powell FC, Cooper AJ, Massa MC, Goellner JR, Su WP. Sister Mary Joseph's nodule: a clinical and histologic study. J Am Acad Dermatol. 1984;10(4):610–5.

56. Bristow RE, del Carmen MG, Pannu HK, et al. Clinically occult recurrent ovarian cancer; patient detection for secondary cytore-ductive surgery using combined PET/CT. Gynecol Oncol. 2003;90(3):519–28.

57. De Rosa V, Mangoni di Stefano ML, Brunetti A, et al. Computed tomography and second-look surgery in ovarian cancer patients. Correlation, actual role and limitations of CT scan. Eur J Gynecol Oncol. 1995;16:123–9.

58. Javitt MC. ACR Appropriateness Criteria on staging and follow-up of ovarian cancer. J Am Coll Radiol. 2007;4:586–9.

59. Nakamoto Y, Saga T, Ishimori T, et al. Clinical value of positron emission tomography with FDG for recurrent ovarian cancer. AJR Am J Roentgenol. 2001;176:1449–54.

60. Sebastian S, Lee SI, Horowitz NS, et al. PET-CT vs. CT alone in ovarian cancer recurrence. Abdom Imaging. 2008;33:112–8.

61. Thrall MM, DeLoia JA, Gallion H, et al. Clinical use of combined positron emission tomography and computed tomography (FDG-PET/CT) in recurrent ovarian cancer. Gynecol Oncol. 2007;105: 17–22.

62. Iagaru AH, Mittra ES, McDougall IR, et al. 18F-FDG PET/CT evaluation of patients with ovarian carcinoma. Nucl Med Commun. 2008;29:1046–51.

63. Mangili G, Picchio M, Sironi S, et al. Integrated PET/CT as a first-line re-staging modality in patients with suspected recurrence of ovarian cancer. Eur J Nucl Med Mol Imaging. 2007;34:658–66.

64. Simcock B, Neesham D, Quinn M, et al. The impact of PET/CT in the management of recurrent ovarian cancer. Gynecol Oncol. 2006;103(1):271–6.

65. Kitajima K, Murakami K, Yamasaki E, et al. Performance of inte-grated FDG-PET/contrast-enhanced CT in the diagnosis of recur-rent ovarian cancer: comparison with integrated FDG-PET/non-contrast-enhanced CT and enhanced CT. Eur J Nucl Med Mol Imaging. 2008;35:1439–48.

66. Bhosale P, Peungjesada S, Wei W, et al. Clinical utility of positron emission tomography/computed tomography in the evaluation of suspected recurrent ovarian cancer in the setting of normal CA-125 levels. Int J Gynecol Cancer. 2011;20:936–44.

67. Cho SM, Ha HK, Byun JY. Usefulness of FDG PET for assessment of early recurrent epithelial ovarian cancer. AJR Am J Roentgenol. 2002;179:391–5.

68. Gu P, Pan LL, Wu SQ, et al. CA125, PEt alone, PET-CT, CT and MRI in diagnosing recurrent ovarian carcinoma: a systematic review and meta-analysis. Eur J Radiol. 2009;71:164–74.

69. Nishiyama Y, Yamamoto Y, Kanenishi K, et al. Monitoring the neo-adjuvant therapy response in gynecological cancer patients using FDG PET. Eur J Nucl Med Mol Imaging. 2008;35:287–95.

70. Du XL, Jiang T, Sheng XG, et al. PET/CT scanning guided intensity-modulated radiotherapy in treatment of recurrent ovarian cancer. Eur J Radiol. 2012;81(11):3551–6.

71. Pichler BJ, Kolb A, Nagele T, et al. PET/MRI: paving the way for the next generation of clinical multimodality imaging applications. J Nucl Med. 2011;51:333–6.

72. Pichler BJ, Wehrl HF, Kolb A, et al. Positron emission tomography/magnetic resonance imaging: the next generation of multimodality imaging? Semin Nucl Med. 2008;38:199–208.

73. Nakajo K, Tatsumi M, Inoue A, et al. Diagnostic performance of fluorodeoxyglucose positron emission tomography/magnetic reso-nance imaging fusion images of gynecological malignant tumors: comparison with positron emission tomography/computed tomography. Jpn J Radiol. 2010;28(2):95–100.

第 29 章

经阴道对比增强超声显示卵巢肿块：卵巢癌早期诊断的潜在作用

Arthur C. Fleischer, Andre Lyshchik, David A. Fishman

摘 要

利用灰阶、2D/3D 和彩色多普勒超声对卵巢肿块的形态学评价,在鉴别良恶性方面准确率可达到 80%~90%。如何提高诊断准确性是目前利用对比增强阴道超声临床应用的目的所在。本章将讨论这一内容,以及我们在这方面的应用经验。

关键词

卵巢癌·超声·经阴道超声·对比增强经阴道超声

引言

利用灰阶、2D/3D 和彩色多普勒超声对卵巢肿块的形态学评价在鉴别良恶性方面准确率可以达到 80%~90%[1]。如何提高诊断准确性是目前利用对比增强阴道超声的临床应用的目的所在。本综述描述和解释我们利用这一技术的临床经验以及其他研究的结果。侧重点将是经阴道超声在鉴别卵巢肿块的潜在优势和局限性,以及其在卵巢癌早期诊断方面的应用。

基础内容

利用微泡提高对卵巢恶性肿块诊断的机制在于评价肿瘤内部微血管网。从 Folkman 的创新研究开始,人们注意到恶性肿瘤的生长需要从宿主获得必要的血流灌注来维持肿瘤生长和转移[2]。血管结构能够提供给肿瘤所必需的营养成分。它们可以在肿瘤内部形成血管簇以及大量的动静脉畸形结构。一般来说,肿瘤边缘具有丰富的血管结构, 但肿瘤内部则往往产生相对缺血区域。肿瘤内部间质压力以及异型性血管结构可以用来区别恶性肿瘤,也是选择治疗药物的影响因素。

超声增强微泡可以是气体、白蛋白、磷脂、脂质和聚合体覆盖的微球, 体积一般为红细胞直径的 1/2 或者 1/3(图 29-1 和图 29-2)。借此,可以在声波下进行对肿瘤内微血管的显示。同内皮细胞的间隙相比较,微球的体积较大,从而限制其进入细胞间质内。虽然其共振方向各异,但在调和频率下,微泡能够在同方向进行成像。微泡应用的主要限制在于价格,需要静脉注射,且需额外的 20~30 分钟采集时间,以及需要特别的处理软件。微泡增强超声,依据其强化方式,已经成功用于肝脏病变的良、恶性鉴别。恶性病变往往早期显著强化,因其动脉供血;血管瘤则呈外周间断性强化,而 FNH 则显示为中央乏血供瘢痕组织。许多人建议利用对比增强超声,而不是 CT 和 MRI,来鉴别肝脏病变,优势在于价格低、没有射线辐射以及肾毒性[3]。

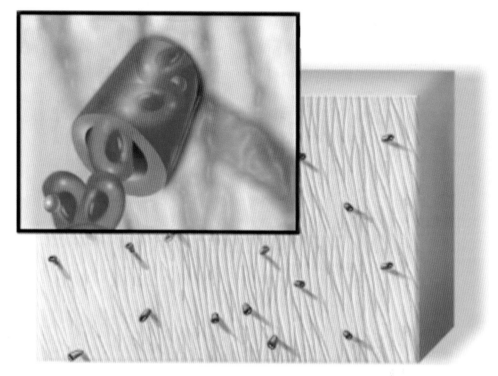

图 29-1 示意图显示,在一个血管内,Definity®微球(蓝色),同正常红细胞的体积比较。

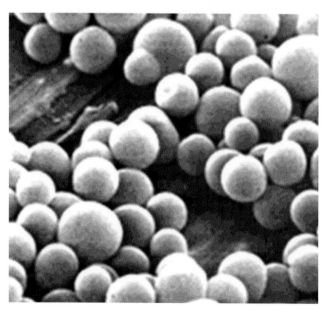

图 29-2 Definity®微球体积大小一致,为 2~3μm。

微泡也可用于超声心动图以及对血管支架漏口显示。此外,微泡的治疗应用,包括溶栓以及对药物的体内运输也在研究当中。

设备和技术

对比增强阴道超声需要微泡作为造影剂以及特殊的软件进行图像处理。大多数高端的设备都配有不同类型的增强可视化软件。但对于增强的血流动力学还是需要专门的软件进行处理。扫描和图像处理一般可以在 0.5 小时或者 1 小时之内完成,比较适合临床开展此项检查。

在注入造影剂之前,需要进行完整的附件区域超声评价。这些特征包括:乳头状突起、不规则囊壁或者分隔,以及囊内容成分。3D 图像能更好地显示病灶的形态学特征。彩色多普勒则是重点评价肿瘤内部的血流分布以及血管的粗细。选择的血管可以同特殊的波谱进行整合,利用波形曲线对其管壁压力进行量化分析。

在形态学和量化分析之后,则可进行增强部分的评估。微泡造影剂可以利用冻干的粉末进行保存,其内一般含有聚乙烯凝胶、磷脂和软脂酸,使用前可将其同生理盐水进行混合(SonoVue, Bracco Imaging S.p.A.)或者利用机械摇晃器(Lantheus Medical Imaging, N.Billerica, MA)(图 29-3)晃动 45 秒来活化。造影剂一般通过肘静脉注射,之后用大约 10mL 的生理盐水进行冲洗。一般微量的造影剂就可以提供良好的对比(2~3μL 的 Definity 或 2.4mL 的 SonoVue)。卵巢内微泡血流一般在注射 30 秒后即可观察。

彩色多普勒上的富血供区域则进行和声成像。一旦注入微泡后,3 分钟的循环录像模式特别为量化分

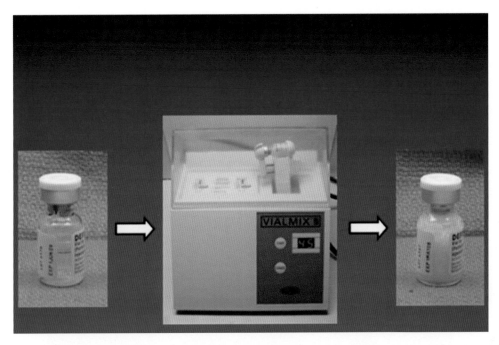

图 29-3　左图为静止时候微球的形态，以及混入溶液内的形态。右图为溶解后，近似牛奶形态，易于注射。

析增强方式所设计。

在感兴趣的时间信号曲线可以用来代表感兴趣区的强化模式。下面几个参数需要进行量化：

流入时间(s)。

强化峰值(dB)。

流出时间(s)。

曲线下的面积(s^{-1})。

卵巢内部感兴趣区的微血管密度可以用时间信号曲线所反映的强化方式所区分。造影剂达到卵巢区域的时间一般在注射后 30s。时间峰值曲线反映了心脏排出量、方式以及瘤内压力。而峰值信号以及曲线下的面积则反映血流容积。流出时间则反映了血管网的复杂程度，因为肿瘤内部血管网多由无数的大小不一的动静脉畸形所构成。

我们的病例一般利用 Definity®，是一种全氟丙烷气泡造影剂，表面为脂质壳(Lantheus Medical Imaging, N. Billerica, MA)，其他单位也用 SonoVue®(Bracco Imaging S.p.A.)，后者是六氟化硫微泡并用磷脂包裹。两种造影剂都已经在 1000 例患者上证明，临床使用安全有效，无明显副作用。虽然我们的研究采用一种没有标签的造影剂，只是通过院内伦理委员会的审核，但相信这几种造影剂不久将在临床上广泛应用。

临床研究

最初研究报道，利用微泡造影剂进行多普勒超声

评价卵巢肿块[4,5]。彩色超声的空间分辨率因为图像模糊伪影所受限。即使因为这些限制条件，几个最初的研究仍能显示，恶性卵巢肿块较良性肿块有更丰富的血供[4,5]。

和声成像技术的进展大大提高了超声探测肿瘤血供的准确性。Marret 研究了 101 个附件肿块，其中 23 例为恶性，78 例为良性，它们的结果显示流出时间和曲线下的面积在良恶性组别间明显不同，敏感性为 96%~100% 和特异性为 83%~98%。另外一个相似的研究也表明，能够比形态学分析更好地鉴别良恶性卵巢肿块[6]。

我们自己的一组 57 例卵巢肿块样本，其中 13 例为恶性，重点分析良恶性肿块的动态强化曲线[7,8]。在强化峰值、流出时间以及曲线下的面积 3 个参数上，两组都具有显著差异(图 29-4 至图 29-8)。虽然在流出时间方面两者无显著差异 20.2±5.9s 比 29.8 ± 13.4s，P=0.4，但在增强峰值(21.3±4.7 比 8.3±5.7dB, P<0.01)方面和半程流出时间(104.2±48.1 比 413.8±294.8s, P<0.001)两个方面均具有显著差异。利用曲线下的面积来分析表明，AUC> 787s^{-1} 是最为准确的诊断卵巢癌的指标，敏感性为 100%，特异性为 96.2%。相应的，增强峰值大于 17.2 dB，敏感性为 90%，特异性为 98.3%；半程流出时间为 741s，敏感性为 100%，特异性为 92.3%(图 29-9 至图 29-11)。在将经阴道超声同 2D 和 3D 多普勒超声的比较研究显示，CE-TVS 有更好的敏感性和特异性(图 29-12)。

a

对比超声成像图像分析

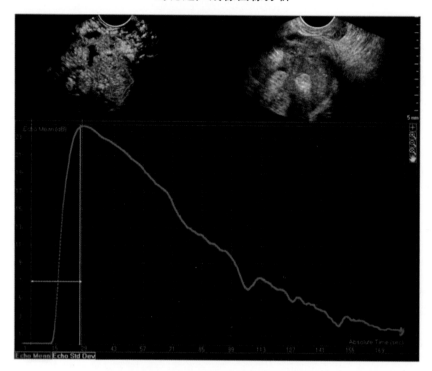

时间峰值曲线=从注入造影到峰值信号的时间

b   ### 对比超声图像分析

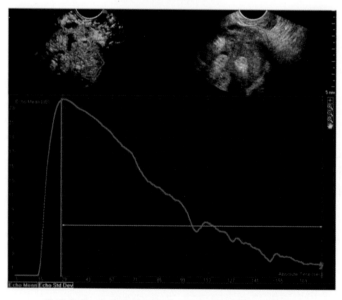

流出曲线=在峰值信号强度返回到基底曲线的时间

图 29-4　时间信号曲线的增强模式的定量分析。上图为经阴道超声图,提示卵巢肿瘤,声波频率为基础频率 3MHz。下图则为上图同一感兴趣的超声成像图,声波频率 6mHz。时间信号曲线则以横轴的时间(秒),和纵轴的声波强度(dB)。红色实线代表注入造影剂最初 180s 的信号变化曲线。(a)到达峰值时间(白色水平线):这同心输出量和循环时间有关。(b)流出时间(白色水平线)是从峰值开始,完全排出时间,反映血管网内的血流情况。(c)半程流出时间。(d)曲线下面积(阴影区域),从强化开始到完全流出,这一数据代表肿瘤血管体积。(待续)

c

对比超声图像分析

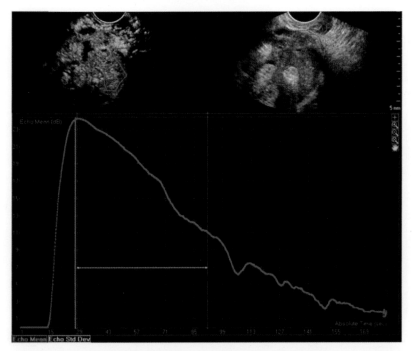

半流出曲线=峰值强化和 50% 强化曲线之间的时间

对比超声图像分析

d

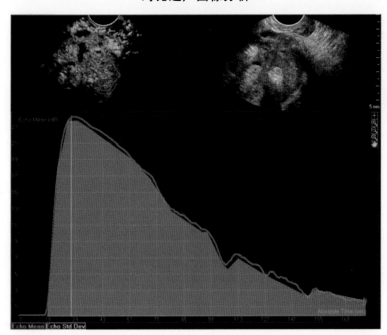

增强曲线下的面积(AVC)，计算从注入造影剂开始到造影剂完全排空的时间

图 29-4(续)

对比超声图像分析

时间信号曲线变量的参数成像

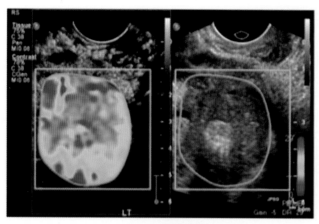

峰值强化

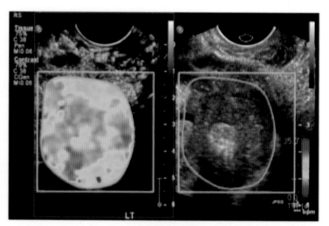

时间峰值成像

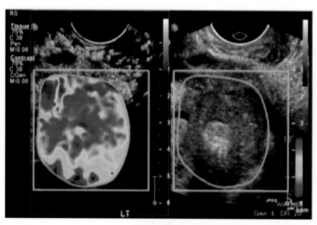

流入速率

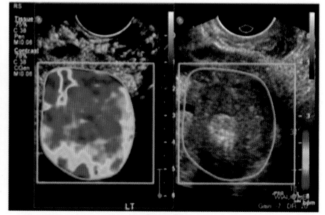

曲线下面积

图 29-5　CE-TVS 的参数图。 峰值时间、峰值强化(上左)、流入率(下左)、流出率和曲线下面积。在这个肿瘤,具有异质性强化以及流入率。中间区域(下左)具有更高的峰值强化以及更快到达峰值时间,高度提示其恶性的可能。曲线下面积(下右)则提示肿瘤为富血管性。

纤维瘤

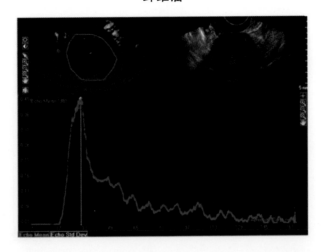

参数图像

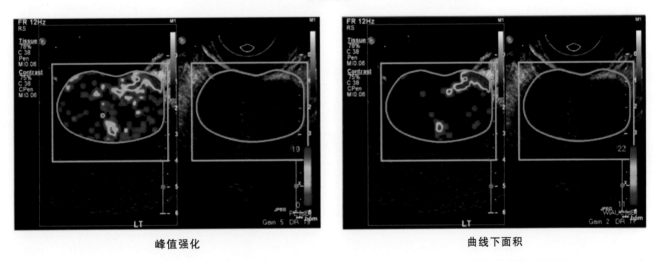

峰值强化　　　　　　　　　　　　　　　　　　　　　曲线下面积

图 29-6　CE-TVS 显示乏血供卵巢肿块，峰值强化非常微弱(0.41dB)，快速流出时间(7.5s)和很小的曲线下面积(AUC 15.3s^{-1}，本例为卵巢纤维瘤。上图为时间信号曲线；下图为峰值强化和曲线下面积的参数图。

黏液性囊腺瘤

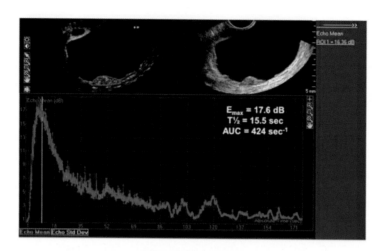

参数成像

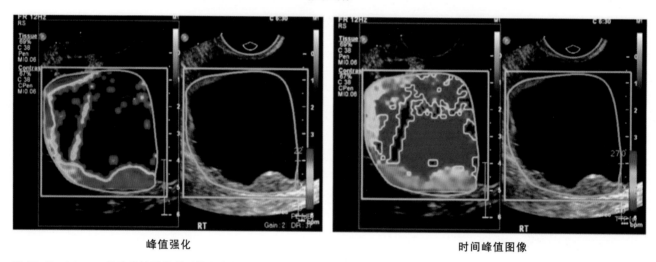

峰值强化   **时间峰值图像**

图 29-7 CE-TVS 显示囊性肿块并壁结节病例,提示快速流出时间(15.5s)和低的曲线下面积(47.4s⁻¹),本例为黏液性囊腺瘤。上图为时间信号曲线和图像显示黏膜下结节的异常强化。下图为参数图结节和间隔的峰值强化和时间峰值曲线的差异。

交界性黏液性囊腺癌

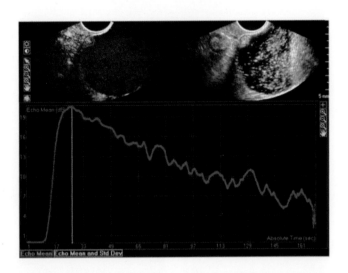

参数成像

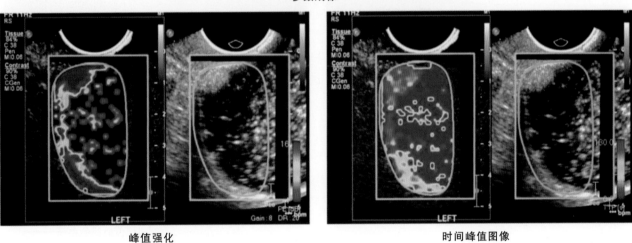

峰值强化　　　　　　　　　　　　　　　　　　　时间峰值图像

图 29-8　CE-TVS 显示一例卵巢复杂信号肿块，表现为高的峰值强化，长的排出时间，相对大的曲线下面积。此例为浆液性囊腺癌。上图为时间信号曲线和图像显示具有黏膜结节的囊性肿块，其内含有回声样物质。下图为参数图显示乳头赘生物的峰值强化增高(左图)和相对快的到达峰值时间(右图)。

浆液性囊腺瘤,Ⅱ期

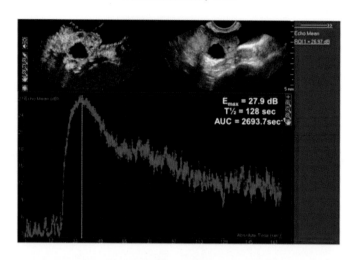

参数成像

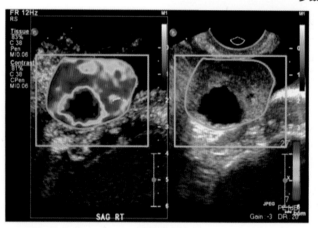

峰值强化

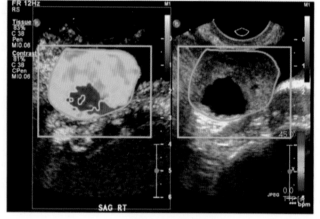

时间峰值强化参数

图 29-9 CE-TVS 显示含有小囊样结构的正常大小卵巢。时间信号曲线为高峰值强化(27dB),长的排出时间(128s)和高的曲线下面积(2694s⁻¹),本例为Ⅱ期浆液性囊腺癌。上图为时间信号曲线和图像显示正常大小的卵巢组织内含有 1cm 直径的囊性区域。下图为参数图提示高的峰值强化(左图)以及短的到达峰值时间(右图)。

对比超声的定量分析结果

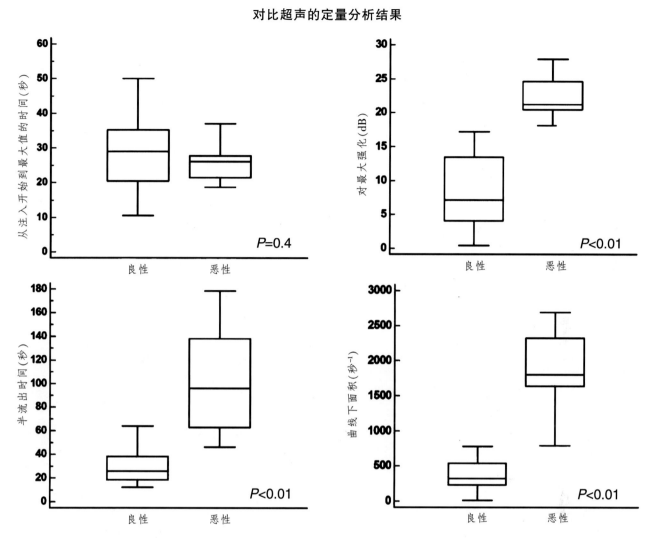

图 29-10 不同参数的均值、范围和标准误的统计图。峰值时间(上左)、峰值强化(上右)、流出时间(下左)和曲线下面积(下右)，其中包括 44 例良性病灶和 13 例恶性病变。除了到达峰值时间，其他参数两组间均具有统计学显著差异(*P*<0.01)。

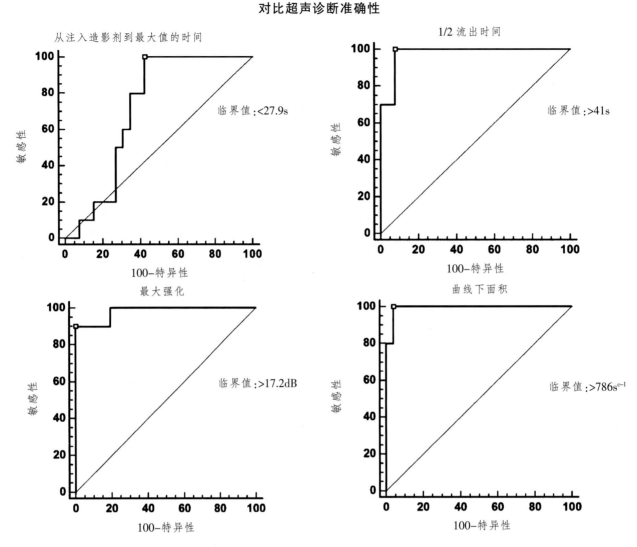

图 29-11 不同参数的受试者曲线。到达时间(上左), 最大值强化(下左), 流出时间 (上右)和曲线下面积(下右), 分界值已经在图上标注。

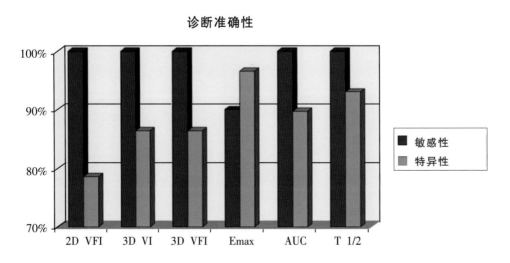

图 29-12 和 2D、3D 超声比较, CE-TVS 的诊断准确性如图所示, CE-TVS 较前两者有更高的特异性。

更大样本的多中心研究（国际卵巢肿瘤分析组，IOTA）同样显示，CE-TVS 可以有很好的优势来鉴别卵巢肿块的良恶性[9]。其研究表明，CE-TVS 不能鉴别交界性和恶性肿块，但容易将恶性同其他肿瘤相区别。Veyer 的结果同样证实了这一观点，即良恶性肿瘤的强化曲线上具有显著差异[10]。

将来的研究将要在如何整合 CE-TVS 在高危以及未筛选的患者人群，开展卵巢癌的早期检查[11]。CE-TVS 的诊断效能仍旧需要多中心大样本的前瞻性研究证实。是否所有的卵巢良恶性肿瘤之间强化方式不同，还是仅仅在部分病例存在，依旧没法定论。

现在和未来的临床作用

CE-TVS 对卵巢癌的评价有助于对卵巢癌的早期诊断。因为有助于鉴别良恶性肿瘤，其在区别交界性和真恶性肿瘤的局限性，并不影响其临床应用，因为后者都需要外科手术切除和病理证实。

CE-TVS 应用的局限性还是在于额外的费用以及操作者的经验。因此，更多的是用于二线诊断的方法，而不是卵巢肿块筛选的检查手段。

将来 CE-TVS 的挑战在于能够将微球细化，能够进行肿瘤细胞的显像，既能够对卵巢肿块，也可以对输卵管肿块进行诊断。或许也可以将造影微球同治疗药物相结合，进行肿瘤的特异性治疗。

总之，CE-TVS 对卵巢肿块探测和对肿块鉴别良恶性的能力，是其在卵巢癌早期诊断方法中的研究动力所在。希望将来能够将 CE-TVS 应用在多中心的卵巢癌早期诊断研究中。

参考文献

1. Valentin L. Prospective cross-validation of Doppler ultrasound examination and gray-scale ultrasound imaging for discrimination of benign and malignant pelvic masses. Ultrasound Obstet Gynecol. 1999;14:273–83.
2. Folkman J, Watson K, Ingber D, Hanahan D. Induction of angiogenesis during the transition from hyperplasia to neoplasia. Nature. 1989;339:58–61.
3. Wilson SR, Greenbaum LD, Goldberg BB. Contrast-enhanced ultrasound: what is the evidence and what are the obstacles? AJR Am J Roentgenol. 2009;193:55–60.
4. Orden MR, Jurvelin JS, Kirkinen PP. Kinetics of a US contrast agent in benign and malignant adnexal tumors. Radiology. 2003;226:405–10.
5. Marret H, Sauget S, Giraudeau B, et al. Contrast enhanced sonography helps in discrimination of benign from malignant adnexal masses. J Ultrasound Med. 2004;23:1629–42.
6. Testa AC, Ferrandina G, Fruscella E, et al. The use of contrasted transvaginal sonography in the diagnosis of gynecologic diseases: a preliminary study. J Ultrasound Med. 2005;24:1267–78.
7. Fleischer AC, Lyshchik A, Jones Jr HW, et al. Contrast-enhanced transvaginal sonography of benign versus malignant ovarian masses: preliminary findings. J Ultrasound Med. 2008;27:1011–21.
8. Fleischer AC, Lyshchik A, Andreotti RF, et al. Advances in sonography detection of ovarian cancer: depiction of tumor neovascularity with microbubbles. AJR Am J Roentgenol. 2010;194:343–8.
9. Testa AC, Timmerman D, Belle VV, et al. Intravenous contrast ultrasound examination using contrast-tuned imaging (CnTITM) and the contrast medium SonoVue® for discrimination between benign and malignant adnexal masses with solid components. Ultrasound Obstet Gynecol. 2009;34:699–710.
10. Veyer L, Marret H, Bleuzen A, et al. Preoperative diagnosis of ovarian tumors using pelvic contrast-enhanced sonography. J Ultrasound Med. 2010;29:1041–9.
11. Fleischer AC, Lyshchik A, Hirari M, et al. Early detection of ovarian cancer with conventional and contrast-enhanced transvaginal sonography: recent advances and potential improvement. J Oncol. 2012;2012:302858, 11p.

第 30 章

卵巢癌的分子影像

Lucia M.A. Crane, Rick G. Pleijhuis, Marleen van Oosten, Gooitzen M. van Dam

摘 要

分子影像从字面上可理解为对分子的成像，但更广义上是指利用一系列技术对单个细胞或者成簇细胞、细胞增殖以及单独的受体和其他生物标记物进行成像。它的应用范围很广泛，从对单个生物标记物进行成像到实时跟踪肿瘤生长。在肿瘤方面，分子影像即用于诊断也用于治疗。肿瘤学的主要目标是鉴别肿瘤细胞和健康细胞，从而减低肿瘤负荷，进而减低死亡率。本章将重点讨论基本的设备要求和分子影像技术，重点关注其临床前及临床上的应用。

关键词

流行病学·上皮性卵巢癌·分子影像·生物荧光成像·声学成像·放射导引成像·图像动力治疗

肿瘤分子影像概述

分子影像字面上可理解为对分子的成像，但更广义上是指利用一系列技术对单个细胞或者成簇细胞、细胞增殖以及单独的受体和其他生物标记物进行成像。它的应用范围很广泛，从对单个生物标记物进行成像到实时跟踪肿瘤生长。

在肿瘤方面，分子影像即用于诊断也用于治疗。肿瘤学主要目标是鉴别肿瘤细胞和健康细胞，从而减低肿瘤负荷，进而减低死亡率。本章将重点讨论基本的设备要求和分子影像技术，重点关注在临床前及临床上的应用。选择性肿瘤细胞成像有助于肿瘤分期，可借助于腹腔镜或者通过靶向的放射粒子介导成像。术中靶向成像有助于外科医生检测到更小转移灶，并且确定肿瘤的切缘边界，尽量保留更多正常组织的同时，做到完全的瘤体减灭效果。在过去，术中成像一般仅限于放射粒子引导的成像方法，例如 PET 和 SPECT，现在光学技术也可以做到这种效果。

此外，肿瘤靶向化疗同样也可以在减低致死率的同时，尽可能多的保留健康细胞。靶向治疗不需要影像，但利用肿瘤特异的靶体可以形成多靶点治疗策略，这既可用于成像也可用于治疗。所有上述提到的内容，均将在本章加以讨论，同时还将讨论基本硬件、分子影像技术，重点将讨论其在卵巢癌临床前期和临床上的应用。

分子影像技术

生物发光成像

利用光学对肿瘤细胞的检测，最早即是通过生物荧光材料实现的。生物发光成像(BLI)即指利用生物有机体内酶化反应所产生的光线来进行成像。自然界中比较常见的动物发光的是北美萤火虫,以及几种水母。

BLI 可以通过活体肿瘤细胞 DNA 内植入生物荧光素酶基因(通常为 Fluc)来实现。当注射这些细胞进入实验室动物体内,将会形成生物发光肿瘤。光不可能产生,除非加入酶替代物 d-荧光蛋白。在 ATP 和镁存在的条件下,荧光素酶能够催化且氧化荧光蛋白,导致发生带电光子。发出的信号一般可在小动物成像仪上提供彩图和生物荧光重叠的图像(图 30-1)。BLI可以在同一个动物体内持续观察肿瘤体积变化。D-荧光蛋白可以在任何时间点加入细胞体内,而不用杀死小动物。此外,这种技术可以产生很高的肿瘤背景比,因为非肿瘤细胞不表达 Fluc 基因,也不发出荧光。

由于需要基因改变和重组,因此,这种技术不适合临床应用。而且,细胞表面的信号缺少肿瘤具体大小和深度的信息,因而相比较表浅的肿瘤所产生的强烈且明显的信号,小的深在的肿瘤则产生宽谱且微弱的信号(图 30-2)。因为光线穿透能力受限,对深度超过 1cm 软组织病变,虽然可以成像,但依旧存在一些问题。

荧光成像

荧光成像(FLI)也称作光学成像,即可以是直接也可以是间接成像。直接的光学成像是通过植入转运基因,一般是指将绿色荧光蛋白(GFP)植入有机生物体内来实现。转运基因所产生的荧光蛋白随后可以用来成像。

间接 FLI 不要求改变基因,因为成像主要是通过引入外源性荧光物质来实现,比如荧光标记的抗体或者小分子或者仅需要注射荧光复合物来实现。通过结合靶向受体,荧光标记材料可以产生信号,这些信号是由载有特异性靶体的细胞产生。非靶向荧光染料,如靛青绿(ICG)可以用于灌注研究和外科手术中前哨淋巴结成像 [1-4]。荧光材料在一定波长的可见光激发后,通过吸收一个或者更多光子,电子可以短暂达到高能状态。这一状态在释放出低能量光子后结束,电子重新恢复到其稳定状态(图 30-3)。释放的荧光可以被荧光相机所捕捉。

正如前文所述,近红外发出的光最适合活体成像。有很多研究聚焦于发射可见光波谱的离体材料 FLI 成像,绝大多数是利用荧光蛋白,当利用近红外荧光材料时,则对活体结果更加敏感。但这种光如果没有高敏感、带有充电电极(CCD)的相机时,则肉眼则很难看见,大多数是结合彩色图像和 FLI。和 BLI 相似,两种图像可以重叠,有助于准确判定生物有机体内的荧光信号(图 30-4)。荧光成像同生物发光成像相似,软组织穿透力受限,无法明确肿瘤大小和具体的厚度。

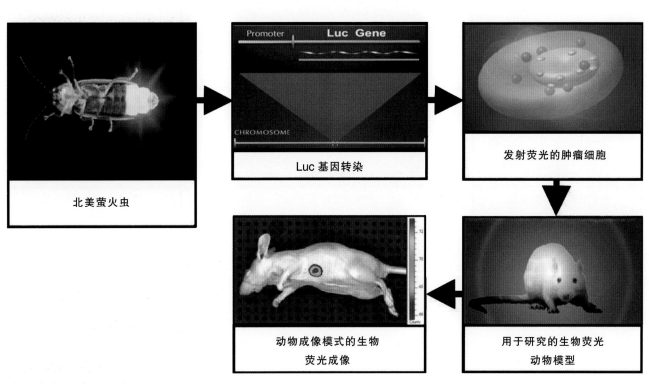

图 30-1　BLI 原理。

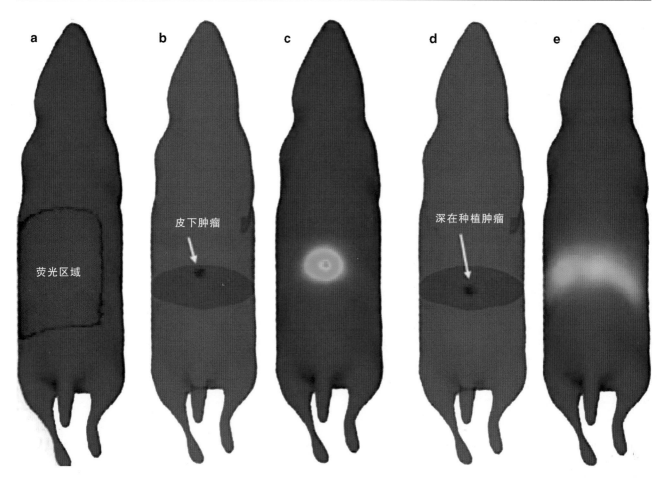

图 30-2　肿瘤位置深度和光学信号的非线性回归。

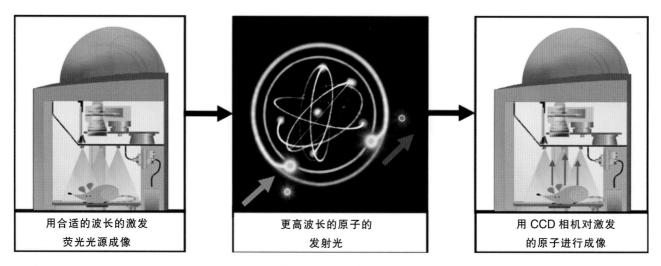

图 30-3　FLI 原理。

荧光照明以及透射法成像

　　大多数研究利用荧光照明方法进行成像,意味着激发光源与被显示物体在同一侧,这样 CCD 相机可以将释放的信号传至图像上。相反的,透射成像指的是光源在相机反方向发出,然后将光线穿过图像(图 30-5)[5]。后者缺点在于光子穿透软组织的能力受限,特别是在脂肪堆积的组织,使得其不适合应用到临床。荧光照明法经常用于临床前期实验,相对操作简单,在小动物体内成像,对信号的分散性和穿透性不足并不

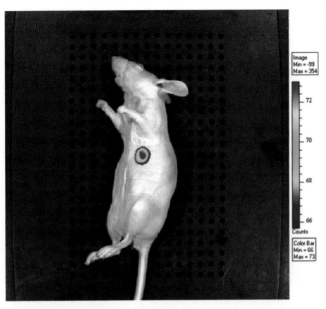

图 30-4　BLI 信号用彩图显示(原始的灰阶图像)。

是最主要考虑因素。在临床研究中,拍照的物体多位于皮下或者在 CCD 相机的直视下,因此,在外科手术中,荧光成像不失为一种很好的选择。

荧光分子成像仪

荧光分子成像仪(FMT),发射的光源可以在各个方向上进行测量。利用数学计算模型将这些数据传送至荧光 3D 图像上或者小动物体内的生物发光信号。较平面成像的优势在于,可以计算容积以及感兴趣区组织的光线穿透厚度。FMT 还不能进行临床上成像,主要因为光线在软组织内传送受限。

光声成像

近年来,光声成像逐渐应用一种全新技术,荧光材料被近似 FLI 的光线所激发,进而热流的膨胀可以发射一种超声波(图 30-6)[6]。同光线传送类似,微波传送同样存在一定程度的散射问题。正因为光声信号有比较好的稳定性,能够比 FLI 进行更好的深部软组织成像,目前的穿透深度超过 1cm[7]。

虽然光声成像对小动物成像是一个非常好的成像方法,尤其对于表浅的软组织肿瘤,其对诊断卵巢癌诊断价值依旧较低,因为后者肿瘤和盆腔淋巴结大

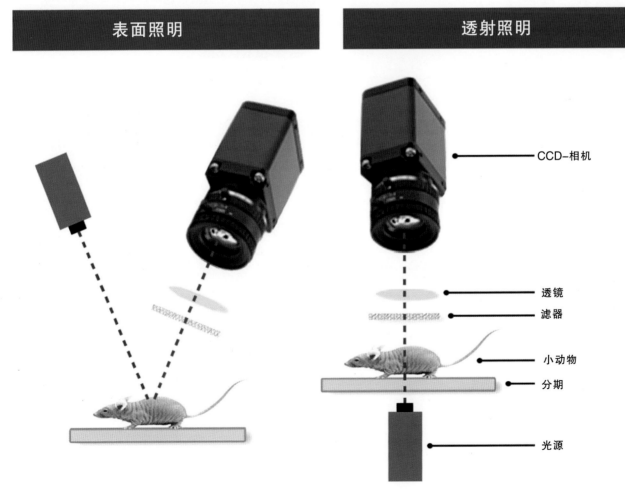

图 30-5　Epi 和透射法成像。

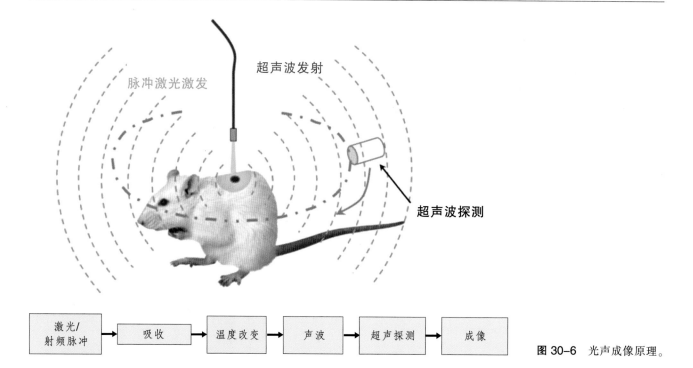

脉冲激光激发

超声波发射

超声波探测

| 激光/
射频脉冲 | → | 吸收 | → | 温度改变 | → | 声波 | → | 超声探测 | → | 成像 |

图 30-6　光声成像原理。

多位于盆腔深部区域。

图像动力治疗方法

　　图像动力治疗(PDT)也是分子影像另外一个重要应用,可以借助其所发射的光线诱导细胞死亡。严格意义上说,这不是一种成像模式,因为,此处的光更常用于肿瘤靶向的一种治疗手段。图像敏感器被具有特定波段的光线所激发,在氧气存在的条件下,它激发了化学反应,并产生单体氧和激活的氧分子。这些激活的氧分子反过来通过凋亡和坏死的形式,通过血管损伤、缺血以及炎性反应,介导细胞损伤[8]。图像敏感器是原卟啉 IX(PPIX),是在热循环过程中细胞代谢的产物。目前,很多合成图像敏感材料以及药物前体也在逐渐合成和研发,以期能够具有很好的临床应用的特点。PDT 主要缺点在于,除了肿瘤组织外,对其他组织也具有一定的毒性,因此,如果应用到患者中则需要注意严格的适应证,并且需要很好地设计图像照光区域。对于新生肿瘤、邻近易碎组织和器官的肿瘤,光照区域可以引起邻近结构损伤,并可能引发潜在的副作用。

　　图像免疫治疗(PIT)是 PDT 的衍生物,利用这种方法,基本可以克服对邻近组织结构的损伤。图像感应器和肿瘤特异性抗体相耦合,并导致肿瘤细胞死亡,而健康组织得以保留[9]。没有结合的图像感应器不会引起细胞毒性。放射引导的成像在肿瘤的诊断和治疗随访方面起到了很重要作用。PET、SPECT、MRI、

CT 以及这些成像方式的结合体都是临床上不可或缺的检查。很多研究侧重在提高诊断敏感性和特异性方面。

正电子发射成像

　　在 PET 扫描中,伽马射线被用于检测被身体内部分子所摄取的放射粒子。最常用的示踪剂是氟-18 脱氧核糖核酸(18F-FDG),脱氧核糖核酸是核酸的降解产物,可对细胞以及细胞生长的代谢活动进行显像。肿瘤和转移灶需要大量核糖支持其快速的扩张率;但是,核糖摄取本身并不是癌症细胞所特有的。肿瘤特异的 PET 扫描,利用抗体绑定的放射标记物,正逐渐用于鉴别良恶性组织[10]。

单电子CT

　　同 PET 相似,单电子发射 CT(SPECT)用伽马射线来显示放射粒子在体内的分布。它的分辨率为 1cm,低于 PET;但是,SPECT 价格要比 PET 低很多。利用放射标记的抗体,靶向 SPECT 成像方式同靶向 PET 相似。不论 PET 还是 SPECT,经常和 CT 相结合,来评价确切病灶的解剖位置。

磁共振成像

　　磁共振成像(MRI) 可以产生大量磁场,所产生的磁力可以使得身体内的电子(H+;大量存在于水分子之中)在同一方向上排列。短暂的暴露于电磁

场中,可以使得电子飞跃并且重排,所产生的电磁辐射可以在图像上进行测量和处理。MRI 对比剂,一般是用钆作为载体,常被用于提高肿瘤、血管和其他特异性组织和结构的信号。近些年,一直用氧化铁纳米粒子来对实体肿瘤进行成像,但目前大多数示踪剂因为安全性原因,已经停产。

利用螯合物将钆同配体相结合,例如 DTPA,可以生产出肿瘤特异性 MRI 对比剂,有报道,可以提高诊断准确性[11]。

分子影像所需的条件

对于分子影像来说,利用敏感性的检测系统对于获得足够的信号噪声比是至关重要的。此外,除了生物发光和内在荧光材料本身之外,还需要带或不带靶向材料的荧光物质,以及具有合适波长的激发光源。

荧光材料

自然界中的细胞或者某些有机体中可以具备荧光材料,也可通过外源性注入获得。间接性荧光物质可以在离体条件下,利用 DAPI 对细胞进行染色,进而在荧光显微镜下观察细胞核,也可在术中观察一些患者的转移灶。

视觉上,所有物体都可以释放出一定程度的荧光,只是这些光线强度远低于可见光的强度,进而不能被裸眼察觉。可见光波谱范围(400~750nm)的荧光,因其背景信号强度过高,不适合用于成像。相对的,近红外区域(750~1000nm)成像能够产生很高信号噪声

比,从而自身荧光可以减到最低化(图 30-7)。在活体生物中,低于 700nm 的光线能够最大限度地被血红蛋白吸收,而超过 950nm 波长的光线则能最大限度地被水吸收(图 30-8)。因此,近红外区域荧光物质最适合活体成像[5]。更低波长的光线可引起 DNA 损伤,无法利用。

有三种类型的荧光物质。第一种,非特异性荧光染料,无法同细胞相结合,但可随体液流动(血、淋巴或者胆汁)。这些可用于灌注研究或者确定癌症患者的前哨淋巴结。第二种,靶向物质为荧光染料,可以和作为某些生物标记物的小分子和抗体相结合,进而可以做到组织特异或者肿瘤特异性成像。第三种,激活后的探针不会发射光线,除非合适浓度的酶将其清除(图 30-9)。目前,只有三种临床上应用的荧光探针:绿靛青(ICG)、异硫氰酸荧光素(FITC),以及 IR 染料 800CW[12]。

光源和成像系统

因为人眼能够检测近红外光线,需要特殊的成像系统将荧光数据转换进入图像。一般来说,成像系统包含一个或者多个可以激发特异波长的激光束。随后发出的信号可以被一系列滤镜和滤器所捕获,并被 CCD 相机所处理。利用数学公式和软件的帮助,大多数系统,既能够提高彩色图像,也能提供荧光图像。一些系统还能将两者相叠加,并在背景区域产生准确的信号强度。市场上这样的成像系统,既有临床前也有临床期相机(图 30-10)。在下面的临床前和临床上成像的章节,也将提及相关的成像系统。

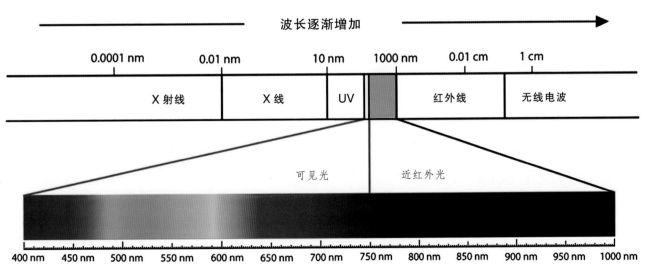

图 30-7 近红外光(NIR)光谱。

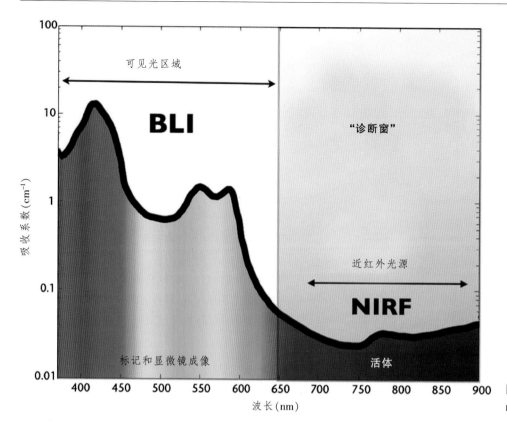

图 30-8　近红外光谱的吸收峰。

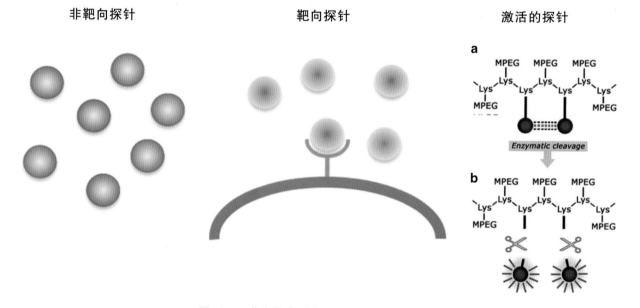

图 30-9　荧光物质:非靶向、靶向、激活的探针。

卵巢癌的靶向成像

靶向选择

　　在癌症的治疗方面,目标即是区分肿瘤细胞和健康细胞。这要求肿瘤特异性生物标记物,可以作为荧光标记物或者靶向治疗的靶点。

　　目前,依旧没有有效的选择生物标记物系统,但需要提到一系列的很有帮助的生物标记物的特点[13]。①如果只有恶性细胞表达生物标记物,而健康细胞没有或者弱表达,则具有很高的肿瘤正常比,因而有很好的肿瘤选择性。②不管靶向成像或者治疗都要求肿瘤细胞能够以某种形式表达的某种特

(a)临床前成像系统	(b)临床期成像系统

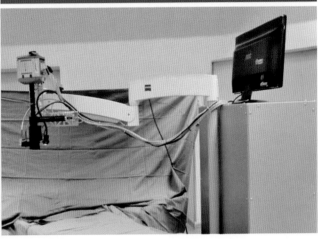

图 30-10　(a)临床前。(b)临床期成像系统。

异的生物标记物。③细胞死亡可以引起邻近细胞的凋亡,但是因肿瘤细胞的差异性表达,也可错过那些没有过度表达的肿瘤细胞。那些大多数细胞(大多数患者)表达的肿瘤标记物,才是最终选择的目标。④细胞外或者转膜的位置更容易与配体结合,同时转运至细胞内。⑤则可引起荧光材料的聚集,并形成更强的信号或者化疗效果。⑥当采用需要活化探针时,则酶化反应也是必须步骤。⑦从成像目的来说,用于活体成像的生物标记物不应该有毒性,能够更快用于临床。

卵巢癌成像靶点

很多研究都致力于卵巢癌的成像靶点。但是,绝大多数因为缺少毒性实验的数据,造成应用于临床还有很大距离。只有少部分靶点已经证明在临床前期和临床实验上,有很好的靶向性。本节将重点讨论适合生物成像的靶向标记物。

肿瘤标记物CA-125

肿瘤标记物 CA-125 或者 MUC16,在超过 95% 的非黏液性上皮性卵巢癌(Ⅲ-Ⅳ期)有表达,常被用于诊断以及治疗后随访评估[14]。Oregovomab 是一种单克隆抗体,很多临床前期和临床实验对其进行了研究。虽然,毒理学证明这种抗体短期是安全的,但 5 年的随访表明,生存率并没有明显提高,因此,其确切的临床价值仍有待研究[15]。但是,其可以和荧光材料及近红外染料相结合,用于光学成像。对于 Oregovomab 来说,目前只是理论上存在可行性。

碳酸酐酶IX

碳酸酐酶 IX（CA-IX）是缺氧相关的转膜蛋白,在一些卵巢癌实体肿瘤有表达且增高[16,17]。染色研究表明,其主要在缺氧区域表达上调。CA-IX 抑制剂已经用于 PET 成像[18],但局部表达可能影响到术中成像效果,因为小的缺氧区域有时很难判断。不过,CA-IX 在其他疾病上,仍旧是一种可行的靶点,比如会阴癌,有报道,其在转移淋巴结上标记物表达增高[19]。CA-IX 也在老鼠模型上进行了分子靶向的研究。很多单克隆抗体已经在临床前期试验上进行了研究,将来其中一部分临床上可用于诊断及治疗。

CXC趋化因子受体4

趋化因子受体已经证实在肿瘤的转移过程中起到重要的作用,其机制主要从黏附分子的减少和细胞外基质的降解开始。趋化因子 4 以及 12 或者基质细胞衍生的因子 1(SDF-1)已经证明和几种实体肿瘤的播散相关。虽然不是卵巢癌特异的靶点,但 MMP 和 CXCR4-CXCL12 是转移组织的标记物,因此,也被用于靶向成像的靶点。

CXCR4-CXCL12 复合体比其他趋化因子受体在卵巢癌的转移上起到更大的作用,往往预后很差[24]。该复合体可引起肿瘤细胞向转移地点进行趋化,随后即引起局灶性的附着和增殖。在结合 CXCR4 之后,CXCL12 内转,之后该受体重复利用,在 15 分钟之后传回至细胞膜上。卵巢癌的染色研究表明,CXCR4 在 59% 的肿瘤细胞高表达,而 CXCL12 则在 91% 的肿瘤细胞上高表达,而正常细胞均未见表达[25]。

腹水中也证实有 CXCL12,也是腹膜转移的重要因素。利用 CXCR4 引导的荧光素,可以进行 CXC 受体的靶向成像,并在离体模型上进行了研究[26,27]。在脑肿瘤活体成像显示,肿瘤能够摄取 CXCR4-标记的单克隆抗体[28]。而且,CXCR4 相似物 ADM3100 能够和锝99m 或者 Cu64 进行耦合,已经用于老鼠肿瘤模型上进行了 PET 成像[29,30]。放射学上定量研究的很好结果,表明其或许将很快应用于临床。综上所述,光学成像要求将生物标记物同荧光材料相耦合,一旦此标记物可以用于成像,则具有很好的成像效果。CXCR4-CXCL12 将来可以作为一种很好的荧光成像的靶向物。

上皮生长因子受体

上皮生长因子受体(EGFR;HER1)在卵巢癌上同样起到很重要的作用,大多数上皮性肿瘤或多或少表达 EGFR,并导致低的生存率[31-34]。EGFR 的上调可引起细胞增殖、分化、移动、黏附以及防止凋亡和恶性转化[35]。HER1 和 HER2 受体则分别在 35%~70% 和 11% 的上皮性卵巢肿瘤中表达。HER1 不仅在肿瘤细胞,同时也在正常细胞上有表达,但其在肿瘤细胞上则较正常细胞高表达 15~20 倍,所产生的肿瘤信号比足以用于肿瘤选择性成像。

抗 HER1 的单克隆抗体 cetuximab 是已经通过临床实验的治疗转移性直肠癌的化疗药物,而抗 HER2 的 trastuzumab 已经被用于乳腺癌和转移性胃癌的治疗。Panitumumab 也被用于转移性结直肠癌的治疗。双模标记的放射/荧光材料的 trastuzumab 在卵巢癌的小鼠模型上显示具有很好的摄取,预示其很好的临床应用前景[10]。在头颈部鳞癌的小鼠模型上,Panitumumab-800CW 能够比非特异性 IgG 耦合的 panitumumab 更好地显示直径小于 1mm 的原发肿瘤和转移淋巴结[36]。同时,panitumumab-800CW 和 trastuzumab-ICG 也被用于原位乳腺癌的肿瘤模型[37]。动物模型上,Cetuximab 和 panitumumab 的图像已经有报道,但到目前为止一直没有在临床上应用的报道[38, 39]。FDA 目前已经批准三种靶向 EGFR 的抗体药物,一些具有很好的临床前的图像数据,可以加快其临床转换的进程,用于乳腺癌和卵巢癌的光学成像。

上皮细胞黏附因子

上皮细胞黏附分子(EpCAM)是细胞表面受体,主要同细胞黏附相关,在大多数上皮细胞上有表达。一些实体肿瘤则过表达 EcCAM,其在原发性上皮性卵巢肿瘤、转移瘤和复发肿瘤的表达都显著高于正常卵巢组织,而转移瘤中的表达更是高于其他原发性恶性肿瘤[40]。EpCAM 的高表达和肿瘤细胞迁移加快,多预后不佳[41]。

靶向 EpCAM 的抗体片段耦合放射粒子的临床前期 PET 成像和近红外 EpCAM 靶向乳腺癌和前列腺的探针,已经有报道[42-44]。目前 FDA 批准的靶向 EpCAM 的两种单克隆抗体分别为 edrecolomab 和 catumaxomab。虽然 edrecolomab 其临床效果不明显,但目前结果证明其在临床上的应用是安全的。两种抗体将来都可以用于术中的成像,因为 EpCAM 过度表达,可以产生很好的肿瘤/正常组织信号比。

叶酸受体

在上皮性卵巢癌中,叶酸受体可以作为一种有效的靶向物,因为有 72%~97% 的肿瘤过度表达 α 型受体(图 30-11)[45,46]。而且,FR-α 不被新辅助化疗所影响,可以用于原发肿瘤以及肿瘤减灭术的靶向性成像[47]。体内的叶酸是一种小分子,很容易作为一种载体将成像材料或者化学药物载入细胞内。叶酸对 FR-α 较正常细胞中的生理性叶酸载体亲和力非常高,叶酸复合物很容易转入细胞内,并在分解前在内涵体内保持数小时之久。其他优势也包括价格便宜、无毒性,而且相对容易耦合。

靶向 FR-α 的放射性和化疗药物已经问世[48-50]。111In-DTPA-叶酸的核素显像结果显示,在卵巢癌和肾脏内放射性浓聚,或者内生理上表达 FR-α[51,52]。另外一种核素示踪剂 99mTc-叶酸复合体同样可以很好显示 FR-α 阳性表达肿瘤[53,54]。FR-α 靶向单克隆抗体 farletuzumab 现在正在 III 期临床实验,目前看上去是安全和有效的,尤其对铂抵抗的肿瘤[55, 56]。FR-α 不仅在卵巢癌中表达,同样也在其他恶性肿瘤有所表达,因而 FR-靶向的光学成像也逐渐成为研究热点。一些研究小组,或者利用纳米小体对肿瘤进行成像或者转运药物进入肿瘤内部;但是,这些研究目前仍旧是局限于临床前期的研究[57]。

目前唯一报道 FR-靶向的光学成像的临床研究是在 2011 年报道的[58]。在这个研究中,叶酸整合的异硫氰酸荧光素(FITC)用于合成荧光材料。疑似卵巢癌患者则术前接受了叶酸-FITC2 的注射,保证肿瘤能够摄取该种材料。在这一过程当中,特制的术中成像系统用于观察 FR-阳性肿瘤细胞。腹膜腔内 1mm 大小的转移灶在荧光物质的帮助下,可以很好地显示(图 30-12)。所有的荧光组织也被证实包含肿瘤细胞,而

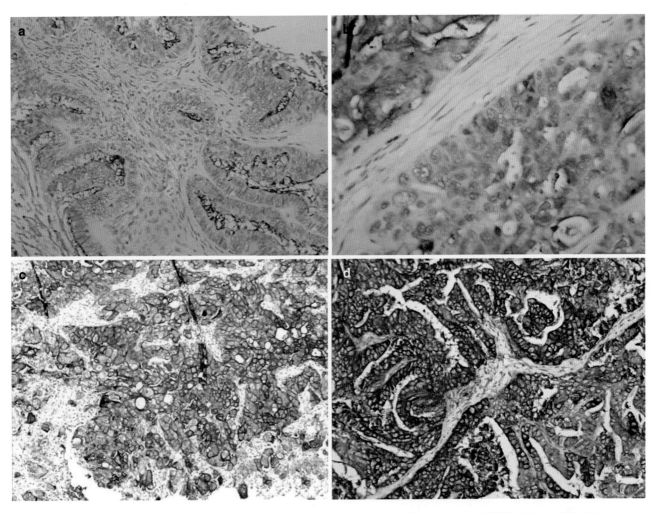

图 30-11　浆液性卵巢癌表面的叶酸受体表达。(a)无表达(阴性)。(b)弱表达。(c)中等强度表达。(d)高表达 。

非荧光组织不包含恶性细胞,且健康组织同样不发射荧光成分。这一研究也显示了术中荧光成像的潜在应用前景。利用 FITC 的染料发射波长正好位于可见光谱范围内,因为图像某种程度上被背景荧光所遮挡。FR-靶向的近红外染料应该能产生更好的结果。

整合素

整合素家族包含一系列细胞黏附分子,包括可以连接各种配体的转膜蛋白,比如 RGD 多肽片段。结合后,可以激活很多通道,调解细胞增生、分化、凋亡和迁移。几乎所有的细胞都表达整合素,但一般仅局限几种亚型。在正常卵巢中,整合素在卵泡发育和细胞分化方面起到很重要的作用[59]。在肿瘤形成过程中,整合素和金属基质蛋白酶激活并互相调控,产生一种正向的反馈作用,引起细胞外基质降解和转移。在过去十几年,整合素亚型和玻连蛋白受体 αvβ3 的作用机制已经清晰,整合素可以特异性结合包含 RGD 序列的金属基质蛋白酶,进而产生一条清晰的播散通道。

接下来,细胞迁移的另外一条通道也被激活,细胞粘连被打断,促进肿瘤细胞浸润。而且,αvβ3 促进血管增生,也是细胞增长的最基本条件。

整合素,特别是 αvβ3,最常用于成像目的。已经有不少研究报道了,利用 αvβ3 特异性靶向的光学和 PET 双模探针进行离体和活体成像,一些研究则利用近红外光学介质进行成像[60-64]。还有一些研究也利用 αvβ3 靶向进行人体内成像,主要利用 PET 和 SPECT 扫描仪器,结果显示相比肝脏和骨骼病灶,肿瘤有很好的对比[64-66]。在临床 0/I 期实验中,证实单克隆抗体 etaracizumab 的毒性作用在可接受范围之内,将来可潜在用于一种成像介质[67,68]。

金属基质蛋白酶

金属基质蛋白酶 (MMPs)通过降解细胞外基质,促进肿瘤播散。卵巢癌表达几种 MMPs 亚型,包括 MMP1、MMP2、MMP7 和 MMP9[69-71]。CXCL12 能够激活卵巢肿瘤 MMP2 和 MMP9,直接和间接促进肿瘤细胞

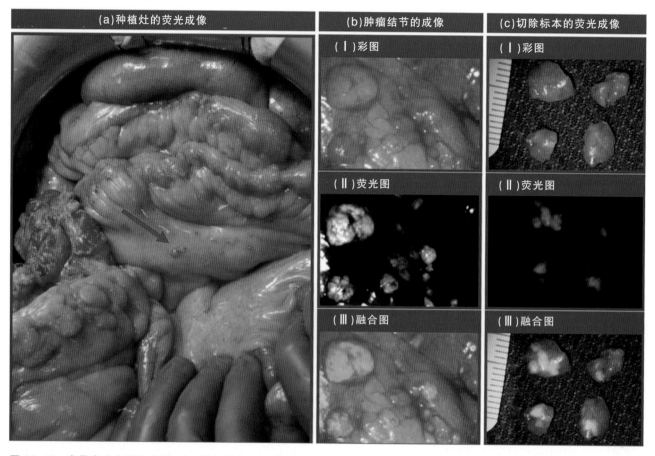

图30-12　卵巢癌术中荧光成像。(a)箭头提示1mm的种植灶,在荧光成像上显示。(b)肿瘤结节的成像,(Ⅰ)彩图;(Ⅱ)荧光图;(Ⅲ)融合图。(c)4个切除标本的荧光成像,显示肿瘤(荧光)和正常组织间(无荧光)的清晰界限,分辨率小于1mm。

转移。

利用智能的激活探针模式,可以实现MMP的近红外荧光成像,在靶点的酶化作用下,静态的探针由非荧光模式转变成荧光模式。目前,这些探针还都没有进入临床应用阶段,但在一些活体模型上的研究则显示了很好的结果[61,72,73]。

黏液素1

细胞表面相关黏液素1(MUC1)是一种转膜蛋白,在很多肿瘤上过度表达。生理上,黏液素被认为可以保护身体预防感染。但是,目前黏液素1在肿瘤中的过度表达机制仍然没有完全清楚。一般认为,黏液素1能够保护肿瘤细胞逃避免疫系统及化疗药物。同时,黏液素1也能够和生长因子相结合,促进肿瘤增殖[74]。很多实验显示,利用放射标记的抗-MUC1抗体进行术中肿瘤检测和化疗,具有理想效果。人源的单克隆抗体AS1402已经用在一组复发性乳腺癌患者的队列研究,当其和荧光材料进行耦合时,可以是一种很好的术中成像材料。同样,目前依旧是理论上的推测,还没

有直接的实验来证实这一假想。

血管内皮生长因子

血管内皮生长因子(VEGF)是一种重要的血管生成调节因子,在正常卵巢功能和癌症增生方面起到很重要的作用[75,76]。肿瘤血管增生是肿瘤增殖、细胞生存以及播散的基本条件,同时,也通过VEGF相关的生长因子和受体进行调节。VEGF有几种亚型,VEGF-A在卵巢癌的生长方面有很重要的作用[77]。通过激活两种高亲和力的酪氨酸激酶表面受体:VEGF-1和VEGF-2,细胞内的信号通道被打开,导致内皮细胞重新生成、血管通透性增高,增殖以及生存期延长[75]。

VEGF在60%~70%浆液性卵巢肿瘤中有表达,和预后不佳相关[78-80]。抗VEGF-A的单克隆抗体bevacizumab已经证明,无论对进展期还是对铂抵抗的卵巢癌,均能延长患者的无瘤进展生存期,其作用机制在于通过结合或者中性化VEGF-A来抑制血管生成[81-84]。

除了作为一种化疗药物,bevacizumab能够和放射

性示踪剂进行耦合,用于 PET 成像,也可以同荧光材料结合,进行光学成像或者兼顾两者。放射标记的 bevacizumab 已经被证明可对肿瘤患者有所帮助[85,86]。很多动物实验证明,包括腹膜腔内的卵巢癌模型,双模的 bevacizumab 无论是在 PET 还是在光学成像上,肿瘤均有相似和明确的摄取[10]。

一组利用 bevacizumab–IRDye 800CW 对 VEGF-A 阳性乳腺癌的临床实验正在进行当中。接下来的需要做的是评价该种荧光材料的探针能否对卵巢癌进行术中成像。同叶酸–FITC 的材料相比,IRDye 800CW 在进红外区域能够产生激发波,产生很好的肿瘤/背景比。潜在的缺点是其体内分布时间较长,意味着需要在术前 4 天进行注射。此外,对于晚期卵巢癌,特异性多会受限,原因在于积液、腹水也可有较多 VEGF,有可能会阻碍其对小的肿瘤灶的显示。但是,这也仅仅是理论上的推测,临床前期试验表明,如此高的肿瘤背景比足以显示亚毫米级的转移灶[10]。

卵巢癌的临床前期和临床期成像

卵巢肿瘤的临床前期成像

临床前期的成像永远都是进入临床前的金标准,包括技术和材料。对于荧光介质来说,其毒性试验必须进行完整的评估。

荧光成像

很多动物实验均表明,BLI 可以用于肿瘤生长以及化学药物疗效评估[26,87,88]。BLI 逐渐成为临床前期评价荧光和双模介质的金标准。在选择好 ROI 区域后,生物荧光和荧光或者 PET 信号之间的重叠区域将会进行计算。相应的,PET 和荧光双模探针的信号重叠部分可以提示应用性和敏感性。

荧光分子断层仪

卵巢肿瘤的定位、生长以及对药物治疗的反应能够在 FMT 进行成像[61]。虽然利用 FMT 对卵巢肿瘤的成像报道并不是很多,现有研究均表明,这是一种很不错的评价方法[89]。

光声成像

一些研究报道了利用光声成像(PAI)对肿瘤进行评估,但在卵巢癌上数据并不算多。活体研究显示,卵巢恶性组织能够明显增加对光源的摄取,当结合超声

和 PAI 时,其敏感性和特异性分别可达到 83%[90]。此外,靶向 αvβ3 的光声探针在荷瘤老鼠上取得了很好的效果[91]。应该说,其在卵巢癌上的应用是一种可行性的办法;但是,目前为止,还没法说其具体的效率能有多高。

光动力学治疗

卵巢癌的光动力学治疗最早在 1985 年就有描述,近几年也取得了长足进步[92,93]。在卵巢癌的兔子和老鼠模型上,用氨基乙酰丙酸(ALA)或者氨基乙酰丙酸己酯作为光敏剂,PDT 能够引起肿瘤体积缩小[94]。ALA 能够促进原卟啉 IX 的合成,而后者为一种自然的光敏增强剂,同时本身也可作为一种光敏剂。

很多研究报道了靶向的 PDT,一般利用多肽耦合的微粒或者纳米探针[95,96]。在光免疫治疗方法中(PIT),光敏剂结合靶向的抗体能够特异性地结合肿瘤,并引起肿瘤细胞死亡。通过将光敏剂结合靶向 EGFR 特异性抗体,可用于扁平细胞构成的皮下癌的治疗。目前为止,还没有用于卵巢癌的报道。

放射引导成像

靶向的 PET 或者 SPECT 成像,已经证明无论对于卵巢肿瘤的细胞或者动物模型,均是一种可行的手段。目前报道的生物标记物包括 EGFR、VEGF、HER2 和叶酸[10,97-99]。

靶向的 MRI 检查,主要还是来自动物模型,一般以磁性纳米铁作为载体[100,101]。如上所述,这些材料的安全性同样引起很多争议,所以仍旧没有广泛用于临床。一个有意思的进展是最近利用黄体酮受体作为靶向的 MRI 探针开始用于激素依赖性肿瘤[102]。

卵巢癌临床影像

卵巢癌早期很难诊断,一般就诊时候多为进展期,原因可归结为晚期发病以及症状无特异性表现。因此,预后多不佳,5 年生存率,III/IV 期卵巢癌不到 30%。主要治疗手段包括手术和化疗,以及新辅助化疗或者肿瘤减灭术后的化疗。瘤体减灭术后,立即行腹腔内化疗,已经证实可以改善患者的预后[103,104]。

手术最终目的,总是希望达到最佳的瘤体歼灭术效果,一般指残留肿瘤的大小小于 2cm,但是目前观点是倾向于切除所有可见的肿瘤组织。但是,完整切除是不现实的,一方面可引起严重并发症和病死率,同时也可以引起广泛的转移。不过,残留的肿瘤组织能够使得预后不良。

化疗逐渐被新辅助治疗所取代,以期达到术前缩小肿瘤体积的目的。

毋庸置疑,无论是手术还是化疗,都可受益于靶向的分子成像和治疗。下面就目前卵巢癌成像方法的临床应用进行讨论。

荧光成像

目前唯一报道在人体上应用的肿瘤靶向的术中荧光成像,已经在叶酸受体一节中进行了讨论。通过利用 FR-α 引导的荧光成像介质——叶酸-FITC,外科医生可以切除直径约 0.5mm 的肿瘤(图 30-12)。同肉眼比较,利用荧光介质能够很好地显示转移灶[58]。估计结合抗体的荧光介质很快将会用于卵巢癌的靶向成像。一个例子是,VEGF-A 靶向的 bevacizumab 和 IRDye800CW 相结合,已经用于乳腺癌患者的临床实验。用于荧光成像的示踪剂的浓度一般都在微量级范围(<4.5ug;30nmol),是治疗剂量的 1/100,可以有效地防止和减低副作用。

非靶向的荧光介质也用于妇科恶性肿瘤前哨淋巴结评估[1,105]。

光动力成像

尽管 PAI 还没有用于人类,但目前前期的工作都在紧张进行当中。也有一些成像系统在逐渐研发当中,比如结合超声和 PAI。体外卵巢组织的活体成像,证明结果是满意的[106-108]。

光动力学治疗

PDT 已经用于人类,ALA 已经术前被用于腹腔内注射,敏感性和特异性分别为 92% 和 95%[109]。腹腔内 PDT 也在个别大样本的研究中报道,术前 2 天注射卟吩姆钠(PHOTOFRIN®,Pinnacle Biologics)。虽然,部分患者的病灶数量有所减少,但从距离复发的时间和复发率来说,两者并无显著差异[110-112]。目前靶向的 PDT 和光动力疗法都还没有用于人体试验[113]。

放射引导的成像

很多生物标记物已经被用于人体内靶向的 PET 和 SPECT 成像。这其中叶酸又是最为常见的标记物,因为在绝大多数上皮性卵巢癌上都有表达。111In-DTPA-叶酸作为示踪剂的 SPECT 研究表明,相应的 CT 图像对于获得高的敏感性至关重要[52]。而且,这一探针能够帮助鉴别附件肿瘤的良恶性。靶向的 SPECT 和 MRI 还没有用于临床实验。

讨论

分子影像正越来越多获得关注,在最近十几年将会有越来越多的新技术出现(图 30-13)。重点依旧是肿瘤的靶向成像,这将会使得以患者为导向的诊断和治疗模式成为可能,并因此减低致死率从而提高预后。FDA 已经批准的抗体,会比全新的探针更早进入临床应用。微剂量将足以预防后者,并大大减低副作用的风险。在可以预见的未来,也会实现肿瘤不同部分的分别显像。靶向的化疗和光动力治疗同样可以达到区域性治疗的目的。分子影像技术仍旧在不断进步,无论是在检测准确性还是信号的量化方面,都能获得更高的肿瘤正常组织信号比。

结论

分子影像有许多技术,都基于一个基本原理,就是利用小分子物质所产生的光或者声波来成像。肿瘤靶向方式能够降低致死率,并且获得更高肿瘤背景信

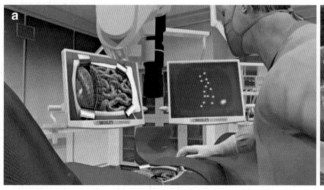
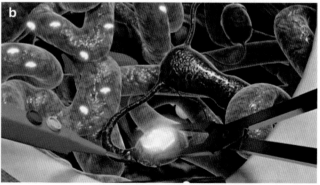

图 30-13　术中荧光成像的假象图。(a)外科医生在手术室显示器上看到荧光图和彩图。(b)荧光图像可以为医生术中导航。

号比。对于卵巢癌,FR-、EGFR 和 VEGF-A 都是最常用也是最有效的靶向材料,部分已经开始或将向临床转换。

作者简介

Lucia M.A. Crane,2008 年毕业于荷兰格林宁根大学医学院。2011 年获得理学博士学位,报道了首例妇科肿瘤患者在术中利用荧光材料进行人体成像。Crane 是妇产科住院医师。目前,正在 Van Dam 教授的研究小组中进行博士后工作,主要研究方向为将光学成像应用到临床上。

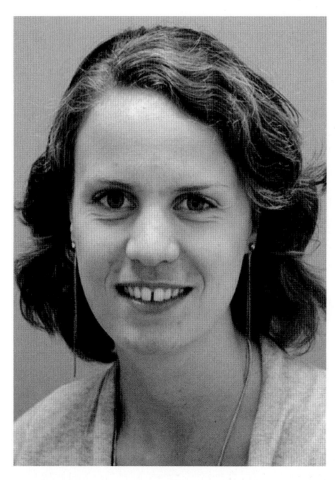

参考文献

1. Crane LM, Themelis G, Arts HJ, Buddingh KT, Brouwers AH, Ntziachristos V, et al. Intraoperative near-infrared fluorescence imaging for sentinel lymph node detection in vulvar cancer: first clinical results. Gynecol Oncol. 2011;120(2):291–5.

2. Hirche C, Murawa D, Mohr Z, Kneif S, Hunerbein M. ICG fluorescence-guided sentinel node biopsy for axillary nodal staging in breast cancer. Breast Cancer Res Treat. 2010;121(2):373–8.

3. Schubert GA, Seiz-Rosenhagen M, Ortler M, Czabanka M, Scheufler KM, Thomé C. Cortical indocyanine green videography for quantification of acute hypoperfusion after subarachnoid hemorrhage: a feasibility study. Neurosurgery. 2012;71(2 Suppl Operative):ons260–7

4. Yamamoto M, Orihashi K, Nishimori H, Wariishi S, Fukutomi T, Kondo N, et al. Indocyanine green angiography for intra-operative assessment in vascular surgery. Eur J Vasc Endovasc Surg. 2012;43(4):426–32.

5. Ntziachristos V. Fluorescence molecular imaging. Annu Rev Biomed Eng. 2006;8:1–33.

6. Ntziachristos V, Razansky D. Molecular imaging by means of multispectral optoacoustic tomography (MSOT). Chem Rev. 2010;110(5):2783–94.

7. Taruttis A, Ntziachristos V. Translational optical imaging. AJR Am J Roentgenol. 2012;199(2):263–71.

8. Agostinis P, Berg K, Cengel KA, Foster TH, Girotti AW, Gollnick SO, et al. Photodynamic therapy of cancer: an update. CA Cancer J Clin. 2011;61(4):250–81.

9. Mitsunaga M, Ogawa M, Kosaka N, Rosenblum LT, Choyke PL, Kobayashi H. Cancer cell-selective in vivo near infrared photoimmunotherapy targeting specific membrane molecules. Nat Med. 2011;17(12):1685–91.

10. Terwisscha van Scheltinga AG, van Dam GM, Nagengast WB, Ntziachristos V, Hollema H, Herek JL, et al. Intraoperative near-infrared fluorescence tumor imaging with vascular endothelial growth factor and human epidermal growth factor receptor 2 targeting antibodies. J Nucl Med. 2011;52(11):1778–85.

11. Foltz WD, Jaffray DA. Principles of magnetic resonance imaging. Radiat Res. 2012;177(4):331–48.

12. Alford R, Simpson HM, Duberman J, Hill GC, Ogawa M, Regino C, et al. Toxicity of organic fluorophores used in molecular imaging: literature review. Mol Imaging. 2009;8(6):341–54.

13. van Oosten M, Crane LM, Bart J, van Leeuwen FW, van Dam GM. Selecting potential targetable biomarkers for imaging purposes in colorectal cancer using TArget Selection Criteria (TASC): a novel target identification tool. Transl Oncol. 2011;4(2):71–82.

14. Gundogdu F, Soylu F, Erkan L, Tatli O, Mavi S, Yavuzcan A. The role of serum CA-125 levels and CA-125 tissue expression positivity in the prediction of the recurrence of stage III and IV epithelial ovarian tumors (CA-125 levels and tissue CA-125 in ovarian tumors). Arch Gynecol Obstet. 2011;283(6):1397–402.

15. Bellati F, Napoletano C, Gasparri ML, Visconti V, Zizzari IG, Ruscito I, et al. Monoclonal antibodies in gynecological cancer: a critical point of view. Clin Dev Immunol. 2011;2011:890758.

16. Woelber L, Mueller V, Eulenburg C, Schwarz J, Carney W, Jaenicke F, et al. Serum carbonic anhydrase IX during first-line therapy of ovarian cancer. Gynecol Oncol. 2010;117(2):183–8.

17. Hynninen P, Vaskivuo L, Saarnio J, Haapasalo H, Kivela J, Pastorekova S, et al. Expression of transmembrane carbonic anhydrases IX and XII in ovarian tumours. Histopathology. 2006;49(6):594–602.

18. Poulsen SA. Carbonic anhydrase inhibition as a cancer therapy: a review of patent literature, 2. Expert Opin Ther Pat. 2010;20(6):795–806.

19. Kowalewska M, Radziszewski J, Kulik J, Barathova M, Nasierowska-Guttmajer A, Bidzinski M, et al. Detection of carbonic anhydrase 9-expressing tumor cells in the lymph nodes of vulvar carcinoma patients by RT-PCR. Int J Cancer. 2005;116(6):957–62.

20. Carlin S, Khan N, Ku T, Longo VA, Larson SM, Smith-Jones PM. Molecular targeting of carbonic anhydrase IX in mice with hypoxic HT29 colorectal tumor xenografts. PLoS One. 2010;5(5):e10857.

21. Barbieri F, Bajetto A, Florio T. Role of chemokine network in the development and progression of ovarian cancer: a potential novel pharmacological target. J Oncol. 2010;2010(1687–8469):426956.

22. Kajiyama H, Shibata K, Terauchi M, Ino K, Nawa A, Kikkawa F. Involvement of SDF-1alpha/CXCR4 axis in the enhanced peritoneal metastasis of epithelial ovarian carcinoma. Int J Cancer.

2008;122(1):91–9.

23. Scotton CJ, Wilson JL, Scott K, Stamp G, Wilbanks GD, Fricker S, et al. Multiple actions of the chemokine CXCL12 on epithelial tumor cells in human ovarian cancer. Cancer Res. 2002; 62(20):5930–8.

24. Jiang YP, Wu XH, Xing HY, Du XY. Role of CXCL12 in metastasis of human ovarian cancer. Chin Med J (Engl). 2007;120(14):1251–5.

25. Jiang YP, Wu XH, Shi B, Wu WX, Yin GR. Expression of chemokine CXCL12 and its receptor CXCR4 in human epithelial ovarian cancer: an independent prognostic factor for tumor progression. Gynecol Oncol. 2006;103(1):226–33.

26. Ray P, Lewin SA, Mihalko LA, Schmidt BT, Luker KE, Luker GD. Noninvasive imaging reveals inhibition of ovarian cancer by targeting CXCL12-CXCR4. Neoplasia. 2011;13(12):1152–61.

27. Nomura W, Tanabe Y, Tsutsumi H, Tanaka T, Ohba K, Yamamoto N, et al. Fluorophore labeling enables imaging and evaluation of specific CXCR4-ligand interaction at the cell membrane for fluorescence-based screening. Bioconjug Chem. 2008;19(9): 1917–20.

28. Nimmagadda S, Pullambhatla M, Pomper MG. Immunoimaging of CXCR4 expression in brain tumor xenografts using SPECT/CT. J Nucl Med. 2009;50(7):1124–30.

29. Zhang J, Tian J, Li T, Guo H, Shen L. 99mTc-AMD3100: a novel potential receptor-targeting radiopharmaceutical for tumor imaging. Chin Chem Lett. 2010;21(4):461–3.

30. Weiss ID, Jacobson O, Kiesewetter DO, Jacobus JP, Szajek LP, Chen X, et al. Positron emission tomography imaging of tumors expressing the human chemokine receptor CXCR4 in mice with the use of 64Cu-AMD3100. Mol Imaging Biol. 2012;14(1): 106–14.

31. Noske A, Schwabe M, Weichert W, Darb-Esfahani S, Buckendahl AC, Sehouli J, et al. An intracellular targeted antibody detects EGFR as an independent prognostic factor in ovarian carcinomas. BMC Cancer. 2011;11:294.

32. Zeineldin R, Muller CY, Stack MS, Hudson LG. Targeting the EGF receptor for ovarian cancer therapy. J Oncol. 2010; 2010(1687–8469):414676.

33. Gui T, Shen K. The epidermal growth factor receptor as a therapeutic target in epithelial ovarian cancer. Cancer Epidemiol. 2012;36(5):490–6.

34. Lin CK, Chao TK, Yu CP, Yu MH, Jin JS. The expression of six biomarkers in the four most common ovarian cancers: correlation with clinicopathological parameters. APMIS. 2009;117(3):162–75.

35. Salomon DS, Brandt R, Ciardiello F, Normanno N. Epidermal growth factor-related peptides and their receptors in human malignancies. Crit Rev Oncol Hematol. 1995;19(3):183–232.

36. Heath CH, Deep NL, Sweeny L, Zinn KR, Rosenthal EL. Use of panitumumab-IRDye800 to image microscopic head and neck cancer in an orthotopic surgical model. Ann Surg Oncol. 2012;19(12): 3879–87.

37. Sano K, Mitsunaga M, Nakajima T, Choyke PL, Kobayashi H. In vivo breast cancer characterization imaging using two monoclonal antibodies activatably labeled with near infrared fluorophores. Breast Cancer Res. 2012;14(2):R61.

38. Nayak TK, Garmestani K, Baidoo KE, Milenic DE, Brechbiel MW. PET imaging of tumor angiogenesis in mice with VEGF-A targeted (86)Y-CHX-A″-DTPA-bevacizumab. Int J Cancer. 2011;128(4): 920–6.

39. Ogawa M, Kosaka N, Choyke PL, Kobayashi H. In vivo molecular imaging of cancer with a quenching near-infrared fluorescent probe using conjugates of monoclonal antibodies and indocyanine green. Cancer Res. 2009;69(4):1268–72.

40. Bellone S, Siegel ER, Cocco E, Cargnelutti M, Silasi DA, Azodi M, et al. Overexpression of epithelial cell adhesion molecule in primary, metastatic, and recurrent/chemotherapy-resistant epithelial ovarian cancer: implications for epithelial cell adhesion molecule-specific immunotherapy. Int J Gynecol Cancer. 2009;19(5):860–6.

41. Shim HS, Yoon BS, Cho NH. Prognostic significance of paired epithelial cell adhesion molecule and E-cadherin in ovarian serous carcinoma. Hum Pathol. 2009;40(5):693–8.

42. Sun Y, Shukla G, Pero SC, Currier E, Sholler G, Krag D. Single tumor imaging with multiple antibodies targeting different antigens. Biotechniques. 2012;0(0):1–3.

43. Tavri S, Jha P, Meier R, Henning TD, Muller T, Hostetter D, et al. Optical imaging of cellular immunotherapy against prostate cancer. Mol Imaging. 2009;8(1):15–26.

44. Eder M, Knackmuss S, Le Gall F, Reusch U, Rybin V, Little M, et al. 68Ga-labelled recombinant antibody variants for immuno-PET imaging of solid tumours. Eur J Nucl Med Mol Imaging. 2010;37(7):1397–407.

45. Kalli KR, Oberg AL, Keeney GL, Christianson TJ, Low PS, Knutson KL, et al. Folate receptor alpha as a tumor target in epithelial ovarian cancer. Gynecol Oncol. 2008;108(3):619–26.

46. Markert S, Lassmann S, Gabriel B, Klar M, Werner M, Gitsch G, et al. Alpha-folate receptor expression in epithelial ovarian carcinoma and non-neoplastic ovarian tissue. Anticancer Res. 2008; 28(6):3567–72.

47. Crane LM, Arts HJ, van Oosten M, Low PS, van der Zee AG, van Dam GM, et al. The effect of chemotherapy on expression of folate receptor-alpha in ovarian cancer. Cell Oncol (Dordr). 2012;35(1): 9–18.

48. Low PS, Henne WA, Doorneweerd DD. Discovery and development of folic-acid-based receptor targeting for imaging and therapy of cancer and inflammatory diseases. Acc Chem Res. 2008;41(1):120–9.

49. Jackman AL, Theti DS, Gibbs DD. Antifolates targeted specifically to the folate receptor. Adv Drug Deliv Rev. 2004;56(8): 1111–25.

50. Reddy JA, Dorton R, Westrick E, Dawson A, Smith T, Xu LC, et al. Preclinical evaluation of EC145, a folate-vinca alkaloid conjugate. Cancer Res. 2007;67(9):4434–42.

51. Mathias CJ, Wang S, Waters DJ, Turek JJ, Low PS, Green MA. Indium-111-DTPA-folate as a potential folate-receptor-targeted radiopharmaceutical. J Nucl Med. 1998;39(9):1579–85.

52. Siegel BA, Dehdashti F, Mutch DG, Podoloff DA, Wendt R, Sutton GP, et al. Evaluation of 111In-DTPA-folate as a receptor-targeted diagnostic agent for ovarian cancer: initial clinical results. J Nucl Med. 2003;44(5):700–7.

53. Fisher RE, Siegel BA, Edell SL, Oyesiku NM, Morgenstern DE, Messmann RA, et al. Exploratory study of 99mTc-EC20 imaging for identifying patients with folate receptor-positive solid tumors. J Nucl Med. 2008;49(6):899–906.

54. Vaitilingam B, Chelvam V, Kularatne SA, Poh S, Ayala-Lopez W, Low PS. A folate receptor-alpha-specific ligand that targets cancer tissue and not sites of inflammation. J Nucl Med. 2012;53(7): 1127–34.

55. Jelovac D, Armstrong DK. Role of farletuzumab in epithelial ovarian carcinoma. Curr Pharm Des. 2012;18(25):3812–5.

56. Teng L, Xie J, Teng L, Lee RJ. Clinical translation of folate receptor-targeted therapeutics. Expert Opin Drug Deliv. 2012;9(8): 901–8.

57. Wang X, Morales AR, Urakami T, Zhang L, Bondar MV, Komatsu M, et al. Folate receptor-targeted aggregation-enhanced near-IR emitting silica nanoprobe for one-photon in vivo and two-photon ex vivo fluorescence bioimaging. Bioconjug Chem. 2011;22(7): 1438–50.

58. van Dam GM, Themelis G, Crane LM, Harlaar NJ, Pleijhuis RG, Kelder W, et al. Intraoperative tumor-specific fluorescence imaging in ovarian cancer by folate receptor-alpha targeting: first in-human results. Nat Med. 2011;17(10):1315–9.

59. Monniaux D, Huet-Calderwood C, Le Bellego F, Fabre S, Monget P, Calderwood DA. Integrins in the ovary. Semin Reprod Med. 2006;24(4):251–61.

60. Beer AJ, Lorenzen S, Metz S, Herrmann K, Watzlowik P, Wester HJ, et al. Comparison of integrin alphaVbeta3 expression and glucose metabolism in primary and metastatic lesions in cancer patients: a PET study using 18F-galacto-RGD and 18F-FDG. J Nucl Med. 2008;49(1):22–9.

61. Hensley HH, Roder NA, O'Brien SW, Bickel LE, Xiao F, Litwin

S, et al. Combined in vivo molecular and anatomic imaging for detection of ovarian carcinoma-associated protease activity and integrin expression in mice. Neoplasia. 2012;14(6):451–62.

62. Themelis G, Harlaar NJ, Kelder W, Bart J, Sarantopoulos A, van Dam GM, et al. Enhancing surgical vision by using real-time imaging of alphavbeta3-integrin targeted near-infrared fluorescent agent. Ann Surg Oncol. 2011;18(12):3506–13.

63. Cao J, Wan S, Tian J, Li S, Deng D, Qian Z, et al. Fast clearing RGD-based near-infrared fluorescent probes for in vivo tumor diagnosis. Contrast Media Mol Imaging. 2012;7(4):390–402.

64. Zhu L, Guo N, Li Q, Ma Y, Jacboson O, Lee S, et al. Dynamic PET and optical imaging and compartment modeling using a dual-labeled cyclic RGD peptide probe. Theranostics. 2012;2(8): 746–56.

65. Zhu Z, Miao W, Li Q, Dai H, Ma Q, Wang F, et al. 99mTc-3PRGD2 for integrin receptor imaging of lung cancer: a multicenter study. J Nucl Med. 2012;53(5):716–22.

66. Axelsson R, Bach-Gansmo T, Castell-Conesa J, McParland BJ, Study Group. An open-label, multicenter, phase 2a study to assess the feasibility of imaging metastases in late-stage cancer patients with the alpha v beta 3-selective angiogenesis imaging agent 99mTc-NC100692. Acta Radiol. 2010;51(1):40–6.

67. Moschos SJ, Sander CA, Wang W, Reppert SL, Drogowski LM, Jukic DM, et al. Pharmacodynamic (phase 0) study using etaracizumab in advanced melanoma. J Immunother. 2010;33(3): 316–25.

68. Delbaldo C, Raymond E, Vera K, Hammershaimb L, Kaucic K, Lozahic S, et al. Phase I and pharmacokinetic study of etaracizumab (Abegrin), a humanized monoclonal antibody against alphavbeta3 integrin receptor, in patients with advanced solid tumors. Invest New Drugs. 2008;26(1):35–43.

69. Roomi MW, Monterrey JC, Kalinovsky T, Rath M, Niedzwiecki A. In vitro modulation of MMP-2 and MMP-9 in human cervical and ovarian cancer cell lines by cytokines, inducers and inhibitors. Oncol Rep. 2010;23(3):605–14.

70. Moss NM, Barbolina MV, Liu Y, Sun L, Munshi HG, Stack MS. Ovarian cancer cell detachment and multicellular aggregate formation are regulated by membrane type 1 matrix metalloproteinase: a potential role in I.p. metastatic dissemination. Cancer Res. 2009;69(17):7121–9.

71. Naylor MS, Stamp GW, Davies BD, Balkwill FR. Expression and activity of MMPS and their regulators in ovarian cancer. Int J Cancer. 1994;58(1):50–6.

72. Xie BW, Mol IM, Keereweer S, van Beek ER, Que I, Snoeks TJ, et al. Dual-wavelength imaging of tumor progression by activatable and targeting near-infrared fluorescent probes in a bioluminescent breast cancer model. PLoS One. 2012;7(2):e31875.

73. Keereweer S, Mol IM, Vahrmeijer AL, Van Driel PB, Baatenburg de Jong RJ, Kerrebijn JD, et al. Dual wavelength tumor targeting for detection of hypopharyngeal cancer using near-infrared optical imaging in an animal model. Int J Cancer. 2012;131(7): 1633–40.

74. Hollingsworth MA, Swanson BJ. Mucins in cancer: protection and control of the cell surface. Nat Rev Cancer. 2004;4(1):45–60.

75. Harris AL. Hypoxia – a key regulatory factor in tumour growth. Nat Rev Cancer. 2002;2(1):38–47.

76. Mor G, Visintin I, Lai Y, Zhao H, Schwartz P, Rutherford T, et al. Serum protein markers for early detection of ovarian cancer. Proc Natl Acad Sci U S A. 2005;102(21):7677–82.

77. Trinh XB, Tjalma WA, Vermeulen PB, Van den Eynden G, Van der Auwera I, Van Laere SJ, et al. The VEGF pathway and the AKT/mTOR/p70S6K1 signalling pathway in human epithelial ovarian cancer. Br J Cancer. 2009;100(6):971–8.

78. Koukourakis MI, Limberis V, Tentes I, Kontomanolis E, Kortsaris A, Sivridis E, et al. Serum VEGF levels and tissue activation of VEGFR2/KDR receptors in patients with breast and gynecologic cancer. Cytokine. 2011;53(3):370–5.

79. Wang M, He Y, Shi L, Shi C. Multivariate analysis by Cox proportional hazard model on prognosis of patient with epithelial ovarian

cancer. Eur J Gynaecol Oncol. 2011;32(2):171–7.

80. Crasta JA, Mishra S, Vallikad E. Ovarian serous carcinoma: relationship of p53 and bcl-2 with tumor angiogenesis and VEGF expression. Int J Gynecol Pathol. 2011;30(6):521–6.

81. Perren TJ, Swart AM, Pfisterer J, Ledermann JA, Pujade-Lauraine E, Kristensen G, et al. A phase 3 trial of bevacizumab in ovarian cancer. N Engl J Med. 2011;365(26):2484–96.

82. Burger RA. Antiangiogenic agents should be integrated into the standard treatment for patients with ovarian cancer. Ann Oncol. 2011;22 Suppl 8:viii65–8.

83. Burger RA, Brady MF, Bookman MA, Fleming GF, Monk BJ, Huang H, et al. Incorporation of bevacizumab in the primary treatment of ovarian cancer. N Engl J Med. 2011;365(26):2473–83.

84. Itamochi H, Kigawa J. Clinical trials and future potential of targeted therapy for ovarian cancer. Int J Clin Oncol. 2012; 17(5):430–40.

85. Nagengast WB, Hooge MN, van Straten EM, Kruijff S, Brouwers AH, den Dunnen WF, et al. VEGF-SPECT with (111) In-bevacizumab in stage III/IV melanoma patients. Eur J Cancer. 2011;47(10):1595–602.

86. Scheer MG, Stollman TH, Boerman OC, Verrijp K, Sweep FC, Leenders WP, et al. Imaging liver metastases of colorectal cancer patients with radiolabelled bevacizumab: lack of correlation with VEGF-A expression. Eur J Cancer. 2008;44(13): 1835–40.

87. Cordero AB, Kwon Y, Hua X, Godwin AK. In vivo imaging and therapeutic treatments in an orthotopic mouse model of ovarian cancer. J Vis Exp 2010;(42). pii: 2125. doi:10.3791/2125.

88. Richards FM, Tape CJ, Jodrell DI, Murphy G. Anti-tumour effects of a specific anti-ADAM17 antibody in an ovarian cancer model in vivo. PLoS One. 2012;7(7):e40597.

89. Zhao Q, Jiang H, Cao Z, Yang L, Mao H, Lipowska M. A handheld fluorescence molecular tomography system for intraoperative optical imaging of tumor margins. Med Phys. 2011; 38(11):5873–8.

90. Aguirre A, Ardeshirpour Y, Sanders MM, Brewer M, Zhu Q. Potential role of coregistered photoacoustic and ultrasound imaging in ovarian cancer detection and characterization. Transl Oncol. 2011;4(1):29–37.

91. de la Zerda A, Bodapati S, Teed R, May SY, Tabakman SM, Liu Z, et al. Family of enhanced photoacoustic imaging agents for high-sensitivity and multiplexing studies in living mice. ACS Nano. 2012;6(6):4694–701.

92. Molpus KL, Kato D, Hamblin MR, Lilge L, Bamberg M, Hasan T. Intraperitoneal photodynamic therapy of human epithelial ovarian carcinomatosis in a xenograft murine model. Cancer Res. 1996;56(5):1075–82.

93. McCaughan Jr JS, Schellhas HF, Lomano J, Bethel BH. Photodynamic therapy of gynecologic neoplasms after presensitization with hematoporphyrin derivative. Lasers Surg Med. 1985;5(5):491–8.

94. Guyon L, Ascencio M, Collinet P, Mordon S. Photodiagnosis and photodynamic therapy of peritoneal metastasis of ovarian cancer. Photodiagnosis Photodyn Ther. 2012;9(1):16–31.

95. Yoon HY, Koo H, Choi KY, Lee SJ, Kim K, Kwon IC, et al. Tumor-targeting hyaluronic acid nanoparticles for photodynamic imaging and therapy. Biomaterials. 2012;33(15):3980–9.

96. Master AM, Livingston M, Oleinick NL, Sen Gupta A. Optimization of a Nanomedicine-Based Silicon Phthalocyanine 4 Photodynamic Therapy (Pc 4-PDT) Strategy for Targeted Treatment of EGFR-Overexpressing Cancers. Mol Pharm. 2012. [Epub ahead of print].

97. Nayak TK, Regino CA, Wong KJ, Milenic DE, Garmestani K, Baidoo KE, et al. PET imaging of HER1-expressing xenografts in mice with 86Y-CHX-A″-DTPA-cetuximab. Eur J Nucl Med Mol Imaging. 2010;37(7):1368–76.

98. Oude Munnink TH, Korte MA, Nagengast WB, Timmer-Bosscha H, Schroder CP, Jong JR, et al. (89)Zr-trastuzumab PET visualises

HER2 downregulation by the HSP90 inhibitor NVP-AUY922 in a human tumour xenograft. Eur J Cancer. 2010;46(3):678–84.

99. Heskamp S, Laverman P, Rosik D, Boschetti F, van der Graaf WT, Oyen WJ, et al. Imaging of human epidermal growth factor receptor type 2 expression with 18F-labeled affibody molecule ZHER2:2395 in a mouse model for ovarian cancer. J Nucl Med. 2012;53(1):146–53.

100. Quan G, Du X, Huo T, Li X, Wei Z, Cui H, et al. Targeted molecular imaging of antigen OC183B2 in ovarian cancers using MR molecular probes. Acad Radiol. 2010;17(12):1468–76.

101. Klostergaard J, Parga K, Raptis RG. Current and future applications of magnetic resonance imaging (MRI) to breast and ovarian cancer patient management. P R Health Sci J. 2010;29(3):223–31.

102. Sukerkar PA, MacRenaris KW, Townsend TR, Ahmed RA, Burdette JE, Meade TJ. Synthesis and biological evaluation of water-soluble progesterone-conjugated probes for magnetic resonance imaging of hormone related cancers. Bioconjug Chem. 2011;22(11):2304–16.

103. Di Giorgio A, Naticchioni E, Biacchi D, Sibio S, Accarpio F, Rocco M, et al. Cytoreductive surgery (peritonectomy procedures) combined with hyperthermic intraperitoneal chemotherapy (HIPEC) in the treatment of diffuse peritoneal carcinomatosis from ovarian cancer. Cancer. 2008;113(2):315–25.

104. Deraco M, Kusamura S, Virzi S, Puccio F, Macri A, Famulari C, et al. Cytoreductive surgery and hyperthermic intraperitoneal chemotherapy as upfront therapy for advanced epithelial ovarian cancer: multi-institutional phase-II trial. Gynecol Oncol. 2011;122(2):215–20.

105. Crane LM, Themelis G, Pleijhuis RG, Harlaar NJ, Sarantopoulos A, Arts HJ, et al. Intraoperative multispectral fluorescence imaging for the detection of the sentinel lymph node in cervical cancer: a novel concept. Mol Imaging Biol. 2011;13(5):1043–9.

106. Aguirre A, Guo P, Gamelin J, Yan S, Sanders MM, Brewer M, et al. Coregistered three-dimensional ultrasound and photoacoustic imaging system for ovarian tissue characterization. J Biomed Opt. 2009;14(5):054014.

107. Yang Y, Li X, Wang T, Kumavor PD, Aguirre A, Shung KK, et al. Integrated optical coherence tomography, ultrasound and photoacoustic imaging for ovarian tissue characterization. Biomed Opt Express. 2011;2(9):2551–61.

108. Kamath SD, Ray S, Mahato KK. Photoacoustic spectroscopy of ovarian normal, benign, and malignant tissues: a pilot study. J Biomed Opt. 2011;16(6):067001.

109. Loning M, Diddens H, Kupker W, Diedrich K, Huttmann G. Laparoscopic fluorescence detection of ovarian carcinoma metastases using 5-aminolevulinic acid-induced protoporphyrin IX. Cancer. 2004;100(8):1650–6.

110. Hahn SM, Fraker DL, Mick R, Metz J, Busch TM, Smith D, et al. A phase II trial of intraperitoneal photodynamic therapy for patients with peritoneal carcinomatosis and sarcomatosis. Clin Cancer Res. 2006;12(8):2517–25.

111. Hahn SM, Putt ME, Metz J, Shin DB, Rickter E, Menon C, et al. Photofrin uptake in the tumor and normal tissues of patients receiving intraperitoneal photodynamic therapy. Clin Cancer Res. 2006;12(18):5464–70.

112. Wilson JJ, Jones H, Burock M, Smith D, Fraker DL, Metz J, et al. Patterns of recurrence in patients treated with photodynamic therapy for intraperitoneal carcinomatosis and sarcomatosis. Int J Oncol. 2004;24(3):711–7.

113. Zhong W, Celli JP, Rizvi I, Mai Z, Spring BQ, Yun SH, et al. In vivo high-resolution fluorescence microendoscopy for ovarian cancer detection and treatment monitoring. Br J Cancer. 2009;101(12):2015–22.

114. Leblond F, et al. Pre-clinical whole-body fluorescence imaging: Review of instruments, methods and applications. J Photochem Photobiol B. 2010;98(1):77–94.

索　引

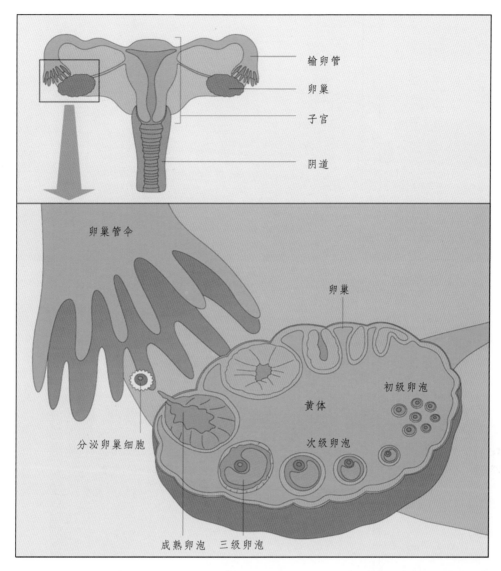

图 3-2

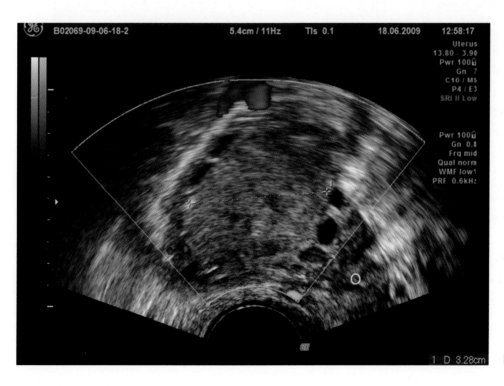

图 4-2

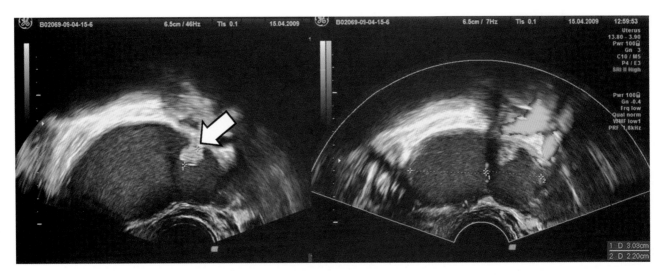

图 4-7

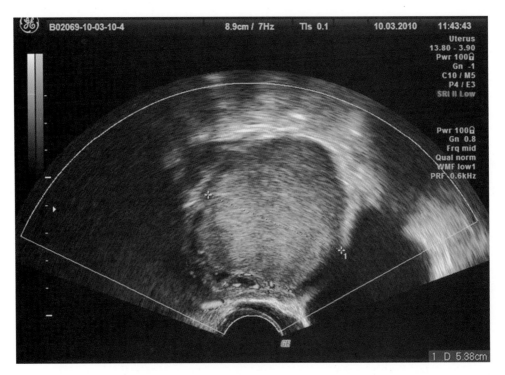

图 4-8

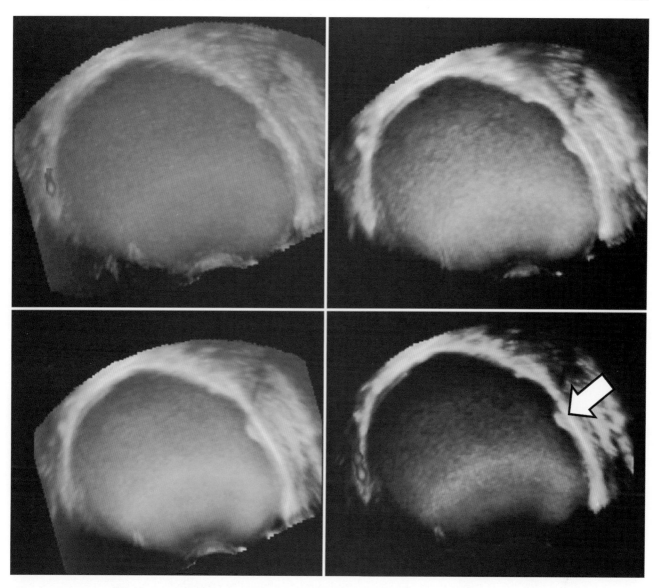

图 4-12

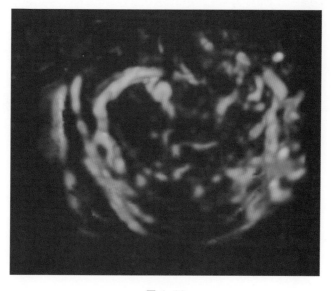

图 4-13

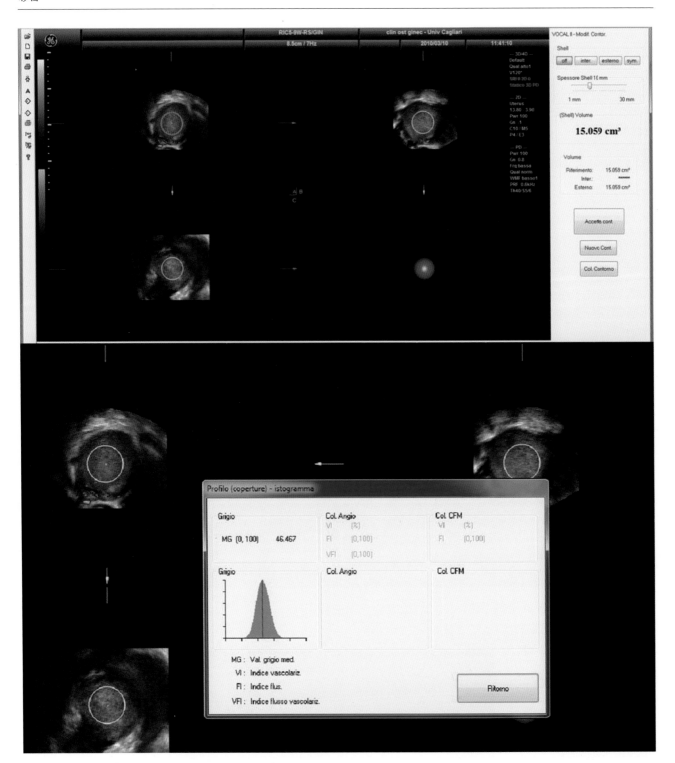

图 4-14

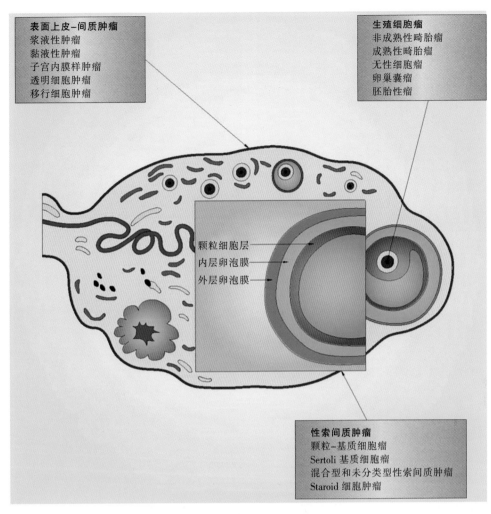

图 6-1

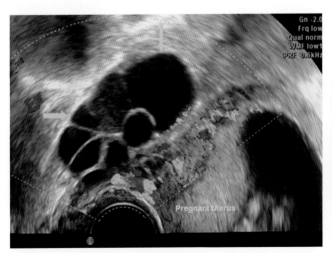

图 6-2

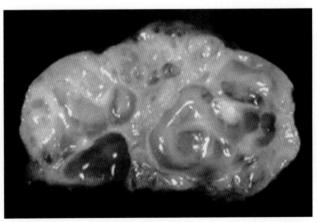

图 6-3

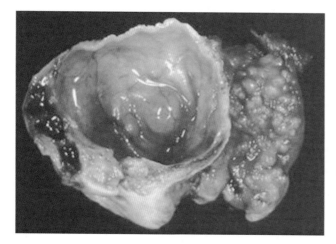

图 6-4

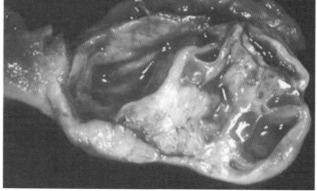

图 6-5

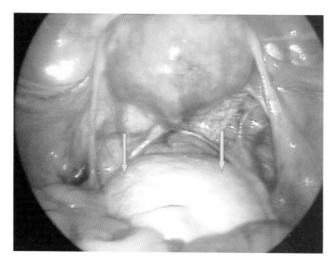

图 6-6

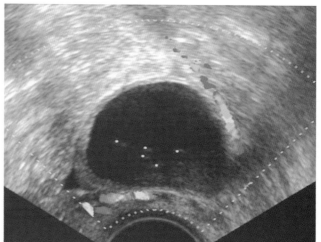

图 6-8

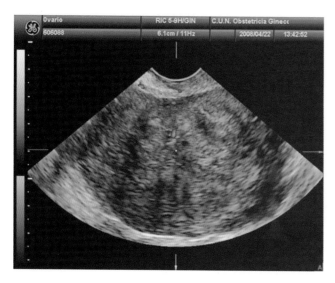

图 8-3

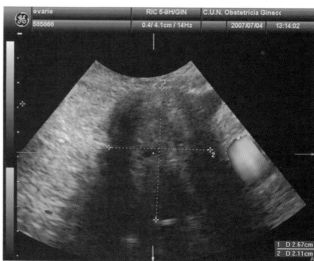

图 8-5

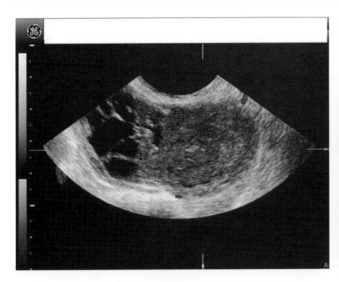

图 8-7

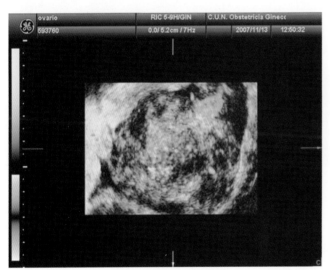

图 8-10

图 8-9

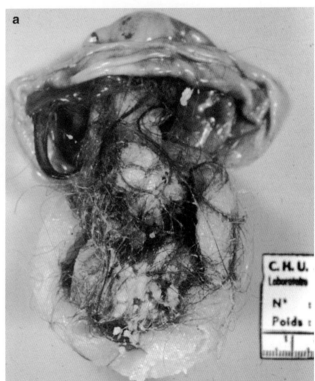

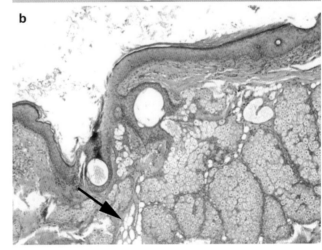

图 11-1

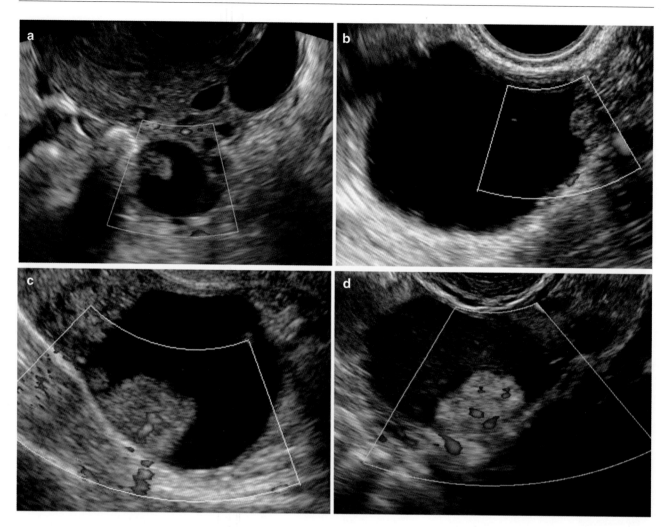

图 12-2

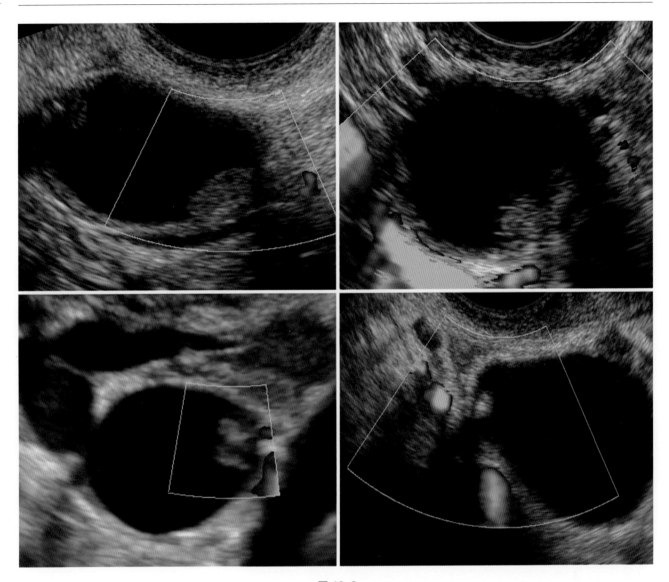

图 12-3

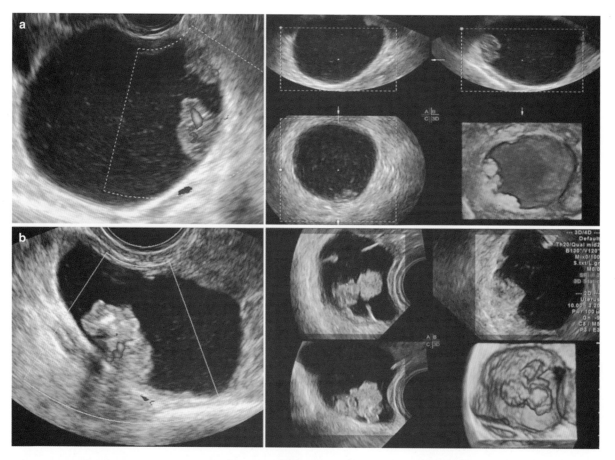

图 12-4

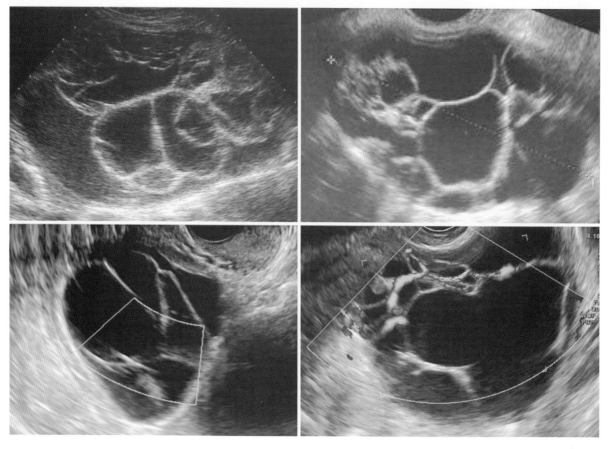

图 12-5

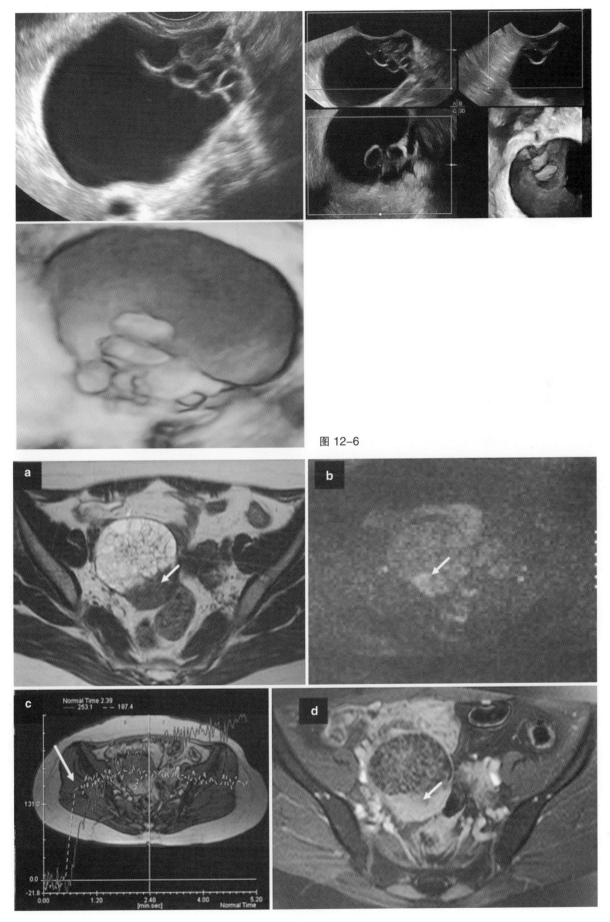

图 12-6

图 15-5

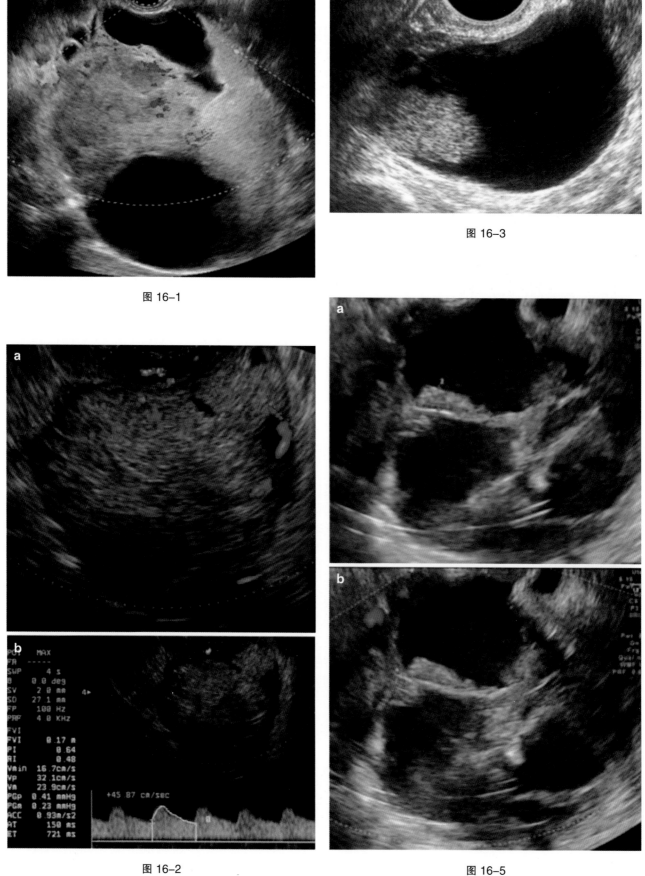

图 16-1

图 16-3

图 16-2

图 16-5

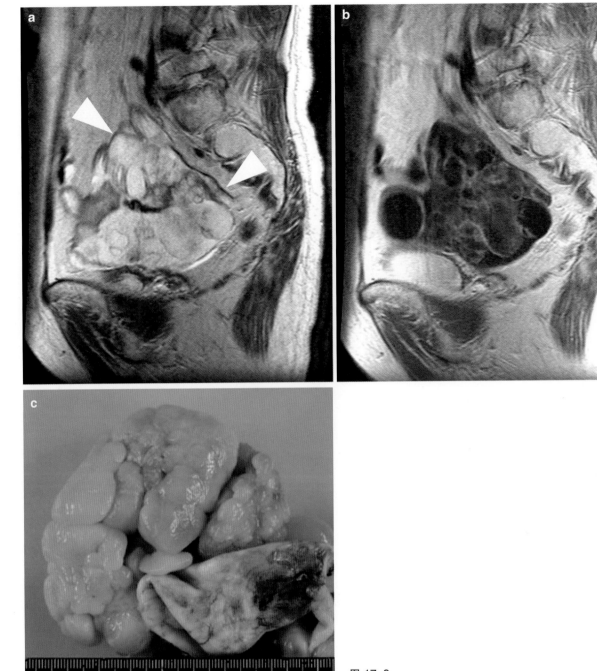

图 17-9

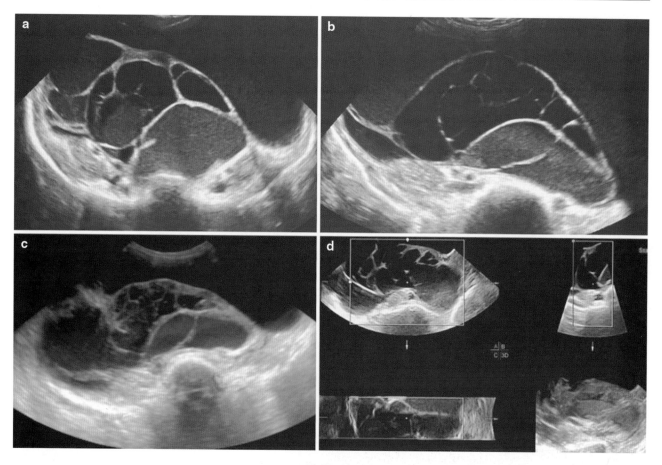

图 20-10

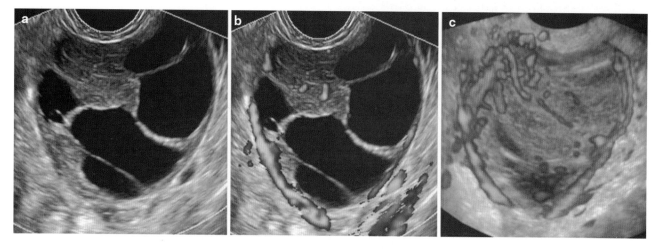

图 20-11

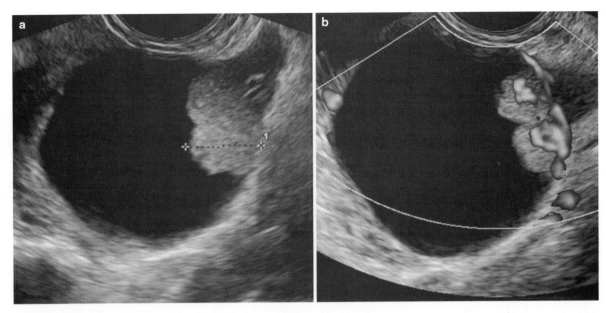

图 20-12

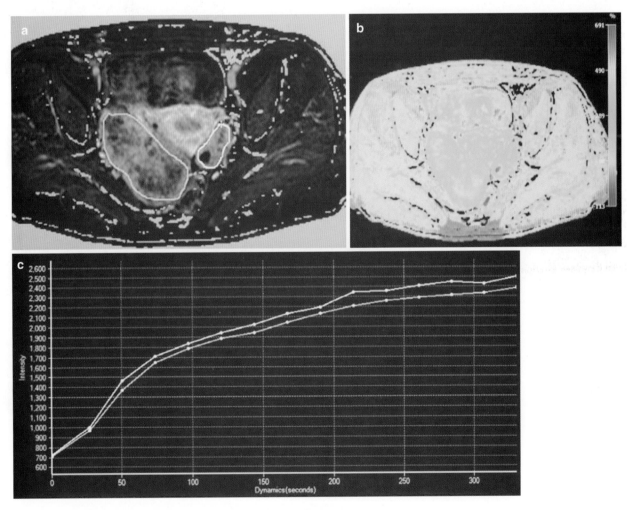

图 23-3

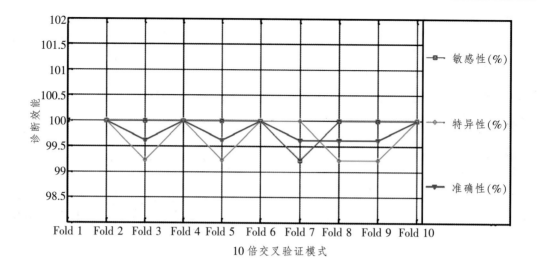

图 27-4